U0221432

呼吸系统罕见病

（第一辑）

名誉主编 / 白春学　宋元林
　　　　　　孙加源　王利民

主　　编 / 金伟中

Rare Respiratory Diseases

(VOLUME 1)

ZHEJIANG UNIVERSITY PRESS
浙江大学出版社
·杭州·

图书在版编目（CIP）数据

呼吸系统罕见病. 第一辑 / 金伟中主编. -- 杭州：
浙江大学出版社，2025. 1. --（呼吸系统罕见病诊疗系
列）. -- ISBN 978-7-308-25609-4

Ⅰ. R56

中国国家版本馆 CIP 数据核字第 2024RF3080 号

呼吸系统罕见病(第一辑)

金伟中　主编

策划编辑	殷晓彤
责任编辑	殷晓彤
责任校对	张凌静
封面设计	浙信文化
出版发行	浙江大学出版社
	（杭州市天目山路148号　邮政编码310007）
	（网址:http：//www.zjupress.com）
排　　版	杭州晨特广告有限公司
印　　刷	浙江省邮电印刷股份有限公司
开　　本	889mm×1194mm　1/16
印　　张	29.75
字　　数	850千
版 印 次	2025年1月第1版　2025年1月第1次印刷
书　　号	ISBN 978-7-308-25609-4
定　　价	328.00元

《呼吸系统罕见病(第一辑)》
编者会

名誉主编

白春学　　宋元林　　孙加源　　王利民

主　编

金伟中

副主编

叶　健　　张子强

编　者（以姓氏笔画为序）

卜璋于	王　岚	王英华	孙　飞
李慧婷	杨小华	杨明烽	吴文汇
沈　凌	张　嵩	张曦月	金　儿
金华良	郑小芳	赵　宁	赵凌燕
赵勤华	钟玲玲	施洋峰	姜　蓉
宫素岗	袁　平	夏俊波	翁庆宇
章益斌	谢亚萍		

序 一

欣闻金伟中医师编写了"呼吸系统罕见病诊疗系列"丛书，深为其感到高兴。这套丛书是四年前金伟中医师主编的《介入呼吸病学现场快速评价》之后的又一著作。作为他的博士研究生导师，我为金伟中医师近年来在呼吸病学领域取得的成绩感到骄傲。

近年来，罕见病患者群体日益得到全社会的关注。虽然少见、罕见病患者数量相对较少，但这些患者因为经常得不到及时的、科学的诊治，而被迫多处奔波求医，最终往往将希望寄托于知名三甲医院。因此，医务人员，尤其是三甲医院的专科医师，必须要掌握本专科的罕见病诊疗知识。金伟中医师编写的"呼吸系统罕见病诊疗系列"丛书正逢其时。该丛书共收录了以呼吸系统受累为突出表现的118种罕见病，引经据典，图文并茂，从病因机制到临床表现、诊断标准、治疗原则都作了深入介绍，是呼吸科医师必备的参考著作之一。

金伟中医师起步于中专卫校，多年来勤勉自学，后来考取了我的博士研究生，其执着勤奋的精神给我留下了深刻印象。毕业后，他在临床实践中接诊了一些疑难罕见病患者，不断钻研学习，日积月累，笔耕不辍，终于编写了这本《呼吸系统罕见病》。

自2012年博士毕业以来，金伟中医师的每一个进步都让作为导师的我感到由衷的高兴。此次他主编的《呼吸系统罕见病》专著将拓宽广大呼吸科临床医师的视野，提高同道们对呼吸罕见疑难疾病的诊治水平，有助于实现我一直倡导的"智惠众生"的愿景。

复旦大学附属中山医院终生教授
上海市呼吸病研究所所长
上海呼吸物联网医学工程技术研究中心主任
国际元宇宙医学协会和联盟（IAMM）主席
中国肺癌防治联盟主席

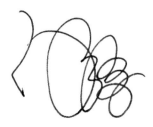

序　二

在医学的广阔领域中，呼吸罕见病是一个特殊而复杂的领域，它涉及的疾病虽然发病率低，但对患者及其家庭的影响却是深远和深刻的。这些疾病往往因为其罕见性而缺乏足够的关注和研究，导致诊断困难、治疗选择有限，以及患者生活质量的严重下降。然而，随着医学科学的进步和全球合作的加强，我们对这些疾病的认识正在逐步深入，治疗方法也在不断发展。

金伟中主编通过查阅文献，结合其本人的临床实践，汇集编写了部分呼吸罕见病的最新研究成果，提供一个全面的视角，以帮助医疗专业人员、研究人员、患者及其家庭更好地理解这些疾病。书中不仅涵盖了呼吸系统罕见病的流行病学、病理生理学、临床表现和诊断方法，还包括了最新的治疗进展和患者管理策略。

希望这本书能够成为呼吸系统罕见病领域的一个宝贵资源，为那些致力于改善患者生活的人们提供支持。我们深信，通过分享知识、经验和创新，我们能够共同推动这一领域的发展，为患者带来希望和改变。

最后，我们希望读者能够通过阅读本书获得启发，无论是在临床实践、研究探索还是日常生活中，都能够为呼吸罕见病患者提供更好的支持和关怀。

西湖大学医学院附属杭州市第一人民医院呼吸与危重症医学科科主任

浙江省医学会呼吸分会副主任委员

浙江省医师协会呼吸分会副会长

浙江省抗癌协会胸部肿瘤介入诊疗专委会副主任委员

杭州市医学会呼吸分会主任委员

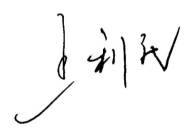

前 言

罕见病，又称孤儿病，是一类发病率极低、患病总人口数较少的疾病的统称。世界各国对罕见病的定义各不相同，并不存在全球统一的患病率标准。在欧盟国家，罕见病的标准是患病率<1/2000。有些国家则根据全国患者的数量来界定，比如在日本，患者人数<5万的疾病被认为是罕见病；而在美国，则将患者人数<20万的疾病定义为罕见病。

全球目前已知的罕见病超过7000种。我国的罕见病流行病学数据相对缺乏。据可查阅的公开文献记载，中国已知的罕见病数量有1400余种。我国对罕见病以目录清单形式进行管理，国家卫健委、科技部等6个部委分别于2018年5月及2023年9月联合制定了两批罕见病目录，共收录了207种罕见病。

尽管单一罕见病患者人数少，但是罕见病病种多。据保守的循证数据估计，罕见病在人群中的患病率为3.5%~5.9%，全球罕见病患者人数达到2.6亿~4.5亿，超过了全部癌症与艾滋病患者人数的总和。每年2月的最后一天，被确定为国际罕见病日。据2024年《中国罕见病行业趋势观察报告》，中国的罕见病患者群体已超过2000万人。面对全国2000多万的患病人口，如何以中国智慧和全球视角探索罕见病问题的解决之道，破解罕见病患者"诊断难、用药难、保障难"的困境，是社会各界所共同期待的。

罕见病诊疗的第一个挑战是诊断难。由于罕见，漏诊、误诊十分普遍，患者常常被迫辗转多地求医而不能确诊。中国罕见病联盟对33种罕见病、共20804名患者的调研结果显示，42%的患者曾被误诊，从第一次就诊到确诊所需的平均时间为0.9年，如果不包括当年就得到确诊的患者，罕见病患者则平均需4.26年才能确诊。可以猜想的是，这些接受调查的、已经确诊的患者很可能是医疗条件相对好的幸运群体。如果算上那些尚未被诊断的患者，实际误诊率可能会更高。

有人认为，罕见病的发病率太低了，临床医生终其一生也难得遇上，为此耗费精力得不偿失。也有人认为，当遇上罕见病时再查文献也不迟。编者认为，病虽罕见，但医生的学识不能罕有，每一位罕见病患者都值得被关注。如前所述，罕见病误诊、漏诊率极高，经常被误诊为多种共病的重叠或是常见病的少见表现而未被深究。即便在人工智能技术井喷式发展的时代，医师的主观能动性也是任何机器或程序不能取代的。况且，全国还有很多医生尚不能便捷地获取文献数据资料。因此，临床医生，尤其是高年资专科医师，还是有必要了解一些本专科的罕见病。

本丛书收录了以呼吸系统为主要靶系统，以及以多系统损害、继发呼吸系统受累为次要表现的相对常见的罕见病，共计118种，分属于15个专题。需要指出的是，有些疾病涉及多系统损害，兼有归属多个专题的特点，如黄甲综合征，既有淋巴循环异常，也有支气管炎症损伤的表现。在本丛书中，这类兼具多种表现的疾病仅收入某一专题，而在其他相关专题中不再赘述，或仅在其概述中提及。

需要强调的是，本丛书所收录的呼吸系统疾病并不受限于罕见病的任何一种定义。本丛书所叙述的118种疾病与其说是"罕见病"，不如称之为"罕识病"。及时正确诊断是科学治疗的前提，本丛书内容侧重于诊断，治疗方面主要描述了治疗原则。希冀本丛书能有益于呼吸专科医师、罕见病医师。本丛书也可供风湿免疫科、血液科、放射科或其他学科医师参考。由于编者学识有限，书中难免存在疏漏甚至谬误，敬请读者斧正。

在本丛书的编写过程中，幸得 *ERS*、*BMJ*、*BMC*、*Cureus*、*MattioliHealth* 等馈赠大量珍稀的精美图片。多位同事及好友欣然应允倾情撰稿，或提供病例信息。可以说，本丛书是全球医学界合作的产物。非常幸运的是，本丛书的出版得到了浙江省临床肿瘤药理与毒理学研究重点实验室的资助，在此深表感谢。

病虽罕见，爱不罕至。上下求索，不问西东。

编者

2024年5月18日星期六 于四川广元

目录

第一章 慢性气道疾病
（chronic airway diseases）

第一节 气管支气管骨软骨增生症

气管支气管骨软骨增生症（tracheobronchopathia osteochondroplastica，TPO）影响气管支气管树管壁，是一种罕见的良性疾病，其特征是气管支气管黏膜下异常软骨形成和软骨骨化，这些病变沿气道软骨分布，不累及气道后膜[1, 2]。磷酸钙在大气道黏膜下层积聚，骨和软骨良性增生，导致气道变窄。该病多发生于40~70岁，男女性无显著性差异。

一、病因与病理生理机制

TPO的病因尚不清楚，但目前学界已经提出可能与遗传因素、组织退化过程、代谢紊乱、先天性异常、化学或机械刺激、原发性淀粉样变性和恶性肿瘤相关。其中，慢性炎症是一个重要的诱因。此外，组织病理学结果表明，早期患者病灶内有大量炎症细胞浸润。据估计，病因可能是缓慢进展的黏膜炎症过程引起柱状上皮鳞状化生，破坏气道正常结构，影响防御机制，尤其是黏膜纤毛清除呼吸道分泌物的效率，最终导致反复感染。其中，两种组织学理论已经被提出：来自气管软骨环上的软骨瘤和外生骨瘤；气管壁上弹性纤维内膜的软骨和骨化生。

有研究显示，在新骨和软骨形成过程中，骨形态发生蛋白2的可能作用及其与转化生长因子β₁的协同作用[3, 4]、免疫球蛋白A缺乏可能与TPO的发生有关，家族性个案也曾有报道。TPO与肺癌的关联仍未确定。少数病例报道，TPO与弥漫性肺骨化[5]、间质性肺病[4]、皮肤肿瘤[6]并存，可能有共同的发病机制。

二、临床表现

大多数TPO患者无症状，不存在TPO的特征性症状。其症状通常与气道阻塞的部位和程度相关。常见的临床表现有慢性咳嗽、咳痰、呼吸困难、反复呼吸道感染和急性感染引起的咯血、支气管扩张或结节溃疡等[7, 8]。体格检查可能无异常。如果出现严重的气道阻塞，则可能会出现喘鸣和气喘。约1/4的患者会累及喉[9]。

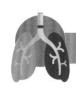

第
一
章

气
道
病

三、辅助检查

1. 胸部CT检查

TPO典型表现为弥漫的气管支气管腔狭窄伴结节。进展期病例胸片可显示扇贝样或结节样气管支气管狭窄，胸片上也可见钙化，尤其在侧位片。

CT可显示特征性的起自气管或支气管前壁和侧壁黏膜下且突向气道内的多发无蒂结节，伴或不伴钙化。单个结节典型的大小为3～8mm，病变不累及气管后膜，气管软骨环增厚、非外压性变形。TPO的特征性CT表现有气管软骨增厚，黏膜下钙化呈波浪状、不规则串珠样（见图1-1-1）[10]。然而，这样的表现并不是普遍存在的。在TPO患者中，也常见与慢性阻塞性肺病相关的气管刀鞘样改变（矢状位与冠状位直径比>2）。病变大小和钙化程度的不同会导致CT影像表现不一，轻症难以通过影像诊断。

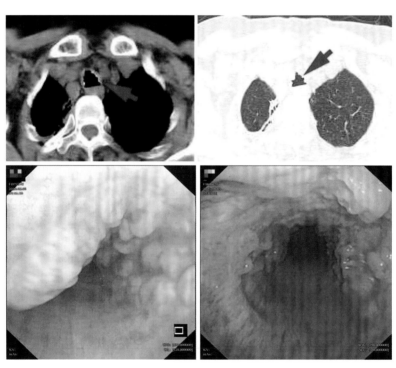

胸部CT扫描显示气管前、侧壁增厚，表面多发结节伴钙化，管腔狭窄（上行）。支气管镜检查显示黏膜弥漫性结节隆起，结节位于前外侧壁并延伸至隆突，质地坚硬，气管膜部正常（下行）。

图1-1-1　胸部CT及气管镜下表现

2. 肺功能测试

TPO患者肺功能受病变部位和气道阻塞程度影响。轻症患者的肺活量可以是正常的；而在有症状的广泛病变患者中，可以观察到阻塞性通气功能障碍或固定的上气道阻塞。

3. 支气管镜检查

支气管镜检查是诊断TPO的金标准。支气管镜检查发现在气管的前、外侧壁上可见多个发白且坚硬的骨软骨样结节性病变，多个孤立的或汇聚的结节，直径在1～10mm，突出到气道管腔中（见图1-1-1）[10]。这些病变最常见于气管远端2/3处。近端气管、声门下区和喉部受累也已有报道[9]。由于黏膜炎症改变伴骨化，所以活检钳很难钳夹到足够的标本。当喉部和上呼吸道受累时，喉镜检查可能足以确定诊断。然而，支气管镜检查可确认诊断并提供有关疾病程度的信息。

4. 病理分期

TPO 的组织病理学发现有上皮鳞状化生、黏膜下软骨（与大气道软骨环连续或独立）、黏膜下骨化（骨形成）、骨化区域内的钙化和造血骨髓等。但对于 TPO 诊断是否需要组织病理学检查，尚存争议。

根据支气管镜检查及病理表现的严重程度，将该疾病分为三个阶段（见图 1-1-2）：Ⅰ 期（斑块样浸润），在整个黏膜上出现发白的软组织病变，黏膜充血和水肿，伴有大量炎症细胞，偶见软骨细胞；Ⅱ 期，见弥漫性软骨结节突出至管腔，形成鹅卵石样外观；Ⅲ 期，见气道变形和狭窄，可导致气流阻塞[11, 12]。

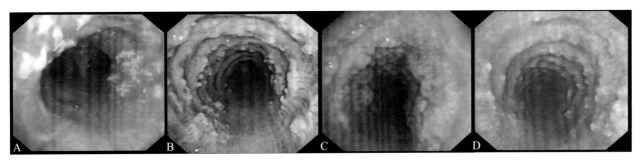

A：Ⅰ 期，黄白色软病灶散在斑块样炎性浸润，覆盖管腔黏膜，伴有黏膜充血水肿改变。B：Ⅱ 期，许多分散或弥散存在的无柄针状体和软骨结节突出到管腔中，有典型的鹅卵石或钟乳石洞穴形象。C：Ⅲ 期，气道变形、僵硬、狭窄，导致气道狭窄甚至阻塞。D 与 B 为同一患者：在吸入布地奈德治疗一年后，弥漫性软骨结节数量减少。

图 1-1-2　TPO 的特征性支气管镜表现

（资料来源：本图开放获取摘自参考文献[11]）

四、鉴别诊断

1. 气管支气管淀粉样变性

气管支气管淀粉样变性表现为阻塞气管腔的多灶性黏膜下淀粉样斑块。与 TPO 相比，淀粉样变性通常累及后膜。组织病理学刚果红染色检查淀粉样蛋白有助于鉴别诊断。少数文献报道了淀粉样变性和TPO 共存[13]，组织病理学检查有助于识别。

2. 气管弥漫性钙化

气管弥漫性钙化也可见于老年患者或肺结核，通常弥漫累及气管。

3. 复发性多软骨炎

复发性多软骨炎的特征表现是气管壁增厚，腔内结节钙化而未分离，且常伴气管软化。与 TPO 相似，复发性多软骨炎也不累及后膜。

4. 哮　喘

TPO 患者如果出现严重的气道阻塞，则可能出现喘鸣和气喘，应与哮喘相鉴别。哮喘表现是发作性的，对支气管扩张剂及皮质醇反应快速且显著。而 TPO 的喘息是固定性的，对支气管扩张剂和激素无明显反应。

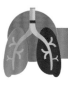
5. 气管支气管软化症[14]

气管和主支气管失去了正常的硬度，呼吸道在呼气时塌陷。因此，通过动态CT检查可以鉴别诊断。

6. 其他可累及气管的疾病

结节病、淀粉样变性、乳头状瘤病、软骨肉瘤、肉芽肿性多血管炎、硬皮病和纤维瘤等均可累及气管后膜。

五、治 疗

TPO预后良好，但通常取决于结节病变的范围和位置。据报道，超过55%的患者在诊断后没有表现出任何疾病进展。无症状的轻症患者无须治疗。症状持续存在的患者可予以对症治疗[15]，如镇咳、抗感染。长期吸入皮质类固醇药物对充满炎症细胞和软骨结节的病变可能有用[16]。吸入皮质类固醇可能对少数Ⅰ或Ⅱ期患者有益[11]。据推测，吸入皮质类固醇药物可以逆转鳞化的纤毛柱状上皮，减少气道基底细胞的化生并部分修复组织，而对充满骨细胞和层状骨的病变可能作用不大。对呼吸窘迫的气道严重狭窄病例可行介入治疗，如激光、硬质支气管镜铲切、球囊扩张或支架、超声吸引[17]。当保守措施失败时，应考虑手术治疗方案，切除受影响的气管段、切除喉前裂或部分喉。

TPO可能使气管插管的难度增加[18]，此类患者因各种原因须行气管插管时应充分评估，有时需要改行气管切开术。

参考文献

[1] ULASLI S S, KUPELI E. Tracheobronchopathia osteochondroplastica:A review of the literature [J]. Clin Respir J, 2015, 9(4):386-391.

[2] JIANG H, YANG X, GUO Y. Multi-nodule of large airway:Tracheobronchopathia osteochondroplastica, Two Cases Report and Literature Review [J]. Ear Nose Throat J, 2024,103(4):NP226-NP228.

[3] TAJIMA K, YAMAKAWA M, KATAGIRI T, et al. Immunohistochemical detection of bone morphogenetic protein-2 and transforming growth factor beta-1 in tracheopathia osteochondroplastica [J]. Virchows Arch, 1997, 431(5):359-363.

[4] HEO J W, LEE E G, GIL B, et al. Tracheobronchopathia osteochondroplastica associated with fibrotic interstitial lung disease [J]. Intern Med, 2021, 60(21):3463-3467.

[5] PROCTOR S, CROCKER H, AU V, et al. Chronic cough with dual pathologies of pulmonary ossification [J]. BMJ Case Rep, 2021, 14(7):e243538. DOI:10.1136/bcr-2021-243538.

[6] LAINE M, ELFIHRI S, KETTANI F, et al. Tracheobronchopathia osteochondroplastica associated with skin cancer:A case report and review of the literature [J]. BMC Res Notes, 2014, 7:637.

[7] SHARMA D, KAMATH S, ACHARYA V K, et al. Pebbled Trachea: A Case Series and Literature Review of Tracheobronchopathia osteochondroplastica [J]. J Glob Infect Dis, 2021, 13(4):180-182.

[8] CHO H K, JEONG B H, KIM H. Clinical course of tracheobronchopathiaosteochondroplastica [J]. J Thorac Dis, 2020, 12(10):5571-5579.

[9] GARC A C A, SANGIOVANNI S, Z IGA-RESTREPO V, et al. Tracheobronchopathia osteochondroplastica-clinical, radiological, and endoscopic correlation: case series and literature review [J]. J Investig Med High Impact Case Rep, 2020, 8: 2324709620921609. DOI: 10.1177 / 2324709620921609.

[10] LIM S Y, ABU SAMAH M F, PEREIRASAMY L, et al. Tracheobronchopathia osteochondroplastica-stalactite of airways [J]. Respirol Case Rep, 2021, 9(7):e00790.

[11] ZHU Y, WU N, HUANG H D, et al. A clinical study of tracheobronchopathia osteochondroplastica:Findings from a large Chinese cohort [J]. PLoS One, 2014, 9(7):e102068.

[12] LUO T, ZHOU H, MENG J. Clinical Characteristics of Tracheobronchopathia osteochondroplastica [J]. Respiratory care, 2019, 64(2):196-200.

[13] SONG J Y, KIM B G, ZO S, et al. Tracheobronchopathia osteochondroplastica (TPO) associated with tracheobronchial amyloidosis (TBA) [J]. Respir Med Case Rep, 2020, 31:101158.

[14] CAI Z G, QUAN G M, ZHANG H F. Tracheobronchopathia osteochondroplastica:diagnostic value of computed tomography [J]. Am J Med Sci, 2015, 349(4):357.

[15] DEVARAJA K, SAGAR P, CHIROM A S. Tracheobronchopathia osteochondroplastica:Awareness is the key for diagnosis and management [J]. BMJ Case Rep, 2017, 2017:bcr2017220567. DOI:10.1136/bcr-2017-220567.

[16] WILLMS H, WIECHMANN V, SACK U, et al. Tracheobronchopathia osteochondroplastica:A rare cause of chronic cough with haemoptysis [J].

Cough, 2008, 4:4.

[17] DHARIA I, BIELAMOWICZ S. Surgical management in tracheobronchopathia osteochondroplastica: A case study [J]. Laryngoscope, 2021, 131(3): E911-E913..

[18] TAKAMORI R, SHIROZU K, HAMACHI R, et al. Intubation technique in a patient with tracheobronchopathia osteochondroplastica [J]. Am J Case Rep, 2021, 22:e928743.

第二节　呼气性中央气道塌陷

　　呼气时气管支气管过度狭窄，称为呼气性中央气道塌陷（excessive central airway collapse，ECAC），包括气管支气管软化症（tracheobronchomalacia，TBM）和过度动态气道塌陷（excessive dynamic airway collapse，EDAC）[1]。EDAC用于描述单侧气道受压（如无名动脉受压和异常锁骨下动脉受压）、环周气道受压（如双主动脉弓和血管环）、弥漫性或局灶性软骨无力伴大气道动态塌陷（如某些遗传病和气管炎症中所见），以及在用力呼气时气管后膜过度动态运动[2]。

　　TBM指各种类型的软骨性气管塌陷。支撑气管支气管树的软骨软化可能仅发生在气管（即气管软化），或仅发生在支气管（支气管软化）中。TBM既可以表现为气管的孤立节段性软化，或者较少见的单独的支气管软化，也可以表现为严重的、弥漫性、获得性TBM。广义而言，TBM的表现包括气管内在张力下降、某些形式的气管变形和外在压迫，可导致固态或动态狭窄[2]。气管支气管软化可以作为上述病症的一种或多种形式的组合发生，并且气道的不同区域可能受到不同病症的影响。根据塌陷形态，TBM进一步分为三种不同类型：①新月形TBM，即气管前软骨异常，导致前后尺寸变窄；②刀鞘式TBM，软骨侧面变弱，导致左右横径（即从一侧到另一侧）变窄；③圆周形TBM，是气管软骨的弥漫性异常，导致圆周变窄。

　　呼气时胸腔内和纵隔压力增加，导致气道受压，后膜向内和向前移动，气管腔在呼气时变窄。但是，软骨的形状和强度以及膜部的张力，使健康的气管即使在咳嗽和用力呼气时产生的高压力下塌陷率也小于50%。过度动态气道塌陷指后膜（即非软骨）软化，导致呼气时松弛的后膜过度向前移位到气道腔中，而气管软骨正常（见图1-2-1）。过度动态气道塌陷通常与气管膜部的平滑肌纤维萎缩有关。

　　气管支气管软化和过度动态气道塌陷都是气道异常，共同特征是呼气相气道变窄，但却是不同的病理生理实体[1]。ECAC（TBM和EDAC）的真实患病率很难确定。研究报告称，在接受支气管镜检查的患者中，ECAC的患病率高达5%；但在有肺部疾病的患者中，ECAC的患病率估计增至13%；在慢性阻塞性肺病和其他气道疾病患者中，ECAC的患病率则增至37%[1, 3]。

一、病因与病理生理机制

　　正常气管和主支气管由相对刚性的C形软骨和短而柔韧的后膜支撑。呼气和咳嗽时，后膜向内移动，使气道管腔变窄，加速气流，清除黏液。在健康个体中，即使咳嗽，气道塌陷率通常也不超过10%～20%，尽管一些研究通过气道成像和扫描显示，咳嗽时后膜内移高达50%。

　　在TBM患者中，软骨环经常发生畸形，呈"U"形或"弓"形异常，使后膜更宽且更容易移动。因此，呼气时气道的生理性变窄会加剧，导致气道的过度动态变窄。临床上，明显的气道塌陷主要发生在

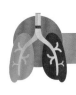

胸腔内压增加期间，如咳嗽、大笑、强迫性呼气、Valsalva呼吸或哭泣时，重者在休息时或最小呼气时亦可发生。气道压缩和（或）软骨畸形也可导致气道的固定（静态）变窄，通常由严重的血管位置不良和（或）异常引起，也可能是软骨环的前部畸形导致静态前部压缩。

ECAC可以是先天性的，也可以是后天性的[4]。ECAC的常见病因见表1-2-1。这些病因也可分为全身性疾病或局部疾病，研究报告称一些儿童患有短节段的气管软化症。真正柔软的软骨很少见，可能与未成熟或早产有关。某些疾病，如软骨发育不良和埃勒斯-当洛斯综合征（Ehlers-Danlos syndrome），可能与气管壁软骨的内在弱化有关。先天性气管支气管软化也可以在其他方面健康的婴儿中发现，这可能与软骨解剖异常有关。如果气管软骨畸形，不呈常见的"C"形，则可导致膜部较宽，容易发生动态塌陷。并非所有患有宽后膜的儿童都会表现出气管支气管软化。气管食管瘘患者常出现气管支气管软化症。

表1-2-1　ECAC的常见病因

先天性病因	获得性病因
贮积症（黏多糖贮积症） 染色体异常（9号和21三体） 支气管肺发育不良 结缔组织疾病（埃勒斯-当洛斯综合征）	慢性阻塞性肺病 哮喘 肥胖 炎症（复发性多软骨炎、放射治疗） 反复感染 创伤后（长时间插管、气管切开术） 机械性（来自肿块或淋巴结的外部压迫、血管异常、漏斗胸）

1. 先天性病因

先天性或原发性ECAC通常是软骨形成和（或）成熟异常导致气管支气管壁结构薄弱，支持结构脆弱，气管和支气管的顺应性增加和呼气相过度塌陷。儿童先天性TBM是最常见的先天性气管异常，发生率约为1/2100，通常出现在婴儿期或儿童期的患者。虽然先天性TBM可以单独发生，但通常与其他先天性异常一起发生，如食管闭锁、颅面畸形、支气管肺发育不良、黏多糖酶缺陷或遗传性结缔组织病[5]。

2. 获得性病因

获得性或继发性ECAC发生在软骨发育正常的气道中，是由多种炎症、感染和创伤过程引起的，可导致气管软骨变性和膜部平滑肌萎缩。复发性多软骨炎和反复感染（如慢性支气管炎或囊性纤维化）引起慢性炎症，导致软骨破坏，最终导致约56%的复发性多软骨炎患者出现呼气塌陷（尽管仅14%的复发性多软骨炎患者出现症状）。创伤，尤其是气管切开术或长时间气管插管造成的医源性损伤，是ECAC最常见的病因之一。其他病因包括多结节性甲状腺肿、颈部和纵隔的恶性或良性病变、胸壁畸形和（或）前脊柱畸形对气管的外部压迫，以及血管环、肺吊带、异常锁骨下动脉、动脉瘤疾病或先天性心脏病造成的血管压迫。

众所周知，慢性阻塞性肺病、哮喘和肥胖等患者因为呼吸力学改变也会导致EDAC。此外，用于治疗哮喘和慢性阻塞性肺病等疾病的吸入皮质类固醇类药物可导致血管收缩、气道黏膜流量减少。全身性类固醇类药物的使用可能导致气管平滑肌萎缩和上皮细胞数量减少，抑制血管生成，也可能导致ECAC的发展[6]。

二、临床表现

ECAC患者通常无症状或可能有非特异性症状和重叠的合并症，具体取决于气道塌陷的位置、范围和严重程度。随着ECAC程度的增加，症状的严重程度逐渐加重。成人ECAC的主要症状有呼气喘鸣、咳嗽但难以咳出痰液、反复呼吸道感染、呼吸暂停发作、呼吸困难等，这些症状在卧位时可能会加重。具有吠叫样特征的阵发性咳嗽，可能是后膜振动气管支气管软骨导致的。仅因软骨畸形或血管压迫而导致的固定性气道狭窄可能会出现类似的症状，但不伴有吠叫样咳嗽。通常，气道变窄会导致空气流动和通气不足。因此，患者可能会出现运动不耐受、缺氧或呼吸暂停事件。任何增加胸腔内压和患者呼吸努力的情况都可能使症状恶化，包括咳嗽、哭泣、大笑、Valsalva动作、喂食、用力呼气、游泳、潜水或仰卧等活动。

广泛的气道塌陷会导致无效咳嗽和分泌物清除减少，因为一旦气道关闭，空气或黏液就不会进一步从气道中排出。气道清除不良和黏液滞留会导致反复感染和支气管扩张。严重者可发生呼吸窘迫、危及生命的急性事件。

三、辅助检查

1. 胸部CT

CT越来越多地用于评估气道形态、气管支气管塌陷性和可缩小气管的其他疾病。在两个不同的呼吸阶段，如吸气末阶段（即暂停吸气期间的成像）和动态呼气阶段（即用力呼气期间的成像）对中央气道进行CT成像。针对大气道疾病的呼气扫描优选在用力呼气时进行，这与使用呼气末成像来评估小气道疾病和空气滞留的标准薄层胸部CT方案不同。这是因为大气道在动态用力呼气期间最容易塌陷，并且标准薄层CT检查可能会低估疾病的严重程度（见图1-2-1）[7]。

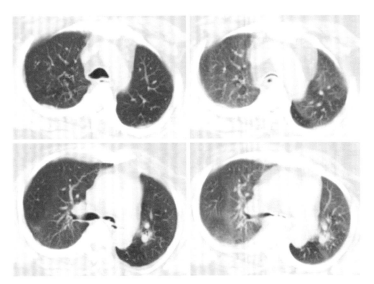

胸部CT显示呼气时气管和主支气管（右上、右下）较吸气时（左上、左下）显著狭窄，伴有双侧空气潴留。

图1-2-1　吸气与呼气相气道直径的动态变化

（资料来源：本图获*BMJ*授权摘自参考文献[7]）

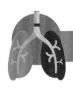
2. 气管塌陷的评估

在CT中，所有测量均应使用肺窗设置而不是软组织窗显示设置，以更好地定义气道腔和气道壁之间的界面。尽管专家建议以标准水平测量该区域以确保可重复性，但对于测量的确切位置尚未达成明确共识。这些位置包括主动脉弓上方1cm和隆突上方1cm。此外，在计算塌陷率时，应确保测量位置包括最大收缩部位。

从生理上来说，呼气时气道会轻微变窄。因此，正常呼气狭窄和病理性狭窄的区分很重要。应使用电子追踪工具或先进的工作站追踪气道内壁，在吸气末和动态呼气CT图像上测量气道管腔的横截面积。这些成对的测量值应用于计算气道塌陷率。关于气道塌陷程度和满足病理性塌陷阈值所需形态的定义仍有争论。目前公认的气道过度塌陷的阈值是呼气时气道横截面积减少超过50%。根据这一定义，超过13%的肺气肿患者在检查时发现有TBM。当气道过度塌陷的阈值被提高到大于70%时，只有5%的肺气肿患者符合TBM的定义。一项对51名健康志愿者的研究认为，气道过度塌陷的阈值大于70%被认为是诊断成人ECAC的合理阈值[8]。呼气性塌陷的严重程度分为轻度（70%～80%）、中度（81%～90%）和重度（>90%），通常针对气道狭窄超过90%的患者进行治疗[1]。

3. TBM患者气管形态特征的评估

除通过动态呼气图像评估气管塌陷外，还可以通过仔细检查标准胸部CT或吸气图像上的气管形态来确定TBM的诊断。TBM患者的软骨软化改变了正常的气管指数（左右径与前后径的比率正常约为1）。软骨前端薄弱导致气管指数增加，而外侧软骨软化导致左右横径狭窄，气管指数下降（通常为正常指数的2/3或更少），形成剑鞘气管，即月牙形。

除观察气道直径外，多排CT还可以评估邻近结构，并有助于评估可能导致患者症状的其他潜在原因（如外源性压迫、慢性阻塞性肺病、支气管扩张、反复误吸或食管裂孔疝）。呼气滞留是ECAC患者常见的情况，并且是多因素造成的。已经描述了几种不同的空气滞留模式包括小叶状、节段性、大叶性和弥漫性空气滞留，小叶状空气滞留是最常见的模式。

4. 清醒的功能气管镜检查

直接进行气管支气管镜检查具有最大的诊断效用（见图1-2-2）。但内镜下ECAC诊断尚无标准。患者必须能够自主呼吸才能准确诊断ECAC，因此，与麻醉医师进行仔细的术前讨论至关重要。麻痹、重度镇静和正压通气可以掩盖动态气道塌陷。可使用最少剂量的利多卡因麻醉声带，并且不滴入气管。支气管镜检查的第一步是在患者自主浅呼吸时进行，以便评估气管和支气管的静态压缩；第二步是看到患者剧烈呼吸或咳嗽，以评估呼气期间的最大动态运动和塌陷；最后一步是清除所有分泌物并检查气道，同时使患者镇静并扩张气道。此阶段可以识别气管食管瘘、气管憩室和异常支气管以及静态压迫区域[9]。

3. 胸部MRI

MRI的空间分辨率较低，也不像CT那样广泛可用，但因其无辐射，可以在不同的呼吸状态下反复进行，而成为CT的替代工具。

4. 肺通气功能

肺功能测试可能显示阻塞性或限制性通气功能障碍，但是多达1/5的ECAC患者肺功能正常。在直立和仰卧位进行新的肺功能测试可能会为疑有气管软化的患者提供额外的线索。

上述这些工具不仅可以用于诊断，还可以为临床医生和外科医生制定治疗计划提供重要信息。此外，CT数据集可用于支架和夹板等个性化医疗设备的3D打印。

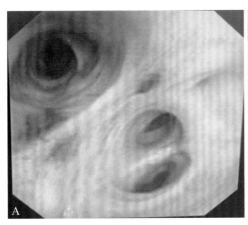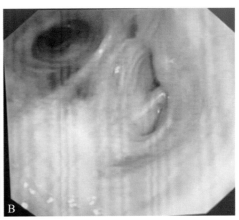

气管镜下可见吸气相支气管扩张（A），呼气相支气管几乎完全闭塞（B）。

图 1-2-2　气管镜下表现

四、诊　断

临床病史和体格检查对于 ECAC 的诊断和评估症状严重程度至关重要。当存在呼气喘鸣、吠叫样咳嗽、反复呼吸道感染、呼吸暂停发作、需要持续正压通气、运动受限或不耐受、急性危及生命的事件或很快缓解的不明原因事件，特别是发生于用力呼气、大笑、哭泣和咳嗽时，应怀疑 ECAC 的可能。对于有呼吸暂停发作史的患者，需要仔细评估心脏和神经系统，以排除这些原因。必须排除食管异常，包括狭窄、憩室、气管食管瘘以及胃食管反流。

评估包括吸气-呼气胸部 CT（动态 CT）、清醒功能性支气管镜检查和肺功能检查。若存在吸气相与呼气相气道口径变化显著，则可以确诊[10]。胸部 CT 不仅有诊断价值，也可评估更远端气道的塌陷，但它可能低估气道塌陷的严重程度，因此不能用来排除 ECAC。

在临床上，ECAC 常易与包括哮喘、慢性阻塞性肺病、肥胖、换气不足综合征和胃食管反流病在内的合并症相混淆。对于持续喘息的患儿，应重新评估 ECAC 的可能，尤其是有特应性或过敏性疾病家族史者，应及早考虑支气管哮喘[11]。

五、治　疗

在大多数情况下，ECAC 的初始治疗是内科治疗，主要侧重于治疗潜在的合并症，如肺部疾病（慢性阻塞性肺病、哮喘、感染等）、肥胖、胃食管反流和睡眠呼吸暂停。促进黏液咳出的策略应包括使用黏液溶解剂、支气管扩张剂（通过雾化给药）以及辅助使用气道清除装置。低剂量吸入皮质类固醇可能会减少炎症引起的气道黏膜肿胀并减少气道分泌物，但应避免常规、积极或连续使用类固醇类药物。持续接触类固醇类药物可能会导致软骨退化和组织衰弱的发生风险增加。气道塌陷还可予以无创正压通气、发音训练[12]。

支架植入或手术治疗适用于重度狭窄（塌陷率>90%）、内科治疗无效的有症状患者。必须根据 ECAC 的类型和位置及其他相关情况，如软骨变形和畸形、血管异常和血管压迫、纵隔肿块、气管食管瘘、气道分支异常等为每位患者定制个体化手术方案[5]。

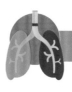

1. 支架试验

在进行气管支气管成形术（tracheobronchoplasty，TBP）之前，应考虑进行为期2周的支架试验，以确保患者适合手术。只有在支架试验期间表现出症状和客观改善的患者才能接受手术。虽然接受支架试验的患者症状可能会改善，但支架是暂时的，并且仅是筛查能从手术中获益的人群。在某些情况下，不适合手术的患者可以使用长期支架。

2. 手术治疗

手术治疗可选择气管切除术、气管造口术和气管支气管成形术。气管切除术仅用于气管软化的局灶性短段，而TBM经常涉及气道的大部分，故很少应用。气管造口术的创建允许气管套管充当腔内支架，通过防止气道塌陷来保持气道通畅。但是，长期套管易致气管损伤、排痰困难，甚至继发气管软化及纤维化。TBP适用于已接受最佳的内科治疗，且在支架试验后症状有显著改善的EDAC患者，包括主动脉固定术、前和（或）后气管支气管固定术、放置外夹板或网片等。手术治疗的目标是加固和稳定气道后膜，包括气管、左右主干支气管和中间支气管[1]。

3. 激光气管支气管成形术

激光气管支气管成形术是一种新兴的内窥镜技术，适用于尽管接受了最大限度药物治疗但症状仍然存在，但不适合TBP的严重ECAC患者。左右主支气管、中间支气管和气管后壁的激光照射会引起该区域的纤维化，从而降低动态气道塌陷的程度。目前，激光治疗对ECAC患者的长期益处尚不清楚。

4.3D打印气管夹板

对于接受常规治疗仍持续发病的一部分严重ECAC患者，可考虑植入个体化的生物可吸收3D打印气管支气管夹板，可适配不规则气道的各个部分。

参考文献

［1］ ASLAM A, DE LUIS CARDENAS J, MORRISON R J, et al. Tracheobronchomalacia and excessive dynamic airway collapse:current concepts and future directions［J］. Radiographics, 2022, 42(4):1012-1027.

［2］ CHOI S, LAWLOR C, RAHBAR R, et al. Diagnosis, classification, and management of pediatric tracheobronchomalacia: A review［J］. JAMA Otolaryngology-Head & Neck Surgery, 2019, 145(3):265-275.

［3］ ABIA-TRUJILLO D, MAJID A, JOHNSON M M, et al. Central airway collapse, an underappreciated cause of respiratory morbidity［J］. Mayo clin proc, 2020, 95(12):2747-2754.

［4］ KAMRAN A, JENNINGS R W. Tracheomalacia and tracheobronchomalacia in pediatrics:An overview of evaluation, medical management, and surgical treatment［J］. Front Pediatr, 2019, 7:512.

［5］ KAMRAN A, BAIRD C W, JENNINGS R W. Tracheobronchomalacia, tracheobronchial compression, and tracheobronchial malformations:diagnostic and treatment strategies［J］. Seminars in thoracic and cardiovascular surgery Pediatric cardiac surgery annual, 2020, 23:53-61.

［6］ HUSTA B C, RAOOF S, ERZURUM S, et al. Tracheobronchopathy from inhaled corticosteroids［J］. Chest, 2017, 152(6):1296-1305.

［7］ PRADEEP N P, AYUB I I, KRISHNASWAMY M, et al. Bilevel positive airway pressure in tracheobronchomalacia［J］. BMJ Case Reports, 2021, 14 (10):e246331.

［8］ BOISELLE P M, O'DONNELL C R, BANKIER A A, et al. Tracheal collapsibility in healthy volunteers during forced expiration:Assessment with multidetector CT［J］. Radiology, 2009, 252(1):255-262.

［9］ KHEIR F, MAJID A. Tracheobronchomalacia and excessive dynamic airway collapse:medical and surgical treatment［J］. Seminars in respiratory and critical care medicine, 2018, 39(6):667-673.

［10］ ROY A K, ROY M, KEROLUS G. Recurrent dyspnea and wheezing-pulmonary function test and dynamic computed tomography may unfold the diagnosis of tracheobronchomalacia［J］. Journal of community hospital internal medicine perspectives, 2017, 7(5):303-306.

［11］ GUO Q, FU W, DU J, et al. Reassessing the role of tracheobronchomalacia in persistent wheezing［J］. Pediatric pulmonology, 2022, 57(4):976-981.

［12］ HAMMOND K, GHORI U K, MUSANI A I. Tracheobronchomalacia and excessive dynamic airway collapse［J］. Clin chest med, 2018, 39(1):223-228.

第三节　弥漫性泛细支气管炎

弥漫性泛细支气管炎（diffusepanbronchiolitis，DPB）是一种以呼吸性细支气管及其周围组织的弥漫性炎症为特征的慢性气道疾病。DPB是一种特发性炎症性疾病，表现为进行性气流限制和反复呼吸道感染，常伴有慢性鼻窦炎[1]。DPB主要影响呼吸性细支气管，可导致进行性化脓性和严重的阻塞性呼吸系统疾病。如果不及时治疗，DPB会发展为支气管扩张、呼吸衰竭，甚至死亡。

19世纪60年代初期，日本临床医师和肺部病理学家描述了一种之前从未报道过的慢性气道疾病。1969年，YAMANAKA及其同事提出了弥漫性泛细支气管炎的名称，以区别于慢性支气管炎。"弥漫"是指病灶分布于双肺，"泛"是指呼吸性细支气管各层炎症均受累。

在世界范围内，DPB被认为是一种独特的临床疾病，通常发生在20～50岁（平均发病年龄为40岁）。1982年，日本厚生省进行的一项以人口为基础的调查显示，DPB的患病率为11/10000。在日本，该病的男女比例为（1.4～2）:1，未观察到明显的性别差异。2/3的DPB患者不吸烟，多数患者没有吸入有毒烟雾的特殊病史。

一、病因与病理生理机制

DPB被普遍认为是一种涉及多种因素的疾病，包括遗传、免疫、感染等。DPB主要见于东亚人群（包括亚洲移民），表明该病易感性可能与亚洲人特有的遗传倾向有关。DPB的主要易感基因位于人类白细胞抗原（human leukocyte antigen，HLA）-A和HLA-B之间。有文献报告称，类风湿性关节炎等免疫病与DPB可能有关[2]。某些特殊感染，如amphoriforme支原体感染可能与DPB的发生有关[3]。此外，DPB也可能是肺移植后排异反应的表现[4]。

中性粒细胞和T淋巴细胞，尤其是$CD8^+$细胞，以及细胞因子白细胞介素（IL）-8和巨噬细胞炎症蛋白-1被认为在DPB的发展中起关键作用。DPB患者的支气管肺泡灌洗液（bronchovalveolar lavage fluid，BALF）中存在大量中性粒细胞，与DPB患者的BALF趋化活性显著增加有关。随后的研究表明，这些趋化因子是IL-8、白三烯B4（LTB4）和其他趋化性物质。在DPB患者外周血和BALF中，中性粒细胞的白细胞黏附表面分子Mac1表达水平明显升高。另外，自身有其他疾病的患者，其血清可溶性形式的其他黏附分子、选择素和免疫球蛋白超基因家族的水平显著升高。这些结果表明，DPB患者炎症部位的中性粒细胞趋化因子过多和循环中黏附分子的上调会导致中性粒细胞募集到近端气道中。气道中被激活的中性粒细胞的积累似乎是本病的重要损伤机制。中性粒细胞的积累和IL-8在气道腔中的分泌是本病的重要发病机制。气道中活化的中性粒细胞的积累可能最终通过释放氧化产物和蛋白水解产物损害上皮细胞，并促进广泛支气管扩张的发展。

DPB也是一种高分泌性气道疾病，但目前对DPB患者黏液分泌过多的机制知之甚少。在DPB患者中观察到黏液分泌显著过多，部分可由*MUC5B*基因的增加和异常表达来解释。此外，气道中的黏蛋白合成受中性粒细胞炎症诱导的表皮生长因子受体（epidermal growth factor receptor，EGFR）表达的调节，并且已知杯状细胞的脱颗粒是由中性粒细胞弹性蛋白酶介导的。由杯状细胞化生引起的黏液分泌过多与中性粒细胞炎症和EGFR表达密切相关。

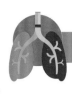
与肺正常的对照受试者相比，在DPB患者的细支气管上皮和黏膜下组织中发现CD1a⁺、CD1c⁺和CD83⁺树突状细胞（DC）的数量显著增加。DC是最有效的抗原呈递细胞（APC），它们在启动初级免疫反应中起着核心作用。在DPB患者中，DC的增加和激活可能与细支气管细胞GM-CSF的强表达有关。因此，这种重要的细胞因子对DC的分化和功能至关重要。由于损伤和修复之间的平衡异常，急性和慢性炎症对细支气管上皮的影响是其结构逐渐改变。事实上，坏死的细支气管与增生的细支气管在相同的受影响组织区域交替出现。泡沫巨噬细胞的重要性仍然处于猜测阶段。这些特殊细胞主要位于间质间隙内，这与过敏性肺炎或胺碘酮肺实质损伤等其他疾病中泡沫巨噬细胞主要位于腔内不同。泡沫巨噬细胞积聚通常被认为是气道阻塞或代谢异常引起的巨噬细胞异常摄取表面活性蛋白的结果。

二、临床表现

超过80%的DPB患者既往或现有慢性鼻窦炎病史。20～50岁的DPB患者通常表现出慢性咳嗽和大量化脓性痰；随后出现劳力性呼吸困难，体格检查可闻及双肺粗糙的湿啰音。约50%的未经干预的DPB患者，其痰液量>50mL/d。在对81例经组织学证实的DPB病例的回顾性研究中，有44%的患者痰中含有流感嗜血杆菌，有22%的患者痰中含有铜绿假单胞菌。继发严重感染者，可出现发热；伴随支气管扩张者，可出现痰中带血、咯血等表现；部分严重者可出现杵状指、发绀。晚期可发生肺动脉高压[5]或肺源性心脏病。临床表现无特异性，是导致DPB患者延迟诊断和误诊的主要原因。

三、辅助检查

1.放射学表现

胸部X线平片显示下肺野中双侧弥漫性小结节性阴影，伴有肺过度充气。在晚期病例中，经常会提示支气管扩张的囊柱形或双轨征。高分辨率CT（high resolution，HRCT）可用于检测与DPB相关的特征性肺部病变（见图1-3-1）。DPB早期影像学可能显示非特异性征象，表现为肺部透亮度增高，随着疾病进展，逐渐出现弥散性小结节影，晚期可出现支气管壁增厚、树芽征、支气管扩张等征象。细支气管扩张、小叶中心细支气管及其周围炎性病变形成小叶中心结节性浸润影。

HRCT影像特点已被用于诊断、分期和评估疾病的严重程度，并用于对DPB进行分级。在第1阶段，在支气管血管分支结构的末端可见直径5mm的小结节。在第2阶段，可以看到小叶中心结节以Y形结构与远端分支的支气管血管结构相连，呈现树芽征。这些结节代表充满分泌物的细支气管。这些代表早期支气管扩张的结节的囊性扩张见于第3阶段（见图1-3-2）。第4阶段的特征是与扩张的近端支气管相连的大囊肿。

尽管这些影像学改变是DPB的特征，但这些变化本身并不具诊断性。在低丙种球蛋白血症、CF、原发性纤毛运动障碍、过敏性支气管肺曲霉病、韦格纳肉芽肿病、肺结核、结节病、弥漫性吸入性细支气管炎、闭塞性细支气管炎、胶原血管相关性细支气管炎和溃疡性结肠炎相关细支气管炎等疾病的患者中，HRCT影像有类似但不完全相同的变化。

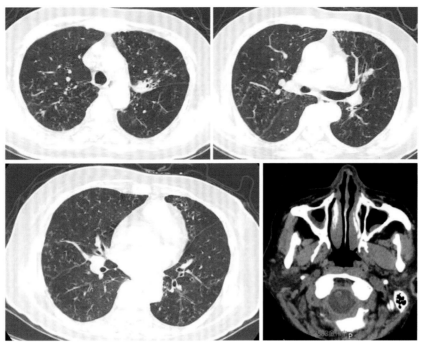

胸部CT显示双肺弥漫性分布的小叶中心性结节、树芽征及支气管扩张。鼻窦CT显示鼻窦炎改变。

图1-3-1 DPB的典型胸部及鼻窦CT影像

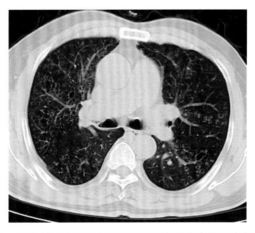

图1-3-2 DPB第3阶段胸部CT示双肺弥漫分布的细支气管扩张

2. 肺功能

DPB主要引起小气道气流受限，肺功能通常表现为阻塞性或混合性通气功能障碍，有时表现为限制性通气功能障碍。早期弥散功能可表现为正常，进展期可出现降低。支气管扩张试验呈阴性。从早期开始，FEV1/FVC不到70%。在晚期阶段，肺活量（VC）下降，残余容量（RV）增加。

3. 实验室检测

通常，在DPB患者的实验室检查中可以发现中性粒细胞增多、红细胞沉降率升高和C反应蛋白水平升高。在没有支原体感染迹象的情况下，DPB患者血冷凝集素的滴度持续增加[6]。据报道，>90%的日本患者血清冷凝集素滴度升高，而中国患者血清冷凝集试验阳性率普遍较低（10%～40%）[1]。DPB患者血

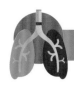
清 IgA 水平升高，经常观察到类风湿因子呈阳性。动脉血气分析显示，该疾病早期，患者存在低氧血症，晚期则存在高碳酸血症。

4. 病理改变

肺组织切面大体上显示多个黄色结节，直径为 23mm，以小气道为中心，病变广泛，淋巴细胞、浆细胞和组织细胞浸润支气管全层及周围，但下叶比上叶更严重。

在组织学上，DPB 以慢性炎症为特征，主要位于呼吸性细支气管和邻近的小叶中心区域，具有泡沫状组织细胞、中性粒细胞和淋巴细胞浸润的特征性间质积聚。呼吸性细支气管的突出受累是 DPB 的一个显著特征。大多数组织细胞表现为泡沫巨噬细胞，且泡沫巨噬细胞在呼吸性细支气管壁和周围肺泡间隔中的间质积聚，是 DPB 近乎独特的组织学特征之一。细支气管腔内含有嗜中性粒细胞，尤其是在疾病晚期。淋巴滤泡沿气道的增殖也经常被注意到。炎症浸润破坏细支气管上皮并延伸至细支气管周围间隙，但大部分肺泡细胞未受影响。偶尔可见腔内小叶中心肉芽组织簇。随着疾病的进展，患者可出现呼吸性细支气管变窄和近端细支气管扩张，最终出现广泛的支气管扩张。

四、诊 断

独特的影像学和组织学特征、并存鼻窦炎，以及痰中分离出流感嗜血杆菌和铜绿图像上的假单胞菌高度提示 DPB。日本厚生省工作组提出 DPB 的诊断标准：①持续咳嗽、咳痰和劳累性呼吸困难；②既往或现有慢性鼻窦炎的病史；③胸部平片显示双侧弥漫性小结节影或胸部 CT 小叶中心性小结节；④双侧粗湿啰音；⑤FEV1/FVC<70%，且 PaO_2<80mmHg；⑥血清冷凝集素滴度≥1:64。

确诊应满足前 3 个标准（第①~③条）和至少 2 个其余标准（第④~⑥条）。在我国 DPB 患者中，血冷凝集素滴度升高比例较低（5.5%~54.6%），可能与人种、在采血检测该项目前患者已使用大环内酯类抗生素有关，该条标准对于诊断我国 DPB 价值可能有限[7]。在发病率低的地区，需要肺活检才能确诊。研究发现，冷冻肺活检所获标本较普通肺活检大，有助于病理诊断[8]。

弥漫性泛细支气管炎应与其他许多疾病进行鉴别[9]，如慢性支气管炎、支气管哮喘、支气管扩张、传染性细支气管炎、原发性纤毛运动障碍、囊性纤维化、低免疫球蛋白血症、类风湿性关节炎相关性细支气管炎、炎症性肠病相关性细支气管炎、特发性慢性细支气管炎等。

五、治 疗

1984 年，日本医生 Kudoh 及其同事首次报道了长期使用低剂量红霉素治疗 DPB 的疗效，这是在回顾性分析 DPB 患者的病历资料时意外发现的，进而通过前瞻性临床研究而确立。研究发现，红霉素能抑制中性粒细胞趋化、过氧化物合成和弹性纤维降解能力，且能减少革兰阴性菌感染后 BALF 中中性粒细胞的数量。红霉素会部分抑制淋巴细胞的增殖，减少循环池中带有细胞活化标志物 HLA-DR 的 T 淋巴细胞的数量；可促进单核细胞衍生的巨噬细胞分化，其机制尚不清楚。目前，大环内酯类药物用于治疗 DPB 患者由淋巴细胞和泡沫巨噬细胞组成的结节性病变的机制尚不清楚。1990 年，Yamamoto 进行的一项前瞻性双盲、安慰剂对照研究也证实了红霉素对治疗 DPB 的有益作用。除红霉素外，十四元环大环内酯类药物也已用于治疗 DPB。19 世纪 90 年代起，临床医生使用克拉霉素和罗红霉素治疗 DPB，并获得了相似的临床益处。阿奇霉素是一种十五元环大环内酯类药物，也可用于治疗 DPB。2011 年，中国开展的一项回顾性研究显示，阿奇霉素对DPB有效[10]。十六元环大环内酯类药物（交沙霉素）对DPB无效[11]。

在DPB的治疗中，杀菌活性似乎不是决定十四元环大环内酯类药物临床疗效的主要因素。第一，无论细菌清除率如何，通过治疗均可以显著改善临床参数。第二，即使在对大环内酯类耐药的铜绿假单胞菌超感染的情况下，大环内酯类药物的治疗也是有效的。第三，在推荐剂量下，痰液和血清中大环内酯类药物的峰值水平低于定居在气道中的主要致病菌的最低抑制浓度（minimum inhibitory concentration, MIC）。而且，长期使用包括氟喹诺酮类在内的强效抗菌剂在治疗DPB患者方面不如低剂量红霉素有效。目前，已经开始对大环内酯类药物疗法在DPB中疗效的潜在机制进行研究[12]。许多研究人员表明，低于最低抑制浓度的大环内酯类药物对多种潜在的毒力因子具有抑制作用，且能抑制过度分泌。阿奇霉素治疗DPB的机制被认为是一种抗炎作用，而不是抗菌作用[13]。有研究指出，阿奇霉素可通过靶向T淋巴细胞的细胞因子的产生、增殖、凋亡和自噬来治疗DPB，可能与DPB患者T淋巴细胞中哺乳动物雷帕霉素靶蛋白（mammalian target of rapamycin, mTOR）通路的特异性抑制有关。

弥漫性泛细支气管炎治疗的临床指南认为，应在确诊后尽快应用大环内酯类药物，因为早期临床反应较好。首选口服红霉素片400mg或600mg。当红霉素不再有效或出现不良反应或药物相互作用须停药时，可选择口服克拉霉素片200mg或400mg，或口服罗红霉素片150mg或300mg。虽然临床反应通常可在2～3个月内出现，但治疗应持续6个月以上，之后应评估整体反应。应在两年后临床表现、放射学发现和肺功能得到改善和稳定，并且日常活动没有任何显著损害时，结束治疗。如果停药后症状再次出现，则应恢复治疗。对于发生广泛的支气管扩张或呼吸衰竭的晚期患者，在治疗有效的情况下，治疗应持续两年以上。对于在接受长期、低剂量大环内酯类药物治疗时发生耐药性DPB的患者，增加药物剂量可能是有效策略。事实上，即使在肺移植后，DPB也有复发的记录。通过鼻窦手术或持续的鼻腔护理来控制鼻窦炎可能对预防肺移植后的DPB复发和致命感染有用。

糖皮质激素有抗炎和免疫抑制作用，可减轻气道炎症反应，快速缓解DPB患者呼吸困难症状，主要适用于大环内酯类药物治疗后仍有明显呼吸困难的患者。另有研究显示，支气管吸入剂对DPB患者的气流受限无明显作用。

六、预 后

DPB是一种可治愈的疾病，早诊断、早治疗对患者的预后至关重要。长期采用以红霉素为主的大环内酯类药物治疗可有效改善DPB患者的临床症状、肺功能和CT表现，显著改善DPB患者的预后。在使用大环内酯类药物治疗前，DPB患者的预后很差，1983年，DPB患者的5年和10年生存率分别为62.1%和33.2%。然而，红霉素的长期治疗已将DPB患者10年生存率提高至90%以上[14]。尽管长期应用大环内酯类药物治疗已被证明可以显著提高DPB患者的生存率，但仍有一些患者继续恶化，最终需要进行肺移植。

参考文献

[1] ZHANG L, OU Y, HU H, et al. Clinical characteristics of 32 cases of diffuse panbronchiolitis [J]. Journal of Central South University Medical sciences, 2023, 48(3):330-338.

[2] ISONO T, SHIBATA S, MATSUI Y, et al. Rheumatoid arthritis accompanying diffuse panbronchiolitis [J]. Internal medicine, 2021, 60(23):3779-3783.

[3] GREEN O J, GANIM R B, MUELLER J D. A case of diffuse panbronchiolitis caused by Mycoplasma amphoriforme [J]. Diagnostic microbiology and infectious disease, 2023, 106(4):115990.

[4] BEYOGLU M A, SAHIN M F, TURKKAN S, et al. Diffuse panbronchiolitis after lung transplantation:First case in the literature [J]. Transplantation

proceedings, 2021, 53(8):2622-2625.

［5］KAMIYA C, ODAGIRI K, INUI N, et al. Pulmonary hypertension associated with diffuse panbronchiolitis that improved with erythromycin and home oxygen therapy［J］. Internal medicine, 2023, 62(15):2231-2236.

［6］TAKIZAWA H, TADOKORO K, MIYOSHI Y, et al. Serological characterization of cold agglutinin in patients with diffuse panbronchiolitis［J］. Nihon Kyobu Shikkan Gakkai zasshi, 1986, 24(3):257-263.

［7］王岚，蔡柏蔷. 中国人弥漫性泛细支气管炎和冷凝集试验的探讨［J］. 基础医学与临床，2009，10（29）：1075-1078.

［8］ISHII S, MORISHITA M, MATSUKI R, et al. Diagnosis of diffuse panbronchiolitis by transbronchial lung cryobiopsy［J］. Heliyon, 2023, 9(4): e15127.

［9］FUJITA S, SUZUKI R, SAGARA N, et al. Three cases of diffuse panbronchiolitis in children with a past history of difficult-to-treat bronchial asthma: A case report from a single medical facility［J］. Allergology international, 2020, 69(3):468-470.

［10］LI H, ZHOU Y, FAN F, et al. Effect of azithromycin on patients with diffuse panbronchiolitis:Retrospective study of 51 cases［J］. Internal medicine (Tokyo, Japan), 2011, 50(16):1663-1669.

［11］LIN X, LU J, YANG M, et al. Macrolides for diffuse panbronchiolitis［J］. The Cochrane database of systematic reviews, 2015, 1:Cd007716.

［12］林江涛，张永明，王长征，等. 大环内酯类药物的抗菌外作用与临床应用专家共识［J］. 中华内科杂志，2017，7（56）：546-557.

［13］CRAMER C L, PATTERSON A, ALCHAKAKI A, et al. Immunomodulatory indications of azithromycin in respiratory disease:A concise review for the clinician［J］. Postgraduate medicine, 2017, 129(5):493-499.

［14］KUDOH S, AZUMA A, YAMAMOTO M, et al. Improvement of survival in patients with diffuse panbronchiolitis treated with low-dose erythromycin［J］. American journal of respiratory and critical care medicine, 1998, 157:1829-1832.

第四节　弥漫性特发性肺神经内分泌细胞增生

弥漫性特发性肺神经内分泌细胞增生（diffuse idiopathic pulmonary neuroendocrine cell hyperplasia, DIPNECH）指气道黏膜内神经内分泌细胞不明原因的弥漫性增生[1, 2]。病因尚不清楚。1992年，Aguayo及其同事报告了6例病例之后才确立了该病[3]。一部分患者可演变为类癌，现在DIPNECH被广泛认为是一种罕见的癌前病变[1, 4, 5]。

根据世界卫生组织的定义，DIPNECH纯粹是组织学诊断。值得注意的是，多达一半的DIPNECH或微小瘤患者无症状，肺功能测试结果正常，或仅有轻微的功能改变[6]。在这些患者中，DIPNECH通常是其他原因行胸部CT检查时偶然发现的。

只有一部分DIPNECH患者有明确的临床症状。2016年，意大利GiulioRossi医生等人提出了用DIPNECH综合征来表示这类有临床症状的患者[7]，其特征是呼吸系统症状、气流阻塞，影像学显示肺结节、磨玻璃样阴影、马赛克征、支气管扩张和缩窄性闭塞性细支气管炎，通常伴有神经内分泌细胞的结节性增殖，组织学上有或没有类癌均可。这种疾病的特征是双肺多发小结节，F-FDG PET-CT显示SUV_{max}低[8]。一般来说，临床过程稳定，少数患者可进展为呼吸衰竭。

一、病因与病理生理学机制

神经内分泌细胞（kulchitsky细胞）主要位于胃肠道及呼吸道黏膜上皮中，具有合成、储存和分泌神经胺和神经肽等化学物质的能力。

肺神经内分泌细胞（pulmonary neuroendocrine cell, PNEC）也称作嗜银细胞，是支气管壁的上皮细胞，从气管到终末支气管都有发现，具有旁分泌功能。在胎儿期，PNEC分泌不同的胺和多肽类，包括血清素、降钙素、神经特异性烯醇化酶、嗜铬蛋白A和胃泌素释放肽，被认为在肺发育过程中起重要作用[9]。事实上，PNEC经常在胎儿和新生儿肺的气道中被发现，但随着年龄增长密度降低，在成人气道中仅局部存在，分布于支气管和细支气管黏膜，占支气管上皮细胞的0.41%。PNEC可以孤立存在，也可以成簇出现，形成散在或弥漫的内分泌系统的一部分。这些细胞可能在感受缺氧中发挥化学受体作用，在低氧血症时分泌血清素，诱导局部血管收缩，并可能参与局部上皮细胞的生长和再生[10]。

在不同的内环境中，PNEC增殖有3种不同的性质：①与肺部疾病相关的反应性神经内分泌细胞增生（pulmonary neuroendocrine cell hyperplasia，PNECH）；②DIPNECH；③肿瘤性增殖，包括类癌、大细胞神经内分泌癌和小细胞癌。

由于肺病诱导的反应性PNECH被认为是对慢性缺氧和肺损伤的反应，可表现为散在的单细胞、小结节细胞簇（神经内分泌体或神经上皮小体），以及局限于支气管、细支气管上皮的贴壁增殖，并不进展为类癌。多见于暴露于烟草烟雾、支气管肺发育不良、囊性纤维化、哮喘、弥漫性全细支气管炎、长期暴露于高海拔、支气管扩张、肺纤维化、慢性支气管炎或肺气肿的患者。

DIPNECH被定义为周围气道广泛分布的PNECH，包括微小类癌在内的PNEC增殖性病变[11]。与反应性PNEC增生不同，DIPECH可见于没有基础状况的患者。早期DIPNECH病变在大体病理标本中不可见，但PNEC增殖或其相关的纤维化可以导致细支气管阻塞。随着PNEC增殖的进展，它可以侵犯细支气管基底膜，形成纤维基质，并形成小细胞聚集。微小瘤被定义为突破相邻基底膜的结节状PNEC聚集体，直径<5mm。当PNEC聚集体直径≥5mm，并表现出侵袭性生长时，则被定义为类癌[7]。微小瘤还可能与气道壁内和壁外的纤维化有关，导致气道腔及周围的正常肺组织发生阻塞。这种气道异常可能与缩窄性细支气管炎有关，缩窄性细支气管炎通常在DIPNECH患者中被发现，伴有或不伴有呼吸道症状。NECH和微小瘤可能与类癌共存[5, 12]。英国的一项回顾性研究纳入61名伴有类癌的DIPNECH患者[12]，病理报告中77%为典型类癌，13%为非典型类癌，10%为两种病理类型多中心混合。因此，DIPNECH被认为是一种可能导致类癌发生的癌前病变[13]，必须与缺氧或肺损伤相关的反应性PNEC增生相鉴别。

二、临床表现

大多数DIPNECH起病于老年女性，平均年龄为58岁，不吸烟者居多，隐匿起病，可无症状，约半数患者出现慢性呼吸道症状，表现为慢性咳嗽、喘息和劳力性呼吸困难，极易被误认为是哮喘、慢性阻塞性肺病或胃食管反流病[14]。不常见的症状包括咳痰、咯血和胸痛，少数患者表现为缩窄性细支气管炎。临床过程的特点是缓慢进展或长期稳定。然而，在一小部分患者（<10%）中也报道了快速进展和危及生命的临床过程[7, 15]。很少有与PNEC相关的副肿瘤综合征的报道。偶有与DIPNECH相关的垂体腺瘤、1型多发性神经内分泌瘤、肢端肥大症和与微小瘤相关的库欣综合征的报道[16]。

基线人口统计数据显示[12]，女性占95%、从不吸烟者占59%、平均体重指数34.4kg/m²，就诊时54%的患者无症状。7名（11%）患者发生转移，从首次转移开始的中位生存期为37个月。在DIPNECH队列中，15年生存率为86%。

三、辅助检查

1. 肺功能
肺功能通常表现为以阻塞性通气功能障碍为主的混合性通气功能障碍。

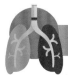
2.影像学表现

神经内分泌细胞的生长可能表现为肺实质中大小不一的结节状聚集物。事实上，大小不同的结节是DIPNECH最常见的表现，可能是唯一或主要的异常。超过60%的DIPNECH患者有多个结节，少数患者则有孤立的肺结节[17]。在呼气相HRCT上，通常可以看到多灶性小叶中心分布的磨玻璃影或实性结节，呈圆形或卵圆形（见图1-4-1）[18]。

HRCT还可见马赛克征或空气滞留征（见图1-4-1）[19]，提示可能存在缩窄性细支气管炎。虽然小结节与缩窄性细支气管炎CT特征的关联可以提示诊断[20]，但结节性PNECH并不容易与微小瘤、小类癌甚至小的肺转移瘤进行鉴别。大多数无症状患者表现为肺小结节，无明显马赛克征。此外，支气管扩张、支气管壁增厚和肺不张等表现也有报道[19]。

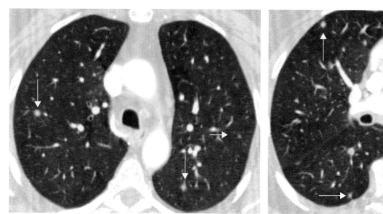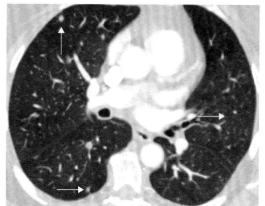

CT扫描图像显示多个≤5mm结节（白色箭头），具有轻微马赛克征，提示空气滞留。

图1-4-1 胸部CT表现

（资料来源：本图获ERS授权摘自参考文献[18]）（Reproduced withpermission of the©ERS2024: European Respiratory Review 29（157）190142; DOI:10.1183/16000617. 0142-2019Published2September2020）

妙佑诊所的一项回顾性研究显示[21]，在25名DIPNECH患者中，女性占92%（23/25）。诊断时的平均年龄为58岁（范围为36～76岁），大多数为非吸烟者（16/24）。临床症状包括咳嗽（71%）、呼吸困难（63%）和喘息（25%），这些症状在诊断前数天至数年就已经发生。肺功能检测显示有阻塞性通气功能障碍的患者占54%。15例患者（63%）出现肺结节，7例患者（29%）出现磨玻璃样阴影，5例患者（21%）出现支气管扩张。88%的患者需要外科肺活检才得以组织学确认。

3.病理

DIPNECH定义为肺神经内分泌细胞增生，但不跨过基底膜。组织病理检查可见散在的神经内分泌细胞的广泛增殖、贴壁增殖或微结节（神经内分泌体）（见图1-4-2）。病理学家Alberto M. Marchevsky曾提议使用以下病理诊断标准[22]：存在多灶性神经内分泌细胞增生，定义为在至少3个独立的小气道中存在5个或更多个PNE细胞以及3个或更多类癌瘤。

缩窄性闭塞性细支气管炎是DIPNECH的组织学标志，其特征是受累气道轻度、慢性炎症细胞浸润、管壁增厚和纤维化，导致进行性狭窄，在严重的情况下，细支气管管腔完全闭塞。缩窄性闭塞性细支气管炎被认为是由神经内分泌细胞产生潜在的纤维化细胞因子（如胃泌素释放肽）引起的，炎症的存在可能是一个促进因素。

免疫组织化学发现DIPNECH表达最常见的神经内分泌细胞分化标志物，如嗜铬粒蛋白A、突触素和CD56也高表达甲状腺转录因子-1、CD10、胃泌素释放肽/铃蟾肽样肽，以及针对神经元特异性烯醇化酶和PGP9.5的特异性较低的抗体。

还报道了2型生长抑素受体和哺乳动物雷帕霉素靶蛋白（mTOR）信号激活模式的表达。最后，p53、Ki67和p16在DIPNECH中的表达比在反应性神经内分泌细胞增殖中更一致且更早出现。

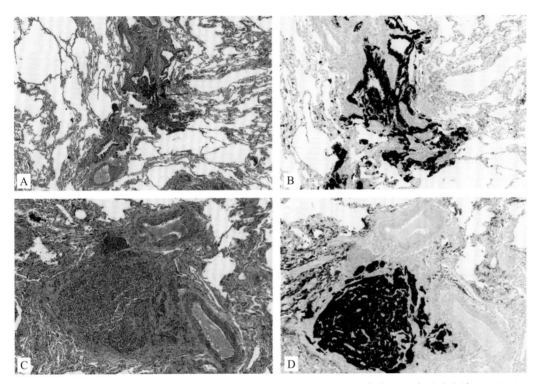

A：神经内分泌细胞增殖（箭头）存在于小气道内，并最终延伸至基底膜之外（苏木精和伊红，×20）。B：嗜铬粒蛋白的免疫组织化学研究突出显示了神经内分泌细胞的弥漫性强染色（抗嗜铬粒蛋白抗体，×40）。C：神经内分泌细胞聚集形成5mm结节，与肿瘤形成一致（苏木精和伊红，×40）。D：肿瘤嗜铬粒蛋白的弥漫性、强染色（抗嗜铬粒蛋白抗体，×40）。

图1-4-2　弥漫性特发性肺神经内分泌细胞增生

（资料来源：本图获 ERS 授权摘自参考文献[18]）（Reproduced withpermission of the©ERS2024:European Respiratory Review 29（157）190142; DOI:10.1183/16000617. 0142-2019Published2September2020）

四、诊　断

DIPNECH的诊断仍具有挑战性，从呼吸道症状出现到疾病确诊之间的间隔可能长达十年或更长时间。基于典型的影像学特征，可疑诊DIPNECH。需要注意，CT扫描中双侧肺结节与马赛克征的组合并非是DIPNECH所特有的[23]。DIPNECH可以仅根据临床表现和影像学特征进行临床拟诊，若经支气管肺活检显示小气道内PNEC增殖，则可以做出诊断。确诊通常基于外科肺活检的病理结果。然而，当应用DIPNECH的纯组织病理学定义时，即使没有症状和（或）影像学异常，40%的孤立类癌也符合DIPNECH的诊断标准[24]。此外，并非所有多灶性肺神经内分泌细胞增殖都代表DIPNECH[25, 26]。因此，必须综合临床、肺功能和影像表现以及神经内分泌细胞增殖导致的缩窄性细支气管炎的组织学证据，以确立DIPNECH的诊断。

五、鉴别诊断

DIPNECH应与其他原因的NECH、类癌、肺转移性肿瘤，以及家族性Ⅰ型多发性内分泌肿瘤（MEN-1）综合征相鉴别。DIPNECH主要影响老年女性；而类癌更容易发生在较年轻的患者（平均年龄46岁），且没有显著的性别偏好。DIPNECH患者没有可能导致反应性PNECH增殖的疾病，他们通常为非吸烟者。DIPNECH相关类癌大多位于外周细支气管，而大多数与DIPNECH无关的类癌则位于近端气道。

MEN-1综合征是一种遗传易感性疾病[25]，患者可发生胸部神经内分泌肿瘤。需要临床表现结合CT影像和组织病理才能鉴别。肺组织标本发现缩窄性闭塞性细支气管炎有助于DIPNECH的诊断。胸部CT表现为双侧肺结节与马赛克征的疾病还有转移性肺癌、滤泡性细支气管炎、呼吸性细支气管炎、过敏性肺泡炎、哮喘、PLCH、非结核分枝杆菌、真菌感染、结节病或风湿性结节等[23]。

干燥综合征也以气管壁中心浸润为特征，也多见于女性，因此是需主要考虑的鉴别诊断。干燥综合征的弥漫性肺淋巴细胞浸润可导致肺结节的形成，其原因可能是滤泡性细支气管炎或淀粉样变性。也可见支气管扩张、支气管壁增厚和马赛克灌注。干燥综合征患者多发的薄壁气囊是与其他疾病相鉴别的关键表现，然而也有报告称DIPNECH有囊性形成。事实上，气囊的形成机制之一是"止回阀"机制。哮喘也可表现为支气管壁增厚、马赛克灌注和微结节，然而微结节与外周支气管炎症及黏液栓塞有关，主要为小叶中心分布。在类风湿性关节炎中，也可有结节，但经常多变且可见空腔。

六、治疗和预后

对于轻症和病情稳定的患者，可予以临床观察和随访。呼吸系统症状的对症支持性药物有吸入或口服皮质类固醇或吸入β-激动剂，疗效确切。细胞毒剂在很大程度上是无效的，不推荐使用。在一项小型回顾性研究中，根据其免疫调节作用，接受阿奇霉素治疗的7名患者报告咳嗽有所改善[27]。

生长抑素类似物（somatostatin analogue，SSA）被广泛用于局部晚期或转移性神经内分泌肿瘤患者[28, 29]，用于控制肿瘤生长（抗增殖作用）和缓解常与NET相关的激素症状（抗分泌作用），减少胃肠道和支气管类癌中神经内分泌细胞的激素分泌[30-32]。SSA治疗可以改善DIPNECH患者的慢性呼吸道症状和肺功能检查（pulmonary function test，PFT）结果[33]。一项大型多中心回顾性研究评估了奥曲肽或兰瑞肽在确诊或疑似DIPNECH患者中的作用，这项研究对42名有与DIPNECH相关的慢性咳嗽或呼吸困难，并接受SSA治疗的患者的结果进行了评估。其中，33名患者有一定程度的症状缓解，11名患者获益非常显著。由于生长抑素受体成像［^{111}In-pentetreotide闪烁显像（octrescan）或^{68}gadotatatePET］的敏感性不高，所以并不能用作SSA的使用指征[30]。

目前，依维莫司是唯一获得美国食品药品监督管理局和欧洲药品管理局批准用于治疗晚期肺典型/非典型类癌患者的全身治疗药物。与胃肠道类癌类似，DIPNECH患者也显示mTOR通路激活，尤其是接受治疗后疾病仍有进展的患者，可能潜在地受益于mTOR抑制剂[31, 34, 35]，但其在DIPNECH中的具体作用仍有待确定。单中心治疗经验表明，使用生长抑素类似物、阿奇霉素和依维莫司可缓解DIPNECH患者的相关症状[27]。小型研究和病例系列显示，生长抑素类似物可与类固醇和支气管扩张剂联合用于治疗呼吸道症状[13]。

内科保守治疗可能会改善或稳定病情，预后一般良好，患者5年生存率为83%[6]。虽然大多数病例遵循慢性、缓慢进展或稳定的临床过程，但已演变为转移性肿瘤的病例报道，转移性扩散主要发生在结节相对较大（>1cm）和放射学进展的患者中。基于转移扩散的可能性，对于可切除的高功能结节，可予以手术切除，以及系统性纵隔和肺门淋巴结清扫术。

DIPNECH患者的预后差异很大，以显著缩窄性细支气管炎为特征的患者可发展为严重的气流阻塞和呼吸衰竭，需进行肺移植。肺移植已被用于治疗某些药物治疗无效的症状进展的DIPNECH患者[6]。

建议对患者进行长期随访，以排除结节生长、发展成类癌和（或）出现淋巴结转移。对于出现呼吸功能恶化表现的患者，则需要更积极地治疗。

参考文献

[1] SUN T Y, HWANG G, PANCIRER D, et al. Diffuse idiopathic pulmonary neuroendocrine cell hyperplasia:Clinical characteristics and progression to carcinoid tumour [J]. Eur respir j, 2022, 59(1):2101058. DOI:10.1183/13993003.01058-2021.

[2] HERRáN DE LA GALA D, CALAPAQUíTERáN A K, PEñAGóMEZ M E. Diffuse idiopathic pulmonary neuroendocrine cell hyperplasia:A rare and under-diagnosed condition [J]. Pulmonology, 2022, 28(4):324-325.

[3] AGUAYO S M, MILLER Y E, WALDRON J A, et al. Brief report:Idiopathic diffuse hyperplasia of pulmonary neuroendocrine cells and airways disease [J]. New engl j med, 1992, 327(18):1285-1288.

[4] KARNATOVSKAIA L V, KHOOR A, MIRA-AVENDANO I. Sarcoid-like reaction in diffuse idiopathic pulmonary neuroendocrine cell hyperplasia [J]. Am j resp crit care, 2014, 190(10):e62-e63.

[5] PRIETO M, CHASSAGNON G, LUPO A, et al. Lung carcinoid tumors with diffuse idiopathic pulmonary neuroendocrine cell hyperplasia (DIPNECH) exhibit pejorative pathological features [J]. Lung cancer, 2021, 156:117-121.

[6] DAVIES S J, GOSNEY J R, HANSELL D M, et al. Diffuse idiopathic pulmonary neuroendocrine cell hyperplasia:An under-recognised spectrum of disease [J]. Thorax, 2007, 62(3):248-252.

[7] ROSSI G, CAVAZZA A, SPAGNOLO P, et al. Diffuse idiopathic pulmonary neuroendocrine cell hyperplasia syndrome [J]. Eur respir j, 2016, 47(6):1829-1841.

[8] HSU J, JIA L, PUCAR D, et al. Diffuse Idiopathic pulmonary neuroendocrine cell hyperplasia and granulomatous inflammation mimicking high-grade malignancy on FDG-PET/CT [J]. Clin nucl med, 2017, 42(1):47-49.

[9] LINNOILA R I. Functional facets of the pulmonary neuroendocrine system [J]. Laboratory investigation, 2006, 86(5):425-444.

[10] VAN LOMMEL A, BOLLé T, FANNES W, et al. The pulmonary neuroendocrine system:the past decade [J]. Archives of histology and cytology, 1999, 62(1):1-16.

[11] BENSON R E, ROSADO-DE-CHRISTENSON M L, MARTíNEZ-JIMéNEZ S, et al. Spectrum of pulmonary neuroendocrine proliferations and neoplasms [J]. Radiographics, 2013, 33(6):1631-1649.

[12] HAYES A R, LUONG T V, BANKS J, et al. Diffuse idiopathic pulmonary neuroendocrine cell hyperplasia (DIPNECH): Prevalence, clinicopathological characteristics and survival outcome in a cohort of 311 patients with well-differentiated lung neuroendocrine tumours [J]. Journal of neuroendocrinology, 2022, 34(10):e13184. DOI:10.1111/jne.13184.

[13] ALMQUIST D R, ERNANI V, SONBOL M B. Diffuse idiopathic pulmonary neuroendocrine cell hyperplasia:DIPNECH [J]. Curropinpulm med, 2021, 27(4):255-261.

[14] SCHWARTZSTEIN R M, MEDOFF B D, SHARMA A, et al. Case 4-2021:A 70-Year-Old Woman with Dyspnea on Exertion and Abnormal Findings on Chest Imaging [J]. New engl j med, 2021, 384(6):563-574.

[15] CARR L L, CHUNG J H, DUARTE ACHCAR R, et al. The clinical course of diffuse idiopathic pulmonary neuroendocrine cell hyperplasia [J]. Chest, 2015, 147(2):415-422.

[16] FESSLER M B, COOL C D, MILLER Y E, et al. Idiopathic diffuse hyperplasia of pulmonary neuroendocrine cells in a patient with acromegaly [J]. Respirology, 2004, 9(2):274-277.

[17] SIMON N, NEGMELDIN M. Diffuse idiopathic pulmonary neuroendocrine cell hyperplasia presenting as a solitary lung nodule: A rare histopathological diagnosis [J]. Oxford medical case reports, 2022, 2022(9):omac069. DOI:10.1093/omcr/omac069.

[18] GHOSH S, MEHTA A C, ABUQUYYAS S, et al. Primary lung neoplasms presenting as multiple synchronous lung nodules [J]. Eur respir rev, 2020, 29(157):190142. DOI:10.1183/16000617.0142-2019.

[19] CHASSAGNON G, FAVELLE O, MARCHAND-ADAM S, et al. DIPNECH:When to suggest this diagnosis on CT [J]. Clin radiol, 2015, 70(3):317-325.

[20] LITTLE B P, JUNN J C, ZHENG K S, et al. Diffuse idiopathic pulmonary neuroendocrine cell hyperplasia:Imaging and clinical features of a frequently delayed diagnosis [J]. American journal of roentgenology, 2020, 215(6):1312-1320.

［21］ NASSAR A A, JAROSZEWSKI D E, HELMERS R A, et al. Diffuse idiopathic pulmonary neuroendocrine cell hyperplasia:A systematic overview ［J］. Am j resp crit care, 2011, 184(1):8-16.

［22］ MARCHEVSKY A M, WALTS A E. Diffuse idiopathic pulmonary neuroendocrine cell hyperplasia (DIPNECH) ［J］. Seminars in diagnostic pathology, 2015, 32(6):438-444.

［23］ SAMHOURI B F, KOO C W, YI E S, et al. Is the combination of bilateral pulmonary nodules and mosaic attenuation on chest CT specific for DIPNECH? ［J］. Orphanet J Rare Dis, 2021, 16(1):490.

［24］ MENGOLI M C, ROSSI G, CAVAZZA A, et al. Diffuse idiopathic pulmonary neuroendocrine cell hyperplasia (DIPNECH) Syndrome and Carcinoid Tumors With/Without NECH:A Clinicopathologic, Radiologic, and Immunomolecular Comparison Study ［J］. Am j surg pathol, 2018, 42(5):646-655.

［25］ VOLANTE M, METE O, PELOSI G, et al. Molecular pathology of well-differentiated pulmonary and thymic neuroendocrine tumors:What do pathologists need to know? ［J］. Endocrine pathology, 2021, 32(1):154-168.

［26］ TASSI V, DADDI N, METE O. Not all multifocal pulmonary neuroendocrine cell proliferations represent diffuse idiopathic pulmonary neuroendocrine cell hyperplasia ［J］. Ann thorac surg, 2022, 115(2):547-548.

［27］ MYINT Z W, MCCORMICK J, CHAUHAN A, et al. Management of Diffuse Idiopathic Pulmonary Neuroendocrine Cell Hyperplasia:Review and a Single Center Experience ［J］. Lung, 2018, 196(5):577-581.

［28］ LENOTTI E, ALBERTI A, SPADA F, et al. Outcome of patients with metastatic lung neuroendocrine tumors submitted to first line monotherapy with somatostatin analogs ［J］. Frontiers in endocrinology, 2021, 12:669484. DOI:10.3389/fendo.2021.669484.

［29］ MACHADO-ALBA J E, MACHADO-DUQUE M E, GAVIRIA-MENDOZA A, et al. Prescription patterns of somatostatin analogs in patients with acromegaly and neuroendocrine tumors ［J］. Journal of endocrinological investigation, 2022, 46(1):27-35.

［30］ AL-TOUBAH T, GROZINSKY-GLASBERG S, STROSBERG J. An Update on the Management of Diffuse Idiopathic Pulmonary Neuroendocrine Cell Hyperplasia (DIPNECH) ［J］. Current treatment options in oncology, 2021, 22(4):28.

［31］ ALABI F O, ALABI C O, ALKHATEEB H A, et al. A 68-year-old woman with a diagnosis of asthma and multiple fleeting pulmonary nodules- a case report ［J］. Respir Med Case Rep, 2020, 31:101250. DOI:10.1016/j.rmcr.2020.101250.

［32］ CHAUHAN A, RAMIREZ R A. Diffuse idiopathic pulmonary neuroendocrine cell hyperplasia (DIPNECH) and the role of somatostatin analogs:A case series ［J］. Lung, 2015, 193(5):653-657.

［33］ AL-TOUBAH T, STROSBERG J, HALFDANARSON T R, et al. Somatostatin analogs improve respiratory symptoms in patients with diffuse idiopathic neuroendocrine cell hyperplasia ［J］. Chest, 2020, 158(1):401-405.

［34］ MOUSSA OUNTEINI A, AZIAGBE KOFFI A, RABIOU S, et al. A case of diffuse idiopathic pulmonary neuroendocrine cell hyperplasia (DIPNECH) syndrome ［J］. Rev mal respir, 2020, 37(1):75-79.

［35］ ROSSI G, CAVAZZA A, GRAZIANO P, et al. mTOR/p70S6K in diffuse idiopathic pulmonary neuroendocrine cell hyperplasia ［J］. Am j resp crit care, 2012, 185(3):341.

第五节　气管支气管巨大症

气管支气管巨大症（tracheobronchomegaly），也被称为气管支气管扩张症，是一种病因不明的罕见疾病，其特征是继发于弹性纤维和肌纤维萎缩的气管和近端支气管扩张。这种病理性扩张会导致无效咳嗽和黏膜纤毛清除功能受损，从而导致下呼吸道反复感染[1]。这是一种具有临床多态性的疾病，临床和预后不一，症状从轻微到严重不等，严重的感染恶化和呼吸衰竭可导致过早死亡。该病由 Mounier Kuhnin 于 1932 年首次描述，因此，也被称为 Mounier-Kuhn 综合征（Mounier-Kuhn syndrome，MKS）。迄今为止，已报道的病例不到 400 例。大多数患者发病年龄为 30～40 岁，男性更为常见。

一、病因与病理生理机制

病因尚不明确，可能是先天性或后天性的[2]。曾有医生基于家族内的 2 例病例推测本病是通过常染色体隐性遗传的。但之后广泛的文献回顾没有得出确凿证据证明本病是可遗传的[3]。个案报道该病可见于常染色体隐性遗传病同型半胱氨酸尿患者，可能与原纤维蛋白缺乏有关[4]。另一些观点认为该病多为散发，成人肺纤维化和早产儿机械通气的获得性并发症，而非遗传性[2]。吸入香烟烟雾和空气污染中存在的慢性刺激物可能诱发气管支气管扩张。根据潜在的诱因，可以将本病患者分为6个亚组（见表1-5-1）[3]。临床病例分析发现，4型患者人数最多，1A型次之。

表1-5-1　MKS患者分为6个亚组

组别	亚组患者
1A型	由接受胎儿镜介入治疗气管闭塞后发生气管支气管扩张的婴儿
1B型	长时间插管后发生气管支气管扩张的婴儿和儿童
2A型	在反复肺部感染后出现气管支气管扩张的患者
2B型	在肺纤维化后出现气管支气管扩张
3型	有肺外弹力纤维分解的证据
4型	特发性，没有明确的诱发因素

气管支气管扩张症的病理特征是纵向弹力纤维严重萎缩，肌层变薄，导致气管和主支气管的膜部和软骨区域均扩张。弹力纤维减少可能是由 CD4[+]淋巴细胞介导的炎症浸润和基质金属蛋白酶（MMP1、MMP2、MMP3和MMP9）释放导致的[3]。软骨环之间形成憩室[5]，气管憩室可以是先天性的，也可以是后天性的。大多数情况下是先天性的，其发病机制尚未确定。后天性憩室可发生在气管的任何水平，但最常见于后侧壁、气管胸内和胸外部分之间的交界处，这可能是该水平的解剖缺陷所致[5]，或是气管壁顺应性增加且慢性咳嗽引起胸腔内压力增加导致软骨环之间的软组织向外膨出所致的。

二、临床表现

临床症状从呼吸功能正常的轻微表现，到严重危及生命的恶化导致呼吸衰竭和过早死亡不等。临床症状不具特异性，经常表现为反复呼吸道感染[6]、慢性咳嗽[7]和支气管扩张[8]。偶尔出现自发性气胸、咯血、杵状指和肺炎[9]。在没有感染的情况下，患者可能没有症状。MKS还可以包括鼻窦息肉病和伴有双侧眼睑下垂、内眦赘皮、小颌畸形和上唇皮肤过多的多畸形综合征[3, 10]。MKS最常见的肺部并发症是支气管扩张、大泡性肺气肿、复发性肺炎和曲霉菌病。

MKS患者的病程不等。一些患者长期无症状，呼吸功能正常；而另一些患者则出现慢性咳嗽和反复下呼吸道感染，并迅速进展为慢性呼吸衰竭。

三、诊　断

MKS的诊断基于胸部CT影像上的气管和主支气管的过度扩张（见图1-5-1、1-5-2）[12]。过度扩张的定义尚无统一标准[1, 3, 10]。通常认为，男性气管横径和前后径分别超过25mm和27mm（在主隆突上方2cm处测量），和（或）左右主支气管直径增加超过18mm和21mm。同样的参数，女性分别为21.0mm和23.0mm、17.4mm和19.8mm[10]。男性气管横截面积增加超过371mm²，女性气管横截面积增加超过299mm²，也符合诊断要求。但是，考虑到不同人群、种族及个体间之间差异，单纯依据气道直径固定数值可能并不合理，综合考虑临床表现、病理和放射学特征可能更妥当[9]。

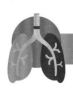

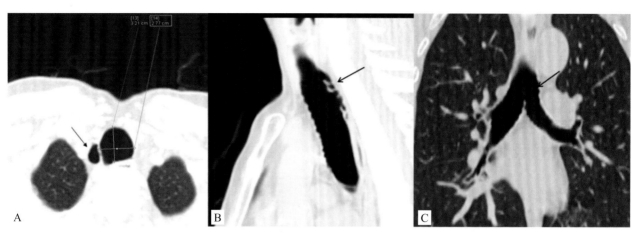

胸部CT横断面、矢状面及冠状面均显示扩张的气管（D1D2水平横径为3.21cm），伴右后外侧气管憩室（A，黑色箭头）；多平面重建矢状（B）和冠状视图（C）显示沿气管后部和支气管壁显示多个小憩室（黑色箭头），呈扇形。

图1-5-1　胸部CT表现

（资料来源：本图获*BMJ*授权摘自参考文献[11]）

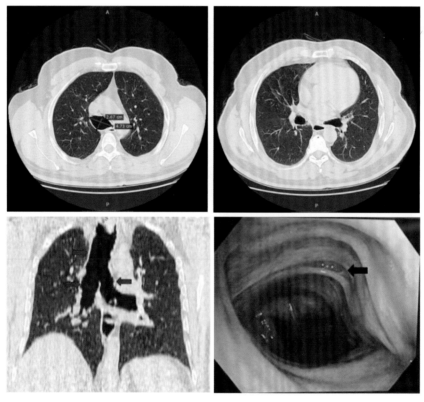

胸部CT显示气管、主支气管扩张。冠状重建显示气管、主支气管扩张。支气管镜检查见气管显著扩张，伴有憩室形成。

图1-5-2　胸部CT及气管镜下表现

（资料来源：本图开放获取摘自参考文献[12]）（http://creativecommons.org/licenses/by/4.0/），并予组合。

　　支气管镜检查显示MKS患者吸气期间气管和主支气管扩张变形、膜部膨隆、气管软骨受损、气管前壁存在憩室，以及呼气和咳嗽期间气管和主支气管的收缩甚至塌陷[13]。必要时可对软骨环之间的气管前壁进行穿刺活检，并用Verhoef弹性纤维染色检查，弹性纤维减少有助于诊断。

MKS患者肺功能检查可能正常，也可显示阻塞性通气障碍，肺总容量和残气量增加。

四、鉴别诊断

MKS应与喉膨出、咽膨出、Zencker憩室、肺尖疝和大泡性肺气肿相鉴别，这些患者的气管和支气管是完整、无扩张的。

此外，气管支气管扩张还可见于结缔组织病、共济失调性毛细血管扩张症、强直性脊柱炎、埃勒斯-当洛斯综合征（Ehlers-Danlos syndrome）、马方综合征（曾称"马凡综合征"）、Kenny-Caffey综合征、睡眠障碍、Brachmann-de Lange综合征和皮肤松弛症[3]。诊断时须注意是否有肺外弹力纤维降解及其他特异性表现，以助于鉴别诊断。

Williams-Campbell综合征也应与MKS相鉴别，其特征是第4～6级支气管软骨缺乏而导致先天性支气管扩张与塌陷。然而，在Williams-Campbell综合征中，患者气管和主支气管的直径是正常的。

五、治 疗

MKS患者的治疗以对症治疗为基础。若患者无症状，则不需要任何特殊治疗。对于MKS患者而言，戒烟非常有益，还应避免接触工业和职业刺激物和污染物。有症状患者的治疗则以呼吸物理治疗和（感染加重期间）使用抗生素为主。黏液溶解剂和胸部物理治疗已被证明可以改善症状，支气管扩张剂和皮质类固醇则用于控制症状。吸入皮质类固醇治疗联合长效支气管扩张剂可以改善慢性感染患者出现的呼吸困难症状。在严重的情况下，可能需要采用内镜下支架置入或外科气管支气管成形术[1]。

● 参考文献 ●

[1] LOUED L, MIGAOU A, ACHOUR A, et al. Mounier-Kuhn syndrome:A variable course disease [J]. Respir Med Case Rep, 2020, 31:101238. DOI: 10.1016/j.rmcr.2020.101238.

[2] GHANEI M, PEYMAN M, ASLANI J, et al. Mounier-Kuhn syndrome:a rare cause of severe bronchial dilatation with normal pulmonary function test: A case report [J]. Resp Med, 2007, 101(8):1836-1839.

[3] PAYANDEH J, MCGILLIVRAY B, MCCAULEY G, et al. A clinical classification scheme for tracheobronchomegaly (Mounier-Kuhn syndrome) [J]. Lung, 2015, 193(5):815-822.

[4] SULIMAN A M, ALAMIN M A, HAMZA M M. Tracheobronchomegaly (Mounier-Kuhn syndrome) and Bronchiectasis as rare manifestations of Homocystinuria [J]. Respir Med Case Rep, 2023, 42:101808. DOI:10.1016/j.rmcr.2023.101808.

[5] MONDONI M, CARLUCCI P, PARAZZINI E M, et al. Huge Tracheal Diverticulum in a patient with Mounier-Kuhn syndrome [J]. Eur J Case Rep Intern Med, 2016, 3(5):000419.

[6] O'BRYAN C J, ESPINOSA R, CHITTIVELU S, et al. Recurrent lower respiratory tract infections due to Mounier-Kuhn syndrome [J]. Cureus, 2021, 13(6):e15437.

[7] MKANDAWIRE M J, MURAMIRA N M, MRABA N. A curious case of cough:Mounier-Kuhn syndrome in a Namibian female patient [J]. The Pan African Medical Journal, 2020, 36:56.

[8] LI S, DONG L, ZHI L. Tracheobronchomegaly:A rare but easily misdiagnosed disease [J]. Asian Journal of Surgery, 2023, 46(11):5314-5315.

[9] KUWAL A, DUTT N, CHAUHAN N, et al. An Atypical Case of Mounier-Kuhn Syndrome:Time to Change the Diagnostic Approach? [J]. Journal of Bronchology& Interventional Pulmonology, 2017, 24(1):84-87.

[10] WOODRING J H, HOWARD R S, REHM S R. Congenital tracheobronchomegaly (Mounier-Kuhn syndrome):A report of 10 cases and review of the literature [J]. Journal of thoracic imaging, 1991, 6(2):1-10.

[11] CHANDRAN A, SAGAR P, BHALLA A S, et al. Mounier-Kuhn syndrome [J]. BMJ Case Reports, 2021, 14(1):e239876.

[12] MZIL A, BOUNOUA F, AMRANI H N, et al. Tracheobronchomegaly (Mounier-Kuhn Syndrome) with CT and bronchoscopic correlation:A case report [J]. Radiol Case Rep, 2022, 17(10):3611-3615.

[13] CELIK B, BILGIN S, YUKSEL C. Mounier-Kuhn syndrome:A rare cause of bronchial dilation [J]. Texas Heart Institute Journal, 2011, 38(2):194-196.

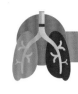

第六节 塑形性支气管炎

塑形性支气管炎（plastic bronchitis，PB），又称纤维素性支气管炎、管塑性支气管炎、假膜性支气管炎或纤维蛋白性支气管炎，是一种以凝胶状支气管树样管型物形成，并黏附、填充气道为特征的罕见的可致死性肺病。患者可因局部或广泛气道阻塞而出现呼吸功能障碍，严重者可因呼吸窘迫危及生命。该病与乳糜胸是肺淋巴灌注综合征（pulmonary lymphatic perfusion syndrome，PLPS）的主要临床并发症。

该病最常发生于儿童，尤其是在心脏矫正手术（如Fontan手术）后；也发生于成年人，但成年人罕见，且病因多样，可导致呼吸窘迫，甚至危及生命的气道阻塞[1]。尚未开展对成年人塑形性支气管炎相关的流行病学研究，因此该病的发病率和患病率无法确定。

一、病因与病理生理机制

1989年，Wiggins等发现塑形性支气管炎可能与肺部淋巴结或淋巴循环异常有关。通常认为该病是由胸部淋巴管异常，淋巴液流入支气管，形成固体管形导致气道阻塞所致的。已报道的几种与塑形性支气管炎管型形成有关的病因，包括原发性或继发性淋巴异常、先天性心脏病手术后、病毒感染、细菌感染、血液病、职业暴露、恶性肿瘤等。

1. 原发性或继发性淋巴异常

淋巴管原发性病变，如黄甲综合征、Noonan综合征、淋巴管扩张和淋巴管瘤病，或纵隔、肺门等病变引起的继发性淋巴循环异常，均可导致乳糜渗漏入支气管并凝固，可能与塑形性支气管炎的形成有关（见图1-6-1）。虽然淋巴异常与塑形性支气管炎密切相关，但尚不确定淋巴渗漏是否是管型形成的唯一原因。有人提出，高中心静脉压会导致无名静脉胸导管出口处淋巴生成增加和淋巴引流减少。这个过程会导致淋巴管扩张、侧支循环和淋巴液在气道内积聚并最终形成管型。

2. 结构性心脏病

塑形性支气管炎的报告在儿科文献中最为常见。多见于先心病单心室姑息性手术后，如Fontan手术（肺动脉下心室旷置术）、Glenn分流术和Blalock-Taussig手术。超过4%的Fontan术后患者发生塑形性支气管炎，偶发于Glenn分流术、法洛四联症修复术及动脉转接术等心脏手术后。手术后，一些患者会出现塑形性支气管炎，这可能是心脏手术改变了血液循环，由此产生的中心静脉压升高被认为会抑制淋巴引流，从而增加塑形性支气管炎的发生风险。失代偿性心力衰竭也可能是风险之一。T2加权磁共振成像淋巴管造影显示该类患者通常伴有淋巴异常。这些淋巴异常是原发性还是继发性仍不清楚。Fontan术后患者塑形性支气管炎管型的蛋白质组学分析表明，管型内有内源性纤维蛋白溶解物和纤维蛋白异常沉积，其内还伴有一些淋巴细胞和单核细胞浸润。有人提出，失调的炎症反应和持续的炎症可造成异常的纤维蛋白沉积和管型形成。

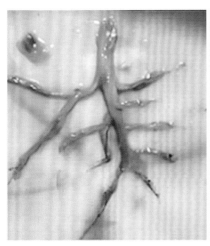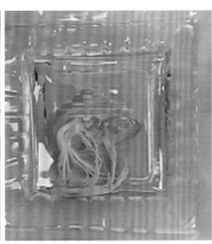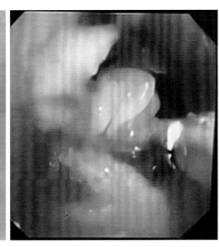

管型大体外观呈树状。气管镜下呈坚韧的白色软组织，填塞气道。

图1-6-1　塑形性支气管炎的管型

（资料来源：本图开放获取http://creativecommons.org/licenses/by/4.0/并改编自参考文献[4]）

3.肺部疾病

常见于支气管哮喘、ABPA或病毒、细菌感染。其中，流感和腺病毒感染已被描述为儿童塑形性支气管炎的病因。但细菌感染、囊性纤维化、肺结核及支气管扩张症少见。目前尚不清楚为什么一些有潜在哮喘或相关疾病的患者会出现严重到足以形成管型的黏液嵌塞，已知在哮喘中发生的黏液高分泌和杯状细胞增生可能是促成因素。

4.镰状细胞急性胸部综合征

镰状细胞急性胸部综合征可能与塑形性支气管炎相关[2]。然而，潜在的病理生理学仍然未知。该类患者的支气管肺泡灌洗液为淡黄色，管型病理检查可见纤维蛋白和有色组织细胞。感染可能会促进管型形成。血管闭塞导致气道缺血、由此产生的黏液纤毛清除障碍和肺血容量增加也可能促进管型形成。

5.职业暴露

硅肺是一种因职业暴露于空气中的二氧化硅颗粒而引起的尘肺，会引起胸部淋巴结的纤维化变化[25]。硅肺累及淋巴结增加了淋巴破坏的可能性[26, 27]。

6.恶性肿瘤

肺卡波西肉瘤是一种可累及淋巴内皮的血管恶性肿瘤，可能与管型形成有关。肺癌局部放疗也可能诱发塑形性支气管炎。

7.其他病因

有毒气体吸入或镰状细胞贫血等。

医源性原因，如辐射或手术创伤可能导致的淋巴破坏。

尽管成人塑形性支气管炎的病因仍未完全阐明，但常见的病理改变是感染、炎症或外伤导致的淋巴引流受损。塑形性支气管炎管型的组织学表现与淋巴管阻塞一致。这些管型含有纤维蛋白、黏蛋白和一些淋巴细胞和巨噬细胞，提示淋巴（乳糜）和支气管黏液的混合物。

1型：炎症细胞浸润型。大量炎症细胞和纤维素，特别是中性粒细胞和嗜酸性粒细胞浸润，多与变态反应有关。在各种致病因子作用下，呼吸道黏膜炎症反应增强，血管通透性增加，支气管黏液分泌过多，

27

纤维蛋白渗出，炎症细胞浸润于管腔内。随后，蛋白沉淀，分泌物脱水、凝固形成树枝样管型。

2型：非炎症细胞浸润型。主要成分为黏液蛋白和纤维素，伴或不伴少量炎症细胞浸润，偶见单核细胞。先天性心脏病等疾病，由于心内分流，肺循环压力增加，气管、支气管黏膜毛细血管通透性增加，血管内成分外渗，积聚于管腔内，形成管型。与异常淋巴循环、低蛋白血症、乳糜胸有关。

根据相关原发疾病将塑形性支气管炎分为2个组，即患有结构性心脏病组和无结构性心脏病组。根据是否与淋巴循环障碍有关，可分为淋巴循环障碍与非淋巴循环障碍性塑形性支气管炎。淋巴循环障碍相关塑形性支气管炎又可分为外周淋巴管和中央淋巴系统型（如胸导管、乳糜池及其分支）。淋巴回流障碍致淋巴液逆流向肺实质，有5种交通模式[3]，淋巴管循环障碍可能与基因突变有关。

二、临床表现

起病前可能有病毒感染史，特别是甲型流感病毒感染。患者可能无症状，也可能出现咳嗽、咯血、呼吸困难、喘息、胸膜炎性胸痛或发热，可能咳出有局部气道形状的黏性支气管管型。将黏性支气管管型置于生理盐水中可散开呈支气管树枝状，外观呈白色、黄色、浅红色，有韧性。管型大小不等，有从一个支气管的小节段管型到充满整个肺气道的大型树状管型，管型可引起窒息[5]。这种管型物与黏液堵塞的不同在于其具有高黏性、高稠度，难以通过支气管镜清除。由于管型阻塞气道，典型者可出现患侧呼吸音减弱或消失，也可听到局部喘鸣音。

三、辅助检查

放射学检查结果通常是非特异性的，胸片或CT可显示气道腔内阻塞和受累肺段广泛肺不张或实变，伴有代偿性过度充气（见图1-6-2）。气管镜检查可见支气管内坚韧的管型阻塞管腔[6]。然而，诊断性淋巴管造影仍然是诊断肺淋巴回流障碍的主要手段[7]。虽然可以进行T2加权非对比增强MR淋巴管造影，但使用对比增强造影才能指导治疗，如动态增强磁共振淋巴管造影（dynamic contrast MR lymphangiography，DCMRL）和传统淋巴管造影。通过DCMRL对淋巴系统进行横断面评估是一种评估中央淋巴管的技术（见图1-6-3），DCMRL是诊断和术前计划（如经皮或手术干预）的首选成像方式[8]。只要没有MR检查的禁忌证，则所有年龄段的婴儿和儿童均可行MR检查。行DCMRL后，患者通常被转移回导管室进行淋巴管造影[9]。胸导管注射造影剂后，已有5种淋巴管造影模式显示淋巴逆行流向肺实质或支气管[3]。

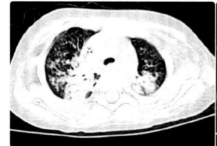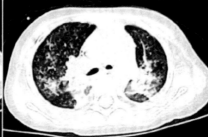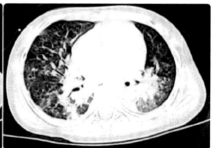

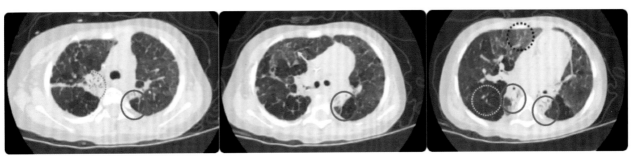

入院时，胸部CT（上排）显示双肺实变，伴节段性肺不张、小叶中心结节和树芽征（黄色箭头）。出院19个月后随访，CT扫描（下排）仍然显示马赛克征、肺气肿（黄色圆圈）和磨玻璃影（红色圆圈）、肺不张（蓝色圆圈）和双肺小叶间隔增厚（黄色箭头）。

图1-6-2　儿童感染合胞病毒后继发塑形性支气管炎的胸部影像表现

（资料来源：本图开放获取摘自参考文献[10]，未做更改（http://creativecommons.org/licenses/by/4.0/））

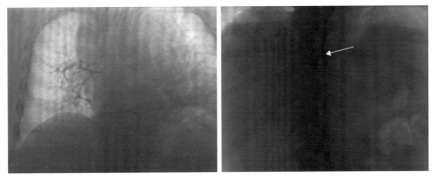

淋巴管造影显示胸腔淋巴引流异常，有一个大导管（白色箭头）进入右肺门区域并终止于支气管周围的小淋巴管。

图1-6-3　淋巴引流异常

（资料来源：本图获ERS授权摘自参考文献[11]）

四、诊断与鉴别诊断

塑形性支气管炎必须通过咳嗽或支气管镜吸出呈气道形状的、坚韧的、有黏性的、分枝管型来诊断[1]。患者支气管肺泡灌洗液乳糜试验呈阳性。磁共振淋巴管造影或传统淋巴管造影有助于检出淋巴引流异常。

嗜酸粒细胞性塑形性支气管炎是塑形性支气管炎的一种亚型，主要发生于儿童，患者可能有哮喘或过敏史，但许多患者没有。患者经常出现咳嗽和喘息，且经常在影像学上见到一侧肺部完全塌陷。临床表现的严重程度取决于管型的位置，严重程度从轻微症状到严重气道阻塞甚至造成死亡。通常需要支气管镜检查来诊断和治疗。最初去除管型后症状可能会消失，但在某些患者中，管型会再次形成[6]。

塑形性支气管炎管型必须与支气管管型的其他特殊原因区分开来，过敏性支气管肺曲霉病和相关的支气管黏液样嵌塞，其特点是低倍镜下呈层状外观（见图1-6-4）。在高倍放大下，这些管型包含大量退化的嗜酸性粒细胞和Charcot-Leyden晶体，这与塑形性支气管炎的管型不同。

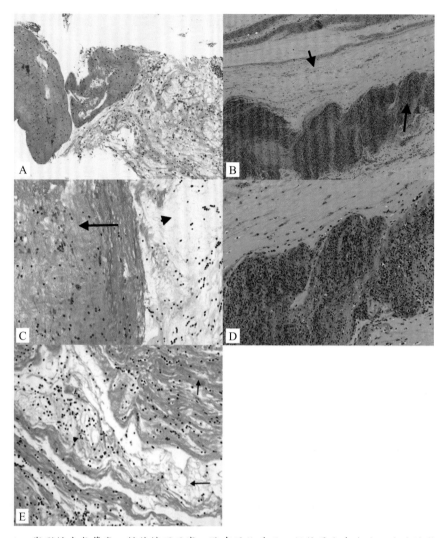

A：塑形性支气管炎，低倍镜下观察，没有层状外观。纤维蛋白在左边，右边的黏蛋白。B：低放大倍率下支气管（过敏性黏蛋白）的黏液样嵌塞层状外观明显。较浅的区域（短箭头）含有黏蛋白，而较暗的区域（长箭头）含有无数退化的嗜酸性粒细胞的碎片。C：塑形性支气管炎，高倍镜下观察，纤维蛋白（长箭头）、黏蛋白（短箭头）和一些淋巴细胞，无嗜酸性粒细胞。D：高倍镜下见支气管（过敏性黏蛋白）的黏液嵌塞。存在大量退化的嗜酸性粒细胞。E：塑形性支气管炎管型的微观外观。管型是纤维蛋白（短箭头）、黏蛋白（长箭头）和淋巴细胞（箭头）的混合物（苏木精-伊红染色，×200）。

图1-6-4　塑形性支气管炎与过敏性支气管肺曲霉病的支气管黏液样嵌塞的病理差异

（资料来源：本图获*ERS*授权摘自参考文献[11]）

五、治 疗

塑形性支气管炎的最佳疗法仍然有限，治疗因患者的临床表现和潜在病因而异。塑形性支气管炎治疗中最重要的一步是确定潜在病因。针对病因治疗十分重要。

对于有淋巴异常的患者，纠正淋巴逆流的治疗包括胸导管结扎术[12]、胸导管栓塞术[7]、使用覆膜支架置入胸导管以阻止淋巴液逆行流入肺部[3]或胸导管减压术[13]。其中，最有效的治疗方法是MRI引导下的选择性淋巴栓塞术。

旨在降低中心静脉压（先天性心脏病患者可能升高）的心血管治疗、改善心排血量也可改善塑形性支气管炎患者的临床症状。在先天性心脏病患者中，使用PDE-5抑制剂（如西地那非、他达拉非）联合或不联合内皮素-1抑制剂（如波生坦）可扩张肺血管，减轻右心后负荷。此外，卡维地洛已被用于改善该患者群体的心室充盈。

对于气道管型，使用标准胸部物理疗法和（或）经支气管镜介入行气道清除是治疗塑形性支气管炎最常用的疗法之一[11]。很少有药物被证明对气道管型有效，有些药物现在被认为可能有害。

吸入组织纤溶酶原激活剂（tPA）可通过纤维蛋白解聚作用改善塑形性支气管炎患者的临床症状，尤其是不能立即进行支气管镜检查的患者。雾化组织纤溶酶原激活剂已被证明可以减少管型生成。但tPA对呼吸道有刺激性，吸入后可导致咯血或呼吸困难。

据报道，吸入肝素对塑形性支气管炎患者有效。目前尚不清楚肝素是由于其抗炎特性还是其通过抗凝血酶Ⅲ对溶栓的作用。肝素的抗炎特性可以减少黏蛋白分泌，防止纤维蛋白途径的组织因子激活，并减轻血管渗漏。肝素对含纤维蛋白的管型没有影响。有个别报告提示，吸入抗胆碱能药物可减少管型形成。大环内酯类药物在慢性呼吸道疾病中具有抗炎和免疫调节作用。低剂量大环内酯类药物可以通过抑制细胞外调节激酶1、2的活化和减轻塑形性支气管炎的严重程度来减少黏蛋白的产生，但其疗效并不确切。

鉴于淋巴系统负责长链甘油三酯从肠道淋巴管的吸收和运输到血流，可以采用减少长链甘油三酯摄入量的保守饮食疗法。饮食中补充的中链甘油三酯可通过肠腔中的被动吸收直接输送到门静脉，因此不会增加乳糜管中的乳糜形成，但尚缺乏足够的循证依据。由于存在相关的营养风险，因此对于未见管型产生明显减少或临床改善的患者，则不应维持低脂肪饮食。

高渗盐水、支气管扩张剂或皮质类固醇等雾化吸入，以及黏液溶解剂、祛痰剂（如乙酰半胱氨酸和愈创甘油醚）、胸部理疗和气道机械清除装置（如高频胸部压缩背心）对患者咳出管型物质的作用不确切。故应谨慎使用这些药物，因为某些药物可诱导黏液分泌或增加气道炎症[14]。但是，如果管型是嗜酸性粒细胞且患者有未控制的哮喘，吸入支气管扩张剂和皮质类固醇治疗可能是至关重要的。若患者有低氧血症和严重气道阻塞，则急诊气管插管并经支气管镜冷冻吸除管型有助于解除气道阻塞。对于无法接受其他治疗的慢性病患者，西罗莫司可能是一种治疗选择。西罗莫司是雷帕霉素的抑制剂，雷帕霉素是调节细胞分解代谢和合成代谢、细胞运动和生长以及血管生成途径的激酶[15]。

● 参考文献 ●

［1］MAQSOOD A, IMEL L R. Plastic bronchitis［J］. New engl j med, 2022, 386(8):780.

［2］MOSER C, NUSSBAUM E, COOPER D M. Plastic bronchitis and the role of bronchoscopy in the acute chest syndrome of sickle cell disease［J］. Chest, 2001, 120(2):608-613.

［3］DORI Y, KELLER M S, ROME J J, et al. Percutaneous lymphatic embolization of abnormal pulmonary lymphatic flow as treatment of plastic bronchitis in patients with congenital heart disease［J］. Circulation, 2016, 133(12):1160-1170.

［4］ZHU L M, LI C X, GONG X L, et al. Clinical features of plastic bronchitis in children after congenital heart surgery［J］. Italian journal of pediatrics, 2024, 50(1):74.

［5］CHHABADA S, KHANNA S. Plastic bronchitis［J］. Anesthesiology, 2020, 133(2):429.

[6] GIPSMAN A I, FELD L, JOHNSON B, et al. Eosinophilic plastic bronchitis:Case series and review of the literature [J]. Pediatric pulmonology, 2023, 58(11):3023-3031.

[7] ITKIN M G, MCCORMACK F X, DORI Y. Diagnosis and treatment of lymphatic plastic bronchitis in adults using advanced lymphatic imaging and percutaneous embolization [J]. Ann Am Thorac Soc, 2016, 13(10):1689-1696.

[8] BIKO D M, DORI Y, SAVOCA M, et al. Pediatric pulmonary lymphatic flow Disorders:diagnosis and management [J]. Paediatrrespir Rev, 2020, 36: 2-7.

[9] NADOLSKI G, ITKIN M. Thoracic duct embolization for the management of chylothoraces [J]. Curropinpulm med, 2013, 19(4):380-386.

[10] WANG W, ZHANG L, MA W-K, et al. Plastic bronchitis associated with respiratory syncytial virus infection:A case report [J]. BMC pediatrics, 2023, 23(1):517.

[11] NTIAMOAH P, MUKHOPADHYAY S, GHOSH S, et al. Recycling plastic:Diagnosis and management of plastic bronchitis among adults [J]. European Respiratory Review, 2021, 30(161):210096.

[12] HESS N R, PIERCECCHI C, DESAI N, et al. Successful thoracic duct ligation for plastic bronchitis in an adult [J]. Ann thorac surg, 2017, 103(6):e539-e540.

[13] SMITH C L, HOFFMAN T M, DORI Y, et al. Decompression of the thoracic duct:A novel transcatheter approach [J]. Catheterization and cardiovascular interventions, 2020, 95(2):e56-e61.

[14] RUBIN B K. Plastic bronchitis [J]. Clin chest med, 2016, 37(3):405-408.

[15] RICCI K W, HAMMILL A M, MOBBERLEY-SCHUMAN P, et al. Efficacy of systemic sirolimus in the treatment of generalized lymphatic anomaly and Gorham-Stout disease [J]. Pediatric blood & cancer, 2019, 66(5):e27614.

第七节 威廉姆斯-坎贝尔综合征

威廉姆斯-坎贝尔综合征（Williams-Campbell syndrome，WCS）是一种罕见的先天性综合征，其特征是亚段支气管中的支气管壁软骨有缺陷或完全缺失，导致局部气道塌陷，塌陷支气管远端支气管扩张的形成[1]。

WCS最初由Williams和Campbell等人于1960年描述为一种罕见的先天性支气管扩张症。他们描述了5例临床和放射学症状相似的儿童病例。后来发现支气管树软骨发育异常是造成这种情况的原因[2]。尽管大多数描述的病例在儿童早期出现，但亚临床病例可能晚至成年才被诊断出来[3, 4]。

一、病因与病理生理机制

基于WCS有家族性分布特征，且软骨缺损有双侧对称性的特点，推测该病可能是常染色体隐性遗传的先天性疾病。但迄今为止遗传学研究尚未确定具体基因。

一些医生将WCS分为先天性和后天性两种。先天性WCS通常见于儿童，多伴有其他先天性异常，如多脾、腹部内脏旋转不良、梨状胸、先天性心脏病和支气管异构。后天性WCS假说认为支气管扩张是继发于导致支气管软化的腺病毒感染[5]。成年发病的患者年龄通常为50~60岁，发病是呼吸道感染（可能是腺病毒）或不太严重的软骨缺损引起的[6]。

软骨缺陷通常发生在第四级和第六级支气管之间，但也可能延伸到第一级至第八级支气管之间[7]。软骨缺乏症发生在胚胎早期，肺部仍在发育和生长，但确切的机制仍不清楚。没有证据证明软骨缺陷发生在肺外。受影响的患者气管和主支气管口径正常。患者的症状和预后取决于支气管软骨发育不良的程度。

WCS患者的其他解剖学特征包括炎症导致的其他（非软骨性）支气管壁结构的缺失或破坏，以及该过程的相对均匀的双侧分布。由于反复化脓性感染，也可能早期出现杵状指，以及囊状支气管扩张的广泛放射学改变[8]。

二、临床表现

WCS可表现为反复呼吸道感染和弥漫性中央型支气管扩张。胸部CT检查和支气管三维重建显示，第三级支气管远端双侧圆柱形或囊性支气管扩张伴有肺部过度充气。在呼气阶段，支气管扩张完全塌陷，表明亚段支气管中不存在软骨板[9]。支气管镜图像显示从主干到亚段水平缺乏软骨环（没有环压痕）。

三、诊　断

诊断需要适当的临床病史、特征性的中央支气管吸气相扩张、呼气相塌陷，并排除导致先天性和后天性支气管扩张的其他原因。通过支气管镜对受影响的支气管进行病理学检查显示支气管壁中软骨板缺陷是诊断的金标准。然而，肺活检有多种并发症，且并不总是具有诊断意义。因此，吸气相和呼气相胸部CT则成为放射学检查的首选（见图1-7-1、1-7-2）。除常规CT检查外，还可使用支气管树的三维重建，这种成像技术被称为虚拟支气管镜检查[10]。若第三级远段的支气管在吸气相扩张、在呼气相塌陷，则支持该病的诊断。

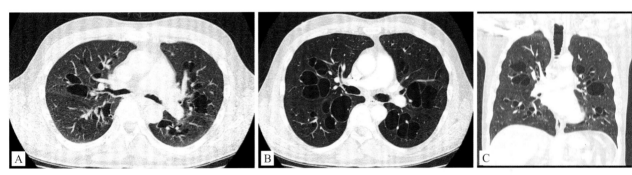

胸部CT平扫横断位在呼气相显示近端支气管囊状扩张（A），在吸气相囊性扩张显著缩小（B），冠状位显示双侧近端中央型支扩（C）。

图1-7-1　胸部CT表现

（资料来源：本图获*BMJ*授权摘自参考文献[11]）

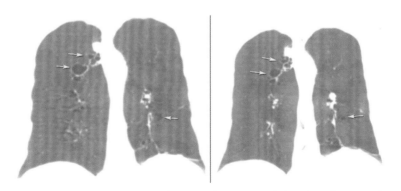

吸气相显示右上叶和左下叶第四级至第六级支气管囊性支气管扩张，左右主动脉弓上方有钙化的肺门淋巴结（A）；呼气相显示原先扩张的支气管塌陷，这是WCS的典型表现（B）。

图1-7-2　以最小强度投影对胸部进行冠状位CT扫描

（资料来源：本图开放获取摘自参考文献[3]）

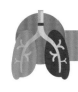
四、鉴别诊断

有许多病因可以诱发或促进导致支气管扩张的病理生理过程，包括气道阻塞（如异物吸入）、宿主防御缺陷、囊性纤维化、杨氏综合征（Young's syndrome）、风湿性和全身性疾病、纤毛运动障碍、肺部感染、过敏性支气管肺曲霉病和吸烟[12]。

支气管扩张的分布可能有重要的诊断意义。中央分布提示过敏性支气管肺曲霉病。上叶占主导地位的分布是囊性纤维化的特征。中、下叶分布与原发性纤毛运动障碍一致。中叶和左上叶舌段受累是非结核分枝杆菌的特征。下叶受累是特发性支气管扩张的典型特征。MKS的特点是气管及主支气管异常扩张，呼气相缩小。

五、治　疗

WCS没有根治性方法。治疗的基础仍然是预防病情加重，其次是积极治疗支气管扩张伴感染。WCS是一种阻塞性疾病，与慢性阻塞性肺病有相似之处。据报道，无创正压通气可改善支气管扩张患者的慢性呼吸衰竭，减少急性加重和反复住院。对于一两个肺叶严重受损且有严重感染或出血风险的患者，通常会考虑手术。当FEV1达到预测值的30%或FEV1迅速恶化、病情加重或入住ICU的频率增加、发生难治性/复发性气胸和栓塞、无法控制地咯血时，可进行肺移植。

———————————————————— ● 参考文献 ● ————————————————————

[1] NORIEGA ALDAVE A P, WILLIAM SALISKI D. The clinical manifestations, diagnosis and management of williams-campbell syndrome [J]. North American journal of medical sciences, 2014, 6(9):429-432.

[2] WILLIAMS H, CAMPBELL P. Generalized bronchiectasis associated with deficiency of cartilage in the bronchial tree [J]. Archives of disease in childhood, 1960, 35:182-191.

[3] ROHILLA M, PREVIGLIANO C, GEIMADI A, et al. Williams-Campbell syndrome: An unusual presentation in an adult patient [J]. BJR case reports, 2021, 7(1):20200052.

[4] JONES Q C, WATHEN C G. Williams-Campbell syndrome presenting in an adult [J]. BMJ Case Rep, 2012, 2012:bcr2012006775. DOI:10.1136/bcr-2012-006775.

[5] MANZKE H. Irreversible generalized pulmonary emphysema resulting from destructive bronchitis and bronchiolitis following adenovirus infection [J]. Klinischepadiatrie, 1982, 194(6):387-392.

[6] HERBERTS M B, JOHNSON T F, ESCALANTE P. A 70-year-old man with cough and recurrent respiratory infections [J]. Chest, 2021, 160(4):e347-e350.

[7] COSTA F M D, MEDEIROS A K, GOMES A C P. Something is missing in the bronchus-Williams-Campbell syndrome [J]. J bras pneumol, 2023, 49(4):e20230205.

[8] JIMéNEZ ROMERO A A, MECA BIRLANGA O, INORIZA B, et al. Williams-Campbell syndrome:A rare case of bronchiectasis [J]. null, 2023, 5(1):100217.

[9] GHOSH S. Williams-Campbell Syndrome [J]. Radiology, 2022, 302(2):274.

[10] SEMPLE T, CALDER A, OWENS C M, et al. Current and future approaches to large airways imaging in adults and children [J]. Clin radiol, 2017, 72(5):356-374.

[11] JONES Q C, WATHEN C G. Williams-Campbell syndrome presenting in an adult [J]. BMJ Case Rep, 2012, 2012:bcr2012006775. DOI:10.1136/bcr-2012-006775.

[12] SARITAS NAKIP O, KESICI S, OGUZ B, et al. Reversible bronchiectasis caused by influenza virus mimicking Williams-Campbell syndrome [J]. Pediatrradiol, 2022, 52(13):2640-2644.

第八节　原发性纤毛运动障碍

　　原发性纤毛运动障碍（primary ciliary dyskinesia，PCD）是一种以运动性纤毛结构缺陷与功能障碍为特征的遗传性疾病[1]。通常以常染色体隐性模式遗传，少数呈X染色体和常染色体显性遗传模式。PCD可自幼年起病，可累及全身多个系统。患者群体具有遗传和临床异质性。

一、病因与病理生理机制

　　纤毛是细胞表面突出的具有特定组织的微观结构，参与很多生理活动。纤毛分为运动或非运动（感觉）二类（见图1-8-1）。

　　运动纤毛的微管有两种排列方式。一种运动纤毛的微管呈"9+2"结构排列，即纤毛的横截面显示1个中心对和9个外部微管组成[2]。外动力蛋白臂（ODA）和内动力蛋白臂（IDA）从微管延伸，充当驱动纤毛运动的马达。径向辐条和连接蛋白为轴丝提供稳定性。这类纤毛主要分布于上下呼吸道、输卵管及精子，纤毛摆动促进细胞表面液体波浪式移动或为精子游动提供动力。另一种微管呈"9+0"结构排列的运动纤毛主要分布于胚胎中轴线上的节点[3]，其纤毛旋转式运动促进液体的流动，进而决定内脏左右不对称分布[4]。运动纤毛摆动功能障碍可致上述生理功能紊乱，产生PCD的一系列临床表现。

　　PCD是一种由50多个基因的变异引起的遗传异质性疾病[5,6]。最常报道的突变发生在*DNAH11*、*DNAH5*、*CCDC39*和*CCDC40*。除了*RPGR*和*OFD1*是罕见的X连锁基因，大部分变异的基因遵循常染色体隐性遗传，因此PCD存在来自同源染色体的双等位基因突变。迄今为止，尚无与人类PCD明确相关的双基因遗传（两个不同PCD基因中的杂合突变）病例[7]。PCD不同的基因型有不完全一致的表型[8]。

　　而非运动性感觉纤毛的微管呈"9+0"结构（见图1-8-1），表面有许多信号分子受体蛋白，可感知细胞外环境，位于视网膜、耳蜗、嗅觉等感觉器官，还参与发育相关的信号通路，失明、失聪、嗅觉缺失、骨骼异常、多指（趾）、多囊肾、视网膜退行性变、肥胖、精神障碍、颅面部畸形、多指（趾）、糖尿病甚至肿瘤等（参见第二辑第九章第五节）[9]。

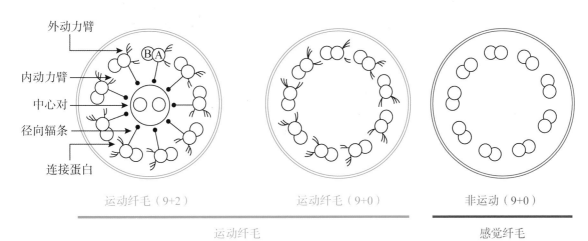

图1-8-1　运动与非运动纤毛的结构示意图

（资料来源：本图开放获取摘自参考文献[8]，稍做改编，https://creativecommons.org/licenses/by/4.0/）

在结构上，运动纤毛与非运动纤毛有许多共同之处，所以也存在着某些基因的突变会造成两种纤毛同时受损，导致更多的全身性症状；而在功能上，两种纤毛也存在着相互协调，所以运动纤毛和（或）非运动纤毛的受损，都有可能是先天性心脏病、内脏异位等疾病的原因（见表1-8-1）[9]。

表1-8-1　纤毛异常相关的功能障碍

纤毛异常	功能障碍
运动纤毛异常	脑积水、慢性呼吸道疾病、不孕、先天性心脏病、内脏异位
非运动纤毛异常	共济失调、癫痫、智力障碍、大脑畸形、面部畸形、视网膜发育不良、嗅觉缺失、听力失常、向心性肥胖、骨骼异常(多指等)、肾脏异常(多囊肾、肾单位肾痨等)、性腺机能减退、生殖器异常、肝脏异常(肝纤维化等)、先天性心脏病、内脏异位

二、临床表现

PCD患者呼吸道上皮纤毛摆动障碍可致上下呼吸道反复、慢性感染，导致慢性中耳炎[10]、支气管扩张和肺功能下降[11]。在PCD成年患者中，持续的咳嗽、咳痰和鼻塞仍然是主要的临床特征，持续的、非季节性的慢性鼻窦炎、支气管扩张在PCD人群中很多见，且随年龄增长而增多。支气管扩张主要影响肺中叶和下叶。在PCD患者中，反复肺炎或支气管炎很常见。支气管扩张和慢性鼻窦炎同时存在可能是PCD最容易识别的特征[12]。其中，有鼻窦炎、支气管扩张和内脏反位三联征的病例，又称为卡塔格内综合征（Kartagener syndrome，KS）（见图1-8-2）[13]。

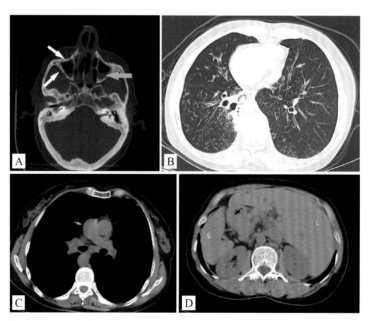

鼻窦CT扫描（骨窗）显示双侧上颌窦分泌物和黏膜增厚（A，绿色箭头）以及累及鼻窦壁的硬化性骨骼增厚（A，白色箭头），提示急性和慢性鼻窦炎。胸部CT显示双侧弥漫的支气管炎性改变、扩张（B，黄色箭头）及肺炎、右位心。升主动脉位于左侧（C，红色箭头），而肺动脉位于右侧（C，绿色箭头）。肝脏（L）和脾脏（S）易位绿（D）。

图1-8-2　鼻窦及胸部CT表现

（资料来源：A图获权摘自参考文献[13]）

胚胎发育过程中左右侧化的确定是由结点单纤毛的运动决定的，结点单纤毛与呼吸纤毛在超微结构上有许多相似之处。因此，由于左右身体不对称的随机化，多达一半的PCD患者有内脏器官位置异常，包括全内位倒置（镜像器官排列）、位置矛盾（排列在正常和镜像之间，通常伴有先天性心脏缺陷）、单个的器官偏侧性缺陷（如右位心）、多脾、下腔静脉中断等，可能与某些先天性心脏病有关[14]。

几乎100%的PCD成年男性患者存在不育症，同时PCD女性患者的生育能力也有所下降。这是因为精子尾巴和输卵管纤毛的结构与呼吸道纤毛的结构几乎相同。PCD男性患者因为精子活动力降低导致生育能力下降，而PCD女性患者由于受精卵的异常输送而致异位妊娠的风险增加。

据报道，多达一半的PCD患者有听力损失。大多数听力损失的PCD患者有空气传导改变（传导性听力损失），而感觉神经性听力损失的患病率随着年龄的增长而增加。

大多数儿科PCD患者表现出几个关键的临床特征：持续性、全年性咳嗽咳痰，始于出生后的第一年；持续性、全年性鼻塞、慢性中耳积液、反复中耳炎，也始于出生后的第一年，传导性听力损失，可致语音/语言延迟或需要佩戴助听器；存在器官位置异常；足月妊娠婴儿出现无法解释的新生儿呼吸窘迫。

三、辅助检查

目前，用于诊断PCD的方法有鼻呼出气一氧化氮检测（nasal nitricoxide，nNO）、基因检测、透射电子显微镜（transmission electron microscopy，TEM）、高速数字视频成像（high-speed videomicroscopy analysis，HSVA）和免疫荧光染色法（immuno fuorescence，IF）[12]。PCD可能是由纤毛体生物发生、结构、功能或组织方面的各种缺陷引起的，因此没有任何单一检测能够发现所有PCD导致的缺陷[7]，某一项检测正常并不能排除PCD的诊断，且上述这些检查方法均存在一定的假阴性或假阳性结果。

1. 鼻呼出气一氧化氮检测

一氧化氮（NO）是一种无色、无味的气体，在上下呼吸道上皮细胞中产生。NO对呼吸系统有多种作用，包括扩张血管、细菌杀灭和炎症的调节。来自下呼吸道的口呼出气NO（fractional exhaled nitric oxide，FeNO）通常在感染和炎症时增多，而鼻腔内NO主要由鼻旁窦产生。PCD患者的鼻呼出气一氧化氮（nasal nitric oxide，nNO）值明显降低，机制未明，且为非特异性[15]。其他疾病，如囊性纤维化、泛细支气管炎、急性病毒性呼吸道感染和某些形式的原发性免疫缺陷也可致nNO值降低，应予以排查。当按照标准方法测量时[16]，90%的PCD患者nNO值<77nL/min。nNO<77nL/min的综合敏感性和特异性均为96%。如果nNO值低，则应在患者处于基线健康状态且没有病毒性呼吸道感染时，至少重复一次测试来确认。有5%～10%的PCD患者nNO值>77nL/min的既定截止值[17]，可能与基因型有关[18]，CCDC103和RSPH1突变的PCD患者，nNO值>77nL/min[1]。

2. 基因检测

PCD是一种由50多个基因的变异引起的遗传异质性疾病[19]。除了罕见的X连锁基因，大部分变异的基因遵循常染色体隐性遗传，因此在送检时需要同时抽取患者父母的外周血。另外，基因检测阴性并不能除外PCD，约43%的PCD患者基因检测未见基因突变，或仅发现单等位基因突变或意义未明突变[20]。不同的基因突变可产生不同的临床表型。

3. 透射电子显微镜

传统上，使用透射电子显微镜（transmission electron microscopy，TEM）分析纤毛超微结构被认为

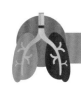

是诊断PCD的金标准（见图1-8-3）。取材部位通常是鼻黏膜或支气管黏膜，可以采用刷检、刮取或活检钳取，用3%的戊二醛固定标本送检。电镜下，PCD的异常纤毛结构可表现为内外动力臂缺失，微管排列紊乱或中央微管丢失等。只有"标志性"缺陷（第1类：ODA缺失、ODA+IDA缺失和IDA缺失伴微管紊乱）才能可靠地诊断PCD。在经基因证实的PCD病例中，约30%在TEM上没有标志性缺陷，这是由于电镜在识别电子致密纤毛轴丝的微小结构变化方面的敏感性有限。吸入刺激物或发生感染可以导致非特异性纤毛结构变化，易误诊为PCD。此外，因取材不够、缺乏标本处理经验，可造成假阳性和假阴性结果。目前建议至少需要观察来自健康细胞的100～300根纤毛才能明确诊断[21]。

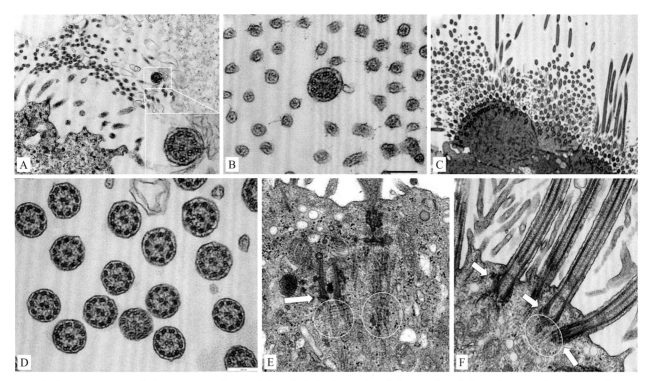

PCD患者纤毛的纵向和横截面显示纤毛完全缺失或显著减少（A、B），残余纤毛有微管紊乱（A），残余纤毛缺乏中央对（B）。来自健康个体的纤毛显示纤毛的数量正常，纤毛由1对中央微管组成，周围有9对排列良好的外周微管（C、D）。鼻纤毛细胞的基体（箭头）和附着的根（圆圈）在细胞质中错误定位，远离顶端细胞区域（E）。来自健康个体的鼻纤毛细胞，基体附着在小根上，并位于顶端细胞区域（F）。

图1-8-3　鼻黏膜活检标本的透射电子显微镜检查结果

（资料来源：本图开放获取摘自参考文献[13]）

4. 高速视频显微镜

与PCD相关的突变通常会导致纤毛摆动频率和波形的变化。使用高速视频显微镜（high-speed video microscopy，HSVA）记录并进行纤毛波形分析是一种直观的PCD诊断工具[22]。HSVA结果应通过多次重复分析来确认。

5. 纤毛蛋白的免疫荧光法

免疫荧光测试法（IF）使用抗体检测沿纤毛轴突的动力臂蛋白，通过检测特定的纤毛蛋白（DNAH5/DNAI2/DNALI1和RSPH4A/RSPH1/RSPH9）可以帮助确诊PCD[23]。

不推荐使用几种较旧的诊断测试来进行PCD评估，包括鼻糖精测试、纤毛搏动频率计算，以及不使用高速记录设备进行纤毛运动的视觉评估。这些较旧的诊断测试都有明显的局限性，可频繁导致假阳性或假阴性结果，特别是对于不合作的儿童患者。因此，这些测试不适用于PCD诊断。

四、诊 断

目前PCD诊断主要基于临床表现结合上述检查结果[15, 24]。美国黏液纤毛清除功能遗传性疾病团体（Genetic Disorders of Mucociliary Clearance Consortium，GDMCC）提出了PCD最低的诊断标准（见表1-8-2）[7, 13]。

表1-8-2 按年龄分类的PCD诊断标准[7, 13]

年龄	PCD最低的诊断标准
0～1月龄（新生儿）	完全内脏反位和足月分娩原因不明的新生儿呼吸窘迫，加以下至少一项： 1.诊断性纤毛超微结构的电子显微照片； 2.一个PCD相关基因中的双等位基因突变； 3.多次在TEM下出现持续性和诊断性纤毛肌波形异常
1月龄～5岁（儿童）	两项或多项诊断PCD的主要临床标准，以及以下至少一项（该年龄组未包含nNo值，因为尚未经过充分验证）： 1.电子显微镜下见诊断性纤毛超微结构； 2.一个PCD相关基因中的主要双等位基因突变； 3.多次在TEM下出现持续性和诊断性纤毛波异常
5～18岁	两项或多项诊断PCD的临床标准，以及以下至少一项： 1.两次平台期nNO<77nL/min，且间隔时间>2个月，除外囊性纤维化； 2.TEM下见诊断性纤毛超微结构； 3.一个PCD相关基因中的双等位基因突变； 4.多次在HSVA下出现持续性和诊断性纤毛波异常

诊断PCD的主要临床标准：①无法解释的新生儿呼吸窘迫（足月出生），伴有大叶肺不张和（或）需要CPAP和（或）氧气呼吸支持时间>24小时；②任何器官位置缺陷，如原位反位、位点异常；③从1岁开始，全年每天咳痰或胸部CT上见支气管扩张；④从1岁开始，鼻窦CT上见全组鼻窦炎，全年每天都会出现鼻塞。

临床上应排除其他诊断可能性，如囊性纤维化和免疫缺陷，并进行诊断检查以排除那些疾病。

欧洲呼吸协会于2017年[23, 25]、美国胸科协会于2018年[14]分别发布了PCD诊断流程指南。两部诊断流程大同小异[24, 26]。对于临床表现疑似PCD的患者，一般可先予以nNO或联合HSVA筛查；结果符合诊断标准者，可予以基因检测或电子显微镜观察纤毛结构，任一项结果符合诊断标准，即可做出诊断。

五、鉴别诊断

PCD应与囊性纤维化、哮喘、过敏性鼻窦炎、吸入性肺炎、慢性支气管炎相鉴别。另外，还应关注可能与PCD共存的其他疾病。

PCD很少与其他罕见疾病并存。色素性视网膜炎（retinitis pigmentos，视网膜纤毛功能障碍所致的致盲性遗传病）和口面指发育不良综合征（orofacio-digital syndrome，包括智力低下、颅面异常、大头畸

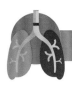

形、指趾畸形和肾囊肿）都是X连锁疾病，涉及纤毛基因*RPGR*和*OFD1*，因此视网膜和呼吸道纤毛可能同时存在功能缺陷，但仅占PCD患者中的极小部分。因此，由*RPGR*中的基因突变导致的PCD患者应行视网膜检查，而有*OFD1*表型的PCD患者应进行遗传咨询。

与非活动性纤毛功能障碍相关的遗传性疾病，包括Joubert综合征、Bardet-Biedl综合征、Usher综合征、Jeune综合征和多囊肾病等，可导致肾囊肿、肝囊肿、胆汁淤积性肝病、骨骼畸形、发育迟缓、脑积水、失明或耳聋。这些病变与PCD重叠很罕见，目前发现在多囊肾患者中在支气管扩张的发生率较高[27]。因此，当可能的PCD患者有非活动性纤毛功能障碍的特征时，应予以排查。

六、治 疗

迄今为止，PCD患者的纤毛功能无法恢复，治疗的重点是通过降低痰液黏度（物理疗法、黏液溶解剂）和早期抗感染，改善黏液纤毛排痰功能[28]。

强烈建议PCD患者通过每日胸部理疗廓清气道。与囊性纤维化不同，PCD保留了咳嗽清除率。因此，气道廓清有望在PCD中非常有益，并且应该成为长期治疗的基石。对于PCD患者的急性呼吸道恶化，应给予抗生素治疗。大环内酯类药物具有抑菌特性以及抗炎和免疫调节作用，循证医学证据证明阿奇霉素维持治疗有较好的疗效[29]。吸入高渗盐水有望稀释痰液，有助于增加咳嗽清除率。N-乙酰半胱氨酸的疗效尚未得到证实。支气管扩张剂和吸入性皮质类固醇（ICS）目前仅推荐用于合并喘息的PCD患者[28]。PCD中的慢性鼻窦炎管理侧重于缓解鼻塞和减少分泌物等对症支持治疗。联合或不联合高渗盐水，雾化上皮钠通道阻滞剂艾瑞洛利（idrevloride）治疗都可改善原发性纤毛运动障碍患者的肺功能[30]。

未来治疗的探索重点是识别PCD中的特定基因型和潜在疾病机制，这也是迈向个性化医疗的第一步，治疗的最终目标是恢复纤毛功能。基因治疗策略包括替代（经典基因治疗）或修复突变基因序列（基因编辑）。转录疗法或RNA疗法的主要优点是不会引起基因组DNA的任何改变，作用是可逆的。因此，这种方法没有恶性潜能。RNA疗法可分为三类：编码蛋白质的、靶向蛋白质的和靶向核酸的[31]。

因此，迫切需要更多的试验来确定不同黏液溶解剂（高渗盐水、rhDNase）、抗生素根除和维持方案以及耳鼻喉科治疗的有效性。为了协调这些未来的研究，可参考PCD-CTN临床试验网络（https://ern-lung.eu/）。评估CT影像上PCD特异的肺结构损伤表现，即SPEC评分（specifc PCD evaluation by CT）和肺通气功能变量之间存在很强的相关性[32]。SPEC评分有可能描述CT扫描的纵向变化并评估疗效。

———————————— ● 参考文献 ● ————————————

［1］O'CONNOR M G, HORANI A, SHAPIRO A J. Progress in diagnosing primary ciliary dyskinesia:The north american perspective［J］. Diagnostics (Basel, Switzerland), 2021, 11(7):1278.

［2］SUN X Y, CHEN Y H, SUN Y C. Methods and procedures for the diagnosis of primary ciliary dyskinesia［J］. ZhonghuaJie He He Hu Xi Za Zhi, 2020, 43(9):811-815.

［3］LITTLE R B, NORRIS D P. Right, left and cilia:How asymmetry is established［J］. Seminars in cell & developmental biology, 2021, 110:11-18.

［4］SHINOHARA K, HAMADA H. Cilia in left-right symmetry breaking［J］. Cold Spring Harbor perspectives in biology, 2017, 9(10):a028282. DOI: 10.1101/cshperspect.a028282.

［5］KEICHO N, HIJIKATA M, MIYABAYASHI A, et al. Impact of primary ciliary dyskinesia:Beyond sinobronchial syndrome in Japan［J］. Respir investig, 2024, 62(1):179-186.

［6］PIFFERI M, BONER A L, CANGIOTTI A, et al. The genetic framework of primary ciliary dyskinesia assessed by soft computing analysis［J］. Pediatric pulmonology, 2024, 59(4):891-898.

［7］SHAPIRO A J, ZARIWALA M A, FERKOL T, et al. Diagnosis, monitoring, and treatment of primary ciliary dyskinesia:PCD foundation consensus recommendations based on state of the art review［J］. Pediatric pulmonology, 2016, 51(2):115-132.

［8］ BRENNAN S K, FERKOL T W, DAVIS S D. Emerging genotype-phenotype relationships in primary ciliary dyskinesia ［J］. Int J Mol Sci, 2021, 22 (15):8272. DOI:10.3390/ijms22158272.

［9］ REITER J F, LEROUX M R. Genes and molecular pathways underpinning ciliopathies ［J］. Nature reviews molecular cell biology, 2017, 18(9): 533-547.

［10］ NISHIDA E, SAKAIDA H, KITANO M, et al. Quantification of mastoid air cells and opacification of the middle ear in primary ciliary dyskinesia ［J］. Otology & neurotology, 2024, 45(2):e102-e106.

［11］ GAILLARD E A, KUEHNI C E, TURNER S, et al. European Respiratory Society clinical practice guidelines for the diagnosis of asthma in children aged 5-16 years ［J］. Eur respir j, 2021, 58(5):2004173. DOI:10.1183/13993003.04173-2020.

［12］ O'CONNOR M G, GRIFFITHS A, IYER N P, et al. Summary for Clinicians:Diagnosis of primary ciliary dyskinesia ［J］. Ann Am Thorac Soc, 2019, 16(2):171-174.

［13］ TSETSOU I, BALOMENOS V, KOREAS P, et al. Late diagnosis of kartagener syndrome in an adult female ［J］. Cureus, 2024, 16(4):e58747.

［14］ SHAPIRO A J, DAVIS S D, POLINENI D, et al. Diagnosis of Primary Ciliary Dyskinesia. An Official American Thoracic Society Clinical Practice Guideline ［J］. Am j resp crit care, 2018, 197(12):e24-e39.

［15］ GOUTAKI M, SHOEMARK A. Diagnosis of primary ciliary dyskinesia ［J］. Clin chest med, 2022, 43(1):127-140.

［16］ SHAPIRO A J, DELL S D, GASTON B, et al. nasal nitric oxide measurement in primary ciliary dyskinesia. A Technical Paper on Standardized Testing Protocols ［J］. Ann Am Thorac Soc, 2020, 17(2):e1-e12.

［17］ RAIDT J, KRENZ H, TEBBE J, et al. Limitations of nasal nitric oxide measurement for diagnosis of primary ciliary dyskinesia with normal ultrastructure ［J］. Ann Am Thorac Soc, 2022, 19(8):1275-1284.

［18］ KOUIS P, EVRIVIADOU A, YIALLOUROS P K. Nasal nitric oxide measurement for primary ciliary dyskinesia diagnosis:The impact of underlying genetic defects on diagnostic accuracy ［J］. Pediatric investigation, 2019, 3(4):214-216.

［19］ YANG B, LEI C, XU Y, et al. Whole-exome sequencing identified novel DNAH5 homozygous variants in two consanguineous families with primary ciliary dyskinesia ［J］. Chinese medical journal, 2024, 137(1):115-116.

［20］ BOARETTO F, SNIJDERS D, SALVORO C, et al. Diagnosis of primary ciliary dyskinesia by a targeted next-generation sequencing panel: Molecular and clinical findings in italian patients ［J］. Journal of molecular diagnostics, 2016, 18(6):912-922.

［21］ LUCAS J S, PAFF T, GOGGIN P, et al. Diagnostic methods in primary ciliary dyskinesia ［J］. Paediatrrespir Rev, 2016, 18:8-17.

［22］ BRICMONT N, ALEXANDRU M, LOUIS B, et al. Ciliary Videomicroscopy:A long beat from the european respiratory society guidelines to the recognition as a confirmatory test for primary ciliary dyskinesia ［J］. Diagnostics (Basel, Switzerland), 2021, 11(9): 1700. DOI: 10.3390 / diagnostics11091700.

［23］ LUCAS J S, BARBATO A, COLLINS S A, et al. European Respiratory Society guidelines for the diagnosis of primary ciliary dyskinesia ［J］. Eur respir j, 2017, 49(1):1601090. DOI:10.1183/13993003.01090-2016.

［24］ 孙晓燕，陈亚红，孙永昌. 原发性纤毛运动障碍诊断的方法和流程 ［J］. 中华结核和呼吸杂志，2020, 43(09):811-815.

［25］ DALRYMPLE R A, KENIA P. European Respiratory Society guidelines for the diagnosis of primary ciliary dyskinesia:A guideline review ［J］. Archives of Disease in Childhood-Education and Practice Edition, 2019, 104(5):265-269.

［26］ SHOEMARK A, DELL S, SHAPIRO A, et al. ERS and ATS diagnostic guidelines for primary ciliary dyskinesia:Similarities and differences in approach to diagnosis ［J］. Eur Respir J, 2019, 54(3):1901066. DOI:10.1183/13993003.01066-2019.

［27］ DRISCOLL J A, BHALLA S, LIAPIS H, et al. Autosomal dominant polycystic kidney disease is associated with an increased prevalence of radiographic bronchiectasis ［J］. Chest, 2008, 133(5):1181-1188.

［28］ PAFF T, OMRAN H, NIELSEN K G, et al. Current and future treatments in primary ciliary dyskinesia ［J］. Int J Mol Sci, 2021, 22(18):9834. DOI: 10.3390/ijms22189834.

［29］ KOBBERNAGEL H E, BUCHVALD F F, HAARMAN E G, et al. Efficacy and safety of azithromycin maintenance therapy in primary ciliary dyskinesia (BESTCILIA):Amulticentre, double-blind, randomised, placebo-controlled phase 3 trial ［J］. Lancet Respiratory Medicine, 2020, 8(5): 493-505.

［30］ RINGSHAUSEN F C, SHAPIRO A J, NIELSEN K G, et al. Safety and efficacy of the epithelial sodium channel blocker idrevloride in people with primary ciliary dyskinesia (CLEAN-PCD): A multinational, phase 2, randomised, double-blind, placebo-controlled crossover trial ［J］. Lancet Respiratory Medicine, 2024, 12(1):21-33.

［31］ MAGLIONE M, TOSCO A, BORRELLI M, et al. Primary ciliary dyskinesia treatment:Time for a new approach? ［J］. Lancet Respiratory Medicine, 2024, 12(1):2-3.

［32］ CHOWDHARY T, BRACKEN J, MORGAN L, et al. The SPEC score-A quantifiable CT scoring system for primary ciliary dyskinesia ［J］. Pediatric pulmonology, 2024, 59(1):72-80.

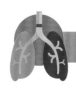
第九节 复发性多软骨炎

复发性多软骨炎（relapsing polychondritis，RPC）是一种复杂的免疫介导的全身性疾病，主要影响软骨组织和富含蛋白多糖的器官[1]。该病的特征是软骨等受累器官反复发生炎症，组织破坏进行性加重，可累及多系统，主要影响耳、鼻和喉气管支气管树[2]。如果喉部和气管受累及，则患者的病情可能迅速恶化。当复发性多软骨炎变得更严重时，则气道塌陷且治疗困难，预后不良[3]。除了软骨，富含蛋白多糖的器官，如眼睛、耳蜗前庭系统、皮肤和心血管系统也可能受到影响。也可能出现全身表现，如发热和体重减轻。约1/3的RPC患者合并存在另一疾病，如血管炎、结缔组织病、骨髓增生异常综合征等。

1923年，澳大利亚医生Rudolf Jaksch von Wartenhorst首次描述了一位32岁男性患者，鼻软骨活检病理提示软骨的退行性病变，在当时，他将该病命名为"多软骨病"（polychondropathia）。1960年，随着对该病认识深入，美国加利福尼亚大学的Pearson和他的同事们把该病命名为"复发性多软骨炎"。

来自美国明尼苏达州的罗切斯特的调研显示，RPC在该社区的年发病率是3.5/100万；来自匈牙利的数据是2.0/100万；来自英国的数据是0.7/100万。

研究显示，RPC男女的发病率没有区别。发病的高峰年龄段是40～60岁；但也可以见到儿童或者高龄人群发病。在儿童患者中，平均发病年龄为9岁，无性别差异，由于发病率低且临床特征多变，RPC的早期诊断很困难[4]。来自欧美的研究证实，白种人的发病率最高。

一、病因与病理生理机制

一般认为，RPC是一种自身免疫性疾病，但目前尚未知晓其确切的病因。触发因素包括传染性病原体、化学/有毒物质暴露，或由此导致的耳廓外伤。遗传学研究表明，*HLA-DR4*是非家族传播的RPC病例中的重要风险等位基因[5]，这表明自身免疫过程可能通过遗传易感人群中的触发因素开始。

软骨中的许多炎症细胞都参与了Th-1辅助反应中的作用，包括中性粒细胞和CD4$^+$自然杀伤T淋巴细胞。巨噬细胞炎症蛋白1-α、单核细胞趋化蛋白1和IL-8是PRC炎症组织中产生的最显著升高的细胞因子。细胞介导的免疫反应是RPC致病性的核心[6]。

针对软骨基质成分的自身抗体也可能参与了RPC病理生理学过程。目前已经发现了针对Ⅱ、Ⅸ和Ⅺ型胶原及软骨基质蛋白（matrilin-1）的自身抗体，但是尚不清楚其生理意义，且敏感性和特异性均不高。

2020年，美国国立卫生研究院（National Institutes of Health，NIH）的年轻医生David Beck发现了一个新疾病：VEXAS［液泡（vacuoles）、E1酶（E1-enzyme）、X-连锁（X-linked）、自身炎症（autoinfammatory）、躯体（somatic）］综合征。VEXAS综合征是骨髓造血干细胞的*UBA1*基因在p.Met41位点发生体细胞突变导致的。这是一种与*UBA1*基因体细胞（即获得性）突变相关的自身炎症综合征，该突变位于X染色体上，因此主要影响男性，临床表现为50岁以上男性、患有难治性非典型多软骨炎、发热、皮肤受累（主要是中性粒细胞性皮肤病）、肺部浸润、大细胞性贫血、骨髓增生异常综合征、慢性粒单核细胞白血病或单克隆丙种球蛋白。60%的VEXAS综合征患者被诊断为RPC。

有少量儿童患者提示了潜在的遗传因素。但迄今为止尚不清楚复发性多软骨炎的遗传方式。在这方面，两种单基因疾病已明确与软骨炎相关，即冷热蛋白病（*NLRP3*基因突变，显性遗传，伴回归热）和蛋白激酶Cδ缺乏症（与狼疮相关，与*PRKCD*基因突变相关，隐性遗传）。复发性多软骨炎不累及生长板[7]。

二、临床表现

1.耳廓受累

约40%的患者会在起病初就有急性的单侧或双侧耳廓炎症，而最终约90%的患者会有耳廓病变，常表现为单侧或双侧耳廓红肿、疼痛（见图1-9-1），可能呈急性或亚急性起病，无明显诱因。亦可累及咽鼓管、外耳道及内耳，或扩展至耳后软组织导致中耳炎、听力下降、耳鸣、前庭功能障碍。但无软骨的耳垂不受影响。耳部炎症可能在数日内消退或持续数周，并以不同的间隔时间反复发作。炎症持续或反复发作可永久性改变软骨的结构完整性，呈"松软耳"或"菜花耳"外观。

2.眼睛受累

约60%的患者可出现眼部受累（见图1-9-1），常表现为巩膜外层炎、前巩膜炎：眼痛、头痛、流泪、眼部发红、畏光（不一定有）、水肿，可因巩膜变薄出现蓝色巩膜，可能并发巩膜软化，甚至罕见的坏死性穿孔，也可出现结膜炎（可表现为鲑鱼肉色斑结膜病损）、葡萄膜炎（可表现为眼疼痛、视力下降）、溃疡性或坏死性角膜炎，严重时发生角膜穿孔、视网膜血管炎及视神经炎，可迅速导致视力丧失。

3.鼻受累

约60%的RPC患者可出现鼻软骨炎，可表现为鼻部软组织肿胀、疼痛，常伴鼻塞、流涕、鼻出血等，亦可出现嗅觉减退。炎症持续或反复发作相关的软骨破坏在晚期表现为鼻软骨塌陷、特征性"鞍鼻"畸形（见图1-9-1）。部分患者在起病初即有鼻部症状。

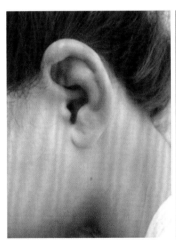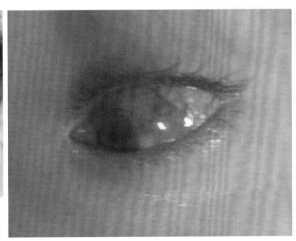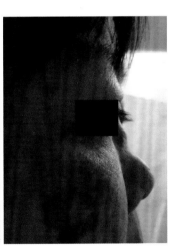

耳软骨炎，耳垂正常、结膜炎和"鞍鼻"畸形。

图1-9-1　颜面部表现

（资料来源：本图开放获取分别摘自参考文献[9, 10]，稍做改编 http://creativecommons.org/licenses/by/4.0/）

4.气道受累

大约有一半的RPC患者累及包括喉、气管和支气管在内的大气道[3]。一项对法国142名RPC患者的回顾性分析发现，有43%的患者喉部受累，有22%的患者气管受累[11]。此外，一项对239名患者的回顾性分析表明，有50%的患者气道受累[12]。在中国进行的一项大样本研究报告称，有31%～67%的RPC患者气道受累[13]。一项回顾性研究发现，与无呼吸系统受累相比，有呼吸系统受累的RPC患者肋软骨炎和肺部感染的发生率较高，而炎症性眼病和耳软骨炎的发生率较低。炎症指标升高提示呼吸系统受累患者RPC疾病活动指数较高，但生存概率无显著差异[14]。

气道受累可能有多种表现，早期常隐匿起病，部分患者可无明显症状[15]。有些患者因甲状软骨或环状软骨炎症而产生咽痛，可触及压痛，常被误诊为咽炎或甲状腺炎。后期有约1/4的患者可因炎症、水肿及瘢痕形成导致气管支气管壁软骨周围增厚、固定性气管支气管狭窄、纤维化、气管软化甚至塌陷，呼气相横截面积显著减少[10]，导致声音嘶哑、顽固性干咳、吸气性喘鸣、呼吸困难[16]、阻塞性睡眠呼吸暂停等，易被误诊为哮喘[17]。通气功能障碍和继发感染是RPC患者主要的死亡原因[13]。由于喉或气管痉挛或急性水肿，RPC患者可在炎症发作期间突然死亡[17]。

RPC累及喉、气管和主支气管的软骨部分，后壁膜部不受累。胸部CT可发现气管壁水肿、增厚、软骨周围密度增加伴或不伴钙化，导致弥漫性或局灶性气道狭窄（见图1-9-2～图1-9-7），发生率为33%～89%。RPC患者有时可伴肺实质马赛克征或支气管扩张；肺通气功能测试和胸动态CT检查，可发现阻塞性通气功能障碍、在用力呼气期间气道塌陷（见图1-9-8）。由于受影响部位的高代谢，PET-CT在指导活检中起着关键作用。PET-CT显示的代谢亢进部位的活检阳性率很高（见图1-9-6）[3]。研究显示，PET-CT联合经支气管针吸（TBNA）活检有助于诊断非典型RPC[18]。

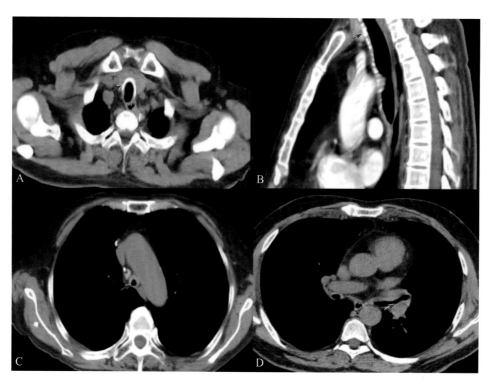

胸部CT显示气管壁增厚伴软骨钙化（A中红色箭头）；冠状位CT重建显示气管前壁弥漫性增厚，伴有钙化（B中红色箭头）；另一名56岁复发性多软骨炎男性患者的胸部CT显示气管前侧壁增厚（C）和左主支气管（D）气道狭窄（红色箭头）。

图1-9-2 气道受累表现

（资料来源：本图开放获取自参考文献[14]，未改编，http://creativecommons.org/licenses/by/4.0/）

MRI可以比CT更好地区分纤维化、炎症和水肿。MRI可以显示气管壁增厚和喉软骨增厚，有助于评估气管和喉部的受累程度。MRI影像与RPC临床特征密切相关，能够提示疾病活动程度并支持诊断[2]。PET-CT可显示炎症状态的软骨糖摄取增多。

对于有呼吸道症状的患者应进行支气管镜检查，评估气道黏膜炎、狭窄程度，并动态评估可能存在的气道塌陷（呼气动作或咳嗽）。支气管超声（EBUS）可以显示支气管壁增厚（由于黏膜下水肿）和气道软骨破坏。但是，气管镜检查可能诱发支气管痉挛、急性炎症发作、喉部水肿、穿孔、出血、呼吸窘迫甚至死亡等，应谨慎进行。

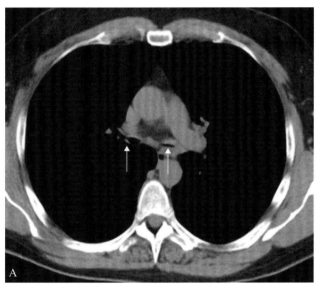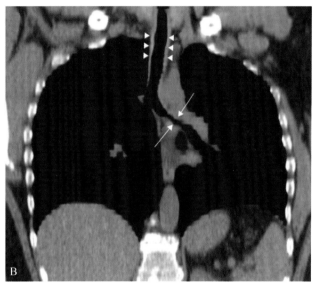

A：吸气横切片胸部CT扫描显示主干支气管明显变窄（箭头）；B：冠状切片CT扫描显示气管壁增厚（箭头）和左主干支气管严重狭窄（箭头）。

图1-9-3　气道影像的改变

（资料来源：本图获*ERS*许可摘自文献[19]。Reproduced with permission of the © ERS 2024:European Respiratory Review 21 (126) 367-369; DOI:10.1183/09059180.00000612 Published 30 November 2012）

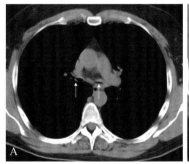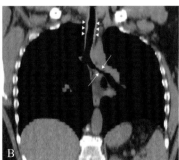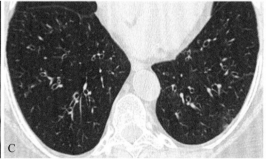

A：胸部CT显示主支气管壁增厚，尤其是左主支气管腔狭窄；B：冠状位显示狭窄部位主要在左主支气管近端（白色箭头），声门下气管的管腔也有狭窄（白色箭头）；C：双下叶支气管炎症伴扩张。

图1-9-4　胸部CT表现

（资料来源：本图获Elsevier许可摘自参考文献[17]）

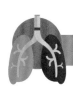
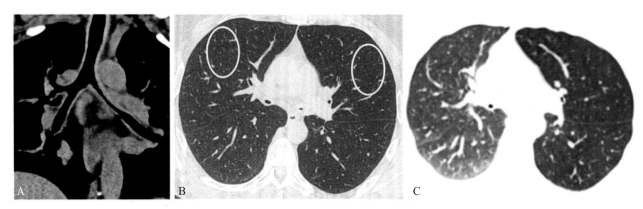

A：胸部CT扫描显示患者整条气管和两个主支气管管壁增厚，伴有左主支气管狭窄；B：轴向横切面图，显示左主支气管腔显著狭窄，与右肺相比，左肺实质有马赛克灌注，吸气相肺透亮度稍增加，血管稀疏（白色圆圈）；C：呼气相CT扫描图像显示左肺弥漫性空气滞留。

图1-9-5　胸部CT表现

（资料来源：本图获Elsevier许可摘自参考文献[17]）

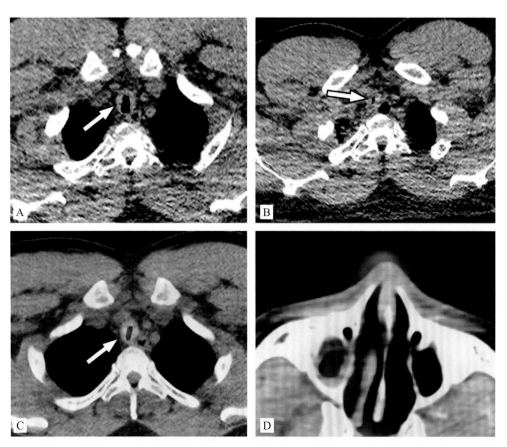

A：吸气相CT扫描，显示气管前侧壁增厚；B：动态呼气CT扫描，显示气管腔变窄，表明气管软化；C：PET-CT显示气管软骨高代谢，表明炎症状态；D：同一患者鼻软骨摄取FDG增多。

图1-9-6　呼吸系统受累患者的PET-CT影像

（资料来源：本图获Elsevier许可摘自参考文献[17]）

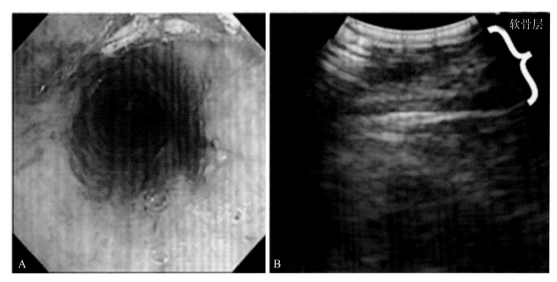

A：支气管镜检查显示气管变窄，膜部呈直线状，气管软骨环不明显；B：气管支气管内超声检查显示软骨层增厚。

图 1-9-7　支气管镜检查

（资料来源：本图开放获取摘自参考文献[20]，未改编，http://creativecommons.org/licenses/by/4.0/）

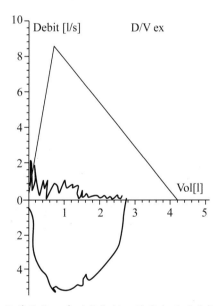

复发性多软骨炎引起软骨破坏，气管软化。在呼气期间，胸腔内压压迫气道壁，致其塌陷。肺功能检查显示，呼气流量下降（曲线上部），曲线平坦。相比之下，在吸气过程中，气道内压力大于胸腔内压，气道管腔重新扩张，（下半部分）曲线基本正常。

图 1-9-8　肺功能的改变

（资料来源：本图获 Elsevier 许可摘自参考文献[17]）

5. 软骨、关节受累

约 70% 的 RPC 患者最终可发生外周关节受累。高达 33% 的患者以关节炎为首发表现。胸骨旁关节（胸锁关节、胸骨柄关节）受累是 RPC 的典型表现，表现为局部肿痛和压痛，晚期可致胸廓畸形。

除了胸骨旁关节，手关节、膝关节等大小关节都可以受累及。不太常见累及踝关节、腕关节、跖趾关节和肘关节，亦很少累及脊柱关节。受累关节大多数不对称且为间歇性发作，通常既非侵蚀性也不变形。关节炎可能在数日至数周内自发消退，抗感染治疗通常有效。一般很少累及腱鞘和肌腱。35%的患者存在肋骨软骨炎，可能影响呼吸，有时甚至导致完全的软骨破坏。骨闪烁显像可用于揭示软骨、关节和骨骼的炎症，并监测对治疗的反应。部分患者可能会出现急性或亚急性单纯关节痛，而没有关节炎症反应。

6. 心脏、血管受累

约20%的RPC患者可出现心脏、血管受累，主要表现为主动脉瓣或二尖瓣病变。RPC患者不太常见的心脏表现包括心包炎、心脏传导阻滞、心肌炎、冠状动脉炎等引起的心肌梗死；亦可出现累及大、中、小血管的血管炎，表现为血管瘤和动静脉血栓等。其中，主动脉最常受累，包括胸腹主动脉、主动脉瓣和冠状动脉（见图1-9-9）。值得注意的是，有研究报道，19%的患者在诊断主动脉受累时无症状[21]。心血管异常是RPC死亡的第二大常见原因。

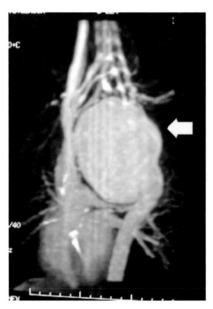

一名RPC患者胸主动脉CT显示胸主动脉瘤。

图1-9-9　胸主动脉瘤

（资料来源：本图开放获取自参考文献[9]，http://creativecommons.org/licenses/by/4.0/，未改编）

7. 内耳受累

虽然内耳受累在RPC患者起病初期相对不常见，但分别约有33%的RPC患者在某个时间点发生听力和（或）前庭受累。感音神经性耳聋是最常见的听力下降形式，通常表现为突发性单侧或双侧耳聋。传导性听力损失也可能是多种机制引起的，如继发于耳郭软骨炎的外耳道狭窄或可能继发于咽鼓管受累的浆液性中耳炎。RPC患者的前庭功能障碍表现为眩晕、共济失调等，可能与耳蜗受累相伴随，也可能单独发生。

听力障碍、耳鸣或眩晕可能有多个原因，如与软骨炎诱导的咽鼓管破坏和内淋巴积水，或感音神经性聋相关的内耳炎症，或内听动脉或其耳蜗支的血管炎有关。

8. 皮肤、黏膜的受累

据报道，RPC患者皮肤病症状的发生率为17%～46%，但均为非特异性的。最常见的病变是下肢结节红斑、网状青斑和血管性紫癜。皮肤组织学通常显示白细胞破碎性血管炎，更罕见的是中性粒细胞浸润或鼻中隔脂膜炎。在与骨髓增生异常综合征相关的复发性多软骨炎患者中，皮肤受累极为常见（90%），其中中性粒细胞性皮肤病的比例很高，这类表现可能提示VEXAS综合征。部分患者有复发性口腔溃疡。

9. 神经系统受累

RPC患者罕见神经系统受累。相对常见的临床表现包括精神错乱、头痛、脑梗、癫痫发作、精神病、偏瘫和共济失调。一些不太常见的中枢神经系统症状包括脑炎、脑膜炎、动脉瘤、中风等，可能还有痴呆症。肥厚性硬脑膜炎亦可能是首发表现[22]。

10. 肾脏受累

约有10%的RPC患者肾脏受累，表现为蛋白尿、血尿、肾功能不全等。肾脏病理常提示系膜增生性或节段坏死性肾小球肾炎。也有观点认为，RPC不累及肾脏[7]。因为有些患者的肾损害可能是因为合并存在ANCA相关性血管炎。

三、实验室异常

RPC患者血清学异常没有特异性。急性活动期可表现为白细胞计数轻度升高、正细胞正色素性贫血、血小板增多等；病情严重时应完善骨髓穿刺和骨髓活检，评估是否合并MDS。部分患者抗核抗体、类风湿因子、抗磷脂抗体及ANCA阳性，梅毒血清学检测假阳性等。约50%的RPC患者表现出抗Ⅱ型胶原抗体、抗软骨抗体阳性，但这些抗体阳性也可能出现在类风湿关节炎、脊柱关节炎、髋关节和膝关节骨关节炎等患者中，因此特异性和敏感性均不高。

四、组织病理学

通常对RPC患者耳部的活动性病变进行活检。因为其结果也代表着其他部位结缔组织的病理学改变[2]。有时可获取气管标本，组织学检查有助于鉴别诊断（见图1-9-10、1-9-11）。

病理结果随着病程变化而变化。

1. 早 期

在真皮交界处，可以观察到软骨膜受到多种形态的细胞浸润，其中包括淋巴细胞、多形核细胞、单核细胞/巨噬细胞、浆细胞。淋巴细胞以CD4辅助性T淋巴细胞为主，多于CD8细胞毒性T淋巴细胞。毗邻软骨的区域存在蛋白聚糖大量减少的证据。

2. 进展期

可见软骨异染丧失（特定生物组织染色颜色的特征性变化，例如甲苯胺蓝在与软骨结合时变为深蓝色），还可见淋巴细胞、浆细胞、多形核中性粒细胞浸润和软骨膜出血，甚至软骨膜和软骨坏死。肉芽组织侵入软骨破坏使其完整性遭到破坏，这往往会隔离出由退变的软骨细胞和受累基质所形成的孤岛；整个基质中都可见IgG和C3补体。

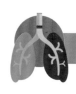

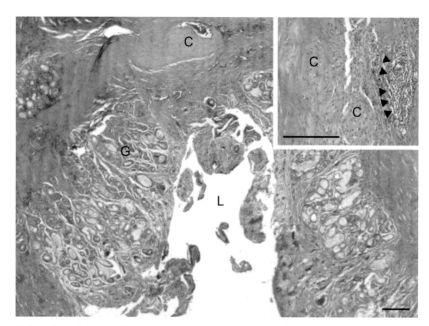

切片后用苏木精-伊红染色。气道壁包含肥厚的黏膜下腺体（G），周围环绕着受损的软骨（C）。气道管腔（L）明显变窄。在较高的放大倍率下，炎症细胞能够浸润软骨结构。比例尺=200μm；插图比例尺=50μm。

图1-9-10　主支气管结构异常的代表性显微照片（手术切除）

（资料来源：本图获 *ERS* 授权摘自参考文献[19]。Reproduced with permission of the © ERS 2024:European Respiratory Review 21 (126) 367-369; DOI:10.1183/09059180.00000612 Published 30 November 2012）

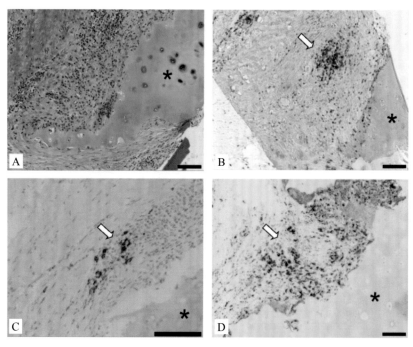

A：通过苏木精-伊红染色对病变进行组织学检查，显示炎症细胞浸润并破坏软骨。B～D：用抗CD3（B）、抗CD20（C）或抗CD68（D）抗体对气管壁进行免疫组织化学染色。箭头分别代表CD3、CD20或CD68阳性细胞。放大倍率为×100，C为×200。星号代表气管软骨。比例尺=100μm。

图1-9-11　气管手术活检标本的组织病理学结果

（资料来源：本图从 *BMC* 开放获取摘自参考文献[20]，未改编）

4. 晚　期

淋巴组织细胞浸润、弹性组织消失、组织结构完全破坏和纤维化、含铁血黄素沉积等瘢痕修复，或存在胶质囊肿伴局部区域钙化和骨形成。直接免疫荧光研究表明存在免疫复合物，突出显示 IgA、IgG、IgM 和 C3 补体的阳性标志物。

五、诊断标准

RPC 的诊断主要基于软骨炎症发作，特别是耳、鼻或呼吸道。有 60% 的复发性多软骨炎患者表现为典型的耳廓和鼻根软骨炎，这类患者通常相对容易诊断。有 40% 的复发性多软骨炎患者表现并不典型，可能有孤立的关节症状（非糜烂性多关节炎、胸肋受累）、呼吸道症状（喘息、支气管狭窄、支气管扩张、呼吸功能不全）、耳鼻喉科症状（声音嘶哑、发音困难、喉部呼吸困难、突发性耳聋或眩晕）、眼部症状（主要是巩膜炎）、皮肤症状（结节性皮疹、中性粒细胞性皮肤病、紫癜），甚至长期发热、全身状况改变或不明原因的炎症综合征[7]。这类患者在软骨炎发作之前，无法确诊复发性多软骨炎，软骨炎有时可能在首次出现症状数年后发生。

RPC 不能通过任何实验室检查进行诊断，通常需要基于临床表现和排除其他疾病。

目前，已有多个诊断标准[14]。

1975 年提出的 McAdam 诊断标准[23]，即存在数量≥3 个的下列临床特征：①双侧耳软骨炎；②非侵蚀性、血清学阴性的炎性多关节炎；③鼻软骨炎；④眼部炎症（结膜炎、角膜炎、巩膜炎/表层巩膜炎、葡萄膜炎）；⑤呼吸道软骨炎［喉和（或）气管软骨］。⑥耳蜗和（或）前庭功能障碍［感觉神经性听力损失、耳鸣和（或）眩晕］。

除非临床诊断十分明确，否则除了符合临床诊断标准外，还需要组织学活检（耳、鼻、呼吸道）结果相符才能确诊。然而，这个标准的实用性不强。比如，很多患者首次就诊时可能无法得出明确诊断。因为患者可能只有 1 处受累区域，如单侧耳软骨炎或孤立性鼻软骨炎。

基于此，1979 年 Damian 和 Levine 提出了改良的诊断标准[24]，即患者符合下列任何之一即可诊断：①至少符合 3 条 McAdam 诊断标准；②有 1 种或多种临床表现满足 McAdam 诊断标准，并且组织学结果为阳性；③2 处或以上单独解剖部位存在软骨炎，并且糖皮质激素和（或）氨苯砜治疗有效。

1986 年，Michet 提出了新的诊断标准：符合下列 2 项主要标准或 1 项主要标准+2 项次要标准，即可作出临床诊断[25]。

主要标准：①明确的发作性耳软骨炎；②明确的发作性鼻软骨炎；③明确的发作性喉、气管软骨炎。

次要标准：①眼炎；②听力下降；③前庭功能障碍；④血清阴性关节炎。

气道受累的 RPC 应完全满足下列 3 条：①符合 Damiani 和 Levine 提出的改良诊断标准；②发病或进展时，有气道受累症状或虽无相关症状，但 CT 检查提示喉软骨或气管支气管软骨受累；③排除喉肿瘤、气管支气管肿瘤、支气管哮喘、喉淀粉样变性、喉或气管支气管结核、肉芽肿性血管炎等，或临床表现不能用其他疾病解释。

在诊断 RPC 之后，还应排查是否合并其他疾病。

RPC 可以并发系统性血管炎。除 ANCA 相关血管炎外，也可以并存其他血管炎类疾病，如结节性多动脉炎、IgA 血管炎等；合并 Behcet 综合征时，称为 MAGIC 综合征（mouth and genital ulcers with

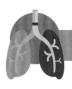

inflamed cartilage syndrome）。

RPC也可以并存SLE、RA、干燥综合征、抗磷脂综合征、混合性结缔组织病、脊柱关节炎、家族性地中海热、1型糖尿病、免疫性甲状腺疾病（桥本甲状腺炎）、重症肌无力等疾病。6%～11%的RPC患者可以合并骨髓增生异常综合征（myelodysplastic syndrome，MDS）或淋巴瘤，主要发生于50岁以上男性，且常累及皮肤。MDS很难治疗，其病程以许多感染性并发症为特征，并存MDS的RPC患者没有 *UBA1* 突变，且预后最差。

2020年提出的VEXAS综合征是骨髓造血干细胞的 *UBA1* 基因在p.Met41位点发生体细胞突变导致的。可通过鉴定骨髓前体中的空泡来进行诊断，并可通过骨髓中的 *UBA1* 突变测试来确认。如果失败，则可通过血液中的 *UBA1* 突变测试来确认。

RPC患者不常见胃肠道受累，但可以并存炎症性肠病（克罗恩病和溃疡性结肠炎）、硬化性胆管炎、原发性胆汁性胆管炎等。

六、严重程度评估与活动度评分

在诊断RPC之后，还应评估疾病的严重程度。疾病严重程度的评估基于与不良预后相关的受累的识别。

2018年，国际专家小组开发了一种严重程度评估系统，复发性多发性软骨炎损害指数（relapsing polychondritis damage index，RPDAM），用于评估患者的损害程度[26]。该评估系统包含耳、鼻、喉、眼、呼吸、心血管和血液系统的17个项目，以及与治疗相关的特定损伤项目，但未加权赋分。

2012年，RP国际协作组提出复发性多软骨炎疾病活动指数评分（relapsing polychondritis disease activity index，RPDAI）可用于全面评估RPC病情的严重程度和活动水平，有助于病情监测。该评估系统纳入27项指标，分别赋予不同的分值，总分最高为265分（见表1-9-1）。根据个体患者的病情选择"是"或"否"，计算得分[27]。其在线评分系统（https://qxmd.com/calculate/calculator_332/rpdai-relapsing-polychondritis-disease-activity-index）可自动计算分值。

表1-9-1 复发性多软骨炎疾病活动指数评分

项目	评分	项目	评分
1.关节炎	1	14.葡萄膜炎？	9
2.发热？	2	15.耳软骨炎？	9
3.紫癜？	3	16.巩膜炎？	9
4.C反应蛋白水平升高？	3	17.角膜溃疡？	11
5.胸骨柄软骨炎？	3	18.运动或感觉神经病变？	12
6.胸锁关节软骨炎？	4	19.感音神经性耳聋？	12
7.血尿？	4	20.视网膜血管炎？	14
8.肋软骨炎？	4	21.没有急性呼吸衰竭的呼吸道软骨炎？	14
9.巩膜外层炎？	5	22.呼吸道软骨炎伴急性呼吸衰竭？	24
10.蛋白尿？	6	23.中、大型血管受累？	16
11.前庭功能障碍？	8	24.心肌炎？	17
12.鼻软骨炎？	9	25.肾功能衰竭？	17
13.心包炎？	9	26.急性主动脉瓣或二尖瓣功能不全？	18

RPC是一种持久且常不可预测的疾病，经常复发，其间穿插着可以很长时间的缓解期。RPC患者的病程存在显著差异，难以预测。

纯粹的软骨炎、耳廓或鼻腔形式具有良好的预后，但可能是进行性软骨变形导致功能不适和（或）美观后遗症。呼吸道受累可导致感染、急性呼吸衰竭并危及生命，或导致严重的呼吸功能后遗症。如果没有适当的治疗，巩膜炎发作可导致巩膜软化，在极少数情况下会导致穿孔。耳蜗-听小骨装置受累可导致耳聋，或者在极少数情况下导致永久性姿势不稳定。如果伴有血液系统疾病，尤其是骨髓增生异常综合征，则预后不良[7]。

七、鉴别诊断

部分RPC患者会有发热、盗汗，体重下降、虚弱等表现，应注意排查是否有结核病、恶性肿瘤或淋巴瘤等。但是，RPC患者有典型的脏器损伤特征，可用于鉴别。

软骨炎提示RPC的诊断，但不是RPC的特有表现，偶尔可见于其他炎症性疾病，可能是另一种炎症性疾病的非特异性表现，或者是与复发性多软骨炎重叠综合征的一部分。

此外，还应排除与软骨炎相似的其他疾病。

（1）耳部感染性疾病：耳部感染不局限于软骨，可化脓。最常见的病原体是铜绿假单胞菌或金黄色葡萄球菌。

（2）马鞍鼻畸形：可由外伤、麻风病、先天性梅毒、鼻中隔血肿、吸入可卡因引起的穿孔、结节病和肉芽肿性多血管炎引起。

（3）耳肿瘤病变：皮肤白血病、淋巴瘤也可以表现为单侧耳软骨炎。

（4）耳轮结节性软骨皮炎：最常见于中年或较年长男性，通常为单侧发病，且通常发生在患者卧床时与床接触的那侧。一般认为是慢性创伤、长期日光暴露、低温以及长时间或过度的压迫致局部血供受损。

（5）耳廓变形：可由外伤、麻风病、利什曼病和冻伤引起。

（6）红耳综合征：该病极为罕见，特征为单侧或双侧发作持续数秒至数小时的耳部发红和烧灼感。

（7）红斑狼疮：盘状红斑狼疮常累及面部、颈部和头皮，但也可发生在耳部，特别是耳甲腔、鼻部等。

（8）肉芽肿性多血管炎（granulomatosis with polyangiitis，GPA）：也可表现为耳软骨炎、鞍鼻畸形、喉气管支气管病、肾小球肾炎、神经系统受累，可引起眼部炎症、中隔穿孔、多关节炎和听力损失[28]。肺部损害可表现为肿块和空洞性肺病变，血清中存在ANCA，病理提示上皮样细胞肉芽肿，而RPC为弥漫性动态气管支气管塌陷和主动脉瘤。

（9）气道疾病：RPC患者呼吸道受累的症状与哮喘、支气管炎相似。气道狭窄也发生在GPA、结节病和淀粉样变性中。

（10）主动脉或二尖瓣关闭不全和主动脉瘤：可存在于几种血管炎疾病中，如（巨细胞动脉炎、Takayasu病或Behçe病）、梅毒（梅毒性主动脉炎）、遗传疾病（马凡综合征和Ehlers-Danlos综合征）。

（11）眼部炎症：可见于类风湿性关节炎、结节性多动脉炎、结节病、白塞病、系统性红斑狼疮、血清阴性脊柱关节病等。

八、治 疗

目前缺乏与RPC有关的临床实践指南。因此，RPC的治疗取决于临床表现、疾病严重程度和受影响器官的类型。主要治疗目标是控制症状和炎症发作、预防复发和软骨破坏（尤其是气管支气管软骨破坏）以及呼吸和心血管并发症、维持听力和视力、生活质量，并预防药物不良反应[7]。

目前可选择的药物有：①非甾体抗炎药和秋水仙碱。在非严重病例中，非甾体抗炎药是首选药物。②皮质类固醇（泼尼松、静脉注射甲泼尼龙、浸润剂等）仍然是治疗该病的主要药物。③氨苯砜是法国批准用于治疗RPC的一种历史悠久的改善病情的免疫调节药物，但在葡萄糖-6-磷酸脱氢酶（G6-PD）缺乏的情况下有发生溶血的风险，应禁用该药。另外，该药还有可能引发粒细胞缺乏症、骨髓衰竭、嗜酸性粒细胞增多和全身症状的药物反应。④典型的免疫抑制药物，包括甲氨蝶呤（每周服用）、硫唑嘌呤、吗替麦考酚酯（或麦考酚酸）、环磷酰胺、来氟米特和环孢素。⑤靶向治疗。抗TNF（尤其是阿达木单抗或英夫利西单抗）或抗IL-6抗体（特别是托珠单抗）的临床应答率最高，阿那白滞素或阿巴西普的应答率略低；Janus激酶抑制剂和其他靶向治疗（抗IL-17、抗IL-12/23）的潜力仍有待评估；伴骨髓增生异常综合征的RPC往往对生物制剂的临床应答率较低[2]。

RPC是罕见的，尚无高质量的随机对照研究来评判治疗措施的有效性与安全性[29]。目前的治疗措施基于病例研究和临床经验。原则上，应根据RPC累及的器官及严重程度选择合理的治疗措施，在疗效与不良反应之间寻求平衡[2]。

1. 关节受累

治疗关节受累的目的是控制疼痛、恢复关节功能。可使用非甾体抗炎药和止痛药治疗，或更常见的全身性皮质类固醇治疗。在没有肾功能不全及非高龄的情况下，可以尝试使用秋水仙碱治疗。可以联合免疫抑制治疗，首选甲氨蝶呤。如果甲氨蝶呤无效，可使用二线免疫抑制剂，包括硫唑嘌呤、吗替麦考酚酯和来氟米特，或联合生物靶向治疗。由于效益风险比较差，环磷酰胺不适用于关节病。

2. 鼻和耳软骨炎

鼻和耳软骨炎的治疗目标主要是控制疾病活动和预防畸形。可使用非甾体抗炎药和止痛药治疗，或更常见的是短疗程的全身性皮质类固醇治疗。对于成年患者，泼尼松的起始剂量为0.5~1mg/(kg·d)，但不超过60~70mg/d，持续几天直至症状改善，然后在10天内逐渐减量。如果出现皮质类固醇耐药或依赖，可以考虑使用其他药物，如秋水仙碱或甲氨蝶呤。若出现严重的鼻和耳朵畸形，可以在非炎症期进行整形手术，围手术期以低剂量皮质类固醇的维持。

3. 喉和气管支气管软骨炎

喉和气管支气管软骨炎的治疗目的是尽可能快速地获得对软骨炎症的完全和持久的控制，以避免气管支气管软化和呼吸功能不全的发展，同时避免过度的医源性风险，特别是感染的发生风险[7]。

初始皮质类固醇药物治疗为泼尼松0.5~1mg/(kg·d)，根据疾病严重程度和临床病程长短，每天用量不超过60~70mg，持续至少3周，然后逐渐减少剂量，以达到3个月时剂量≤15mg/d，6个月时剂量≥10mg/d。根据疾病严重程度，可输注甲基强的松龙（250~1000mg/d，持续1~3天），并且可以联合使用吸入皮质类固醇药物。

如果发生急性呼吸衰竭，则可静脉注射甲基泼尼松龙和环磷酰胺（0.5~0.7g/m²）。一旦达到缓解，则可基于常规免疫抑制剂（吗替麦考酚酯或硫唑嘌呤）进行维持治疗，持续数年，并联合最低有效剂量的皮质类固醇。在开始使用上述这些药物的同时必须优化肺部感染风险的预防（预防肺孢子虫、疫苗接种，特别是物理治疗）。感染通常伴随疾病发作而发生，应积极控制感染。对于难治性RPC，生物靶向制剂是优选。

然而，也有研究结果表明，糖皮质激素和免疫抑制剂对气道受累的RPC患者疗效欠佳，强调早期药物治疗对于预防RPC进展是必要的[3]。

支气管受累患者出现弥漫性气道狭窄，其中大部分病变发生在胸段，建议对其进行经鼻正压通气。在紧急情况下，患者有症状的声门或声门下狭窄，可能需要行气管切开术。对于非紧急的支气管狭窄，可根据情况采用呼吸内窥镜进行热凝、激光、球囊扩张或支架植入[17]。对于气管支气管受累的患者，支气管镜检查或介入治疗潜在高风险，应在检查前使用激素抗感染治疗，并且进行轻柔操作。

对于长期治疗，可采用以下手术治疗方案，包括气管支气管外固定术、喉气管重建术、气管黏膜切除术及球囊扩张术[30,31]。气管支气管外固定术是将塌陷的气管缝合悬吊在自体组织或移植物上以打开气道，适用于气道广泛软化塌陷的患者。喉气管重建术适用于气管或声门下局限性狭窄的患者，是利用胸锁乳突肌瓣或肋软骨扩大喉和气管的管腔。在一项纳入11例RPC所致不同程度气道狭窄患者的回顾性研究中，9例行胸舌肌瓣或肋软骨加宽喉气管重建术，1例行长期T管置入术，1例行常规球囊扩张术。2～7年后，所有患者的呼吸和吞咽功能均完全恢复[30]。此外，术前术后应辅以激素治疗及积极吸痰。

参考文献

［1］ MERTZ P, ARNAUD L. Restatement. Relapsing polychondritis ［J］. La Revue du praticien, 2023, 73(5):549-556.

［2］ GRYGIEL-GóRNIAK B, TARIQ H, MITCHELL J, et al. Relapsing polychondritis: State-of-the-art review with three case presentations ［J］. Postgraduate medicine, 2021, 133(8):953-963.

［3］ ZHAI S Y, GUO R Y, ZHANG C, et al. Clinical analysis of relapsing polychondritis with airway involvement ［J］. Journal of laryngology and otology, 2023, 137(1):96-100.

［4］ ALQANATISH J T, ALSHANWANI J R. Relapsing polychondritis in children:A review ［J］. Mod rheumatol, 2020, 30(5):788-798.

［5］ KRISHNAN Y, GRODZINSKY A J. Cartilage diseases ［J］. Matrix biology, 2018, 71-72:51-69.

［6］ STABLER T, PIETTE J C, CHEVALIER X, et al. Serum cytokine profiles in relapsing polychondritis suggest monocyte/macrophage activation ［J］. Arthritis and rheumatism, 2004, 50(11):3663-3667.

［7］ ARNAUD L, COSTEDOAT-CHALUMEAU N, MATHIAN A, et al. French practical guidelines for the diagnosis and management of relapsing polychondritis ［J］. Revue de medecine interne, 2023, 44(6):282-294.

［8］ 徐健, 王丹丹, 石桂秀, 等. 复发性多软骨炎诊疗规范 ［J］. 中华内科杂志, 2022, 61(05):525-530.

［9］ BICA B, DE SOUZA A W S, PEREIRA I A. Unveiling the clinical spectrum of relapsing polychondritis: Insights into its pathogenesis, novel monogenic causes, and therapeutic strategies ［J］. Advances in rheumatology (London, England), 2024, 64(1):29.

［10］ YU C, JOOSTEN S A. Relapsing polychondritis with large airway involvement ［J］. Respirol Case Rep, 2020, 8(1):e00501.

［11］ DION J, COSTEDOAT-CHALUMEAU N, SèNE D, et al. Relapsing polychondritis can be characterized by three different clinical phenotypes: Analysis of a recent series of 142 patients ［J］. Arthritis rheumatol, 2016, 68(12):2992-3001.

［12］ SHIMIZU J, YAMANO Y, KAWAHATA K, et al. Relapsing polychondritis patients were divided into three subgroups:Patients with respiratory involvement (R subgroup), patients with auricular involvement (A subgroup), and overlapping patients with both involvements (O subgroup), and each group had distinctive clinical characteristics ［J］. Medicine, 2018, 97(42):e12837.

［13］ LIN D F, YANG W Q, ZHANG P P, et al. Clinical and prognostic characteristics of 158 cases of relapsing polychondritis in China and review of the literature ［J］. Rheumatol int, 2016, 36(7):1003-1009.

［14］ WANG D, GUAN L, DONG X, et al. Comparison of relapsing polychondritis patients with and without respiratory involvement based on chest computed tomography:A retrospective cohort study ［J］. BMC Pulm Med, 2022, 22(1):222.

［14］ AFRIDI F, FROSH S. Silent tracheobronchial chondritis in a patient with a delayed diagnosis of relapsing polychondritis ［J］. BMJ Case Rep, 2017, 2017:bcr2017220172.DOI:10.1136/bcr-2017-220172.

［16］ ZHAI S Y, ZHANG Y H, GUO R Y, et al. Relapsing polychondritis causing breathlessness:Two case reports ［J］. World journal of clinical cases, 2022, 10(23):8360-8366.

［17］ DE MONTMOLLIN N, DUSSER D, LORUT C, et al. Tracheobronchial involvement of relapsing polychondritis ［J］. Autoimmun rev, 2019, 18(9): 102353.

［18］LEI W, ZENG D X, CHEN T, et al. FDG PET-CT combined with TBNA for the diagnosis of atypical relapsing polychondritis:Report of 2 cases and a literature review ［J］. J thorac dis, 2014, 6(9):1285-1292.

［19］CHAPRON J, WERMERT D, LE PIMPEC-BARTHES F, et al. Bronchial rupture related to endobronchial stenting in relapsing polychondritis ［J］. Eur respir rev, 2012, 21(126):367-369.

［20］MAKIGUCHI T, KOARAI A, INOUE C, et al. A case of localized tracheobronchial relapsing polychondritis with positive matrilin-1 staining ［J］. BMC rheumatology, 2020, 4(1):1.

［21］ERDOGAN M, ESATOGLU S N, HATEMI G, et al. Aortic involvement in relapsing polychondritis:Case-based review ［J］. Rheumatol int, 2021, 41(4):827-837.

［22］USHIYAMA S, KINOSHITA T, SHIMOJIMA Y, et al. Hypertrophic Pachymeningitis as an early manifestation of relapsing polychondritis:Case report and review of the literature ［J］. Case reports in neurology, 2016, 8(3):211-217.

［23］MCADAM L P, O'HANLAN M A, BLUESTONE R, et al. Relapsing polychondritis:Prospective study of 23 patients and a review of the literature ［J］. Medicine, 1976, 55(3):193-215.

［24］DAMIANI J M, LEVINE H L. Relapsing polychondritis:Report of ten cases ［J］. Laryngoscope, 1979, 89(6 Pt 1):929-946.

［25］MICHET C J, MCKENNA C H, LUTHRA H S, et al. Relapsing polychondritis. Survival and predictive role of early disease manifestations ［J］. Ann intern med, 1986, 104(1):74-78.

［26］MERTZ P, BELOT A, CERVERA R, et al. The relapsing polychondritis damage index (RPDAM):Development of a disease-specific damage score for relapsing polychondritis ［J］. Joint bone spine, 2019, 86(3):363-368.

［27］ARNAUD L, DEVILLIERS H, PENG S L, et al. The relapsing polychondritis disease activity Index:Development of a disease activity score for relapsing polychondritis ［J］. Autoimmun rev, 2012, 12(2):204-209.

［28］PFANNKUCH L, SCHNEIDER U, RUDOLPH B, et al. Auricular chondritis as first symptom of ANCA-associated vasculitis ［J］. Z rheumatol, 2020, 79(9):902-905.

［29］LEKPA F K, CHEVALIER X. Refractory relapsing polychondritis:Challenges and solutions ［J］. Open access rheumatology:Research and reviews, 2018, 10:1-11.

［30］ORYOJI D, ONO N, HIMEJI D, et al. Sudden respiratory failure due to tracheobronchomalacia by relapsing polychondritis, successfully rescued by multiple metallic stenting and tracheostomy ［J］. Internal medicine, 2017, 56(24):3369-3372.

［31］XIE C, SHAH N, SHAH P L, et al. Laryngotracheal reconstruction for relapsing polychondritis:Case report and review of the literature ［J］. Journal of laryngology and otology, 2013, 127(9):932-935.

第十节　闭塞性细支气管炎

闭塞性细支气管炎（bronchiolitis obliterans, obliterative bronchiolitis, BO），也称为缩窄性细支气管炎（constrictive bronchiolitis），是一种与免疫反应损伤相关的细支气管炎症。BO患者可出现终末细支气管和呼吸性细支气管纤维化、管腔闭塞的慢性气流阻塞综合征，肺功能检查显示气流阻塞。BO通常会导致肺功能进行性下降，患者预后不一。BO通常与肺移植或骨髓移植、感染或吸入有毒气体及自身免疫性疾病相关[1]。

一、病因与病理生理机制

BO的发病机制仍不清楚。目前认为，BO是一种多因素导致的以细支气管及其周围组织的炎症和纤维化为主要病理改变的综合征。有几种危险因素可导致闭塞性细支气管炎的发生。

1. 器官移植

造血干细胞移植或肺移植后发生的BO，称为闭塞性细支气管炎综合征（bronchiolitis obliterans syndrome, BOS）。BOS可疑的危险因素包括高龄、移植前存在气流受限、移植后早期有呼吸道病毒感染、无关供者、非全相合、原发病为慢性粒细胞性白血病、全身放疗、既往有间质性肺病史。目前认为，急性移植物抗宿主病（graft versus host disease, GVHD）不会增加BOS的发生风险。自体移植不会发生BOS。其中，异基因造血干细胞移植（allogeneic hematopoietic stem cell transplantation，HSCT）继发的BOS是慢性GVHD引起的。2005年，美国国立卫生研究院提出，BOS是唯一可以诊断慢性GVHD的肺部表现。HSCT后的BOS诊断更具挑战性，因为肺外GVHD可导致呼吸肌肉或筋膜发生硬化或炎症，从而引起肺功能下降。

HSCT继发的BOS不太常见，可在移植后数月至数年出现，通常在HSCT后100天至2年内发生，5年内影响2%～10%的受者。在HSCT后5～6年之后发病，通常发生在经历肺外GVHD发作的患者中。GVHD-BOS的危险因素包括HSCT之前和之后早期的肺功能受损、清髓/含白消安的预处理方案、CMV血清阳性、移植前肺部疾病史、女性供体、无关供体和既往急性GVHD。接受抗胸腺细胞球蛋白可降低慢性GVHD的发生风险，从而降低BOS的发生风险[2]。

BOS是慢性同种异体肺移植功能障碍（chronic lung allograft dysfunction，CLAD）中最常见的慢性排斥反应形式，多达一半的受者在移植后5年内出现[1]。诊断CLAD-BOS的平均时间为肺移植后16～20个月，但有报道最早发生在移植后3个月。肺移植后的BOS仅限于同种异体肺移植物。

大量证据表明，BOS是各种免疫介导和非免疫损伤介导的"最终共同结局"，危险因素包括同种免疫诱导的自身免疫、急性排斥反应、病毒感染、细菌和真菌感染、原发性移植物功能障碍、胃食管反流病。这些危险因素会引起针对供体的特异性抗体、自身抗体和促进外泌体释放的非免疫相关同种异体移植物损伤之间的混合抗供体反应[2]。

在肺移植患者中，微血管功能不全和对移植肺的同种免疫反应可导致气道损伤和BOS。继发感染、急性细胞排斥反应、HLA抗体和胃食管反流所致的微吸入已被证实会增加移植后患者发生BOS的风险[3]。

BOS的主要病理机制是小气道闭塞和肺血管系统发生动脉粥样硬化变化。小气道上皮细胞和皮下组织的早期病变导致纤维增殖、上皮再生和组织修复的破坏。在严重情况下，小气道管腔中的纤维黏液样肉芽组织会导致部分甚至完全阻塞，但周围肺组织（如肺泡和胸膜）保持相对完整。某项研究分析了8名HSCT相关的BOS患者的肺组织切片，发现其中3名患者表现为缩窄性闭塞性细支气管炎改变，而5名患者表现为淋巴细胞性细支气管炎（见图1-10-1）[4]。

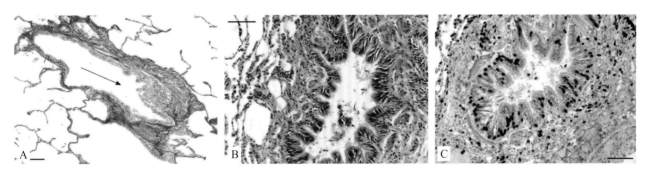

A：HSCT相关闭塞性细支气管炎的代表性肺组织学切片（Elastica van Gieson染色），在没有炎症的情况下显示中心性上皮下结缔组织沉积；B：淋巴细胞性细支气管炎肺的代表性组织学切片（苏木精和伊红染色），显示上皮内淋巴细胞性浸润和缺乏管腔闭塞；C：淋巴细胞性细支气管炎的代表性肺切片（CD8免疫组织学染色），突出显示上皮内CD8淋巴细胞的存在。比例尺=100μm。

图1-10-1　组织学表现

（资料来源：本图获ERS授权摘自文献[4]。Reproduced with permission of the © ERS 2024:European Respiratory Journal 43 (1) 221-232; DOI:10.1183/09031936.00199312 Published 31 December 2013）

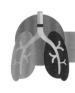
限制性同种异体移植综合征（restrictive allograft syndrome，RAS）是肺移植后慢性同种异体移植肺功能障碍的另一种表型，表现为限制性通气功能障碍。与BOS不同，RAS显示各种模式的周围肺纤维化，包括胸膜实质弹力纤维增生症、弥漫性肺泡损伤、急性纤维素样纤维化和机化性肺炎[3]。

2. 呼吸道感染

感染后闭塞性细支气管炎（postinfectious bronchiolitis obliterans，PiBO）是一种罕见且严重的慢性阻塞性肺病，由下呼吸道感染性损伤引起[5]。多种呼吸道病毒，如腺病毒、流感、呼吸道合胞病毒、人类免疫缺陷病毒-1、巨细胞病毒感染、副流感病毒和偏肺病毒、人类疱疹病毒8、麻疹，及肺炎支原体、嗜肺军团菌、金黄色葡萄球菌、B族溶血性链球菌、肺炎链球菌和真菌等均可引起下呼吸道感染性损伤。其中，最常见的病原体是腺病毒和支原体。Meta分析提示，儿童PiBO的危险因素是低氧血症、机械通气、呼吸急促、高LDH和喘息。使用糖皮质激素、γ球蛋白、合并细菌感染、喘息史以及男性也可能是儿童患者的危险因素[6, 7]。

PiBO的主要特点是缩窄性BO模式，导致不同程度的炎症和气道闭塞[8]。PiBO患者还表现出气道疾病的其他表现，包括常见的细支气管炎症、黏膜淤积、巨噬细胞聚集、细支气管扭曲和扩张。不同部位的病理改变的程度可能存在很大差异，一些细支气管不受影响而另一些则表现出不同程度的受累，说明该疾病的多病灶性质。PiBO的临床特点是持续且不可逆的气道阻塞，有小气道受累的功能和放射学证据。

PiBO持续存在炎症的机制尚不明确。研究发现，PiBO患者诱导痰及肺泡灌洗液中的中性粒细胞均持续增多，但与感染无关。此外，肺泡灌洗液中促炎性细胞因子IL-1β、IL-6和IL-8及钙卫蛋白水平升高。中性粒细胞炎症持续存在可能与炎症控制通路功能障碍有关。

3. 自身免疫性疾病

许多风湿性疾病，尤其是类风湿性关节炎、系统性红斑狼疮与BO的发生有关，炎症性肠病与BO可能也有关。

4. 吸入因素

吸入颗粒和有毒气体对气道上皮细胞的直接影响与氧化应激产生活性氧（ROS）有关，活性氧会导致细胞生物分子受损或改变，从而导致炎症。近年来，偶有报道食品化学香料吸入等与其他环境、职业暴露相关的BO。发生BO似乎是细支气管对各种损伤作出的反应。越来越多的证据表明，气道上皮损伤和慢性肺内炎症是其发病机制的核心。激活的细胞因子、生长因子和免疫细胞释放的酶可以促进成纤维细胞活化以及胶原和非胶原细胞外基质的过度产生和沉积，从而导致小气道纤维化。慢性淋巴细胞炎症是环境/职业相关BO的一个主要特征，并且可能对驱动这种病理改变至关重要[9]。

吸入毒素或自身免疫反应造成的损伤，使上皮下结构出现炎症和修复失调，导致小气道上皮纤维增殖和异常再生。组织病理显示，终末细支气管和呼吸细支气管（远端小气道）受累，但肺泡腔和远端肺实质变化相对较轻；闭塞性细支气管炎患者可观察到细支气管平滑肌肥大、细支气管周围炎症细胞浸润、细支气管腔内黏液积聚和细支气管瘢痕；炎症纤维化导致细支气管管腔向心变窄。在某些情况下，管腔甚至可能完全闭塞。

5. 药物因素

临床报告称，胺碘酮、环磷酰胺等细胞毒性药物、D-青霉胺等可能与BO的发生有关。

6. 其 他

支气管肺发育不良、先天性心脏病、Castleman病、副肿瘤性天疱疮、DIPNECH、微小类癌瘤和病因不明的隐源性缩窄性细支气管炎均可致BO[10]。

在与副肿瘤性天疱疮相关的BO患者的皮肤和呼吸道上皮中，发现了抗桥粒芯糖蛋白和斑块蛋白的自身抗体，这些自身抗体可能与BO的发生有关。

不同病因的BO的病理学表现是相似的，这表明BO可能是下呼吸道对各种损伤反应的最终结局。根据病理表现可将BO分为两大类。第一类是增殖性BO，其特征是肉芽组织阻塞小气道管腔。当肉芽组织延伸到肺泡时，称为BO伴机化性肺炎（BOOP），现称为隐源性机化性肺炎（COP）。第二类是缩窄性BO，其特征是细支气管周围纤维化，可导致不同程度的管腔闭塞。

BO患者的肺组织病变不局限于小气道，还可延伸到周围的肺泡组织，并涉及肺内脉管系统和脏层胸膜（见图1-10-2）。BO患者的组织病理学显示，弥漫性淋巴细胞炎症浸润；弥漫性间质纤维化，伴弹力纤维增生症，累及肺泡间隔；脏层胸膜纤维化；血管增生、肺血管重构可导致肺动脉高压。这些组织病理学改变在支气管血管束内及其周围最显著，进一步表明细支气管损伤对该病的发生发展中有关键作用[9]。

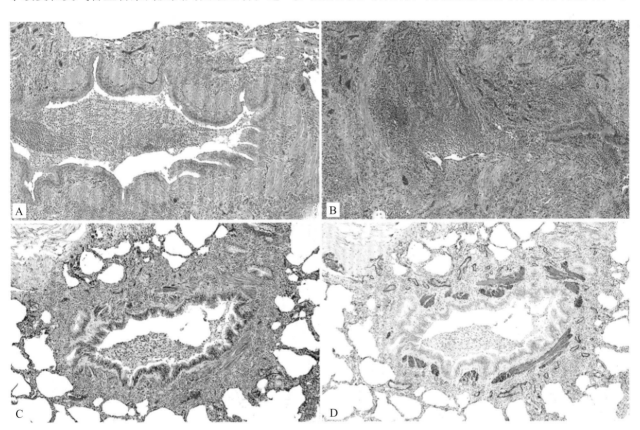

A：肺组织学显示，细支气管具有显著的急性炎症浸润，平滑肌束炎症浸润显著（H&E染色×100）。B：另一个细支气管，管腔阻塞、管壁炎性浸润、细支气管上皮广泛扭曲、平滑肌束紊乱和透壁慢性炎症（H&E染色×100）。C：上皮周围有轻度纤维化（呈绿色）的细支气管。管腔显示与纤维蛋白相关的混合急性和慢性炎症。平滑肌束大部分保留但有炎性改变（弹性纤维三色染色×100）。D：与C中细支气管相同。通过对平滑肌肌动蛋白进行免疫组织化学，平滑肌束以棕色突出显示。细支气管周围间质中有多个增殖血管，也具有平滑肌层（SMA染色×100）。

图1-10-2　儿童感染性BO的病理表现

（资料来源：本图获Elsevier许可摘自参考文献[8]）

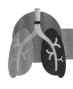
二、临床表现

BO通常起病较隐匿，呈进行性发展，且病程不可逆，临床表现为持续且进行性加重的呼吸困难和咳嗽，活动后胸闷加重，还可能有喘息，一般不伴发热。

移植相关的BOS通常发生于移植100天后，起病隐匿，伴有劳力性呼吸困难和干咳等非特异性症状，晚期则伴有静息时呼吸困难以及其他可能类似于支气管扩张的体征或症状。随着病程延长，患者可能出现劳力性呼吸困难轻微增加，并伴有肺功能进行性下降。

与仅影响移植肺的CLAD不同，GVHD是一种全身性疾病。因此，HSCT后的BOS通常伴有其他器官系统表现，如皮肤、指甲、眼睛、口腔、头发、生殖器、关节、肝脏和造血系统受累，一开始即出现疲劳或体力下降。早期较易误诊。

与Castleman病相关的BO患者也可能患有副肿瘤性天疱疮，可能伴有口腔溃疡和淋巴结肿大，体格检查可能发现BO患者呼吸音减弱，呼气相延长，伴或不伴哮鸣音。在某些情况下，也可能有吸气相和呼气相双相啰音。

三、辅助检查

1. 肺功能检查

肺功能检查对诊断BO至关重要。肺通气功能检查显示阻塞性通气功能障碍，气流阻塞不可逆；FEV1会降低，FEV1与FEV1/FVC也会下降；可能会发生过度充气，因此总肺容量（TLC）可能会因空气滞留而增加；弥散功能（DLCO）通常会降低。FEV1下降的程度决定了肺移植相关BOS的严重程度。

2. 放射影像检查

在BO早期胸部X线片可能是正常的，或有过度通气的迹象。HRCT分析显示，从第五级气道分支开始，出现大量小气道阻塞、支气管壁增厚、马赛克征，这些影响高达40%～70%的气道（见图1-10-3）[11]。在吸气相和呼气相，影像上均可见马赛克征（见图1-10-4）。晚期可发生中心型支气管扩张，而CLAD的限制性同种异体移植综合征表型或混合表型的典型胸部CT表现是磨玻璃样渗出影、实变、线状或网状影和（或）胸膜增厚。

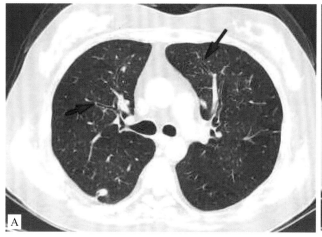
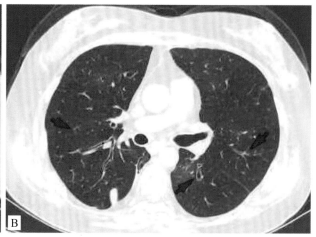

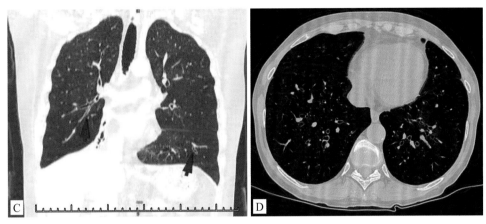

双侧弥漫性细支气管管壁增厚、扩张（红色箭头），远段闭塞，伴马赛克征。

图1-10-3　BOS患者胸部X线表现

（资料来源：图D获*ERS*许可摘自文献[11]）

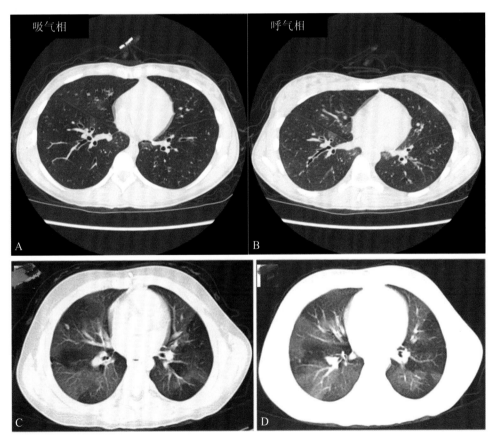

A、B：一名Stevens-Johnson综合征青少年患者继发BO，呼气相与吸气相马赛克征相仿；

C、D：一名5岁儿童感染后继发BO，胸部CT表现为弥漫的磨玻璃影，治疗后无改善。

图1-10-4　非移植相关BO的胸部影像。

（资料来源：图A、B获*BMJ*授权摘自文献[12]，图C、D开放获取并改编自文献[13]，https://creativecommons.org/licenses/by/
4.0/，未改编）

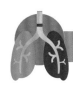
四、诊断标准

1. BO的诊断

诊断BO应基于病史、临床表现、肺功能及影像或病理特征，且应排除其他诊断。

①近期接触有毒烟雾或气体、病毒感染、类风湿性关节炎患者有关节僵硬症状、既往肺移植或造血干细胞移植史；②持续且进行性加重的呼吸困难和咳嗽；③气流受限，FEV1/FVC<70%，FEV1占预计值<75%，肺功能残气量占预计值<120%；④HRCT可见马赛克征、小气道壁增厚或支气管扩张；⑤病理学证实为阻塞性细支气管炎；⑥根据临床表现、影像学和病原学可除外感染。

2. BOS的诊断

早期BOS的异常表现标志物包括支气管肺泡灌洗中性粒细胞增多、空气滞留的放射学证据以及流式细胞术检测到的循环纤维细胞增加，但是这些异常表现的特异性差。肺自身抗原（K-α$_1$微管蛋白和胶原蛋白V）抗体的产生、肺自身抗原循环外泌体的产生预示早期同种异体移植损伤和即将发生移植失败。有文献也表明了供体来源的无细胞DNA（cfDNA）和某些炎症趋化因子（如C-X-C基序趋化因子配体10.CXCL10），也可以作为同种异体移植物损伤的免疫标志物。

诊断CLAD-BOS首先需要满足CLAD的标准，然后进行分级。CLAD的定义是FEV1较基线值持续下降（≥20%）。基线值是根据相隔3周进行的两次最佳术后FEV1测量值的平均值计算得出的。一般来说，即使下降≥10%也应考虑到BOS的可能。根据肺功能下降持续时间的长短，CLAD可分为可能（持续时间<3周）、可疑（3周≤持续时间≤3个月）或明确（持续时间>3个月）。

CLAD的肺功能可表现为限制性、阻塞性、混合性或不确定性通气功能障碍。CLAD的阻塞性表型，即"CLAD-BOS"，要求FEV1与之前的基线相比下降了20%及以上，且有证据表明气流受限（FEV1/FVC<0.7），并且排除了其他原因（见表1-10-1）。CLAD严重程度根据相对于基线的当前FEV1进行分级（见表1-10-2），而限制性同种异体移植综合征（RAS）表型的肺功能变化特征是肺总容量TLC下降和FEV1/FVC>0.7。据估计，65%~70%的CLAD患者主要为BOS表型，10%~35%具有RAS表型。表型不是静态的，患者可以从BOS表型进展为RAS表型，但从RAS表型进展为BOS的情况较为罕见。

表1-10-1 CLAD-BOS与GVHD-BOS的诊断

CLAD-BOS	GVHD-BOS
排除其他可能原因后，FEV1相对于参考基线值①持续（持续时间>3周）下降≥20%	FEV1<预测值的75%，且在2年内下降≥10%；吸入沙丁胺醇后FEV1仍≤预测值的75%，且在2年内其下降的绝对值仍≥10%
阻塞性通气功能障碍（FEV1/FVC<0.7）	FEV1/FVC<0.7②或预测值的第五个百分位③
没有限制性通气功能障碍的依据（肺总容量较基线减少<10%）	没有呼吸道感染的证据
没有肺或胸膜纤维化的影像学表现	BOS的两个特征之一：胸部HRCT显示小气道增厚或支气管扩张，或呼气相CT显示空气潴留；或肺功能检查提示肺部气体潴留的证据④

①：基线值为术后相隔>3周两次最佳FEV1测量值的平均值。

②：肺活量包括用力肺活量或慢肺活量，以较大者为准。

③：预测值的第五个百分位是90%置信区间的下限；对于儿童或老年患者使用正常值的下限。

④：残气量>120%预测值或残气量/总肺活量升高超出90%置信区间。

表1-10-2　CLAD分期标准

类别	肺功能
CLAD0	当前FEV1>80%基线值
CLAD1	当前FEV1>65%～80%基线值
CLAD2	当前FEV1>50%～65%基线值
CLAD3	当前FEV1>35%～50%基线值
CLAD4	当前FEV1≤35%基线值

BOS的诊断和预测标志物包括呼出气中的一氧化氮和表面活性剂蛋白A、血液脂质运载蛋白-2（LCN-2）、半乳糖凝集素1和3、可溶性CD59、MMP-3、MMP-9、自身抗原K-α$_1$微管蛋白和胶原蛋白-V，肺泡灌洗液中的上皮细胞死亡标志物及体液和细胞免疫生物标志物，如细胞角蛋白、较高水平的免疫球蛋白等。通过检测这些生物标志物可能有助于早期识别BOS[14]。

3. 感染后BO的诊断

PiBO的诊断通常通过临床背景、影像学特征和肺功能检测来确认。气道阻塞的临床表现包括呼吸困难、咳嗽、喘息、爆裂音、呼吸急促和低氧血症，通常在急性下呼吸道感染后持续至少6周。HRCT通常表现出空气滞留、肺不张、支气管增厚和蜂窝状结构。一些患者单侧肺叶或肺受累，在较小的肺叶或肺中出现高透亮区域，这被称为Swyer-James综合征或MacLeod综合征，其典型的放射学表现有：①患肺透亮度增高，肺纹理减少但不消失，多数伴肺容积缩小；②呼气相气体潴留；③患肺动脉变小；④可合并支扩、不张、空腔、胸膜下浸润等间质性病变。这些放射学表现是血管结构丧失和空气滞留造成的。气管镜检查示气道结构无异常，气道内无堵塞。通气灌注扫描表明患侧通气减少，灌注明显减少（提示肺动脉变细）。肺血管造影显示肺动脉主干和分支变细小。

在排除慢性肺部疾病的其他原因后，基于既往病史、临床表现、肺功能及胸部HRCT通常足以确诊PiBO，并将其与其他疾病进行鉴别。如果仍有疑问，可能需要进行肺活检。肺活检是诊断BO的重要方法。但是，进行外科肺活检具有较大风险。且由于细支气管病变分布不均匀，肺活检可能出现假阴性结果。因此，只有在执行上述所有诊断程序后仍存在诊断疑问时才进行肺活检。

一项研究成功开发并验证了用于评估慢性肺病儿科患者PiBO的诊断标准[15]。该诊断标准基于包含以下变量的临床影像评分（PiBO-score）：典型临床表现、腺病毒感染史及HRCT中的马赛克征（见表1-10-3）。评分≥7可以准确地预测PiBO的诊断（特异性100%，敏感性67%），但评分<7并不能肯定地排除PiBO的诊断。

表1-10-3　PiBO的临床影像学评分

预测参数	存在	不存在
典型的临床表现：先前健康，但当前患有严重细支气管炎发作且出现慢性低氧血症(SaO$_2$<92%)超过60天	4	0
腺病毒感染史	3	0
HRCT见马赛克征	4	0

第一章

气道病

五、鉴别诊断

若怀疑气流阻塞是其他原因（如支气管内肿瘤或结节病）造成的，则可以进行支气管镜检查，但可能无助于诊断闭塞性细支气管炎。在出现典型症状、影像学表现出马赛克征、器官移植后肺活量测定发现气流阻塞或中毒性吸入性损伤的情况下，通常不需要再进行肺活检。若需要更可靠的诊断证据，则外科肺活检优于经支气管活检，因为经支气管活检所得标本主要是远端细支气管而非肺实质。此外，经支气管活检诊断BO的敏感性较低（仅为15%～87%）。对于肺移植术后的患者，不需要通过外科肺活检来诊断BOS，但可能需要排除导致肺功能恶化的其他原因，如感染或急性排斥反应。肺功能测定显示阻塞性通气功能障碍对于诊断是必要的。

与哮喘不同，BO的症状通常会持续数周至数月，呈非间歇性。而且，BO患者既往可能有近期接触有毒烟雾或气体、病毒感染、类风湿性关节炎的关节僵硬症状、肺移植或异体造血干细胞移植的病史。

六、治 疗

治疗的主要目标是延缓不可逆的通气功能障碍和肺功能进行性丧失[1]。因为不同患者的主要临床表现不同，有些患者以支气管扩张为主要表现，而有些患者以气道阻塞为主要表现，所以临床治疗必须个体化。随访期间必须注意生长发育、胃食管反流和肺动脉高压等情况。肺动脉高压是BO病情严重的标志。当发生急性呼吸道感染时应使用抗生素。OSP-101是首个也是唯一一个吸入给药的IL-1受体拮抗剂（IL-1Ra），于2018年获美国食品与药物管理局批准用于治疗BO。

1. 移植相关的闭塞性细支气管炎

BOS是肺移植术后患者第一年死亡的主要原因，也是慢性肺排斥反应的典型形式。除了尽早减少肺移植后慢性排斥反应的危险因素外，针对BOS更重要的预防策略之一可能是加强维持免疫抑制方案。鉴于大环内酯类药物独特的抗炎和抗微生物机制，该类药物治疗一直被认为有价值，可用于预防肺移植术后患者发生BOS。他汀类药物（3-羟基-3-甲基戊二酰辅酶A还原酶抑制剂）因其具有抗炎症和免疫调节作用已被用来预防肺移植术后的CLAD。研究表明，孟鲁司特、阿齐霉素也可以有效地延缓BOS患者的肺功能进一步下降。鉴于mTOR抑制剂的强大抗纤维化作用，西罗莫司和依维莫司可能会减缓肺移植术后BOS的进展。

全淋巴照射（total lymphoid irradiation，TLI）用于治疗对免疫抑制治疗无反应的难治性同种异体移植排斥反应的肺移植受者。研究表明，TLI显著减缓了患者肺功能下降的速度，在治疗进展性、难治性BOS方面具有一定作用，但长期疗效不佳。体外光化学疗法（extracorporeal photopheresis，ECP）是另一种治疗方法，可降低有进行性BOS的肺移植受者肺功能下降的速度。对于所有其他治疗方法仍难治的CLAD（阻塞性或限制性表型）患者，可以寻求再次移植。

造血干细胞移植相关BOS的治疗通常是补充针对GVHD肺外表现的治疗。因此，临床医生应将免疫抑制作为一个整体进行管理。长期皮质类固醇不被认为对HSCT后的BOS有益，但可能是GVHD治疗的一部分。有研究显示，吸入氟替卡松、口服孟鲁司特和阿奇霉素三联疗法可以减少造血干细胞移植术后BOS患者肺功能的下降，但没有随机对照试验证实其疗效。

最近，德国BREATH THERAPEUTICS公司开发了一款环孢素A脂质体吸入制剂L-CsA-i（liposomal

cyclosporine A for inhalation，L-CsA-i），适用于治疗BOS，已获得美国食品药品监督管理局和欧洲药品管理局的孤儿药资格。布鲁顿氏酪氨酸激酶抑制剂伊布替尼（ibrutinib）及Janus激酶（JAK）抑制剂鲁索替尼（ruxolitinib）被批准用于慢性GVHD的二线治疗，但尚无其疗效数据。一项试验评估了TNF-α抑制剂依那西普的使用，结果显示1/3的BOS患者受益。B淋巴细胞是慢性GVHD的重要介质，也参与CLAD的发展。因此，B淋巴细胞的靶向药物利妥昔单抗或阿仑单抗，通过抑制B淋巴细胞活化，可能对肺移植或HSCT后的BOS产生治疗作用[2]。

2. 非移植相关的BO

对于非移植相关的BO，清除致病因子至关重要。皮质类固醇和环磷酰胺等细胞毒性药物的免疫抑制已用于治疗与类风湿性关节炎相关的闭塞性细支气管炎。但对毒物吸入或感染后引起的BO患者，免疫抑制剂并无益处，应予以止咳药、吸入支气管扩张剂等对症治疗，必要时还需补充氧气。

大多数证据表明，PiBO患者的肺损伤是免疫介导的。因此，治疗干预旨在抑制炎症反应以预防疾病发展。但目前有关治疗的两个主要问题尚未得到解答，即应该使用什么抗炎药物以及何时使用。PiBO患者最常见的抗炎治疗方法是静脉注射甲基强的松龙作为脉冲类固醇疗法。一些证据表明，尽管在气道纤维化形成之前的疾病早期阶段存在中性粒细胞炎症，但气道阻塞对全身性皮质类固醇治疗仍有反应。已经确定，如果在感染后3周~3个月内不进行类固醇治疗，则可能会发生小气道不可逆阻塞，导致细支气管纤维化和BO。因此，在疾病初期就应开始抗炎治疗。然而，尚不清楚皮质类固醇的使用剂量和应用时长。当发生不可逆气道纤维化时，皮质类固醇仍可延缓病情加重、改善氧饱和度水平，但疗效不确切。针对PiBO患者的其他研究表明，大环内酯类药物在维持治疗中可能发挥作用，因为它们具有抗炎特性，可减少炎症介质，如IL-8、TNF-α和IL-1β。

BO患者发生肺部感染（包括支气管炎和肺炎）的风险增加。肺部感染也可能加重闭塞性细支气管炎，导致基线呼吸道症状比没有肺部感染患者严重得多。BO患者的预后取决于潜在的病理改变。部分患者病情可完全好转；但有气道缩窄性改变的患者，病情通常持续进展。目前还没有足够的研究来证明气道缩窄性改变与病情持续进展的相关性。肺功能通常会随着时间的推移而下降，因此患者通常需要在一生中反复进行肺部检查。在患者肺功能下降非常严重的情况下，可能需要补充氧气或机械通气，最糟糕的情况可能需要肺移植。

参考文献

［1］ARJUNA A, OLSON M T, WALIA R, et al. An update on current treatment strategies for managing bronchiolitis obliterans syndrome after lung transplantation［J］. Expert Review of Respiratory Medicine, 2021, 15(3):339-350.

［2］GLANVILLE A R, BENDEN C, BERGERON A, et al. Bronchiolitis obliterans syndrome after lung or haematopoietic stem cell transplantation: Current management and future directions［J］. ERJ Open Res, 2022, 8(3):00185-2022. DOI:10.1183/23120541.00185-2022.

［3］SATO M. Bronchiolitis obliterans syndrome and restrictive allograft syndrome after lung transplantation:Why are there two distinct forms of chronic lung allograft dysfunction?［J］. Annals of Translational Medicine, 2020, 8(6):418.

［4］HOSTETTLER K E, HALTER J P, GERULL S, et al. Calcineurin inhibitors in bronchiolitis obliterans syndrome following stem cell transplantation［J］. European Respiratory Journal, 2014, 43(1):221-232.

［5］TEPER A, COLOM A J, SCHUBERT R, et al. Update in postinfectious bronchiolitis obliterans［J］. Pediatric pulmonology, 2023: DOI:10.1002/ppul.26570.

［6］LIU D, LIU J, ZHANG L, et al. Risk factors for post-infectious bronchiolitis obliterans in children:A systematic review and meta-analysis［J］. Front Pediatr, 2022, 10:881908.

［7］LEE E, PARK S, KIM K, et al. Risk factors for the development of post-infectious bronchiolitis obliterans in children:A systematic review and meta-analysis［J］. Pathogens (Basel, Switzerland), 2022, 11(11):1268.

［8］FLANAGAN F, CASEY A, REYES-MúGICA M, et al. Post-infectious bronchiolitis obliterans in children［J］. Paediatrrespir rev, 2022, 42:69-78.

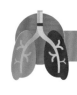
［9］ GUTOR S S, MILLER R F, BLACKWELL T S, et al. Environmental and occupational bronchiolitis obliterans:New reality［J］. EBioMedicine, 2023, 95:104760.

［10］ RACHANA KRISHNA F A, TONY I. OLIVER. Bronchiolitis obliterans(StatPearls［Internet］)［J］. StatPearls［Internet］ Treasure Island (FL): StatPearls Publishing, 2022:https://www.ncbi.nlm.nih.gov/books/NBK441865/?report=printable.

［11］ HAIDER S, DURAIRAJAN N, SOUBANI A O. Noninfectious pulmonary complications of haematopoietic stem cell transplantation［J］. European Respiratory Review, 2020, 29(156):190119.

［12］ MITANI K, HIDA S, FUJINO H, et al. Rare case of Stevens-Johnson syndrome with bronchiolitis obliterans as a chronic complication［J］. BMJ Case Rep, 2022, 15(4):e249224.DOI:10.1136/bcr-2022-249224.

［13］ LI Y-N, LIU L, QIAO H-M, et al. Post-infectious bronchiolitis obliterans in children:A review of 42 cases［J］. BMC pediatrics, 2014, 14(1):238.

［14］ CAVALLARO D, GUERRIERI M, CATTELAN S, et al. Markers of Bronchiolitis Obliterans Syndrome after Lung Transplant: Between Old Knowledge and Future Perspective［J］. Biomedicines, 2022, 10(12):3277.

［15］ COLOM A J, TEPER A M. Clinical prediction rule to diagnose post-infectious bronchiolitis obliterans in children［J］. Pediatric pulmonology, 2009, 44(11):1065-1069.

第十一节　囊性纤维化

囊性纤维化（cystic fibrosis，CF）是一种多系统疾病，是囊性纤维化跨膜传导调节因子（CF transmembrane conductance regulator，CFTR）基因突变引起的常染色体隐性遗传病[1]。该基因编码离子通道蛋白CFTR，参与调节许多器官系统表面氯离子、碳酸氢盐及水平衡。囊性纤维化的典型特征是慢性肺部感染和炎症、胰腺外分泌功能不全、男性不育，并且可能发生多种合并症，如囊性纤维化相关的糖尿病或肝病[2]。全球约有8.5万名CF患者，其中近一半在欧洲国家，其次是美国（约占30%），其他主要在加拿大、澳大利亚和巴西，中国罕见[3]。

一、病因与病理生理机制

CFTR是一种阴离子通道，通过磷酸化进行调节并由cAMP调控。它由1480个氨基酸组成，是ATP结合盒转运蛋白（ATP-binding cassette transporter，ABC）蛋白家族中唯一已知的阴离子通道。CFTR蛋白的阴离子选择性通道由其两个跨膜结构域（TMD）形成，并由其胞质结构域调节：两个核苷酸结合结构域（NBD）和一个调节（R）结构域[4]。通道激活需要cAMP依赖性蛋白激酶（PKA）对R结构域进行磷酸化，而磷酸化通道的孔打开和关闭（门控）则由NBD处的ATP结合和水解来驱动[3]。CFTR分布于呼吸道、肠道、胰腺、胆道、子宫颈、输精管和汗腺，主要功能是将氯离子和碳酸氢根阴离子输送穿过分泌上皮的顶端表面[2]。此外，CFTR还参与调节其他阴离子通道的功能，包括上皮钠通道（ENaC）的调节。CFTR基因突变破坏通道的正常功能，导致氯离子和碳酸氢根阴离子被输送穿过上皮细胞的顶端表面的能力下降。这种损伤导致分泌上皮内水和电解质失衡，最终导致囊性纤维化的特征性症状。

CFTR基因的不同变异对细胞表面CFTR蛋白的产生、加工、表达和功能具有不同的影响。迄今已鉴定出2000多种突变（可参阅网站：http：//www.genet.doctorkids.on.ca/cftr/app），这些突变包括缺失、错义、移码和无义突变。不同突变的具体机制不同，并影响蛋白质合成和从细胞核到细胞膜的运输过程中的不同步骤[1]。这些突变可能是门控（未能打开）突变、电导突变或导致CFTR浓度低的突变，在功能上分为7类（见表1-11-1）[5]。

表 1-11-1　CFTR 基因突变的分类

类别	机制	变异基因
第1类	蛋白质合成被提前终止密码子截断或缺失,CFTR形成减少或不产生。全球CF人群中约10%存在过早终止突变,导致mRNA截断并缺乏全长CFTR蛋白	*G542X、R553X、R1126X、W1282X*
第2类	蛋白质翻译后加工异常、蛋白质错误折叠、成熟缺陷、过早降解和不能运输到达细胞表面	*G85E、I507del、F508del、N1303K*
第3类	不被cAMP激活且开放时间缩短,CFTR门控障碍	*S549R、G551D、G1349D*
第4类	CFTR电导率和通过通道的Cl-和HCO3-流量显著降低	*R117H、R334W、D1152H*
第5类	转录本、启动子或剪接异常减少,产生异常的mRNA,导致正常CFTR表达减少	*A455E、2789+5G>A、3849+10kbC>T*
第6类	CFTR蛋白构象稳定性降低,内吞加速或减少其返回细胞表面的再循环,破坏细胞表面CFTR的稳定性	*F508del、Q1411X、1811+1.6kbA>G*
第7类	外显子抑制子导致外显子跳跃,CFTR mRNA的转录减少	*CFTRdel2,3* *c.1585-1G>A*

　　不同类别的基因突变在蛋白质水平上的不同影响对于理解疾病表现差异至关重要。其中Ⅰ、Ⅱ、Ⅶ类变异仅产生很少或几乎不产生CFTR蛋白,被定义为最小功能(minimal function,MF)活性变异,常导致严重的多器官疾病表型。Ⅳ、Ⅴ、Ⅵ类变异为残余功能(residual function,RF)活性变异,导致的临床表型相对较轻。CFTR中三个碱基对的缺失导致蛋白质508位(*F508del*)的氨基酸苯丙氨酸丢失是最常见的囊性纤维化致病变异,见于高达90%的CF患者。虽然*F508del*主要导致蛋白质折叠缺陷(Ⅱ类),但也导致通道电导降低(Ⅳ类)和细胞表面CFTR蛋白周转加快(Ⅵ类),*F508del*变体表达的CFTR蛋白在到达细胞膜之前被降解。不太常见的囊性纤维化相关变异的频率可能因种族和地区不同而存在差异。囊性纤维化的疾病严重程度可能受遗传突变类别、修饰基因以及复杂等位基因的存在(即同一等位基因上的两个或多个突变相互作用以改变蛋白质数量或功能)等多种因素影响。所有这些特征都可以成为潜在的药物靶点。

　　CFTR蛋白将氯化物和碳酸氢盐转运穿过分泌上皮细胞的顶面,最显著的是汗腺、气道、胃肠道、胰腺和输精管,参与许多器官系统中跨上皮离子转运和水电解质稳态的调节。

　　在汗腺中,正常的CFTR活性导致等渗汗液中氯离子吸收。囊性纤维化患者的CFTR功能障碍导致汗腺导管中氯离子吸收受损,从而导致汗液氯化物浓度升高,患者大量出汗后易出现白色汗渍结晶。

　　在肺部,CFTR介导的氯离子分泌和上皮钠通道介导的钠吸收具有调节气道表面液体平衡的作用,这些作用对于纤毛功能和抗菌活性至关重要。气道上皮细胞中CFTR的缺失或功能障碍导致上皮细胞管腔面氯离子和碳酸氢盐分泌减少,其他的氯离子通道,如TMEM16A(也称为anoctamin 1和ANO1)代偿不足,以及通过失去CFTR介导的上皮钠通道抑制而持续吸收钠,从而导致气道表面液体的吸收。肺部这种液体失衡的后果是分泌物增稠和黏液纤毛运输减少,导致黏液潴留和气道堵塞。即使在没有病原体的情况下,仅黏液堵塞也会引起气道的炎症反应。黏液潴留也有利于反复和持续的细菌感染,伴有持续增加的黏液产生和炎症,这一恶性循环导致支气管扩张的发展。

　　碳酸氢盐分泌对于黏膜下腺体黏蛋白的释放和伸展非常重要,而CFTR的缺失会导致黏液黏度增加,

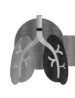

黏附在气管表面。碳酸氢盐缺乏也会使气道表面液体pH值上升，从而影响抗菌肽功能，影响细菌杀灭，并且与黏液纤毛清除功能受损一起促进下呼吸道的细菌感染。

研究发现，CFTR相关肺病也是一种黏膜免疫缺陷疾病，其特点是上皮先天免疫功能障碍、氧化应激、常驻和募集免疫细胞的改变以及气道重塑[6]。CFTR基因座之外的遗传变异或多态性被称为影响CFTR相关肺病严重程度的"修饰基因"，包括可溶性介体（MBL2、SFTPA1、SFTA2、SFTB、SFTPC、SFTPD）、细胞受体（TLR5、INFR2、TLR1、TLR2、AGER）、炎症小体（NLRP3、NLRC4）和细胞因子（IL-8、IL-1β、TNF-α、IL-10、LT-α、TGF-β1）[7, 8]。慢性支气管炎、肺炎致肺功能进行性下降，最终导致呼吸衰竭，这是CF患者主要死亡原因。

胰管中的氯化物和碳酸氢盐分泌会碱化导管液、中和胃酸，碱性环境促进消化酶活化。囊性纤维化患者的胰腺疾病始于胚胎发育期，稠厚的分泌物阻塞导管、损伤上皮，胰酶分泌障碍导致胰腺自消化和器官脂化，引起胰腺功能不全和糖尿病。在胃肠道中，碳酸氢盐分泌缺陷可能导致肠黏液阻塞和胎粪性肠梗阻。此外，还可发生胆汁分泌物黏稠、胆汁淤积、肝脏脂肪变性、局灶性胆汁性肝纤维化或肝硬化、门静脉高压。

二、临床表现

囊性纤维化是一种多器官受累的疾病。除了呼吸系统感染、胰管梗阻和功能不全、新生儿肠梗阻以及导致男性不育的输精管梗阻外，CF经常发生糖尿病、骨病和肾病以及某些类型的癌症等合并症（见表1-11-2）。

表1-11-2　CF的临床表现

部位	临床表现	CFTR相关病变
肺	反复或慢性感染、支气管扩张、气胸、咯血、呼吸衰竭	支气管炎、肺炎
上呼吸道	慢性鼻窦炎和鼻息肉	慢性鼻窦炎和鼻息肉
胰腺	胰腺外分泌功能障碍致胰腺炎	反复胰腺炎
肝脏	新生儿黄疸、脂肪肝、肝硬化	原发性硬化性胆管炎
胃肠道	胎粪性肠梗阻、远段肠梗阻、营养不良、血脂异常	机械性肠梗阻
男性生殖	先天性双侧输精管缺失、无精症、不育	不育
女性生殖	宫颈黏液异常稠厚、营养不良相关月经失调	不孕
内分泌	CF相关糖尿病	糖尿病
汗腺、皮肤	代谢性低氯性碱中毒、脱水、掌跖角化	水电解质失衡

慢性上呼吸道疾病（即鼻窦炎和鼻息肉）和下呼吸道疾病（即黏液阻塞、中性粒细胞炎症和慢性感染）是囊性纤维化的标志。囊性纤维化相关肺部疾病表现为慢性黏液潴留、气道感染、炎症、进行性支气管扩张和纤维化等。这些并发症通常会导致呼吸衰竭，甚至可能导致死亡。肺部病变与肺功能丧失相关，是死亡的独立预测因素。小气道黏液堵塞是肺部CFTR功能障碍的最早表现。囊性纤维化患者的气道急性和慢性感染由多种病原体引起，其中最常见的是金黄色葡萄球菌（甲氧西林敏感菌和耐甲氧西林金黄色葡萄球菌）和铜绿假单胞菌。其他革兰阴性菌包括洋葱伯克霍尔德氏菌复合体、嗜麦芽窄食单胞菌

和无色杆菌，这些细菌的慢性感染与较差的临床结局有关。临床研究发现，携带某些突变基因的CF患者肺癌发生率较一般人群高[9]。

约80%的囊性纤维化患者存在胰腺功能不全，大多数在出生时即存在，通常是患Ⅰ～Ⅳ和Ⅵ类严重CFTR突变的婴儿，表现为腹胀、脂肪泻和体重减轻，以粪便中弹性蛋白酶-1含量降低作为诊断标志物。携带较轻变异型（Ⅳ～Ⅵ类）的囊性纤维化患者，胰腺功能不全可能较迟发生或不发生。约3%的严重CFTR突变的新生儿胰腺功能正常，但随着时间的推移会发生功能不全。存在Ⅳ类和Ⅴ类较轻突变的患者可能胰腺功能正常，但胰腺炎患病率增加。胰腺功能正常的囊性纤维化患者比胰腺功能不全的囊性纤维化患者发生急性胰腺炎的风险更高。

囊性纤维化相关糖尿病的患病率随着年龄的增长而增加。见于约1/4的30岁以上的囊性纤维化患者。目前的指南建议每年通过口服葡萄糖耐量试验来筛查该病[10]。

囊性纤维化相关肝病一般具有两种表型：①少数患者在生命早期开始局灶性胆汁性肝硬化，并发展为多小叶性肝硬化；②闭塞性门静脉病发生在成年期，并随着时间的推移逐渐演变加重。临床表现为肝脂肪变性、胆汁淤积、局灶性胆汁性肝硬化和门静脉高压，血丙氨酸氨基转移酶、天冬氨酸氨基转氨酶和胆红素水平升高。囊性纤维化相关肝病往往有局灶性，目前尚无可靠的生物标志物来预测严重肝脏受累的发展。

CF患者很可能出现胃肠道不适、血管炎或关节炎等自身免疫相关表现，高达78%的囊性纤维化患者体内已发现自身抗体，这可能与CFTR直接作用有关，但这些表现可能不会导致器官受累，因此有助于但不足以建立自身免疫诊断[11]。

大多数患有囊性纤维化的男性有明显的生殖道解剖异常，导致不育[12, 13]。大多数女性患者的生殖道解剖学上正常，但是多种因素导致其不孕和生育能力低下，包括宫颈黏液改变、青春期延迟、激素失衡和月经失调[14, 15]。

其他表现包括囊性纤维化关节病（成人中高达29%），多个大小关节的关节病在年龄较大、女性患者中较多见，并且与自身抗体的存在、肺部病情恶化的频率和IgG浓度升高相关。在囊性纤维化患者中，抑郁和焦虑相对常见（患病率分别为10%～19%和22%～32%）。这两种心理健康问题与年龄较大、女性、健康状况较差以及治疗依从性降低有关。

三、辅助检查

1. 汗液氯离子浓度检测

对于临床怀疑、新生儿筛查结果阳性或有CF家族史的患者，汗液氯离子浓度检测是最重要的确诊方法。必须严格按照国际标准方法进行检测。传统方法采用毛果芸香碱离子电渗法。近年来，由Wescor SWEATM3120汗液检测系统和Macroduct®汗液收集系统3700组成的汗液氯离子检测系统被国际多家实验室广泛使用。当汗液氯离子浓度≥60mmol/L时，则可确诊为CF；当氯离子浓度在30～59mmol/L之间，则可能为CF；当氯离子浓度<30mmol/L时，则CF的可能性很小。

2. CFTR功能的在体测试

在诊断不确定的情况下，鼻电位差（NPD）和肠道电流（MCI）测量可以帮助诊断，但这些测试的诊断效能不高，并且没有广泛使用。

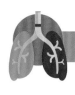

3. 汗液的电导率

应用两种成熟的商用设备（即 Nanoduct 或 Sweat-Chek 分析仪）测量汗液电导率具有出色的诊断性能，可作为汗液氯离子浓度检测的替代方案[16]。

4.CFTR 基因突变的分子检测

检测到的基因突变可分为 4 类（见表 1-11-3）。推荐使用来自 CFTR2 项目数据库（http://www.cftr2.org）的最新定义来评估 CF 的分子诊断。

表 1-11-3　可能检测到的突变基因的类别

基因突变的功能类别	解读
导致 CF 的突变	在单独等位基因（反式）上具有 2 个这些拷贝的个体中,同时汗液氯化物浓度>30mmol/L,可以确诊
可变临床后果的突变（MVCC）	是一种与引起 CF 的突变或其他 MVCC 同时出现,才可导致 CF 的突变
未表征的、未定义的突变	尚未被 CFTR2 评估是否致病的突变
不会导致 CF 的突变	存在 1 个或多个突变,但不太可能因该等位基因而患病

四、诊　断

囊性纤维化的诊断基于典型的临床表现以及 CFTR 功能障碍的客观证据或两种 CFTR 致病变异。

评估 CFTR 通道的功能障碍对于确定诊断至关重要。方法包括测定汗液氯离子浓度、鼻电位差、肠电流或汗液电导率。汗液中氯离子浓度升高（≥60mmol/L）是囊性纤维化的特征。

参照 CFTR2 数据库鉴定出导致 CF 的突变，但 CFTR 的表达和功能可能因器官而异，尤其是具有残余 CFTR 功能的变体，包括非规范剪接变体。因此，汗液中氯离子浓度低于诊断阈值并不能排除囊性纤维化。

五、鉴别诊断

CF 须与原发性纤毛运动障碍、杨氏综合征、先天性免疫缺陷、代谢性遗传性疾病等相鉴别。

原发性纤毛运动障碍和囊性纤维化都具有黏膜纤毛清除功能受损、气道防御缺陷的共同特征。这两种疾病的特征都是反复、慢性感染的呼吸表型，并伴有进行性肺功能下降。原发性纤毛运动障碍的病理生理学源于编码活动纤毛蛋白质的多个基因的突变，高度复杂的分子过程使运动纤毛同步跳动，从而在健康个体中产生定向流体流动。在诊断为原发性纤毛运动障碍的患者中，约 65% 已检测到基因突变。迄今为止，大约 50 种基因变异已经被发现。有研究表明，在具有典型症状但纤毛超微结构健康的人群中，还将发现其他基因。尽管与原发性纤毛运动障碍相关的黏液纤毛清除功能受损源自纤毛功能障碍，而不是囊性纤维化中继发于 CFTR 异常而导致的气道表层浆液减少[17]。但在大多数囊性纤维化患者中，其临床病程比原发性纤毛运动障碍更严重。临床表现结合基因检测有助于鉴别诊断。

六、治　疗

当前新兴的方法是基于 CFTR 的小分子药物恢复 CFTR 活性[18]。这些药物可以分为特异性 CFTR 调节剂和非特异性CFTR调节剂两个不同的类别。特异性CFTR调节剂直接作用于CFTR，包括增效剂和校正剂，而非特异性CFTR调节剂包括激活剂、蛋白质稳态调节剂、稳定剂、通读剂和放大剂[4]。

增效剂和激活剂均通过调节CFTR的门控并增强位于细胞膜上的通道蛋白的活性来发挥作用。

增效剂专门针对细胞表面的CFTR，通过稳定允许通道打开的构象，增加通道打开的频率和离子转运的能力。因此，增效剂有效地恢复了阴离子通道活性缺陷的CFTR突变体的功能。

激活剂是指不直接与CFTR结合，而是通过调节细胞内cAMP或ATP水平来激活通道的小分子。

校正剂、蛋白质稳态调节剂和稳定剂是专门针对CFTR折叠、运输和内吞作用的复杂过程的调节剂。

校正剂是增加突变蛋白在折叠和组装过程中稳定性的调节剂。这种稳定作用可以纠正CFTR的错误折叠、加工和运输，从而增加细胞膜中的通道密度。

蛋白质稳态调节剂是一系列小分子，通过与突变体CFTR降解相关的蛋白质相互作用，减少细胞膜上突变体CFTR的降解。

稳定剂是将CFTR锚定在质膜上并防止其被溶酶体去除和降解的小分子。稳定剂降低了质膜上CFTR的内吞率，因而延长了质膜上突变体的半衰期。

通读剂和放大剂都以CFTR mRNA为目标。通读是促进CFTR mRNA中提前终止密码子通读的小分子。这种通读过程能够翻译全长肽链，从而恢复功能性CFTR的合成。通读剂可分为氨基糖苷类和非氨基糖苷类。庆大霉素可诱导CFTR蛋白质的功能性表达，临床试验表明庆大霉素具有一定疗效。exaluren（ELX-02）是一种新合成的氨基糖苷类衍生物，其抗菌活性和毒性均显著降低，疗效显著，且可以通过联合增强剂、校正剂等药物进一步增强CFTR活性。非氨基糖苷类药物，如七叶皂苷、氨己酮、核苷化合物2,6二氨基嘌呤（DAP）被认为是潜在通读剂，可以恢复CFTR的表达和功能。放大剂是促进CFTR mRNA表达并增强mRNA稳定性的调节剂。

调节剂能够针对特定突变并纠正CFTR功能障碍（表1-11-4）。因此，基因突变的类别对于确定某个变异是否对这些小分子调节剂产生反应至关重要。目前，已开发出两类主要调节剂分子：针对第3、4类突变的增效剂ivacaftor、GLPG-1837、ASP-11和芹菜素等；针对第2类变体*F508del*的校正剂。根据其作用模式，校正剂被分为三类：①稳定NBD1-TMD1和NBD1-TMD2界面的Ⅰ型校正剂，如VRT-325、lumacaftor、tezacaftor、elexacaftor和bamocaftor；②针对NBD2的Ⅱ型校正剂，如Corr-4a；③直接稳定NBD1的Ⅲ型校正剂，如4172。校正剂增加了膜中CFTR通道的数量，这些通道可以成为增效剂的目标。因此，两者的结合是一个很有发展前景的领域[4]。

表1-11-4　不同变异类型的治疗药物

变异类型	治疗策略	可选药物
第1类	通读剂	ELX-02、七叶皂苷、氨己酮、DAP
第2类	校正剂	lumacaftor、tezacaftor、elexacaftor
第3类	增强剂	ivacaftor、deuticaftor
第4类	增强剂	ivacaftor、deuticaftor
第5类	放大剂	暂无获批药物。在研药物：nesolicaftor
第6类	稳定剂	暂无获批药物。在研药物：cavosonstat、肝细胞生长因子、血管活性肠肽、神经节苷脂GM1、角蛋白-19
第7类	核酸药物	LUNAR-CF、VX-522 mRNA

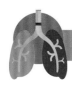

CFTR增效剂ivacaftor对携带残余少量CFTR表达的囊性纤维化患者（如G551D变异体）有效。在该类患者中，CFTR通道电导降低，ivacaftor可改善肺功能、呼吸系统症状以及营养状况和囊性纤维化的其他表现，降低肺部病情加重的风险。该增效剂的确切作用机制尚不清楚，推测ivacaftor与CFTR结合增加了打开通道的可能性。然而，仅有约5%的囊性纤维化患者携带对ivacaftor单药治疗有反应的致病变异。

在最常见的*F508del*变异患者中，需要校正药物（改善蛋白质折叠缺陷并允许将通道转运至细胞表面）和ivacaftor进行联合用于改善通道门控，以实现临床获益。第一代校正药物lumacaftor和tezacaftor与ivacaftor联合使用时，具有一定的益处，并且这些益处仅在*F508del*纯合子囊性纤维化患者中观察到。相比之下，elexacaftor+tezacaftor+ivacaftor三联疗法使具有一个或两个*F508del*等位基因的囊性纤维化患者受益，并使肺功能的改善超过之前在门控变异中使用ivacaftor观察到的结果。鉴于使用ivacaftor和elexacaftor+tezacaftor+ivacaftor三联疗法观察到显著反应，这些方案现在通常被称为高效调节剂疗法。尽早使用高效调节剂治疗囊性纤维化患者获益更多，有研究显示产前使用三联制剂有助于维持胰腺功能[13]。CFTR调节剂治疗不仅会延迟发病，而且可改善囊性纤维化患者症状、降低急性肺部病情恶化风险。

初步研究发现，除*F508del*之外的其他变异也可能对elexacaftor+tezacaftor+ivacaftor三联药物有效，且个体对高效调节剂治疗的反应各不相同，使用患者来源的组织或遗传工具进行体外测试可用于预测CFTR调节剂的临床益处。

囊性纤维化相关肺病是死亡的独立预测因素。改善黏液清除的疗法是囊性纤维化患者维持治疗的重要组成部分。吸入黏液溶解药物dornase alfa（重组人DNA酶）通过分解游离DNA链来降低气道分泌物的黏度，已被证明可以改善病情。雾化吸入高渗盐水也可以改善气道分泌物的排出。积极抗感染可改善呼吸道症状、减轻支气管和肺损害。肺移植是严重晚期肺病的患者的一种手术选择。

CFTR调节剂治疗可能有助于预防或延缓胰腺功能不全的发生。虽然成人的胰腺功能恢复不太可能发生，但接受依伐卡托治疗的婴儿和学龄前儿童的外分泌功能可以改善，因此继续胰酶替代治疗（通常在诊断确定后就开始）可能会改善胰腺功能。调节剂治疗，包括elexacaftor+tezacaftor+ivacaftor，可能会改善血糖控制。

CF相关肝病没有预防性治疗策略被证明是有效的。肝硬化、门静脉高压患者可考虑肝移植。但是，肝脏合成功能正常、非肝硬化的门静脉高压症患者可能不需要肝移植。

体重指数（body mass index，BMI）与生存时间呈正相关。对于胰腺功能不全的患者，应进行高热量、高脂肪饮食和胰酶替代的营养管理。CFTR调节剂治疗与体重增加相关，并可能导致肥胖和相关的长期代谢综合征。此外，体脂率不成比例地增加，可能发生所谓的正常体重肥胖已被证明与囊性纤维化患者的肺功能呈负相关。

目前尚无针对终止密码子变异（第1类）引起的囊性纤维化的CFTR靶向疗法，但通读剂可以克服过早终止密码子的后果。影响信使RNA（mRNA）剪接的CFTR变体的剪接调节可以直接靶向或使用反义寡核苷酸。非规范剪接变体3849+10kbC→T导致插入包含提前终止密码子的内含子序列。一种可以增加非异常剪接的反义寡核苷酸目前正在临床开发中。无论CFTR缺陷如何，基于核酸的疗法和替代离子通道调节剂等新疗法可能使所有患者受益。

• 参考文献 •

［1］ GRASEMANN H, RATJEN F. Cystic fibrosis ［J］. New engl j med, 2023, 389(18):1693-1707.

［2］ SHTEINBERG M, HAQ I J, POLINENI D, et al. Cystic fibrosis ［J］. Lancet, 2021, 397(10290):2195-2211.

［3］ CSANáDY L, VERGANI P, GADSBY D C. Structure, gating, and regulation of the cftr anion channel ［J］. Physiological reviews, 2019, 99(1): 707-738.

［4］ CAO L, WU Y, GONG Y, et al. Small molecule modulators of cystic fibrosis transmembrane conductance regulator (CFTR):Structure, classification, and mechanisms ［J］. European journal of medicinal chemistry, 2024, 265:116120.

［5］ TEWKESBURY D H, ROBEY R C, BARRY P J. Progress in precision medicine in cystic fibrosis:A focus on CFTR modulator therapy ［J］. Breathe, 2021, 17(4):210112.

［6］ CARBONE A, VITULLO P, DI GIOIA S, et al. Lung inflammatory genes in cystic fibrosis and their relevance to cystic fibrosis transmembrane conductance regulator modulator therapies ［J］. Genes (Basel), 2023, 14(10):1966.

［7］ SEPAHZAD A, MORRIS-ROSENDAHL D J, DAVIES J C. Cystic fibrosis lung disease modifiers and their relevance in the new era of precision medicine ［J］. Genes (Basel), 2021, 12(4):562.

［8］ MéSINèLE J, RUFFIN M, GUILLOT L, et al. Modifier factors of cystic fibrosis phenotypes:A focus on modifier genes ［J］. Int J Mol Sci, 2022, 23 (22):14205. DOI:10.3390/ijms232214205.

［9］ ÇOLAK Y, NORDESTGAARD B G, AFZAL S. Morbidity and mortality in carriers of the cystic fibrosis mutation CFTR Phe508del in the general population ［J］. Eur respir j, 2020, 56(3):2000558. DOI:10.1183/13993003.00558-2020.

［10］ LURQUIN F, BUYSSCHAERT M, PREUMONT V. Advances in cystic fibrosis-related diabetes:Current status and future directions ［J］. Diabetes & Metabolic Syndrome-Clinical Research & Reviews, 2023, 17(11):102899.

［11］ CHADWICK C, LEHMAN H, LUEBBERT S, et al. Autoimmunity in people with cystic fibrosis ［J］. Journal of Cystic Fibrosis, 2023, 22(6): 969-979.

［12］ CAMPBELL K, DEEBEL N, KOHN T, et al. Prevalence of low testosterone in men with cystic fibrosis and congenital bilateral absence of the vas Deferens:A cross-sectional study using a large, multi-institutional database ［J］. Urology, 2023, 182:143-148.

［13］ PADMAKUMAR N, KHAN H S. A foetus with cystic fibrosis - To treat or not to treat? ［J］. Respiratory medicine and research, 2023, 83:101006.

［14］ DACCò V, ALICANDRO G, TRESPIDI L, et al. Unplanned pregnancies following the introduction of elexacaftor/tezacaftor/ivacaftor therapy in women with cystic fibrosis ［J］. Arch gynecolobstet, 2023, 308(5):1657-1659.

［15］ AHMAD A, AHMED A, PATRIZIO P. Cystic fibrosis and fertility ［J］. Current opinion in obstetrics & gynecology, 2013, 25(3):167-172.

［16］ ZHANG L, NOMIYAMA S, BEDRAN R M, et al. Sweat conductivity diagnostic accuracy for cystic fibrosis:A systematic review and meta-analysis ［J］. Archives of disease in childhood, 2023, 108(11):904-909.

［17］ MAGLIONE M, TOSCO A, BORRELLI M, et al. Primary ciliary dyskinesia treatment:Time for a new approach? ［J］. Lancet Respiratory Medicine, 2024, 12(1):2-3.

［18］ 囊性纤维化诊断与治疗中国专家共识编写组，中国罕见病联盟呼吸病学分会，中国支气管扩张症临床诊治与研究联盟. 囊性纤维化诊断与治疗中国专家共识[J].中华结核和呼吸杂志，2023，46（4）：352-372.

第十二节　Myhre 综合征

Myhre 综合征（OMIM 139210）是一种常染色体显性遗传性多器官发育异常性疾病，临床特征是生长发育迟缓、骨骼异常、假性肌肉肥大、关节僵硬、面部畸形、耳聋、心血管疾病和异常性发育[1]。

其中一个变异表型是喉气管狭窄、关节病、下颌前突和身材矮小综合征（laryngotracheal stenosis, arthropathy, prognathism and short stature syndrome, LAPS）[2]。LAPS 与 SMAD4 基因杂合致病突变有关。大多数临床特征在儿童时期表现出来，也有一些在成年期表现更加显著[3, 4]，呼吸系统受累可表现为间质性肺疾病、胸腔积液、大气道阻塞和肺动脉高压；呼吸道狭窄可致呼吸困难及反复支气管肺炎[3]。

1981 年，Myhre 等人首次描述 Myhre 综合征。所有确定的 SMAD4 突变都是从头发生的，迄今为止尚未有家族性报道。

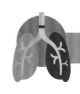
一、病因与病理生理机制

多种先天性畸形的存在与 *SMAD4* 的表达谱相关，SMAD4 在整个胚胎发育过程以及大多数成人组织和细胞类型中普遍表达。*SMAD4* 编码 SMAD（mothers-against-DPP homolog）家族的蛋白质，该家族被认为是一种肿瘤抑制因子。*SMAD4* 在由受体调节的 SMAD（*SMAD1*、*SMAD2*、*SMAD3*、*SMAD5* 和 *SMAD8*）异二聚体组成的复合物中充当中间媒介，是转录活性 SMAD 复合物所必需的。该复合物易位到细胞核中以诱导或抑制转化生长因子 β（TGF-β）和 BMP 靶基因的表达，充当 TGFβ/BMP 信号转导共介体。迄今为止发现的所有突变均位于 MH2（MAD 同源性 2）结构域，并直接参与转录激活。

不同于体细胞和生殖细胞中 *SMAD4* 的功能丧失致病变异可能分别导致癌症和幼年性息肉病-遗传性出血性毛细血管扩张症（juvenile polyposis-Hereditary Hemorrhagic Telangiectasia，SMAD4-JP-HHT），SMAD4 中功能获得性体细胞和种系致病变异可导致 Myhre 综合征[5]。介导 TGF-β 信号传导的 *SMAD4* 基因重复错义突变是导致 Myhre 综合征的原因。Myhre 综合征患者的成纤维细胞显示，*SMAD4* 蛋白水平升高、基质沉积受损以及编码基质金属蛋白酶和相关抑制剂的基因表达改变[6]。*SMAD4* 基因突变导致几种细胞类型中的 TGF-β 信号异常，从而影响多种身体系统的发育并导致 Myhre 综合征的特定表型[7]。

在多个组织中发现过度纤维化，尤其是心脏、肺以及上下气道，组织病理可见纤维细胞增殖和过多细胞外基质沉积[8]。虽然许多患者出现性发育问题，但对其机制知之甚少。*SMAD4* 变异会破坏下丘脑-垂体-性腺轴。激活素和抑制素是 TGF-β 超家族的两个二聚体肽成员，它们对 FSH 的释放有相反的影响。激活素促进 FSH 分泌和合成，而抑制素则抑制 FSH 分泌和合成。

反复发生纤维化心包炎和喉气管狭窄的发病机制仍不清楚，但进一步显示了结缔组织与 Myhre 综合征的相关性[4]。

二、临床表现

由 *SMAD4* 致病性变异引起的 Myhre 综合征的特点是面部特征、身材矮小、骨骼异常、肌肉假性肥大、关节活动受限、短指畸形、皮肤僵硬并增厚以及不同程度的智力障碍。

其他异常包括：①听力损失（78%），听力损失的类型主要是传导性或混合性，少数是纯粹的感音神经性耳聋。耳聋是单侧或双侧的，且严重程度不一。在部分成年患者中，耳聋会缓慢进展，还经常观察到反复的呼吸道或耳部感染。②先天性心脏畸形（54%），主要为动脉导管未闭、主动脉缩窄、轻中度主动脉瓣狭窄、法洛四联症和心包炎[9]。③心包、胸膜、腹膜浆膜腔积液。患者可能会出现许多长期并发症，包括肥胖、高血压、支气管肺功能不全、喉气管狭窄、心包炎和反复感染。

面部畸形的特征包括睑裂短、面中部发育不全、人中短、下颌前突、嘴巴狭窄和耳朵小。综合起来，这些特征形成了典型且可识别的面部形态。老年患者下颌前突、小睑裂更为明显，面部软组织增厚。

除面部特征畸形外，许多患者还存在关节受限，包括小关节和大关节，部分患者踮脚尖行走，尤其是握拳和举臂困难。许多患者的皮肤变厚、肌肉假性肥大。随着时间的推移，这些特征往往变得更加明显。一些患者还表现出其他皮肤病学特征，如毛周角化症、掌跖角化过度和皮肤愈合异常伴瘢痕疙瘩形成。

部分患者患有不同程度的非先天性进行性后鼻孔狭窄、喉气管狭窄（约 12% 的患者）、支气管肺功能不全，包括慢性阻塞性肺病和与睡眠呼吸暂停相关的阻塞性综合征、肺间质纤维化、孤立性肺动脉狭窄及肺动脉高压[8, 10]。心包炎和喉气管受累代表了 Myhre 综合征的重要危及生命的并发症。

骨骼异常包括肋骨轻度增宽、颅盖增厚、髂翼发育不全、短指和并指等。

生长迟缓、认知或行为障碍、性早熟或延迟等其他相关症状不太常见，且严重程度各不相同。经常报告患者有性发育问题，主要包括女性青春期异常、初潮过早和继发性闭经，男性隐睾和尿道下裂。

Myhre 综合征是一种进行性疾病，具有严重的多系统损伤和危及生命的并发症。据报道，在学龄前儿童中，80% 的儿童存在神经发育障碍。面部和骨骼特征、皮肤增厚和关节受限主要发生在学龄儿童中。青春期的特点是肺动脉高压和血管狭窄[11]。

三、诊　断

本病临床表现随年龄增长而逐渐显现、增多，早期诊断较困难。确诊依赖于特征性的临床表现及基因检测，且须先排除其他先天性或遗传性疾病。

四、治　疗

本病尚无有效的根治方法。

抗高血压药物氯沙坦（一种 TGF-β 拮抗剂和血管紧张素-Ⅱ1 型受体阻滞剂）可以阻断 TGF-β 信号传导，使金属蛋白酶和相关抑制剂转录水平正常化，纠正本病患者成纤维细胞中的细胞外基质沉积缺陷，有望用于治疗本病[3, 6]。

依那西普和英夫利昔单抗是 TNF 信号抑制剂，已被证明可有效减少其他自身免疫性疾病（如类风湿性关节炎）的软骨炎症，因而有医生提出可用于治疗本病[3, 12]。

对于呼吸道狭窄影响呼吸者，需要酌情采取球囊扩张、部分气管切除、激光治疗和气管切开术等措施。对于听力障碍者，可植入人工耳蜗。

参考文献

[1] LI H, CHENG B, HU X, et al. The first two Chinese Myhre syndrome patients with the recurrent SMAD4 pathogenic variants: Functional consequences and clinical diversity [J]. Clinicachimica acta, 2020, 500:128-134.

[2] MICHOT C, LE GOFF C, MAHAUT C, et al. Myhre and LAPS syndromes:Clinical and molecular review of 32 patients [J]. Eur j hum genet, 2014, 22(11):1272-1277.

[3] ALAPE D, SINGH R, FOLCH E, et al. Life-threatening multilevel airway stenosis due to Myhre syndrome [J]. Am j resp crit care, 2020, 201(6): 731-732.

[4] GARAVELLI L, MAINI I, BACCILIERI F, et al. Natural history and life-threatening complications in Myhre syndrome and review of the literature [J]. Eur j pediatr, 2016, 175(10):1307-1315.

[5] GHEEWALLA G M, LUTHER J, DAS S, et al. An additional patient with SMAD4-Juvenile Polyposis-Hereditary hemorrhagic telangiectasia and connective tissue abnormalities:SMAD4 loss-of-function and gain-of-function pathogenic variants result in contrasting phenotypes [J]. Am j med genet a, 2022, 188(10):3084-3088.

[6] PICCOLO P, MITHBAOKAR P, SABATINO V, et al. SMAD4 mutations causing Myhre syndrome result in disorganization of extracellular matrix improved by losartan [J]. Eur j hum genet, 2014, 22(8):988-994.

[7] LE GOFF C, CORMIER-DAIRE V. From tall to short:The role of TGFβ signaling in growth and its disorders [J]. American journal of medical genetics part c-seminars in medical genetics, 2012, 160C(3):145-153.

[8] STARR L J, LINDSAY M E, PERRY D, et al. Review of the pathologic characteristics in Myhre syndrome:Gain-of-function pathogenic variants in SMAD4 cause a multisystem fibroproliferative response [J]. Pediatric and developmental pathology, 2022, 25(6):611-623.

[9] STARR L J, GRANGE D K, DELANEY J W, et al. Myhre syndrome:Clinical features and restrictive cardiopulmonary complications [J]. Am j med genet a, 2015, 167A(12):2893-2901.

[10] JEON M J, KIM M J, KIM J H, et al. Multilevel airway stenosis being bypassed by a customized tracheostomy tube in an infant with Myhre syndrome [J]. Pediatric Allergy Immunology and Pulmonology, 2021, 34(2):83-87.

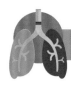 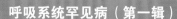

[11] YANG D D, RIO M, MICHOT C, et al. Natural history of Myhre syndrome［J］. Orphanet J Rare Dis, 2022, 17(1):304.

[12] CRNKIC M, MåNSSON B, LARSSON L, et al. Serum cartilage oligomeric matrix protein (COMP) decreases in rheumatoid arthritis patients treated with infliximab or etanercept［J］. Arthritis research & therapy, 2003, 5(4):R181-185.

第十三节　气管支气管黏膜角化症

气管支气管黏膜角化症（tracheobronchial mucosal keratosis，TBMK）是一种以气管支气管黏膜角化为主要特点的罕见的气道疾病，可导致顽固性咳嗽和气道狭窄[1]。虽然上呼吸道角化症很常见，但TBMK却罕见。迄今为止，全球已经报告了18例TBMK病例。关于TBMK文献多为病例报道，缺乏系统研究。因此，对该病的流行病学、发病机制、诊断、治疗和预后缺乏深入了解。TBMK可影响任何年龄段人群。

一、病因与病理生理机制

本病的病因及发病机制尚不清楚，可能与职业和环境暴露造成的气道慢性炎症和呼吸道损伤有关[2]。吸烟在TBMK中的作用仍不清楚。

二、临床表现

反复咳嗽、咳痰是最常见的症状。此外，还可表现为胸痛、呼吸困难、气短、胸闷[1]。

三、辅助检查

1. 胸部CT

胸部CT大多无异常表现，偶可见气管黏膜表面凹凸不平，管腔狭窄。

2. 气管镜检查

支气管镜检查主要表现为黏膜充血和肿胀、管腔面结节状突出，质地坚韧，活检时几乎不出血，并有铺路石样改变，管腔可变窄。结节病灶上方有黄白色脓性分泌物。病变主要位于气管和主支气管。根据病程，支气管镜检查表现出一定的规律性，即发病1个月内，TBMK主要表现为气道黏膜充血肿胀，黏膜上附着脓性苔藓样分泌物，结节性改变不明显；发病4个月后，出现结节样改变，黏膜表面附着脓性苔藓样分泌物；发病1年后，可见黏膜结节逐渐融合，并附着少量脓性苔藓样分泌物。

3. 病理检查

主要病理表现为气管或主支气管黏膜过度角化，可见角化细胞或角化细胞珠、鳞状化生、黏膜炎症改变和黏膜下棘细胞增生。基底细胞完好无损，没有异常。此外，还可以检测到不典型增生和黏膜下钙化。TBMK的组织病理学改变与喉角化症相似，TBMK是否具有恶性潜能仍不清楚。

四、诊　断

TBMK是一种罕见的呼吸道疾病，临床表现和胸部CT表现不典型。支气管镜检查发现气道结节性增生和表面覆盖有脓性分泌物是典型表现。最终诊断需要通过组织病理学检查来确诊。

TBMK 的临床症状和影像学表现缺乏特异性，常被误诊为哮喘、慢性阻塞性肺疾病、肺炎等[3]。TBMK 还需要与气管支气管病骨软骨增生症、气管支气管结核、气管支气管淀粉样变性和支气管 Dieulafoy 病（迪厄拉富瓦病）相鉴别。

五、治 疗

目前，缺乏有效的抗角化药物，尚无针对 TBMK 的特异性治疗方法。抗生素、糖皮质激素和维生素等对症治疗有助于改善临床症状，但并不能解决角化病本身。经呼吸内镜介入治疗及重组人表皮生长因子有一定疗效。

参考文献

［1］ ZHOU P, YU W, XIA Q, et al. Tracheobronchial mucosal keratosis:A literature review of this rare disorder ［J］. Heliyon, 2024, 10(1):e23701.
［2］ 谢召峰，杨玲，曾丕忠，等. 下呼吸道黏膜角化病5例分析 ［J］. 当代医学，2009，15（22）：107-108.
［3］ 杨伟强. 下呼吸道黏膜角化病误诊为支气管哮喘一例；《中华急诊医学杂志》第十届组稿会暨第三届急诊医学青年论坛，杭州，F，2011 ［C］.

第十四节　杨氏综合征

杨氏综合征（Young's syndrome，YS）是一种罕见的遗传性综合征，也被称为慢性鼻窦炎、肺炎伴无精症。多见于青、中年男性，表现为慢性鼻窦炎、鼻息肉、无精症导致的生育能力下降和支气管扩张[1]。本病的患病率未知。

一、病因与病理生理机制

杨氏综合征的病因和病理生理学尚不明确。已提出儿童汞暴露和遗传病因。自限制汞使用以来，本病的发病率也有所下降[2]。在某些情况下，杨氏综合征可能是一种轻度的囊性纤维化。CFTR 突变曾经被认为是杨氏综合征的病因。杨氏综合征的主要缺陷仍然不清楚。

杨氏综合征患者的无精症是因为异常稠厚的分泌物阻塞了附睾管，提示可能存在上皮分泌物的异常。虽然研究发现，杨氏综合征患者的精子尾部所含的中央对微管、径向辐条和内部动力蛋白臂显著减少，并且其纤毛包含的内部动力蛋白臂少于健康人[3]，但是患者精子的生长发育及其运动功能均正常。

杨氏综合征患者的黏液纤毛清除功能异常，鼻子和支气管的清除能力受损，但体外纤毛功能和超微结构却正常[4, 5]。

二、临床表现

男性患者表现为慢性鼻窦炎、反复支气管及肺部感染，支气管扩张、附睾管阻塞致梗阻性无精症，精液分析显示没有精子，睾丸活检显示精子发生正常。多数杨氏综合征患者的呼吸道感染症状较轻，没有复杂感染，如铜绿假单胞菌和金黄色葡萄球菌，同时肺功能下降也较轻[1]。汗液和免疫学检查均在正

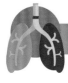

常范围内。本病患者预期寿命正常。

三、诊　断

对于反复出现上下呼吸道感染、鼻窦炎或支气管扩张的患者，应考虑到杨氏综合征的可能性。本病的诊断基于慢性鼻窦、支气管、肺部感染、梗阻性无精症、正常精子发生和特征性附睾表现，以及排除囊性纤维化和纤毛不动综合征[6]。

四、鉴别诊断

做出诊断前应首先排除卡塔格内综合征（Kartagener syndrome，又称纤毛不动综合征）和囊性纤维化。

囊性纤维化是一种常染色体隐性遗传病，其特征为慢性肺部疾病、胰腺功能不全、肠梗阻、男性不育和汗液中氯化物增加。该疾病是囊性纤维化跨膜调节因子基因突变所致。囊性纤维化在两性中均发生，而杨氏综合征在男性中更为常见。囊性纤维化患者肺功能下降的速度比杨氏综合征患者更快。

原发性纤毛运动障碍是由于纤毛超微结构异常、运动功能障碍所致，精子数量通常正常，但活力减弱。呼吸道纤毛摆动障碍致反复支气管、肺感染，支气管扩张。可伴有内脏反位。

五、治　疗

杨氏综合征无根治方法。以对症治疗为主要措施。呼吸道感染者以抗感染、促排痰为主[7]。不育者可予附睾造口手术。

———————————————————— ● 参考文献 ● ————————————————————

［1］CIHANBEYLERDEN M, KURT B. Young's syndrome, a rare syndrome that can cause infertility and mimics cystic fibrosis and immotile-cilia syndrome:A case report［J］. European Review for Medical and Pharmacological Sciences, 2022, 26(18):6569-6571.

［2］DALLY A, HENDRY B. Declining sperm count. Increasing evidence that Young's syndrome is associated with mercury［J］. BMJ (Clinical research ed), 1996, 313(7048):44.

［3］WILTON L J, TEICHTAHL H, TEMPLE-SMITH P D, et al. Young's syndrome (obstructive azoospermia and chronic sinobronchial infection): A quantitative study of axonemal ultrastructure and function［J］. Fertility and sterility, 1991, 55(1):144-151.

［4］GREENSTONE M A, RUTMAN A, HENDRY W F, et al. Ciliary function in Young's syndrome［J］. Thorax, 1988, 43(2):153-154.

［5］KOBYLIANSKIĬ V I, BUSHKOVSKAIA O V. Young's syndrome: morphologic, functional and genetic aspects of the mucociliary system［J］. Klinicheskaiameditsina, 2004, 82(1):18-20.

［6］HANDELSMAN D J, CONWAY A J, BOYLAN L M, et al. Young's syndrome. Obstructive azoospermia and chronic sinopulmonary infections［J］. New engl j med, 1984, 310(1):3-9.

［7］RUESCAS ESCOLANO E, CHINER VIVES E, ANDREU RODRíGUEZ A L, et al. Young's syndrome in the adult age:home treatment with a mechanical device of intrapulmonary percusive ventilation［J］. Anales de medicina interna (Madrid, Spain:1984), 2007, 24(9):435-438.

第二章 囊性肺病

（cystic lung diseases）

第一节 概 述

肺囊性病变被定义为肺实质内的圆形气腔，腔的壁由不同厚度的上皮或纤维组成。囊通常有薄而规则的壁（壁厚不一，通常厚度<2mm），内含有空气，但有些可能含有液体或固体物质[1]。影像上，囊表现为肺实质内圆形透光区或低密度影，有边界清楚的薄壁，与周围正常的肺实质边界清，CT扫描无肺气肿相关表现（见图2-1-1）。

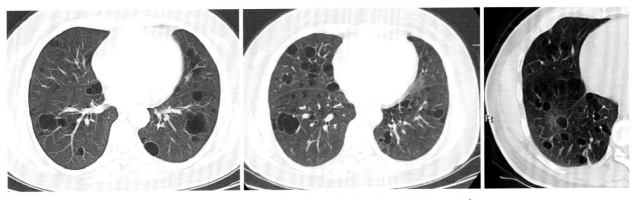

胸部CT表现为肺实质内多个薄壁气囊腔，囊之间的肺组织正常。

图2-1-1 肺弥漫性囊性病变

一、囊的辨别

囊应与空洞、肺大疱、肺气肿、假性气囊肿、蜂窝、囊性支气管扩张症和囊样肿瘤等其他肺含气病变相辨别。含气空腔的影像学特征可以帮助识别（见表2-1-1），包括形状、壁厚、在肺实质和次级小叶内的分布、内部结构是否存在、与相邻结构的关系以及发生和进展的速率[2]。

真正的囊有上皮细胞衬里，需要与由实质被破坏引起的不连续的上皮衬里的囊样空间相辨别，如空洞、肺大疱、肺气肿或创伤后假性气囊肿。这些类囊性病变可能没有壁，或者有厚薄不一的壁，或者与气道延续，它们周围的肺实质往往有异常。通常空洞的壁厚>2mm，且其形状通常比囊更不规则。支气管扩张有时会与囊相混淆，通常可以通过仔细检查气道连续性来区分气道扩张变形与真正的囊性改变，三维重建显示支气管扩张呈现与气道延续的管状而非球形结构。与真正的囊相比，小叶中央型肺气肿引起的囊样扩张通常具有难以辨认的壁，且在影像学特征上仅有过度充气而无其他异常（见图2-1-2）。

表2-1-1　肺含气病变的鉴别

肺含气病变	含气病变的影像学特点	其他影像学特点	病因或病理
囊	呈圆形或不甚规则,有边界清晰的薄壁(通常厚度<2mm)	囊周边的肺组织通常是正常的	原因复杂多样
空洞	呈不规则,壁通常较厚。一些空洞病变在晚期表现为薄壁空洞或囊肿	在肺实变、肿块或结节内	可见于急性或慢性感染、慢性全身性疾病和原发性或转移性恶性肿瘤
肺大疱	直径>1cm,有难以察觉的薄壁,有时可见周围被压缩的肺组织构成的薄壁样组织	多位于胸膜下,常伴有小叶中心肺气肿或膈旁肺气肿	通常是慢性炎症所致,多见于慢性阻塞性肺病或尘肺
小叶中央型肺气肿	位于小叶中心,通常没有可见的壁,中央有小叶血管束的"点"状结构	上叶为主。与囊性病变相比,小叶中心肺气肿通常体积更小,数量更多,中央有血管	病理表现为存在破坏的小叶中心肺泡壁和扩大的呼吸性细支气管和相关的肺泡。肺气肿的中央通常有血管束
假性气囊肿	呈圆形,薄壁	短暂存在,相邻肺组织有实变或磨玻璃影	一种短暂的薄壁充气病变,通常由肺炎、外伤或吸入腐蚀性液体引起。其形成机制被认为是实质坏死和气道阻塞形成的止回阀共同产生
蜂窝	成簇的,直径3~10mm的含气空腔,边界清晰,壁厚1~3mm。CT图像上多个层面均有	聚集在胸膜下的多排含气腔隙,主要在肺下叶近胸膜分布为主。通常呈现为多层结构,少数为单层。常伴随网状改变或牵拉性支气管扩张	蜂窝是指破坏的纤维化肺组织,包含许多含气空腔和厚纤维壁,提示为各种肺部疾病的晚期,如非特异性间质性肺炎、结节病、慢性过敏性肺炎、石棉沉着病和辐射后纤维化等疾病
囊性支气管扩张症	支气管腔较伴行血管粗或不随走行逐渐变细,呈管状或囊状,可有分支,非弥漫分散	沿气道分支,相应的支气管壁增厚,常伴有远端气体陷闭	支气管扩张是一种不可逆的、局部的或弥漫性的支气管管腔增宽,通常由慢性感染、近端气道阻塞或先天性支气管异常引起

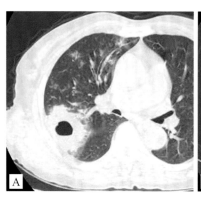
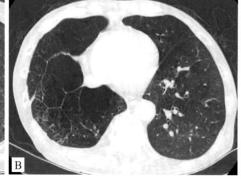
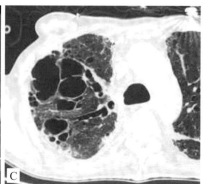

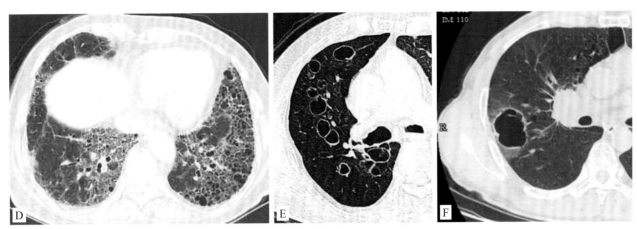

A：空洞；B：肺气肿；C：假性气囊肿；D：蜂窝；E：囊状支气管扩张；F：囊样癌。

图2-1-2　肺部常见含气空腔的影像表现

二、肺囊性病变形成的机制

病理学上，囊是指任何圆形的有界限的空间，被不同厚度的上皮或纤维壁包围。

在肺囊性疾病中，肺囊肿形成的发病机制尚不十分清楚。可能的机制包括：①气道内单向阀导致远端小气道及肺泡过度充气。小气道中的单向气流阻塞，允许空气进入但不允许排空，可导致远端气道像气球一样膨胀。这种机制与滤泡性细支气管、转移性肿瘤和感染产生的肺气囊形成有关。②供应末端细支气管的小血管和毛细血管阻塞可导致小气道和肺泡缺血和坏死。③MMP和其他基质降解酶引起的肺实质破坏，壁厚度不一。已经在淋巴管平滑肌瘤病（lymphangio-leiomyomatosis，LAM）、肺朗格汉斯细胞组织细胞增多症（pulmonary Langerhans cell histiocytosis，PLCH）和LCDD中发现MMP和其他蛋白酶活性的增加，有人提出，由于基质蛋白酶降解结缔组织引起支气管壁被慢性破坏，继而导致管腔扩张是这些囊性变化的机制之一。

三、肺囊性病变的解剖分类与病因

肺的囊性病变可分为单发、局灶（1叶肺、>1个囊）、多发（>1叶肺，但未累及所有肺叶）、弥漫（累及5个肺叶）。

1. 单发或局灶性肺囊性病变

单发或局灶性肺囊性病变多是局部损伤因素，如偶发的囊、先天性肺气道畸形（congenital pulmonary malformation，CPAM）、支气管源性囊肿、创伤或感染后形成的假性囊泡（见表2-1-2）[1]。

肺部偶发的囊多于胸部CT扫描时偶然发现，通常是孤立的囊，多位于下叶并长期稳定。与吸烟或肺气肿的损害无关，多见于中老人，可能是正常衰老过程或者是以前感染、创伤的残余。因此，年龄大、数量少、缺乏与之相关的其他影像学表现是偶发性肺囊性病变区别于其他肺囊性疾病的特点。

CPAM（曾称先天性囊腺瘤样畸形）是一种罕见的多囊性、叶内组织紊乱的肺组织肿块，是最常见的一种先天性肺发育畸形。该病是以终末细支气管过度增生与扩张为特征的先天性肺部囊性和非囊性肺部病变[3]。最常见于肺下叶。CPAM通常在儿童时期被诊断，有些患者则可能直到成年才被发现。根据CPAM的外观可分为三个亚型。1型最常见，尤其是在成年人群中，有多个直径≥2cm的囊肿。在CT上，

1型表现为一个大的、充满空气的多囊性病变。2型为直径<2cm的多个囊肿。在3型（最不常见的类型）中，有许多显微囊肿，通常在成像上具有更坚实的外观。3型预后最差，这大概是它在成年人中不常见的原因。

CPAM可以与近端气道非正常连通。大多数CPAM部位的血液供应来自肺动脉，并通过肺静脉回流。不同分型的CPAM，在影像学上可观察到大囊肿、小囊肿、微囊肿或实性病变。影像学表现与潜在的组织病理学特征密切相关。CT显示病变为孤立的界限明确的薄壁囊肿或多个不同大小、不同密度的囊肿，囊肿的密度取决于其内容物，也可以看到气液平面。小囊肿偶尔位于邻近的肺实质内。

绝大多数CPAM是在产前超声筛查中发现[4]。成年后仍未发现的情况较罕见，常表现为复发性肺部感染，也可表现为咯血、气胸或呼吸困难[5]。并发症包括反复感染和恶性变，因此，建议手术切除进行根治性治疗。

支气管源性囊肿是一种发育异常，是支气管树在妊娠第26天至第40天异常出芽或发生分支缺陷引起的[6]。虽然支气管源性囊肿通常表现为沿气管支气管树的中纵隔肿物，但也有约1/3的表现为肺肿物，且多位于下叶。肺内支气管源性囊肿通常充满液体，含气的肺内支气管源性囊肿相对少见。CT上表现为界限清楚、均匀、球状病灶，边缘光滑或分叶状。囊肿通常含有液体，很少含有空气，有或无气液平面。含气肺内支气管囊肿有时很难与肺脓肿或肺大疱感染相鉴别，临床表现、既往胸部X线片和CT扫描对鉴别有帮助。

2. 弥漫性肺部囊性病变

弥漫性肺部囊性病变（diffuse cystic lung diseases，DCLD）表现为双肺多发囊状影，多叶分布，通常有10个以上的囊。大多数是遗传、发育、肿瘤或结缔组织病等全身性因素所致（见表2-1-2）[2, 7]。

表2-1-2　DCLD的病因

病因分类	相关疾病
肿瘤相关	①淋巴管平滑肌瘤病(散发性或与结节性硬化症相关)； ②肺朗格汉斯细胞组织细胞增多症； ③非朗格汉斯细胞组织细胞增多症，包括Erdheim Chester病和罗道病； ④其他原发性和转移性肿瘤，如肉瘤、腺癌、胸膜肺母细胞瘤等
遗传、发育、先天性	①Birt-Hogg-Dubé综合征； ②马方综合征； ③神经纤维瘤病(neurofibromatosis)； ④埃勒斯-当洛斯综合征(Ehlers-Danlos syndrome)； ⑤先天性肺气道畸形； ⑥支气管肺发育不良等； ⑦变形综合征(proteus syndrome)
与淋巴组织增生性疾病相关	①淋巴细胞间质性肺炎； ②轻链沉积病； ③干燥综合征； ④淀粉样变性； ⑤滤泡性细支气管炎； ⑥淋巴瘤； ⑦Castleman病

续表

病因分类	相关疾病
感染性疾病	①耶氏肺孢子菌肺炎； ②呼吸道乳头状瘤病； ③地方性真菌病，尤其是球孢子菌病； ④并殖吸虫病； ⑤肺结核[8]
与间质性肺疾病相关	①过敏性肺炎； ②脱屑性间质性肺炎
烟草相关性	①肺朗格汉斯细胞组织细胞增生症； ②脱屑性间质性肺炎； ③呼吸性细支气管炎
其他	①偶发的囊泡，多见于老年人； ②CPAM； ③支气管源性囊肿； ④创伤或感染后形成的假性囊泡； ⑤子宫内膜异位症[9]

四、弥漫性肺部囊性病变的诊断

DCLD 是一组病理异质性疾病，其原因是多种多样的。明确诊断需要结合病史、影像学特征、血清学及病理或基因检测等其他相关检查（见表 2-1-3）。

正确诊断的首先是详细的询问病史、进行严格的体格检查。急性、快速进行性囊性变化表明是感染性、炎性或创伤所致，而慢性过程更可能继发于肿瘤，先天性、血管性或其他缓慢进行性疾病。患者有烟草接触史的应考虑烟草相关性疾病，有干燥综合征表现的应考虑淋巴增殖相关性疾病。详细的家族史，尤其是对于儿童患者，其兄弟姐妹、父母和其他血缘关系亲属中的气胸、皮疹和肾肿瘤史，对于建立结节性硬化症相关 LAM 和 BHD 的诊断很有意义。患者合并有乳糜胸，提示 LAM；合并气胸提示 BHD、LAM、PLCH 或马方综合征等；体格检查必须特别注意结缔组织疾病的体征或提示 BHD 或结节性硬化症的皮肤表现。

其次，患者的发病年龄和性别也有诊断价值。育龄期起病的女性，提示 LAM 的可能。LAM、PLCH、BHD 则多起病于 20～40 岁。

囊肿的分布对于正确诊断也非常有帮助。与肺气肿的上叶及小叶中心分布为主不同，BHD 的囊通常位于肺实质内，下叶为主，小叶间隔旁。LAM 的囊分布较弥散、均匀、大小一致。PLCH 的囊分布于双肺上叶为主，很少累及肋膈角。

血清中血管内皮生长因子 D、自身抗体谱和 α_1 抗胰蛋白酶有助于提示相关疾病的诊断。

在组织病理学评估中，显著的慢性炎性浸润和（或）纤维化提示慢性过敏性肺炎或结缔组织病的病因。肉芽肿性炎症、急性炎症和（或）微生物的存在可能是传染性病因。LAM、PLCH 和其他肿瘤的关键诊断特征是伴随囊性变化的异常细胞增殖。疾病相关特征，如淀粉样变性病和 LCDD 中异常蛋白沉积，LAM 中 HMB-45 阳性细胞，PLCH 中 CD1a 阳性细胞聚集以及肺淋巴瘤中单克隆淋巴细胞增殖，对于建立

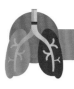

囊性肺病的病因诊断至关重要[2]。

某些肺外表现也提示相应的诊断。如猖獗齿、口眼干燥提示干燥综合征相关的淋巴细胞性间质性肺炎（LIP）；面部血管纤维瘤提示结节性硬化症（tuberous sclerosis complex，TSC）；颈面部纤维滤泡瘤提示BHD综合征；合并肾血管肌脂瘤提示LAM；合并肾癌提示BHD综合征；合并中枢性尿崩症、骨破坏提示PLCH；合并癫痫、视网膜错构瘤、室管膜下巨细胞星形胶质瘤提示TSC。

最后，基因检测对于某些疾病有重要的诊断价值。*TSC1/TSC2*变异提示TSC/LAM；*FLCN*变异与BHD有关；*FLN1*变异与马方综合征有关；而神经纤维瘤病与*NF1*基因变异有关。

表2-1-3　弥漫性囊性肺疾病临床表现与诊治的异同

	LAM	PLCH	BHD	LIP/FB	淀粉样变性	LCDD
好发人群	育龄期妇女，反复气胸、乳糜胸史，血管平滑肌脂肪瘤	年青成人，有吸烟史、气胸史	成年人，气胸史，皮疹，肾肿瘤	HIV感染者及CTDs、SS患者、雷诺现象	SS、CTDs患者	淋巴增殖性疾病患者
囊	弥散、随机分布；0.2~2cm大小不等；圆形或不规则形	分布于上、中叶为主，罕及肋膈角；0.2~2cm大小不等；不规则、奇形怪状	下叶、外周、胸膜下或膈膜旁、近血管分布；大多1cm左右；椭圆形	弥散、随机、血管旁分布；平均直径0.3~1cm；通常圆形	弥散、随机分布；直径0.4~4.5cm，大多数超过1cm；通常圆形	同淀粉样变性
胸部CT其他表现	胸腔积液	大小不一的结节伴或不伴空洞，厚壁囊，网格影	无	磨玻璃影；小叶中心性结节，边界不清；小叶间隔增厚，囊内可能有血管穿过	密度不一的多发结节，随机分布	密度不一的多发结节，随机分布；囊内可能有血管穿过
肺外表现	肾血管肌脂瘤，乳糜胸，TSC表现	尿崩症，皮疹，骨质损害	肾肿瘤，皮肤纤维毛囊瘤	SS、CTDs、HIV或EB病毒感染、CVID	SS、CTDs、系统性淀粉样变性	淋巴增殖性疾病，肾、心脏等多脏器功能损害
变异基因与遗传特点	TSC-LAM生殖细胞TSC变异，以常染色体显性遗传；S-LAM是体细胞TSC变异，非遗传	体细胞BRAF、MAP2K1变异，非遗传	生殖细胞FLCN变异，常染色体显性遗传	无变异，非遗传	无变异，非变异	同淀粉样变性
家族史	TSC	无	气胸，皮疹，肾癌史	无	无	无
病理检查是否有诊断价值	LAM细胞浸润，HMB-45阳性，有平滑肌细胞表型。有诊断价值	朗格汉斯细胞，S100和CD1a阳性，电镜下可见细胞内Birbeck颗粒；晚期可见星状纤维化瘢痕。有诊断价值	在间隔旁或胸膜下的肺实质内有囊，无异形细胞增殖，无明显的炎症纤维化。无诊断价值	LIP：间质内弥漫性多克隆淋巴细胞浸润；FB：支气管周围滤泡淋巴细胞多克隆增生伴生发中心。有诊断价值	无定形蛋白质沉积物原纤维超微结构，刚果红染色在偏振光下呈苹果绿双折射。有诊断价值	单克隆κ轻链沉积，超微结构下见细颗粒，无纤维结构，刚果红染色在偏振光下无苹果绿双折射。有诊断价值

续表

	LAM	PLCH	BHD	LIP/FB	淀粉样变性	LCDD
实验室检测	血浆VEGF-D升高	尿崩症相关的血、尿检测	FLCN基因变异	多克隆异常血浆蛋白	单克隆异常血浆蛋白,自身抗体谱	部分患者有异常蛋白血症,自身抗体谱
气管镜检查诊断率	>50%	30%~50%	0	低	低	低
可考虑外科肺活检	是	是	否	是	是	是
基因检测	*TSC*基因变异,但散发型无基因变异	*BRAF*基因变异	*FLCN*基因变异	否	否	否
治疗	西罗莫司	戒烟,免疫抑制剂,克拉屈滨	无	LIP使用类固醇激素或其他免疫抑制剂	无	无

注：BAL：支气管肺泡灌洗；BHD：Birt-Hogg-Dube′综合征；BRAF：v-Raf鼠肉瘤病毒癌基因同源物B；CTDs：结缔组织病；CVID：常见变异免疫缺陷；FB：滤泡性细支气管炎；FLCN：卵泡蛋白；LAM：淋巴管平滑肌肌瘤病；LCDD：轻链沉积病；LIP：淋巴细胞间质性肺炎；PLCH：肺朗格汉斯细胞组织细胞增生症；SS：干燥综合征；TBBx：经支气管活检；TSC：结节性硬化症；VEGF-D：血管内皮生长因子D。

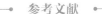

参考文献

[1] LEE K C, KANG E Y, YONG H S, et al. A stepwise diagnostic approach to cystic lung diseases for radiologists [J]. Korean journal of radiology, 2019, 20(9):1368-1380.

[2] GUPTA N, VASSALLO R, WIKENHEISER-BROKAMP K A, et al. Diffuse cystic lung disease. Part Ⅱ [J]. Am j resp crit care, 2015, 192(1):17-29.

[3] NUUTINEN S, RONKAINEN E, PERHOMAA M, et al. Long-term results of pediatric congenital pulmonary malformation: A population-based matched case-control study with a mean 7-year follow-up [J]. Children (Basel), 2022, 10(1):71.

[4] MANEENIL G, RUANGNAPA K, THATRIMONTRICHAI A, et al. Clinical presentation and outcome in congenital pulmonary malformation:25 year retrospective study in Thailand [J]. Pediatr int, 2019, 61(8):812-816.

[5] PUMACAYO-CáRDENAS S, LEóN-BEJARANO E, RECABARREN-LOZADA A. Late diagnosis of complex congenital pulmonary malformation: From symptoms and radiology to histopathology [J]. Archivos de bronconeumología, 2020, 56(8):523.

[6] NADEEM M, ELNAZIR B, GREALLY P. Congenital pulmonary malformation in children [J]. Scientifica, 2012, 2012:209896.

[7] GUPTA N, VASSALLO R, WIKENHEISER-BROKAMP K A, et al. Diffuse cystic lung disease. Part I [J]. Am j resp crit care, 2015, 191(12):1354-1366.

[8] WANG L, LIU J, YANG H, et al. Diffuse cystic lung disease caused by tuberculosis infection:Case series [J]. Journal of Infection and Public Health, 2023, 16(4):526-530.

[9] POSSES BRIDI G D, DE OLIVEIRA M R, CARVALHO C R R, et al. Thoracic endometriosis presenting as diffuse cystic lung disease:a rare case report [J]. Pulmonology, 2023, 30(2):195-197.

第二节 淋巴管平滑肌瘤病

淋巴管平滑肌瘤病（lymphangio-leiomyomatosis，LAM）是一种以肺实质内异常增生的平滑肌样细胞（又称LAM细胞）浸润为特征的多系统疾病，几乎仅见于女性。临床表现以肺囊性改变和肾脏血管平滑肌脂肪瘤为特征[1]。尽管LAM细胞形态呈现良性外观，但因其不受控制地生长、转移行为、与宿主细胞

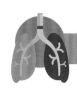
的相互作用以及类似于癌细胞的代谢特征[2]，所以目前普遍认为LAM是一种生长缓慢的低度恶性肿瘤[3]。LAM细胞增殖的主要分子基础是肿瘤抑制基因结节性硬化复合物（tuberous sclerosis complex，TSC）1或*TSC2*基因突变，并以*TSC2*基因突变为主，TSC1和TSC2蛋白在体内以复合体的方式抑制mTOR的活性，当*TSC1/TSC2*基因功能缺陷时，mTOR过度活化，刺激细胞增生和肿瘤发生发展[4]。

LAM分为两大类，无遗传背景的散发型LAM（sporadic LAM，S-LAM）和遗传性疾病结节性硬化症相关的LAM（TSC-LAM）[5]。

据统计，女性人群中LAM的患病率在3.4～7.8/100万，年发病率为0.23～0.31/100万[6]。女性S-LAM的平均患病率约4.9/100万。TSC-LAM在新生儿中的发病率为1/10000～1/6000；有30%～40%的成年女性TSC患者合并LAM；也有研究结果显示，在40岁以上的女性TSC患者中，有80%存在肺部囊性改变。男性LAM患者罕见[7]。

一、病因与病理生理机制

S-LAM和TSC-LAM都与TSC的*TSC1*基因或更常见的*TSC2*基因的功能丧失有关[8]。hamartin和tuberin分别是*TSC1*和*TSC2*的蛋白质产物，形成具有多种功能的复合物，包括作为一种牛苷三磷酸酶加速蛋白（GAP），它可以灭活Rheb，一种小GTPase[4]。Rheb反过来激活哺乳类雷帕霉素靶蛋白（mammalian target of rapamycin，mTOR）。mTOR信号通路参与调控能量代谢和细胞增生，*TSC1*或*TSC2*基因失活突变导致mTOR信号通路过度激活是LAM和TSC最关键的发病机制。

活化的受体酪氨酸激酶激活磷酸酰肌酸激酶，促进磷脂酰肌醇2磷酸的磷酸化（phosphatidylinositol-3，4，5-trisphosphate，PIP3），而同源性磷酸酶张力蛋白（phosphatase and tensin homolog，PTEN）抑制这一过程。PIP3激活蛋白激酶B（又称AKT），从而抑制TSC1/TSC2蛋白复合体，解除TSC1/TSC2复合物对Rheb（Ras蛋白脑组织同源类似物）的抑制，Rheb活化mTOR，促进细胞代谢和增殖。

基因突变或可能的表观遗传修饰引起的TSC1/TSC2功能丧失，导致mTORC1的异常激活，从而导致受影响细胞不受控制地增殖、异常迁移和其他异常。这些被称为LAM细胞的细胞来自未知的前体，它们克隆性增殖，能够在全身迁移。其中，肺、淋巴管和肾是最常见的靶器官。阻断mTORC1复合物活性的药物对某些患者来说是一种很有前景的治疗选择。LAM细胞具有不寻常的表型，表达平滑肌谱系蛋白（α-平滑肌肌动蛋白、结蛋白）以及黑色素瘤相关抗原（GP100）。

研究发现，在同一患者体内不同部位（肺、淋巴结、血管平滑肌脂肪瘤）的LAM细胞中发现了相同的*TSC2*遗传异常，表明LAM细胞是克隆的并在全身迁移[9]。有人据此提出LAM发病机制是"良性转移模型"[10]，在LAM患者的血液、乳糜液和尿液中已检测出LAM细胞。

女性性激素也与LAM的发病机制有关。LAM细胞表达雌激素和孕激素受体[11]，LAM患者几乎全部为女性，并且在暴露于女性性激素激增期间（即妊娠期、激素避孕期和月经期）LAM恶化，通常LAM患者绝经后病情稳定。在模型系统中，雌激素和抗雌激素的他莫西芬均以促进p44/42MAPK磷酸化和c-myc表达的途径促进LAM细胞的生长和转移[12]，并未证明抗雌激素疗法对患者有效[13]。

LAM患者的血清催乳素水平升高，与FEV1下降较快和气胸发生率较高相关。在肺LAM病灶中发现了较高水平的催乳素、催乳素受体mRNA和蛋白积聚，表明催乳素在LAM进展中发挥作用。相对于表达*TSC2*的细胞，催乳素通过激活*TSC2*缺失的Eker大鼠胚胎成纤维细胞中的信号转导和转录激活因子

（signal transducer and activator of transcription，STAT）1、STAT3、p44/42-MPAK 和 p38-MAPK 途径，可以增加 *TSC2* 缺失细胞的增殖。

LAM 在肺部的损害表现为囊泡和多发结节增殖灶。LAM 结节是由多种细胞类型组成的复杂结构，包括 LAM 细胞、HMB45 阴性基质细胞、形成中央淋巴裂的淋巴管内皮细胞，并被增生的 2 型肺泡上皮细胞所覆盖。LAM 细胞与成纤维细胞、淋巴内皮细胞、炎症细胞相互作用，在肺部形成类似于"癌巢"的 LAM 结节。各种类型细胞之间的相互作用和结节内基质细胞的来源仍有待阐明。LAM 细胞图谱（LAM cell atlas，LCA）门户网站为研究人员提供了多种交互式选项来搜索、可视化和重新分析全面的单细胞多组学数据集，以揭示转录组、表观基因组和细胞-细胞通信组学水平上失调的遗传机制[14]。

既往研究显示，MMP 是促进肺实质中胶原和弹性蛋白降解的细胞外基质成分，被认为在 LAM 患者的肺重构、囊泡形成和淋巴管生成中起重要作用。其他蛋白酶（如组织蛋白酶 K），也可能在 LAM 的发病机理中起重要作用。

最近的研究发现，在 LAM 结节中存在肥大细胞聚集[15]。肥大细胞分泌最多的物质之一是类胰蛋白酶，该酶属于丝氨酸蛋白酶。在肺部疾病中，类胰蛋白酶可作为成纤维细胞的有丝分裂原。最近研究发现，*TSC2* 缺失 LAM 细胞与 LAM 相关成纤维细胞（LAM-associated fibroblasts，LAF）共培养，诱导了 LAF 细胞多种基因表达上调和 CXC 趋化因子生成[15]。与之相一致的是，LAM 结节中的 CXC 趋化因子受体（CXCR）也显著表达。位于 LAM 结节周围的肥大细胞数与 LAM 患者 FEV1 下降率呈正相关。LAM 球状体共培养能够进一步吸引肥大细胞聚集，这一过程可以通过药物和 CRISPR/cas9 方法抑制 CXCR1 和 CXCR2 而被削弱。成纤维细胞可引起肥大细胞类胰蛋白酶活化，而类胰蛋白酶活化可进一步导致 LAF 细胞增殖，增加了球状体大小。类胰蛋白酶抑制剂（APC366）和肥大细胞稳定剂色苷酸钠能抑制肥大细胞引起的球状体增大。这提示了 LAM 细胞与成纤维细胞的相互作用诱导了肥大细胞聚集，其中类胰蛋白酶释放促进了疾病进展。类胰蛋白酶抑制剂和色苷酸钠可能成为一种 LAM 的替代或辅助疗法。

肺囊泡以 LAM 细胞的结节状增殖为衬里，囊泡可能是 LAM 分泌蛋白酶导致的细胞外基质蛋白水解的结果。LAM 细胞产生多种蛋白酶，包括纤溶酶[16]、组织蛋白酶 K 和 MMP-1、MMP-2、MMP-9、MMP-14。这些蛋白酶不仅能够降解胶原蛋白、弹性蛋白和蛋白聚糖，也可以活化多种生长因子、调节细胞表面受体的活性，还具有迁移炎症细胞、生成血管和侵袭细胞等功能。其中，有些蛋白酶有望成为治疗靶点。

散发性 LAM 基因突变是体细胞突变，而非生殖细胞突变。约 60% 的散发性 LAM 合并肾脏血管平滑肌脂肪瘤（angiomyolipoma，AML，又称血管肌脂瘤）[17]。合并有散发性 LAM 和 AML 的患者，在其异常的肺和肾细胞内均可见体细胞 *TSC2* 基因突变，而在正常细胞内并无变异。这提示 LAM 和 AML 细胞很可能产生于某个共同的前体细胞。肺 LAM 可能是 *TSC1* 或 *TSC2* 基因变异的良性细胞从肾脏的血管肌脂瘤转移而来[18]。

二、临床表现

LAM 是一种慢性进行性疾病，临床表现为从偶然发现的无症状病变到严重的肺损伤不等。LAM 主要发生于成年女性，诊断年龄在 40 岁左右。早期无症状或轻微症状，双侧弥漫多发的囊泡压迫肺实质导致呼吸困难和气道狭窄，表现为不同程度的呼吸困难、咳嗽和喘息。肺囊泡破裂可引起气胸，气胸可能会复发且难以治疗[19]。呼吸困难或气胸是约 80% 的患者的主要表现。约有 5% 的患者因 LAM 细胞阻塞淋巴

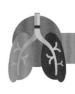
管或乳糜腹水跨横膈膜流动而出现胸腔乳糜积液。胸腔积液大多是单侧（76%）的，以右侧居多（63.2%），也可发生双侧胸腔积液[5]。

一些患者因肺内淋巴管阻塞而咳出乳糜状分泌物，而另一些患者可能会出现咯血。LAM患者在妊娠期可能出现新发症状或原有症状加重，包括双侧气胸或乳糜胸腔积液，迁移不愈。随着病情的进展，LAM患者肺功能进行性恶化，晚期可出现呼吸衰竭。

LAM患者可以发生肺动脉高压，估计患病率为7%[20]。肺动脉高压的发生机制可能包括低氧血症和肺血管重构[21]。

有些LAM患者首先表现为有症状的肾血管平滑肌脂肪瘤，多年之后才出现肺部症状。肾血管平滑肌脂肪瘤除了导致腹胀，更常见因出血致伴或不伴血尿的腰痛。

25%~77%的LAM患者可见骨盆或腹膜后淋巴结肿大，且可能与更严重的疾病有关。

高达20%的患者可见腹腔、腹膜后或盆腔淋巴管被LAM细胞阻塞导致实性或囊实性淋巴管肌瘤（又称淋巴管平滑肌瘤）；16%~38%的LAM患者可见腹部膨隆、肿胀或外周水肿。如果在病变部位活检，可能导致乳糜漏。通常，晚期LAM患者才出现乳糜腹、乳糜尿和乳糜性心包积液，发生率较低，但少数患者可能以乳糜性腹水为主要表现。

通过CT扫描筛查发现，多达40%的TSC成年女性患有LAM，但只有少数会出现呼吸系统症状。TSC-LAM的症状类似于散发性LAM。TSC的治疗指南建议，在18岁时筛查TSC成年女性是否继发LAM。TSC-LAM患者同时具有TSC其他多系统的临床特征，主要包括神经系统改变（癫痫、神经发育迟缓和自闭症）和皮肤改变（色素脱色斑、面部血管纤维瘤、皮肤鲨革斑和甲周纤维瘤）等。大多数TSC-LAM患者有巨大的肾血管平滑肌脂肪瘤。与散发LAM患者相比，TSC-LAM患者较少发生淋巴病变。

散发LAM患者的血管平滑肌脂肪瘤发生率为40%~50%，而在TSC-LAM患者中则高达80%。且TSC患者相较于散发LAM患者的血管平滑肌脂肪瘤更大、双侧更多见、更易出血。

三、辅助检查

1.肺功能检查

肺通气功能、舒张试验及CO弥散功能应列为LAM患者的初始评估。肺功能在疾病早期可能正常，但DLCO下降通常是第一个出现的异常。随着疾病的进展，患者会出现气流受限。FEV1和弥散功能可评估疾病的进展及对治疗的反应[22]。对于进展期患者可每3~6个月复查一次胸部CT，对于相对稳定的患者可每6~12个月复查一次。心肺运动测试可提供有关早期生理紊乱的更多信息。

2.影像检查

对于疑似LAM的患者，胸部HRCT扫描是首选检查。胸部CT可见双肺多发、规则、薄壁囊肿（见图2-2-1）。囊肿均匀分布在整个肺野，通常是圆形的，直径0.5~5cm。囊泡间的肺实质是正常的，偶尔可能存在小面积肺部阴影，提示局部出血或乳糜渗液。极少出现广泛的肺部阴影。胸部CT也可能出现乳糜胸腔积液和气胸特征。在TSC患者中，增殖的2型肺泡上皮细胞可形成大小不一的多灶性微结节（multifocal micronodular pneumocyte hyperplasia，MMPH）[23]，可能与LAM共存或不合并LAM。胸部CT上MMPH的典型影像学特征是双侧结节性磨玻璃影。间质异常、厚壁囊肿或分布不均的囊肿不是LAM的典型特征。需要注意，仅凭胸部CT不能诊断LAM。

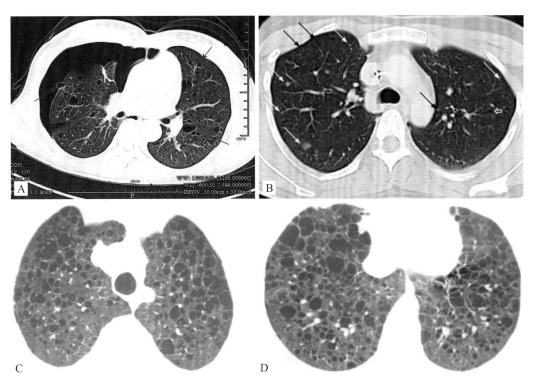

A：双肺多发弥漫小囊腔（红色箭头），囊泡间的肺组织无异常，常发生气胸；B：双肺多个微小结节影（白色箭头）及微小囊（黑色箭头）。C、D：严重病例，囊可逐渐增多、扩大并融合。

图2-2-1　LAM患者的胸部CT图像

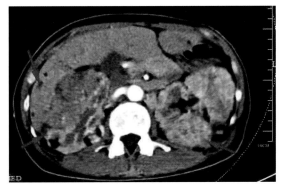

（资料来源：图B获*BMJ*授权摘自参考文献[24]。图C、D获*ERS*授权摘自参考文献[25]。Reproduced with permission of the © ERS 2024：European Respiratory Review 24（138）552-564；DOI：10.1183/16000617.0046-2015 Published 30 November 2015）

　　疑似或确诊的LAM患者均应行腹部、盆腔CT，排查是否有血管平滑肌脂肪瘤或淋巴管平滑肌瘤等其他腹部病变（见图2-2-2）。腹部增强CT层厚应超过3mm。可根据CT或磁共振成像中含脂肪病变的特征性影像学表现诊断肾血管平滑肌脂肪瘤。通常不需要增强对比，除非需要分析肿瘤的血管特征，如用于评估出血可能性或栓塞治疗计划。

　　LAM患者发生脑膜瘤的风险增加，孕酮可促进脑膜瘤的生长。在基线评估和随访期间，应行脑部MRI检查，尤其是对于服用孕酮的患者。

腹部增强CT显示双肾及肝血管平滑肌脂肪瘤（红色箭头）。

图2-2-2　LAM患者的腹部CT表现

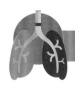
3. 病理检查

临床诊断并不一定需要病理结果。大部分患者通过临床表现、影像学表现和血清学数据的整合可以诊断。在需要明确诊断，而其他信息不足以确诊的情况下，应考虑组织活检。肺部或肺外病理检查是LAM诊断的金标准。经外科胸腔镜肺活检是主要的取材方式，但有少量回顾性研究提示经支气管镜肺活检（transbronchial lung biopsy，TBLB）对一部分患者是更加安全、有效的活检方式。虽然TBLB可致咯血、气胸及药物不良反应，但一项较大规模的临床研究发现，上述不良反应的发生率仅有14%。相比之下，外科胸腔镜肺活检有1.5%~4.5%的死亡率，且有10%~19%的患者发生并发症。

肺组织病理改变有两类：多发含气囊泡和平滑肌样细胞异常增殖结节。两种损害类型的比例不定。免疫组织化学染色显示平滑肌细胞标志物和黑色素瘤相关抗原HMB45阳性，大约一半的患者雌激素和孕激素受体阳性。

肺部病变的特征是位于肺囊泡边缘以及沿着血管、淋巴管和细支气管的肺结节或小细胞簇（见图2-2-3）。LAM细胞浸润会导致气道阻塞、血管壁增厚、静脉闭塞以及出血，并伴有含铁血黄素沉着。在轴向淋巴管中，LAM细胞形成混乱的细胞团，导致淋巴管壁增厚、管腔闭塞和囊性扩张。

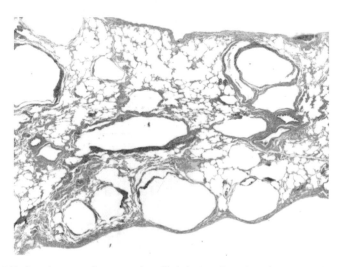

外科胸腔镜肺活检显示几个不同尺寸的薄壁囊肿，囊肿壁上有LAM细胞的小斑块。

图2-2-3 肺组织病理

（资料来源：本图由意大利A. Cavazza提供，获*ERS*授权摘自文献[26]。Reproduced with permission of the © ERS 2024：European Respiratory Review 29（157）190163；DOI：10.1183/16000617.0163-2019 Published 2 September 2020）

LAM细胞由两种类型的细胞亚群组成：①表达平滑肌特异性蛋白（如α-肌动蛋白、结蛋白和波形蛋白）的成纤维细胞样纺锤状细胞；②表达糖蛋白gp100的上皮样细胞，gp100蛋白是黑色素瘤细胞和未成熟黑色素细胞的标志物，与HMB45单克隆抗体具有免疫反应性[4]。

LAM细胞簇是指在LAM患者的乳状积液中发现的一层由淋巴内皮细胞包裹的LAM细胞的球形聚集体。LAM的诊断可以基于LAM细胞的典型形态学表现、平滑肌细胞标志物和HMB-45的免疫组织化学染色阳性。HMB-45表达对于TBLB标本诊断LAM尤其有价值，HMB-45未见表达的LAM罕见。LAM细胞表达雌、孕激素受体。LAM细胞周围的淋巴管内皮细胞可以通过淋巴管内皮细胞标志物（包括D2-40和VEGFR-3）的阳性免疫组织化学染色来突出显示。

4. 基因检测

TSC致病基因有：9q34染色体上的 *TSC1* 和16p13染色体上的 *TSC2*。从S-LAM患者的病变组织、血液或尿液中均可见LAM细胞，这些异常细胞携带 *TSC2* 基因杂合性缺失突变，突变仅存在于异常的体细胞中，且不可遗传。TSC是一种涉及多个器官的遗传疾病，TSC患者携带 *TSC1* 或 *TSC2* 基因的种系突变。基因检测结果显示 *TSC1* 或 *TSC2* 突变可以帮助确诊TSC。遗传学检查在弥散性囊性肺疾病的鉴别诊断中也很有用，并且可以帮助区分囊性肺疾病的其他遗传原因，如BHD综合征和Marfan综合征。

5. 血管内皮生长因子

VEGF-D作为淋巴管生成因子，可反映人体内LAM细胞的数量水平。LAM细胞产生VEGF-C和VEGF-D，通过激活它们的同源受体VEGF-R3和信号中间体Akt/mTOR/S6来诱导LAM细胞增殖和淋巴管生成。VEGF-C通过旁分泌发挥作用，而血清中只有VEGF-D升高[27]。血清VEGF-D不仅被认为是诊断性生物标志物，而且还可能被认为是LAM治疗的潜在靶标。血清VEGF-D≥800pg/mL可以帮助诊断LAM，并可以可靠地鉴别LAM与其他囊性肺病。VEGF-D水平与CT表现的严重程度、淋巴受累和肺功能有关。血清VEGF-D水平的定量分析可能有助于监测病情变化及治疗反应[28]。

6. 胸腔积液

胸腔积液的生化特征是以淋巴细胞为主的渗出液，蛋白质含量高于乳酸脱氢酶。乳糜性渗出物含有高甘油三酯、胆固醇和乳糜微粒[5]。

7. 其他检查与化验

应常规开展动脉血气分析和6分钟步行试验。严重病例需要排查是否继发肺动脉高压。研究发现，与健康志愿者相比，在LAM患者的肺泡灌洗液中CCL2（MCP-1）、CXCL1（GRO1）和CXCL5（ENA-78）的浓度明显更高（增加了2~3倍），可能与LAM细胞趋化到肺有关[29]，但其临床诊断或监测意义并未确立。在LAM患者中，蛋白酶失调可能直接导致肺功能下降。活性纳米传感器可以通过检测尿液中蛋白酶的活性，实时定量监测LAM病情进展和治疗反应指标[30]。

蛋白组学研究发现，LAM患者血清纤连蛋白、血管性血友病因子减少，而血清蛋白酶激肽释放酶Ⅲ增多。脂质组学研究发现，与非LAM肺相比，LAM结节中磷脂酶A（phospholipase A，PLA）2-G16（也称为脂肪细胞特异性PLA2）和PLA2-G4C增长了两倍。这些发现的临床诊断与监测意义尚未明确。

LAM细胞和TSC2缺陷细胞表达高水平的环氧合酶2（COX-2），COX-2是前列腺素（prostaglandins，PGs）合成中的限速酶。体外和体内TSC2缺失模型证明，雌二醇治疗可升高前列腺素E2（PGE2）的水平、增强TSC2缺陷细胞的肺转移。阿司匹林靶向COX-2或可抑制LAM肿瘤进展。

在LAM患者血清和组织中，MMP-2和MMP-9增多，但将其作为生物标志物的应用尚无定论。较高水平的血清CA-125与淋巴受累（胸、腹腔乳糜积液）和肺功能下降有关[31]。

四、诊断与鉴别诊断

对于无症状且肺囊泡少的患者，可予以密切随访观察；对于有症状或进行性加重的患者，在给予治疗前应明确诊断。

当出现下列临床表现应考虑LAM的可能：

a. 对治疗反应差的哮喘，尤其是顽固的气流受限；

b. 早发性肺气肿，尤其是非吸烟者；

c. 女性反复或双侧气胸；

d. 妊娠期气胸；

e. 乳糜胸或乳糜腹水；

f. TSC患者出现呼吸症状；

g. 肾脏血管平滑肌脂肪瘤。

欧洲呼吸学会（European Respiratory Society，ERS）[32]、美国胸科学会（American Thoracic Society，ATS）和日本呼吸学会（Japanese Respiratory Society，JRS）先后发布了LAM的临床实践指南（见表2-2-1）。

表2-2-1　ERS于2010年基于多个临床研究及专家观点提出如下的诊断标准

诊断层次	诊断标准
确诊	1. 典型的特征性或非特征性、但符合LAM的胸部HRCT表现，并且肺活检病理符合LAM的特点 或者 2. 典型的胸部HRCT，及下列表现之一：肾血管肌脂瘤（基于特征性的CT表现或者病理）、胸或腹乳糜积液、淋巴管肌瘤（病理诊断）、LAM细胞侵及淋巴结（病理确诊）、确诊或可疑的TSC
可能	1. 典型特征性的胸部HRCT表现及临床病史符合 或者 2. 非特征性，但符合LAM的胸部HRCT表现，并且符合下列之一：肾血管肌脂瘤、胸或腹乳糜积液
可疑	仅有典型的或不典型但符合LAM的胸部HRCT表现

上述诊断标准仅适用于女性，且须排除其他囊性病因。无论是否合并TSC，男性患者罕见LAM，诊断男性LAM要求同时满足典型的或不典型、但符合LAM胸部HRCT表现及肺活检病理有典型表现[33]。

2017年，ATS/JRS更新了LAM的诊断标准[34]。对于符合LAM临床和影像特征的患者，出现以下一项或多项特征即可确诊LAM：

a. 明确诊断TSC；

b. 肾血管平滑肌脂肪瘤；

c. 血清血管内皮细胞生长因子D（vascular endothelial growth factor-D，VEGF-D）≥800ng/L；

d. 乳糜胸或乳糜性腹水；

e. 淋巴管肌瘤；

f. 在浆膜腔积液或淋巴结中发现LAM细胞或LAM细胞簇或组织病理证实为LAM（肺、腹膜后或盆腔肿瘤）。

诊断LAM的患者应接受TSC的排查（见表2-2-2）。TSC表型多样，且2/3的患者是自发变异，易漏诊。对于LAM患者，应详细询问病史、家族史，并仔细查体。查体应包括皮肤、视网膜和神经系统。对于散发LAM，可不常规行基因检测。男性TSC患者极少发生LAM[35, 36]，但是如果合并有难以解释的呼吸症状，则应常规行胸部HRCT检查[33, 37]。

表 2-2-2　TSC-LAM 与 S-LAM 的异同 [38]

	TSC-LAM	S-LAM
遗传学	*TSC1* 和 *TSC2* 种系突变,*TSC2* 突变更为普遍	受累器官中的体细胞 *TSC2* 突变:肺 LAM、肾性 AML(*TSC1* 突变极为罕见)
流行病学	起病年龄较小,可发生于男性患者,但几乎无症状	中青年女性,几乎仅见于女性
临床表现	症状较轻,多于 TSC 患者的全身筛查中发现。自发性气胸更常见	呼吸急促、自发性气胸
影像学	较轻的囊性肺病,MMPH 共存,肝、肾 AML(尤其是双侧 AML)更常见,可见 TSC 的胸外表现	肺囊泡范围更广、囊周围肺实质正常。淋巴管平滑肌瘤和乳糜胸更常见
肺功能	肺功能大多数正常,可能出现气流阻塞和扩散异常	气流阻塞和弥散异常更常见,少数患者肺功能正常
血清 VEGF-D	>95% 的患者血清浓度升高(>800pg·mL⁻¹)	60%~70% 的患者升高(>800pg·mL⁻¹)
mTOR 抑制剂的应用指征	对于肺 LAM:与 S-LAM 的适应证相同;可用于治疗 TSC 的胸外表现	参见本节治疗与随访
预后	一般病情较轻	病情进展,严重者需要肺移植更频繁

LAM 应与其他双肺弥漫囊状病变相鉴别,包括肺朗格汉斯细胞组织细胞增生症、Birt-Hogg-Dubé 综合征、干燥综合征、淋巴细胞间质性肺炎、淀粉样变性、小叶中心性肺气肿、肺部转移癌等。干燥综合征在继发淋巴细胞间质性肺炎、淀粉样变、轻链沉积、滤泡性细支气管炎、非特异性间质性肺炎或黏膜相关淋巴瘤时可以出现双肺弥漫性囊状改变等。

四、治疗与随访

1. 西罗莫司

目前治疗 LAM 的首选药物是 mTOR 抑制剂西罗莫司。该药于 1999 年开始作为免疫抑制剂用于肾移植后的抗排斥治疗。西罗莫司发挥其特异性的 mTOR 靶点抑制作用,老药新用,用于治疗 LAM。中国专家共识推荐,成人常用剂量为每次 1~2mg,每天 1 次。患者需要通过监测西罗莫司的全血药物谷浓度、治疗反应和不良反应,以调整用药剂量 [39]。目标全血药物谷浓度推荐为 5~10μg/L。西罗莫司可显著改善 LAM 患者的肺功能、延缓肺功能的下降、减轻乳糜胸、缩小 AML 肿瘤体积、改善生活质量,并降低血清 VEGF-D 水平,可以使 LAM 患者的 10 年存活率达到 85%。该药的常见副作用包括黏膜炎、胃肠道症状、高胆固醇、痤疮和下肢水肿;较少见的副作用包括卵巢囊肿形成、痛经、蛋白尿、肝功能紊乱、药物性肺炎和感染风险。

2018 年,中国的专家共识提出,在确诊 LAM 后,出现以下情况之一者需要使用西罗莫司:①肺功能下降(FEV1 占预计值%<70%);②肺功能下降速度过快(FEV1 年下降≥90mL);出现有症状的乳糜胸或乳糜性腹水;③出现肾 AML 或腹膜后和盆腔淋巴管肌瘤(最大单一肿瘤直径≥3cm);④TSC 相关 LAM [39]。

西罗莫司治疗 LAM 的禁忌证:对西罗莫司、西罗莫司的衍生物或对西罗莫司制剂中的任何成分过敏的患者。

如果LAM患者使用西罗莫司有效，则需要长期使用，但是长期用药的安全性还缺乏充分证据[39, 40]。若出现以下情况，则需要考虑停药：①明确或可疑对该药物过敏；②重度或严重不良反应；③严重感染；④新出现的间质性肺炎；⑤择期手术前14天或急诊手术前停药至手术创伤完全愈合；⑥计划妊娠前12周、妊娠期、产后哺乳期。除某些不良反应需要禁止再次使用（如药物过敏），通常在不良反应完全消除后，可考虑从小剂量谨慎开始继续使用西罗莫司，但应密切观察重新用药后的不良反应。手术完全恢复后可重新开始使用西罗莫司。

2. 白藜芦醇

在接受西罗莫司治疗的LAM患者中，添加白藜芦醇是安全且耐受性良好的，并且可能适度改善健康相关生活质量[41]。

3. 他汀类药物

阿托伐他汀抑制TSC2-/-小鼠胚胎成纤维细胞和TSC2-/-Eker大鼠子宫平滑肌瘤衍生平滑肌细胞的生长。然而，阿托伐他汀单药或与雷帕霉素联用的体内研究并没有抑制肿瘤的生长[42]。在体外和体内，辛伐他汀单独或与西罗莫司合用均显示出更好的抑制作用[43]。这些临床前研究结果表明，辛伐他汀具有较好的抑制作用，但需要更多的临床研究[44]。

4. 自噬抑制剂

自噬是*TSC2*缺失LAM细胞生长所必需的。氯喹和羟氯喹被称为自噬抑制剂，并已被提议作为LAM的潜在治疗方法，但仍需要更多的临床验证。

5. 性激素

雌激素参与LAM发病，但目前尚无证据支持激素疗法。

6. 多西环素

基质金属蛋白酶是锌依赖性内肽酶的一个家族，可在正常情况下调节细胞外基质蛋白的合成和分解。在LAM患者的肺活检切片和血清中，MMP-2和MMP-9的水平升高。多西环素抑制包括MMP-2和MMP-9在内的几种MMP的产生和活性[45]。但是，荟萃分析并未证实多西环素的疗效[46]。目前的指南不推荐使用多西环素。

7. 肺动脉高压

肺动脉高压靶向治疗有效。最近的一份报告表明，肺动脉高压患者可能会从西罗莫司治疗中受益[21]。

8. 气 胸

有专家共识提出，首次发生气胸时推荐行胸膜固定术，以降低再次发生气胸的风险；胸膜固定术虽然增加了未来肺移植手术时肺剥离的难度，但不是肺移植手术的禁忌证。

9. 乳糜胸

乳糜胸的治疗包括无脂或低脂饮食或用中链脂肪酸替代，可考虑使用西罗莫司治疗。对于上述治疗效果欠佳的患者，可根据病情的严重程度采用胸膜固定术、连续胸腔穿刺术或胸导管结扎术。

10. 妊娠期

LAM患者在妊娠期更易发生气胸和乳糜积液。在非妊娠期反复气胸或胸腔积液、基础肺功能差的LAM患者妊娠期间风险更大。是否妊娠取决于患者本人，但患者在受孕前应咨询专业人员，专业人员应充分告知上述风险。

11. AML

LAM患者伴肾血管平滑肌脂肪瘤时，应根据情况选择观察、采用西罗莫司治疗或介入栓塞或保留肾单位的手术。

12. 支持治疗

有呼吸困难症状者可应用吸入性支气管舒张剂；避免使用雌激素类药物或食物；存在呼吸衰竭者，应进行家庭氧疗。LAM患者也可以从标准的肺部康复中受益[47]。

13. 肺移植

肺功能或运动功能严重受损时，推荐评估是否可行肺移植手术[48]。但是，LAM细胞可能转移至移植肺而复发[49]。

14. 随 访

推荐所有患者加入中国LAM注册登记研究，长期记录患者的疾病信息和治疗信息（ClinicalTrials.gov，登记号NCT03193892）。

LAM患者需要定期接受临床评估，以观察疾病进展、评估治疗方案和监测药物不良反应。在确诊的第1年，建议每隔3~6个月复查血常规、肝肾功能、肺功能、心电图、心脏超声心动图、胸部HRCT、腹盆部核磁或CT。之后，根据病情严重程度及进展速度，每隔3~12个月复查。常规临床数据的纵向建模可以实现个性化的LAM预测（可免费访问https：//anushkapalipana.shinyapps.io/testapp_v2/），并有助于制定有关治疗开始时间的决策[50]。研究显示，基于有活性的纳米传感器能够无创地实时监测疾病负担和治疗反应[30]。

参考文献

［1］O'MAHONY A M, LYNN E, MURPHY D J, et al. Lymphangioleiomyomatosis:A clinical review［J］. Breathe (Sheff), 2020, 16(2):200007.

［2］CSIBI A, BLENIS J. Appetite for destruction:The inhibition of glycolysis as a therapy for tuberous sclerosis complex-re lated tumors［J］. BMC Biol, 2011, 9:69.

［3］KUNDU N, HOLZ M. Lymphangioleiomyomatosis, a metastatic lung disease［J］. American journal of physiology-cell physiology, 2022, 324(2): C320-C326.

［4］XU K F, XU W, LIU S, et al. Lymphangioleiomyomatosis［J］. Seminars in respiratory and critical care medicine, 2020, 41(2):256-568.

［5］O'MAHONY A M, LYNN E, MURPHY D J, et al. Lymphangioleiomyomatosis:A clinical review［J］. Breathe, 2020, 16(2):200007.

［6］HARKNETT E C, CHANG W Y, BYRNES S, et al. Use of variability in national and regional data to estimate the prevalence of lymphangioleiomyomatos is［J］. Qjm, 2011, 104(11):971-979.

［7］PRAKASH A K, CHATTERJEE S, DATTA B, et al. Cystic lung disease lymphangioleiomyomatosis (LAM) in a male patient［J］. BMJ Case Rep, 2023, 16(4):e251513.

［8］STRIZHEVA G, CARSILLO T, KRUGER W, et al. The spectrum of mutations in TSC1 and TSC2 in women with tuberous sclerosis and lymphangiomyomatosis［J］. American journal of respiratory and critical care medicine, 2001, 163(1):253-258.

［9］CARSILLO T, ASTRINIDIS A, HENSKE E P. Mutations in the tuberous sclerosis complex gene TSC2 are a cause of sporadic pulmonary lymphangioleiomyomatosis［J］. Proc Natl Acad Sci U S A, 2000, 97(11):6085-6090.

［10］HENSKE E P. Metastasis of benign tumor cells in tuberous sclerosis complex［J］. Genes Chromosomes Cancer, 2003, 38(4):376-381.

［11］MATSUI K, TAKEDA K, YU Z X, et al. Downregulation of estrogen and progesterone receptors in the abnormal smooth muscle cells in pulmonar y lymphangioleiomyomatosis following therapy. An immunohistochemical study［J］. Am J Respir Crit Care Med, 2000, 161(3 Pt 1):1002-1009.

［12］CLEMENTS D, ASPREY S L, MCCULLOCH T A, et al. Analysis of the oestrogen response in an angiomyolipoma derived xenograft model［J］. EndocrRelat Cancer, 2009, 16(1):59-72.

［13］YU J, ASTRINIDIS A, HOWARD S, et al. Estradiol and tamoxifen stimulate LAM-associated angiomyolipoma cell growth and activate both genomic and nongenomic signaling pathways［J］. Am J Physiol Lung Cell Mol Physiol, 2004, 286(4):L694-700.

［14］DU Y, GUO M, WU Y, et al. Lymphangioleiomyomatosis (LAM) Cell Atlas［J］. Thorax, 2023, 78(1):85-87.

［15］BABAEI-JADIDI R, DONGRE A, MILLER S, et al. Mast-cell tryptase release contributes to disease progression in lymphangioleiomyomatosis［J］. Am J Resp Crit Care, 2021, 204(4):431-444.

［16］ZHE X, YANG Y, SCHUGER L. Imbalanced plasminogen system in lymphangioleiomyomatosis:potential role of serum response factor［J］. Am J Respir

Cell Mol Biol, 2005, 32(1):28-34.

［17］CRINO P B, NATHANSON K L, HENSKE E P. The tuberous sclerosis complex［J］. New engl j med, 2006, 355(13):1345-1356.

［18］KARBOWNICZEK M, ASTRINIDIS A, BALSARA B R, et al. Recurrent lymphangiomyomatosis after transplantation:Genetic analyses reveal a metastatic mechanism［J］. Am J Respir Crit Care Med, 2003, 167(7):976-982.

［19］CORTINAS N, LIU J, KOPRAS E, et al. Impact of Age, Menopause, and sirolimus on spontaneous pneumothoraces in lymphangioleiomyomatosis［J］. Chest, 2022, 162(6):1324-1327.

［20］TAVEIRA-DASILVA A M, HATHAWAY O M, SACHDEV V, et al. Pulmonary artery pressure in lymphangioleiomyomatosis:An echocardiographic study［J］. Chest, 2007, 132(5):1573-1578.

［21］WU X, XU W, WANG J, et al. Clinical characteristics in lymphangioleiomyomatosis-related pulmonary hypertension:An observation on 50 patients［J］. Frontiers of Medicine, 2019, 13(2):259-266.

［22］JOHNSON J, STEWART I, JOHNSON S R. Disease monitoring using lung function trajectory in lymphangioleiomyomatosis:Assessment in two national cohorts［J］. Thorax, 2023, 78(1):61-68.

［23］AVILA N A, DWYER A J, RABEL A, et al. Sporadic lymphangioleiomyomatosis and tuberous sclerosis complex with lymphangioleiomyomatosis: Comparison of CT features［J］. Radiology, 2007, 242(1):277-285.

［24］NAGAR A M, TEH H S, KHOO R N, et al. Multifocal pneumocyte hyperplasia in tuberous sclerosis［J］. Thorax, 2008, 63(2):186.

［25］FRANCISCO F A F, ARTHUR SOARES SOUZA J, ZANETTI G, et al. Multiple cystic lung disease［J］. European Respiratory Review, 2015, 24(138): 552-564.

［26］ELIA D, TORRE O, CASSANDRO R, et al. Ultra-rare cystic disease［J］. European Respiratory Review, 2020, 29(157):190163.

［27］ISSAKA R B, OOMMEN S, GUPTA S K, et al. Vascular endothelial growth factors C and D induces proliferation of lymphangioleiomyomatosis cells through autocrine crosstalk with endothelium［J］. American journal of pathology, 2009, 175(4):1410-1420.

［28］NIJMEH J, EL-CHEMALY S, HENSKE E P. Emerging biomarkers of lymphangioleiomyomatosis［J］. Expert Review of Respiratory Medicine, 2018, 12(2):95-102.

［29］PACHECO-RODRIGUEZ G, KUMAKI F, STEAGALL W K, et al. Chemokine-enhanced chemotaxis of lymphangioleiomyomatosis cells with mutations in the tumor suppressor TSC2 gene［J］. J immunol, 2009, 182(3):1270-1277.

［30］KIRKPATRICK J D, SOLEIMANY A P, DUDANI J S, et al. Protease activity sensors enable real-time treatment response monitoring in lymphangioleiomyomatosis［J］. Eur respir j, 2022, 59(4):2100664. DOI:10.1183/13993003.00664-2021.

［31］GLASGOW C G, PACHECO-RODRIGUEZ G, STEAGALL W K, et al. CA-125 in Disease progression and treatment of lymphangioleiomyomatosis［J］. Chest, 2018, 153(2):339-348.

［32］JOHNSON S R. Lymphangioleiomyomatosis［J］. European Respiratory Journal, 2006, 27(5):1056-1065.

［33］SCHüTZ K, LäNGER F, DINGEMANN J, et al. The exception proves the rule:First case of tuberous sclerosis-related pulmonary lymphangioleiomyomatosis (LAM) in a male adolescent［J］. Klinischepadiatrie, 2023, 235(2):103-106.

［34］GUPTA N, FINLAY G A, KOTLOFF R M, et al. Lymphangioleiomyomatosis diagnosis and management:High-resolution chest computed tomography, transbronchial lung biopsy, and pleural disease management. An Official American Thoracic Society/Japanese Respiratory Society Clinical Practice Guideline ［J］. American Journal of Respiratory and Critical Care Medicine, 2017, 196(10):1337-1348.

［35］KIM N R, CHUNG M P, PARK C K, et al. Pulmonary lymphangioleiomyomatosis and multiple hepatic angiomyolipomas in a man［J］. Pathol Int, 2003, 53(4):231-235.

［36］AUBRY M C, MYERS J L, RYU J H, et al. Pulmonary lymphangioleiomyomatosis in a man［J］. Am J Respir Crit Care Med, 2000, 162(2 Pt 1):749-752.

［37］ZHANG H, HU Z, WANG S, et al. Clinical features and outcomes of male patients with lymphangioleiomyomatosis:A review［J］. Medicine, 2022, 101 (52):e32492.

［38］REBAINE Y, NASSER M, GIRERD B, et al. Tuberous sclerosis complex for the pulmonologist［J］. European Respiratory Review, 2021, 30(161):200348.

［39］中华医学会呼吸病学分会间质性肺疾病学组淋, 中国医学科学院罕见病研究中心, 中国研究型医院学会罕见病分会. 西罗莫司治疗淋巴管肌瘤病专家共识(2018)［J］. 中华结核和呼吸杂志, 2018, 42(2):92-97.

［40］HU S, WU X, XU W, et al. Long-term efficacy and safety of sirolimus therapy in patients with lymphangioleiomyomatosis［J］. Orphanet J Rare Dis, 2019, 14(1):206.

［41］GUPTA N, ZHANG B, ZHOU Y, et al. Safety and efficacy of combined resveratrol and sirolimus in lymphangioleiomyomatosis［J］. Chest, 2023, 163 (5):1144-1155.

［42］LEE N, WOODRUM C L, NOBIL A M, et al. Rapamycin weekly maintenance dosing and the potential efficacy of combination sorafenib plus rapamycin but not atorvastatin or doxycycline in tuberous sclerosis preclinical models［J］. BMC pharmacology, 2009, 9:8.

［43］ATOCHINA-VASSERMAN E N, GONCHAROV D A, VOLGINA A V, et al. Statins in lymphangioleiomyomatosis. Simvastatin and atorvastatin induce differential effects on tuberous sclerosis complex 2-null cell growth and signaling［J］. American journal of respiratory cell and molecular biology, 2013, 49(5):704-709.

［44］KRYMSKAYA V P, COURTWRIGHT A M, FLECK V, et al. A phase Ⅱ clinical trial of the Safety Of Simvastatin (SOS) in patients with pulmonary lymphangioleiomyomatosis and with tuberous sclerosis complex［J］. Resp med, 2020, 163:105898.

［45］MOSES M A, HARPER J, FOLKMAN J. Doxycycline treatment for lymphangioleiomyomatosis with urinary monitoring for MMPs［J］. New engl j med, 2006, 354(24):2621-2622.

［46］WANG Q, LUO M, XIANG B, et al. The efficacy and safety of pharmacological treatments for lymphangioleiomyomatosis［J］. Respir Res, 2020, 21(1):55.

［47］MEDEIROS V M G, GONçALVES DE LIMA J, ROSA C, et al. Physiotherapy in lymphangioleiomyomatosis:A systematic review ［J］. Annals of medicine, 2022, 54(1):2744-2751.

［48］WARRIOR K, DILLING D F. Lung transplantation for lymphangioleiomyomatosis ［J］. Journal of heart and lung transplantation, 2023, 42(1):40-52.

［49］KARBOWNICZEK M, ASTRINIDIS A, BALSARA B R, et al. Recurrent lymphangiomyomatosis after transplantation:Genetic analyses reveal a metastatic mechanism ［J］. Am j resp crit care, 2003, 167(7):976-982.

［50］PALIPANA A K, GECILI E, SONG S, et al. Predicting Individualized Lung Disease Progression in Treatment-Naive Patients With Lymphangioleiomyomatosis ［J］. Chest, 2023, 163(6):1458-1470.

第三节　肺朗格汉斯细胞组织细胞增生症

朗格汉斯细胞组织细胞增生症（Langerhans cell histiocytosis，LCH）是一种以骨髓来源的CD1a[+]/CD207[+]树突状细胞增生为特征的炎症性疾病[1, 2]。

组织细胞是指包括巨噬细胞和树突状细胞在内的一组免疫细胞。朗格汉斯细胞（Langerhans cell，LC）属于树突状细胞家族。1868年，Paul Langerhans在研究人体皮肤中的触觉小体时，首先描述了这些细胞。LC与一组异质性疾病和临床综合征有关，目前称为朗格汉斯细胞组织细胞增生症。

1941年，Farber认识到下列三种不同疾病有相似的组织学改变：①韩薛柯氏病（hand-Schuller-Christian病），临床表现为溶骨性病变、眼眶受累引起的眼球突出和尿崩症的临床三联征。②勒-雪病（Abt-Letterer-Siwe病），一种累及肝、脾、淋巴结、肺和骨骼的儿童多器官疾病，是LCH最严重的表现。通常，患者年龄<2岁，出现鳞状脂溢性皮疹、耳分泌物和严重全身受累表现，如血细胞减少、肺功能障碍、淋巴结肿大或肝脾肿大。③嗜酸性肉芽肿，表现为骨的孤立性或多发性组织细胞增生症。嗜酸性肉芽肿无论是单发性的还是多灶性的，主要见于年龄较大的儿童和年轻人，发病高峰在5~10岁。

1953年，Lichtenstein将这三种疾病归为组织细胞增生症X，其中"X"指的是这些疾病的病因和发病机制不明。

1987年，组织细胞协会批准了术语"朗格汉斯细胞组织细胞增生症"来取代术语"组织细胞增生症X"，并基于病变部位、受累部位的数量（单系统或多系统，局部或多灶性）以及疾病是否涉及风险器官（肝、脾、肺、骨髓）开发了新的分类系统（见表2-3-1）。根据所涉及的器官，LCH分为局部类型（单系统LCH）和一种播散类型（多系统LCH）[3]。单系统LCH的特点是肺、骨骼或皮肤的孤立受累；多系统LCH的特点是广泛的器官受累和功能障碍，影响所有年龄段患者。虽然几乎所有器官和系统都会受到影响，但只有肝、脾，以及造血系统的受累和功能障碍会影响生存，根据临床病程和对治疗的反应进一步细分为低风险和高风险患者。预后和治疗选择与就诊时的疾病程度以及"风险器官"是否受累有关。

LCH肺受累（pulmonary Langerhans cell histiocytosis，PLCH）是一种以肺实质树突状细胞增生为特征的囊性肺病[4]，可以变成慢性肺病，甚至导致肺纤维化，归属于5类组织细胞疾病中的L亚类[5]。PLCH既可以是孤立的单系统损害，也可以是多系统损害的肺部受累[2]。在儿童中，多达35%的多系统受累婴儿患者发生肺部病变。单系统的PLCH可以发生在任何年龄[6]，多见于20~40岁吸烟的年轻人，在吸烟者中无明显性别差异。

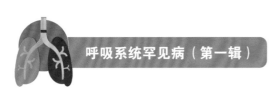

表2-3-1　组织细胞协会提出的LCH临床分类

临床分类	累及系统	累及器官
多系统LCH	≥2个器官或系统	累及或不累及"风险器官"
单系统LCH	1个器官或系统	一个器官内的病灶数量≥2个； 一个器官内只有1个病灶； 特殊部位（颅内软组织延伸或椎体病变伴椎管内软组织延伸）； 中枢神经系统受累高风险的器官是指患者有可能继发中枢神经退行性变的器官受累，例如颅骨、面部骨骼病变、颅面受累、颅底病变、鼻旁窦或乳突受累、颅中窝受累、耳和眼受累； 皮肤受累； 单组或多组淋巴结（不包括某个LCH病灶的引流淋巴结）； 肺受累； 中枢神经系统受累； 与另一种骨髓增生性或骨髓增生异常相关； 其他，如甲状腺、胸腺受累及

一、病因与病理生理机制

　　LC是在骨髓中产生的树突状细胞，其主要功能是将抗原呈递给T淋巴细胞。在正常肺中，LC被限制在气管支气管上皮中，且仅能被危险信号激活。LC的功能是抗原呈递和迁移到诱导适应性免疫反应的区域淋巴组织。LC还在介导对吸入抗原的耐受性和防止无害抗原引起的不必要的气道炎症方面发挥重要作用。

　　对于LCH是肿瘤性克隆增生还是反应性增生，仍有争议。多系统LCH倾向于克隆性增生；而单系统PLCH则倾向于吸烟诱导的反应性增生。

　　在LCH病变中，病理性CD1a+、CD207+组织细胞数量占比不高，从低于1%到70%以上不等（中位数为8%），并与多种炎症细胞共存，包括嗜酸性粒细胞、巨噬细胞、多核巨细胞和淋巴细胞（富含调节性T淋巴细胞）。此外，这些病理性组织细胞具有良性形态和低有丝分裂活性。因此，LCH曾被认为是一种免疫性疾病，是正常细胞对环境刺激的反应性增生。也有研究表明，57%的LCH患者具有体细胞BRAF-V600E频发突变，提示LCH的肿瘤性质，并因此提出LCH是炎性髓系肿瘤[5,7]。新的研究显示，在PLCH患者的血液和尿液循环细胞中也存在*TSC2*杂合性缺失[8]。

　　目前认为，在髓系分化的关键阶段丝裂原活化蛋白激酶（mitogen-activated protein kinase，MAPK）途径的激活是参与LCH发展的关键分子机制（见图2-3-1）[9]。频发的*BRAF*突变和*MAP2K1*突变是参与MAPK通路激活的主要分子改变[10]。MAPK通路包含RAS/RAF/MEK/ERK，可调节细胞分化、增殖和凋亡，在骨髓细胞分化和成熟中起着至关重要的作用[11]。LCH的严重程度取决于发生MAPK激活突变的体细胞的分化阶段。

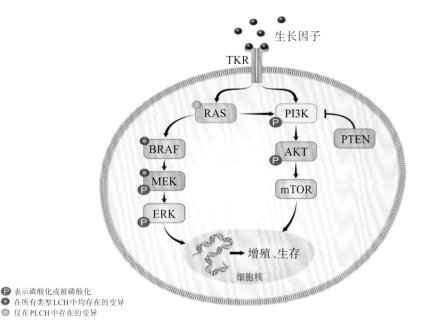

P 表示磷酸化或被磷酸化
表示在所有类型LCH中均存在的变异
表示仅在PLCH中存在的变异

通过生长因子与相应酪氨酸激酶受体（tyrosine kinase receptor，TKR）结合介导的细胞信号激活下游细胞信号传导途径，如丝裂原活化蛋白激酶（mitogen-activated protein kinase）MAPK和其他途径。这些途径介导许多细胞反应，包括细胞增殖和生存/死亡途径。据报道，在系统性朗格汉斯细胞组织细胞增多症和PLCH中均出现了组成型活性突变BRAF和MEK变异，而活性RAS突变仅在PLCH中出现。

图2-3-1　LCH细胞信号通路机制示意图

（资料来源：本图获*BMJ*许可摘自参考文献[12]）

高风险的多系统LCH由骨髓造血干/祖细胞*MAPK*基因的体细胞激活突变引起；低风险的多系统LCH由血液中定向树突状细胞的前体细胞的*MAPK*突变引起；而低风险的单系统LCH由来自血液中分化程度较高的树突细胞的前体细胞的*MAPK*突变引起[3, 10]。

目前我们对PLCH的发病机制仍知之甚少。除*MAPK*突变外，PLCH与香烟烟雾暴露有强关联[13]，几乎只在当前或既往吸烟者中见到[6]。在香烟烟雾的影响下（二次打击），具有MAPK激活突变的树突状细胞在肺实质中积聚，导致继发性免疫系统的激活和迁移，髓样细胞、单核细胞和淋巴细胞在小气道周围形成PLCH结节。由肺泡巨噬细胞、自然杀伤细胞和已被异常树突状细胞异常激活的细胞毒性CD8+T淋巴细胞直接引起局部细胞毒性损害。其中，细胞毒性T淋巴细胞释放出细胞毒性介质和基质金属蛋白酶，导致PLCH的细支气管破坏，形成囊泡[5]。

许多研究表明，90%以上发展为PLCH的成年患者吸烟或接触大量二手烟[14]。此外，有明确的证据表明，戒烟后疾病部分或完全消退。但是，儿童孤立性PLCH的发生率较低，且与香烟烟雾无关。

香烟烟雾会诱导许多参与LC募集和激活的细胞因子的产生，如骨桥蛋白、TNF-α、粒细胞巨噬细胞集落刺激因子（GM-CSF）等细胞因子在LC的分布和分化中起重要作用。由上皮细胞和巨噬细胞产生的转化生长因子β（TGF-β）参与导致组织重塑、纤维化和瘢痕形成的过程。

香烟烟雾可作为促进树突状细胞和LC分化、活化、存活的气道因子的直接刺激物，诱导巨噬细胞及

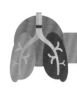

LC在小气道、间质和肺部远端气腔周围聚集。PLCH的特征是LC在受吸烟刺激后发生非恶性克隆。

但只有极少数吸烟者会患上PLCH，这意味着内源性宿主因素或其他外源性因素共同参与了PLCH的发生。烟草烟雾放大炎症反应，激活肺部多个炎症细胞，从而导致炎症、组织损伤和组织重塑的恶性循环。目前尚不清楚内源性抗炎机制的失败、病毒感染等额外的外源性损伤是否在促进吸烟诱发的PLCH中起作用。然而，烟草烟雾的直接影响无法解释成年非吸烟者中PLCH的发生。

二、临床表现

LCH可发生于各个年龄段，可有不同程度的全身受累，成年人LCH通常发生于40岁以上，约2/3的患者在诊断时已累及多系统。

LCH可影响患者的任何器官或系统（见图2-3-2～图2-3-4），但最常见的是影响骨骼（80%）、皮肤（33%）和垂体（25%），其他器官包括肝脏（15%）、脾脏（15%）、骨髓（15%）、肺（15%）、淋巴结（5%～10%）以及中枢神经系统（垂体除外，2%～4%）[15]。临床表现从局限性、惰性和自我消退到危及生命的播散性疾病不等。严重的长期神经系统或内分泌并发症可能影响生活质量。

1. 肺部表现

对于孤立的单系统PLCH成年患者，尽管肺部广泛受累，但症状可能相对较轻或无症状。最常见的呼吸道症状是干咳，较少出现劳力性呼吸困难或自发性气胸导致胸痛[16]。部分成年患者可能有全身表现，如虚弱、发热、盗汗和体重减轻。肺炎、胸膜炎在年轻男性中较常见，可在疾病过程中的任何时间发生，可能是双侧的，易复发。咯血患者少见。

除了气胸、肋骨病变或晚期疾病患者外，胸部体格检查通常是正常的。

成年患者的PLCH通常是一种单系统疾病，但在10%～30%的成年患者PLCH中，可能存在肺外疾病[17]。骨病变、由垂体后叶浸润引起的尿崩症伴多尿和烦渴[18]，以及皮肤病变是最常见的肺外表现[19]。

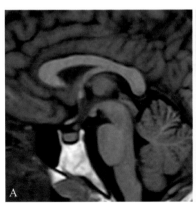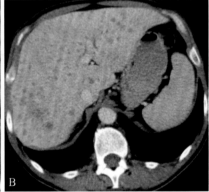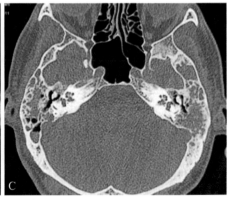

蝶鞍的矢状面T1加权MRI显示厚的垂体柄。神经垂体没有预期的高信号（A）。腹部CT增强扫描显示肝脏急性受累LCH的患者肝肿大，实质内多个低密度结节，其中一些结节汇合。不存在胆管扩张（B）。LCH累及乳突（C）。

图2-3-2　LCH多器官受累的影像学表现

（资料来源：本图开放获取摘自参考文献[22]）

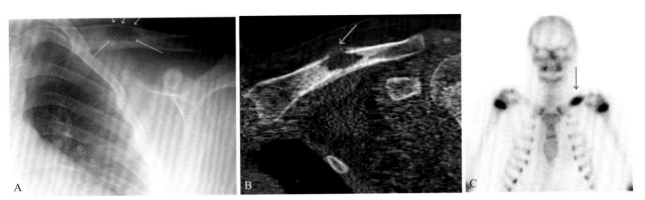

A：一名13岁男孩左锁骨的X线片显示锁骨中段溶解性病变和轻微的骨膜反应；B：未见内部基质、周围硬化或软组织肿块；C：Tc-99m-MDP骨扫描图像显示左锁骨中段放射性同位素显著积累。

图2-3-3 锁骨受累的影像学表现

（资料来源：本图开放获取摘自参考文献[23]）

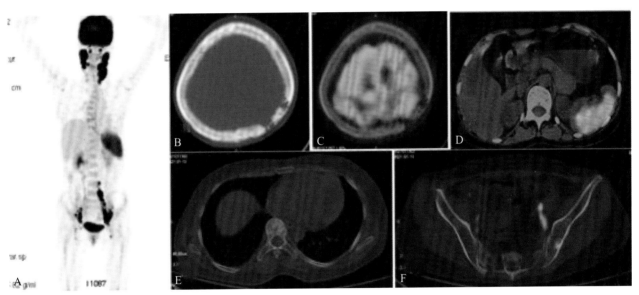

A：某35岁女性LCH患者PET MIP显示双侧颈、盆腔和腹膜后观察到多个淋巴结肿大，FDG摄取增加，SUVmax为8.7；B：CT显示左侧颅骨破坏；C：FDG摄取无显著增加；D：显示脾脏未肿大，但FDG摄取弥漫性增加；E：显示胸椎密度增加，FDG摄取略有增加，SUV$_{max}$为2.9；F：显示左髂嵴的局灶性FDG摄取增加，SUV$_{max}$为5.3。

图2-3-4 多系统代谢影像学表现

（资料来源：本图开放获取摘自参考文献[24]）

2. 骨表现

据估计，在成年LCH患者中，28%的患者发生颅骨病变，25%发生肋骨损害，8%发生骨盆损害，3%发生脊柱损害。骨病变的影像学表现和临床表现取决于受累部位和疾病阶段。通常骨病变是溶骨性的，边界不清，并且在早期阶段的特征是更具侵袭性的骨溶解。慢性病变可能在治疗或不治疗的情况下完全消退，或因骨膜新骨形成而产生硬化外观。

颅骨的骨病变是溶解性的，圆形的，边界清，有时可能含有残留的骨碎片。颅骨病变可能会跨越颅骨缝线。骨穿孔可能向下发展为硬膜外或颅外软组织肿块。颅骨病变可以是无症状的，也可以引起受累

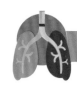

颅骨区域的疼痛和压痛，而下颌骨病变可以破坏牙槽骨，影像学表现为"浮牙"。

肋骨受累可致肋骨溶解、骨膜炎和骨折，有时可能会发现胸膜外肿块，引起疼痛。

骨盆受累的特点是骨溶解区界限不清，随着时间的推移，骨溶解区的边缘硬化而致边界清晰。

脊柱病变是溶骨性的，可导致椎体塌陷。长骨的病变通常位于髓内和骨干，并且可能具有侵袭性。有病例报告称，PLCH患者可发生指甲营养不良、甲溶解和甲下片状出血[25]。

3. 肺动脉高压

另一个重要的肺外并发症是肺动脉高压[26]。组织病理学上可以识别内膜纤维化和静脉和动脉系统的重塑。肺动脉高压与预后不良有关，因此有必要对所有患者进行筛查，尤其是呼吸困难但肺功能检查正常的患者，应寻找肺动脉高压的心电图征象。在某些情况下，需要进行心导管检查以确认诊断。

4. 中枢神经系统表现

有1%~11%的LCH患者可能发生中枢神经系统并发症，临床上可分为局灶性肿块病变和与进行性神经退行性变相关的病变两种：前者表现为可能出现在中枢神经系统任何部位的占位性病变；后者的特征是神经细胞缺失和锥体综合征，典型的神经影像学表现包括下丘脑-垂体受累，垂体漏斗柄增厚和后叶无亮点，松果体的肿大和强化，脉络丛的增厚和强化或实质内的肿块。在垂体功能障碍患者中，最常见的缺陷是抗利尿激素减少，导致尿崩症，其次是生长激素（在尿崩症患者中多达50%发生这种情况）、促性腺激素和促甲状腺激素减少[3]。

5. 皮肤表现

LCH皮肤病变的表现多样，与乳痂、湿疹、猩红热或烫伤样的皮肤综合征、疱疹性齿龈炎和免疫相关的血小板减少性紫癜十分相似。

6. 其 他

尽管危险器官受累很少见，但预后不良。PLCH的过程是可变且不可预测的，临床表现轻重不一，从无症状、自发缓解到尽管戒烟和积极的药物治疗仍快速进展都有报道[1, 27]。

三、辅助检查

1. 肺功能检查

肺功能检查结果是不确定的。根据疾病的进程和病变的部位，可能表现为限制性、阻塞性或混合性。

2. 影像学改变

在疾病的早期阶段，HRCT可见双肺多发结节，通常直径<10mm，边缘不规则，周围环绕着正常的肺实质（见图2-3-5）。结节主要分布于双肺上叶及中叶，大多数呈小叶中心性或支气管周围分布，反映了PLCH病变以细支气管为中心发展[28]。

随着时间的推移，部分结节可能会消退或演变为空洞、囊泡（见图2-3-6）。囊性病变最初往往很小，直径<10mm，圆形、壁厚；随着疾病的进展，囊泡的壁开始变薄，囊泡变得更大且不规则，呈双叶状、三叶形或分支状，直径可达20mm，薄壁囊泡数量逐渐增加。囊泡多位于双肺上叶，一般不累及肋膈角，表现为圆形或卵形囊性空泡，或者可能由相邻囊泡合并导致的奇异形状[29]。其中一些囊泡的直径可达80mm。纵隔淋巴结肿大在PLCH中并不常见，如果有，则应该排查其他疾病。

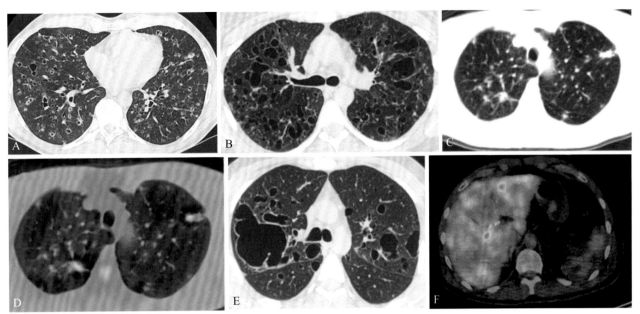

A、B：PLCH患者的代表性胸部HRCT图像，显示小结节、空洞结节和肺囊泡并存，囊泡大小和外观不一；C、D：在胸部CT上显示结节性病变，在PET图像显示代谢亢进；E：胸部CT也可显示大疱样囊性变化；F：代表性PET图像显示肝脏摄取增多。

图2-3-5　LCH患者影像学表现

（资料来源：本图受赠于BMJ摘自参考文献[12]）

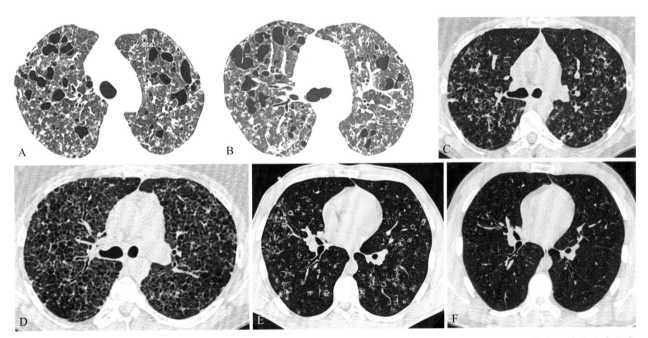

A、B：双肺中上叶多发囊泡（长箭头），形状、大小不一，以及多个结节（短箭头）；C、D：另一名患者双肺上叶多发囊泡（C），未经治疗3年后（D）较诊断初（C）严重；E、F：另一名患者戒烟2年后（F）肺部病变较前（E）显著减轻。

图2-3-6　胸部CT显示PLCH特征性结节、囊肿影像学特点

（资料来源：本图获ERS授权摘自参考文献[28，29]。Reproduced with permission of the © ERS 2024: European Respiratory Review 24（138）552-564；DOI：10.1183/16000617.0046-2015 Published 30 November 2015）

病变后期，大量囊泡导致肺组织结构严重变形，演变为以上叶为主的网状纤维变性，呈大面积的蜂窝状结构，很难与其他纤维化的间质性肺疾病相鉴别。随着时间的推移，还可以出现磨玻璃样阴影、条索状阴影和肺大疱。除了PLCH以外，还可同时存在香烟烟雾引起的肺损伤。

在检测骨骼和软组织病变活动性和早期治疗反应方面，FDG PET-CT的作用可能优于其他影像学检查方法[12]。

3. 支气管镜检查

PLCH患者的支气管镜检查通常无异常，或因吸烟而存在非特异性炎症表现。在PLCH患者的支气管肺泡灌洗液中，可见细胞数量增加，肺泡巨噬细胞占优势，CD4/CD8$^+$T淋巴细胞比值降低或嗜酸性粒细胞水平升高。LC被提议作为诊断PLCH的标志物，该细胞通过针对细胞表面CD1a、Langerin（CD207）和S-100抗原的免疫组织化学染色鉴定。但LC对诊断PLCH不具有特异性，因为在没有间质性肺病的吸烟者、特发性肺纤维化、结节病和其他纤维化肺疾病患者的肺泡灌洗液（BALF）中，也存在LC。有研究提示，可以将5%的LC设定为特异性诊断的阈值，但是其灵敏度仍然很低（<25%）。

支气管肺泡灌洗液细胞分析揭示了具有CD1a$^+$的巨噬细胞对PLCH诊断可能有一定价值[30]。支气管肺泡灌洗很少能确诊成人PLCH，但有助于诊断和鉴别诊断。

4. 肺活检

经支气管肺活检在诊断PLCH中的作用有限，但有助于排除其他疾病，如结节病。对于有全身症状和空洞化肺结节的患者、疑似肺转移的患者或与LAM鉴别诊断的女性患者，确诊依赖于肺活检。在诊断不确定的情况下，外科胸腔镜或开胸手术活检可能有助于诊断PLCH。由于病变是局灶性的，样本应该足够大以获取足够数量的材料，最好是来自肺的不同区域。然而，鉴于这会增加手术风险，所以不应对具有广泛破坏性病变的患者进行肺活检。大约1/3的PLCH病例可经支气管镜行肺钳夹活检做出诊断。经肺的支气管冷冻活检获得的组织标本更大，并且对弥散性实质性肺部疾病的患者，该方法的诊断率已接近70%[5]。

对于疑似PLCH且有肺外病变的患者，可以通过对肺外病变进行活检来协助诊断。当HRCT结果具有特征性且与临床病史一致时，通常可以避免肺活检。

5. 病理改变

LCH的诊断需要基于LC的超微结构或免疫表型特征识别组织细胞对组织的浸润。病理性的LC表面表达CD1a、CD207（Langerin）和S100，细胞通常较大，呈圆形到椭圆形，有咖啡豆状核，几乎没有吞噬空泡，没有表现出炎症性CD1a$^+$树突状细胞特征性的分支（见图2-3-7）。在电子显微镜下可见棒状内含物（Birbeck颗粒）。Birbeck颗粒是胞质内细胞器，可能参与LC捕获的抗原的胞质内转运。在常规临床实践中，Birbeck颗粒的鉴定最近已被CD1a和CD207的免疫组织化学染色所取代[10]。

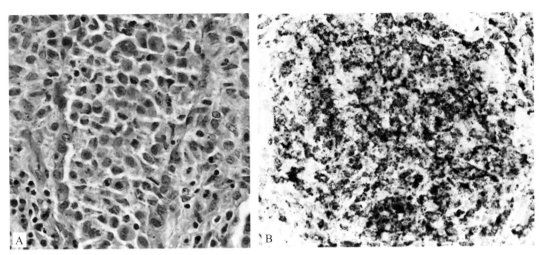

A：PLCH 的光学显微镜特征。浸润的细胞包括形态上类似于 LC 的组织细胞、散在的嗜酸性粒细胞（苏木精和伊红，×400）。B：BRAF-V600E 组织化学染色呈显著阳性（×400）。

图 2-3-7 组织病理及免疫组织化学特征

（资料来源：本图获 *BMJ* 许可摘自参考文献[12]）

LCH 细胞会激活并募集其他免疫细胞。因此，组织中除了 LC 外，还可见嗜酸性粒细胞、嗜中性粒细胞、淋巴细胞和巨噬细胞，也被称为嗜酸性肉芽肿[31]。其中，病理性 CD1a$^+$、CD207 和 LC 的占比较小。

根据活检时疾病的阶段不同，PLCH 中的大体肺组织标本可能表现出不同的特征。在疾病早期，结节表现为不规则的局灶性病变；在疾病后期，主要表现为肺过度充气，伴有囊泡和蜂窝状结构。

在显微镜下，PLCH 的特征性早期病变是，以终末细支气管和呼吸性细支气管为中心，活化的 LC 形成肉芽肿的中心，周围环绕着数量不等的淋巴细胞、嗜酸性粒细胞和巨噬细胞，并延伸到相邻的肺泡结构，气道壁遭到破坏。这种病变可能演变成空洞，这是肉芽肿反应破坏的细支气管的残余管腔而不是坏死引起的。在中期病灶中，LC 很少，而 LCH 肉芽肿中仍存在淋巴细胞、巨噬细胞和中性粒细胞。在晚期病变中几乎没有 LC，并且有更多含有色素或脂质包裹体的巨噬细胞。然后，病变被星形纤维化瘢痕或融合的相邻囊肿取代。在未受累的区域，肺组织结构似乎正常或以常见的吸烟相关异常为主要特征，如呼吸性细支气管炎和浸润细支气管壁的色素巨噬细胞水平升高。值得注意的是，在同一肺活检标本中也可以发现不同阶段的病变，PLCH 肉芽肿的组织学特征也因疾病所处阶段不同而不同。

四、诊　断

PLCH 的明确诊断需要从肺（最常见）或其他肺外位置（通常是皮肤或骨骼）进行组织病理学确认。但是，在某些情况下，典型的临床表现和特征性 HRCT，特别是在有吸烟史的患者中，可能足以建立 PLCH 的临床诊断。

血浆和尿液中的无细胞 BRAF-V600E 检测，可辅助诊断和监测 LCH 患者疾病活动性[32]。在所有风险器官受累的多系统 LCH 患者、约 50% 的无风险器官受累的多系统疾病患者，以及不足 20% 的单系统 LCH 患者中，可检测到 BRAF-V600E。

当怀疑 PLCH 时，有必要排查其他器官是否受累。骨骼 X 线片对于判断骨骼病变是必要的，血清学检测血浆渗透压和颅脑 MRI 有助于判断中枢是否受累。

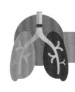
五、鉴别诊断

结节性改变可能存在于其他几种肺部疾病中，包括结节病、硅肺、肺结核、RB-ILD、过敏性肺炎或转移性肿瘤，应注意鉴别。

当CT扫描仅发现囊肿时，必须对PLCH与其他囊性变的肺部疾病进行鉴别诊断，如特发性肺纤维化（IPF）、肺气肿、支气管扩张和淋巴管平滑肌瘤病。

当CT扫描显示蜂窝状时，IPF与PLCH之间的鉴别诊断是必要的。蜂窝状定义为存在充满空气的囊性空间，通常存在于外周胸膜下。这些囊性结构可以有不同的大小，壁厚在1~3mm，由细支气管上皮内衬的纤维组织组成。蜂窝状结构通常与肺纤维化的其他表现有关，如网状混浊、不规则的胸膜下和支气管血管周围增厚、牵拉性支气管扩张，而PLCH囊肿被正常肺区包围。二者之间最重要的区别是PLCH的病灶以肺上叶为主，肋膈角通常正常；而IPF的特征是囊肿呈双下叶和胸膜下分布。

肺气肿被定义为终末细支气管远端的气腔永久性异常扩大，伴有肺泡壁破坏，周围肺组织亦有破坏，囊腔无壁。

支气管扩张是局部的、不可逆的支气管腔扩大，常伴有支气管壁增厚，可以通过邻近血管的存在提示支气管血管束而不是囊性气腔，来与囊性肺病相鉴别。

在CT扫描中，LAM的特征是存在直径为2~40mm不等的薄壁囊肿。与肺气肿不同，在囊肿的外围可以看到血管，肺气肿可能在病变中心发现血管。LAM和PLCH的主要区别在于囊肿的分布：LAM囊肿均匀地分布于肺的所有区域，且囊泡的大小较一致；而PLCH的囊泡分布以上叶为主，不影响肋膈角。

六、治　疗

PLCH的治疗并未标准化，有关治疗的数据来自观察性研究、病例报告和专家意见。需要更多关于毒性更小和更有效的治疗方法的研究。

1. 戒　烟

香烟烟雾在PLCH的发病机制中起作用。戒烟可以改善临床症状和影像学表现，可以使肺结节和囊泡减少、肺功能得到改善。戒烟被认为是治疗PLCH的第一步。

2. 糖皮质激素

有研究推荐，当戒烟未能阻止疾病进展时，可进行类固醇治疗。在结节性病变为主要特征的疾病早期阶段，使用皮质类固醇的基本原理是基于其可能促进肉芽肿和炎症反应消退的可能性；而在后期阶段，纤维化的存在可能提示对皮质类固醇治疗缺乏反应。在此基础上，有人认为，对于以结节性病变为主的症状性PLCH患者，采用皮质类固醇治疗可以改善影像学表现和临床症状。通常，泼尼松或泼尼松龙的起始剂量为0.5~1mg/(kg·d)，在6~12个月内逐渐减少[19]。但是，目前仍缺乏确切的证据，鉴于该药的不良反应，通常不对PLCH患者常规使用全身性皮质类固醇[5]。

对于病情严重或进行性加重的患者，除支气管扩张剂外，还可尝试使用吸入皮质类固醇激素。

3. 化　疗

细胞毒药物可能有效，包括长春碱、巯基-托嘌呤、环磷酰胺和克拉屈滨（2-氯脱氧腺苷）。长春碱、甲氨蝶呤，已在严重的多系统性LCH患者中使用，并具有一定疗效。然而，尚未证明这些药物对孤立的

PLCH患者有一致的积极疗效。克拉屈滨已被证明对难治性多系统性LCH有帮助，也已用于孤立的PLCH中。克拉屈滨是一种嘌呤核苷类似物，对单核细胞和淋巴细胞具有选择性毒性，干扰淋巴细胞和单核细胞单链DNA修复与合成，可以诱导PLCH缓解或改善其肺功能。

4. 靶向治疗

PLCH有多个 *MAPK* 突变，因此针对 *MAPK* 突变的靶向疗法可能有效。BRAF激酶抑制剂vemurafenib、MEK抑制剂cobimetinib都可能在未来的PLCH治疗上有用。有研究显示，在携带 *MAP2K1* 突变的进行性加重的PLCH患者中，MEK抑制剂（曲美替尼）的使用显著改善了患者的呼吸困难和6分钟步行距离[33]。

5. 气胸的处理

另一个需要考虑的情况是在囊性病变破裂后发生自发性气胸。如果保守治疗，PLCH中的自发性气胸往往会复发。复发率接近60%。外科胸膜固定术可将复发风险大幅降低至0~20%。胸膜固定术应在第一次自发性气胸发作后考虑，而不要等待反复发作后。

6. 肺动脉高压的治疗

使用血管扩张剂（包括磷酸二酯酶抑制剂或内皮素受体拮抗剂）治疗PLCH相关的肺动脉高压，可能有助于降低患者肺动脉压力、提高其运动能力。然而，这些药物可以抑制缺氧性肺血管收缩，可能出现通气/灌注严重失衡导致动脉氧合下降。补充氧气可能有助于纠正低氧血症，而前列环素类似物可引起严重的肺水肿，在这些患者中应非常谨慎地使用。

7. 肺移植

肺移植适用于对内科治疗无效的进展性疾病患者，包括对血管扩张剂治疗无反应的严重肺动脉高压患者，以及发生严重呼吸衰竭的患者。回顾性多中心研究表明，同种异体移植的复发率高达20%。移植前存在肺外疾病、戒烟后复吸可能是疾病复发的危险因素。因此，尽管肺移植可能是晚期PLCH的有效治疗方法，但必须考虑疾病复发风险。

8. 中枢神经受累的治疗

LCH中枢神经受累患者的治疗没有标准指南。对于肿瘤性病变和新发尿崩症，需要采用标准的LCH方案进行治疗。长春碱和泼尼松或单药克拉屈滨已被证明是有效的。对神经退行性变的治疗尚不清楚。有病例报道，使用阿糖胞苷、静脉内免疫球蛋白、利妥昔单抗、英夫利昔单抗和顺式视黄酸可以改善神经系统症状。

七、病程和预后

PLCH的特点是个体患者的病程不可预测，从无症状和稳定的病程到逐渐加重，最终导致呼吸衰竭和数月内死亡[1]。在诊断PLCH后，有必要跟踪观察病情变化，评估临床参数、胸部HRCT和肺功能，最初间隔不超过6个月。识别预后不良的患者可能有助于决定谁将在病程早期从积极治疗中受益。预后不良可能与高龄、诊断时FEV1/FVC比值较低、广泛的囊肿或蜂窝、多器官受累和长期的皮质类固醇治疗相关。

───────── ● 参考文献 ● ─────────

[1] BENATTIA A, BUGNET E, WALTER-PETRICH A, et al. Long-term outcomes of adult pulmonary Langerhans cell histiocytosis:A prospective cohort [J]. Eur respir j, 2022, 59(5):2101017. DOI:10.1183/13993003.01017-2021.

［2］LORILLON G, MEIGNIN V, TAZI A. Adult pulmonary Langerhans cell histiocytosis ［J］. Presse medicale, 2017, 46(1):70-78.

［3］RODRIGUEZ-GALINDO C, ALLEN C E. Langerhans cell histiocytosis ［J］. Blood, 2020, 135(16):1319-1331.

［4］QANNETA R, RAVENTOS-ESTELLE A. Pulmonary Langerhans-cell histiocytosis ［J］. New engl j med, 2022, 387(26):2449.

［5］SHAW B, BORCHERS M, ZANDER D, et al. Pulmonary Langerhans cell histiocytosis ［J］. Seminars in respiratory and critical care medicine, 2020, 41(2):269-279.

［6］JEELANI H M, EHSAN H, SHEIKH M M, et al. Pulmonary Langerhans cell histiocytosis in the elderly smoker ［J］. Cureus, 2020, 12(9):e10377.

［7］BERRES M L, LIM K P, PETERS T, et al. BRAF-V600E expression in precursor versus differentiated dendritic cells defines clinically distinct LCH risk groups ［J］. Journal of experimental medicine, 2014, 211(4):669-683.

［8］ELIA D, TORRE O, VASCO C, et al. Pulmonary Langerhans cell histiocytosis and Lymphangioleiomyomatosis have circulating cells with loss of heterozygosity of the TSC2 gene ［J］. Chest, 2022, 162(2):385-393.

［9］JOUENNE F, TAZI A. The MAPK Pathway in Pulmonary Langerhans cell histiocytosis ［J］. Arch bronconeumol, 2022, 59(6):347-349.

［10］SUH J K, KANG S, KIM H, et al. Recent advances in the understanding of the molecular pathogenesis and targeted therapy options in Langerhans cell histiocytosis ［J］. Blood Research, 2021, 56(S1):S65-s69.

［11］JOUENNE F, TAZI A. The MAPK Pathway in Pulmonary Langerhans cell histiocytosis ［J］. Archivos de Bronconeumología, 2022,59(6):347-349.

［12］VASSALLO R, HARARI S, TAZI A. Current understanding and management of pulmonary Langerhans cell histiocytosis ［J］. Thorax, 2017, 72(10):937-945.

［13］LIU H, OSTERBURG A R, FLURY J, et al. MAPK mutations and cigarette smoke promote the pathogenesis of pulmonary Langerhans cell histiocytosis ［J］. JCI insight, 2020, 5(4):e132048.

［14］TAZI A, DE MARGERIE C, NACCACHE J M, et al. The natural history of adult pulmonary Langerhans cell histiocytosis:A prospective multicentre study ［J］. Orphanet J Rare Dis, 2015, 10:30.

［15］HAROCHE J, COHEN-AUBART F, ROLLINS B J, et al. Histiocytoses:Emerging neoplasia behind inflammation ［J］. Lancet oncology, 2017, 18(2):e113-e125.

［16］TSAI C Y, HUANG H C, XU Z D, et al. Spontaneous pneumothorax with pulmonary Langerhans cell histiocytosis (PLCH) in an adult heavy cigarette smoker-A case report ［J］. Respirol Case Rep, 2022, 10(4):e0939.

［17］WANG J, XIE L, MIAO Y, et al. Adult pulmonary Langerhans cell histiocytosis might consist of two distinct groups:Isolated form and extrapulmonary recidivism type ［J］. Annals of Translational Medicine, 2021, 9(4):357.

［18］LOURENçO J, FERREIRA C, MARADO D. Adult pulmonary Langerhans cell histiocytosis revealed by central diabetes insipidus:A case report and literature review ［J］. Molecular and Clinical Oncology, 2020, 13(4):30.

［19］TAZI A. Adult pulmonary Langerhans' cell histiocytosis ［J］. Eur respirj, 2006, 27(6):1272-1285.

［20］EARLAM K, SOUZA C A, GLIKSTEIN R, et al. Pulmonary Langerhans' cell histiocytosis and diabetes insipidus in a young smoker ［J］. Canadian Respiratory Journal, 2016, 2016:3740902. DOI:10.1155/2016/3740902.

［21］ARAUJO B, COSTA F, LOPES J, et al. Adult langerhans cell histiocytosis with hepatic and pulmonary involvement ［J］. Case reports in radiology, 2015, 2015:536328.

［22］BOZDEMIR K, TARLAK B, CAKAR H, et al. Langerhans cell histiocytosis in bilateral mastoid cavity ［J］. Case Reports in Otolaryngology, 2013, 2013:957926.

［23］PARIKH S N, DESAI V R, GUPTA A, et al. Langerhans cell histiocytosis of the clavicle in a 13-year-old boy ［J］. Case reports in orthopedics, 2014, 2014:510287.

［24］LIAO F, LUO Z, HUANG Z, et al. Application of 18F-FDG PET/CT in Langerhans Cell Histiocytosis ［J］. Contrast Media & Molecular Imaging, 2022, 2022:8385332.

［25］DELAVAL L, BOUAZIZ J D, BATTISTELLA M, et al. Nailing the diagnosis:severe nail involvement in adult pulmonary Langerhans cell histiocytosis ［J］. Thorax, 2021, 76(1):102-103.

［26］MIYASHITA T, YAMAZAKI S, OHTA H, et al. Secondary pulmonary hypertension due to pulmonary Langerhans cell histiocytosis accompanied with panhypopituitarism ［J］. Respirol Case Rep, 2021, 9(1):e00697.

［27］ISHIMOTO H, SAKAMOTO N, OZASA M, et al. A Case of Pulmonary Langerhans cell histiocytosis that progressed from a single-system to a multisystem form despite smoking cessation:A case report ［J］. Internal medicine, 2022, 62(6):877-880. ［28］LORILLON G, TAZI A. How I manage pulmonary Langerhans cell histiocytosis ［J］. Eur respir rev, 2017, 26(145):170070. DOI:10.1183/16000617.0070-2017.

［29］FRANCISCO F A F, ARTHUR SOARES SOUZA J, ZANETTI G, et al. Multiple cystic lung disease ［J］. European Respiratory Review, 2015, 24(138):552-564.

［30］FIRA-MLADINESCU O, SUPPINI N, OLTEANU G E, et al. Bronchoalveolar lavage as a diagnostic tool in an atypical pulmonary Langerhans cell histiocytosis ［J］. Diagnostics (Basel, Switzerland), 2022, 12(6):1394.

［31］PICARSIC J, JAFFE R. Nosology and pathology of Langerhans cell histiocytosis ［J］. Hematology-oncology clinics of north america, 2015, 29(5):799-823.

［32］HéRITIER S, HéLIAS-RODZEWICZ Z, LAPILLONNE H, et al. Circulating cell-free BRAFV600E as a biomarker in children with Langerhans cell histiocytosis ［J］. British journal of haematology, 2017, 178(3):457-467.

［33］LORILLON G, JOUENNE F, BAROUDJIAN B, et al. Response to trametinib of a pulmonary Langerhans cell histiocytosis Harboring a MAP2K1 deletion ［J］. Am j resp crit care, 2018, 198(5):675-678.

第四节　马方综合征

马方综合征（Marfan syndrome，MFS）是 *FBN1* 基因的致病变异引起的常染色体显性遗传性结缔组织疾病，具有显著的家族内和家族间变异性[1, 2]。由于弹力纤维功能缺陷，该病主要累及心血管、眼部和骨骼系统，主要表现为无症状的主动脉根部扩张、主动脉夹层、晶状体脱位和四肢过度生长[3]，其临床表现随年龄增长而进行性显现。肺实质及肺血管也可受累及[4]。

该病的首个病例是法国儿科医生安东尼·马方（Antoine-Bernard Marfan）于1896年报告的，他描述一位5岁女性患者的骨骼表现。1938年退休后，Marfan医生出版了一本回忆录，记录了150例长肢畸形病例，并定义了"马方综合征"。既往估计该病患病率估计为1/5000，但据2010年新修订的诊断标准，估计患病率为1/15000～1/10000[4]。该病无性别、种族或地理分布差异。

一、病因与病理生理机制

MFS 是 *FBN1* 基因的致病变异引起的，该基因位于染色体15q21.1上，含65个外显子，编码原纤维蛋白-1（Fibrillin-1，FBN1），该蛋白是一种细胞外基质的结构蛋白，由与表皮生长因子同源的47个结构域重复组成，其中43个可结合钙。该蛋白可聚合形成微纤维。微纤维具有特异的组织结构，弹性蛋白沉积在微纤维束上，构成弹力纤维，为弹性和非弹性结缔组织提供强度和稳定性，存在于皮肤、肺、肾、血管、软骨、肌腱、肌肉、角膜和睫状小带中。在主动脉的中膜，微纤维与弹性蛋白结合在一起，形成桶形的弹力纤维层，构成主动脉壁的弹性结构。此外，微纤维与平滑肌细胞和内皮下基底膜的相互连接在主动脉的机械稳定中起着重要作用。

迄今为止，已在 *FBN1* 基因中鉴定出近2000个变异，其中许多易导致MFS。最常见的 *FBN1* 基因突变类型是点突变，导致错义、无义、插入和缺失突变。有75%的MFS患者由家族遗传引起；有约25%的MFS患者是从头发生的，即由新突变引起；其中，少数患者是由于亲代性腺嵌合遗传而来。这种散发病例的表型通常比家族遗传病例更严重。大多数严重的新生儿形式的MFS是由 *FBN1* 基因的从头突变引起的。

基因型与表型之间没有明显的相关性。家族内和家族间的高度差异表明，环境因素、随机因素甚至修饰基因的存在都会影响该疾病的表型表达。正常 *FBN1* 等位基因的表达水平和高同型半胱氨酸血症可能是影响MFS临床症状严重程度的因素。

FBN1 基因突变导致构成细胞外基质的微纤维结构和功能的紊乱，从而破坏了结缔组织结构完整性。*FBN1* 基因水平的突变会增加FBN1对蛋白水解的敏感性，从而导致微纤维断裂、弹性纤维分解。中膜弹性纤维的这种分解和破碎导致主动脉的刚性增加、弹性/扩张性降低，并导致后期中膜弥漫性钙化。另一方面，FBN1微纤维破坏导致平滑肌细胞的表型改变，该细胞从收缩相转变为增生相，且其形态和生化代谢都发生了改变。平滑肌细胞丧失收缩功能加剧了主动脉进行性扩张。

经过表型修饰的平滑肌细胞会表达胶原蛋白、蛋白聚糖和弹性蛋白等多种细胞外基质蛋白，促进MMP-2和MMP-9分泌。这些酶引起弹力纤维的断裂和降解，结缔组织逐渐破坏，血管重塑，导致胸主动脉瘤和瓣膜病变发展。这是一个恶性循环。

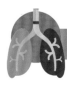
弹力纤维的降解促进了巨噬细胞的趋化，炎症细胞进入动脉中膜，蛋白水解酶的局部活性增加，从而加剧弹性纤维分解，导致主动脉壁的破坏，以及随之而来的主动脉瘤和夹层形成。

除了其机械作用外，*FBN1*基因变异还可通过β转化生长因子（TGF-β）调节信号传导。TGF-β是一种由各种类型的血管壁细胞分泌的细胞因子，参与细胞增殖、迁移、分化和存活的调控。TGF-β以一种复合物的形式分泌，该复合物由TGF-β、潜伏期相关肽（latency-associated peptide，LAP）和3个非活性状态的TGF-β结合蛋白（latent TGF-β binding proteins，LTBP）之一组成。*FBN1*基因突变导致细胞外基质中的微纤维对TGF-β复合物的结合不足，从而导致TGF-β的激活。这种游离的活性TGF-β与细胞表面上的转化生长因子受体2（transforming growth factor beta receptor 2，TGFβR2）相互作用，TGFβR2通过磷酸化过程激活TGFβR1（转化生长因子受体1）。TGFβR1反过来募集并磷酸化受调节的Smad受体，Smad受体与Smad4结合，然后穿透细胞核，在此与转录因子结合，形成能够诱导或抑制众多基因的复杂的主动转录机制。该途径可能与肺气肿、二尖瓣脱垂及主动脉瘤的形成等表现有关[5]。

MFS患者即使从不吸烟也可能会出现肺气肿。FBN1蛋白突变导致微原纤维和弹力纤维异常，容易导致肺部弹性丧失，小气道和细支气管松弛、气道过早闭合和空气滞留，从而导致阻塞性通气功能障碍和肺气肿。动物实验显示，IL-11可能参与了MFS模型小鼠主动脉病变及肺炎症损伤、肺气肿、肺纤维化过程，这提示了IL-11可能是MFS患者肺和主动脉病变的一个共同的驱动机制[6]。此外，研究还发现Notch3信号可能也在MFS的肺气肿中起作用[7]。血管紧张素Ⅱ信号传导通路、一氧化氮信号通路和平滑肌中应激途径的激活都有可能与动脉瘤的形成有关。

但是，*FBN1*基因的缺失导致长骨过度生长的机制仍未完全明了。软骨膜基质结构受损，丧失了约束骨骺的能力可能是导致四肢过长的原因。此外，骨骼组织中TGF-β的过度活跃也可能是MFS相关的长骨过度生长的原因。

在一小部分与MFS相似的家族中，未发现*FBN1*基因突变，却鉴定出了TGFβR2或TGFβR1突变[8]，曾初步归类为"马方综合征2"（MFS-2）。这类患者具有额外的全身特征，包括颅缝早闭、发育迟缓和其他动脉动脉瘤的风险[9]。1987年，最初描述了这种伴有颅缝早闭和主动脉疾病的马方样体征综合征，被称为弗隆综合征（Furlong syndrome）。该综合征随后被重新命名为Loeys-Dietz综合征（LDS），并扩大到包括编码与TGF-β信号传导有关的所有蛋白质的基因发生突变[10]。目前发现，在LDS中，编码TGF-β通路中的受体或配体的6个基因之一存在杂合致病性变异，按频率降序排列：TGFβR2、TGFβR1、Smad3、TGFβ2、Smad2和TGFβ3。

随着二代测序的广泛使用，发现*FBN1*基因中的某些罕见变异可致一系列疾病，包括但不限于常染色体显性遗传的威尔-马切山尼综合征（Weill-Marchesani综合征）和肢端发育不良（以身材矮小、手短和关节僵硬为特征的罕见综合征），以及孤立的家族性晶状体异位和MFS在没有异位晶状体和胸主动脉疾病的情况下的骨骼病变。

二、临床表现

MFS是一种多系统疾病，通常会影响心血管、骨骼和眼，还可能涉及呼吸系统、皮肤和中枢神经系统。

1. 心血管

人的胸主动脉由超过50层交叉的弹性层（主要由弹性蛋白组成）和平滑肌细胞（smooth muscle

cell，SMC）组成，它们赋予主动脉壁弹性和强度。在MFS患者中，主动脉表现出弹性蛋白纤维的碎裂和丢失、SMC密度降低和蛋白多糖沉积增加。

80%的MFS患者的主要心血管表现是主动脉根和升主动脉近端扩张。在大多数MFS患者中，主动脉病变始于无症状的主动脉根部扩大，随着时间的推移逐渐扩大形成动脉瘤（动脉壁变弱导致隆起或扩张）[11]。药物可以减缓主动脉扩大的速度，但不能阻止它。主动脉瘤随着扩大而变得不稳定，最终可能发生内膜撕裂，血液进入主动脉壁中间层，导致急性升主动脉夹层（根据斯坦福分类称为A型夹层），这是危及MFS患者生命的严重并发症。

值得注意的是，不足10%的MFS患者存在B型夹层，其起源于左锁骨下动脉开口的远端，通常沿降主动脉向下传播。B型夹层起源处的降主动脉往往没有实质性扩大，但在B型夹层发生时通常有主动脉根部扩大。

心脏超声、计算机体层血管成像（CT angiography，CTA）或MRI可用于评估主动脉扩张的程度。作为一种新兴技术，4D流动MRI可提供血流动力学信息，包括壁剪切应力、血管刚度（基于脉搏波速度）、流动偏心率、脉搏波反射和湍流动能。当患者需要择期手术时，进行心电门控的CTA以获得准确的主动脉形态测量数据，其中包括准确的主动脉瓣环和根部直径测量、胸壁异常的识别、手术通路的确定和冠状动脉疾病的评估。

在MFS患者中，室上性心律失常和室性心律失常很常见，并且可能是导致患者突然死亡的潜在原因。在儿童和成年MFS患者中，肺动脉扩张（见图2-4-1）与主动脉根部扩张、既往主动脉根部手术、左心室射血分数降低和肺动脉收缩压升高相关[12]。主肺动脉扩张是更严重的血管和结缔组织受累的迹象[13]，但其临床并发症很少见，可能仅与相关的肺动脉压升高有关。MFS患者也可发生肺动脉瓣关闭不全。

鉴于某些临床表现只会随着年龄的增长而变得明显，因此需随访复查才能及时发现。大多数MFS儿童在18岁之前都有主动脉根部扩张、主动脉瓣关闭不全、二尖瓣脱垂。二尖瓣脱垂和关闭不全导致左心功能受损和肺动脉高压，是MFS儿童发病和死亡的主要原因。

5%～30%的MFS患者的死因是心力衰竭。潜在的原因是严重的瓣膜功能障碍和内在的心肌功能障碍。

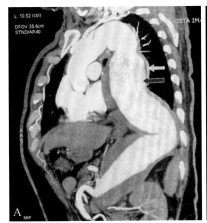
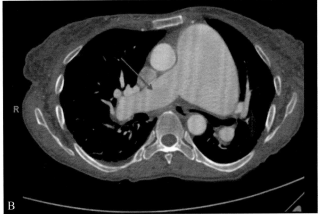

A：主动脉夹层。主动脉造影矢状切片显示Ⅲ型De Bakey主动脉夹层，起源于胸主动脉的T₃水平，左锁骨下动脉远端，显示较小的真腔（黄色箭头）和较大的假腔（红色箭头）。B：肺动脉主干扩张。

图2-4-1　马方综合征累及大血管

（资料来源：图A开放获取摘自参考文献[14]。图B获*BMJ*许可摘自参考文献[15]）

2. 骨　骼

尽管原纤维蛋白1和微纤维在骨骼基质中的丰度低，但在骨形成和功能实现中发挥关键作用。

MFS最明显的骨骼异常[11]包括：①管状骨的生长过度，表现为手指细长（蜘蛛指）、四肢细长（导致不成比例的身材高大）和漏斗胸或鸡胸（肋骨纵向生长过度）（见图2-4-2），约60%的MFS患者可见胸廓畸形。②韧带松弛导致关节过度活动，尤其是指关节、肩关节、膝关节和踝关节，以及进行性脊柱畸形（脊柱侧弯、后凸）。③有60%～90%的MFS患者可见髋臼突出、硬脑膜扩张伴腰段椎管和神经孔变大。此外，大多数患者发生退行性关节炎的时间早于预期。

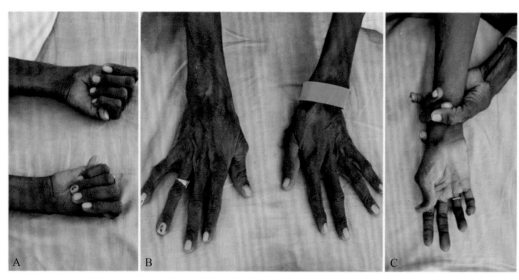

A：拇指征阳性；B：蜘蛛指；C：手腕征阳性。

图2-4-2　马方综合征患者的手部特征

（资料来源：本图开放获取摘自参考文献[14]）

2. 眼

在正常眼睛中，含有原纤维蛋白1的微纤维无处不在。原纤维蛋白1主要存在于睫状小带中，从睫状体延伸到晶状体，固定并调节晶状体。由于*FBN1*突变，约60%的MFS患者可见晶状体脱位（轻度外翻）。具有MFS典型特征的患者在10岁前可发生严重的近视。早老性白内障是MFS患者的常见并发症。开角型青光眼和视网膜脱离是导致MFS患者视力丧失的严重并发症。

在虹膜、Schlemm管（Schlemm's canal，sc）管壁、整个巩膜和角膜周边的上皮下区域及角膜基质中也发现了原纤维蛋白1，但在玻璃体中不存在。MFS患者缺乏原纤维蛋白1也会导致角膜直径增大、虹膜发育不全和瞳孔缩小（瞳孔过度收缩），应防止晶状体脱垂进入前房，瞳孔阻滞很少见。

3. 呼吸系统

MFS患者漏斗胸、鸡胸、脊柱侧弯等导致胸廓显著畸形[11]，主要功能影响是心脏、大血管受压导致循环障碍，对肺功能影响通常相对较轻。MFS患者下肢异常长，导致身高的对应预期理论值明显被高估。当根据胸廓大小或坐高标准化后，MFS患者的肺通气功能通常是正常的。部分MFS患者的肺总量和残气量增加，存在轻度阻塞性通气障碍。在脊柱侧弯或后凸合并严重漏斗胸的MFS患者中，可能会出现限制性通气障碍[16]。

但是，显著的胸廓畸形扭曲支气管并挤压肺组织，导致患者反复发生呼吸道感染、肺不张、肺炎，可致支气管扩张、肺毁损。少数MFS患者血管破坏可致咯血[17]。

FBN1蛋白异常的患者表现出肺实质弹性纤维异常或退化、肺泡壁完整性丧失，临床上主要表现为肺气肿、肺囊泡、气胸（见图2-4-3、图2-4-4）[16, 18]。肺部症状可为马方综合征的初始症状[19, 20]。

所有MFS患者的病理检查均发现远端腺泡肺气肿。在影像学上，远端腺泡肺气肿出现在胸膜下或间隔旁，放射学上称为间隔旁肺气肿。这不同于小叶中心型肺气肿（吸烟者中最常见的类型）和全小叶型（更多常见于α-1-抗胰蛋白酶缺乏症）。病例报告显示，MFS患者的肺气肿和肺囊泡大多分布于上叶尖段、胸膜下或间隔旁，也可能与瘦高体型相关的肺尖较大的机械应力有关。尽管间隔旁肺气肿是MFS最常见的类型，但小叶中心和全小叶肺气肿也偶有报道。随着时间的推移和持续的过度充气损伤，间隔旁肺气肿可能会合并成大的囊性病变或肺大疱，甚至导致巨大的大泡性肺气肿。这些大泡易于破裂，导致气胸[21]。

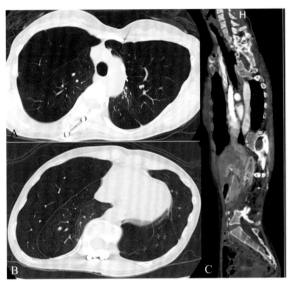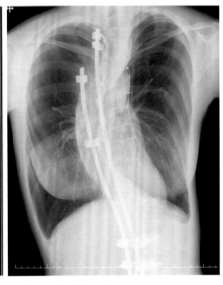

胸部CT显示严重肺气肿改变，以及胸廓畸形和脊柱畸形

图2-4-3　马方综合征患者的胸部CT

（资料来源：本图获*BMJ*授权摘自参考文献[16]）

Mayo Clinic（妙佑诊所）开展了一项回顾性队列研究，在纳入的166名MFS患者中，有4.8%发生过至少1次自发性气胸[22]。在接受胸部CT扫描的患者中，10%的患者存在肺尖大疱。在胸部CT扫描发现肺大疱的患者中，25%的患者发生过至少1次气胸，而在无肺大疱的患者中只有2.7%发生过气胸。气胸的发病率并没有因吸烟而异，但年轻男性更容易发生。

日本东京女子医科大学开展的回顾性研究纳入了9名在该院接受气胸手术的MFS患者（6名男性，3名女性），其中7例（77.8%）患者为双侧气胸，4例（44.4%）为术后复发气胸。切除的肺大疱病理上表现出血管壁中层囊性变（55.6%）和钙化（55.6%），所有病例均显示弹力纤维破碎和降解[23]。

自发性气胸见于5%～11%的MFS患者（见图2-4-4）[24]，反复发生气胸可能与胸廓畸形、肺大疱以及肺实质结缔组织异常和肺尖较大的机械应力有关。在Mayo Clinic的系列研究中，有肺大疱的患者气胸的发生率高出正常人9倍[22]。

呼吸科医生在治疗反复发生的自发性气胸或胸廓异常患者时，应考虑马方综合征的可能。

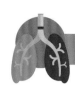

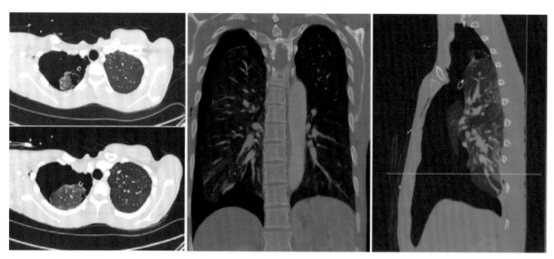

某自发性气胸患者胸部CT显示右上肺尖有一个肺囊泡，右侧气胸。

图 2-4-4　马方综合征肺损害

（资料来源：本图获*BMJ*许可摘自参考文献[24]）

在马方MFS患者中，阻塞性睡眠呼吸暂停的患病率较高，这可能是喉部塌陷度较高和颅面异常所致[25]。阻塞性睡眠呼吸暂停可能增加MFS患者的心血管并发症，并加速主动脉扩张的进展，呼吸暂停低通气指数与主动脉直径之间存在相关性，与发生更严重的主动脉疾病的风险有关[25, 26]。客观的评估打鼾可以识别需要睡眠研究的MFS患者。如果存在相关危险因素或快速进行性主动脉扩张，则应排查合并睡眠呼吸暂停综合征的可能。

小样本的临床研究显示，MFS与哮喘风险之间存在关联。这种关联在Loeys-Dietz综合征中更明显。Loeys-Dietz综合征患者很容易发生过敏和炎症性疾病，包括特应性皮炎和哮喘。一些Loeys-Dietz综合征患者被发现嗜酸性粒细胞计数、免疫球蛋白E水平和Th2途径细胞因子升高，这些与哮喘的发展和严重程度密切相关。MFS人群患哮喘或喘息风险增加的原因是共享下游通路。此外，在这两种结缔组织疾病中，基因突变可能不仅影响肺实质发育，还影响气道发育和稳定性，导致易变狭窄，从而增加阻塞性通气缺陷的发生风险[27]。

4. 皮肤、疝与中枢神经系统

皮下脂肪稀少、肌肉发育不良、皮肤条纹和腹股沟疝在出生和青春期都很常见，疝修补手术后复发的风险很高。

中枢神经系统可表现为硬脊膜膨出、蛛网膜下腔囊肿和盆腔脊膜膨出。

5. 其他面部特征

如长头畸形、眼球内陷、睑裂下斜、颧骨发育不全和小下巴、上颚裂，牙齿拥挤等。

三、诊　断

MFS临床表现的进行性和潜在致命性证明了早期诊断的重要性。以下原因导致诊断通常很困难：家族间和家族内表型的广泛变异、某些临床表现随年龄增长才出现、高度的自发突变、临床表现与其他几种结缔组织疾病有重叠。

临床诊断的柏林标准于1986年确定，1996年被根特标准（Ghent Ⅰ）所取代，2010年更新为最新版本（Ghent Ⅱ）[28]。对MFS患者的初步评估应包括个人史和家族病史、完整的身体检查以及确定诊断标准所必需的一系列检查。Ghent Ⅱ标准按照是否有家族史，将患者分为两大类，分别制定了四种不同的确诊情景（见表2-4-1）。

诊断并不总是需要确认存在FBN1基因的致病性变异，但基因检测可以帮助鉴别MFS与其他可呈现与MFS相似的骨骼特征的遗传性胸主动脉疾病综合征[29]。即使经过充分的基因筛查仍没有发现FBN1基因突变，也不能排除MFS。

表2-4-1　Ghent Ⅱ诊断标准

缺乏MFS家族史的患者,满足以下任意一条可确诊:
(1)存在主动脉根部扩张(Z评分≥2,根据年龄和体表面积标准化后)或撕裂的情况,并伴有晶状体脱位可以明确诊断MFS,无论系统特征是否存在,除非系统特征提示SGS、LDS或vEDS
(2)存在主动脉根部扩张(Z评分≥2)或撕裂的情况,以及明确的FBN1致病突变也足以确定诊断,即使没有晶状体脱位
(3)如果存在主动脉根部扩张(Z评分≥2)或撕裂,但没有晶状体脱位,并且FBN1状态为未知或阴性,则通过足够的系统性表现可以确认MFS诊断(根据新的评分系统,见表2-4-2,全身受累评分≥7分)。然而,必须仔细排查是否有符合SGS、LDS或vEDS的特征,并且应当做必要的额外检测,包括TGFβR1/2、COL3A1和其他相关基因测试,以及胶原生物化学检测
(4)有晶状体脱位,但不存在主动脉根部扩张或撕裂的情况下,需要先确认与主动脉病变相关的FBN1基因致病突变才能诊断MFS。如果FBN1突变在相关或无关的先证者中与心血管疾病没有明确相关,则应将患者归类为晶状体脱位综合征
具有MFS家族史的患者,满足以下任意一条可确诊:
(1)存在晶状体脱位的情况下,可以确定诊断
(2)全身性受累评分≥7分的情况下,可以确定诊断
(3)年龄≥20岁,存在主动脉根部扩张(Z评分≥2)的情况下,可以确定诊断
(4)年龄<20岁,存在主动脉根部扩张Z评分≥3的情况下,可以确定诊断

注：①主动脉根部测量应平行于主动脉瓣平面并垂直于血流轴线进行。从至少3个经胸图像获得的最大直径应该经年龄和体表面积进行校正并且换算为Z评分。②MFS家族史指患者的家庭成员已经使用上述标准进行独立诊断。③在散发的年龄<20岁的年轻患者中，可能不符合上述四种情景中任一种，如果系统性特征较少（<7分）和（或）主动脉根部直径是临界值（Z评分<3），且没有FBN1突变，建议使用术语"非特异性结缔组织疾病"，直到随访超声心动图评估显示主动脉根部扩张（Z评分≥3）。④如果在散发性或家族性病例中发现FBN1致病突变，但主动脉根部测量Z评分仍低于建议使用术语"潜在的MFS"，定期密切随访，直到主动脉达到诊断阈值。

表2-4-2　用于Ghent诊断标准的全身特征

类别	体征(不同分值的体征)	得分
1	手腕和拇指标志(手腕或拇指标志)	3分(1分)
2	脊柱侧弯或胸腰椎后凸	1分
3	鸡胸(漏斗胸或胸不对称)	2分(1分)
4	后足畸形(平底足)	2分(1分)
5	自发性气胸	2分
6	硬脑膜扩张	2分
7	髋臼突出,臼窝变深	2分
8	在没有严重的脊柱侧弯的前提下,上部量与下部量的比值减小(有人种差异),且臂展与身高比值增加(成年人>1.05),	1分

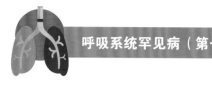
续表

类别	体征（不同分值的体征）	得分
9	肘部伸展减少	1分
10	面部特征：长头畸形、眼球内陷、下斜睑裂、颧骨发育不全和下颌后缩（小下巴）	如果存在5个特征中的3个，则为1分
11	非妊娠或肥胖引起的皮纹	1分
12	近视>3屈光度	1分
13	二尖瓣脱垂（所有类型）	1分

注：最高总数20分；得分≥7分表示系统性受累及。①拇指征：大拇指做最大内收时，如果内收拇指的整个远侧指骨延伸超出手掌的尺骨边界时，则拇指征阳性[29]。②手腕征：手握对侧手腕，如果大拇指的尖端覆盖第五指的整个指甲，则手腕征阳性。二个指征均阳性，得3分，如果只有其中一个阳性，则得1分[29]。③后足畸形：分别从前向和后向视野评估后足外翻同时前足外展和中足下降（以前称为内踝的内侧旋转）。④肘部伸展减少：肘关节在完全伸展时，如果上臂和前臂之间的角度≤170°，则认为肘部伸展减小。

四、鉴别诊断

MFS的鉴别诊断包括Loeys-Dietz综合征（LDS）、类马方-颅缝早闭综合征（Shprintzene-Goldberg，SGS）、先天性挛缩蜘蛛指畸形综合征（congenital contractural arachnodactyly，CCA）、Weille-Marchesani综合征（WMS）、晶状体脱位综合征（Ectopia lentis syndrome，ELS）、同型胱氨酸尿症（homocystinuria）、家族性胸主动脉瘤综合征（familial thoracic aortic aneurysm syndrome，FTAA）、FTAA伴二叶式主动脉瓣、FTAA伴动脉导管未闭、动脉曲折综合征（Arterial tortuosity syndrome，ATS）、Ehlerse Danlos综合征（血管型、瓣膜病型、脊柱后侧凸型）、遗传性胸主动脉病（hereditary thoracic aortic disease，HTA）等疾病（见表2-4-3）。

表2-4-3　MFS的鉴别诊断

疾病	基因	临床特征	与MFS的差异
LDS	*TGFBR1/2*	主动脉根部动脉瘤、撕裂；关节过度活动；二尖瓣脱垂；与MFS相同的骨骼特征；过敏性疾病较多	其他动脉的动脉瘤和夹层；悬雍垂分叉/腭裂；颅缝早闭；眼距过宽；巩膜呈蓝色；容易瘀伤和瘦弱；半透明皮肤，静脉清晰可见
SGS	*FBN1* 及其他基因	颅缝早闭，智力低下	缺乏MFS的其他特征
CCA	*FBN2*	蜘蛛指；皱巴巴的耳朵；手指、肘和膝关节挛缩	先天性手指、肘和膝关节挛缩；皱巴巴的耳朵
WMS	*FBN1*、*ADAMTS10*	球形晶状体；短指；关节僵硬	球形晶状体；短指；关节僵硬

疾病	基因	临床特征	与MFS的差异
ELS	*FBN1*、*LTBP2*、*ADAMTSL4*	晶状体脱位	缺乏主动脉根部扩张
homocystinuria	*CBS*	多发性血栓栓塞；智力落后；晶状体异位；指趾过长；脊柱侧弯	智力障碍；反复血栓；神经精神异常
FTAA	*TGFBR1/2*、*ACTA2*	胸主动脉瘤；网状青斑；絮状虹膜	缺乏MFS的其他特征
FTAA伴二叶式主动脉瓣		胸主动脉瘤；二叶式主动脉瓣	缺乏MFS的其他特征
FTAA伴动脉导管未闭	*MYH11*	胸主动脉瘤；动脉导管未闭	缺乏MFS的其他特征
ATS	*SLC2A10*	全身性动脉曲折、动脉狭窄、面部畸形	缺乏MFS的其他特征
Ehlerse Danlos综合征（血管型、瓣膜病型、脊柱后侧凸型）	*COL3A1*、*COL1A2*、*PLOD1*	中等大小的动脉瘤、严重瓣膜功能不全、皮肤半透明、营养不良性瘢痕、面部特征	其他动脉的动脉瘤和夹层；薄而半透明皮肤；容易瘀伤；巩膜呈蓝色；上睑下垂；自发性肠破裂；妊娠子宫破裂
HTA	*FBN1*、*TGFBR1*、*TGFBR2*、*SMAD3*、*TGFB2*、*COL3A1*、*LOX*、*ACTA2*、*MYH11*、*PRKG1*、*MYLK*	主动脉根部及升主动脉瘤及夹层	缺乏MFS的其他特征

五、治 疗

MFS需要药物治疗来减缓动脉瘤的生长速度，并降低主动脉夹层的发生风险。标准治疗包括预防性β受体阻滞剂以减缓升主动脉的扩张，以及预防性主动脉手术。

β受体阻滞剂的有益作用归因于心率和左心室射血分数的降低，使主动脉壁上的血流动力学应力降低，主动脉僵硬程度降低，主动脉根扩张、破裂和其他心血管并发症的风险降低。

主动脉瘤的预防性手术可预防急性A型主动脉夹层。常规手术仍然是MFS相关主动脉病变患者的首选治疗方法。欧洲最新的主动脉疾病诊断和治疗指南主张，对于MFS患者，应优先考虑手术而不是主动脉腔内修复技术（TEVAR），除非是急危重情况下作为进一步手术治疗的权宜之技[1]。需要使用经胸超声心动图、CT或MRI，进行常规监测，以监测动脉瘤的生长并确定何时进行预防性修复手术以防止急性主动脉夹层。

动物实验及一些临床研究显示，无论单用或与β受体阻滞剂联用，血管紧张素Ⅱ受体阻滞剂（ARB）在阻止动脉瘤生长方面有一定作用[30-32]。此外，β受体阻滞剂和ARB均应滴定到最大耐受剂量[29]。

多西环素对MMP-2和MMP-9具有非选择性抑制作用[1]。在一项MFS的动物模型研究中，多西环素在预防动脉瘤形成、保持弹性纤维的完整性、使血管舒缩功能正常化以及抑制TGF-β的活化方面有良好的效果[33]。为稳定动脉瘤疾病，MFS患者应避免使用烟草，并监测血压，血压应保持在120/80mmHg以下。一般来说，大多数MFS患者应定期开展低强度的有氧运动。

如果有需要的话，建议在7~14岁之间进行漏斗胸修复，此时胸腔的灵活性仍然很大。手术后运动能力的改善归因于血流动力学的改善，而不是肺容量的增加（肺容量的增加很小）。目前，漏斗胸手术矫正采用微创Nuss技术。胸廓畸形手术修复的适应证是临床上肺活量显著减少（用力时呼吸困难）、心血管结构受压或需要升主动脉修复术。

大多数死亡病例是心血管问题所致，主动脉扩张及其并发症（主动脉夹层和主动脉瓣关闭不全）占死亡原因的80%。充血性心力衰竭、急性心肌梗死和感染性心内膜炎是导致心源性死亡的其他原因。根据系列研究，通过采用β受体阻滞药物治疗和主动脉选择性手术修复，MFS患者的平均预期寿命已显著提高。

· 参考文献 ·

［1］ COELHO S G, ALMEIDA A G. Marfan syndrome revisited:From genetics to the clinic［J］. Revistaportuguesa de cardiologia, 2020, 39(4):215-226.

［2］ PEES C. Marfan syndrome meta-analysis:individual patient data analysis reduces heterogeneity［J］. Lancet, 2022, 400(10355):790-791.

［3］ CONNOLLY H M, NIAZ T, BOWEN J M. What is Marfan syndrome?［J］. Jama-journal of the american medical association, 2023, 329(18):1618.

［4］ TUN M H, BORG B, GODFREY M, et al. Respiratory manifestations of Marfan syndrome:A narrative review［J］. J thorac dis, 2021, 13(10):6012-6025.

［5］ MáTYáS G, ARNOLD E, CARREL T, et al. Identification and in silico analyses of novel TGFBR1 and TGFBR2 mutations in Marfan syndrome-related disorders［J］. Human mutation, 2006, 27(8):760-769.

［6］ NG B, XIE C, SU L, et al. IL11 (Interleukin-11) causes emphysematous lung disease in a mouse model of Marfan syndrome［J］. Arteriosclerosis thrombosis and vascular biology, 2023, 43(5):739-754.

［7］ JESPERSEN K, LIU Z, LI C, et al. Enhanced notch3 signaling contributes to pulmonary emphysema in a murine model of Marfan syndrome［J］. Sci Rep, 2020, 10(1):10949.

［8］ MIZUGUCHI T, COLLOD-BEROUD G, AKIYAMA T, et al. Heterozygous TGFBR2 mutations in Marfan syndrome［J］. Nature genetics, 2004, 36(8):855-860.

［9］ AZRAD-DANIEL S, CUPA-GALVAN C, FARCA-SOFFER S, et al. Unusual presentation of Loeys-Dietz syndrome:A case report of clinical findings and treatment challenges［J］. World journal of clinical cases, 2022, 10(33):12247-12256.

［10］ TAKEDA N, HARA H, FUJIWARA T, et al. TGF-β signaling-related genes and thoracic aortic aneurysms and dissections［J］. Int J Mol Sci, 2018, 19(7):2125.

［11］ HA H I, SEO J B, LEE S H, et al. Imaging of Marfan syndrome:Multisystemic manifestations［J］. Radiographics, 2007, 27(4):989-1004.

［12］ WOZNIAK-MIELCZAREK L, SABINIEWICZ R, DREZEK-NOJOWICZ M, et al. Differences in cardiovascular manifestation of Marfan syndrome between children and adults［J］. Pediatric cardiology, 2019, 40(2):393-403.

［13］ STARK V C, HUEMMER M, OLFE J, et al. The Pulmonary artery in pediatric patients with Marfan syndrome:An underestimated aspect of the disease［J］. Pediatric cardiology, 2018, 39(6):1194-1199.

［14］ TOSHNIWAL S, CHATURVEDI A, ACHARYA S, et al. Marfanoid to mortality:A case report on sudden cardiac death due to aortic dissection in a Young Male With Marfanoid Habitus［J］. Cureus, 2023, 15(12):e50651.

［15］ SHAFIQ Q, BOKHARI A, NAHIN I, et al. Extreme dilation of pulmonary artery:A literature review［J］. BMJ Case Rep, 2014, 2014:bcr2013202223. DOI:10.1136/bcr-2013-202223.

［16］ ISHII H, SHIMA R, KINOSHITA Y, et al. Marfan syndromepresenting with diffuse emphysematous change of the lung［J］. BMJ Case Rep, 2018, 2018:bcr2017224056. DOI:10.1136/bcr-2017-224056.

［17］ YABUUCHI Y, GOTO H, NONAKA M, et al. A case of Marfan syndrome with massive haemoptysis from collaterals of the lateral thoracic artery［J］. BMC Pulm Med, 2020, 20(1):4.

［18］ SHANNON V R, NANDA A S, FAIZ S A. Marfan syndrome presenting as giant bullous emphysema［J］. Am j resp crit care, 2017, 195(6):827-828.

［19］ WANG Y J, NEGRON-RUBIO E, KESHAVAMURTHY J H, et al. Primary spontaneous pneumothorax in conjunction with Marfan syndrome［J］. BMJ Case Rep, 2018, 2018:bcr2017222354. DOI:10.1136/bcr-2017-222354.

［20］ HAO W, FANG Y, LAI H, et al. Marfan syndrome with pneumothorax:case report and review ofliteratures［J］. J thorac dis, 2017, 9(12):e1100-e1103.

［21］ EL OUALI Z, ID EL HAJ N, BOUBIA S, et al. Recurrent spontaneous pneumothorax revealing Marfan's syndrome［J］. Rev mal respir, 2020, 37(1):86-90.

［22］ KARPMAN C, AUGHENBAUGH G L, RYU J H. Pneumothorax and bullae in Marfan syndrome［J］. Respiration, 2011, 82(3):219-224.

［23］ MATSUMOTO T, UTO K, ODA H, et al. Pleural changes in patients with pneumothoraces and Marfan syndrome［J］. J thorac dis, 2020, 12(9):4877-4882.

［24］WANG Y J, NEGRON-RUBIO E, KESHAVAMURTHY J H, et al. Primary spontaneous pneumothorax in conjunction with Marfan syndrome［J］. BMJ Case Rep, 2018, 2018:bcr2017222354. DOI:10.1136/bcr-2017-222354..

［25］NEUVILLE M, JONDEAU G, CRESTANI B, et al. Respiratory manifestations of Marfan's syndrome［J］. Rev mal respir, 2015, 32(2):173-181.

［26］SOWHO M, POTOCKI M, SGAMBATI F, et al. Snoring and aortic dimension in Marfan syndrome［J］. Sleep and Biological Rhythms, 2023, 21(1):33-37.

［27］FRISCHMEYER-GUERRERIO P A, GUERRERIO A L, OSWALD G, et al. TGFβ receptor mutations impose a strong predisposition for human allergic disease［J］. Sci transl med, 2013, 5(195):195ra94. DOI:10.1126/scitranslmed.3006448.

［28］LOEYS B L, DIETZ H C, BRAVERMAN A C, et al. The revised Ghent nosology for the Marfan syndrome［J］. J med genet, 2010, 47(7):476-485.

［29］MILEWICZ D M, BRAVERMAN A C, DE BACKER J, et al. Marfan syndrome［J］. Naturereviews Disease primers, 2021, 7(1):64.

［30］MUIñO-MOSQUERA L, DE BACKER J. Angiotensin-Ⅱ receptor blockade in Marfan syndrome［J］. Lancet, 2019, 394(10216):2206-2207.

［31］MULLEN M, JIN X Y, CHILD A, et al. Irbesartan in Marfan syndrome (AIMS):A double-blind, placebo-controlled randomised trial［J］. Lancet, 2019, 394(10216):2263-2270.

［32］PEDICINO D, VOLPE M. Protection and delay of aortic complications inthe Marfan syndrome:A new indication for angiotensin receptor blockers on top of β blockers［J］. Eur heart j, 2023, 44(4):254-255.

［33］CHUNG A W, YANG H H, RADOMSKI M W, et al. Long-term doxycycline is more effective than atenolol to prevent thoracic aortic aneurysm inmarfan syndrome through the inhibition of matrix metalloproteinase-2 and -9［J］. Circ res, 2008, 102(8):e73-e85.

第五节　轻链沉积病

轻链沉积病（light-chain deposition disease，LCDD）是一种由单克隆浆细胞或淋巴浆细胞过量产生非淀粉样免疫球蛋白κ或λ轻链，沉积在多个器官，包括肾脏[1]、脾脏、胰腺、甲状腺、胃肠道、肾上腺、皮肤、肝脏、心脏[2]、神经系统[3]和肺脏，引起受累器官肿大、功能受损的罕见疾病。

1976年，LCDD由Randall首次报道。LCDD好发于中年人，平均发病年龄约为67岁，男女比为2.5∶1。该病累及全身多系统，包括肺。LCDD肺部受累，也称为肺轻链沉积病（pulmonary light-chain deposition disease，PLCDD），既可以是系统性疾病的局部表现也可以是孤立的肺受累，但后者少见。1988年，PLCDD由Kijner等首次报道，迄今为止有文献报道约50例[4]。PLCDD常见于中年人，发病年龄为36~58岁不等，中位年龄约为53岁，文献报道女性多于男性。

一、病因与病理生理机制

LCDD的病因尚不完全清楚。约75%的LCDD继发于浆细胞、淋巴细胞增生性病变，特别是巨球蛋白血症，其他还包括多发性骨髓瘤、B淋巴细胞淋巴瘤等血液系统恶性肿瘤。少数LCDD继发于自身免疫性疾病，如干燥综合征、结节病和局限性硬皮病。

LCDD由浆细胞系的单克隆增殖产生并分泌过量的轻链［（超过重链，约0.3mg/(kg·h)］，主要是轻链κ，也有少量λ，这些轻链以非嗜刚果红Ig片段的颗粒状或无定形电子致密非纤维状物质沉积于各脏器。LCDD的轻链沉积物是一种嗜酸性物质，不具有β折叠的片状结构。该沉积物质在刚果红染色上具有斑片状粉红色染色，但在偏振光下不具有淀粉样蛋白所呈现的苹果绿双折射。此外，在电子显微镜下，该物质呈无特征性的非分支淀粉样原纤维[5]。因此，又称之为非淀粉样轻链沉积病（NALCDD）。

轻链沉积物存在于LCDD患者的肾脏、肝脏、心脏等重要器官的基底细胞膜中，沉积物的逐渐增多最终导致患者的肾脏、心脏和肝脏等器官功能受损，是预后不良的原因。

在肾脏受累的LCDD患者中，单克隆轻链与肾小球系膜细胞受体相互作用被认为可激活核因子κB

（NFκB）通路，从而刺激细胞因子的产生，从而导致肾小球硬化[6]。肾脏病理常表现为结节性肾小球硬化，在内皮下和系膜区域的免疫荧光可证实主要是κ型轻链的沉积。轻链沉积物可能延伸到肾小球基底膜的致密层，甚至延伸到上皮下区，这可能导致肾小球闭塞。这些进行性肾小球变化，导致肾脏失去保留蛋白质的能力。肾脏受累的LCDD患者的表现还包括一种类型的肾小管间质性疾病（TID），其表现为沿着肾小管壁基底膜外表面的线性沉积，导致其增厚。

LCDD患者肺受累罕见。PLCDD是由单克隆轻链蛋白在肺部沉积引起的。这种细胞外无定形嗜酸性的轻链蛋白沿淋巴、支气管血管束沉积，累及小叶间隔或多个肺泡[7]。在组织学上，PLCDD的特征是单克隆轻链沉积在肺泡壁、小气道和血管中，伴有肺气肿、囊和小气道扩张。在电子显微镜下观察发现，沿基底膜有较粗的颗粒状沉积物[8]。也有早期PLCDD主要是气道受累，随后发生肺实质改变[9]。

2006年，Colombat及其同事在三位LCDD患者的肺脏中分离并鉴定出了一个优势B淋巴细胞克隆，这表明PLCDD是原发性肺淋巴增生性疾病，可以将其与PLCH和LAM一起归类为囊性肺疾病的肿瘤性病因[8]。轻链蛋白沉积物引起基质金属蛋白酶分解弹力纤维，直接破坏肺泡结构，从而引起肺囊性变；[7]或者轻链蛋白沉积导致肺多发结节病变。

PLCCD主要有两种类型：结节型和弥漫型[10]。

结节型：以细胞外嗜酸性物质结节性沉积为特征，伴有多核巨细胞和淋巴浆细胞浸润，病变更常见局限于肺。一般与自身免疫性疾病有关，伴或不伴有MALT。

弥漫型：以肺泡、细支气管和血管壁基底膜内有微细的标记性嗜酸性物质沉积为主要特征，伴有不同程度纤维化改变。多系统受累更常见。

LCDD、重链沉积病（HCDD）和轻链与重链沉积病（LHCDD）一起称为单克隆免疫球蛋白沉积病（monoclonal immunoglobulin deposition disease，MIgDD）

二、临床表现

LCDD可累及多系统。从现有资料来看，肾脏受累患者占94%，心脏受累患者占79%，肝脏受累患者占77%，消化系统受累患者占33%、神经系统受累占患者22%、骨髓和肺部受累患者很少。因此，该病的临床表现极其多样，与多种疾病相似，极易误诊。

游离轻链主要由肾脏过滤，轻链在肾小球以及肾小管和血管基底膜中的病理性沉积始终会导致肾功能明显受损。肾脏是LCDD最常见的受累器官，常导致蛋白尿伴或不伴肾病综合征和肾功能衰竭。实际上，在肾小管受累为主的情况下，LCDD表现为突发肾衰竭或慢性非选择性蛋白尿；在肾小球为主要受累部位的情况下，则表现为肾病综合征和血尿。轻链沉积于左心室引起的心脏损害是不可逆性心肌病，可导致充血性心力衰竭、心律失常和活动受限（见图2-5-1）。肝脏受累，表现为肝肿大，更罕见的是门脉高压伴脾肿大，甚至肝功能衰竭。消化系统受累，则表现为严重腹泻。外周神经系统受累，表现为周围多发性神经炎；中枢神经系统受累，通常表现为轻瘫、感觉迟钝或癫痫发作[3]。较罕见的是轻链沉积导致胰腺受累，可出现高血糖；甲状腺受累，可导致甲状腺功能减退；肌肉受累，表现为虚弱、乏力和肌肉萎缩；偶见脾受累，可致脾破裂[11]。唾液腺也可见轻链沉积；[12]皮肤受累，极为罕见，表现为红斑丘疹[13]。

临床表现复杂，早期诊断困难，许多患者仅在疾病晚期才发现该病。临床上较多表现为不明原因的蛋白尿、血尿、肾功能衰竭、不明原因的血压升高、水肿、神经病变和充血性心力衰竭。

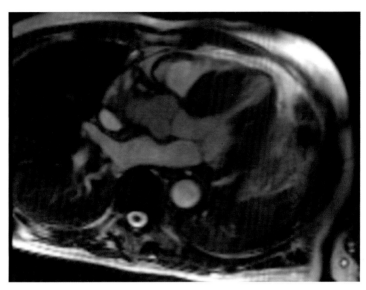

干燥综合征患者同时罹患LIP和LCDD，心脏MRI三腔视图轴向图像显示严重的室间隔不对称增厚。

图2-5-1　心脏受累

（资料来源：本图获BMJ授权摘自参考文献[14]）

大多数PLCDD患者无症状，部分患者临床上可能会出现呼吸困难、咯血和胸部不适[10]。该病是一种进行性疾病，病程呈惰性或缓慢进展，严重时可致慢性呼吸衰竭，甚至需要肺移植。约半数患者的肺功能无异常，约1/3患者表现为阻塞性改变。很多患者合并存在干燥综合征[4]、结节病、黏膜组织相关淋巴瘤、硬皮病等。

PLCDD影像学表现主要有如下几类。

1.囊　泡[10]

肺影像学特征包括双侧多发薄壁囊性病变，球形或分叶状、弥漫性分布[15]。囊的个数一般为1～5个不等，最多可达20个以上，囊大小为4～68mm不等，中位直径为18mm，囊可有分隔，囊壁内有血管经过，或血管穿越囊腔（见图2-5-2、图2-5-3），囊以支气管血管周围和胸膜下分布为主，下肺和随机分布多见[10]。随病程进展，囊的大小和数目可有增加[6]。在部分病例中观察到，囊泡从弥漫性间质性肺病演变而来的过程[12]。

2.结　节[10]

多发结节多见，单发结节少见，结节直径为3～26mm不等，中位直径为13mm，部分表现为晕轮征、毛刺、分叶状（见图2-5-2、2-5-4）。部分结节可伴有钙化，但少见。随着病程结节可增大或消失。

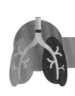
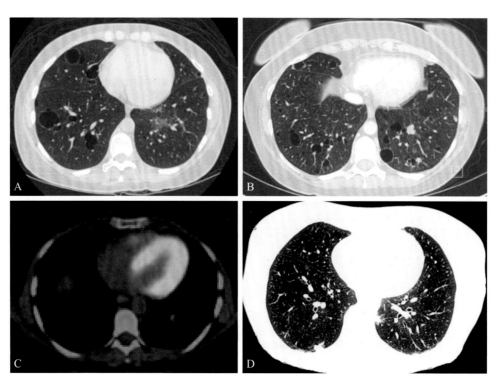

A、B：胸部CT图像显示双侧多发薄壁肺囊泡，以下叶为著，伴磨玻璃影（A）和实性结节（B）；C：PET-CT显示实性结节内的FDG摄取水平低（SUVmax≤2.0）；D：右肺（中叶和下叶）分布着两个明显的圆形薄壁囊性空腔，双侧不规则形状的结节和支气管增厚。

图2-5-2　LCDD肺损害

（资料来源：图A～C获Elsevier许可摘自参考文献[10]。图D获ERS许可摘自参考文献[9]。Reproduced with permission of the © ERS 2024：European Respiratory Journal 29（5）1057-1060；DOI：10.1183/09031936.00134406 Published 30 April 2007）

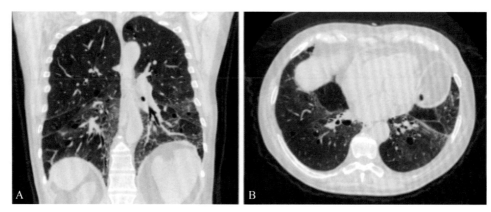

干燥综合征患者同时罹患LIP和LCDD，胸部CT显示双侧磨玻璃影、小囊泡及小结节，小叶间隔增粗，下叶为著。

图2-5-3　LCDD肺间质损害

（资料来源：本图获BMJ授权摘自参考文献[14]）

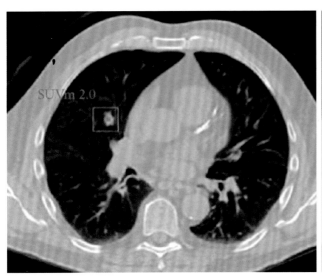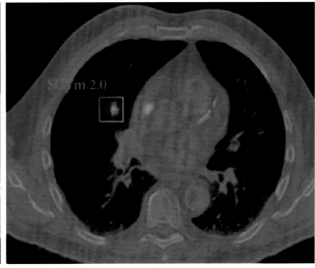

胸部CT示右肺中叶结节，PET-CT显示高摄取。病理提示κ轻链沉积。

图2-5-4　LCDD肺部病灶高摄取

（资料来源：本图开放获取摘自参考文献[16]）

3.胸部其他表现

支气管壁增厚（见图2-5-5）[9]伴支气管扩张[17]、单侧胸膜轻度局限性肥厚、间质性改变、外周非特异性网格状影和小叶间隔轻度增厚、肺门或腋窝淋巴结肿大，随着病程进展，淋巴结可有缩小，纵隔淋巴结FDG可有轻度摄取，肺部病变一般无FDG摄取。轻链沉积病不仅累及肺组织，也可累及脏层胸膜，表现为多发白色结节。内科胸腔镜有助于诊断[18]。

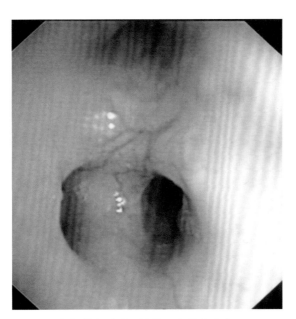

支气管黏膜明显增厚，血管丛显见。

图2-5-5　气管镜下所见

（资料来源：本图获ERS授权摘自文献[9]。Reproduced with permission of the © ERS 2024：European Respiratory Journal 29（5）1057-1060；DOI：10.1183/09031936.00134406 Published 30 April 2007）

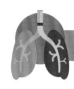

第二章 囊性肺病

三、诊　断

　　LCDD需要组织病理诊断。组织标本通常是通过外科肺活检获得的。LCDD可累及气道，若LCDD表现为弥漫性薄壁念珠状支气管扩张，则可经气管镜在支气管内活检获得标本[9]。活检标本显示无定形嗜酸性物质的结节状聚集体，并伴有浆细胞和巨细胞反应（见图2-5-6）。刚果红染色在偏振光下缺乏绿色双折射，这一特点可将LCDD与肺淀粉样变性区别。

　　PLCDD是由单克隆轻链蛋白在肺部沉积引起的。但当其他器官不受影响时，患者的血液或尿液中可能检测不到M蛋白。

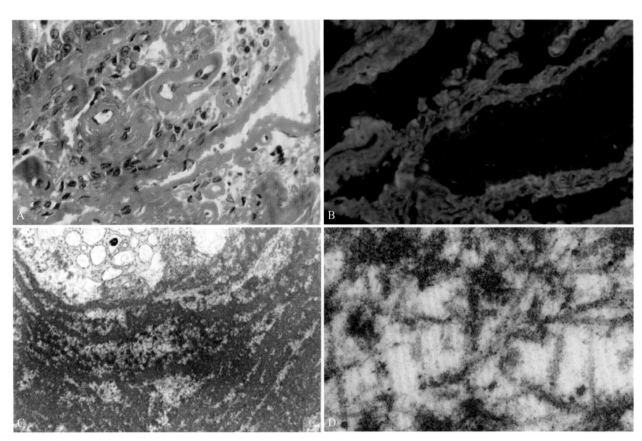

A：在血管壁和正常呼吸道上皮下方的基底膜中可以看到无定形嗜酸性粒细胞沉积物；B：使用抗k抗体对血管壁和呼吸道上皮基底膜进行直接免疫荧光染色；C：在电子显微镜下，沉积物表现为与非淀粉样原纤维混合的颗粒状电子致密沉积物；D：图C中颗粒状电子致密沉积物的放大图。

图2-5-6　组织学、免疫荧光和超微结构特点

（资料来源：本图获ERS许可摘自参考文献[9]。Reproduced with permission of the © ERS 2024：European Respiratory Journal 29（5）1057-1060；DOI：10.1183/09031936.00134406 Published 30 April 2007）

四、鉴别诊断

　　LCDD肺部损害应与淀粉样变性、PLCH、LAM、BHD和LIP等许多肺部疾病相鉴别（见表2-5-1）。

表 2-5-1　LCDD肺部损害的鉴别诊断

疾病	好发人群	胸部影像	肺外表现	病理、预后
AL 淀粉样变性	各年龄段人群	双肺多发结节,囊很少见	多脏器累及	淀粉样蛋白通常表现为λ链增多;电子显微镜下沉积物显示出纤维状图案
PLCH	吸烟的年青人	主要累及上、中肺野,很少累及双侧肺基底。疾病早期出现小结节,晚期出现囊	合并其他脏器LCH	预后可能是消退、完全缓解或进展为蜂窝肺
LAM	育龄妇女	弥漫分布的囊,大小较一致,可伴气胸和胸腔积液	肾脏血管平滑肌脂肪瘤	囊多者可致呼吸衰竭。绝经后稳定
BHD	家族聚集	大小不等的囊性病变,主要位于下叶基底段、胸膜下或叶间裂旁	皮疹(毛盘瘤)、肾恶性肿瘤	囊泡的内表面衬有肺泡上皮细胞,类似于Ⅱ型肺泡细胞。一些囊泡的囊腔内有静脉穿过。易发生气胸及肾脏肿瘤
LIP	淋巴细胞增殖性疾病患者;HIV携带者	多发囊性病变,中央有结节,双侧小叶磨玻璃影,主要分布于中下叶内侧段	SS、艾滋病	淋巴细胞浸润
转移性肿瘤	恶性肿瘤患者	转移瘤可表现为多发结节、囊性病变	原发肿瘤或其他转移灶	病理可确认
结核	免疫功能低下、营养不良	树芽征、卫星灶、实变影,肺部结节,常伴有钙化	全身各处可感染,常伴潮热、盗汗、消瘦	病理见类上皮细胞、肉芽肿、干酪样坏死,较多淋巴细胞、多核巨细胞、中性粒细胞浸润

　　PLCDD和原发性淀粉样变性有相似的发病机制和一些临床表现。

　　在这两种疾病中,均可在支气管壁或血管壁中发现沉积物,苏木精和伊红染色以及κ轻链免疫组织化学显示嗜酸性无定形物质在无定形物质内呈弥漫性阳性。二者在组织病理上的区别是:淀粉样变性在沉积物中表现出反向平行β折叠二级结构,而PLCDD沉积物呈颗粒状,不形成原纤维,并且在偏振光下不显示苹果绿双折射。因此,需要用刚果红染色来区分这两种均由M蛋白沉积引起的疾病。

　　除病理表现不同外,影像学特征也存在一定差异。尽管在淀粉样变性患者中肺结节很常见,但肺部很少发生囊性病变。研究表明,肺囊性病变形成的机制不同。淀粉样变性可能是淀粉样蛋白和炎症细胞浸润小气道,导致小气道狭窄,间接导致相应的肺泡扩张和损伤;[4] 而PLCDD的病理生理机制是轻链沉积在肺组织中,这不仅影响小气道,而且直接破坏肺泡结构。因此,肺囊泡相对多见。

五、治　疗

　　LCDD的治疗目标是尽量减少异常浆细胞增殖、轻链合成、分泌和沉积到器官中。由于该病罕见且常累及多个器官,目前尚无统一的治疗方法。目前,治疗方案主要根据合并症(如多发性骨髓瘤、干燥综合征、淋巴瘤)、并发症以及肺外器官的受累情况而定[19]。

　　目前常用的治疗措施包括应用硼替佐米、免疫调节药物(如沙利度胺及其类似物来那度胺和泊马度胺)、达雷妥尤单抗(daratumumab)、自体干细胞移植[20]和肾移植[1]。重度呼吸衰竭者,可尝试双肺移植,有望实现长期缓解(最长随访4年)[12]。

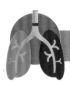

基于硼替佐米的诱导化疗可抑制NFκB通路，从而稳定肾小球功能并减少蛋白尿，硼替佐米已被广泛用于该病的诱导治疗[21]。据报道，在用硼替佐米、环磷酰胺和地塞米松治疗后，来那度胺+泼尼松龙成功减少了蛋白尿和血尿[22]。达雷妥尤单抗是一种靶向CD38的单克隆抗体，通常用于基于来那度胺+硼替佐米的治疗方案[23]。

在符合条件的患者群体中，基于硼替佐米的化疗随后进行ASCT似乎是一种有效的治疗选择，具有持久的血液学缓解和器官反应[20]。虽然早期识别和及时治疗可能有助于器官功能的恢复，但仍需要大型多中心回顾性和前瞻性研究来阐明各种化疗方案以及ASCT对LCDD患者的作用、顺序和时机[19]。

六、预　后

LCDD患者的预后与受累器官的类型和数量有关[4, 24]。影响预后的因素包括年龄、浆细胞骨髓瘤的存在和肾外轻链沉积。在一项纳入53名经活检证实的LCDD患者的研究中，中位生存期为14年，患者死因分别是感染（11.3%）、缺血性心脏病（7.5%）、终末期肾病（5.7%）、充血性心力衰竭（3.8%）、脑血管意外（1.9%）、消化道出血（1.9%）和多发性骨髓瘤（3.8%）[25]。另一项回顾性研究显示，10%的LCDD患者死亡归因于与LCDD肺部表现无关的急性呼吸窘迫综合征[10]。

———————————————————————— ● 参考文献 ● ————————————————————————

［1］ WANG Q, JIANG F, XU G. The pathogenesis of renal injury and treatment in light chain deposition disease ［J］. Journal of translational medicine, 2019, 17(1):387.

［2］ HUDAK M, SARDANA R, PARWANI A V, et al. Light chain deposition disease presenting as an atrial mass:A case report and review of literature ［J］. Cardiovascular pathology, 2021, 55:107368.

［3］ MERCADO J J, MARKERT J M, MEADOR W, et al. Primary CNS nonamyloidogenic light chain deposition disease:Case report and brief review ［J］. International journal of surgical pathology, 2017, 25(8):755-760.

［4］ WEI P, TAO R, LIU Y, et al. Pulmonary light chain deposition disease:A case series and literature review ［J］. Annals of Translational Medicine, 2020, 8(9):588.

［5］ YEE M, DELAHUNT B, RUSSELL P A. Nodular pulmonary light chain deposition disease ［J］. Pathology, 2016, 48(5):515-518.

［6］ LIN J, MARKOWITZ G S, VALERI A M, et al. Renal monoclonal immunoglobulin deposition disease:the disease spectrum ［J］. Journal of the american society of nephrology, 2001, 12(7):1482-1492.

［7］ COLOMBAT M, CAUDROY S, LAGONOTTE E, et al. Pathomechanisms of cyst formation in pulmonary light chain deposition disease ［J］. Eur respir j, 2008, 32(5):1399-1403.

［8］ COLOMBAT M, STERN M, GROUSSARD O, et al. Pulmonary cystic disorder related to light chain deposition disease ［J］. Am j resp crit care, 2006, 173(7):777-780.

［9］ COLOMBAT M, GOUNANT V, MAL H, et al. Light chain deposition disease involving the airways:Diagnosis by fibreoptic bronchoscopy ［J］. Eur respir j, 2007, 29(5):1057-1060.

［10］ BAQIR M, MOUA T, WHITE D, et al. Pulmonary nodular and cystic light chain deposition disease:A retrospective review of 10 cases ［J］. Resp med, 2020, 164:105896.

［11］ DOS SANTOS L P, COUTO J, ROMANO M, et al. Light-chain deposition disease presenting with spontaneous splenic rupture ［J］. Eur J Case Rep Intern Med, 2018, 5(12):0001010.

［12］ LURAINE R, SOHIER L, KERJOUAN M, et al. An unusual cause of cystic lung disease:Light chain deposition disease ［J］. Rev mal respir, 2013, 30(7):567-571.

［13］ HENDRICKS C, FERNáNDEZ FIGUERAS M T, LIERSCH J, et al. Cutaneous light chain deposition disease:A report of 2 cases and review of the literature ［J］. American journal of dermatopathology, 2018, 40(5):337-341.

［14］ STEWARD M, YU J H, GIBBONS M A. Sjögren's syndrome as a cause of both lymphoid interstitial pneumonia and light chain deposition disease in a single patient ［J］. BMJ Case Reports, 2022, 15(6):e249747.

［15］ SWEET D E, WHEELER C A, KEARNS C, et al. Pulmonary light-chain deposition disease ［J］. Radiographics, 2022, 42(5):e145-e146.

［16］ NELLIPUDI J, BREALEY J, KLEBE S, et al. Atypical nodular pulmonary kappa light-chain deposition ［J］. Case Reports in Pathology, 2021, 2021:5578885.

［17］ MILLET F, GOMEZ E, HIRSCHI S, et al. A case of bronchiectasis due to light chain deposition disease ［J］. Rev mal respir, 2019, 36(4):538-542.

［18］ YAMASHITA T, TAKEI K, MATSUBAYASHI Y, et al. Intrapleural findings of pulmonary light-chain deposition disease ［J］. Respirol Case Rep, 2023, 11(6):e01166.

［19］MASOOD A, EHSAN H, IQBAL Q, et al. Treatment of Light Chain Deposition Disease:A Systematic Review ［J］. Journal of Hematology, 2022, 11(4): 123-130.

［20］RENDO M, FRANKS T J, GALVIN J R, et al. Autologous Stem Cell Transplantation in the Treatment of Pulmonary Light Chain Deposition Disease ［J］. Chest, 2021, 160(1):e13-e17.

［21］TOVAR N, CIBEIRA M T, ROSIñOL L, et al. Bortezomib/dexamethasone followed by autologous stem cell transplantation as front line treatment for light-chain deposition disease ［J］. European journal of haematology, 2012, 89(4):340-344.

［22］MIMA A, NAGAHARA D, TANSHO K. Successful treatment of nephrotic syndrome induced by lambda light chain deposition disease using lenalidomide: A case report and review of the literature ［J］. Clinical nephrology, 2018, 89(6):461-468.

［23］MILANI P, BASSET M, CURCI P, et al. Daratumumab in light chain deposition disease:Rapid and profound hematologic response preserves kidney function ［J］. Blood adv, 2020, 4(7):1321-1324.

［24］PORNCHAI A, MOUA T. Dyspnea and cough in a 68-year-old female with light chain deposition disease ［J］. Respir Med Case Rep, 2023, 43:101839.

［25］SAYED R H, WECHALEKAR A D, GILBERTSON J A, et al. Natural history and outcome of light chain deposition disease ［J］. Blood, 2015, 126(26): 2805-2810.

第六节 罗道病(Rosai-Dorfman病)

罗道病，即 Rosai-Dorfman病（Rosai-Dorfman disease，RDD）是一种罕见的淋巴窦内及内脏淋巴管内的非朗格汉斯细胞组织细胞增生症，常伴有多发淋巴结肿大。其特征是受累组织内 CD68[+]、S100[+] 和 CD1a[-] 的组织细胞浸润。

1965年，Paul Destombes 首次描述了该病。1969年，Rosai 和 Dorfman 确立该病的临床病理特征并命名为"伴有多发淋巴结肿大的窦组织细胞增生症"。因此，也被称为 Destombes-Rosai-Dorfman 病[1]。

RDD 主要发生在儿童或年轻人中，男性较女性多见，亚洲女性患者皮肤损害较多。该疾病的自发临床病程通常是良好的。然而，与肿块相关的压迫风险仍然存在，特别是在眶后或硬膜外受累的情况下。

呼吸道受累罕见，只有3%的RDD患者有气管、支气管浸润改变及肺纤维化。

一、病因与病理生理机制

RDD 是异质性疾病，病因尚未明确，并且不同表型的病因也不一致。该病可以作为孤立的疾病或与自身免疫性疾病、遗传性疾病和恶性肿瘤相关联发生。

目前，RDD 被归类为组织细胞病中的非朗格汉斯细胞组织细胞增生症组（R-group）[2]。尽管病程较长，但增生的组织细胞是多克隆性的、反应性的，而非肿瘤性。可能与疱疹病毒、EB病毒、巨细胞病毒或HIV感染相关。

最近的研究发现，30%～50%的RDD病变组织中的 *CSF1*、*CBL*、*NRAS*、*KRAS*、*MAP2K1*[3] 和 *ARAF* 基因突变，提示某些类型的RDD克隆起源的可能性[4]。因此，有人认为RDD是一种介于良性增生与克隆增殖之间的组织细胞增生性疾病[5]。最近的研究表明，约40%的患者MAPK通路发生了改变，最常见的是 *KRAS* 和 *MEK* 基因变异[6]。

根据不同的发病机制，RDD可分为以下4类亚型[4]。

1. 遗传相关的RDD

已报道，在家族性RDD患者中，有 *SLC29A3* 中的种系突变。此外，导致1型自身免疫性淋巴组织增

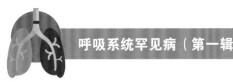
生综合征（autoimmune lymphoproliferative syndrome，ALPS）的*FAS*基因*TNFRSF*的种系杂合变异可能与 RDD 相关。RAS 相关自身免疫性白细胞增生性疾病也见于 RDD 患者，它是由 RAS 家族（NRAS 和 KRAS）中的功能获得性突变引起的。在 RDD 患者中发现数个激酶变异[4]。

2. 肿瘤相关的 RDD

已经观察到，RDD 与霍奇金淋巴瘤、非霍奇金淋巴瘤、骨髓增生异常综合征、急性白血病骨髓移植术后、皮肤透明细胞肉瘤、L 组组织细胞增生症或恶性组织细胞增生症同时或先后发生。

3. 自身免疫相关 RDD

约 10% 的 RDD 患者同时并存自身免疫性疾病。已报道该病与系统性红斑狼疮、特发性青少年关节炎、自身免疫性溶血性贫血等病相关。研究报道，在不到 15% 的病例中观察到，ROD 与免疫异常或自身免疫事件（尤其是自身免疫性血细胞减少症）相关，并且与较差的预后相关。

4. IgG4 相关的 RDD

一些类型的结外 RDD，如涉及肝脏、肺或结肠的结外 RDD，与增加的 IgG4 阳性浆细胞数量有关[7]。尽管有些研究表明，与 IgG4 相关疾病样本进行比较，RDD 组织标本 IgG4 阳性浆细胞数量少，且 IgG4/IgG 阳性浆细胞数量比率低于 40%。虽然没有明确的证据表明，这两种疾病具有相同的发病机制，但组织细胞协会建议评估所有 RDD 患者的 IgG4 与 IgG 阳性浆细胞数量之比[2]。

二、临床表现

1. 淋巴结内 RDD 表现

经典的淋巴结内 RDD 通常表现为淋巴结肿大（见图 2-6-3），主要是在颈部区域，表现为双侧、无痛的颈淋巴结肿大，其中一些可能非常大[8]。可伴有间歇性发热、盗汗和体重减轻。纵隔、腋窝和腹股沟淋巴结也可能受累，但腹膜后淋巴结肿大是不常见的。已发现预后与 RDD 涉及的淋巴结数目有关。

2. 淋巴结外 RDD 表现

有研究显示，约 40% 的患者中存在淋巴结外病变[4]，最常见的是鼻窦[9]、中枢神经系统、眼眶周围[10]、皮肤、软组织和骨骼，唾液腺、脾脏和睾丸也可受累，偶见胸腔内受累[1]。呼吸道受累很少见，仅有 3% 的 RDD 患者伴有气管或支气管浸润和肺纤维化。约 19% 的 RDD 患者累及多系统，并且预后与涉及的淋巴结外系统的数量有关。另一项纳入 64 名经组织病理学确诊的 RDD 患者的回顾性研究表明，经典的淋巴结受累患者仅占 8%，而 92% 的患者有淋巴结外病变，其中 67% 无淋巴结受累[3]，淋巴结外病变最常见的表现是皮下肿块（40%）。最常见的受累器官是皮肤和皮下组织（52%），其次是淋巴结（33%）。

3. 皮肤表现

10% 的淋巴结外 RDD 患者存在皮肤损害，而孤立性皮肤损害是罕见的。RDD 患者的皮疹通常是缓慢生成、无痛、无瘙痒的结节、斑疹或丘疹，其颜色从黄色、红色到棕色不等（见图 2-6-1）[11-13]。任何部位的皮肤均可能出现皮疹[14]。RDD 患者的皮肤损害应与寻常痤疮、水痘带状疱疹、结节病、IgG4 相关性疾病、皮肤淋巴瘤和转移性肿瘤相鉴别[15]。

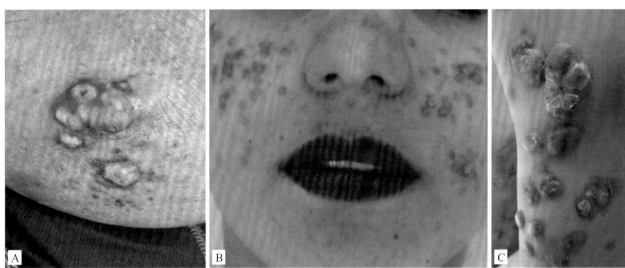

A：右下腹可见多个粉红色至黄色硬结。B、C：颜面部及下肢斑丘疹。

图2-6-1　RDD典型皮疹

（资料来源：图A开放获取摘自参考文献[16]；图B获*BMJ*许可摘自参考文献[14]；图C获Elsevier许可摘自参考文献[4]）

4. 中枢神经系统

中枢神经系统受累发生率<5%。其中，75%发生在颅内，而25%发生在脊椎[17]。神经系统受累通常发生于老年RDD患者，多无淋巴结肿大，症状包括头痛、癫痫发作、步态困难、运动或感觉异常，以及通常在数周或几个月内发展起来的脑神经功能缺陷[18]。家族性病例与听神经通路受损和耳聋有关。颅内RDD最常见的影像学表现是单发的均质肿块，多位于脑干和脑桥。偶尔也可引起弥漫性脑膜炎（见图2-6-2）。脑脊液通常无明显异常。硬脊髓膜或硬膜外病变最常见于颈部和胸部，并伴有脊髓病变或脊髓压迫症状。中枢神经系统RDD可以快速进展甚至致命。如果可行的话，手术切除疗效较好。

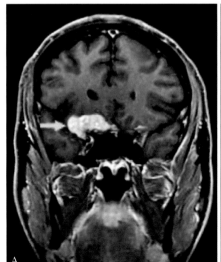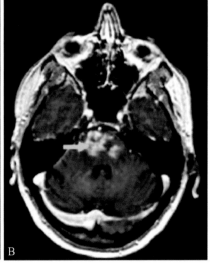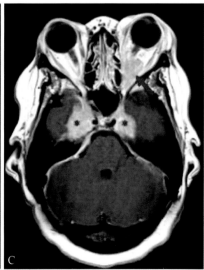

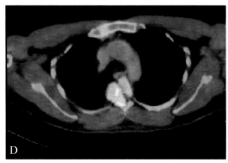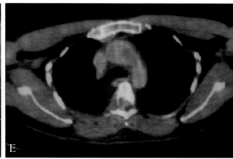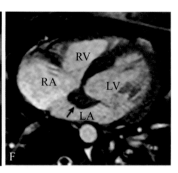

A：钆增强冠状T1加权磁共振成像（MRI）显示右额叶底部的硬脑膜病变（蓝色箭头）；B：钆增强轴向T1加权MRI上脑干中的斑片状增强病变（绿色箭头）；C：钆增强轴向T1加权MRI显示双侧海绵窦和Meckel腔（红色星号）以及左眼眶（红色箭头）的病变，并导致眼球突出；D：PET-CT显示代谢亢进的椎旁肿块，累及胸椎骨的骨质并向椎间孔延伸；E：显示对每天口服1mg/kg泼尼松12周的反应，代谢亢进和肿块几乎消退；F：MRI显示左心房（LA）中有一个椭圆形肿块（黑色箭头），起源于心脏房室交界处。

图2-6-2　RDD多系统损害的影像学表现

（资料来源：本图获Elsevier许可摘自参考文献[4]）

5. 眼部表现

11%的RDD患者出现眼部表现，如眼眶软组织、眼睑、泪腺、结膜、角膜肿块，以及葡萄膜炎或压迫性视神经病变[19, 20]。

6. 面颈部表现

11%的RDD患者鼻腔和鼻旁窦受累[21]。鼻窦RDD症状包括鼻塞、鼻衄、鼻背畸形，面部不对称和听觉闷胀感。

口腔受累患者可表现为软腭和硬腭结节、牙龈和口腔黏膜肿胀、舌头肿大（见图2-6-3）、口咽黏膜增厚，扁桃体增大或频繁的扁桃体炎。

其他较少累及的部位包括唾液腺、腮腺、喉、咽、胸腺和甲状腺（见图2-6-4），可能引起与肿块有关的症状[22, 23]。

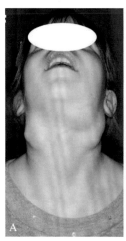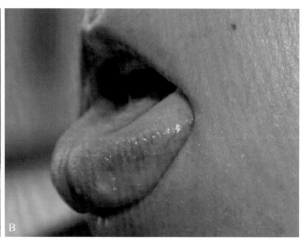

A：颈部淋巴结肿大；B：肿大的舌体。

图2-6-3　RDD患者头颈部受累

（资料来源：本图获Elsevier许可摘自参考文献[4]）

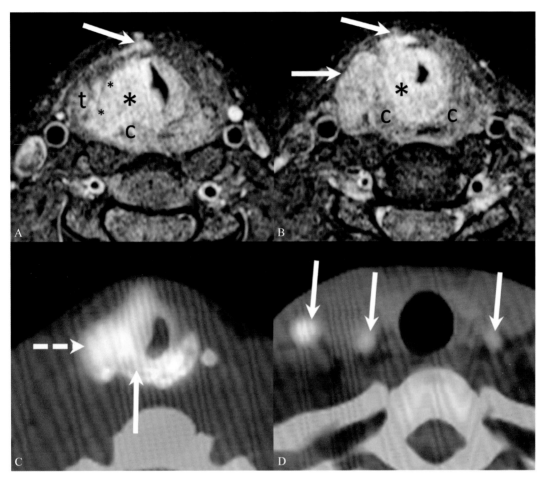

A：声门水平横断面MRI显示弥漫性浸润肿块（大星号），伴右声门旁间隙侵犯（小星号）、侵犯甲状腺（t）和环状软骨（c）。箭头指向喉外前方软组织受累及。B：在声门下水平MRI显示浸润肿块（大星号）在喉外广泛扩散到颈部软组织（箭头）、环状软骨（c）。气道管腔变窄。C，D：FDG PET-CT图像显示跨声门喉病变伴软骨侵犯（虚线箭头），伴有三个可疑的高摄取淋巴结（箭头）。

图2-6-4　RDD患者MRI和PET-CT显示跨声门的喉肿块伴淋巴结肿大

（本图开放获取摘自参考文献[23]，未做更改，http：//creativecommons.org/licenses/by/4.0）

7. 胸部表现

2%的RDD患者累及胸部，包括肺、纵隔、胸膜和气道。

RDD的最常见胸部表现是纵隔、肺门或气管支气管周围淋巴结肿大，可能压迫气管支气管树[24]，胸腔积液[25]、囊性病变和间质性肺病较少（见图2-6-5、图2-6-6）[26]。

肺实质受累的患者可能出现类似于非特异性间质性肺炎的间质性肺病（见图2-6-7～图2-6-9）[27]。RDD患者肿大的淋巴结在FDG PET-CT成像上通常显示出高水平的代谢活动，并且可能在治疗过程中发生钙化（有时呈蛋壳状）。

气道受累包括鼻中隔和气管支气管树的腔内、黏膜下息肉样病变（见图2-6-10）[28]，有时可导致气流受限[29]，甚至急性起病，危及生命[24]。已经报道了气管假瘤肿块。

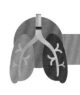

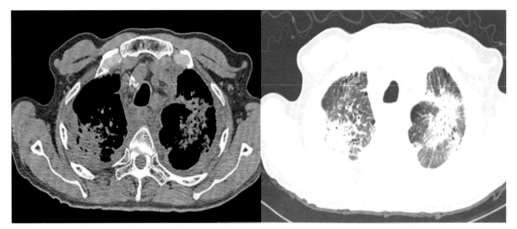

胸部CT显示双肺上叶实变伴磨玻璃影、长毛刺。

图2-6-5　RDD患者胸部高分辨率CT影像

（资料来源：此图获*BMJ*授权摘自参考文献[7]）

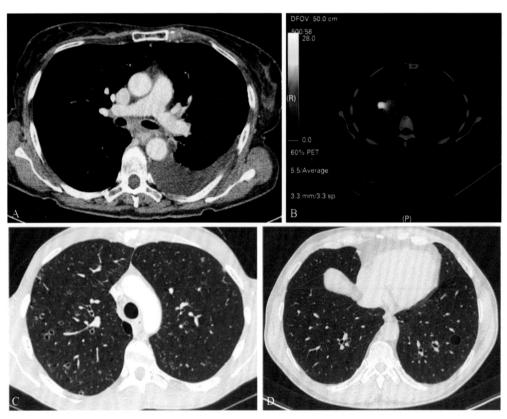

A：某RDD患者胸部CT增强扫描，表现为左侧胸腔积液和纵隔淋巴结肿大；B：另一RDD患者
PET-CT显示右肺门RDD病灶糖摄取显著增多；C、D：RDD患者双肺多发薄壁囊泡及小结节。

图2-6-6　RDD患者胸部CT影像

（资料来源：图A获Elsevier授权摘自参考文献[30]；图B获*BMJ*授权摘自参考文献[31]。图C、D获Elsevier授权摘自参考文献[1]）

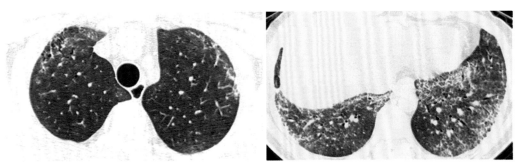

胸部HRCT显示，双侧胸膜下网状影，双侧散在磨玻璃样阴影，基底轻度牵拉性支气管扩张。上肺野有一些微小的囊性病变，但没有蜂窝状病变。

图2-6-7　RDD患者肺间质改变

（资料来源：本图获Elsevier授权摘自参考文献[30]）

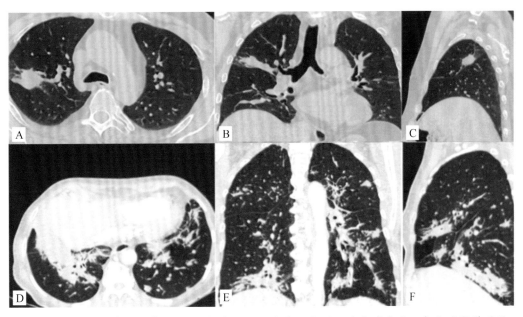

A、B、C：RDD患者的胸部CT扫描轴向、冠状和矢状位显示右上叶实变、相邻叶间裂移位；

D、E、F：RDD患者的胸部CT显示多个肿块和结节伴支气管血管周围增殖。

图2-6-8　RDD患者胸部影像学表现

（资料来源：本图获Elsevier许可摘自参考文献[1]并做改编）

　　RDD肺部受累的症状包括慢性干咳、进行性呼吸困难或急性呼吸衰竭。需要与原发性肺癌、间质性肺疾病或机化性肺炎、结节病、肉芽肿性多血管炎、类风湿关节炎相关的肺病、分枝杆菌和真菌感染相鉴别。影响下呼吸道的RDD可具有侵袭性表型，死亡率接近45%。

　　RDD累及心脏的情况非常少见，发生率为0.1%～0.2%。

　　法国的一项研究显示[1]，纳入研究的15名伴有肺受累及的RDD患者都有全身性表现，并都伴有肺外病变，按受累频率从高到低依次是淋巴结、皮肤、骨骼、腹膜后、鼻窦、腮腺、下颌下腺和乳房。其中，最主要的症状包括进行性呼吸困难、咳嗽和喘鸣或声音嘶哑。其中，7名患者出现的症状以呼吸困难和干咳为主。

某项纳入47例胸部受累RDD患者的回顾性研究发现，约半数患者纵隔受累，其次是肺实质、气道和胸膜受累。约1/3患者没有胸腔内受累的相关症状。在有症状的患者中，呼吸困难是最常见的临床表现，可见于约一半患者[1]。

RDD患者的胸部影像学表现是非特异性的，可表现为斑片状的磨玻璃影或囊肿或结节状混浊[30,32]。在胸部CT扫描中，RDD的典型影像学表现为双肺弥漫性结节和支气管血管周围间质条索状增厚[32]，也可致肺不张、实变（见图2-6-8、图2-6-9）[33]。

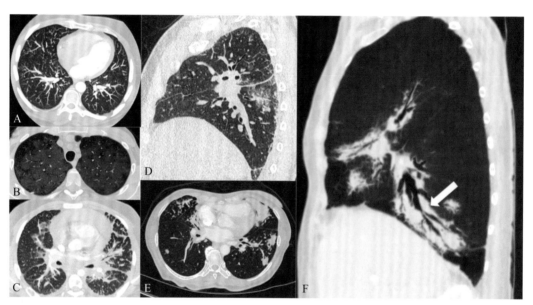

A：粟粒样、弥漫性肺结节；B：斑片状磨玻璃影；C：支气管周围血管和胸膜下小叶间隔增厚；D：结节性磨玻璃样阴影，胸膜下小叶间隔增厚；E：多发小结节和肿块伴有支气管空气征；F：支气管血管束周围实变，其内可见扭曲的支气管空气征（白色箭头）。

图2-6-9　与RDD相关的间质性肺疾病的CT表现

（资料来源：本图获Elsevier许可摘自参考文献[1]）

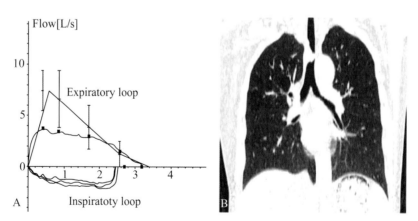

A：肺呼吸流量环提示呼气流速减慢；B：冠状位胸部CT可见气道中部新生物阻塞管腔。

图2-6-10　表现为气道内新生物的RDD

（资料来源：本图获BMJ许可摘自参考文献[29]）

8. 腹膜后和泌尿生殖道表现

4%的RDD患者有肾脏受累，表现为孤立的肿块或弥漫性浸润，症状包括血尿、胸腹痛、腹胀、肾衰竭、高钙血症、淀粉样变性或肾静脉血栓形成引起的肾病综合征，可能发生肾积水或输尿管阻塞。肾脏RDD的应与脂质肉芽肿病（Erdheim-Chester病，ECD）、淋巴瘤、肾细胞癌、结核、IgG4相关疾病或转移性肿瘤相鉴别。肾脏受累的RDD患者预后较差，死亡率为40%。

RDD患者睾丸受累罕见，表现为睾丸或附睾疼痛。偶见睾丸的弥漫性增大、变硬，有或没有疼痛。肾上腺也可能受累。

9. 胃肠道表现

不足1%的RDD患者发生胃肠道受累。通常合并有淋巴结内或其他淋巴结外病变。胃肠道RDD可以是单发或多发的，大多位于回盲区、阑尾和远端结肠[34]，症状包括便血、便秘、腹痛、腹部肿块和肠梗阻[35]，少数患者无症状。

胰腺和肝脏罕见受累。

10. 骨骼表现

有5%～10%的RDD患者发生骨受累，多累及长骨、椎骨和骶骨，骨病变通常发生在骨骺端或骨干，是溶骨性的或溶骨性/硬化性混合的，与正常组织之间的移行过渡区较短狭[4, 36]，邻近软组织增生。常见表现为骨痛，而病理性骨折则很少，通常伴有淋巴结肿大。临床鉴别诊断包括慢性骨髓炎、纤维异常增生、淋巴瘤和尤因肉瘤。股骨和胫骨病变应关注ECD的可能性。骨性RDD的预后总体良好。

11. 血液学表现

血液学表现包括正常色素性贫血（占67%）、白细胞增多症（占60%，通常是中性粒细胞增多）、血小板减少、嗜酸性粒细胞增多、高血球蛋白血症和血红蛋白升高。红细胞沉降率正常。

三、诊断与评估

RDD诊断需要病理学证据。病理检查显示肿大、无光泽、严重受累的淋巴结和包膜纤维化。在受累的淋巴结中，淋巴窦扩张导致严重的结构改变，淋巴窦被混合细胞群阻塞，包括组织细胞、淋巴细胞、浆细胞和组织细胞。其中，最有特色的细胞是组织细胞。该组织细胞通常较大，具有圆形至椭圆形的细胞核、分散的染色质、明显的核仁和丰富的透明至泡沫状或空泡状细胞质[5]。因此，被称为RDD组织细胞。

淋巴窦内组织细胞增生，细胞显示包入现象（emperipolesis，也被称为淋巴细胞吞噬作用）（见图2-6-11），即完整的淋巴造血系统细胞位于组织细胞胞质空泡内，或游离在组织细胞胞质内。这些组织细胞具有正常的活化表型，CD4、CD11c、CD14、CD68（KP-1）和CD163免疫染色呈阳性，而CD1a呈阴性。独特的是，S100蛋白染色呈阳性[31]。与通常的吞噬活动不同，被吞噬的细胞保持活力并且可以退出组织细胞。

为排除淋巴增生性疾病，可能需要进行流式细胞仪和细胞遗传学检测。当病理样本显示浆细胞富集时，应进行IgG4的免疫组织化学。如果发生严重或难治性疾病，应分析病变组织以检测适合靶向治疗的MAPK途径基因（至少包括*KRAS*、*NRAS*、*HRAS*、*ARAF*、*BRAF*和*MAP2K1*）的功能突变。

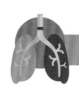
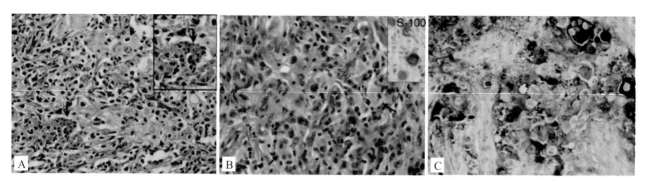

A：外科肺活检病理显示，组织细胞聚集异常和相关的混合性炎症浸润导致的间质增厚（苏木精伊红染色，×400）。箭头指向吞噬白细胞的组织细胞。右上角显示放大的包入现象。B：一名26岁RDD患者外科肺活检的组织病理学结果，其CT如图2-6-7所示。组织细胞胞浆内含有白细胞（黑色箭头），并伴有混合炎症浸润，包括许多浆细胞（苏木精和伊红染色，×400）。C：S100蛋白的免疫组织化学染色，可见右上角的包入现象。

图2-6-11　RDD肺损害的组织病理改变

（资料来源：图A、B获Elsevier许可摘自参考文献[30]。图C获*BMJ*授权摘自参考文献[31]）

RDD患者的诊断和分期评估应包括疾病程度评估，以及已知与RDD相关的疾病，尤其是自身免疫性疾病，或包含继发于恶性肿瘤的RDD样反应性成分。应当进行全面的病史以及体格检查，对颈部、胸部、腹部和骨盆进行CT检查。RDD病变的氟脱氧葡萄糖（[18]Fluorodeoxyglucose，FDG）是高摄取的，因此可以使用FDG PET-CT进行初步分期[37]。应进行包括肢体远端在内的全身PET-CT扫描，以进行全面的骨评估。对于儿童通常建议使用全身MRI代替CT扫描，应谨慎使用PET-CT扫描。对于有眼眶或神经系统症状的患者，应根据局部症状，对脑、眼眶或整个脊柱进行增强MRI检查可能适合确定无症状的神经系统受累。专门的器官特异性成像（即心脏或腹部的MRI）对评估已诊断，但CT或PET-CT表征不佳的结构性病变可能是必要的。

实验室评估应包括全血细胞计数、ESR、C反应蛋白和定量免疫球蛋白水平。建议行HIV、乙型肝炎病毒和丙型肝炎病毒的血清学检查，建议进行抗核抗体和类风湿因子的检测。仅对原因不明的血细胞减少症或外周血细胞异常的患者，才需要进行骨髓穿刺和活检。

四、鉴别诊断

RDD应与组织细胞增生有关的其他疾病、类似于组织细胞的其他异常细胞增殖性疾病或其他可导致淋巴结肿大或脏器肿块的疾病相鉴别[5]。

1. 良性疾病

（1）窦性组织细胞增生症：这是一种良性非特异性反应，在反应性淋巴结中伴有组织细胞增多。该病的组织细胞无包入现象，并且很少有组织细胞S100染色阳性。

（2）弓形虫淋巴结炎：该病有特征性的组织病理改变，血清学检查和特殊染色有助于鉴别。

（3）噬血细胞性淋巴组织细胞增多症（HLH）：HLH患者表现为噬血细胞增多症，在细胞学上类似于包入现象。然而，临床上HLH患者病情危重，疾病播散，常危及生命，并伴有严重的全血细胞减少、肝脾肿大、高水平的铁蛋白、甘油三酯和可溶性IL-25，这些特征可与RDD相鉴别。吞噬组织细胞S100染色呈阴性。

（4）IgG4相关性疾病：RDD患者常见淋巴结肿大，且常伴有IgG4阳性浆细胞数量增多，应与IgG4相关性疾病相鉴别。RDD组织标本IgG4阳性浆细胞数量相对较少，且IgG4/IgG<40%。在少数患者中，二者可同时存在[38]。

2. 肿瘤性疾病

（1）朗格汉斯细胞组织细胞增生症（LCH）：RDD是一种单核细胞/巨噬细胞增殖性疾病，而LCH是一种树突状细胞增殖性疾病。与RDD不同，LCH中的朗格汉斯细胞通常显示核丛和薄核膜，且通常与大量嗜酸性粒细胞和坏死有关。朗格汉斯细胞免疫组化表达中CD1a和langerin（CD207）呈阳性，在RDD表达中呈阴性，但RDD和LCH的S100表达均呈阳性。电子显微镜下，LCH细胞细胞质中有Birkbeck颗粒。BRAF-V600E在LCH中比在RDD中更频繁地发生突变。PD-L1在LCH中比RDD更常见。

（2）脂质肉芽肿病（ECD）：与RDD一样，ECD也是一种组织细胞病。诊断ECD需要综合评估临床病理学、放射学和分子。用于诊断的特征性放射学特征包括对称的下肢长骨骨硬化病变和主动脉鞘（主动脉纤维化涂层）。在组织学上，在炎症细胞和Touton巨细胞的背景下，ECD呈现出具有黄色肉芽肿性变化和纤维化的组织细胞。与RDD类似，ECD中的组织细胞的免疫组化CD63和CD168呈阳性，这是一个可以模拟RDD的S100阳性的小亚群。然而，与RDD不同的是，ECD中的组织细胞不显示包入现象，并且ⅩⅢa因子和*BRAF*突变呈阳性（>50%的病例）。

（3）霍奇金淋巴瘤：典型的霍奇金淋巴瘤可见Reed-Sternberg细胞和霍奇金细胞，可与RDD相鉴别。霍奇金细胞和Reed-Sternberg细胞免疫组化表达对CD30、CD15、dim PAX5、肌成束蛋白和MUM1呈阳性，背景组织细胞CD68染色呈阳性，但S100染色呈阴性。

（4）间变性大细胞淋巴瘤：间变性大细胞淋巴瘤也可沿淋巴结窦内浸润，但其马蹄形核的标志性细胞非常独特，且免疫组化染色显示CD30弥漫阳性（占肿瘤细胞的75%）。对于间变性淋巴瘤激酶（anaplastic lymphoma，ALK）阳性变体，它含有ALK易位，且ALK免疫染色呈阳性。

（5）ALK阳性组织细胞增生症：可分为三组，1A组（造血和肝脏受累的婴儿）、1B组（多系统疾病）和第2组（单器官受累的患者。与RDD类似，ALK阳性组织细胞增生症显示细胞包入现象，组织细胞标志物染色（CD168、CD63、CD4、CD14）呈阳性，含许多ALK易位，最常见的是KIF5B-ALK，并且ALK1染色呈阳性。S100的表达是可变的，而RDD是稳定表达的。

（6）组织细胞肉瘤：组织细胞肉瘤表现为组织细胞增生，通常具有明显的细胞学异型性、活跃的有丝分裂活性，且S100染色呈阴性。尽管偶尔可以发现包入现象，但与RDD不同的是，该病具有侵袭性的临床病程。

（7）幼年型黄色肉芽肿：最常见于儿童，好发于头颈部，通常发生于皮肤，少数在皮下或肌肉内。通常，该病会自发缓解。在组织学上，在炎症细胞（淋巴细胞和嗜酸性粒细胞）的背景下，始终存在大量具有Touton样特征的单核和多核细胞的增殖，可以有数量不一的泡沫状组织细胞和脂质，可以看到包入现象。该病与RDD都对CD68和CD4染色呈阳性。然而，与RDD不同的是，该病的组织细胞对S100染色呈阴性，但更常见的是因子Ⅷa呈阳性。

（8）滤泡树突状细胞肉瘤：滤泡树突状细胞肉瘤可能累及淋巴结或淋巴结外部位，呈卵圆形至梭形细胞，胞质嗜酸性，形成合胞片。肿瘤细胞与小淋巴细胞混合，且对CD21、CD23、CD35染色和凝聚素呈阳性，可将其与RDD相鉴别。部分病例免疫组化中可局灶表达S100。

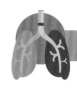
五、治 疗

RDD有多种临床表现和结局。这种疾病在历史上一直被认为是一种良性疾病，自然的临床过程一般是良好的。然而，肿块压迫形成潜在风险，尤其是在眼眶后或硬膜外累及的患者风险更高。一部分患者经历了需要使用全身治疗的侵袭性病程。

目前尚无统一的治疗方案。采取个体化原则，可选用如下治疗措施[4]。

1. 观 察

20%～50%的淋巴结或皮肤损害患者会自发缓解，因此确定RDD诊断后，对于无症状的患者可给予长期观察随访而不积极干预。对于有直接危及生命、进行性进展或存在与预后不良相关的因素的患者，才需要采取治疗措施。

2. 手 术

手术切除有望治愈单病灶RDD[39]。对于孤立的颅内病灶或皮肤RDD，最有效的治疗方法是手术切除。减瘤手术适用于上呼吸道阻塞、脊髓或其他重要脏器受压导致功能障碍的患者。鼻内镜下鼻窦切除术可缓解症状，恢复功能。对于多灶性RDD，如果有导致神经系统或其他器官功能严重障碍的肿块，可考虑手术切除单个病灶。

3. 皮质类固醇

类固醇通常有助于缩小淋巴结及缓解症状，但其疗效并不一致。皮质类固醇（泼尼松或地塞米松）的最佳剂量和持续时间尚不清楚。前述的回顾性研究发现[3]，56%的患者对皮质类固醇显效。在最初接受治疗的患者中，15名（30%）患者出现复发。

4. 西罗莫司

mTOR是控制免疫系统增殖和细胞因子产生的关键途径。研究发现，RDD患者的mTOR信号通路失调，但是西罗莫司对RDD的疗效尚需要进一步研究。

5. 化 疗

用细胞毒药物治疗RDD已显示出不同的结果。化疗通常用于难治性或复发性病例，有时也被用作弥散性或威胁生命的严重病症的初始疗法。甲氨蝶呤、6-巯基嘌呤（6-MP）、长春碱、长春瑞滨等药有一定疗效。此外，硫唑嘌呤和α干扰素（IFN-α）可诱导RDD患者的长期缓解。可以考虑将这些药物用于治疗类固醇难治性疾病、类固醇中断后或禁忌使用类固醇患者的早期复发后的治疗。

核苷类似物克拉屈滨（cladribine，2-CdA）和氯法拉滨（clofarabine）在RDD中显效。它们通过抑制IL-6、IL-1β和TNF-α的产生而损害单核细胞的功能。克拉屈滨或氯法拉滨可诱导复发性、难治性、全身性RDD的长期缓解。

6. 免疫调节治疗

TNF-α抑制剂沙利度胺和来那度胺在治疗RDD中显示出令人鼓舞的结果，这与患者高水平的TNF-α和IL-6浓度一致。最近的一项评论显示，低剂量的沙利度胺（100mg/d）可有效治疗难治性皮肤RDD。然而，患者对沙利度胺的反应并不一致，且该药物的最佳剂量和持续时间仍然未知。

如果患者不适合手术或放射治疗，利妥昔单抗是一种有利的治疗选择[39]，特别是对于自身免疫相关的RDD病例。

7. 靶向疗法

病灶内的组织细胞表达伊马替尼的靶蛋白PDGFRB和KIT。甲磺酸伊马替尼，一种酪氨酸激酶抑制剂，对RDD可能有效，但疗效并不一致。

在*KRAS*或*MEK*变异的RDD中，cobimetinib（可美替尼）治疗与更高的ORR、更好的反应和更长的PFS有关[6]。

与ECD和LCH不同，在RDD中未观察到*BRAF-V600E*突变。因此，使用BRAF抑制剂无效。MEK抑制在*KRAS*变异的RDD患者个案中显示了初步作用。

8. 放　疗

放疗的效果较差。对于复发、顽固的RDD可能有效。

对于RDD，上述全身疗法的最佳疗程尚不清楚。如果患者能耐受治疗且对治疗有良好反应，则进行6~12个月的全身治疗，然后随访观察。

— 参考文献 —

［1］MOYON Q, BOUSSOUAR S, MAKSUD P, et al. Lung Involvement in Destombes-Rosai-Dorfman disease：Clinical and radiological features and response to the MEK inhibitor cobimetinib［J］. Chest, 2020, 157(2):323-333.

［2］EMILE J F, ABLA O, FRAITAG S, et al. Revised classification of histiocytosesand neoplasms of the macrophage-dendritic cell lineages［J］. Blood, 2016, 127(22):2672-2681.

［3］GOYAL G, RAVINDRAN A, YOUNG J R, et al. Clinicopathological features, treatment approaches, and outcomes in Rosai-Dorfman disease［J］. Haematologica-The Hematology Journal, 2020, 105(2):348-357.

［4］ABLA O, JACOBSEN E, PICARSIC J, et al. Consensus recommendations for the diagnosis and clinical management of Rosai-Dorfman-Destombes disease［J］. Blood, 2018, 131(26):2877-2890.

［5］ELBAZ YOUNES I, SOKOL L, ZHANG L. Rosai-Dorfman Disease between proliferation and neoplasia［J］. Cancers, 2022, 14(21): 5271. ［6］ABEYKOON J P, RECH K L, YOUNG J R, et al. Outcomes after treatment with cobimetinib in patients with Rosai-Dorfman Disease based on KRAS and MEK alteration status［J］. JAMA Oncology, 2022, 8(12):1816-1820.

［7］EL-KERSH K, PEREZ R L, GUARDIOLA J. Pulmonary IgG4+ Rosai-Dorfman disease［J］. BMJ Case Rep, 2013, 2013:bcr2012008324. DOI: 10.1136/bcr-2012-008324. .

［8］CRACOLICI V, GURBUXANI S, GINAT D T. Head and neck sinus histiocytosis with massive lymphadenopathy Radiology-Pathology correlation［J］. Head & Neck Pathology, 2019, 13(4):656-660.

［9］LI C, CHEN J, HE P, et al. Clinical features, diagnosis, treatment and prognosis of otolaryngological extranodal sinus histiocytosis with massive lymphadenopathy (Rosai-Dorfman disease, RDD)［J］. European archives of oto-rhino-laryngology, 2023, 280(2):861-867.

［10］ZHOU B, SUSTER D I, LANGER P D. Rosai-Dorfman disease［J］. Ophthalmology, 2022, 130(7):725.

［11］BALESTRI R, MAGNANO M, PEDROLLI A, et al. Treatment of purely cutaneous Rosai Dorfman disease with topical rapamycin［J］. Clin exp dermatol, 2023, 48(5):545-547.

［12］BATTISTA T, FABBROCINI G, MARTORA L, et al. Atypical case of cutaneous Rosai-Dorfman disease［J］. Journal of Cosmetic Dermatology, 2023, 22(3):1124-1126.

［13］GAWDZIK A, ZIARKIEWICZ-WRóBLEWSKA B, CHLEBICKA I, et al. Cutaneous Rosai-Dorfman disease:A treatment challenge［J］. Dermatology and Therapy, 2021, 11(4):1443-1448.

［14］SAMPAIO R, SILVA L, CATORZE G, et al. Cutaneous Rosai-Dorfman disease:A challenging diagnosis［J］. BMJ Case Reports, 2021, 14(2):e239244.

［15］ZGHAL M, MAKNI S, SAGUEM I, et al. Primary cutaneous Rosai-Dorfman-Destombes disease with features mimicking IgG4-related disease:A challenging case report and literature review［J］. Australasian journal of dermatology, 2022, 63(3):372-375.

［16］ST CLAIRE K, EDRISS M, POTTS G A. Cutaneous Rosai-Dorfman Disease:A Case Report［J］. Cureus, 2023, 15(5):e39617.

［17］LI Y, SLOAN E, BOLLEN A, et al. Systemic and craniospinal Rosai Dorfman disease with intraparenchymal, intramedullary and leptomeningeal disease［J］. International journal of hematology-oncology and stem cell research, 2021, 15(4):260-264.

［18］YAZBECK M, COMAIR Y, BERJAOUI C, et al. Craniocervical Rosai-Dorfman disease presentation:Case report and review of literature［J］. Neurocirugía (English Edition), 2023, 34(4):203-207.

［19］ZHOU B, SUSTER D I, LANGER P D. Rosai-Dorfman disease［J］. Ophthalmology, 2022, 130(7):725.

［20］ALZAHEM T A, CRUZ A A, MAKTABI A M Y, et al. Ophthalmic Rosai-Dorfman disease:A multi-centre comprehensive study［J］. BMC ophthalmology, 2021, 21(1):404.

［21］ROOPER L M, WHITE M J, DUFFIELD A S, et al. Limited sinonasal Rosai-Dorfman disease presenting as chronic sinusitis［J］. Histopathology, 2022, 81(1):99-107.

［22］ CAO X, YAO B, MA J, et al. Rosai-Dorfman disease in the skull base:A case series study ［J］. World Neurosurgery, 2023, 173:e351-e358.

［23］ KOKJE V, DE VITO C, VARELA F C, et al. Rosai-Dorfman disease presenting as stridor and hoarseness in a young female patient ［J］. Radiol Case Rep, 2023, 18(2):591-595.

［24］ WANG B, SONG Z M, LI J D, et al. Benign but fatal:management of endotracheal Rosai-Dorfman disease with acute onset ［J］. Thorax, 2023, 78(2): 211-213.

［25］ OHORI N P, YU J, LANDRENEAU R J, et al. Rosai-Dorfman disease of the pleura:A rare extranodal presentation ［J］. Hum pathol, 2003, 34(11):1210-1211.

［26］ JI H, ZHANG B, TIAN D, et al. Rosai-Dorfman disease of the lung ［J］. Resp care, 2012, 57(10):1679-1681.

［27］ POLETTI V, ROMAGNOLI M, PICIUCCHI S, et al. Current status of idiopathic nonspecific interstitial pneumonia ［J］. Seminars in respiratory and critical care medicine, 2012, 33(5):440-449.

［28］ SANTOSHAM R, SANTOSHAM R, JACOB S S, et al. Rosai-Dorfman disease of the trachea:an extremely rare benign tumor ［J］. Asiancardiovascular& thoracic annals, 2019, 27(2):132-134.

［29］ ZHOU L F, CHEN L, ZHU Q, et al. Unusual life-threatening Rosai-Dorfman disease of the trachea:role of NF-κB ［J］. Thorax, 2010, 65(10):927-929.

［30］ CARTIN-CEBA R, GOLBIN J M, YI E S, et al. Intrathoracic manifestations of Rosai-Dorfman disease ［J］. Resp med, 2010, 104(9):1344-1349.

［31］ ALI A, MACKAY D. Rosai-Dorfman disease of the lung ［J］. Thorax, 2009, 64(10):908-909.

［32］ PARK B H, SON D H, KIM M H, et al. Rosai-Dorfman disease:Report of a case associated with IgG4-related sclerotic lesions ［J］. Korean Journal of Pathology, 2012, 46(6):583-586.

［33］ SHARMA A, HEMRAJANI D, SINGH S, et al. Rosai-Dorfman disease presenting as internal jugular vein thrombosis and middle lobe collapse-consolidation ［J］. Lung india, 2020, 37(5):433-436.

［34］ NOGGLE E, ORTANCA I, CLARK I, et al. Synchronous colon and pancreatic Rosai-Dorfman disease ［J］. American surgeon, 2021, 87(3):486-491.

［35］ ABDELA S G, MENGESHA C A. Rosai-Dorfman disease mimicking gastrointestinal tuberculosis and fungal sinusitis:A case report ［J］. Radiol Case Rep, 2022, 17(12):4730-4733.

［36］ AVERITT A W, HEYM K, AKERS L, et al. Sinus histiocytosis with massive lymphadenopathy (Rosai Dorfman Disease):Diagnostic and treatment modalities for this rare entity revisited ［J］. Journal of pediatric hematology oncology, 2018, 40(4):e198-e202.

［37］ DA XU J, CAO X X, LIU X P, et al. Hydropericardium prevented diagnosis of constrictive pericarditis:An unusual case of Rosai-Dorfman disease ［J］. BMJ Case Rep, 2009, 2009:bcr03.2009.1688. DOI:10.1136/bcr.03.2009.1688.

［38］ HASEGAWA M, SAKAI F, OKABAYASHI A, et al. Rosai-Dorfman disease of the lung overlapping with IgG4-related disease:The difficulty in Its differential diagnosis ［J］. Internal medicine, 2017, 56(8):937-41.

［39］ NAMOGLU E C, HUGHES M E, PLASTARAS J P, et al. Management and outcomes of sinus histiocytosis with massive lymphadenopathy (Rosai Dorfman disease) ［J］. Leukemia & lymphoma, 2020, 61(4):905-911.

第七节 1型神经纤维瘤病

1型神经纤维瘤病（neurofibromatosis type 1，NF-1），曾称冯雷克林豪森病（von Recklinghausen's）、神经纤维瘤病、外周神经纤维瘤病，是一种常染色体显性遗传综合征，主要影响皮肤、神经系统、骨骼和眼睛，且可以影响包括支气管和肺在内的任何其他器官[1, 2]。皮肤或皮下的神经纤维瘤、咖啡色斑点、腋窝和腹股沟雀斑、虹膜色素性错构瘤（Lisch结节）是NF-1的主要特征[3]。较不常见的特征包括肺囊性变、骨骼畸形（假关节、发育不良）、脊柱侧弯、身材矮小、认知缺陷、癫痫发作、周围神经病变，以及更严重的表现[4, 5]，如丛状神经纤维瘤、恶性周围神经鞘瘤，以及视神经和其他中枢神经系统神经胶质瘤[6]。

据报道，NF-1婴儿的发生率是1/3000，全球至少有100万人患有NF-1[3]。其中，30%～50%的患者没有该病的家族史。NF-1的临床表现个体差别很大，即使是同一个家庭的成员之间也是如此。然而，患病家庭的不同成员在病变分布上经常表现出相似性。

一、病因与病理生理机制

NF-1是由（通常是父系）生殖细胞 *NF-1* 肿瘤抑制基因的自发新生突变引起的，是最常见的斑痣性错构瘤病（神经皮肤综合征）和最常见的常染色体显性遗传疾病。该基因携带者在5岁之前就有外显表现。该病没有性别倾向，一些研究未能证明其发病率有任何明显的种族差异。

NF-1 肿瘤抑制基因位于第17号染色体的长臂上（在基因座17q11.2处），由60个外显子组成，该基因编码一种称为神经纤维蛋白的胞质蛋白[3]。该蛋白是 Ras 原癌基因的负调控因子，主要在神经元、雪旺氏细胞、少突胶质细胞和星形胶质细胞中表达[6]。神经纤维蛋白的中央区域在结构上和功能上与 GTPase 激活蛋白同源，后者通过刺激内在的 p21Ras-GTPase 活性，将 p21Ras-GTP（活性形式）水解为 p21Ras-GDP（非活性形式）。p21Ras 蛋白在细胞分化和生长中起核心作用，因此 *NF-1* 基因的失活使 p21Ras-GTP 处于激活状态，MAP 激酶不受控制地激活导致信号级联通路的永久性刺激和过度的细胞分裂。该途径可能在良性神经纤维瘤、恶性周围神经鞘瘤、肺动脉平滑肌细胞增生所致的肺动脉高压，以及间质疾病，如间质性肺成纤维细胞增生/间质转移中，发挥作用。

二、临床表现

1. 牛奶咖啡斑

牛奶咖啡斑是皮肤色素沉着的对称平坦区域（通常描述为浅棕色），边缘呈圆形（见图 2-7-1），通常在出生时就有或出生后2年内出现。咖啡色斑点通常是 NF-1 的最初临床表现，且在整个儿童期和青春期增多、增大。到成年时，约95%的 NF-1 患者有牛奶咖啡斑。此外，70%的 NF-1 患者在腋下和腹股沟区域出现雀斑。

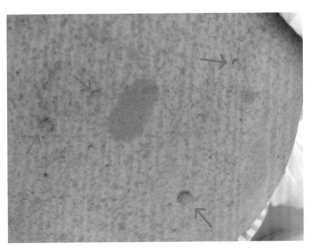

皮肤上散在分布大小不一的褐色斑，即牛奶咖啡斑，也可见皮肤神经纤维瘤结节（蓝色箭头）

图 2-7-1　NF-1 患者躯干部位典型的牛奶咖啡斑

2. 虹膜 Lisch 结节

虹膜 Lisch 结节是虹膜色素上皮的错构瘤，表现为虹膜表面突出的多个浅黄色或黄褐色的、椭圆形或圆形的、圆顶状丘疹（见图 2-7-2），是 NF-1 最常见的眼部特征，但它并不影响视力。

3. 神经纤维瘤结节

皮肤和皮下神经纤维结节（见图2-7-2）是NF-1的其他常见皮肤表现，通常在十几岁或二十多岁时出现，但偶尔在儿童早期出现。它们发生在超过95%的患者中，个体之间和家庭内部的数目和大小都有差异。

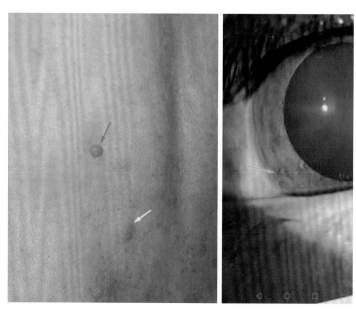

皮肤结节（蓝色箭头）、皮下结节（黄色箭头）、虹膜Lisch结节（绿色箭头）。

图2-7-2　皮肤与虹膜损害

4. 神经系统病变

视神经胶质瘤通常是低级别的星形细胞瘤，可在视神经、视交叉、视道和下丘脑中生长。

认知缺陷是NF-1患者常见的神经系统并发症。智商<70（智力低下）的严重智障者很少见，略多于普通人群。有1%~7%的NF-1患者发生癫痫。

丛状神经纤维瘤是典型的神经源性肿瘤，发生在周围神经，是NF-1的典型特征。丛状神经纤维瘤可以影响多个器官，鉴于周围神经在整个胸部中的分布很丰富，与NF-1相关的胸、腹部神经纤维瘤可能涉及肋骨、胸壁、肺、纵隔和腹腔。腹腔内多发性丛状神经纤维瘤易误诊为腹腔内肿大淋巴结，腹膜后丛状神经纤维瘤易误诊为淋巴瘤、转移性疾病或软组织肉瘤[7]。丛状神经纤维瘤通常在出生时就存在，随年龄增长而增多、增大。与其他神经纤维瘤不同，丛状神经纤维瘤发生于多支神经束，沿着受累神经生长，侵入神经并延伸到周围的结构。丛状神经纤维瘤具有终生向恶性周围神经鞘瘤恶性转化的风险，尽管这种转化很少见。

对85例儿童患者进行了脑部MRI检查发现，60例患者（70.5%）的基底节和（或）小脑T2加权高信号，4例Chiari畸形1型，3例蛛网膜囊肿，22例（25.8%）发现视神经胶质瘤；其他MRI表现包括丛状神经纤维瘤（9.3%）和中枢神经系统神经胶质瘤（3.1%）[5]。在儿童病例中，还可出现大头畸形、注意缺陷/多动障碍、运动障碍、头痛、认知障碍及癫痫。

5. 骨骼病变

长骨的先天性发育不良（主要是胫骨，还有腓骨、桡骨和尺骨）是NF-1的典型表现，主要表现为长骨弯曲、脆弱，导致骨折风险和显著的畸形[8]。反复骨折未能愈合可能导致假关节。少数（1%～7%）NF-1患者可见蝶状翼发育不良，且通常是单侧的。有时，眼眶丛状神经纤维瘤可继发蝶状翼的缺失或变薄。在大多数情况下，骨骼病变在早期即可被发现，症状可能随时间的推移而进展。蝶状翼发育不良的患者也可发展为搏动性眼球突出，而无视力丧失，蝶骨翼缺失会导致颞叶突入眼眶。

6. 内分泌和生长发育异常

约1/3的NF-1患者身材矮小，但与病情轻重无关。有20%～30%的青少年NF-1患者发生青春期延迟；而有3%的患者，可发生性早熟。

7. 心血管并发症

1型神经纤维瘤病的血管受累很少见，最常见的是大血管或小血管的狭窄或动脉瘤。除此之外，还可以观察到小动脉的血栓形成、闭塞或扩张，以及心脏畸形[9]。

高血压常见于NF-1患者，其发病率随着年龄的增长而增加。NF-1患者高血压最常见的原因是原发性高血压、嗜铬细胞瘤，以及在年轻人中的肾动脉狭窄。多达1%的NF-1患者可能出现肾动脉异常。

8. 合并肿瘤

NF-1与恶性肿瘤的发生风险增加、预期寿命比普通人群短10～15年有关。*NF-1*基因的第二个等位基因发生突变或缺失，导致杂合性丧失，从而导致癌症。文献中最常描述的类型是神经胶质瘤、恶性周围神经鞘瘤、神经鞘瘤、神经纤维肉瘤、横纹肌肉瘤、粒单核细胞白血病和嗜铬细胞瘤。恶性肿瘤是NF-1患者的主要死亡原因。NF-1患者发生恶性肿瘤的风险比普通人群高4倍。

9. 胸部受累

NF-1患者胸部可发生多种病变，包括在胸壁上发生皮肤和皮下神经纤维瘤，脊柱后凸畸形、肋骨带状畸形、椎骨后部扇贝畸形、胸腔内神经源性肿瘤、脊膜膨出、肺大疱、肺动脉高压（pulmonary hypertension，PH）和间质性肺疾病[10]。2015年，Ueda等人回顾了88例NF-1患者的胸部CT图像：皮下结节阳性44例（51%）、皮肤结节34例（39%）、脊柱侧凸20例（23%）、肺气肿16例（18%）、囊13例（15%）、纵隔肿块13例（15%）、肺结节8例（9%）、磨玻璃影8例（9%）[11]。

（1）肺组织受累：10%～20%的成年NF-1患者有肺部受累[12]，表现包括肺结节、肺大疱、肺囊性和（或）间质性实质病变[11, 13, 14]。通常表现为非特异性呼吸道症状，包括劳力性呼吸困难、呼吸急促和慢性咳嗽或胸痛[15]。在NF-1患者中，已经描述了与神经纤维瘤相关的弥漫性肺病（neurofibromatosis-associated diffuse lung disease，NF-DLD）的各种CT表现，包括囊性变、肺大疱、磨玻璃影、双下叶网状渗出影和肺气肿。然而，典型的CT影像的特征是上叶囊性变和肺大疱，而下叶间质性肺疾病[15]。

①肺结节和囊性病变：文献报道肺实质神经纤维瘤的发生率为5%[16]。小叶中心结节和肺实质囊泡多见于双肺上叶（见图2-7-3），胸膜下囊泡易与间隔旁肺气肿混淆。在NF-1的后期阶段，病灶增多融合，可能被误诊为小叶中心性肺气肿。囊性变的随机分布、囊壁薄，甚至不可见，但轮廓分明，以及其中心不存在任何小叶小动脉不支持肺气肿的诊断（见图2-7-3）[13, 17]。这些神经纤维瘤病变大多无症状，可能引起非特异性呼吸道症状，如咳嗽、呼吸困难，甚至肺炎，这取决于神经纤维瘤在肺实质中的大小和位置，以及引起气道外压狭窄的程度。

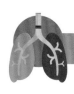
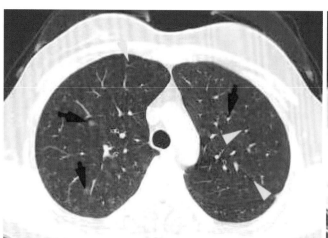
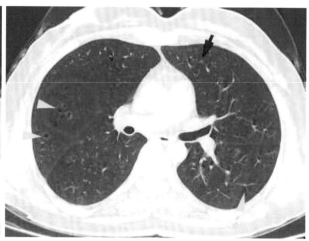

胸部HRCT扫描显示，双肺散在分布多个微小囊肿（黄色箭头），几乎看不到囊壁。此外，双肺多个磨玻璃密度小叶中心微结节（红色箭头）。

图2-7-3　NF-1患者的肺损害

②肺气肿和间质性肺病：与NF-1相关的间质性肺损害主要是周围的肺间质纤维化和磨玻璃样渗出影，通常是双侧、对称的，主要存在于基底部（见图2-7-4），而双肺上叶可见薄壁大疱。尽管这些影像学特点是非特异性的，但仍被认为是NF-1的典型表现[17]。2007年，一项文献回顾报告了64例与NF-1相关的肺纤维化[18]。胸部X线片显示73%的病例存在异常，其中93%的病例以上叶异常为主。这些病例的CT扫描结果包括肺气肿（25%）、囊（25%）、磨玻璃影（37%）、肺大疱（50%）或网状结构（50%）。肺纤维化与NF-1之间的关联尚无定论，但似乎NF-1与特定肺囊性疾病之间存在关联[16]。

尽管NF-1是先天性的，但在患者成年之前，与神经纤维瘤相关的弥漫性肺病并不明显，直到30～40岁才逐渐显现[19, 20]。胸部CT很少显示晚期纤维化的典型蜂窝表现。在晚期阶段，弥漫性囊性损害可能会发展为慢性呼吸衰竭，甚至可能导致更严重的并发症，如自发性气胸[21]或低氧血症所致的肺动脉高压。

在病理学上，NF-1患者的间质性肺疾病类似于其他产生间质纤维化的疾病。它的特征是在初期，肺泡壁增厚、淋巴浆细胞浸润，肺泡内皮细胞增大和脱落[22]。随后，这种细胞反应被纤维化所取代，导致肺泡破坏、肺泡闭合、肺大疱形成和血管闭塞[23]，这种组织病理学与非特异性间质性肺炎相符。Massaro和Katz也报道了肺泡内嗜酸性粒细胞和脱落的肺泡上皮细胞数量增加，而不是色素沉着的巨噬细胞，这有别于与吸烟相关的脱屑性间质性肺炎或呼吸性细支气管炎[23]。因此，这些发现支持以下假设：NF-DLD（间质改变或囊性变）是NF-1的独特表现，而不是纯粹与吸烟有关的疾病。吸烟和非吸烟者相比，囊泡发生率没有显著差异[11]，但是，NF-1可能会增加肺对香烟烟雾的敏感性，从而增加吸烟者NF-DLD的严重程度，并导致这些患者更早出现肺气肿样变化。NF-DLD患者肺通气功能检查常显示以阻塞为主的混合通气功能障碍、弥散功能下降及小气道功能减退。

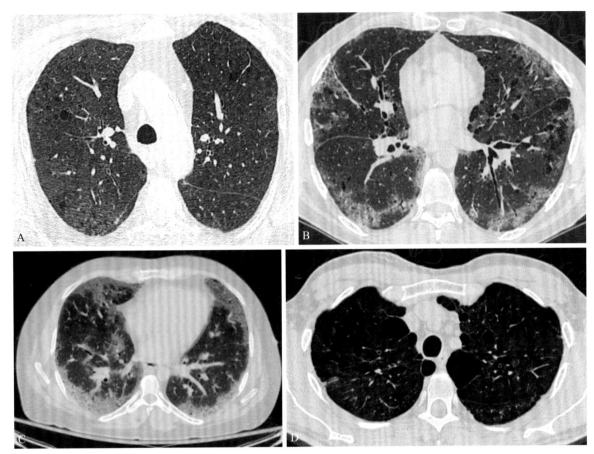

胸部CT显示肺囊、肺气肿（A）、磨玻璃影及间质改变（B、C）。少数患者可发生肺气肿、肺大疱及气胸（D）。

图2-7-4　NF-1患者胸部CT表现

（资料来源：图C、D获*BMJ*许可摘自参考文献[24, 25]）

（2）气道受累：气道丛状神经纤维瘤可致纵隔内软组织肿块，包绕隆突和左、右主支气管，并沿上、下叶支气管浸润至肺实质[26]。气道黏膜下神经纤维瘤可在胸部CT和支气管镜检查中显示气管、支气管内多个结节，甚至压迫或阻塞气道，导致通气功能障碍及睡眠低通气或呼吸暂停[27]。

（3）肺血管并发症：肺动脉狭窄、血胸也是NF-1威胁患者生命的并发症，尤其是大血管畸形。最常见的出血来自锁骨下动脉和肋间动脉。在大出血的情况下，包括栓塞或支架植入在内的血管内治疗仍然是首选的治疗选择，如果需要，也可以进行外科止血手术。

与NF-1相关的肺动脉高压（PH-NF-1）是一种罕见但严重的NF-1并发症[28]。PH-NF-1被归类为毛细血管前第5大类PH，定义为"具有不清楚和（或）多因素机制的PH"。组织病理学可以观察到血管重塑，表现为肺小动脉丛状病变。PH-NF-1的特征是女性较男性多见，多发于中老年，长期预后较差。严重的PH-NF-1通常与肺部病变有关，主要是上叶的囊肿或大疱，弥漫性磨玻璃样渗出影（有时呈马赛克状）和网状阴影。但是，PH的严重程度与NF-DLD的严重程度不成比例，且在约1/3的PH-NF-1病例中没有肺实质改变，这支持了特定血管疾病的假说，而不是继发于低氧血症。

已知由神经纤维蛋白突变诱导的Ras/MAPK通路的激活会导致PH-NF-1患者的血管内皮生长因子（VEGF）增加，其机制是mTOR（雷帕霉素的哺乳动物靶标）的激活，mTOR是调节内皮细胞和成纤维细

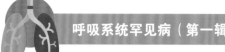

胞生长和增殖的MAP激酶级联的下游效应器。这些分子机制提示，激酶抑制剂可能是治疗PH-NF-1的新药物。目前这种并发症的预后仍然很差，大多数病例对肺动脉高压的常规治疗无反应。

（4）肺癌：NF-1与肺癌之间可能存在关联[29, 30]。肿瘤可能继发于间质纤维化而发展成的瘢痕组织或肺大疱，也可能与17p染色体上p53抑癌基因的缺失有关。因此，NF-1应被认为是肺癌发生的潜在危险因素，但仍需要进行更多队列研究[31]。

（5）纵隔累及：NF-1患者常见后纵隔神经源性肿瘤[12]。丛状神经纤维瘤通常在椎旁区域或沿迷走神经、膈神经、喉返神经或肋间神经的路径上，表现为界限清楚、边缘光滑、圆形或椭圆形的肿块[7]。

丛状神经纤维瘤通常是多发的梭形或浸润性肿块，浸润型神经纤维瘤倾向于包围纵隔血管[26]，导致纵隔增宽且可能发生钙化（见图2-7-5），而正常的脂肪减少或消失。梭形或浸润型都可以破坏邻近的骨骼结构，从而易被误认为是恶性病变。特别需要注意的是，这些丛状神经纤维瘤会压迫气管、食管、神经或血管等纵隔结构，产生压迫症状，最常见的是胸痛和咳嗽。在极少数情况下也可能出现消化系统和其他呼吸系统症状，甚至上腔静脉综合征[12]。偶见前纵隔神经纤维瘤[32]。

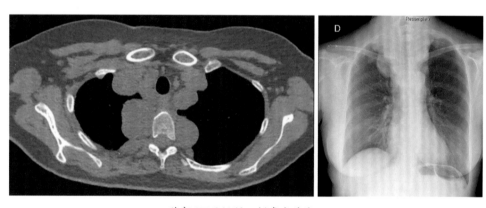

胸部CT示纵隔双侧多发肿块。

图2-7-5 纵隔肿块

（资料来源：本图获*BMJ*许可摘自参考文献[33]）

（6）胸段脊膜膨出：与NF-1相关的胸段脊膜膨出是相对罕见的，估计所有胸段脊膜膨出中的60%～85%与NF-1相关。后纵隔囊性变的形成是脊膜通过病理性扩张的椎间孔或椎骨缺失向胸腔突出形成的。

NF-1的胸段脊膜病变包括硬脊膜发育不良和椎间孔扩大。大多数患者在30～50岁出现脊膜膨出的症状，以女性为主。前面或侧面的胸段脊膜囊肿为大小不等的单叶卵囊性囊肿，被脑脊液填充，在CT图像上表现为边界清楚的椎旁囊肿块，衰减很小。脊膜膨出通常与胸椎的脊柱侧弯相关（通常在脊柱侧弯的凸侧）。MRI比CT更具诊断价值，在MRI所有序列中脊膜囊肿的信号强度均与脑脊液相同，并可更好地显示囊性病变与椎管、神经根和脊髓之间的位置关系[34]。胸脊膜膨出应与纵隔肿瘤相鉴别，如神经纤维瘤、神经母细胞瘤、神经节纤维瘤和后纵隔囊性湿疹。

（7）胸壁及胸部骨骼受累：NF-1胸部骨骼受累包括胸椎侧弯、脊柱后凸、椎体后部扇形改变、椎间孔扩大[35]，以及骨发育不良或邻近神经纤维瘤侵蚀引起的典型肋骨畸形、肋骨良性溶骨性扩张，骨皮质仍存在（见图2-7-6）[13]。

神经纤维瘤侵犯脊柱、肋骨和胸壁易误诊为感染或恶性肿瘤；肋间神经纤维瘤导致肋骨破坏，易误诊为胸膜的肿块，如肺或转移性腺癌、浆细胞瘤或肺部感染（诺卡菌病、放线菌病）；丛状神经纤维瘤侵犯前胸壁易误诊为转移性疾病、软组织肉瘤或软骨肉瘤；带蒂肋间神经纤维瘤类似于孤立性肺结节[7, 35]。与NF-1相关的脊柱侧弯常见于下颈椎和上胸椎，并且可能是特发性或营养不良性的。营养不良性脊柱侧弯通常涉及4～6个节段，导致椎体和肋骨变形，并迅速进展。旋转引起的脊柱侧弯也可能发生，导致肺活量减少，如果情况严重可导致呼吸衰竭。多达30%的患者会发生漏斗胸和鸡胸。

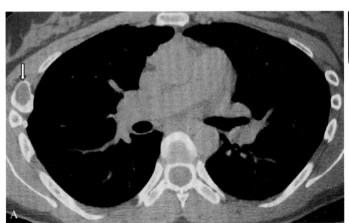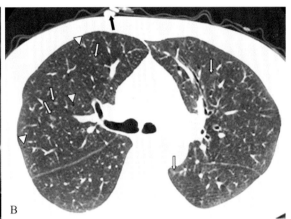

A：一名25岁女性患者胸部CT纵隔窗上显示，右侧第五肋骨良性溶骨性扩张（长箭头），骨皮质仍存在。B：一名45岁女性患者的HRCT扫描显示，双肺多个微小囊泡（白色短箭头），几乎看不到囊壁；双侧多个磨玻璃密度小叶中心微结节（白色长箭头）；右胸前壁（黑色箭头）皮肤纤维瘤结节。

图2-7-6　胸部影像学表现

（资料来源：本图获Elsevier许可摘自文献[13]）

三、基因检测

突变和分子分析有助于确认NF-1的临床诊断[36]，特别是对于症状不典型的患者。遗传分析对于产前诊断也是有用的。然而，不建议常规进行基因检测来确定典型NF-1患者的日常临床诊断，建议在进行检测前咨询遗传学专家[37]。基因检测的局限性之一是缺乏基因型与表型的相关性。因此，尽管可用于诊断确认，但阳性检测结果不能用于预测疾病的严重程度或结局。

四、诊　断

NF-1是最常见的多系统神经皮肤综合征，可能具有各种表型以及各种各样的临床和影像学表现。若怀疑存在典型的表现，如咖啡色斑点、腋窝或腹股沟雀斑、神经纤维瘤、虹膜错构瘤，则应考虑NF-1的可能。

NF-1的诊断影基于以下7条特征中的两个或多个，由患者的临床评估和家族史确定：①6个或多个牛奶咖啡斑（青春期前直径>5mm，青春期后直径>15mm）；②两个或多个任何类型的神经纤维瘤或一个丛状神经纤维瘤；③腋窝或腹股沟雀斑；④两个或多个虹膜错构瘤（Lisch结节）；⑤视神经胶质瘤；⑥典型的骨病变（蝶骨翼发育不良、长骨皮质变薄或胫骨假关节）；⑦一级亲属有NF-1。

这些诊断标准由美国国立卫生研究院（National Institutes of Health）于1987年制定[38]，沿用至今。约50%的患者在1岁之前达到NF-1的诊断标准，97%的患者在8岁之前达到该诊断标准，并且几乎所有患者在 20 岁之前都达到了诊断标准。

若发现 NF-1 患者不明原因的肺囊性变、肺气肿、肺大疱性病变、间质性肺病或肺纤维化，则应考虑到 NF-DLD 的可能。有了解 NF-1 的各种临床和影像学特征，尤其是 NF-DLD，对作出推测性的联合诊断以及确定肺部受累程度至关重要，也有助于作出有关疾病管理的决策。

五、鉴别诊断

NF-1 应与 2 型神经纤维瘤病（neurofibromatosis type 2，NF-2）相鉴别，NF-2 也被称为双侧听觉神经纤维瘤病、中枢神经纤维瘤病，是一种显性遗传的肿瘤易感性综合征[39]，NF-2 的肿瘤来源于雪旺细胞、脑膜细胞和神经胶质细胞，由 22 号染色体上的 NF-2 基因突变引起[40]。NF-2 的主要特点是双侧前庭神经鞘膜瘤，产生耳鸣、听力下降及平衡障碍；也可发生颅内、脊神经根及周围神经鞘膜瘤、脑膜瘤；少数可发生室管膜瘤和星形细胞瘤。约 1/3 的 NF-2 患者的单眼或双眼视力下降，查体可发现晶状体混浊或视网膜错构瘤。NF-2 患者也可发生儿童单神经病和成年多发性神经病。几乎所有的患者起病年龄都在 30 岁以内，常见的发病年龄是 18~24 岁。个体间 NF-2 的可变表达导致不同大小、位置和数量的肿瘤。尽管这些肿瘤不是恶性的，但它们的解剖位置和多样性导致了临床表现的复杂性和早期死亡率。

此外，NF-1 还应与以下疾病相鉴别。

（1）其他类型的神经纤维瘤病：节段性/马赛克性 NF-1、沃森综合征、常染色体显性遗传多个牛奶咖啡斑（一些等位基因与 NF-1 相同）、神经鞘瘤病。

（2）可见牛奶咖啡斑的其他疾病：McCune-Albright 综合征、DNA 修复综合征、纯合突变的遗传性非息肉性结直肠癌（Lynch 综合征）。

（3）易与 NF-1 混淆的可见色素斑的疾病：LEOPARD 综合征、神经性皮肤黑素病、Peutz-Jeghers 综合征和花斑。

（4）局部过度生长综合征：Klippel-Trenauny-Weber 综合征和变形综合征。

（5）引起易与神经纤维瘤相混淆的肿瘤的疾病：脂肪瘤病、Banayan-Riley-Ruvalcuba 综合征、纤维瘤和 2B 型多发性内分泌肿瘤。

六、管理与治疗

NF-1 是多系统受累的遗传综合征，应由多学科团队对患者进行有效的综合评估与诊疗。NF-1 患者的治疗重点在于特定年龄的疾病表现监测和定期临床随访，如有任何异常症状，应鼓励患有 NF-1 的个体寻求医疗帮助，并询问这些症状是否与 NF-1 有关。孕前遗传咨询对成年患者至关重要。

当前，没有有效的药物可以逆转或预防 NF-1 的特征性病变。在目前的实践中，采用遗传咨询和定期临床随访以早期发现可治疗的并发症。缺乏针对 NF-1 相关神经源性肿瘤的有效药物。Dombi 等报道患有 NF-1 和无法手术的丛状神经纤维瘤的儿童受益于长期服用 selumetinib（司美替尼）的治疗[41]。Fischer-Huchzermeyer 等建议通过全反式维甲酸和 MEK 抑制剂的联合治疗可以成功治疗恶性周围神经鞘瘤[42]。

戒烟或避免吸入其他有害物质可延缓或减轻 NF-DLD 的严重程度。推荐的治疗方法除了鼓励患者戒烟外，还可采用对症治疗以缓解症状，包括使用支气管扩张剂结合康复治疗阻塞性肺病，以及在慢性低氧性呼吸衰竭的情况下实施长期氧疗。当疾病进展严重时，可以考虑对没有合并症的年轻患者进行肺移植，但理论上肺移植后的免疫抑制存在诱发癌症的风险。

参考文献

［1］ BERGQVIST C, SERVY A, VALEYRIE-ALLANORE L, et al. Neurofibromatosis 1 French national guidelines based on an extensive literature review since 1966 ［J］. Orphanet J Rare Dis, 2020, 15(1):37.

［2］ FRIEDMAN J M. Neurofibromatosis 1:Clinical manifestations and diagnostic criteria ［J］. J Child Neurol, 2002, 17(8):548-554.

［3］ ANTôNIO J R, GOLONI-BERTOLLO E M, TRíDICO L A. Neurofibromatosis:Chronological history and current issues ［J］. An bras dermatol, 2013, 88(3):329-43.

［4］ BAYAT M, BAYAT A. Neurological manifestations of neurofibromatosis:A review ［J］. Neurol Sci, 2020, 41(10):2685-2690.

［5］ SáNCHEZ MARCO S B, LóPEZ PISóN J, CALVO ESCRIBANO C, et al. Neurological manifestations of neurofibromatosis type 1:our experience ［J］. Neurología (Barcelona, Spain), 2022, 37(5):325-333.

［6］ VIJAPURA C, SAAD ALDIN E, CAPIZZANO A A, et al. Genetic syndromes associated with central nervous system tumors ［J］. Radiographics, 2017, 37(1):258-280.

［7］ FORTMAN B J, KUSZYK B S, URBAN B A, et al. Neurofibromatosis type 1:A diagnostic mimicker at CT ［J］. Radiographics, 2001, 21(3):601-612.

［8］ GUTMANN P J C A D H. Neurofibromatosis type 1 ［M］ //D.H. GESCHWIND H L P, AND C. KLEIN. Handbook of clinical neurology. Elsevier B. V. . 2018:799－811.

［9］ LIN A E, BIRCH P H, KORF B R, et al. Cardiovascular malformations and other cardiovascular abnormalities in neurofibromatosis 1 ［J］. Am J Med Genet, 2000, 95(2):108-117.

［10］ LOUZA G F, ZANETTI G, MARCHIORI E. Neurofibromatosis type I with pulmonary involvement ［J］. 2018, 54(2):106-107.

［11］ UEDA K, HONDA O, SATOH Y, et al. Computed tomography (CT) findings in 88 neurofibromatosis 1 (NF1) patients:Prevalence rates and corr elations of thoracic findings ［J］. Eur J Radiol, 2015, 84(6):1191-1195.

［12］ REVIRON-RABEC L, GIRERD B, SEFERIAN A, et al. Pulmonary complications of type 1 neurofibromatosis ［J］. Rev Mal Respir, 2016, 33(6):460-473.

［13］ OIKONOMOU A, VADIKOLIAS K, BIRBILIS T, et al. HRCT findings in the lungs of non-smokers with neurofibromatosis ［J］. Eur J Radiol, 2011, 80(3):e520-e523.

［14］ SPINNATO P, FACCHINI G, TETTA C, et al. Neurofibromatosis type-1-associated diffuse lung disease in children ［J］. PediatrPulmonol, 2019, 54(11):1760-1764.

［15］ ALVES JúNIOR S F, ZANETTI G, ALVES DE MELO A S, et al. Neurofibromatosis type 1:State-of-the-art review with emphasis on pulmonary involvement ［J］. Resp med, 2019, 149:9-15.

［16］ RYU J H, PARAMBIL J G, MCGRANN P S, et al. Lack of evidence for an association between neurofibromatosis and pulmonary fibrosis ［J］. Chest, 2005, 128(4):2381-2386.

［17］ ALVES JúNIOR S F, IRION K L, DE MELO A S A, et al. Neurofibromatosis type 1:Evaluation by chest computed tomography ［J］. Radiol Bras, 2021, 54(6):375-380.

［18］ ZAMORA A C, COLLARD H R, WOLTERS P J, et al. Neurofibromatosis-associated lung disease:A case series and literature review ［J］. Eur Respir J, 2007, 29(1):210-214.

［19］ DEHAL N, ARCE GASTELUM A, MILLNER P G. Neurofibromatosis-associated diffuse lung disease:A case report and review of the literature ［J］. Cureus, 2020, 12(6):e8916.

［20］ SPINNATO P, FACCHINI G, TETTA C, et al. Neurofibromatosis type-1-associated diffuse lung disease in children ［J］. Pediatric pulmonology, 2019, 54(11):1760-1764.

［21］ LORENTZEN T, MADSEN H, LAUSTEN-THOMSEN M J Z, et al. Spontaneous pneumothorax as a clinical manifestation of neurofibromatosis type 1 ［J］. BMJ Case Rep, 2021, 14(3):e238694.

［22］ PATCHEFSKY A S, ATKINSON W G, HOCH W S, et al. Interstitial pulmonary fibrosis and von Recklinghausen's disease. An ultrastructural and immunofluorescent study ［J］. Chest, 1973, 64(4):459-464.

［23］ MASSARO D, KATZ S. Fibrosing alveolitis:its occurrence, roentgenographic, and pathologic features in von Recklinghausen 's neurofibromatosis ［J］. Am Rev Respir Dis, 1966, 93(6):934-942.

［24］ FERRER G, SALEH A O, TAZELAAR H D, et al. Desquamative interstitial pneumonia in a non-smoker with neurofibromatosis type 1 (Von Recklinghausen syndrome) ［J］. BMJ Case Reports, 2020, 13(1):e227379.

［25］ LORENTZEN T, MADSEN H, LAUSTEN-THOMSEN M J Z, et al. Spontaneous pneumothorax as a clinical manifestation of neurofibromatosis type 1 ［J］. BMJ Case Reports, 2021, 14(3):e238694.

［26］ PASCOE H M, ANTIPPA P, IRVING L, et al. Rare manifestation of Neurofibromatosis type 1:A plexiform neurofibroma involving the mediastinum and lungs with endobronchial neurofibromata ［J］. Journal of Medical Imaging and Radiation Oncology, 2019, 63(1):76-78.

［27］ PLOTKIN S R, DAVIS S D, ROBERTSON K A, et al. Sleep and pulmonary outcomes for clinical trials of airway plexiform neurofibromas in NF1 ［J］. Neurology, 2016, 87(7 Suppl 1):S13-20.

［28］ JUTANT E M, JA?S X, GIRERD B, et al. Phenotype and outcomes of pulmonary hypertension associated with neurofibromatosis type 1 ［J］. Am J Respir Crit Care Med, 2020, 202(6):843-852.

［29］ O'NEILL R S, MOHD ZAKI N I, GRANT C, et al. A case of non-small-cell lung cancer in a patient with neurofibromatosis type 1 ［J］. Clin Lung Cancer, 2020, 21(4):e261-e264.

［30］MELO A S A, ALVES S F, ANTUNES P M, et al. Lung cancer and parenchymal lung disease in a patient with neurofibromatosis type 1 ［J］. J Bras Pneumol, 2019, 45(3):e20180285.

［31］SEMINOG O O, GOLDACRE M J. Risk of benign tumours of nervous system, and of malignant neoplasms, in people with neurofibromatosi s:Population-based record-linkage study ［J］. Br J Cancer, 2013, 108(1):193-198.

［32］AHMAD Z, ILYAS M, WANI G M, et al. Anterior mediastinalneurofibrosarcoma-a rare manifestation of neurofibromatosis type-1 ［J］. Indian Journal of Thoracic and Cardiovascular Surgery, 2018, 34(4):510-512.

［33］CHEBIB N, COMBEMALE P, JULLIEN D, et al. Thoracic manifestations of segmental neurofibromatosis ［J］. BMJ Case Reports, 2017, 2017: bcr2017221253.DOI:10.1136/bcr-2017-221253.

［34］AHLAWAT S, FAYAD L M, KHAN M S, et al. Current whole-body MRI applications in the neurofibromatoses:NF1, NF2, and schwannomatosis ［J］. Neurology, 2016, 87(7 Suppl 1):S31-39.

［35］PRUDHOMME L, DELLECI C, TRIMOUILLE A, et al. Severe thoracic and spinal bone abnormalities in neurofibromatosis type 1 ［J］. Eur j med genet, 2020, 63(4):103815.

［36］GARCIA B, CATASUS N, ROS A, et al. Neurofibromatosis type 1 families with first-degree relatives harbouring distinct NF1 pathogenic vari ants. Genetic counselling and familial diagnosis:What should be offered? ［J］. J Med Genet, 2022,59(10):1017-1023..

［37］RADTKE H B, SEBOLD C D, ALLISON C, et al. Neurofibromatosis type 1 in genetic counseling practice:Recommendations of the National Society of G enetic Counselors ［J］. J Genet Couns, 2007, 16(4):387-407.

［38］National Institutes of Health Consensus Development Conference Statement: Neurofibromatosis. Bethesda , Md., USA, July 13-15, 1987 ［J］. Neurofibromatosis, 1988, 1(3):172-178.

［39］MOUALED D, WONG J, THOMAS O, et al. Prevalence and natural history of schwannomas in neurofibromatosis type 2 (NF2):The influence of pat hogenic variants ［J］. Eur J Hum Genet, 2022, 30(4):458-464.

［40］EVANS D G. Neurofibromatosis 2 Bilateral acoustic neurofibromatosis, central neurofibromatosis, NF2, neurofibromatosis type Ⅱ ［J］. Genet Med, 2009, 11(9):599-610.

［41］DOMBI E, BALDWIN A, MARCUS L J, et al. Activity of selumetinib in neurofibromatosis type 1-related plexiform neurofibromas ［J］. N Engl J Med, 2016, 375(26):2550-2560.

［42］FISCHER-HUCHZERMEYER S, DOMBROWSKI A, WILKE G, et al. MEK inhibitors enhance therapeutic response towards ATRA in NF1 associated malignant peripheral nerve sheath tumors (MPNST) in-vitro ［J］. PLoS One, 2017, 12(11):e0187700.

第八节　结节性硬化症

结节性硬化症（tuberous sclerosis complex，TSC），又称Bourneville病，是一种常染色体显性遗传的神经皮肤综合征[1]。可为家族性发病，也可散发，多见于青年男性，可以累及脑、皮肤、肾脏、心脏等全身多个组织器官，表现为不同器官的错构瘤或结节。临床典型三联征为癫痫、智力低下和面部血管纤维瘤，即"Vogt三联征"。肺也是该病的靶器官之一。

一、病因与病理生理机制

多代家族中的连锁分析和定位克隆被用于定位 *TSC1* 和 *TSC2* 基因。*TSC1* 基因位于染色体9q34.包含55kb的基因组 DNA，编码一个含23个外显子的8.6kb的转录本，最终表达蛋白 TSC1（hamartin），是一种与TSC2没有同源性的140kD的蛋白质。*TSC2* 位于染色体16p13上，包含一段40kb的基因组 DNA，编码一个包含41个外显子的转录子，表达一种200kD的蛋白质TSC2（tuberin）。TSC1和TSC2在多个器官的细胞中共表达，并以高亲和力相互作用形成异二聚体[2]。

对TSC患者 *TSC1* 和 *TSC2* 基因的广泛研究揭示了广泛的突变。事实上，已经报道了200多个 *TSC1* 和近700个 *TSC2* 独特的等位基因变异，可在 LOVD 数据库查询到。*TSC1* 或 *TSC2* 的两个等位基因的失活似乎是TSC病变形成所必需的。大多数二次打击突变是涉及周围基因座丢失的大缺失。这些突变被称为杂合性丧失，因为它们影响邻近的杂合多态性标记。

在符合TSC临床诊断标准的患者中，15%～20%没有可识别的突变。体细胞嵌合现象可能是这些患者临床表现较轻（即智力低下、癫痫和皮肤病症状的发生率较低）的原因。

高水平失调的mTOR活性与包括TSC在内的多种全身综合征相关。TSC1-TSC2复合物与AMPK和mTOR相互作用，*TSC1*或*TSC2*的突变导致细胞生长失控。TSC与皮肤神经纤维瘤、肾脏血管平滑肌脂肪瘤和肺部LAM等特征性肿瘤有关。

在血管平滑肌脂肪瘤的3种成分（血管、平滑肌和脂肪）中都发现有*TSC1*或*TSC2*位点杂合性缺失和核糖体蛋白S6的过度磷酸化。这表明3种成分都来自一个共同的祖细胞，并且TSC1-TSC2复合物调节源自间充质的细胞的分化。血管平滑肌脂肪瘤的平滑肌成分在组织学和免疫表型上与淋巴管肌瘤病的平滑肌细胞相同，表明这两种疾病之间存在致病联系。缺乏*TSC1*或*TSC2*的细胞，其运动和迁移能力发生了变化。*TSC1*和*TSC2*的表达与Rho的激活有关，Rho是一种调节肌动蛋白细胞骨架和黏附能力的小GTPase，*TSC2*缺陷的平滑肌细胞在体外表现出增加的迁移。

肺淋巴管肌瘤病仅发生在女性中这一事实提示雌激素调节TSC信号传导，或许还调节*TSC2*缺陷细胞的迁移。此外，*TSC2*的羧基末端与雌激素受体α相互作用，并在体外作为雌激素受体的转录辅助抑制因子发挥作用。

二、临床表现

1. 神经系统

TSC的神经系统表现，包括癫痫、认知障碍、脑积水、颅内压升高。

（1）癫痫：是TSC的主要神经系统症状，发病率为70%～90%，早自婴幼儿期开始，发作形式多样[3]，几乎所有的癫痫发作亚型（简单部分发作、复杂部分发作和全身强直-阵挛发作）都有报道，频繁发作者多有性格改变。早期识别和控制癫痫发作与改善发育和神经系统结果高度相关[4]。早期识别可参见文末所附网址（癫痫发识别网站）。

（2）认知障碍：与TSC相关的神经精神疾病（TSC-associated neuropsychiatric disorders，TAND）涵盖TSC中常见的相互关联的神经精神表现，包括行为、精神、智力、学习、神经心理学和社会心理困难和障碍。智能减退多进行性加重，伴有情绪不稳、行为幼稚、易冲动和思维紊乱等精神症状，智能减退者几乎都有癫痫发作，早发癫痫者易出现智能减退，癫痫发作伴高峰节律异常脑电图者常有严重的智能障碍。于2015年开发了TAND筛查表可免费获取（参见文末所附网址）。

（3）脑积水、颅内压升高：是室管膜下巨细胞胶质瘤（subependymal gain cell astrocytoma，SEGA）生长导致脑脊液流动受阻所致，见于大约10%的TSC患者。室管膜下巨细胞星形细胞瘤是一种良性且较罕见的中枢神经系统肿瘤，可见于5%～10%的TSC患者。好发于20岁以下的青少年，是TSC的特征性病变及死亡的主要原因。

中枢神经系统的异常表现与大脑皮质发育异常有关。其组织学特征是皮层正常六层结构的丧失和变形神经元、大星形细胞及巨型细胞。病理特征主要为错构瘤结节，主要发生于大脑，小脑、延髓少见。好发于大脑皮层、大脑白质、侧脑室室管膜下及基底节区。

（1）室管膜下结节：位于室管膜下，向脑室内生长，与邻近的室管膜相连，易引起阻塞性脑积水，易钙化。

（2）皮层及皮层下结节：由巨细胞组成，结节中的髓鞘被溶解或紊乱，可以发生钙化或囊性变。小结节直径为1.0～2.0mm，多数结节直径在5.0mm左右。

（3）脑白质内异位细胞簇：脑白质内含有异位、簇状的巨细胞，排列方向成放射状分布、浸润，分布于从脑室室管膜到正常的皮层或皮层结节的广泛区域。

（4）室管膜下巨细胞星形胶质瘤：有10%～15%的TSC患者伴发室管膜下巨细胞胶质瘤，位于室管膜下或脑室内，室间孔附近多见。该瘤是由增殖的星形胶质细胞和巨细胞构成，病变终生持续，但不会变成恶性胶质瘤。推测该瘤起源于室管膜下结节，是从侧脑室和第三脑室壁突出的无症状错构瘤，也可致阻塞性脑积水，易发生钙化。

所有怀疑患有TSC的个体，无论年龄大小，都应接受大脑MRI扫描以评估是否存在皮质或皮质下结节、其他类型的神经元迁移缺陷、室管膜下结节和室管膜下巨细胞星形胶质细胞瘤。使用对比剂钆可以更好地观察SEGA病灶大小、特征、边缘和附近的解剖结构。早期表现为脑皮质形态不正常，以后出现皮髓质界限不清，此为结节在皮层出现之故。较大的结节在T1WI呈等信号或低信号，T2WI呈高信号，DWI呈等信号，钙化则成低信号。有时结节周围有厚薄不一的高信号环包绕。脑积水、脑萎缩征象与CT所见一致。如果不能进行MRI检查，可以选择头颅CT。

结节性硬化的中枢皮层小结节和钙化，在脑CT上具有下列特点：结节或钙化在室管膜下与脑室周围，呈类圆形或不规则形高密度，病灶为双侧多发；增强扫描，结节可强化，而钙化灶无强化；皮层或白质内有时见多发小结节状钙化，其密度比脑室壁钙化低，边界不清楚；如发生在小脑，可呈广泛结节状钙化；阻塞脑脊液通道，可出现脑积水；部分患者有脑室扩大和脑萎缩；少数患者可合并有室管膜下巨细胞星形细胞瘤。

2.肾　脏

肾血管平滑肌脂肪瘤（angiomyolipoma，AML）最常见，表现为无痛性血尿、蛋白尿、高血压或腹部包块等。肾血管平滑肌脂肪瘤是由异常血管、未成熟平滑肌细胞和脂肪细胞组成的良性肿瘤（见图2-8-1）[5]。在大多数TSC患者中，每个肾脏都有多个肿瘤。在TSC患者中，估计血管平滑肌脂肪瘤的发病率范围为55%～75%。

在诊断TSC时，无论患者年龄大小，均应进行腹部影像学检查。MRI是评估血管平滑肌脂肪瘤的首选方式，因为25%～30%的患者可能缺乏脂肪，并且在进行腹部超声检查时可能会遗漏。腹部MRI也可能显示肝脏的主动脉瘤或肾外错构瘤，以及胰腺和其他腹部器官的神经内分泌肿瘤，这些肿瘤也可能发生在TSC患者中。如果无法进行MRI检查，腹部CT将是下一个首选方式（见图2-8-1）。增强扫描有助于在腹部CT上识别肾囊肿和贫脂血管平滑肌脂肪瘤[7]。

肾血管平滑肌脂肪瘤具有异常的脉管系统并且通常有动脉瘤。因此，危及生命的自发性出血是一个重要的并发症，尤其是当血管肌脂肪瘤直径≥3cm时。血管平滑肌脂肪瘤的生长速度因患者和病变而异。

除了血管平滑肌脂肪瘤，TSC患者还可能出现上皮性肾脏病变，包括上皮囊肿、多囊肾病和肾细胞癌[8]。上皮囊肿通常无症状，与血管平滑肌脂肪瘤相比，更常与高血压和肾功能衰竭有关。估计有2%～3%的TSC患者携带有影响*TSC2*基因和导致多囊肾病的染色体16p13上某个基因的种系缺失，导致在婴儿期或儿童早期可检测到的多囊肾表型，通常会导致青少年20多岁发生晚期肾功能不全。

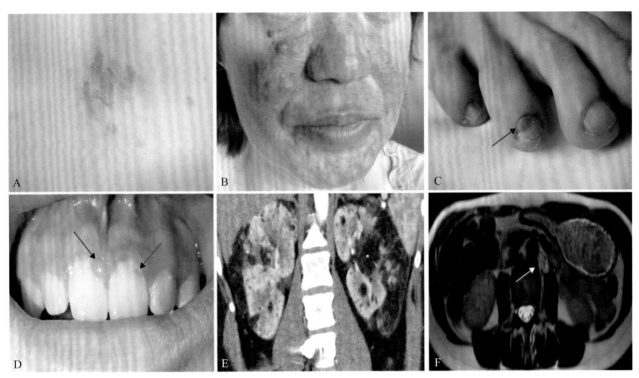

A：鲨革样斑丘疹；B：面部血管纤维瘤；C：甲周纤维瘤；D：牙龈纤维瘤；E：肾血管平滑肌脂肪瘤；F：腹膜后淋巴血管瘤。

图2-8-1　TSC的多系统表现

（资料来源：本图获*ERS*授权摘自参考文献[6]。Reproduced with permission of the ERS2024：European Respiratory Review30（161）200348；DOI：10.1183/16000617.0348-2020Published3August2021）

　　TSC患者肾癌的总体发病率与一般人群相似，终生风险为2%～3%；然而，在TSC患者中，癌症在更年轻的时候被诊断出来。在一系列TSC患者中，肾癌的平均发病年龄为28岁，比一般人群的平均诊断年龄早25岁。TSC相关肾癌的一个不寻常特征是其病理异质性。在TSC患者中透明细胞癌、乳头状癌和嫌色细胞癌亚型，以及嗜酸细胞瘤，均有报道。肾损害是TSC患者死亡的第二大原因。

　　3. 呼吸系统

　　TSC累及支气管、肺的表现有三种。应对所有18岁或以上女性和有症状的男性进行胸部CT检查。

　　最常见的表现是淋巴管平滑肌瘤病（见图2-8-1、图2-8-2），几乎只影响女性，其特征是肺部异常平滑肌细胞的广泛增殖和肺实质内的囊性变化，表现为呼吸困难或气胸。影像学证据表明，TSC女性淋巴管平滑肌瘤病的发生率为26%～39%。其中，许多妇女没有症状。持续进展可导致呼吸衰竭，是仅次于肾和脑损伤的第三大常见死因（详见本章第二节）。

　　第二种表现是肺泡Ⅱ型上皮细胞良性、结节性增生形成多灶微小结节（multifocal micronodular pneumocyte hyperplasia，MMPH），表现为双肺广泛、弥散分布的实性或磨玻璃结节，直径通常在2～14mm，男女均可见，一般无症状[6,9]。在放射学上，非MMPH结节通常与MMPH难以区分。

　　第三种表现为支气管血管纤维瘤。罕见病例提示气管支气管血管纤维瘤也是TSC的错构瘤表现[10]。

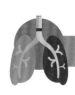

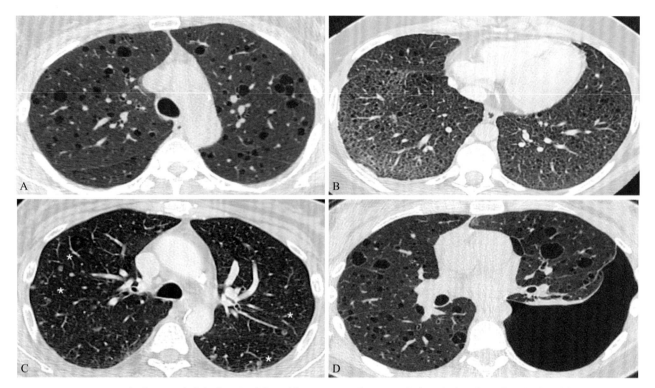

A：S-LAM；B：TSC相关LAM伴肺乳糜淤积（右下叶）；C：双侧多灶性微结节性肺泡上皮细胞增生（星号）；D：继发于LAM的自发性气胸。

图2-8-2　TSC和S-LAM的肺部表现

（资料来源：本图获*ERS*授权摘自参考文献[6]。Reproduced with permission of the ERS2024：European Respiratory Review30（161）200348；DOI：10.1183/16000617.0348-2020Published3August2021）

4. 皮　肤

累及皮肤表现为面部血管纤维瘤，特征是口鼻三角区皮脂腺瘤，对称蝶形分布，呈淡红色或红褐色，为针尖至蚕豆大小的坚硬蜡样丘疹，按之稍褪色（见图2-8-1）。85%的患者出生后就有3个以上1mm长的树叶形、卵圆形或不规则形色素脱失斑，在紫外灯下观察尤为明显，可见于四肢和躯干。13%的患者可表现为甲床下纤维瘤，又称Koenen瘤，自指（趾）甲沟处长出，发生于趾甲下较常见，多见于青春期，可为本病唯一皮损。其中，3个以上的色素脱失斑和甲床下纤维瘤是本病最具特征的皮损。其他如牛奶咖啡斑、皮肤纤维瘤等也均可见。

5. 心　脏

47%~67%的患者可出现心脏横纹肌瘤。心脏横纹肌瘤是腔内或壁内肿瘤，存在于近50%~70%的TSC婴儿中。该肿瘤一般在新生儿期最大，随着年龄增大而缩小至消失。该病变可引起心力衰竭和心律失常，包括房性心动过速、室性心动过速、完全性心脏传导阻滞和沃尔夫-帕金森-怀特综合征。心脏病是本病婴儿期最重要的死亡原因。产前超声最早能在妊娠22周时发现肿瘤，提示患TSC的可能为50%。

6. 骨　骼

累及骨骼表现为骨质硬化，以颅骨硬化症最为常见，亦好发于指骨、趾骨，为骨小梁增生所致；囊性变，全身骨骼均可受累，X线片可发现；脊柱裂和多趾（指）畸形。

7.口　腔

TSC患者可发生多个口腔纤维瘤或牙釉质凹坑，但须注意，孤立性病变可能发生在正常人群中。

8.眼　睛

在30%～50%的TSC患者中观察到视网膜星形细胞错构瘤，43%为双侧，40%为多发性。这些病变最常见于后极，沿血管弓分布，并与视神经相邻。所有诊断为TSC的患者均应进行基线眼科评估，包括散瞳眼底镜评估，以筛查视网膜星形细胞错构瘤和视网膜无色斑。视网膜或视神经错构瘤的表现最常见的是相对平坦的、表面光滑、橙红色的、半透明的圆形或卵圆形、边界模糊的瘤体；其次是多结节病灶，形似桑葚；第三种是混合型的。可参考TSC联盟网站。

9.其他脏器

目前认为，TSC可累及除骨骼肌、松果体外的其他所有组织器官。消化道、血管、甲状腺、甲状旁腺、子宫、膀胱、肾上腺、乳腺、胸腺和胰腺等均可能受累，导致错构瘤性直肠息肉、动脉瘤、囊肿和血管肌脂瘤等。这些脏器的病变常无症状，无需治疗。只有当这些部位的病损异常大、增长迅速、引起症状或其他可疑表现时才需要活检和治疗。可以从结节性硬化症联盟网站获得有用的信息。

三、诊　断

在既往共识基础上，国际TSC临床共识小组于2021年重申了基因诊断标准和临床诊断标准。

1.基因诊断标准

TSC的表现会随着时间的推移在不同年龄段出现，早期临床诊断较困难。早期行基因检测可以早期识别TSC[11]。无论临床表现如何，在 *TSC1* 或 *TSC2* 中鉴定出致病性变异就足以诊断或预测TSC。在个体满足TSC临床标准之前做出诊断，有利于确保个体接受必要的监测以尽早发现TSC的表现，以实现最佳临床结果。

据美国医学遗传学会对序列变异解释的标准和指南[12]，"致病性"变异是一种明显阻止蛋白质合成和（或）使TSC1或TSC2蛋白质功能失活的变异（如无义或移码变异、大基因组缺失），或者是一种错义变异，其对蛋白质功能的影响已被证实。对蛋白质合成或功能的影响不太确定的 *TSC1* 和 *TSC2* 变异不一定是致病性的。迄今为止，已经发现的许多致病变异可在LOVD网站查询，但应该注意的是，新的致病变异正在不断被发现[13]。如果已知患病亲属的致病变异，则对家庭成员进行靶向检测具有非常高的预测价值。

但需注意，在常规基因检测中，有10%～15%的符合临床诊断标准的TSC患者没有发现致病突变[14]。因此，未能识别出 *TSC1* 或 *TSC2* 的致病性变异并不能排除TSC的诊断。全基因组二代测序有助于检出马赛克变异和内含子剪接位点变异[14]。马赛克变异产生的TSC表现较少，但可以产生任何表现[15]，且其子代可能发生非马赛克致病变异[16]。

2.临床诊断标准

TSC的任何一个特征性表现都不是诊断性的，必须进行全面细致的体检和包括所有临床特征在内的综合评估才能做出诊断。在初步诊断评估中，必须对皮肤进行仔细的皮肤病学检查，包括使用伍德灯检查和眼底镜检查来识别视网膜错构瘤。在婴儿中，超声心动图可能显示横纹肌瘤。脑部MRI或CT可用于识别皮层结节和室管膜下巨细胞肿瘤。有必要通过超声、CT或MRI检查，以识别肾脏血管肌脂肪瘤。在

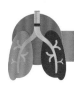

TSC的女性患者中，肺部CT扫描有助于识别亚临床淋巴管肌瘤病，并且肺功能测试可以提供疾病进展的衡量标准。

此外，TSC的临床表现出现在不同的发育阶段（见表2-8-1），密切随访复查才能及时做出诊断。皮质结节和心脏横纹肌瘤在胚胎发生过程中形成，因此是婴儿期的典型发现。在所有年龄段的的TSC患者中，超过90%可以检测到皮肤病变。色素脱色斑（以前称为灰叶斑）通常在婴儿期或儿童早期发现，而所谓的皮肤鲨革样斑丘疹在5岁以后发现的概率增加。指甲纤维瘤通常在青春期后出现，并可能在成年期发展。面部血管纤维瘤（以前称为皮脂腺瘤），可在任何年龄发现，但通常在儿童晚期或青春期更常见。脑室管膜下巨细胞瘤可能在儿童期或青春期发展。肾囊肿可在婴儿期或幼儿期发现，而血管肌脂肪瘤则在儿童期、青春期或成年期发展。肺淋巴管肌瘤病见于患有TSC的青春期女性。

2021年，TSC国际共识小组新修订的诊断标准由主要和次要特征组成（见表2-8-1）。根据该标准，TSC诊断可分为确诊和疑诊。

①确诊：2个主要特征或1个主要特征伴≥2个次要特征。

②疑诊：只符合1项主要条件或≥2项次要条件。

表2-8-1　2021年，TSC国际共识小组修订的诊断标准

类别	主要特征	主要特征的首发时期	次要特征
1	色素缺失斑（数目≥3个，直径≥5mm）	婴儿期至儿童期	"五彩纸屑"皮疹
2	血管纤维瘤（数目≥3个）或头皮纤维性斑块	婴儿至成年均可	牙釉质坑（数目≥3个）
3	甲床纤维瘤（数目≥2个）	青春期到成年期	口内纤维瘤（数目≥2个）
4	鲨革样斑丘疹	儿童期	视网膜消色斑
5	多发性视网膜错构瘤	婴儿期	多发性肾囊肿
6	多个皮层结节和（或）白质放射状迁延线	胚胎期	非肾脏错构瘤
7	室管膜下结节（数目≥2个）	儿童至青春期	硬化性骨病变
8	室管膜下巨细胞星形胶质瘤	儿童至青春期	—
9	心脏横纹肌瘤	胚胎期	—
10	LAM*	青春期到成年期	—
11	肾血管平滑肌脂肪瘤（数目≥2个）	儿童至成年期	—

*：需要注意，大脑皮层结节和放射状白质迁延线一起算作TSC的特征之一；当淋巴管肌瘤病和肾血管平滑肌瘤同时存在时，必须存在结节性硬化症的其他特征才能诊断。

四、鉴别诊断

1. 多发性硬化

起病年龄多在20~40岁，10岁以下和50岁以上的患者少见，男女患病比例约为1:2。病变常呈多发性，主要位于半球深部白质，通常位于侧脑室周围，尤其是前角和枕角附近，也可位于半卵圆中心，病灶比较小，直径<1.5cm，病灶新旧并存，通常与侧脑室壁呈垂直排列（直角脱髓鞘征），与脑室周围白质内小血管走行一致，MRI较CT敏感。

2. 先天性TORCH（导致先天性宫内感染和围产期感染而引起围产儿畸形的病原体）脑感染

先天性TORCH脑感染的钙化斑点较TSC的钙化结节小，呈线条状，常伴有脑室扩大和周围白质片状

低密度影，基底节亦常有钙化，还可伴有脑萎缩、脑小畸形。TSC 的钙化结节分界清晰、散在，脑萎缩时可见脑室扩大。

3. 韦伯综合征

其钙化较特殊，呈脑回样分布于枕顶叶皮层，因病变同侧颜面可有血管瘤。

4. 脑动静脉畸形（AVM）

AVM 的钙化常呈环形或弓形，伴有局部脑萎缩，增强扫描可有强化，CT 血管造影（CTA）、磁共振血管造影（MRA）或数字减影血管造影（DSA）可确诊。

五、治 疗

TSC 是全身多系统受累的综合征。治疗应根据受累及器官及其严重程度采取个体化方案。

mTOR 抑制剂西罗莫司和依维莫司已成为治疗 TSC 相关肿瘤的基石。推荐 mTOR 抑制剂西罗莫司作为符合条件的 LAM 患者的一线治疗（详见本章第二节）。

对于直径>3cm 的无症状、生长中的血管平滑肌脂肪瘤，建议将 mTOR 抑制剂（依维莫司 5mg/d）作为一线治疗[17]。一般来说，为了保护肾功能，尽可能避免手术切除；直径>4cm 的血管平滑肌脂肪瘤可以通过栓塞或消融治疗。少数发展为晚期肾功能衰竭的患者仍然可以从 mTOR 抑制剂治疗中受益，以防止出血并可能减缓或阻止肾功能下降。高血压患者应使用肾素-醛固酮-血管紧张素系统抑制剂作为一线治疗。

婴儿期癫痫的早期识别和治疗与更好的长期神经系统结局相关。推荐氨己烯酸（vigabatrin）作为一线治疗，联合促肾上腺皮质激素（ACTH）、合成促肾上腺皮质激素或泼尼松龙作为二线治疗[11]。mTOR抑制剂依维莫司或大麻二酚也可用于 TSC 相关癫痫的辅助治疗。难治性 TSC 患者应考虑进行癫痫手术，尤其是在三种药物治疗失败后。普遍认为皮层结节可能是癫痫起源病灶，因此，顽固性癫痫通常通过切除皮层结节来治疗。迷走神经刺激也可用于治疗 TSC 药物难治性癫痫。

早诊早治 SEGA 与更好的结局相关[18]。mTOR 抑制剂依维莫司主要推荐用于无症状、轻度至中度症状（包括无症状脑室扩大），以及不适合手术或不愿意手术的 SEGA 患者。mTOR 抵制剂也可能有利于治疗 SEGA 患者经常共存的 TSC 其他表现，如难治性癫痫或肾血管平滑肌脂肪瘤[19]。对于因阻塞性脑积水或肿瘤出血而出现急性恶化的 SEGA 患者，应接受紧急手术治疗。如果临床条件允许，使用 mTOR 抑制剂的新辅助治疗可以缩小肿瘤和减少肿瘤血管分布，可以为手术创造更好的条件。

口服或外用西罗莫司可有效治疗面部血管纤维瘤及其他 TSC 皮肤病变[20]。也可选用外科手术或激光治疗。

最后，TSC 患者需要接受长期随访，对 TSC 患者病灶的终生监测可以及早识别潜在的危及生命的并发症[21]。基因检测可用于遗传咨询。TSC 作为一种常染色体显性遗传病，遗传给子代的风险约为 50%。因此，产前遗传检测是有必要的。所有确诊或疑诊患者都应获取三代家族史，以确定其他家庭成员是否有患病风险。

结节性硬化症诊疗信息线上资源：

LOVD 数据库：http：//chromium.liacs.nl/lovd/index.php?select_db=TSC

TAND 筛查表：https：//tandconsortium.org/checklists/

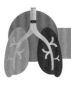

国际结节性硬化症：http：//www.tscinternational.org

结节性硬化症联盟：http：//www.tscalliance.org

加拿大结节性硬化症：http：//www.tscanada.ca

罕见病网络：http：//www.orpha.net

自闭症协会：http：//www.autism-society.org

LAM基金会：http：//www.thelamfoundation.org

癫痫识别网站：https：//infantilespasms.org/what-can-is-look-like/

LOVD网站查询（www.lovd.nl/TSC1、www.lovd/TSC2）

参考文献

［1］PFIRMANN P, COMBE C, RIGOTHIER C. Tuberous sclerosis complex:A review［J］. Revue de medecine interne, 2021, 42(10):714-721.

［2］CRINO P B, NATHANSON K L, HENSKE E P. The tuberous sclerosis complex［J］. New engl j med, 2006, 355(13):1345-1356.

［3］MISZEWSKA D, SUGALSKA M, JóŹWIAK S. Risk factors associated with refractory epilepsy in patients with tuberous sclerosis complex:A systematic review［J］. Journal of clinical medicine, 2021, 10(23):5495. https:// doi.org/10.3390/jcm10235495.

［4］CHU-SHORE C J, MAJOR P, CAMPOSANO S, et al. The natural history of epilepsy in tuberous sclerosis complex［J］. Epilepsia, 2010, 51(7):1236-1241.

［5］PIETROBON A, STANFORD W L. Tuberous sclerosis complex kidney lesion pathogenesis:A developmental perspective［J］. Journal of the american society of nephrology, 2023, 34(7):1135-1149.

［6］REBAINE Y, NASSER M, GIRERD B, et al. Tuberous sclerosis complex for the pulmonologist［J］. European Respiratory Review, 2021, 30(161):200348.

［7］GUPTA S, KANG H C, FARIA S C, et al. Tuberous sclerosis complex (TSC):Renal and extrarenal imaging［J］. Academic radiology, 2022, 29(3):439-449.

［8］HENSKE E P, CORNEJO K M, WU C L. Renal cell carcinoma in tuberous sclerosis complex［J］. Genes (Basel), 2021, 12(10):1585.

［9］FRANZ D N, BRODY A, MEYER C, et al. Mutational and radiographic analysis of pulmonary disease consistent with lymphangioleiomyomatosis an d micronodular pneumocyte hyperplasia in women with tuberous sclerosis［J］. Am J Respir Crit Care Med, 2001, 164(4):661-668.

［10］TENG P, LIU J, LIU D, et al. Bronchial angiofibroma in tuberous sclerosis complex:A case report and literature review［J］. Am j med genet a, 2021, 185(12):3905-3908.

［11］NORTHRUP H, ARONOW M E, BEBIN E M, et al. Updated international tuberous sclerosis complex diagnostic criteria and surveillance and management recommendations［J］. Pediatric neurology, 2021, 123:50-66.

［12］RICHARDS S, AZIZ N, BALE S, et al. Standards and guidelines for the interpretation of sequence variants:A joint consensus recommendation of the American College of Medical Genetics and Genomics and the Association for Molecular Pathology［J］. Genet med, 2015, 17(5):405-424.

［13］DUFNER ALMEIDA L G, NANHOE S, ZONTA A, et al. Comparison of the functional and structural characteristics of rare TSC2 variants with clinical and genetic findings［J］. Human mutation, 2020, 41(4):759-773.

［14］TYBURCZY M E, DIES K A, GLASS J, et al. Mosaic and intronic mutations in TSC1/TSC2 explain the majority of TSC patients with no mutation identified by conventional testing［J］. PLoS genetics, 2015, 11(11):e1005637.

［15］ZHOU Y, WANG X, WANG J, et al. Identification of TSC2 mosaic mutation limited to cortical tuber with TSC targeted sequencing:A case report and literature review［J］. Childs nervous system, 2021, 37(12):3945-3949.

［16］GIANNIKOU K, LASSETER K D, GREVELINK J M, et al. Low-level mosaicism in tuberous sclerosis complex:Prevalence, clinical features, and risk of disease transmission［J］. Genet med, 2019, 21(11):2639-2643.

［17］LUO C, YE W R, SHI W, et al. Perfect match:mTOR inhibitors and tuberous sclerosis complex［J］. Orphanet J Rare Dis, 2022, 17(1):106.

［18］DE RIBAUPIERRE S, DORFMüLLER G, BULTEAU C, et al. Subependymal giant-cell astrocytomas in pediatric tuberous sclerosis disease:When should we operate?［J］. Neurosurgery, 2007, 60(1):83-89.

[19] SASONGKO T H, KADEMANE K, CHAI SOON HOU S, et al. Rapamycin and rapalogs for tuberous sclerosis complex [J]. The Cochrane database of systematic reviews, 2023, 7:Cd011272.

[20] FARGES D, SIGG N, VILLE D, et al. Use of mTOR inhibitors (rapalogs) for the treatment of skin changes in tuberous sclerosis complex [J]. Archives de pediatrie, 2022, 29(5s):5S20-5S24..

[21] GOMES I, JESUS RIBEIRO J, PALAVRA F. Monitoring and managing patients with tuberous sclerosis complex:Current state of knowledge [J]. Journal of multidisciplinary healthcare, 2022, 15:1469-1480.

第九节　伯特-霍格-迪贝综合征

伯特-霍格-迪贝（Birt-Hogg-Dubé syndrome，BIID）综合征是一种罕见的常染色体显性遗传疾病，由抑癌的卵泡蛋白基因（folliculin，FLCN）的种系突变引起[1]。其特征是多发性纤维毛囊瘤、肺囊泡、自发性气胸以及肾肿瘤的发生风险增加[2]。BHD综合征无性别差异，好发于30~40岁中青年。

1977年，三位加拿大医生 Birt、Hogg 和 Dubé 调查了一个患有甲状腺癌的加拿大家庭成员，发现该家族的一些成员患有以常染色体显性遗传模式发生的纤维滤泡性皮肤肿瘤。后来，该病以这三位医生的名字命名。但是，其实早在1975年德国皮肤科医生 Hornstein 和 Knickenberg 就描述了一位患有多发性毛囊周围纤维瘤和肠息肉的中年妇女和她的兄弟，并表明这种疾病可能遗传自他们的父亲，除了皮肤肿瘤外，该父亲还患有双侧肾囊肿和单侧肺囊泡。Hornstein 和 Knickenberg 将这种全身性疾病称为"特殊的皮肤-肠道综合征"。后来该家族病例被证实为全球首例被报告的BHD综合征。该病的命名曾因此发生争议。

一、病因与病理生理机制

2001年，通过连锁分析将涉及BHD综合征的遗传基因座定位于染色体17p11.2。目前，该基因被正式称为 *FLCN*（OMIM：607273）。FLCN由14个外显子组成（*NCBI*参考序列：NM_144997.5）。该基因编码卵泡蛋白，卵泡蛋白是由579个氨基酸组成的进化保守蛋白，卵泡蛋白的功能很大程度上未知。*FLCN*被认为是一种肿瘤抑制因子，其功能障碍导致肾癌发生[3]。然而，人们对 *FLCN* 在人类肺囊泡中的作用知之甚少。*FLCN*参与哺乳动物雷帕霉素靶标（mammalian target of rapamycin，mTOR）信号通路。*FLCN*与两种相关蛋白，FLCN 相互作用蛋白（FLCN-interacting protein，FNIP）1和2形成复合物。FLCN复合物与5'-AMP活化蛋白激酶（5'-AMP-activated protein kinase，AMPK）相互作用并调节mTOR信号，参与细胞生长，增殖和存活的调控。AMPK是能量感应的关键分子，可负向调节mTOR活性。该通路中的失活突变会导致细胞生长和蛋白质合成失调。

然而，mTOR活性的调节并不是与 *FLCN* 基因的肿瘤抑制作用有关的唯一信号通路。研究显示，FLCN参与调节关键的TGF-β信号传导，FLCN的失活会导致转录因子TFE3的激活，表明这些信号通路在BHD综合征的肿瘤发生中具有潜在的重要作用[4]。

卵泡蛋白功能丧失后导致肺囊肿形成的机制仍未完全知晓。推测认为，该过程是由几种失调的信号通路驱动的，包括mTOR和AMPK、细胞间粘附力受损和由细胞外基质稳态失衡引起的基质金属蛋白酶改变。最近的一种假说认为，囊肿可能是细胞间粘附力受损和呼吸运动引起的反复拉伸而导致肺泡腔扩大。

在BHD综合征患者家族中报告了200多个种系突变[5]。大多数*FLCN*突变是截短变异，包括移码（小的缺失或插入）、无意义或剪接位点变异，据推测会导致卵泡蛋白功能丧失。在*FLCN*的每个编码外显子中鉴定出几种致病变体。但是，外显子11的多胞嘧啶区被认为是突变热点，最常见的致病变异是外显子11上的c.1285del/dup[6]。

二、临床表现

BHD综合征经典的三联征是肾细胞癌[3]、皮肤纤维毛囊瘤或毛盘瘤[7]、肺囊泡[8]。

1. 肺部表现

流行病学研究表明，在80%以上的BHD综合征患者中观察到多发肺囊泡，半数以上患者反复发作气胸[9,10]。肺囊泡的存在，囊泡的数量、大小和总体积以及气胸家族史已被确定为BHD综合征发生气胸的危险因素。肺囊泡和（或）气胸没有性别差异，与吸烟或存在皮肤和肾脏受累和（或）严重程度无关。除气胸发作外，BHD综合征中的肺囊泡一般无症状，或仅伴有轻度咳嗽和（或）劳累性呼吸困难，即使在肺部广泛受累的患者中也是如此。与其他囊性肺部疾病（如淋巴管平滑肌瘤病和肺朗格汉斯细胞组织细胞增生症）不同，BHD综合征不会导致患者肺功能逐步丧失和慢性呼吸功能不全。到目前为止，尚无与肺肿瘤的明确关联。

2. 皮肤表现

皮肤受累在BHD综合征中很常见，至少在高加索人中约80%存在皮肤受累；在亚洲患者中，皮肤表现似乎不太常见，也不太典型。特征性病变为纤维毛囊瘤和毛盘瘤，这二者被认为是毛囊上皮及其周围组织的错构瘤，是同一病变的不同阶段，呈稍微白色至皮肤色的圆顶形丘疹，直径为2~3mm，表面光滑（见图2-9-1）[11]。好发部位是面部（尤其是鼻周）、耳后和颈部区域以及上胸部[12]。病变通常是多发的，但是即使在同一个家庭中，病变的数量变化也很大。至少有5个这样的病变存在，其中至少有一个在组织学上得到了证实，已被建议作为BHD综合征诊断的主要标准。

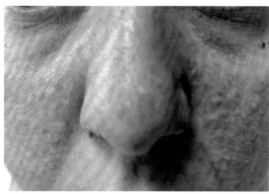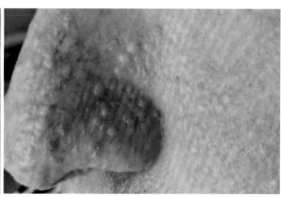

图2-9-1　BHD综合征患者的皮肤纤维毛囊瘤

（资料来源：本图获*ERS*许可摘自参考文献[2,12]。Reproduced with permission of the © ERS2024：European Respiratory Review29（157）200042；DOI：10.1183/16000617.0042-2020Published 17 September2020；Reproduced with permission of the © ERS 2024：European Respiratory Review 29（157）190163；DOI：10.1183/16000617.0163-2019 Published 2 September 2020）

第三类常见的皮肤病变是皮肤赘瘤（又称皮赘），表现为小的，柔软的，皮肤色的良性肿瘤，其蒂细短。主要分布在眼睑、颈部和腋窝。赘瘤不是BHD综合征所特有的，在普通人群中也很常见[2]。

BHD综合征患者中偶尔也有其他皮肤病变的描述。最近已报道了纤维毛囊瘤的粉刺状和囊性变体。毛囊周围纤维瘤、结缔组织痣、多发血管瘤结节、（血管）脂瘤、唇周纤维瘤、血管纤维瘤和口腔内丘疹也已被描述。

若在皮肤检查中发现纤维毛囊瘤，应提高对BHD综合征的怀疑，并应进一步检查以确诊并筛查肾肿瘤和肺囊泡。但是，发现其他临床上与纤维滤泡瘤相似，但组织学不同的病变并不能排除诊断。在这些情况下，应对其他皮肤病变进行活检，并对其他家庭成员进行调查以及进行基因分析非常重要。

3. 肾脏表现

肾脏肿瘤是BHD综合征最严重的表现。约30%的患者发生肾细胞癌。发生肾脏肿瘤的患者其平均年龄为50岁（31～74岁）。一半以上的BHD综合征患者的肾脏肿瘤是双侧、多灶的，易复发，并且可能具有多种多样的组织学表现，有时甚至是混合的。与BHD综合征相关的肾肿瘤，其恶性程度有所不同，肾脏肿瘤从良性嗜酸细胞瘤到恶性肾细胞癌，包括嫌色细胞癌（见图2-9-2）、透明细胞癌或乳头状亚型。肾脏肿瘤通常表现为腰部疼痛或血尿。

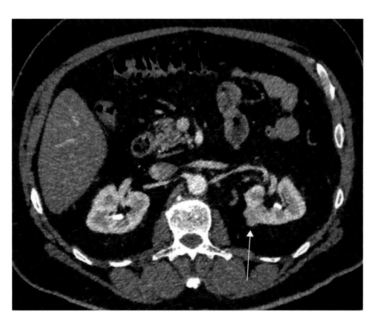

腹部CT增强扫描显示左肾肿块，形状不规则，质地均匀。病理证实为嫌色细胞癌。

图2-9-2　BHD综合征患者的肾脏病变

（资料来源：本图获*ERS*许可摘自参考文献[2]。Reproduced with permission of the © ERS 2024: European Respiratory Review 29（157）200042；DOI：10.1183/16000617.0042-2020 Published 17 September 2020）

4. 其他临床表现

BHD综合征患者偶尔会报告多种良性或恶性肿瘤，包括腮腺肿瘤细胞瘤、横纹肌瘤、甲状旁腺腺瘤、乳腺癌，也有报道FLCN基因突变可能与肾上腺癌、结肠腺瘤或甲状腺结节有关[13]。但迄今为止没有与*FLCN*基因突变建立因果关系。

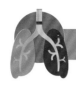
三、实验室与辅助检查

1.肺部影像学

HRCT是肺囊性疾病的首选影像学检查手段[1]。BHD综合征的特征性影像学特征是双侧多个薄壁囊泡，肺囊泡周围的肺组织是正常的（见图2-9-3、2-9-4）。

BHD综合征肺囊泡的特点如下。

（1）形态：在CT上，肺囊泡表现为边界清楚的圆形气泡，通常内含空气，偶见液体。囊泡壁通常是可见的、薄的、规则的，厚度不一，一般直径<2mm。囊泡直径不一，可从数毫米到2cm以上，直径<1cm的小囊泡较多见[14]。不同个体，以及单个患者的多个肺囊泡，均可有不同的形态，如圆形、卵圆形、透镜状、分叶的或多隔膜。有人认为，大多数囊泡形状不规则，但病变的程度不会随着年龄增长而扩大。在同个遗传家系中，囊泡的大小、形态及分布特点较一致；而在不同的家系之间，则差异较大。

（2）位置：双侧分布，多位于下叶，紧邻小叶间隔、脏层胸膜或肺动静脉。

（3）数量：囊泡数量多少不一。

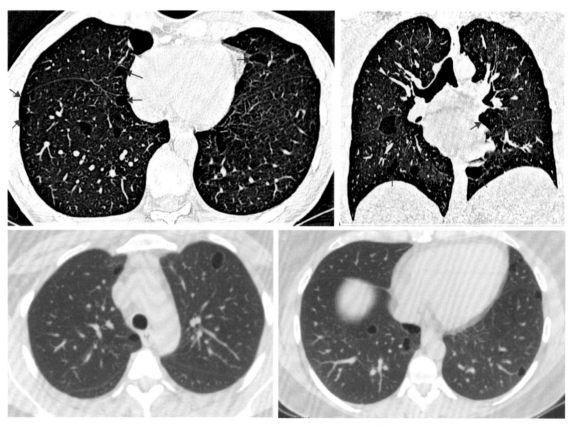

分布、大小和形状不均匀的多个肺囊泡，主要分布在双侧肺下叶和纵隔旁（红色箭头）。冠状位重建显示多个囊肿与血管、叶间裂和脏胸膜相邻，主要位于基底和纵隔旁（红色箭头）。

图2-9-3　BHD综合征患者的胸部CT表现

（资料来源：本图获ERS许可摘自参考文献[2, 12]。Reproduced with permission of the © ERS 2024：European Respiratory Review 29（157）190163；DOI：10.1183/16000617.0163-2019 Published 2 September 2020）

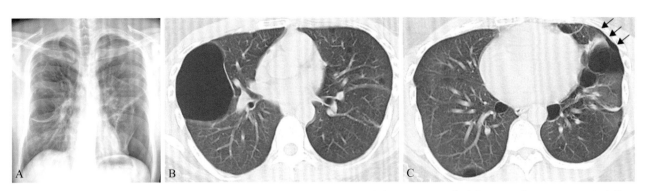

A：胸片显示双侧大疱形成，伴有左侧基底气胸；B、C：CT显示双肺存在大小不一的薄壁囊肿，大多位于下叶，是其特征气胸（箭头）存在。

图2-9-4　BHD综合征肺损害

（资料来源：本图获 ERS 许可摘自参考文献[14]。Reproduced with permission of the © ERS 2024：European Respiratory Review 24（138）552-564；DOI：10.1183/16000617.0046-2015 Published 30 November 2015）

2. 肺功能

尽管肺内存在多个囊泡，但肺功能通常正常或仅有轻微异常。然而，CO弥散功能轻微下降，FEV1的绝对值下降程度与囊泡的体积相关。

3. 组织病理学

囊泡的内表面衬有肺泡上皮细胞，类似于Ⅱ型肺泡细胞。这些上皮细胞不显示肿瘤增殖或非典型增生形态，也没有炎性或纤维化成分（见图2-9-5）。有时囊泡壁部分被另一层壁包围，表现出囊泡内有一个肺泡或几个肺泡的独特现象。一些囊泡的囊腔内有静脉穿过。这些特征性发现是病理诊断的重要微观线索。囊泡内衬的大部分上皮细胞似乎特别脆弱。一些上皮组织可从囊泡内壁上脱落，一些残余的组织看起来很薄。另外，病变通常位于肺实质内，与支气管没有明显的连接，且经常邻接小叶间隔，有时包含由小叶间隔组成的囊内结构。

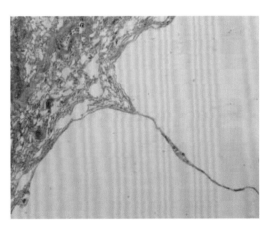

大面积薄壁肺囊肿，周围有正常肺实质，无淋巴管

平滑肌瘤病细胞的证据，亦无炎症或肿瘤的迹象。

图2-9-5　BHD综合征患者的手术肺标本组织病理特征

（资料来源：本图获 ERS 授权由 A. Cavazza 提供，摘自参考文献[12]。Reproduced with permission of the © ERS 2024：European Respiratory Review 29（157）190163；DOI：10.1183/16000617.0163-2019 Published 2 September 2020）

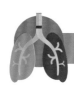
四、诊　断

由于罕见，BHD综合征可能被误诊为原发性自发性气胸、肺气肿、LAM或另一种肺囊性疾病。此外，其广泛的临床表型使其难以识别，有时甚至要数年才能诊断。但是，早期诊断对于患者和患病亲属的肾癌筛查至关重要。

BHD综合征的诊断基于遗传信息、临床特点及组织病理学特征。

1. MENKO提出的诊断标准 [15]

患者应符合一项主要或两项次要诊断标准。

（1）主要标准：致病性 *FLCN* 种系突变，并且至少有5个成年发病的、经组织学证实的纤维毛囊瘤或毛盘瘤。

（2）次要标准：①多发性肺囊肿：主要分布于双肺下叶的肺囊泡，无其他原因可解释。有或没有自发性气胸。②肾癌：早发（年龄<50岁）或多灶性或双侧肾癌，或混合性嫌色细胞和嗜酸性肾细胞癌。③BHD的一级亲戚。

2. GUPTA提出的诊断标准 [4]

（1）符合以下四项中任何一项，则可明确诊断为BHD综合征：①特征性或相符的胸部HRCT特点，以及皮肤活检组织病理提示纤维毛囊瘤或毛盘瘤；②特征性或相符的胸部HRCT特点，以及有一级或二级家庭成员确诊为BHD；③特征性或相符的胸部HRCT特点，以及组织学确认肾嫌色细胞瘤或肾嗜酸性细胞瘤；④特征性或相符的胸部HRCT特点，组织标本基因检测阳性。

（2）符合以下两项中任何一项则可能为BHD综合征：①特征性的HRCT，排除TSC和LAM，以及有气胸个人史或家族史。②相符的HRCT，排除TSC和LAM，以及以下任何一项：肾脏肿瘤的家族史或个人史；皮肤血管纤维瘤；肾血管平滑肌脂肪瘤。

（3）相符或特征性的胸部HRCT，则为可疑的BHD综合征：如果怀疑患有BHD综合征，则应仔细查询是否有皮肤病变、气胸、肺囊泡和肾肿瘤的个人史和家族史。如果有，则需要进一步的检查，包括由皮肤科医生进行皮肤检查，并对可能的皮肤病变进行活检；通过腹部CT或MRI筛查肾脏肿瘤；对胸部HRCT进行囊泡分布和形态检查，以及肺功能检查。最后，应该提出遗传评估和遗传检测咨询以确认诊断。

理想情况下，基于DNA的诊断应包括序列分析以及外显子缺失和扩增测试。基因检测应始终包括遗传咨询。在符合BHD综合征临床诊断标准的患者中，编码区和侧翼内含子区域的 *FLCN* 序列分析的诊断阳性率接近90%。当通过序列分析未发现致病变异时，应考虑使用其他技术（如多重连接依赖的探针扩增技术）寻找缺失或重复序列。值得注意的是，*FLCN* 基因检测阴性并不排除诊断。BHD综合征诊断的确证取决于临床特征及 *FLCN* 种系突变的鉴定。

五、鉴别诊断

BHD综合征的主要放射学鉴别诊断是肺气肿和其他弥漫性囊性肺疾病，尤其是LAM。一些形态学和分布特征提示BHD综合征，如大的不规则的分叶状或多囊泡性囊泡，尤其是当位于胸膜下的肺区域，或在肺下叶血管的最邻近或最近端存在囊泡。此外，BHD综合征的囊泡主要位于双肺下叶基底和中间部，这有助于BHD综合征与吸烟有关的肺气肿和原发性自发性气胸的鉴别诊断。与LAM相比，BHD综合征的肺囊泡通常较大，圆形少，数量少，且基底和纵隔的分布更占优势。与LAM相反，BHD综合征中囊泡的数量和大小并未随着时间的推移而显著增加。

对于有反复气胸病史的患者，尤其是育龄妇女，应考虑与LAM、肺子宫内膜异位症相鉴别诊断。LAM往往发生在育龄妇女中，大约30%的LAM妇女患有结节性硬化症。也可以考虑其他遗传疾病，如α-抗胰蛋白酶缺乏症和马方综合征。

六、治　疗

疾病的早期诊断、肾脏肿瘤的早期识别和治疗，以及对气胸的防治是BHD综合征治疗中要考虑的主要方面。诊疗管理主要包括气胸的治疗、定期的肾脏影像学检查以排查肿瘤、为有风险的家庭成员提供诊断性检查以排查患者亲属是否患有BHD综合征，尤其是对肺和肾脏受累的筛查。

1. 囊性肺病的治疗

目前尚无针对BHD综合征相关性囊性肺疾病的具体治疗方法，mTOR抑制剂是否能有效预防肺囊泡的形成尚不明确。因此，肺部受累的管理仅限于预防和治疗气胸。由于气胸的复发率高，建议自发性气胸首次发作后考虑行胸膜固定术。胸膜固定术不是未来手术治疗的禁忌证。也可考虑用纤维素网覆盖脏层胸膜的胸膜固定术。

2. 肾脏受累的治疗管理

建议所有BHD综合征患者在诊断时或从20岁开始筛查肾脏肿瘤。建议每隔3～4年检查1次，终身随访，以尽早发现任何肿瘤。由于肾脏超声检查可能不够灵敏，无法检测出微小病变，为了避免重复CT的累积辐射暴露，推荐使用MRI。大多数与BHD综合征相关的肾脏肿瘤恶性程度低，预后良好，可采用手术、射频消融或冷冻疗法等治疗手段。据报道，依维莫司对日本BHD综合征患者和转移性肾癌患者具有长期有益的疗效[16]，但还需要更多研究来评估mTOR抑制剂在与BHD综合征相关的肾癌中的疗效。

3. 皮肤受累管理

BHD综合征患者的皮肤病变无需治疗，因为没有恶变的风险。然而，出于美学原因，可予以切除、减体、烧蚀、激光等治疗措施[1]。

参考文献

[1] GHOSH S, FARVER C F. Birt-Hogg-Dubé syndrome [J]. Radiology, 2022, 302(3):514.

[2] DACCORD C, GOOD J M, MORREN M A, et al. Birt-Hogg-Dubé syndrome [J]. Eur respir rev, 2020, 29(157):200042. https://DOI.org/10.1183/16000617.0042-2020.

[3] SANO T, FUKUI T, MAKITA N, et al. A novel missense mutation in the folliculin gene associated with the renal tumor-only phenotype of Birt-Hogg-Dubé syndrome [J]. Cancer Genetics, 2022, 266-267:28-32.

[4] GUPTA N, SEYAMA K, MCCORMACK F X. Pulmonary manifestations of Birt-Hogg-Dubé syndrome [J]. Familial Cancer, 2013, 12(3):387-396.

[5] RAY A, CHATTOPADHYAY E, SINGH R, et al. Genetic insight into Birt-Hogg-Dubé syndrome in Indian patients reveals novel mutations at FLCN [J]. Orphanet J Rare Dis, 2022, 17(1):176.

[6] ZHANG G, LIU J, WANG Y, et al. Birt-Hogg-Dubé syndrome encountered at rare lung disease clinic in Anhui province, China [J]. Orphanet J Rare Dis, 2022, 17(1):203.

[7] CORREIA C, SOARES-DE-ALMEIDA L, FILIPE P. Fibrofolliculomas:The clue to the diagnosis of Birt-Hogg-Dubé syndrome [J]. Acta Medica Portuguesa, 2022, 36(2):131-132.

[8] HOPPE B P C, STOEL B C, POSTMUS P E. Natural course of cysts in Birt-Hogg-Dubé syndrome [J]. Am j resp crit care, 2022, 205(12):1474-1475.

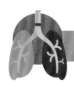

第二章 囊性肺病

［9］ SRIRAM J D, VAN DE BEEK I, JOHANNESMA P C, et al. Birt-Hogg-Dubé syndrome in apparent primary spontaneous pneumothorax patients: Results and recommendations for clinical practice ［J］. BMC Pulm Med, 2022, 22(1):325.

［10］ COOLEY J, LEE Y C G, GUPTA N. Spontaneous pneumothorax in diffuse cystic lung diseases ［J］. Curropinpulm med, 2017, 23(4):323-333.

［11］ SPRING P, FELLMANN F, GIRAUD S, et al. Syndrome of Birt-Hogg-Dubé, a histopathological pitfall with similarities to tuberous sclerosis:A report of three cases ［J］. American journal of dermatopathology, 2013, 35(2):241-245.

［12］ ELIA D, TORRE O, CASSANDRO R, et al. Ultra-rare cystic disease ［J］. European Respiratory Review, 2020, 29(157):190163.

［13］ KIM D, MURVELASHVILI N, HAMIDI O, et al. Adrenal cortical carcinoma and additional rare pathologic findings in multi-organs in a Birt-Hogg-Dubé syndrome patient:With an emphasis on the molecular characteristics of adrenal cortical carcinoma ［J］. International journal of surgical pathology, 2022, 31(5):689-694.

［14］ FRANCISCO F A F, ARTHUR SOARES SOUZA J, ZANETTI G, et al. Multiple cystic lung disease ［J］. European Respiratory Review, 2015, 24(138): 552-564.

［15］ MENKO F H, VAN STEENSEL M A, GIRAUD S, et al. Birt-Hogg-Dubé syndrome:Diagnosis and management ［J］. Lancet oncology, 2009, 10(12):1199-1206.

［16］ NAKAMURA M, YAO M, SANO F, et al. A case of metastatic renal cell carcinoma associated with Birt-Hogg-Dubé syndrome treated with molecular-targeting agents ［J］. Hinyokikakiyo Acta urologica Japonica, 2013, 59(8):503-506.

第十节 埃尔德海姆切斯特病

埃尔德海姆切斯特病（Erdheim-Chester Disease，ECD）是一种罕见的原因不明的非朗格汉斯细胞组织细胞增生症[1]。其特点是在各种组织和器官中。泡沫状组织细胞和Touton巨细胞过度产生和积累，该组织细胞源自克隆性髓样树突细胞。该病目前被认为是一种炎症性骨髓克隆性疾病[2]，通常累及全身多系统，包括肺和胸膜[3]。

1930年，Jakob Erdheim及其学生William Chester首次将其描述为"类脂质肉芽肿"，其特征是载脂巨噬细胞或泡沫巨噬细胞浸润、黄色肉芽肿、慢性炎症和外周纤维化。免疫组织化学显示，组织细胞CD68染色阳性而CD1a染色阴性，据此免疫组化特点可与朗格汉斯细胞组织细胞增生症（LCH）相鉴别。多数ECD病例（80%）S100蛋白染色也呈阴性。

自1930年以来，已知病例近1500例，男性较女性多发，各年龄段均可发病，中老年居多，罕见于儿童。一项单中心的小样本临床研究显示，ECD的平均发病年龄是51.1岁，平均诊断年龄是53.7岁。

由于ECD与LCH都具有涉及丝裂原活化蛋白激酶（mitogen-activated protein kinase，MAPK）途径的高频率体细胞突变。2016年，二者一起被重新归入组织细胞增生症的L组[4]。同年，ECD被世界卫生组织重新归类为组织细胞起源的造血细胞肿瘤[2]。病理性组织细胞可以浸润每个器官和组织，因此ECD作为一种多系统疾病，任何器官都可能受到影响，尤其是下肢的长骨，还有心血管系统、腹膜后、内分泌系统、中枢神经系统、肺、皮肤或眼眶。ECD具有异质性、非特异性的临床表现。

一、病因与病理生理机制

ECD的发病机制尚未完全明了。自从2006年以来，人们对ECD的病理生理机制有了更多的理解。越来越多的证据表明，ECD是克隆性肿瘤过程而不是炎症性疾病。一般来说，发病机制涉及复杂的分子信号网络，最终导致组织细胞的全身募集和激活。组织中浸润的泡沫组织细胞和Touton巨细胞产生促炎症细胞因子和趋化因子，并发生体细胞基因突变，导致MAPK/ERK和PI3K/AKT信号通路被激活[5]。

通过对文献中描述的ECD病例数据进行荟萃分析发现了至少6个基因突变较多见：*BRAF*、*ARAF*、*KRAS*、*NRAS*、*PIK3CA*和*MAP2K1*。其中，激活MAPK通路（包括*BRAF*、*NRAS*、*KRAS*或*MAP2K1*）的突变占所有ECD病例的80%以上[6]。这些基因突变可能与该病的不同表型相关[7]。*BRAF*突变多表现为神经系统疾病，*KRAS*和*NRAS*突变患者分别主要表现为皮肤和胸膜受累，*PIK3CA*与特定器官受累无关，而*MAP2K1*突变主要累及腹膜和腹膜后[8]。

Stoppacciaro等人通过免疫组化技术显示了细胞因子、化学趋化因子调节组织细胞趋化中的复杂网络。Dagna等评估了一位患者活检标本中单核细胞自发性和受刺激后产生细胞因子，包括TNF-α、IL-6和IL-8，这两个白介素是中性粒细胞和单核细胞的趋化剂。Aouba等报告IL-1通路也可能参与该病的发生。检测ECD患者血浆中的细胞因子，发现了部分患者存在强烈的系统性免疫活动，主要涉及IFN-α、IL-1/IL1-RA、IL-6、IL-12和MCP-1。这些发现进一步提示了干预导向TH-1的系统性免疫反应的重要性，提供了开发更加精准治疗药物的线索。

二、临床表现

ECD是一种多系统疾病[9]，最常见的受累组织或器官包括骨骼、腹膜后、肺和胸膜、心包、中枢神经系统和大血管[10]。临床表现多样，包括骨痛、眼球突出、尿崩症、眼睑黄瘤、间质性肺病、双侧肾上腺肿大、腹膜后纤维化、肾周或输尿管阻塞、肾损害、睾丸浸润、中枢神经和心血管受累[11]。ECD的临床过程主要取决于该病的严重程度和病变分布，轻者无症状骨损害，心脏、肺部和神经系统受累与不良预后相关，重者多系统受累危及生命，预后不良。其中，心血管受累是死亡的主要原因。

1.胸部受累

ECD肺部受累的患病率和结局仍然存在争议。患者大多无呼吸症状，但有些患者因劳累而出现咳嗽或呼吸困难。组织细胞可广泛浸润肺或胸膜，肺间质纤维化。胸膜受累主要表现为脏层胸膜增厚，有时伴有胸腔积液。肺受累沿淋巴分布，包括小叶间隔、支气管血管旁束和胸膜下。

胸部平片很难发现肺部改变。胸部CT表现包括小叶间隔增厚、胸膜增厚或胸腔积液、磨玻璃影、肺实变[12]或者罕见的小叶中心性微结节和薄壁囊肿（见图2-10-1）[13, 14]。磨玻璃影呈局灶或弥漫分布（见图2-10-2）。局部蜂窝样和纤维化改变可见于严重区域。孤立的囊性损害散布于整个非纤维化区域。

2018年发表的一项前瞻性研究分析了55例ECD患者的胸部影像发现[15]，90%的患者存在胸部异常表现，包括小叶间隔增厚（69%）、肺结节（62%）、气道增厚（13%）和磨玻璃影（36%）[16]。肺结节按分布位置分类：胸膜下区域（36%）、肺实质（13%）、胸膜下与肺实质均有（13%）。胸膜和纵隔受累（见图2-10-3）分别出现在15%和62%的患者中。最常见的纵隔受累表现为右冠状动脉鞘（34%）和胸主动脉鞘（30%）。

2.骨受累

95%的ECD患者存在骨受累，表现为多发骨性硬化（见图2-10-4），大多影响四肢骨骼，偶尔涉及中轴骨骼[11]。^{99}Tc骨扫描和FDG PET-CT扫描显示受影响区域的摄取增加（见图2-10-4）[17]。大多数患者双侧股骨、胫骨受累，约一半患者的肱骨或桡骨受累。此外，颅骨、椎骨、下颌骨、骨盆和肋骨偶尔有受累，头部MRI显示约半数患者的面骨和上颌窦增厚。^{99}Tc骨扫描是检测骨病变的灵敏度最高的成像方式。大约一半的受影响个体描述了深部、钝性的骨痛，尤其是膝盖。

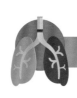

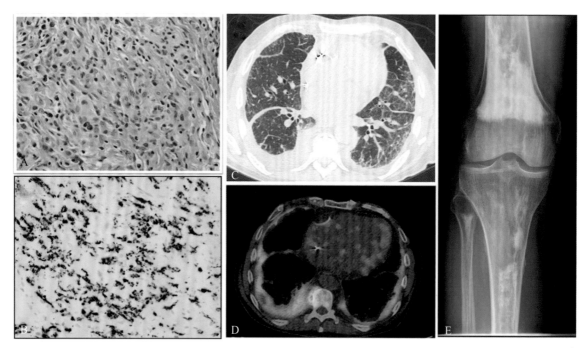

A：外科肺活检的代表性病理表现，显示肺部被泡沫组织细胞、淋巴细胞和分散的巨细胞浸润。浸润涉及脏层胸膜和小叶间隔。B：肺组织免疫组织化学染色显示CD68染色呈阳性（CD1a和S100染色呈阴性，与PLCH相反）。C：代表性胸部CT图像，显示小叶间隔弥漫性、平滑增厚，周围胸膜增厚，伴有胸腔积液和少量心包积液。与PLCH不同，ECD可累及肺基底。D：下胸部区域的代表性正电子发射断层扫描图像显示胸膜和肺实质高摄取。E：右下股骨和胫骨的平片显示与ECD相关的特征性骨变化，即股骨远端、胫骨近端和腓骨近端存在密度增加和硬化的区域。

图2-10-1　ECD患者典型的组织病理学和影像学表现

（资料来源：本图获*BMJ*许可摘自参考文献[18]）

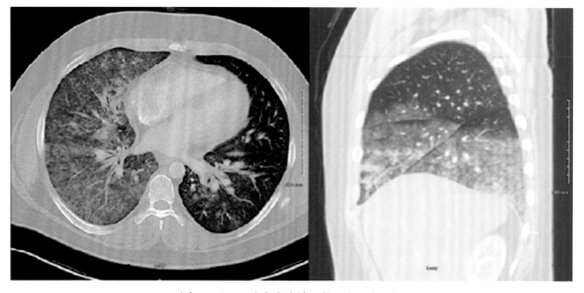

胸部CT显示双肺磨玻璃样阴影及肺间质改变。

图2-10-2　ECD患者的肺损害

（资料来源：本图获*BMJ*许可摘自参考文献[16]）

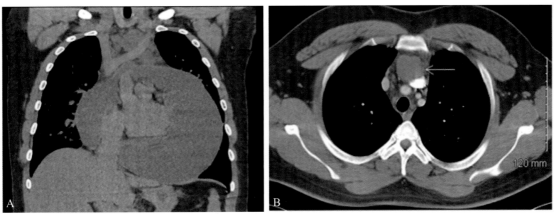

胸部CT显示心包积液和前纵隔肿物。

图2-10-3　ECD患者纵隔受累

（资料来源：本图获*BMJ*许可摘自参考文献[16]）

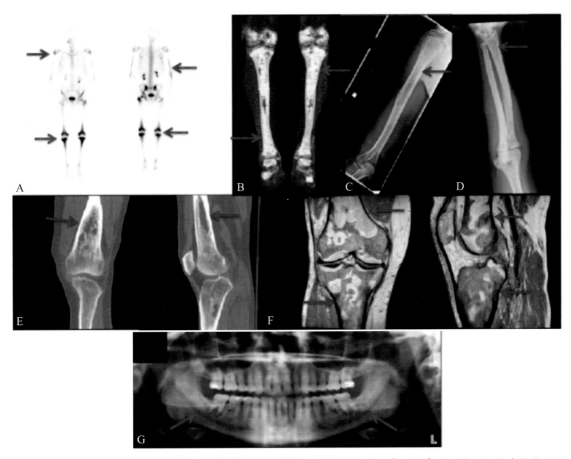

A：使用[99]Tc进行全身骨扫描，显示ECD患者膝盖和左髋部大量摄取。双侧肱骨和胫骨远端的吸收强度较低。B：FDG PET-CT扫描显示膝盖和胫骨近端和远端的FDG摄取增加。C：骨片显示右侧胫骨皮质骨硬化。D：骨片显示右桡骨远端皮质骨硬化。E：ECD患者右膝CT扫描显示皮质骨硬化和斑驳的骨骼外观。F：ECD患者右膝的MRI扫描显示T1信号的匐形区域呈低信号，表明骨硬化。G：口腔全景片显示下颌骨和上颌窦双侧骨硬化。

图2-10-4　ECD患者的骨病变

（资料来源：本图获Elsevier许可摘自文献[11]）

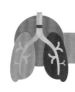

3. 心血管疾病

CT 和 MRI 扫描显示主动脉旁软组织浸润，从升主动脉到腹主动脉均存在，到后期，形成所谓的"主动脉包被"表现。主动脉鞘通常呈圆周形，有时不对称，平滑且规则，没有清楚明确的狭窄或主动脉壁本身的增厚。主动脉旁浸润范围可扩展到主动脉的所有分支，包括肋间动脉、肾动脉、冠状动脉。冠状动脉受累、心脏受累可导致传导障碍或心肌梗死。右冠状动脉所在的右侧冠状沟的浸润是很常见的，约占所有患者的55%，即使是唯一的异常表现，该征象也提示 ECD（见图 2-10-5）[15]。

心肌，尤其是右心房壁浸润，可能导致假瘤样表现。最常见的心脏表现是右房室沟假瘤。纵隔静脉较少累及，尤其是在疾病的早期。但是，对于严重的纵隔浸润患者，上腔静脉、肺血管主干及大动脉可以被包绕，导致血管腔狭窄。部分患者出现心包积液（见图 2-10-3）。伴有门静脉高压及肠系膜血管狭窄可引起肠缺血。

4. 腹膜后受累

2/3 的患者腹膜后受累，可发生肾动脉狭窄和输尿管盆腔交界处阻塞，肾脏被软组织包裹，被称为"毛肾"（见图 2-10-5）。

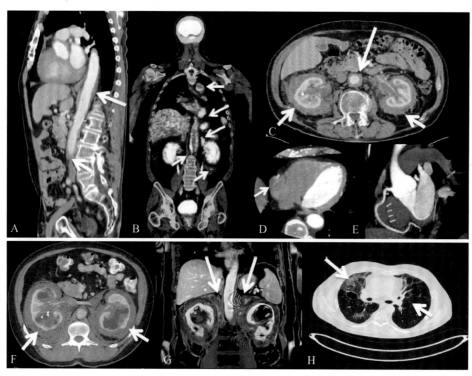

A：矢状重建增强 CT 显示胸主动脉向下至分叉处的包裹。B：冠状 FDG PET-CT 扫描显示胸主动脉和腹主动脉中 FDG 摄取增加。对称包裹的肾脏"毛肾"显示 FDG 摄取增加。C：轴位 CT 对比显示肿块样增强，对称包裹肾脏（"毛肾"）。此外，腹主动脉有环周包裹和变窄（箭头）。D：心脏 CT 显示右冠状动脉部分包绕。E：心脏 CT 显示右冠状动脉部分包绕。F：上腹部的增强 CT 图像显示双侧肾积水、肾脏周围有增厚的软组织影。右侧收集系统内的高密度材料是输尿管支架。G：肾脏的增强 MRI 冠状位图像显示肾周软组织延伸到并包裹肾上腺（箭头）。H：胸部 CT 显示双肺间质改变。

图 2-10-5　ECD 患者的心血管、腹膜后影像
（资料来源：本图获 Elsevier 许可摘自文献 [11]）

5. 内分泌异常

约半数患者发生中枢性尿崩症、低促性腺激素性性腺功能减退症。少数患者出现继发性甲状腺功能减退、中枢性肾上腺功能不全和生长激素缺乏[19]。MRI显示垂体柄肿胀，前叶增大，T1加权显像延迟增强和后叶高密度缺失[20]。

6. 中枢神经受累

大部分患者存在神经系统异常体征或症状、头部MRI异常（见图2-10-6）。临床表现包括轻度认知障碍或痴呆、脑干异常、小脑性共济失调、感音神经性听力损失、癫痫发作、头痛和周围神经病变[21]。最突出的延髓症状是复视、构音障碍和吞咽困难。神经放射学特征包括脑萎缩、颅内肿块、眶后肿块和硬脑膜增厚[22]。眶周肿块经常占据空间并导致视力障碍、凝视麻痹、眼球突出和视乳头水肿。垂体异常包括垂体柄增厚、T2低信号及鞍上肿块[23]。脑肿块病理显示泡沫巨噬细胞浸润。

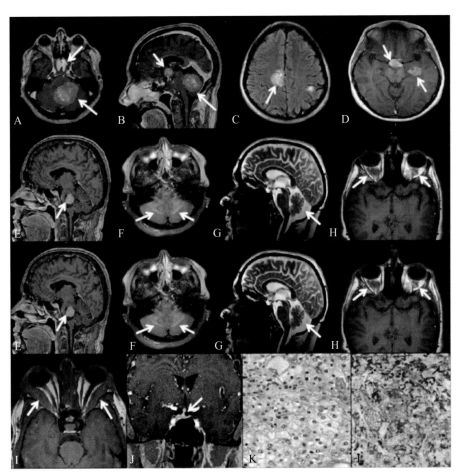

A：脑部MRI增强扫描显示ECD患者的鞍上和小脑受累；B：脑MRI增强扫描矢状位图像显示ECD患者的鞍上和小脑肿块；C、D：脑MRI显示大脑半球的ECD肿瘤；E：脑部MRI显示ECD患者的中脑桥脑中有囊性成分的ECD肿瘤；F：MRI显示小脑中对称信号强度增加；G：脑部MRI显示ECD患者的小脑神经变性和萎缩；H：在ECD中继发于组织细胞积聚的眼眶受累；I：眶部受累显示外直肌增厚；J：垂体柄增厚继发于ECD中的巨噬细胞积累并向右偏离；K：苏木精和伊红染色显示脑肿块活检标本中的泡沫巨噬细胞和炎症（×40）；L：图K的CD68KP-1染色突出显示泡沫巨噬细胞（×40）。

图2-10-6　ECD中的颅脑图像及组织病理改变

（资料来源：本图获Elsevier许可摘自文献[11]）

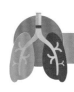
7. 皮肤受累

最常见的 ECD 皮肤表现是黄瘤样病变[24]，眶周黄色瘤在成年期出现并增大，发生在 1/3 的 ECD 患者中（见图 2-10-7）。其他皮肤病变为斑块或丘疹结节性病变，类似于幼年黄色肉芽肿、弥漫性黄色瘤、网状组织细胞瘤或类似 LCH 的皮疹[25]。上躯干和四肢是常见的受累部位。病理学显示，在活检病变中有泡沫巨噬细胞、炎症细胞、纤维化和 Touton 巨细胞。*BRAF V600E* 突变在有皮肤受累的患者中比在没有受累的患者中更常见[24]。

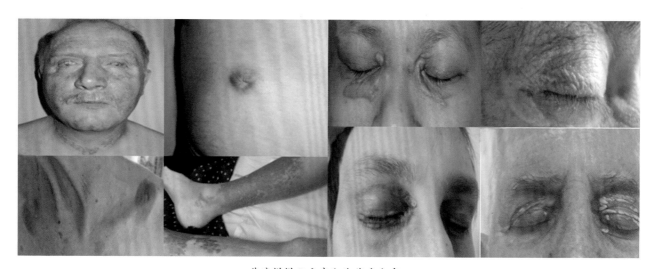

黄瘤样样斑丘疹和非黄瘤皮疹。

图 2-10-7　ECD 皮肤受累

（资料来源：本图获 Elsevier 许可摘自文献[24]）

8. 眼受累

25%～30% 的 ECD 患者发生眼受累，通常以眼眶受累的形式出现突眼和眼肌麻痹[9]。其他眼部表现包括睑黄瘤、前葡萄膜炎和玻璃体炎、视盘水肿、脉络膜浸润、复发性浆液性视网膜脱离、视网膜玻璃疣样沉积物和视网膜色素上皮改变。须注意，某些治疗药物也可能导致眼部症状。

三、病理学表现

大多数活检标本来自肾周或腹膜后组织、骨骼或皮肤。在 ECD 患者的所有活检样本中都存在泡沫样组织细胞。浸润的组织细胞外形是巨大的，其核呈温润的圆形或卵圆形，胞浆中等量或大量，可以是轻微嗜酸性或泡沫样。也可看到多核巨细胞。伴随组织细胞浸润和增殖的是小淋巴细胞、浆细胞，以及其他炎症细胞不同程度的浸润。病变无坏死、有丝分裂、核异型性和典型肉芽肿。

免疫表型方面，ECD 的组织细胞恒定表达巨噬细胞的标志物。所有标本 CD68 染色呈阳性，大部分标本 CD163 染色呈阳性，CD68 仅微量表达。约半数患者 *BRAF V600E* 呈阳性。因子 XIII a 是间质树突状细胞的标志物，几乎所有的患者均表达。约 30% 的患者出现 S100 蛋白表达，而 CD1a 和 CD207（langerin）呈阴性。大多数病灶的周围组织发生纤维化或黄色肉芽肿，并伴有 Touton 巨细胞。

正如影像学显示肺部病变沿淋巴管分布，组织细胞浸润主要在脏层胸膜、小叶间隔和支气管血管束周边被发现。正因为该病有沿淋巴管分布的特点，所以虽然经支气管活检没有诊断价值，却是 ECD 的一个反向指征。

纤维化是ECD的另一个重要特点，其分布与组织细胞浸润一样是沿间隔分布。典型的纤维化涉及胸膜和小叶间隔，但很少侵及肺泡间隔。在一些患者中或一些区域，由于组织细胞浸润分布的不均一性，组织细胞非常罕见于纤维化组织中，以致于活检小标本时很难诊断。

四、影像学表现

CT和MRI检查可发现全身多系统病变[17]。CT增强扫描可显示血管周围及肾周围软组织广泛浸润，在长骨的干骺端和生长板显示对称的放射密度。在腿的长骨异常高浓度的^{99}Tc是ECD的典型特点。MRI的T1或T2加权可发现软组织浸润的密度与肌肉信号相似，钆注射后，带有轻微的同源强化。弥散加权成像和动态对比增强MRI可深入分析骨髓和骨病变[26]。此外，MRI和心脏超声可用于心脏评估。

FDG PET-CT显示病灶组织摄取增加，最常见的部位是双侧股骨、双侧胫骨、双侧肾周区和双侧肱骨、肺、纵隔和颅脑[11]。PET-CT可部分取代^{99}Tc用于骨骼受累的检查。PET-CT的敏感性在不同部位有显著不同，而且在随访期评估治疗反应比在疾病的初始评估更加有效。影像改变并没有特异性，但多个部位受累高度提示ECD，尤其是骨骼出现特征性的损害。

五、实验室化查

约半数患者的实验室检查结果包括血红蛋白值降低、C反应蛋白和红细胞沉降率升高，而铁蛋白水平大多正常。

六、诊断与鉴别诊断

一般来说，对CD68、CD163、CD14和因子XIIIa染色呈阳性的泡沫状或上皮样巨噬细胞高度提示ECD。ECD的诊断依赖于综合的临床表现、实验室化查、组织病理学和放射影像。有两个表现高度提示ECD：①骨扫描显示长骨显著吸收示踪剂^{99}Tc；②"毛肾"（出现在约50%的病例中）。

1. ECD诊断标准

（1）典型的组织病理学改变：泡沫样组织细胞浸润、网罗于多形肉芽肿和纤维化组织中，黄肉芽肿（xanthogranulomatosis）免疫组化染色示CD68阳性，CD1a阴性；

（2）典型的骨骼改变：①X线片显示长骨的干骺端和骨干双侧对称骨皮质硬化；②下肢，有时是上肢的长骨的远端，有对称的异常浓聚的^{99}Tc。

2. 鉴别诊断

许多ECD患者被误诊为骨佩吉特病、淋巴瘤、多发性硬化症、结节病、垂体腺瘤、IgG4相关性疾病或其他肉芽肿性疾病。此外，鉴别诊断还包括各种肺受累的组织细胞病（见表2-10-1）。组织细胞积聚在肺内的病因有许多种，包括：①在非特异的间质肺病、细支气管阻塞或任何治疗过程中发生的组织细胞浸润；②感染后反应性组织细胞、晶体贮积性的组织细胞增生病；③贮积病（如高雪病、NPD）；④增生性的组织细胞病、树突细胞或组织细胞肉瘤。

泡沫细胞可见于上述的几乎所有病，如果忽视了其他的组织学与临床信息，也是ECD过度诊断的原因之一。

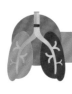

表2-10-1　肺受累的组织细胞病的细胞形态特点和免疫表型

肺受累的组织细胞病		细胞形态特点	免疫表型
反应性组织细胞	非特异性间肺	多形态浸润,包含巨噬细胞	—
	细支气管阻塞	泡沫细胞	—
	修复过程	巨噬细胞	—
感染	结核	泡沫样组织细胞 PAS+/Zieh1+	—
	惠普尔病（Whipple's病）	泡沫样组织细胞 PAS+/Gram+	产生 Tropheryma whipplei 抗体
	软斑病（Malakoplakia）	Michaelis-Gutmann 小体 PAS$^+$/Perls$^+$/Von Kossa$^+$	—
贮积病	戈谢病（Gaucher's disease）	PAS$^+$,皱纸貌	CD68$^+$
	尼曼匹克病（Niemann-Pick's disease）	泡沫样细胞	CD68$^+$
	晶体贮积组织细胞增多症	巨噬细胞内免疫球蛋白晶体	CD68+轻链积聚在巨噬细胞和浆细胞
原发性组织细胞病	LCH	折叠核,苍白浆,嗜酸粒细胞	CD1a$^+$/CD207$^+$/S100$^+$/CD68$^±$　*BRAF V600E$^±$*
	ECD	圆形或卵圆形核,苍白或泡沫浆,多核巨 Touton 细胞,淋巴细胞和浆细胞	CD1a$^-$/CD207$^-$/S100$^±$/CD68$^+$/F XIII a$^+$　*BRAF V600E$^±$*
	RDD	圆形或卵圆形核,苍白或泡沫浆,多核巨细胞,Emperipolesis(穿入现象),淋巴细胞和浆细胞	CD1a$^-$/CD207$^-$/S100$^+$/CD68$^+$/F XIII a$^-$
组织细胞恶性肿瘤	组织细胞肉瘤	多形态,不典型核,有丝分裂	CD68$^+$/CD163$^+$CD1a$^-$/CD21$^-$/CD35$^-$ MPO$^-$
	滤泡性树突细胞肉瘤	纺锤形肿瘤细胞,卵圆形或长条形核,席纹状	CD23$^+$/CD21$^+$/CD35$^+$
	指突状树突细胞肉瘤	树突状肿瘤细胞 卵圆形或折叠核	S100$^+$/CD68$^-$/CD163$^-$CD1a$^-$/CD21$^-$/CD35$^-$
	原发性朗格汉斯细胞肉瘤	多形态,不典型核,有丝分裂	CD1a$^+$/CD207$^+$/S100$^+$

　　有研究报告ECD与LCH的潜在联系，提示这两种增生性疾病可能有共同的病因。但是LCH具有其特有的细胞特征，可通过CD1a和langerin染色与ECD进行鉴别（见表2-10-2）。

表2-10-2　肺 ECD 与 LCH 的比较

参数		ECD	LCH
流行病学	男女比例	3∶1	2∶1
	发病年龄	任何年龄均可(50多岁居多,儿童罕见)	任何年龄(儿童或20~30岁居多)
	风险因素	未知	吸烟(超过90%)
多系统累及	呼吸影像	平滑的小叶间隔增厚; 微小结节; 磨玻璃影; 叶间裂增厚; 实质实变; 胸膜常受累	依病程的不同阶段而不同: 早期结节到空洞性结节; 厚壁囊; 最后变为薄壁囊肿。 胸膜受累极少

参数		ECD	LCH
多系统累及	多系统表现	多系统受累及； 95%以上伴有骨骼受累，表现为骨干和干骺端的双侧骨硬化； >50%心血管受累； 33%腹膜后纤维化； 20%~30%中枢神经系统； 肺很少累及	儿童：80%骨骼受累，33%皮肤，25%垂体，15%肝、脾，造血系统或肺，2%~4%中枢神经系统受累； 成人：肺受累及较多，且多与吸烟有关
病理学	组织学	泡沫样单个核组织细胞 经常有纤维化、反应性淋巴细胞、中性粒细胞和浆细胞	单个核组织细胞，伴有肾形核；常有嗜酸粒细胞及多核巨形细胞
	Birbeck 颗粒	无	有
	CD1a	阴性	阳性
	CD68	阳性	阳性
	S100	20%阳，余阴性	阳性
临床过程和预后		肺受累似乎并不是一个预后因素（致命的心血管并发症和中枢累及常常发生）	不恒定。50%稳定，25%好转，25%进展
治疗措施		IL-1受体或TNF-α的拮抗剂；BRAF、MEK、酪氨酸激酶抑制剂	戒烟、激素、威罗非尼、克拉屈滨、肺移植

RDD和幼年黄色肉芽肿都是非LCH，且都缺乏泡沫巨噬细胞。但是，RDD病变表现出包入现象和S100强阳性，而幼年黄色肉芽肿不累及长骨。最后，RDD和幼年黄色肉芽肿都可以有良性过程或表现出自发缓解。而ECD，如果不治疗，几乎都会进展，没有自发缓解。

ECD可引起腹膜后纤维化、主动脉炎、腹膜炎、眶后受累、脑膜炎和其他罕见表现（如内分泌腺受累），这些病变也可发生在IgG4相关的疾病中。IgG4相关疾病的组织学特征是富含IgG4阳性浆细胞浸润、席纹状纤维化、淋巴滤泡、组织嗜酸性粒细胞增多和闭塞性静脉炎。大约50%的IgG4相关疾病患者血清IgG4浓度很高。IgG4相关疾病的典型表现包括硬化性胰腺胆管炎、淋巴结炎、泪腺和唾液腺受累，以及肾小管间质性肾炎，这些通常不存在于ECD中。与ECD相关的腹膜后纤维化通常会影响肾周围区域，包括肾盂和近端输尿管（具有所谓的多毛肾脏的典型外观）。相比之下，IgG4相关疾病的腹膜后纤维化通常发生在腹主动脉和髂动脉的前外侧周围，甚至包裹输尿管远端[2]。

软斑病（Malakoplakia）、惠普尔病（Whipple's disease）和晶体贮积组织细胞增多症（crystal-storing histiocytosis，CSH）和组织细胞胞浆特点有助于与ECD相鉴别。软斑病患者组织细胞的胞浆中含软斑病小体（Michaelis-Gutmann body）。临床上该病表现为非淋巴管分布的肺结节或肺炎。软斑病与革兰阳性的马球红菌有关，尤其是在HIV感染者中。很少有报告惠普尔病临床上显著累及肺的。泡沫样组织细胞聚积是惠普尔病的特点，且其包含PAS染色阳性、革兰阳性的颗粒。诊断依赖于特殊抗体做的巨噬细胞胞浆内的惠普尔氏免疫染色。晶体贮积组织细胞增多症与浆细胞肿瘤有关，特征是巨大的组织细胞内含嗜酸性免疫球蛋白晶体。

ECD特异的戈谢细胞浸润肺泡腔及肺泡间隔。这些细胞呈皱纸状，PAS染色时更明显，但只少量表达CD68。

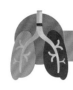

尼曼匹克症侵及肺脏时表现为内源性脂质肺炎，肺泡腔内充填有泡沫细胞，其胞浆含丰富的细小液泡，胞核偏心。

RDD 的组织细胞有大量的嗜酸性胞浆，并且有一个典型的特征，即细胞浆内的液泡内含有完好的淋巴细胞（也就是所谓的"钻瘤现象"）。而且，浆细胞浸润比 ECD 更加丰富。免疫表型方面，RDD 的组织细胞是 CD68⁺/PS100⁺，但是朗格汉斯细胞的标志物 CD1a 和 CD207（langerin）、间质树突状细胞的标志物 XIII a 因子都是阴性的。分布方面，RDD 主要侵犯大气道。

LCH 特征性的细胞有一个折叠核和丰富的嗜酸性胞浆，有显著的胞浆边界。这种细胞与嗜酸粒细胞混合在一起。免疫表型方面，朗格汉斯细胞表达 CD1a、S100 蛋白和 CD207。

树突状细胞恶性肿瘤和组织细胞肉瘤有别于 ECD，肿瘤性的组织细胞是多形性的且具有核异形及有丝分裂相。

在一个单中心研究中，59%（20/34）的患者有临床或影像学证据提示肺受累，这个比例比既往研究数据更高。近年来，由于 HRCT 的普及，诊断数量也增多了。糖皮质激素和（或）IFN-α 仅有一个患者的肺损害显著改善，生存率与肺是否累及并无显著关联。在一项纳入 53 例 ECD 患者的综述中，43% 的患者有肺受累。该病总的预后不良，与中枢神经、心血管浸润不同，肺受累似乎并不是 ECD 的一个重要的预后因素。

七、治　疗

ECD 治疗的临床反应差异很大，凸显了这种疾病的高度复杂性。最初的治疗方案涉及皮质类固醇、细胞毒药物和放射治疗，目前主要使用克拉屈滨、IFN-α、针对 IL-1 受体或 TNF-α 的拮抗剂以及 BRAF、MEK（丝裂原活化蛋白激酶-细胞外信号调节激酶 mitogen activated protein kinase-extracellular signal regulated kinase，MAPK-ERK）、酪氨酸激酶抑制剂的靶向治疗[6]。

1. BRAF 抑制剂

威罗非尼（vemurafenib）适用于 *BRAF V600E* 突变的患者。该药是一种口服的高选择性突变 *BRAF V600E* 抑制剂。抑制 BRAF 的激酶活性可以阻止 MAPK 通路的信号传导，并阻止含有这种特定突变的恶性细胞的增殖[27, 28]。

2. MEK 抑制剂

在 ECD 患者中，使用 MEK 抑制剂曲美替尼（trametinib）或考比替尼（cobimetinib）作为单一药物或与 BRAF 抑制剂联合治疗有较好疗效。在一部分中枢神经受累的患者中，长期使用威罗非尼的疗效可能会降低，从而导致反应不佳或疾病进展。BRAF 和 MEK 的双重抑制剂（威罗非尼/曲美替尼或考比替尼）可能是 BRAF 抑制剂单药治疗无效的 *BRAF* 突变 ECD 患者的安全有效的治疗策略[29]。但应关注该药最常见的不良反应皮疹、关节痛和葡萄膜炎等[30]。

MEK 抑制剂也可能对含有 *MAP2K1* 突变的 ECD 患者有效。其他潜在的可靶向异常包括程序性细胞死亡受体 1 和磷酸肌醇 3 激酶突变[6]。

3. IL-1 受体拮抗剂

阿那白滞素是一种 IL-1 受体拮抗剂，被批准用于治疗类风湿性关节炎和新生儿发病的多系统炎症性疾病。其在 ECD 中的作用机制是拮抗 IFN-α 刺激后产生的促炎症细胞因子 IL-1。

4. 其他药物

对 ECD 可能有效的药物还包括大剂量 IFN-α、伊马替尼（一种酪氨酸激酶抑制剂）、克拉屈滨（一种嘌呤类似物，可抑制 DNA 修复和合成）、英夫利昔单抗和阿达木单抗（TNF-α抑制剂）等[6]。但所有这些药物的疗效难以准确评估，因为每个单一疗法只在少量患者中试用或者与其他药物联合使用，并且随访时间短。因此，需要更多的临床观察及个体化研究。

● 参考文献 ●

[1] BENSON J C, VAUBEL R, EBNE B A, et al. Erdheim-Chester disease [J]. American journal of neuroradiology, 2023, 44(5):505-510.

[2] HAROCHE J, COHEN-AUBART F, ROLLINS B J, et al. Histiocytoses:Emerging neoplasia behind inflammation [J]. Lancet oncology, 2017, 18(2): e113-e125.

[3] AGGARWAL A, TAYCHERT M, HASANIN L, et al. Erdheim-Chester disease:A case report of BRAF V600E-negative, MAP2K1-positive ECD diagnosed by blood next-generation sequencing assay and a brief literature review [J]. Oncology-new york, 2023, 37(7):298-302.

[4] EMILE J F, ABLA O, FRAITAG S, et al. Revised classification of histiocytoses and neoplasms of the macrophage-dendritic cell lineages [J]. Blood, 2016, 127(22):2672-2681.

[5] BRYCHTOVá M, VLACHOVá M, GREGOROVá J, et al. Erdheim-Chester disease [J]. Klinická onkologie:Casopis Ceské a Slovenské onkologické spolecnosti, 2021, 34(6):434-439.

[6] HAROUN F, MILLADO K, TABBARA I. Erdheim-Chester disease:Comprehensive review of molecular profiling and therapeutic advances [J]. Anticancer research, 2017, 37(6):2777-2783.

[7] BARTOLI L, ANGELI F, STEFANIZZI A, et al. Genetics and clinical phenotype of Erdheim-Chester disease:A case report of constrictive pericarditis and a systematic review of the literature [J]. Frontiers in cardiovascular medicine, 2022, 9:876294.

[8] PAPO M, EMILE J F, MACIEL T T, et al. Erdheim-Chester disease:A concise review [J]. Current Rheumatology Reports, 2019, 21(12):66.

[9] KANAKIS M, PETROU P, LOURIDA G, et al. Erdheim-Chester disease:A comprehensive review from the ophthalmologic perspective [J]. Survey of ophthalmology, 2022, 67(2):388-410.

[10] BUONO A, BASSI I, SANTOLAMAZZA C, et al. Getting to the heart of the matter in a multisystem disorder:Erdheim-Chester disease [J]. Lancet, 2019, 394(10198):e19.

[11] ESTRADA-VERAS J I, O'BRIEN K J, BOYD L C, et al. The clinical spectrum of Erdheim-Chester disease:An observational cohort study [J]. Blood adv, 2017, 1(6):357-366.

[12] SELLA E, LEE E, QUINT L, et al. Erdheim-Chester disease with pulmonary and osseous Involvement [J]. Radiology:Cardiothoracic Imaging, 2021, 3(4):e210139.

[13] WANG J N, WANG F D, SUN J, et al. Pulmonary manifestations of Erdheim-Chester disease:Clinical characteristics, outcomes and comparison with Langerhans cell histiocytosis [J]. British journal of haematology, 2021, 194(6):1024-1033.

[14] BRUN A L, TOUITOU-GOTTENBERG D, HAROCHE J, et al. Erdheim-Chester disease:CT findings of thoracic involvement [J]. European radiology, 2010, 20(11):2579-2587.

[15] MIRMOMEN S M, SIRAJUDDIN A, NIKPANAH M, et al. Thoracic involvement in Erdheim-Chester disease:Computed tomography imaging findings and their association with the BRAFV600E mutation [J]. European radiology, 2018, 28(11):4635-4642.

[16] FRANCO-PALACIOS D, MCDONALD A, AGUILLARD R N, et al. An unusual case of interstitial lung disease in a patient with cardiopulmonary syndrome as the initial presentation of Erdheim-Chester disease [J]. BMJ Case Rep, 2017, 2017:bcr2017220659.DOI:10.1136/bcr-2017-220659.

[17] GALLEGO C T, BUENO J, CRUCES E, et al. Pulmonary histiocytosis:beyond Langerhans cell histiocytosis related to smoking [J]. Radiología, 2019, 61(3):215-224.

[18] VASSALLO R, HARARI S, TAZI A. Current understanding and management of pulmonary Langerhans cell histiocytosis [J]. Thorax, 2017, 72(10):937-945.

[19] MANAKA K, SATO J, MAKITA N. Neuroendocrine manifestations of Erdheim-Chester disease [J]. Handbook of clinical neurology, 2021, 181:137-147.

[20] MANAKA K, MAKITA N, IIRI T. Erdheim-Chester disease and pituitary involvement:A unique case and the literature [J]. Endocrine journal, 2014, 61(2):185-194.

[21] COHEN AUBART F, IDBAIH A, EMILE J F, et al. Histiocytosis and the nervous system:From diagnosis to targeted therapies [J]. Neuro-oncology, 2021, 23(9):1433-1446.

[22] JAIN R S, SANNEGOWDA R B, JAIN R, et al. Erdheim-Chester disease with isolated craniocerebral involvement [J]. BMJ Case Rep, 2013, 2013: bcr2012006823.DOI:10.1136/bcr-2012-006823.

[23] CALANDRA C R, BUSTOS A, FALCON F, et al. Erdheim-Chester disease:Atypical presentation of a rare disease [J]. BMJ Case Rep, 2017, 2017: bcr2017220827.DOI:10.1136/bcr-2017-220827.

[24] CHASSET F, BARETE S, CHARLOTTE F, et al. Cutaneous manifestations of Erdheim-Chester disease (ECD):Clinical, pathological, and molecular features in a monocentric series of 40 patients [J]. Journal of the American Academy of Dermatology, 2016, 74(3):513-520.

[25] OYA K, ISHITSUKA Y, NAKAMURA Y, et al. Papulonodular lesions in Erdheim-Chester disease [J]. Journal of dermatology, 2021, 48(9):e445-e446.

[26] VAN DEN BERGHE T, CANDRIES E, EVERAERT N, et al. Erdheim-Chester disease:Diffusion-weighted imaging and dynamic contrast-enhanced MRI

provide useful information［J］. Skeletal radiology, 2023, 52(8):1605-1618.

［27］AZIZ S N, PROANO L, CRUZ C, et al. Vemurafenib in the treatment of Erdheim Chester disease:A systematic review［J］. Cureus, 2022, 14(6):e25935.

［28］LIU T, HE T H, NIU N, et al. Efficacy and safety of vemurafenib in the treatment of *BRAF V600E*-mutated Erdheim-Chester disease［J］. ZhonghuaXue Ye Xue Za Zhi, 2021, 42(9):752-756.

［29］MAZOR R D, WEISSMAN R, LUCKMAN J, et al. Dual BRAF/MEK blockade restores CNS responses in BRAF-mutant Erdheim-Chester disease patients following BRAF inhibitor monotherapy［J］. Neuro-oncology advances, 2020, 2(1):vdaa024. DOI:10.1093/noajnl/vdaa024.

［30］SAUNDERS I M, GOODMAN A M, KURZROCK R. Real-world toxicity experience with BRAF/MEK inhibitors in patients with Erdheim-Chester disease ［J］. Oncologist, 2020, 25(2):e386-e390.

第十一节 埃勒斯–当洛斯综合征

埃勒斯–当洛斯综合征（Ehlers-Danlos syndromes，EDS）是一种遗传性胶原代谢疾病，由一系列遗传性结缔组织病变组成，涉及多个解剖结构和器官系统，包括皮肤、肌肉骨骼、心血管和胃肠系统等[1]。以关节活动过度、皮肤过度松弛以及组织脆性增加、多器官功能障碍为特征。与EDS相关的呼吸系统表现多样，根据EDS的类型而有所不同，其机制复杂，同一患者可同时存在呼吸困难、哮喘、呼吸肌无力、胸壁异常、上呼吸道和下呼吸道塌陷、自发性气胸或血胸等临床表现[2]。

EDS是一种相对罕见的疾病，流行病学尚不清楚，据现有研究报道显示其患病率为1/250000～1/5000，似乎没有显著的种族或地理因素差异。其中，经典型EDS的患病率最高，约为1/20000；血管型EDS占所有EDS的比例相对较小（4%～5%），总患病率为1/250000～1/50000；过度活动型EDS在女性中更常见[1]。

一、病因与病理生理机制

EDS是由各种遗传异常引起的结缔组织病。结缔组织是体内最丰富的组织，它赋予其他身体组织凝聚力，具有机械和代谢结构支持（营养、防御、与其他生物组织交换）的作用。结缔组织有丰富的血管和神经支配。它们由非连接细胞组成，由细胞外基质分隔。细胞外基质本身由一种凝胶样物质组成，该凝胶由水和可溶性分子、多糖（糖胺聚糖、蛋白聚糖）和黏附蛋白（纤连蛋白、层粘连蛋白、腱蛋白）组成，含有蛋白质纤维、胶原蛋白和弹性蛋白。细胞外基质中胶原蛋白的含量各不相同。人类已知有28种遗传上不同的胶原蛋白类型。其中，Ⅰ、Ⅱ、Ⅲ、Ⅳ和Ⅶ型是体内最常见的类型。可溶性分子、多糖和黏附蛋白以及纤维蛋白（胶原蛋白、弹性蛋白）由结缔组织的常驻细胞产生。不同的组成和分布赋予不同的组织，如皮肤、肌腱、韧带、角膜、血管壁、脾、肝、肺、骨、软骨、脂肪和血液组织不同的特性。

结缔组织的这种不同的组成和分布解释了EDS的多样性及其不同的临床表现，具体取决于相应的突变基因。近年来，随着基因测序技术的发展，更多的致病基因变异及不同的遗传方式被发现。根据2017年EDS国际分类系统[3]，目前已经发现13种基因突变类型与该病有关。这些基因突变涉及胶原蛋白的合成、分解或翻译后修饰相关的酶（如赖氨酰羟化酶、胶原蛋白裂解酶）的编码基因。导致EDS的分子异常通常与胶原蛋白Ⅰ、Ⅲ、Ⅴ、Ⅻ的代谢有关。不同的基因突变影响着不同胶原的数量、结构或组成[1]。

二、临床分型与诊断

1898年，丹麦医生 Edvard Ehlers 首次报道了 EDS。1908年，法国医生 Henri-Alexandre Danlos 也报道了该病。1988年，Beighton 等人根据柏林疾病分类学通过对临床表现和遗传模式的评估确认了 11 种亚型[4]。其后，该病的生化及分子基础被进一步认识。1998年，Beighton 等人根据临床表现的差异将 EDS 分为 6 个亚型[5]。

2017年，国际 EDS 联盟构建了 EDS 分类系统[3]，认为 EDS 由 13 种亚型组成，即经典型（classical EDS，cEDS）、类经典型（classical-like EDS，clEDS）、心脏瓣膜病型（cardiac-valvular，cvEDS）、血管型（vascular EDS，vEDS）、过度活动型（hypermobile EDS，hEDS）、关节松弛型（arthrochalasia EDS，aEDS）、皮肤脆裂型（dermatosparaxis EDS，dEDS）、脊椎后侧弯型（kyphoscoliotic EDS，kEDS）、脆性角膜综合征型（brittle cornea syndrome，BCS）、脊柱发育不良型（spondylodysplastic EDS，spEDS）、肌肉挛缩型（musculocontractural EDS，mcEDS）、肌病型（myopathic EDS，mEDS）和牙周病型（periodontal EDS，pEDS）（见表 2-11-1）。

表 2-11-1　基于 2017 年国际分类的 EDS 亚型

亚型	致病基因	变异蛋白	遗传方式	临床表现	呼吸系统表现
经典型	多数：COL5A1、COL5A2；少数：COL1A1	V型胶原；I型胶原	常染色体显性遗传	皮肤变脆、皮肤可过度拉伸、萎缩性瘢痕、关节过度活动、关节脱臼、容易瘀伤、疝	咳嗽（夜间为著）、咳痰、喘息、咯血、呼吸困难、鼻窦炎、支气管炎、肺炎、胸膜炎、哮喘症状，通气功能障碍，肺顺应性提高，肺容量增加，增加气道塌陷的趋势
类经典型	TNXB	腱蛋白 Tenascin XB，影响肌肉基质 myomatrix 的结构与功能	常染色体隐性	皮肤脆弱，皮肤可过度伸展，关节过度活动（影响肩、踝关节），关节脱臼，容易瘀伤，足畸形，外周水肿，轻度肌无力与肌萎缩，多发神经病，器官脱垂	无
心脏瓣膜病型	COL1A2	I型胶原	常染色体隐性遗传	关节过度活动，皮肤过度伸展，不同程度的萎缩性瘢痕形成、心脏瓣膜严重缺陷，疝，漏斗胸	漏斗胸
血管型	多数：COL3A1；少数：COL1A1	III型胶原；I型胶原	常染色体显性遗传	动脉瘤、夹层或破裂，胃肠道穿孔或破裂、动脉破裂，妊娠子宫破裂，独特的面部特征，皮肤半透明、易瘀伤	肺气肿和肺大疱，弥漫性出血胸痛，咯血，含铁血黄素沉着症，纤维化伴钙化，肺动脉高压，血肿机化，咳嗽，空洞、结节，气胸和血胸，胸膜炎，肺炎，呼吸困难

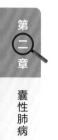

第二章 囊性肺病

续表

亚型	致病基因	变异蛋白	遗传方式	临床表现	呼吸系统表现
过度活动型	大多数患者未确定变异的基因；少数患者 *TNXB* 或 *COL3A1* 基因变异	少数归因于腱蛋白 Tenascin XB 和 Ⅲ 型胶原	常染色体显性遗传	关节过度活动，柔软的面团似的皮肤，皮肤略微过度拉伸，常见关节脱位和半脱位，慢性疼痛	吸气肌力降低，呼吸困难，发音困难，声音嘶哑，声音微弱，漏斗胸，喉咙痛、喉痉挛发作，气道陷闭，声门下狭窄，阻塞性或限制性通气功能障碍
关节松弛型	*COL1A1*，*COL1A2*	Ⅰ 型胶原的初始结构及修饰	常染色体显性遗传	出生时伴有严重的关节过度活动，先天性双侧髋关节脱位，皮肤过度伸展，萎缩性瘢痕形成	无
皮肤脆裂型	*ADAMTS2*	ADAMTS-2，影响胶原的初始结构及翻译后修饰	常染色体隐性遗传	极度脆弱和松弛，囟门延迟闭合，独特的面部特征，巩膜变蓝，手指短小、身材矮小	无
脊椎后侧弯型	*PLOD1*，*FKBP14*	LH1，FKBP22	常染色体隐性遗传	脊柱后侧弯，关节过度活动，肌肉肌张力减退，眼球脆弱，皮肤可过度拉伸，萎缩性瘢痕形成，动脉破裂	严重病例发生呼吸功能损害
脆性角膜综合征型	*ZNF469*，*PRDM5*	ZNF469，PRDM5	常染色体隐性遗传	角膜脆弱，有破裂的风险，巩膜呈蓝色，早期圆锥角膜或球形角膜，严重近视，视网膜脱离，耳聋，手指轻度挛缩，远端关节过度活动	无
脊柱发育不良型	*B4GALT7*，*B3GALT6SLC39A13*	b4GalT7，b3GalT6，ZIP13（影响黏多糖的生物合成和翻译后加工修饰过程）	常染色体隐性遗传	肌肉肌张力低下，身材矮小和四肢弓形，皮肤过度伸展认知和运动发育延迟	肺发育不良、限制性通气功能障碍
肌肉挛缩型	*CHST14*，*DSE*	D4ST1，DSE	常染色体隐性遗传	多发肌肉挛缩，马蹄内翻足，早期颅面异常，皮肤可过度拉伸，手掌皱褶增多，肾结石	漏斗胸，气胸，血气胸
肌病型	*COL12A1*	Ⅻ 型胶原	常显或常隐遗传	先天性肌无力和萎缩，随着年龄的增长而减轻；近端关节挛缩；关节过度活动；发育性运动迟缓	无
牙周病型	*C1R*，*C1S*	C1r，C1s	常染色体显性遗传	早期重度牙周炎，牙龈脱离，胫前斑块，容易瘀伤，关节过度活动，感染风险更高	无

虽然每种亚型的自然史和临床特征在某些方面相似，但也有许多症状和体征差异较大。有研究报告，目前最常见的 EDS 亚型是过度活动型 EDS，占 EDS 病例的 80%～90%；其次是具有已知基因突变的经典型和血管型 EDS[6, 7]。本节主要介绍这三种亚型。

1. 经典型

cEDS 通过常染色体显性模式遗传，包含以前分类法中的 I 型和 II 型。由 *COL5A1* 和 *COL5A2* 基因变异引起。在极少数由 *COL1A1* 基因变异引起，*COL1A1* 基因编码 I 型胶原蛋白。*COL5A1* 和 *COL5A2* 基因分别控制 V 型胶原蛋白的 α1 和 α2 链，它们的变异导致 *COL5A1* 等位基因功能障碍和 V 型胶原蛋白的单倍不足。这些变体还最大限度地减少了结缔组织中存在的 V 型胶原蛋白的数量，从而影响了胶原蛋白的原纤维生成。cEDS 患者有 50% 的概率遗传给子代。然而，有 50% 的 cEDS 患者是由新发致病性变异引起的。

cEDS 最常表现为皮肤脆弱、皮肤过度伸展、关节过度活动、伤口愈合延迟、萎缩性瘢痕和容易瘀伤（见图 2-11-1）。关节过度活动表现为大小关节的过度伸展，甚至是关节脱位和半脱位。皮肤容易瘀伤通常会在相同的皮肤区域多次发生。少数 cEDS 患者存在冻疮样表现和肢端发绀，还可能会出现盆腔脱垂，以及胃肠道、牙科和心血管系统的问题[8]。

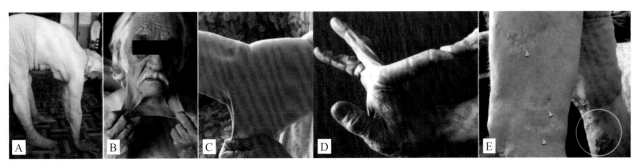

A：脊柱过度活动，膝盖伸直，弯曲并将手掌放在地上；B、C：皮肤的过度伸展性；D：关节过度活动；E：黄色箭头表示"香烟纸样瘢痕"，白色环状标记表示静脉曲张。

图 2-11-1　EDS 皮肤关节表现

（资料来源：本图获 *BMJ* 授权摘自参考文献[9]）

cEDS 可以通过下列标准来。

（1）主要标准：①皮肤可过度拉伸：通过拉起前臂掌侧中间的皮肤直到皮肤抵抗来测量皮肤的可拉伸性，但释放后会恢复正常（见图 2-11-1）。如果可以在前臂远端和手背 1.5cm，颈部、肘部和膝盖 3cm 中的 3 个区域伸展皮肤，则提示该皮肤是可过度拉伸的。②萎缩性瘢痕：宽大的纸样瘢痕常覆盖在骨的突起部分，尤其是肘、膝和胫骨处。萎缩性瘢痕的定义是修复受损和皮肤营养不良导致的创伤性撕裂伤或手术产生的瘢痕比原始伤口异常浅（即薄而下沉）和（或）宽于原始伤口。排除多次切口、伤口感染或炎性疾病（如病毒感染，囊性痤疮等）导致的萎缩性瘢痕。③关节过度活动：通过 Beighton 量表进行评分（见表 2-11-2）[10]。Beighton 量表由 5 个关节评分组成。除了躯干前屈只有 1 分，其余每个关节最多 2 分，总分为 9 分。评分达到 5 分，提示存在关节过度活动。④EDS 家族史。

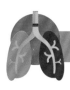
表 2-11-2　Beighton 量表

关节活动度	评分			
	左侧	右侧	双侧	脊柱
膝关节（过度伸展≥190°）	1	1	2	—
肘关节（过度伸展≥190°）	1	1	2	—
拇指伸展至前臂掌侧	1	1	2	—
小指过度伸展>90°	1	1	2	—
躯干向前屈曲，手掌平放在地面上，膝盖完全伸展	—	—	—	1

注：随着年龄的增长关节过度活动降低，将 Beighton 量表评为 5 分作为诊断阈值，通常会导致儿童过度诊断和成人诊断不足。因此，许多人将青春期前儿童的诊断阈值提高至 6 分，而 50 岁以上患者降至 4 分。

（2）次要标准：①面团般柔软、光滑的皮肤。②软的假瘤是与瘢痕相关的肉质病变，多发于反复摩擦受压的部分，如肘部、手指等处。③皮下球形结节是小的球形硬质体，经常活动，在前臂和胫骨上可触及。球体可能会被钙化并在放射学上可被检测到。④关节过度活动的并发症（如扭伤、脱位/半脱位、疼痛、扁平足）。⑤组织脆性和延展性的表现。⑥容易瘀伤。⑦肌张力低下。⑧外科手术后并发症。

2. 血管型

vEDS 通常为常染色体显性遗传，以前称为Ⅳ型 EDS，约占所有 EDS 的 4%～5%。该型中的大部分是 2 号染色体上的 COL3A1 基因变异导致的。COL3A1 调节Ⅲ型胶原蛋白的 α1 链前体。这些基因变异可能会减缓胶原蛋白的合成或释放，并破坏Ⅲ型胶原蛋白的结构完整性，最终使其失去功能。在某些 vEDS 病例中也可发现控制Ⅰ型胶原蛋白的 COL1A1 基因的变体。错义变异占 vEDS 病例的 2/3，而无效变异和部分基因缺失也可能发生。研究表明，最严重的 vEDS 病例的变异可能与分子 C 末端的错义变异有关。相反，这种 EDS 亚型的较温和形式可能与 COL3A1 基因的无效变异相关。大约 50% 的 vEDS 患者遗传了亲代的 COL3A1 变异基因，而其余 50% 的患者是新发致病性变异。

vEDS 是最危险的类型，最重要的特征是血管脆性增加，以及动脉瘤、动脉夹层或破裂的高风险。由于解剖和病理生理特性，某些血管更容易出现动脉病变，从而进一步出现自发性出血。如肝动脉、肾动脉、脾动脉和颈内动脉最常发生动脉瘤[11]。静脉曲张也可能与 vEDS 相关[12]。患者通常在年轻时就出现这些临床特征。尽管 vEDS 是以血管破裂和擦伤为特征，但很少有出血倾向。皮下的钙化结节可以扪出或经 X 线片诊断。

vEDS 也存在容易瘀伤、皮肤半透明、小关节过度活动、先天性髋关节脱位和明显的面部特征等表现。患者的面部特征包括眼球突出、鼻子狭窄和嘴唇薄[13]。此外，还可见反复发生的脐疝、腹股沟疝、切口疝和食管裂孔疝。胃肠系统（特别是乙状结肠）自发性器官破裂或穿孔也很常见[14]。少数 vEDS 患者可能会发生脾脏和肝脏破裂，以及肺大疱、不明原因的气胸或血胸、肺内出血等肺部表现[15, 16]。

50% 的 vEDS 患者有胸部 CT 异常，可表现为游走性结节空洞、肺大疱、条索影及成簇钙化微小结节、自发性气胸、不明原因血性胸腔积液[17]。

气管镜下可见气道壁斑片状出血，黏膜血管比较明显。支气管肺泡灌洗液可为血性液体，含铁血黄素细胞，普鲁士蓝染色呈阳性。肺组织活检病理可见血管破裂、肺泡壁微小损伤、肺气肿、肺大疱、机化肺炎、纤维结节。

患者年龄<40岁，出现双肺游走性结节空洞、肺大疱、条索影及成簇钙化微小结节、自发性气胸、不明原因血性胸腔积液，则应考虑vEDS可能。气管镜下表现和BALF含铁血黄素有助于诊断，仔细寻找vEDS的皮肤、关节、面容等特征，必要时可行基因检查[18]。

妊娠会增加vEDS患者的死亡风险，每次妊娠期间vEDS患者将面临5%的死亡风险，比非妊娠患者面临更高的风险。妊娠期的vEDS患者存在子宫破裂的高风险，尤其是在妊娠晚期。子宫破裂会导致严重的产后出血，通常需要进行子宫切除术。

因为vEDS几乎总是通过常染色体显性基因遗传，所以患有vEDS的个体的子代有50%的遗传概率。在儿童时期的vEDS患者中，约有60%有vEDS家族史。在没有已知家族史的情况下，50%的vEDS的儿童通常在平均11岁时出现严重并发症。与其他类型的EDS不同，vEDS不呈现皮肤过度伸展的特征。

（1）vEDS的主要诊断标准：①有vEDS的家族史，在*COL3A1*中已有致病性变异的家族记录；②年轻时发生动脉破裂；③在没有已知憩室或其他肠道病变的情况下，出现自发乙状结肠穿孔；④没有先前的剖宫产和（或）严重的围产期会阴撕裂史的妊娠中期子宫破裂；⑤无创伤时颈动脉海绵窦瘘形成。

（2）vEDS的次要诊断标准：①与已确定的创伤无关和（或）在不寻常的部位发生瘀伤（如脸颊和背部）；②薄而透明的皮肤，静脉可见度增加；③特征性的面部外观；④自发性气胸；⑤肢端早老；⑥足内翻；⑦先天性髋关节脱位；⑧小关节活动过度；⑨肌腱和肌肉断裂；⑩圆锥角膜；⑪牙龈萎缩和牙龈脆弱；⑫早发性静脉曲张（30岁以下，如果女性则为未产）。

（3）提示vEDS的临床信息：有家族病史，年龄<40岁即发生动脉破裂或难以用其他原因解释的乙状结肠破裂或存在与vEDS一致的其他特征（如自发性气胸），则均应考虑vEDS的可能性。还应在存在上述其他"次要诊断标准"临床特征时考虑进行vEDS相关检查。

在诊断vEDS时，通过家系谱信息仔细检查家族史。生化和分子遗传学检测也常有助于诊断[13, 19]。电子显微镜、成纤维细胞培养和组织学等生化评估可以确定导致vEDS的蛋白质的异常或缺陷[13, 20]，是诊断这种疾病亚型的重要步骤。

对vEDS的诊断取决于对*COL3A1*等位基因中致病变异的鉴定。vEDS患者通常会在编码Ⅲ型胶原的*COL3A1*基因中携带一个杂合突变，但在*COL1A1*中特定的精氨酸替代半胱氨酸的杂合突变（c.934C>T，p.Arg312Cys；c.1720C>T，p.Arg574Cys，c.3277C>T，p.Arg1093Cys）很少见。在极少数情况下，可以鉴定出*COL3A1*中的双等位基因致病变异。

临床诊断的验证表明，需要通过Sanger测序对*COL3A1*进行分子筛查，或者对包括*COL3A1*和*COL1A1*的基因组进行有针对性的重测序（后者用于识别上文列出的精氨酸替代半胱氨酸的突变）。如果未发现基因突变，则应使用CNV检测策略对这种方法进行补充，以识别大的缺失或重复。如果没有这些证实性检测并不能排除该型EDS诊断，因为标准分子诊断技术可能无法检测到特定类型的突变（如深度内含子突变）。

3. 过度活动型

以前称为EDS Ⅲ型，被认为是EDS中最常见和最不严重的亚型[7]。尽管尚未确定hEDS的基因，但有少数病例归因于*TNXB*和*COL3A1*的变异，并与常染色体显性遗传模式相关[21]。

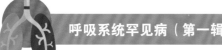
（1）临床表现：hEDS最常表现为关节过度活动。过度活动通常会导致关节脱位和外周和轴向关节的半脱位[22]。

非炎症性关节疼痛也是hEDS的标志。患者在15~60岁的任何时候都会经历慢性疼痛[23]。根据定量感觉测试，hEDS患者有全身热感觉和触觉减退，近端和远端身体区域的各种疼痛和感觉障碍。皮肤活检显示，hEDS患者近端（大腿）和远端（小腿）上皮内神经纤维密度显著降低[7]。hEDS患者除了周围神经小纤维损伤引起的小纤维神经症状外，还伴有远端神经末梢变性，自主神经紊乱，如姿势性心动过速综合征。在hEDS中，肌痛、疲劳和睡眠困难也很常见[24]。此外，与其他类型的EDS相比，在hEDS患者中，精神和心理症状，如焦虑、抑郁、饮食失调和药物滥用更为普遍[25]。在hEDS患者中，偶尔会出现皮肤表现，包括皮肤过度伸展和柔软。

（2）诊断：hEDS的诊断以前主要取决于Brighton标准[1]。许多人认为，hEDS与过度活动性谱系障碍几乎相同，因此主张使用相同的诊断指南。2017年，国际EDS联盟修订了hEDS的诊断标准，目前建议采用这种更新后的基于临床特征和家族史的三条诊断标准。

1）标准1

由Beighton评分确定：①青春期前儿童的Beighton评分≥6分，②年龄<50岁的成年人Beighton评分≥5分，③年龄≥50岁的成年人Beighton评分≥4分，则判断为关节过度活动。

若患者对以下5个问题（five-point questionnaire，5PQ）中的两个或更多问题的回答是肯定的，则表明关节过度活动性的敏感性为80%~85%，特异性为80%~90%。相应地，Beighton评分的可以低1分[26]。

①现在或过去，您是否能够在保持膝盖伸直的同时将手掌平放在地面上？

②现在或过去，您是否能够将拇指弯曲到接触前臂的位置？

③在童年时期，你能表演某些扭曲或劈叉吗？

④在青少年时期，您是否有不止一处肩关节或膝关节脱位的情况？

⑤你是"双关节"吗？

2）标准2

包含A、B和C3项特征，涵盖综合表现、皮肤表现和家族史。其中的2项或3项阳性可判定标准2阳性。

特征A：包括如下12条内容，如果存在其中的至少5个，则可以确认特征A[2]。

①皮肤柔软。②不明原因的皮肤表面条纹，常见于青春期或女性学龄期，患者腹股沟、大腿、乳房、腹部或背部的皮肤出现筋膜条纹或红疹，皮肤改变前没有明显增减体脂或体重的历史。③轻微的皮肤过度伸展。④反复出现的腹部疝气。⑤双侧脚后跟压力性丘疹：压力性丘疹是受压而突出的皮下脂肪，常在站立时的脚后跟表现出来。在儿童中不常见，但可以在长期站立（职业）、马拉松运动员或有举重历史的成年人中发现。⑥萎缩性瘢痕累及至少两个部位，但相对较轻微，未形成cEDS所见的薄纸样和（或）含铁血黄素性瘢痕。⑦Z值>2的主动脉根部扩张。⑧二尖瓣脱垂。⑨器官脱垂：没有病态肥胖病史或其他已知诱发疾病的儿童，男性或未产妇的盆底，直肠和（或）子宫脱垂。⑩牙齿拥挤和上颚高或窄：包括矫正此类问题的牙齿拥挤或正畸干预的历史。两种条件都必须存在才能满足此条件。⑪蜘蛛状指：两侧的腕部阳性体征（Steinberg体征）；两侧为阳性拇指征（Walker体征）。⑫臂展与身高之比≥1.05。

若存在马方综合征的特征，则应考虑其他疾病，如马方综合征、Loeys-Dietz综合征、先天性蛛网膜下腔吻合、Shprintzen-Goldberg综合征、Stickler综合征、同型半胱氨酸尿症、多发性内分泌肿瘤2B型和家族性胸主动脉瘤。临床上可以进行分子检测以排查这些疾病。

特征B：至少有一个一级家庭成员使用更新的诊断标准被诊断出患有hEDS。

特征C：肌肉骨骼并发症（必须至少有一项）：①每天至少两条肢体的肌肉骨骼疼痛，持续3个月或更长时间；②全身慢性疼痛持续3个月或更长时间；③在没有外伤的情况下，反复发生关节脱位或不稳定。符合以下两条之一即可判定本项阳性：a.同一关节发生3次或3次以上的无创伤性脱位，或两个不同关节在不同时间发生两次或两次以上的无创伤性脱位；b.医学确认的与创伤无关的两个或多个部位的关节不稳定。

3）标准3

必须满足以下全部3项先决条件：①缺乏明显的皮肤脆弱表现，否则应考虑其他类型的EDS。②排除其他遗传性和获得性结缔组织疾病，如马方综合征、过度活动谱系疾病和自身免疫性风湿病。对于获得性结缔组织疾病（如狼疮、类风湿性关节炎等）的患者，hEDS的诊断需要同时符合标准2的特征A和特征B。在这种情况下，仅仅满足标准2的特征C［慢性疼痛和（或）关节不稳定］不足以诊断hEDS。③排除其他可能导致关节过度活动的情况，如肌张力低下和（或）结缔组织松弛，包括但不限于神经肌肉疾病（如mEDS、Bethlem肌病）、其他遗传性结缔组织病（如其他类型的EDS、Loeys-Dietz综合征、马方综合征）和骨骼发育不良。

三、呼吸系统表现

呼吸系统表现通常出现在过度活动型、经典型和血管型EDS，少数可继发于脊柱发育不良型和肌肉挛缩型（见表2-11-1）。气管软骨主要是Ⅱ型胶原蛋白，在EDS中通常不会发生改变。尽管如此，仍有一部分hEDS患者出现气管支气管软化症。肺实质内的胶原类型以Ⅰ型和Ⅲ型为主，结缔组织沿着气管支气管树延伸并维持肺泡结构，气道和实质细胞以及细胞外基质分子相互作用以维持结构完整性。在远端，肺泡毛细血管单元是气体交换发生的地方，其实质成分的失调可能导致异常松弛（如肺气肿）或异常僵硬（如纤维化）。

根据EDS亚型和受累组织不同，可能出现的表现包括但不限于呼吸困难、发声困难、哮喘、睡眠呼吸暂停和呼吸肌功能降低，vEDS常观察到血胸和气胸。

1. 哮 喘

EDS与特应性疾病（如哮喘）的患病率增加有关。有人提出，哮喘是一种多基因疾病，可能与EDS有重叠基因，哮喘表型受遗传和环境因素的影响。在一部分EDS患者中，哮喘可能与肥大细胞活化综合征（mast cell activation syndrome，MCAS）相关[27]。

2. 上呼吸道症状

EDS患者有无痛性发声困难、波动性声音嘶哑、声音微弱、吞咽困难、喉痉挛反复发作和声门下狭窄[28]。EDS患者的发音困难可能部分归因于肌肉松弛、张力减退、不协调或运动减少[29]。

3. 睡眠呼吸暂停综合征 EDS

相关的软骨缺陷和组织松弛导致的咽部塌陷增加，被认为是阻塞性睡眠呼吸暂停患病率增加的危险因素[30]。

4. 呼吸困难

呼吸困难是cEDS和hEDS患者的常见症状，有时伴有呼吸阻塞现象。呼吸困难的感觉是胸部本体感觉改变和自主神经功能障碍等多因素引起的[31]。潜在的病因很广泛，而且同一患者可能与多种因素相关，如哮喘、呼吸肌无力、胸腔畸形和气道塌陷。

5. 气道狭窄、气管支气管软化症

部分EDS患者的肺通气功能检查显示上气道和下气道塌陷、肺容量增加。这可能与肺组织细胞外基质损伤继发的肺顺应性增加，导致气道等压点下移而过早陷闭有关；有时可能是喉部过度移位[32]、气管支气管软化症[34]、气管狭窄[33, 34]引起的。

6. 肺实质受累

（1）咯血、血肿和血胸：通常是vEDS的呼吸系统并发症（见图2-11-2、图2-11-3），甚至是其首发表现[35, 36]。发生咯血或血胸的原因可能是胶原蛋白缺乏所致的血管脆性增加，导致大动脉夹层或动脉瘤破裂。与对照组相比，vEDS患者的肺动脉更粗、不规则且壁更薄，弥漫性出血和血肿更多[17, 37]。

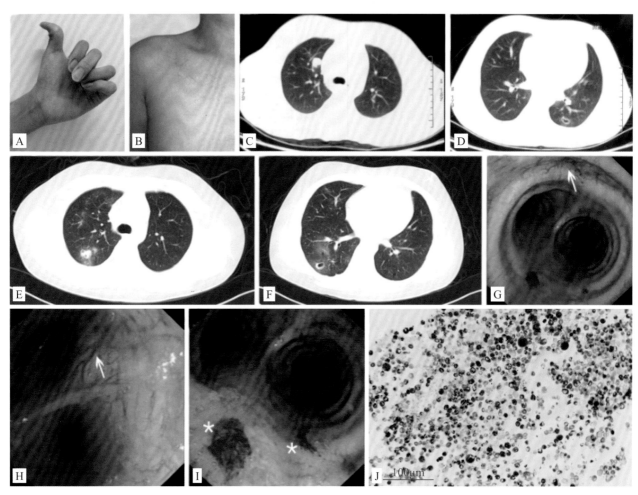

A、B：指间关节过度活动和半透明的皮肤，皮下静脉清晰可见；C、D：两年前进行的胸部CT扫描显示双肺多处结节和空洞；E、F：当前的胸部CT扫描显示，先前CT中的结节和空洞已经消失，并且出现了新的结节和空洞，周围有磨玻璃阴影；G～I：支气管镜检查发现气管和双侧支气管光滑黏膜表面可见迂曲黏膜血管、多发性毛细血管扩张样和出血性病灶（分别为箭头和星号）；J：支气管肺泡灌洗液细胞学检查显示大量含血黄素的巨噬细胞（普鲁士蓝染色，×200）。

图2-11-2 vEDS的多系统表现

（资料来源：本图获 *BMJ* 许可摘自参考文献[36]）

（2）肺气肿、肺大疱和气胸：肺气肿和肺大疱主要在vEDS患者中被发现，其病理生理学可能是Ⅲ型胶原蛋白缺乏、肺泡壁脆弱性增加，导致肺气肿和肺大疱形成[17,38]。与肺成纤维细胞相比，vEDS患者肺大疱切除术后肺组织的生化分析发现，相对于Ⅰ型，Ⅲ型胶原蛋白含量较低。较低水平的Ⅲ型胶原蛋白导致组织脆性增加、肺气肿和气胸。有一项法国的队列研究随机纳入了136名vEDS患者，超过一半的患者存在胸部CT扫描异常。肺气肿，主要是小叶中心和间隔旁，是最常见的病变。肺气肿患者组中吸烟者的数量与无肺气肿组中吸烟者的数量相同，20%的患者有与胸膜相连的线性增殖灶[17]。

（3）囊性肺病、空洞病变和纤维结节：肺囊性变、空洞病变和肺结节主要见于vEDS患者（见图2-11-3）[39,40]。上述法国的研究显示分别有7%和3%的患者出现钙化肺结节簇和空洞性结节。有病例甚至报道了双肺多发骨化灶[41]。

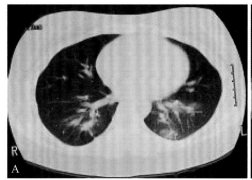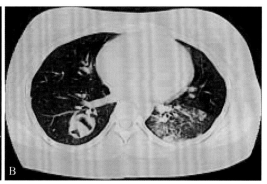

A：右下叶存在厚壁空洞病变，在左下叶，显示出边界不清的网状阴影，这与肺含铁血黄素沉着症相符；B：1个月后自行消失，残留少许实变。

图2-11-3　vEDS患者肺损害

（资料来源：本图获ERS许可摘自参考文献[42]。Reproduced with permission of the © ERS 2024：European Respiratory Journal 19（1）195-198；DOI：10.1183/09031936.02.00219202 Published 1 January 2001）

7.肺外表现

EDS患者的肺实质外表现包括胸壁异常、呼吸肌无力和膈疝，并且可能导致EDS患者出现呼吸道症状。

（1）胸壁异常与膈疝：EDS患者可发生胸壁异常，如漏斗胸、直背综合征和薄肋骨（见图2-11-4）。已有EDS患者发生膈疝的报道[43]，可以考虑开胸修复手术。

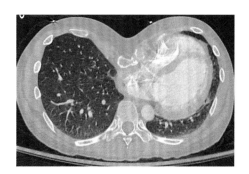

漏斗胸畸形，前后径异常狭窄。

图2-11-4　EDS患者胸廓畸形

（资料来源：本图获Elsevier许可摘自参考文献[44]）

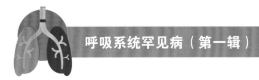

（2）呼吸肌无力：呼吸肌无力主要见于hEDS患者，可能是导致呼吸困难的一个因素。呼吸肌无力的部分原因是呼吸肌周围结缔组织中胶原异常，可能增加这些肌肉周围肌腱的顺应性。此外，还发现这些患者静息肺容积增加，这可能继发于神经肌肉细胞外基质缺陷或胸部关节过度活动。吸气肌训练已被证明可有效改善hEDS患者的呼吸肌力量和运动能力。

（3）膈肌破裂：自发性膈肌破裂是一种罕见的外科急症，已在一些EDS病例报告中进行了描述[45]。EDS患者的膈肌薄弱和松弛，可能会发生膈肌破裂。腹内压反复升高（即咳嗽、呕吐）可能会增加膈肌破裂的发生风险，但膈肌破裂也可能发生在EDS之前没有任何外伤史的情况下。必须在经过适当的吸氧、通气和液体复苏后对膈肌破裂或疝进行及时的手术治疗。胶原蛋白受损可影响止血和愈合，因此手术修补在EDS患者中应谨慎。

四、鉴别诊断

EDS及其亚型的临床诊断是一个复杂的过程，涉及家族史、临床特征和实验室检测。

实验室检测技术包括超微结构研究、生化检测和分子检测，可用于识别基因变异或任何其他遗传异常，在EDS的评估中起着至关重要的作用。

皮肤活检的电子显微镜等超微结构分析用于确定胶原蛋白形态。必须确保皮肤活检是全层厚的，因为超微结构改变在中央网状真皮中最为突出。凝胶电泳有助于识别在各种类型的EDS中可能发生改变的胶原蛋白。这种形式的胶原蛋白分析不作为诊断评估，但可以帮助区分EDS亚型。

单基因检测（同时或连续）、多基因检测和综合基因检测可发现遗传异常。这需要从培养的皮肤成纤维细胞中提取基因组DNA和信使RNA。如果此过程未显示致病异常，则通过基因靶向缺失和重复分析进行进一步测试。

动脉血管造影、CT扫描和MRI等影像学研究对EDS患者的评估特别有帮助，尤其是血管EDS。对于诊断出患有这种疾病的患者，这些检查可以表现出其主要特征，包括动脉扩张、动脉瘤、夹层、疝和器官破裂。

此外，EDS与其他类似疾病有许多共同特征（见表2-11-3），需要注意鉴别[46]。

表2-11-3　EDS的鉴别诊断

疾病	与EDS的相似表现	与EDS的不同表现
过度活动性疾病[47]	关节过度活动、关节疼痛	无萎缩性瘢痕形成、无皮肤过度伸展性、无特定基因的相关异常
马方综合征	晶状体脱位；关节松弛；主动脉扩张，破裂风险增加；二尖瓣脱垂	四肢异常长、胸廓畸形、与*FBN1*基因变异有关
Loey-Dietz综合征	主动脉瘤，有夹层风险；容易瘀伤；面团样柔软的皮肤；宽阔的萎缩性瘢痕；子宫破裂	眼距过宽、腭裂、悬雍垂分叉、马蹄内翻足、动脉导管未闭、早逝（平均26岁）、涉及*TGFBR1*等基因
皮肤松弛症	皮肤可过度拉伸	无皮肤脆弱，伤口愈合正常，涉及*ELN*、*FBLN4*、*FBLN5*、*ATP6V0A2*、*PYCR1*基因
多囊肾病	颅内动脉瘤；二尖瓣脱垂；主动脉根部扩张或破裂	肾、肝脏、胰腺、蛛网膜和精囊囊肿，涉及*PKD1*和*PKD2*基因
1型成骨缺陷	关节过度活动、巩膜呈蓝色、感音神经性耳聋、缝间骨；牙齿畸形	与*COLIA1*和*COLIA2*基因变异有关

疾病	与EDS的相似表现	与EDS的不同表现
纤维肌痛、抑郁症和慢性疲劳综合征	慢性疼痛、社会心理影响	无EDS相关的躯体表现
门克斯（Menkes）综合征[48]、家族性主动脉瘤、弹性假黄瘤	主动脉瘤和夹层	有相应的基因变异

鉴于EDS各亚型显著的遗传异质性和表型变异性，以及其中许多亚型和其他遗传性结缔组织病在临床表现上的重叠，除hEDS以外，所有亚型的确诊都依赖于相关基因的致病变异鉴定。明确基因变异的分子类型不仅有助于诊断，而且有助于预判遗传特点。

五、管理与治疗

EDS患者的综合管理包括治疗、监测、并发症预防和遗传咨询，需要多学科协作，涉及多个亚专业，以确保最佳护理。治疗包括皮肤伤口处理、康复理疗、药物治疗、外科手术、精神治疗。

EDS患者应尽量避免创伤，保护性的衣服和垫子可能有帮助。EDS患者伤口裂开的风险增加，建议皮肤伤口应深层缝合，缝合线保持正常时间的两倍。胶带和胶水也可用于防止瘢痕撕裂或进一步拉伸。

康复理疗对于肌肉、骨骼功能和症状管理有积极影响。对于有疼痛患者，除个体化选用止痛药外，还可选用其他用于缓解关节疼痛的技术，包括热敷或冷敷、针灸、按摩、生物反馈、电刺激和使用辅助设备。

EDS没有特效的治疗。Edsivo（celiprolol）是治疗vEDS的孤儿药。Edsivo（celiprolol）是一种最初开发用于治疗高血压的新药，被认为通过促进血管中正常的胶原合成，以及通过将压力负荷从最容易形成夹层和破裂的血管移开，为vEDS患者提供临床益处。在法国8个中心和比利时1个中心开展的vEDS患者临床研究中，53例患者被随机分为治疗组（25人）和非治疗组（28人），治疗组每天口服celiprolol（200mg，每天2次），非治疗组予以安慰剂对照。数据显示，治疗组患者发生动脉事件（夹层或破裂）的概率为20%，非治疗组为50%。

对于有主动脉扩张和动脉瘤的EDS患者，β受体阻滞剂可能有益。维生素C是一种胶原纤维交联辅因子，已被证明有助于伤口愈合，促进慢性瘀伤恢复，减少血肿形成。其他治疗EDS患者出血并发症的药物包括垂体后叶素和重组因子Ⅶa。由于伤口愈合不良的风险增加，所以EDS患者非必要不手术。如果进行手术，则必须严密止血，仔细地缝合伤口，避免组织张力。

对于患有EDS的孕妇，如果没有禁忌证，则建议进行阴道分娩；如果需要行剖宫产，则可以预防性使用催产素来对抗手术增加的产后出血风险。

精神心理治疗可以帮助有焦虑、抑郁、成瘾、慢性疼痛和负面情绪的EDS患者。

预防EDS的潜在并发症至关重要。EDS患者应避免可能对皮肤或器官系统造成创伤的活动，应限制关节的过度伸展。积极管理高血压对于预防EDS的血管并发症至关重要。潜在损伤导致出血的风险增加，因此还建议避免使用抗血小板和抗凝药物。对于出现主动脉扩张或二尖瓣脱垂迹象的患者，应每年进行一次超声心动图随访。EDS患者在怀孕期间面临特殊挑战，应加强围产期监护。建议vEDS患者定期进行

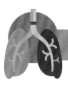
血压监测、超声检查、MRA、血管造影和其他动脉病变筛查。

EDS患者应避免使用氟喹诺酮类药物，除非没有其他选择。使用氟喹诺酮类药物可能与EDS患者主动脉夹层或动脉瘤的发生率增加有关；使用氟喹诺酮类药物的EDS患者发生肌腱断裂的风险可能会增加。

大多数类型EDS患者的寿命通常正常。特定类型的EDS患者可能会发生致死性的并发症，如vEDS患者发生动脉破裂。

胸闷患者应适当进行体力活动和锻炼、避免穿紧身衣，并进行自主神经功能障碍的管理。咳嗽患者应积极治疗鼻炎、肥大细胞活化和胃食管反流病的管理。

气胸、血胸按常规疗法治疗。膈肌破裂、肺疝应行外科手术修补。

参考文献

［1］ISLAM M, CHANG C, GERSHWIN M E. Ehlers-Danlos syndrome: Immunologic contrasts and connective tissue comparisons［J］. Journal of translational autoimmunity, 2021, 4:100077.

［2］BENATTIA A, BENISTAN K, FRANK M, et al. Respiratory manifestations of Ehlers-Danlos syndromes［J］. Rev mal respir, 2023, 40(3):254-264.

［3］MALFAIT F, FRANCOMANO C, BYERS P, et al. The 2017 international classification of the Ehlers-Danlos syndromes［J］. American Journal of Medical Genetics Part C:Seminars in Medical Genetics, 2017, 175(1):8-26.

［4］BEIGHTON P, DE PAEPE A, DANKS D, et al. International nosology of heritable disorders of connective tissue, berlin, 1986［J］. Am J Med Genet, 1988, 29(3):581-594.

［5］BEIGHTON P, DE PAEPE A, STEINMANN B, et al. Ehlers-Danlos syndromes: Revised nosology, Villefranche, 1997. Ehlers-Danlos National Foundation (USA) and Ehlers-Danlos Support Group (UK)［J］. Am J Med Genet, 1998, 77(1):31-37.

［6］CASTORI M, TINKLE B, LEVY H, et al. A framework for the classification of joint hypermobility and related conditions［J］. American journal of medical genetics part c-seminars in medical genetics, 2017, 175(1):148-157.

［7］TINKLE B, CASTORI M, BERGLUND B, et al. Hypermobile Ehlers-Danlos syndrome (a.k.a. Ehlers-Danlos syndrome Type Ⅲ and Ehlers-Danlos syndrome hypermobility type):Clinical description and natural history［J］. American journal of medical genetics part c-seminars in medical genetics, 2017, 175(1):48-69.

［8］KAPFERER-SEEBACHER I, SCHNABL D, ZSCHOCKE J, et al. Dental manifestations of Ehlers-Danlos syndromes:A systematic review［J］. Acta dermato-venereologica, 2020, 100(7):adv00092. DOI:10.2340/00015555-3428.

［9］CHOUDHURY R, REVENCO V, DARCIUC R. Ehlers-Danlos syndrome［J］. BMJ Case Rep, 2009, 2009: bcr05.2009.1850. DOI: 10.1136 / bcr.05.2009.1850.

［10］SADHASIVAMOHAN A, PALANIAPPAN V, KARTHIKEYAN K. Hypermobile Ehlers-Danlos syndrome:A video demonstration of Beighton score［J］. BMJ Case Reports, 2022, 15(11):e252690.

［11］ADHAM S, TRYSTRAM D, ALBUISSON J, et al. Pathophysiology of carotid-cavernous fistulas in vascular Ehlers-Danlos syndrome:A retrospective cohort and comprehensive review［J］. Orphanet J Rare Dis, 2018, 13(1):100.

［12］MIKLOVIC T, SIEG V C. Ehlers-Danlos syndrome［M］. 2023. In:StatPearls［Internet］. Treasure Island (FL):StatPearls Publishing; 2024. PMID:31747221.

［13］EAGLETON M J. Arterial complications of vascular Ehlers-Danlos syndrome［J］. Journal of vascular surgery, 2016, 64(6):1869-1880.

［14］BYERS P H, MURRAY M L. Heritable collagen disorders:The paradigm of the Ehlers-Danlos syndrome［J］. Journal of investigative dermatology, 2012, 132(E1):E6-11.

［15］KAMALANATHAN K C, BARNACLE A M, HOLBROOK C, et al. Splenic rupture secondary to vascular Ehlers-Danlos syndrome managed by coil embolization of the splenic artery［J］. European Journal of Pediatric Surgery Reports, 2019, 7(1):e83-e85.

［16］MIKLOVIC T, SIEG VC. Ehlers Danlos syndrome (StatPearls［Internet］)［DB］. 2023,. https://www.ncbi.nlm.nih.gov/books/NBK549814/.

［17］BOUSSOUAR S, BENATTIA A, ESCUDIé J B, et al. Vascular Ehlers-Danlos syndrome (vEDS):CT and histologic findings of pleural and lung parenchymal damage［J］. European radiology, 2021, 31(8):6275-6285.

［18］WATANABE A, KAWABATA Y, OKADA O, et al. Ehlers-Danlos syndrome type Ⅳ with few extrathoracic findings:a newly recognized point mutation in the COL3A1 gene［J］. Eur respir j, 2002, 19(1):195-198.

［19］ABAYAZEED A, HAYMAN E, MOGHADAMFALAHI M, et al. Vascular type Ehlers-Danlos syndrome with fatal spontaneous rupture of a right common iliac artery dissection:Case report and review of literature［J］. Journal of radiology case reports, 2014, 8(2):63-69.

［20］MALFAIT F, DE PAEPE A. The Ehlers-Danlos syndrome［J］. Adv exp med biol, 2014, 802:129-143.

［21］CORTINI F, VILLA C. Ehlers-Danlos syndromes and epilepsy:An updated review［J］. Seizure-european journal of epilepsy, 2018, 57:1-4.

［22］TERAN-WODZINSKI P, KUMAR A. Clinical characteristics of patients with hypermobile type Ehlers-Danlos syndrome (hEDS) and generalized hypermobility spectrum disorders (G-HSD):An online survey［J］. Rheumatol int, 2023, 43(10):1935-1945.

［23］GAZIT Y, JACOB G, GRAHAME R. Ehlers-Danlos syndrome-hypermobility Type:A much neglected multisystemic disorder［J］. Rambam Maimonides medical journal, 2016, 7(4):e0034.

［24］CASTORI M, VOERMANS N C. Neurological manifestations of Ehlers-Danlos syndrome(s):A review［J］. Iranian Journal of Neurology, 2014, 13(4): 190-208.

［25］BULBENA A, BAEZA-VELASCO C, BULBENA-CABRé A, et al. Psychiatric and psychological aspects in the Ehlers-Danlos syndromes［J］. American journal of medical genetics part c-seminars in medical genetics, 2017, 175(1):237-245.

［26］HAKIM A J, GRAHAME R. A simple questionnaire to detect hypermobility:an adjunct to the assessment of patients with diffuse musculoskeletal pain［J］. International journal of clinical practice, 2003, 57(3):163-166.

［27］MOLDERINGS G J, BRETTNER S, HOMANN J, et al. Mast cell activation disease:A concise practical guide for diagnostic workup and therapeutic options［J］. Journal of hematology & oncology, 2011, 4:10.

［28］LAM C M, WOOD G, BIRCHALL M A. Laryngological presentations and patient-reported outcome measures in Ehlers-Danlos syndrome［J］. Journal of laryngology and otology, 2022, 136(10):947-951.

［29］ARULANANDAM S, HAKIM A J, AZIZ Q, et al. Laryngological presentations of Ehlers-Danlos syndrome:Case series of nine patients from two London tertiary referral centres［J］. Clinical otolaryngology, 2017, 42(4):860-863.

［30］GAISL T, GIUNTA C, BRATTON D J, et al. Obstructive sleep apnoea and quality of life in Ehlers-Danlos syndrome:A parallel cohort study［J］. Thorax, 2017, 72(8):729-735.

［31］BASCOM R, DHINGRA R, FRANCOMANO C A. Respiratory manifestations in the Ehlers-Danlos syndromes［J］. American journal of medical genetics part c-seminars in medical genetics, 2021, 187(4):533-548.

［32］CHATZOUDIS D, KELLY T J, LANCASTER J, et al. Upper airway obstruction in a patient with Ehlers-Danlos syndrome［J］. Annals of the royal college of surgeons of england, 2015, 97(3):e50-e51.

［33］GUIRAUDET P, MOREL S, DHOUIB F, et al. Subglottic tracheal stenosis associated with Ehlers-Danlos Syndrome, Hypermobilty Type［J］. Respiratory medicine and research, 2019, 76:19-21.

［34］GEORGE S M, VANDERSTEEN A, NIGAR E, et al. Two patients with Ehlers-Danlos syndrome type Ⅷ with unexpected hoarseness［J］. Clin exp dermatol, 2016, 41(7):771-774.

［35］GU G, YANG H, CUI L, et al. Vascular Ehlers-Danlos syndrome with a novel missense COL3A1 mutation present with pulmonary complications and iliac arterial dissection［J］. Vascular and Endovascular Surgery, 2018, 52(2):138-142.

［36］WANG P, MENG Z, FENG R, et al. Spontaneous intrapulmonary haemorrhage in vascular Ehlers-Danlos syndrome［J］. Thorax, 2023, 78(4):424-425.

［37］CHU L C, JOHNSON P T, DIETZ H C, et al. Vascular complications of Ehlers-Danlos syndrome:CT findings［J］. American journal of roentgenology, 2012, 198(2):482-487.

［38］WATANABE A, KAWABATA Y, OKADA O, et al. Ehlers-Danlos syndrome type Ⅳ with few extrathoracic findings:A newly recognized point mutation in the COL3A1 gene［J］. Eur respir j, 2002, 19(1):195-198.

［39］RUGGERI P, CALCATERRA S, GIRBINO G. Bullous emphysema as first presentation of Ehlers-Danlos syndrome in monozygotic twins［J］. Respir Med Case Rep, 2015, 14:40-42.

［40］KAWABATA Y, WATANABE A, YAMAGUCHI S, et al. Pleuropulmonary pathology of vascular Ehlers-Danlos syndrome:Spontaneous laceration, haematoma and fibrous nodules［J］. Histopathology, 2010, 56(7):944-950.

［41］KIM M J, CHOE J, LEE B H, et al. Ehlers-Danlos syndrome presenting as cystic lung disease with recurrent pneumothorax:A case report［J］. Respirol Case Rep, 2021, 9(5):e00747.

［42］YOSHIZUMI Y, TOMIOKA H, KATSUYAMA E, et al. Diffuse pulmonary ossification with connective tissue weakness potentially due to vascular Ehlers-Danlos syndrome［J］. Intern Med, 2021, 60(17):2847-2851.

［43］EVANS A S, NASSIF R G, AH-SEE K W. Spontaneous apical lung herniation presenting as a neck lump in a patient with Ehlers-Danlos syndrome［J］. Surgeon-journal of the royal colleges of surgeons of edinburgh and ireland, 2005, 3(1):49-51.

［44］PUJARI A, SHALHUB S. Iliac artery dissection and rupture in a patient with classic Ehlers-Danlos syndrome due to COL5A1 null variant［J］. Journal of Vascular Surgery Cases, Innovations and Techniques, 2024, 10(3):101443.

［45］AMIN R, WAIBEL B H. Spontaneous diaphragmatic rupture in hypermobile type Ehlers-Danlos syndrome［J］. Case Reports in Surgery, 2017, 2017:2081725.

［46］CASTORI M, DORDONI C, VALIANTE M, et al. Nosology and inheritance pattern(s) of joint hypermobility syndrome and Ehlers-Danlos syndrome, hypermobility type:A study of intrafamilial and interfamilial variability in 23 Italian pedigrees［J］. Am j med genet a, 2014, 164a(12):3010-3020.

［47］VAIRO F P E, CHWAL B C, PERINI S, et al. A systematic review and evidence-based guideline for diagnosis and treatment of Menkes disease［J］. Mol genet metab, 2019, 126(1):6-13.

第十二节　α₁抗胰蛋白酶缺乏症

α₁抗胰蛋白酶缺乏症（alpha-1antitrypsin deficiency，AATD）是一种*SERPINA1*基因变异导致血浆和组织中α₁抗胰蛋白酶（alpha-1 antitrypsin，AAT）水平降低引起的罕见的遗传性疾病。AATD可导致儿童

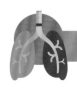
和成人发生严重的肺脏、肝脏病变，少数患者发生全身性血管炎或中性粒细胞性脂膜炎[1]。该病主要影响欧洲血统的白人，估计患病率为1/5000～1/2000人。

一、病因与病理生理机制

AAT是一种52KDa丝氨酸蛋白酶抑制剂糖蛋白，由位于14号染色体上的*SERPINA1*基因编码，主要由肝细胞合成和分泌，少量来源于单核细胞、巨噬细胞、中性粒细胞和肺上皮细胞。AAT的主要功能是保护肺部免受由中性粒细胞弹性蛋白酶（neutrophil elastase，NE）、组织蛋白酶G和蛋白酶3等蛋白水解酶引起的损伤。这些酶在炎症或感染过程中由活化的中性粒细胞释放。通过中和过量的蛋白酶，AAT有助于防止肺结缔组织中弹性蛋白和Ⅳ型胶原蛋白过度降解。AAT缺乏可导致肺脏和（或）肝脏病变。

目前已鉴定了500多个AAT基因变异[2]，导致AAT发生数量和（或）质量变化。这些致病突变的类型多种多样，通常会导致AAT氨基酸序列的错误折叠或截断。其中，Z（c.1096G>A；p.Glu366Lys）和S（c.863A>T；p.Glu288Val）缺陷变异是AATD中最常见的变异，尤其是Z变异是导致大多数经典严重形式的AATD的原因[3]。F（c.739C>T；p.Arg247Cys）和I（c.187C>T；p.Arg63Cys）变体是较多见的罕见变异[4]。每个地理区域都有自己独特的AATD变体种类。最近的研究表明，某些表观遗传机制可能至少部分解释了PI*ZZ和PI*SZ基因型缺陷患者肺部病变临床表达的差异。

Z变异导致AAT的错误折叠和聚合，导致其在肝细胞内质网中积聚（约占产生的所有AAT的70%），导致慢性肝病（纤维化、肝硬化和肝癌）；[5]大约15%的AAT以聚合物形式释放到血流中；另外15%的AAT以功能状态分泌，但其抑制NE的能力显著降低。

S突变也可导致聚合物形成，但形成率低于Z突变，导致滞留在肝细胞的AAT较少，而较少产生肝脏疾病。尽管错误折叠的S蛋白通过内质网相关蛋白降解系统和未折叠蛋白反应以及自噬被消除，但仍有一部分正确折叠并分泌到循环中，从而达到平均血浆水平。

这些突变导致AATD患者的血液和组织（特别是肺部）中AAT水平降低，导致抑制NE的能力下降，使肺部容易受到蛋白酶的影响，并增加肺气肿、慢性阻塞性肺病、支气管炎、支气管扩张和支气管哮喘的发生风险。在职业环境中接触吸烟、灰尘和污染会加剧上述疾病的发生风险。可能与AATD相关的其他病症包括中性粒细胞性脂膜炎和肉芽肿性多血管炎。

除了其抗蛋白酶活性外，AAT还具有抗炎和免疫调节功能。AATD越来越被认为是一种炎症性疾病，其中中性粒细胞在相关炎症中发挥着至关重要的作用。多项研究表明，AATD患者肺部的中性粒细胞数量明显高于健康个体，这与低水平AAT一起共同导致某些患者出现肺部损伤。

二、临床表现

1. 肺脏病变

当血清AAT水平不足以克服中性粒细胞弹性蛋白酶相对过度的作用，即所谓的"蛋白酶-抗蛋白酶失衡"时，就会发生肺部病变，从而导致下呼吸道弹性蛋白和其他细胞外基质成分的降解。肺脏病变是AATD的主要临床表现之一。

AATD患者最常见的呼吸系统疾病是早发性肺气肿，主要影响双肺下叶，见于58%～72%的AATD患者。在儿童时期，Z等位基因的纯合AATD患者（PI*ZZ）通常没有肺气肿，但是哮喘的发生风险可能会增加。然而，肺气肿、支气管扩张和哮喘都可能在成年后才出现（见图2-12-1）[6]。肺受累的主要症状是劳累时呼吸困难、喘息、咳嗽和痰增多。

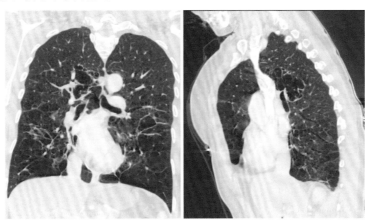

一位中年AATD患者胸部CT显示双肺广泛的小叶中央型和全小叶型肺气肿，主要累及下叶，伴有明显的空气滞留和局部支气管扩张。

图2-12-1　AATD肺损害

（资料来源：本图从*BMC*开放获取自参考文献[6]，未改编，http：//creativecommons.org/licenses/by/4.0/）

AATD患者出现呼吸道症状的时间差异很大。一般来说，症状往往在成年之后出现。肺功能下降取决于接触烟草烟雾或环境污染物、职业接触毒素、合并哮喘、下呼吸道感染等因素。据报道，吸烟会显著加剧肺部疾病，并且是快速进展的主要危险因素。AATD也是慢性阻塞性肺病（chronic obstructive pulmonary disease，COPD）的高危因素。最近的一项研究表明，PI*SZ患者比PI*ZZ患者更不易受香烟烟雾的影响。多变量分析显示，在相同水平的烟雾暴露下，PI*SZ患者比PI*ZZ患者发生肺气肿的可能性更小，并且生存率更高；然而，肺功能下降没有显著差异。值得注意的是，儿童时期接触二手烟和环境空气污染物是发生成人AATD相关肺气肿的重要危险因素。AATD预后很大限度上受呼吸系统疾病的影响。

AAT的某些不常见变异，如F、I和Mmalton等位基因，只有在与Z或无效等位基因一起遗传时，才会与COPD的较高风险相关。无效等位基因的纯合患者缺乏任何循环AAT，通常比PI*ZZ或PI*SZ等位基因携带者患有更严重的肺部疾病。然而，他们患肝病的风险并不更高。

2.肝脏病变

AATD的另一项主要表现是肝脏病变。肝脏病变是未分泌的聚合AAT在肝细胞内蓄积产生的。与AATD相关的肝病有两种表现形式：一种发生在儿童早期，如肝炎、新生儿胆汁淤积；另一种发生在成年期，此时某些个体（不一定是儿童时期患有肝病的人）出现慢性肝炎、肝硬化和肝癌，并呈进行性进展。其严重程度各不相同，个体之间存在显著差异，目前尚不清楚为什么某些个体比其他个体更容易患病[7]。

大多数PI*ZZ儿童没有症状，并可在幼儿期康复。然而，其中一小部分（10%~50%不等）可能会出现肝脏异常，如转氨酶升高、新生儿肝炎、肝脏肿大以及营养缺乏。血液检查可能会发现胆红素和转氨酶水平较高、白蛋白水平降低或凝血功能障碍，这可能是维生素K缺乏或肝功能障碍所致。成年患者，尤其是年龄>50岁的成年患者，可能发生肝纤维化、肝硬化和肝细胞癌等严重疾病，甚至需要进行肝移植。

193

多项研究表明，2%～10%的Z变异携带者表现为新生儿胆汁淤积，20%～35%的成年患者表现为明显的肝纤维化[8]。纯合致病性变异（Pi*ZZ基因型）是严重AATD的主要原因。约50%的纯合子出现肝脏炎症，其中2%～43%的病例出现肝硬化。肝病的发生风险也会随着年龄的增长而增加。儿童和成年患者都可能出现需要肝移植的终末期肝病。PI*ZZ表型携带者应接受适当的肝脏疾病监测。

3. 其他少见表现

与AATD相关的不太常见的病症包括中性粒细胞性脂膜炎和全身性血管炎（通常是肉芽肿性多血管炎）。

AATD症状的严重程度和预后在患者之间存在很大差异，并且患者血清AAT水平和表型都不能有效地识别将发展为严重肺部或肝脏疾病的患者。临床数据表明，遗传学、表观遗传学、环境和生活方式等因素也与疾病的严重程度相关。

三、实验室检测与辅助检查

1. 肺功能检查

最常见的肺功能改变是慢性气流阻塞和一氧化碳弥散能力（diffusing capacity of the lungs for carbon monoxide，DLCO）降低，空气滞留很常见。即使在轻度或中度病例中，也可能存在一定程度的低氧血症。在严重疾病中，DLCO的下降幅度大于FEV1。因此，DLCO可能是患者随访更合适的指标。在患有AATD的吸烟者中，FEV1下降速度与吸烟史（包年）成比例。气流阻塞严重者可达到COPD的诊断标准。

2. 放射影像学检查

在AATD的早期阶段，胸部X线片通常是正常的，但随着疾病的进展，高达85%的病例显示出肺气肿的特征性表现。胸部HRCT在检测早期肺气肿变化和支气管扩张方面比胸部X线检查更敏感。肺气肿的特点是全小叶型、双侧性和基底部为主（见图2-12-2）。肺气肿在Pi*SZ杂合子中更常见。

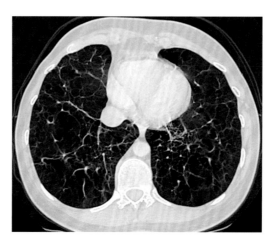

胸部CT示双下叶全小叶型肺气肿。

图2-12-2　典型肺气肿

（资料来源：本图从*BMC*开放获取自参考文献[6]，未改编，http://creativecommons.org/licenses/by/4.0/）

3. 肝脏检查

AATD患者应行肝功能检测、肝脏超声检查，必要时还可以进行肝脏瞬时弹性成像和磁共振血管造影。

四、诊　断

诊断 AATD 的标准方法主要是确定血液中的 AAT 浓度（通常通过比浊法），然后通过研究表型和（或）基因型来识别特定等位基因。然而，由于 AAT 与 C 反应蛋白（C-reactive protein，CRP）都是一种急性时相反应物，其血浆水平会因炎症或感染刺激而升高。评估 CRP 水平至关重要。若血清 AAT 水平≥1.1g/L，且 CRP 水平在正常范围内，则表明 AAT 状态正常；相反，若血清 AAT 水平<1.1g/L 或出现值得注意的临床问题，建议要求专业实验室进行表型或基因分型。如果结果不确定，则应进行基因测序（见图2-12-3）[9]。

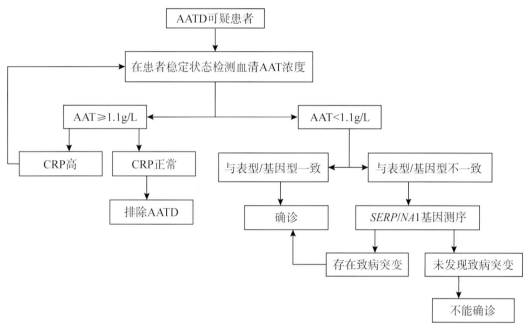

图2-12-3　AATD 诊断流程

此外，正在研究循环聚合物作为 AATD 生物标志物的可能性。锁链素和异锁链素与肺弹性蛋白降解和 COPD 的发展有关，可作为一项有用的预测指标。AATD 患者的特定纤维蛋白原降解产物（Aa-Val360）水平升高，与气流阻塞的严重程度相关。这些发现表明，Aa-Val360 可能是需要治疗干预的早期 COPD 患者疾病活动性的有价值的标志物。

因为 AATD 的症状与常见的肺脏和肝脏疾病的症状重叠，所以 AATD 经常被误诊，这导致全球范围内对 AATD 的诊断不足。因此，需要对特定患者群体进行关注和筛查，如应考虑慢性阻塞性肺疾病、不明原因肝病、治疗无反应性哮喘、c-ANCA 血管炎、坏死性脂膜炎、肉芽肿性多血管炎或不明原因支气管扩张的患者，蛋白质谱分析显示缺乏 α_1 糖蛋白峰的个体，以及家庭多人出现呼吸困难和慢性咳嗽、AATD 患者的一级亲属，检测 AAT[10]。

鉴于 AATD 的临床表现和功能障碍的异质性，初步评估与 AATD 相关的肺部疾病必须包括对呼吸生理学、运动能力、症状强度和疾病影响的完整评估，以及胸部 HRCT 的表现。

五、治 疗

患者应避免吸烟、粉尘吸入，并接受肺功能监测。唯一批准专门治疗AATD患者严重肺部疾病的药物疗法是增强疗法，该疗法是将从健康个体获得的纯化血浆AAT注入AATD患者体内。该疗法旨在保护肺部免受中性粒细胞弹性蛋白酶失控的破坏性影响，从而主要减缓FEV1介于35%～60%之间的患者肺气肿的进展。然而，增强疗法尚需更多临床证据。根据目前的知识，肺移植后继续增强治疗可能是有益的，特别是对围移植期或临床衰退的某些患者。这种方法可以降低术后炎症的风险并保护移植肺的功能。

目前尚无治疗AATD相关肝病的药物干预措施。基因治疗、诱导多能干细胞和基于基因编辑的细胞疗法，以及针对肝细胞内AAT聚合的小分子疗法正在研究中。此外，自噬增强药物和沉默RNA策略也被视为潜在的治疗选择。卡马西平和雷帕霉素这两种药物被发现可以改善自噬，从而导致错误折叠的Z-AAT降解，并减少AATD肝病小鼠模型中的肝纤维化。目前，卡马西平正在一项针对AATD相关严重肝病的双盲、安慰剂对照、随机临床试验中进行评估。

α_1抗胰蛋白酶缺乏症患者蛋白磷酸酶2A（PP2A）的活性降低。PP2A是一种复杂的异源三聚酶，可调节许多蛋白质中丝氨酸和苏氨酸残基的去磷酸化。PP2A活性降低可能与蛋白酶反应增强有关。因此，PP2A的化学修复可能是一种新的治疗方法[11]。

● 参考文献 ●

［1］DASi F. Alpha-1 antitrypsin deficiency［J］. Medicinaclinica, 2023,162(7):336-342.DOI

［2］SEIXAS S, MARQUES P I. Known mutations at the cause of Alpha-1 antitrypsin deficiency an updated overview of SERPINA1 variation spectrum［J］. The application of clinical genetics, 2021, 14:173-194.

［3］ABREU N, PEREIRA V M, PESTANA M, et al. Future perspectives in the diagnosis and treatment of liver disease associated with Alpha-1 antitrypsin deficiency［J］. GE Portuguese Journal of Gastroenterology, 2023, 30(5):327-335.

［4］FERRAROTTI I, WENCKER M, CHOROSTOWSKA-WYNIMKO J. Rare variants in alpha 1 antitrypsin deficiency: A systematic literature review［J］. Orphanet J Rare Dis, 2024, 19(1):82.

［5］NIEDERAU C. Liver disease associated with alpha1 antitrypsin deficiency［J］. MMW Fortschritte der Medizin, 2024, 166(Suppl 1):23-25.

［6］KARADOĞAN D, ŞAHİN Ü, DREGER B, et al. Case report of a novel alpha1-antitrypsin null variant in Türkiye:Q0RİZE［J］. BMC Pulm Med, 2024, 24(1):91.

［7］BOUCHECAREILH M. Alpha-1 antitrypsin deficiency-mediated liver toxicity: Why do some patients do poorly? What do we know so far?［J］. Chronic obstructive pulmonary diseases (Miami, Fla), 2020, 7(3):172-181.

［8］RUIZ M, LACAILLE F, SCHRADER C, et al. Pediatric and adult liver disease in Alpha-1 antitrypsin deficiency［J］. Semin liver dis, 2023, 43(3):258-266.

［9］JARDIM J R, CASAS-MALDONADO F, FERNANDES F L A, et al. Update on and future perspectives for the diagnosis of alpha-1 antitrypsin deficiency in Brazil［J］. J bras pneumol, 2021, 47(3):e20200380.

［10］CRAIG T J, CORBETT M L, MEADOWS J A. Improving detection of Alpha-1 antitrypsin deficiency:Role of the allergist［J］. Journal of Allergy and Clinical Immunology-In Practice, 2023, 11(8):2348-2354.

［11］YU H, ZAVERI S, SATTAR Z, et al. Protein Phosphatase 2A as a Therapeutic target in pulmonary diseases［J］. Medicina-Lithuania, 2023, 59(9):https://DOI.org/10.3390/medicina59091552.

第十三节　皮肤松弛症

皮肤松弛症（cutis laxa，CL），又称泛发性皮肤松垂（generalized dermatochalasis）、原发性弹性组织病（primary elastolysis），系先天性发育缺陷或后天获得性的皮肤弹力纤维断裂造成的，以皮肤松弛、皱褶或下垂为特征的异质性疾病。除皮肤受累外，该病也可累及全身多个系统[1]。遗传性皮肤松弛症是单基因缺陷导致弹性纤维合成障碍，而后天性皮肤松弛症是后天性因素导致弹性纤维异常降解造成的。部分皮肤松弛症患者可发生支气管扩张、肺气肿或囊性肺病，严重者可能诱发肺心病、心力衰竭或主动脉瘤。

一、病因与病理生理

皮肤松弛症是弹性蛋白代谢异常引起的，组织病理学可见破碎的弹性蛋白，可导致皮肤弹性降低。目前确切病因不明。已知多个遗传性或获得性的因素可能导致该病。

遗传性病例可以识别出潜在的基因缺陷，包括 *ELN*、*FBLN4*、*FBLN5*、*ATP6V0A2*、*PYCR1* 或 *ATP7A* 基因变异[2]。有3种遗传形式，分别是常染色体显性遗传、X连锁隐性遗传与常染色体隐性遗传。

在极少情况下，婴儿在发热性疾病后或接触特定药物（如对青霉素过敏的胎儿母亲接受青霉胺治疗）后会出现获得性皮肤松弛症。对于儿童或青少年，皮肤松弛症常发生在严重疾病，如发热、多发性浆膜炎或多形性红斑之后。对于成年患者，该病可以是潜伏状态，或是与多种病症，特别是浆细胞恶液质相关联。这些获得性皮肤松弛症的发病机制目前还不完全清楚，可能是多因素的，有报道称其与弹性蛋白C末端的p.G773D多态性有关[3]。该病的病因、发病机制及临床表型各异，但在光学显微镜下，不同亚型的皮肤弹性纤维在外观上通常没有区别，某些病例在通过透射电子显微镜进行超微结构评估时可能会显示出特定的弹性纤维缺陷[4, 5]。

弹性纤维合成、运输、组装的任何步骤缺陷均可能导致皮肤松弛症。该疾病与下列几个因素有关：铜缺乏、弹性蛋白的数量和形态异常，以及弹性蛋白酶与弹性蛋白酶抑制剂功能失衡，影响异常的弹性蛋白的降解。

弹性纤维的代谢缺陷可以分为以下三种类型：

1. 与细胞外基质组件组装有关的酶缺乏

在枕角综合征中，*ATP7A* 的致病变异会损害向细胞和细胞器（包括高尔基体）内转运铜的能力。铜含量低不仅会影响赖氨酰氧化酶（它是参与弹性蛋白和胶原蛋白交联的主要酶），而且还会降低其他几种酶的活性，从而导致神经系统功能和头发异常。

2. 囊泡运输和糖基化的缺乏

液泡型 H[+]-ATPase泵（V-ATPase）维持囊泡隔室中的酸性环境，是膜结合隔室（包括分泌颗粒、内体和溶酶体）在细胞内充分运输所必需的。V0结构域的A2亚基或V1结构域的α或$ε_1$亚基的功能丧失变异导致逆行的高尔基体转运减少和水泡成分再循环减少。该机制见于Ⅱa型常染色体隐性遗传皮肤松弛症。

3. 脯氨酸合成、三羧酸循环和线粒体功能缺乏

Ⅲ型常染色体隐性遗传皮肤松弛症患者 *PYCR1* 和 *ALDH18A1* 基因发生变异。*PYCR1* 编码的二氢吡咯-5-羧酸还原酶1（PYCR1）、*ALDH18A1* 编码吡咯啉-5-羧酸合成酶（P5CS），在线粒体三羧酸循环中对谷氨酸和脯氨酸的代谢很重要，*PYCR1* 和 *ALDH18A1* 致病性变异影响脯氨酸的代谢，而脯氨酸是胶原蛋白和弹性蛋白中最丰富的氨基酸之一。

在肺中，弹性蛋白位于动脉和弹性软骨内，但也存在于肺泡隔膜的远端。呼气时，横膈膜放松，使

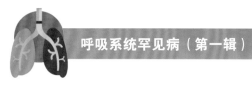
肺部的弹性反冲力将空气从肺泡中排出。弹性蛋白异常或减少导致相关组织弹性下降[6]。

二、临床表现

1. 遗传性皮肤松弛症

遗传性皮肤松弛症（inherited cutis laxa，ICL）的皮肤松弛可能是在出生时即出现或出生后不久发生，通常发生在正常情况下皮肤即处于松弛状态的部位，最明显的是面部皮肤下垂，儿童患者有悲伤脸或丘吉尔样脸和鹰钩鼻。患者的呼吸道症状相对轻微，可能包括咳嗽、呼吸困难和喘息。

不同的遗传模式有不同的临床表型。

（1）常染色体显性遗传皮肤松弛症：常染色体显性遗传性皮肤松弛症（autosomal dominant cutis laxa，ADCL，OMIM＃123700）累及全身皮肤，病情通常较轻，皮肤受累程度不一，从皮肤过度伸展到泛滥的多余皮肤褶皱均可见，以典型的面部改变和全身性的皮肤松弛形成皱褶为特征，典型的面部特征包括大耳朵、下垂的脸颊和明显的鼻唇沟。有时可伴有胃肠道憩室、疝气或盆腔脏器脱垂。其罕见的并发症有肺动脉狭窄、主动脉及大动脉扩张、支气管扩张和肺气肿[7]。有研究报告了分别有55%和35%的病例存在肺气肿和主动脉根部扩张并剥离的风险。根据过多的皮肤皱褶和松弛多余的皮肤，常可作出早期诊断。

大多数常染色体显性遗传型皮肤松弛症患者与ELN基因突变有关[8, 9]。ELN基因突变导致突变的弹性蛋白合成、分泌并参与构成弹性基质，通过改变弹性纤维的结构致病。也有学者报道了，Fibulin-5基因（FBLN5）突变导致的常染色体显性遗传性皮肤松弛症[10]。

（2）常染色体隐性遗传皮肤松弛症：常染色体隐性遗传皮肤松弛症（autosomal recessive cutis laxa，ARCL）患者的受累器官及严重程度呈现高度异质性。可分为Ⅰ型、Ⅱ型和Ⅲ型。Ⅰ型表现为严重的心肺并发症。Ⅱ型和Ⅲ型通常包括中枢神经和骨骼异常。Ⅲ型还显示了Ⅱ型中通常不存在的眼部表现。

①Ⅰ型：Ⅰ型ARCL是一类特殊的、伴有典型重度肺气肿和致死性血管病变的疾病。常见的系统受累表现包括肺不张、肺气肿、胃肠道及泌尿生殖系统憩室和血管异常（动脉瘤、纤维肌性动脉发育不良和狭窄）[11]。还可伴有颅骨异常、囟门闭合延迟、关节松弛、臀部错位、腹股沟疝，但较少见。该型包括3个亚型。其中，Ⅰa型和Ⅰc型可导致危及生命的肺气肿（见图2）[12]，以及胃肠道、泌尿生殖道的憩室或破裂；Ⅰb型的特征通常是大中型动脉伸长、扭曲和动脉瘤形成。

Ⅰa型ARCL（OMIM＃604850）患者还表现为（瓣膜上）主动脉和肺动脉狭窄，胃肠道和泌尿系统憩室。大多数患者的耳朵较大、耳垂长、脸颊下垂明显，并有小下颌畸形。该型是Fibulin-5（FBLN5）基因中的双等位基因功能丧失引起[13]。

Ⅰb型ARCL（OMIM＃603633）是Fibulin-4（FBLN4.EFEMP2）中的致病变异引起的。患者总是显示大中型动脉的伸长、曲折和动脉瘤形成，并有破裂的重要危险，这通常是患者早期死亡的原因。大多数患者局灶性狭窄位于主动脉峡部。临床变异性很大，部分患者可能在新生儿期死亡。皮肤松弛在Ⅰb型患者中较不明显，通常仅表现为过度伸展的皮肤以及腋窝和腹股沟的一些多余皮肤褶皱。肺气肿可能会发生，但通常是轻度的。挛缩、骨质疏松和易骨折已有报道。

Ⅰc型ARCL，也被称为Urban-Rifkin-Davis综合征（URDS，OMIM＃604710），经常表现出严重的空腔脏器憩室和泌尿生殖道、胃肠道的脆弱性，容易破裂。Ⅰc型患者肺部可发生严重的肺气肿（见图2-13-

1），滑动性、先天性膈疝常继发呼吸功能障碍[14]；发生胃肠道的伸长和扭曲；皮肤科特征包括广泛的角质层松弛，在面部区域可能不太明显；颅面特征包括颏下垂、前额后退、眶周饱满、下垂的脸颊、弯曲的鼻孔和小颌畸形。Ⅰc型由潜在转化生长因子β结合蛋白4（LTBP4）的基因中的双等位基因功能丧失引起。

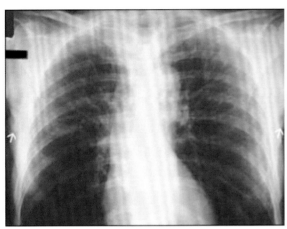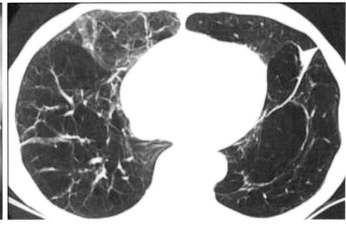

皮肤松弛症患者胸片及CT显示肺气肿。

图2-13-1　胸部影像学表现

（资料来源：本图获Hindawi Publishing Corporation许可摘自参考文献[15]）

②Ⅱ型：Ⅱ型ARCL是一类伴有发育延迟、智力缺陷和骨骼异常的综合征。其典型的表现是泛发性皮肤多余、松弛形成皱褶，但面部皮肤症状较轻。其特征性改变是持续性宽囟门、隆起的额部、轻度尖颅、翻转的"V"型眉毛、向下倾斜的睑裂和龋齿，并常有宫内发育迟缓、臀部错位、鸡胸、脊柱侧凸、腹股沟疝和扁平足。少数患者伴有肺气肿。根据变异的基因及其相应表型，Ⅱ型ARCL又可分为四型。

Ⅱa型ARCL，是编码V型氢离子ATP酶的α₂亚基的ATP6V0A2基因突变导致[16]，这些突变导致血清蛋白（CDG-Ⅱ）的N-连接和O-连接的异常糖基化，并导致成纤维细胞中高尔基体运输障碍。这些机制表明质子泵的α₂亚基在高尔基体功能中具有重要作用。

Ⅱb型ARCL，在部分Ⅱ型ARCL患者中检测出PYCR1基因突变[17]，PYCR1突变可导致线粒体功能改变及结缔组织老化，进而造成Ⅱb型ARCL患者早衰的表现。尽管没有眼部受累，但Ⅱb型更类似于Ⅲ型。

Ⅱc和Ⅱd型ARCL，分别是ATP6V1E1（OMIM＃617402）和ATP6V1A（OMIM＃617403）的致病变异导致糖基化异常，表现出具有明显畸形的表型（包括外翻、鼻根凸起、张嘴和挛缩）、马方样表现和脂肪营养不良、不同程度的智力残疾，以及主动脉根部扩张、心肌病和复发性气胸。

③Ⅲ型：Ⅲ型ARCL又称De Barsy综合征，以颅面异常（通常为三角形面）、头发稀少、角膜异常和皮肤松弛症等早衰外观为特征。患者在宫内发育迟缓，出生时皮肤薄、半透明、多皱褶和无弹性，并伴有明显可见的静脉。眼睛特征性变化为角膜后弹力层纤维降解或白内障导致角膜混浊。大部分患者同时有神经和骨骼系统的异常，包括认知、语言功能受损、身材矮小、髋关节脱位、关节活动度大、脊柱侧弯和足部畸形。许多De Barsy综合征患者与Ⅱ型ARCL有重叠的特征，然而肌张力障碍和进行性的角膜异常高度提示De Barsy综合征的诊断，其病理机制和遗传背景尚未完全明确。

患者可能在PYCR1或ALDH18A1中携带双等位基因功能丧失变异。后者通常有严重的智力障碍、产

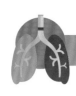
后发育迟缓、假性大头畸形，皮肤薄，呈半透明，有皱纹、颅面畸形和颅内动脉曲折。在代谢方面，这些患者的三环酸循环中间代谢物水平可能不正常。个别患者的2α型磷脂酰肌醇4-激酶基因*PI4K2A*中携带纯合错义变异，导致该蛋白质表面R275W残基上的精氨酸转变为色氨酸，影响PI4K2A蛋白的膜锚定[18]。

（2）X连锁隐性遗传性皮肤松弛症：X连锁隐性遗传性皮肤松弛症（OMIM # 304150）又称枕角综合征（occipital horn syndrome，OHS），是编码铜转运体的等位基因*ATP7A*的致病变异引起的。重度的*ATP7A*突变导致门克斯病（Menkes），而较轻度的*ATP7A*基因突变则导致枕角综合征。OHS主要临床异常包括皮肤松弛、泌尿生殖道憩室和骨质增生。

皮肤松弛主要表现为手背、足背和腹部的皮肤皱纹，以及面部皮肤下垂，可能导致皮肤粗糙的外表。此外，光学显微镜下也可能发现头发捻转或扭曲。泌尿生殖道，尤其是膀胱的憩室通常较显著，并可引起尿频（排尿不足导致）和反复尿路感染。最典型的骨骼表现是枕骨大孔两侧角状外生骨疣。此外，其他任何肌腱附着处的骨骼也都可能出现骨疣，并可能限制关节运动。骨骼异常还包括较囟门宽大和晚闭、鸡胸、髋外翻、管状骨过短、骨盆外生骨疣、脊柱后凸及扁平椎骨。关节过度活动很常见，尤其是小关节。

OHS患者通常存在轻度精神受累，但预后良好。颅内动脉瘀曲增加了动脉瘤形成并致颅内出血的风险。此外，存在胃肠道、呼吸道等并发症的患者死亡率可能很高，尤其是在年轻人中。

OHS患者自主神经功能障碍表现为慢性腹泻、体温过低和体位性低血压。

2. 获得性皮肤松弛症

获得性皮肤松弛症（acquired cutis laxa，ACL）始于皮肤的炎性病变，引起弹性纤维溶解和皮肤皱褶。临床上，皮肤炎症初期表现为皮肤红斑，通常从颈部或躯干开始，逐渐扩散，四肢相对较少（见图2-13-2）。

ACL应与斑状萎缩性皮炎相鉴别，后者的弹性纤维缺失表现为边界清晰的松弛的皮肤（通常突出于皮表）。诱发ACL的因素通常是药物、毒素、感染（病毒、非典型细菌和寄生虫）、皮肤肥大细胞增多症和血液肿瘤（如意义不明的单克隆丙种球蛋白病、多发性骨髓瘤）。ACL通常发生在青年时期，可能持续数月甚至数年。需要注意的是，弹力纤维溶解可能会发生在内脏器官，引起肺气肿和主动脉根部扩张。

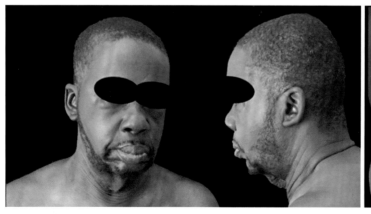 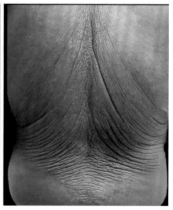

ACL患者颜面、颈及背皮肤明显松弛。

图2-13-2　继发于浆细胞恶液质的皮肤松弛

（资料来源：本图开放获取摘自参考文献[19]）

三、诊断与鉴别诊断

皮肤松弛症依靠临床表现、皮肤活检病理检查及基因检测做出诊断。早期发病或有可疑家族史的皮肤松弛症患者应行基因检测。基因检测结果可以预测遗传给后代的风险，以及患者皮肤以外器官受累的发生风险。应同时完善全身检查以仔细排查皮肤以外的其他脏器损害。

初步诊断CL之后，进行全面的临床检查和遗传学分析以进行分子分型诊断至关重要。建议在所有CL患者进行超声心动图检查。考虑到动脉瘤形成和心血管并发症的高风险，患者应行从头到盆底MRI检查，尤其是在Ⅰb型ARCL、ATS、Ⅲb型ARCL、早衰样ADCL和X连锁CL患者。

所有类型的CL患者应从8岁开始进行肺功能检查。*LTBP4*或*FBLN5*致病性变异导致的Ⅰ型ARCL患者应行胸部HRCT检查，以评估肺气肿或气泡。在Ⅰ型ARCL和X连锁CL患者中，也应进行泌尿生殖道超声检查以明确有无病变。

对于Ⅱ型或Ⅲ型隐性遗传的皮肤松弛症或X连锁CL的患者，应进行深入的神经发育评估和眼部检查，以排除白内障或角膜混浊。如果患者有癫痫，则应进行脑部MRI检查。骨骼X线检查可能有助于排除髋关节脱位、骨骼异常或异位钙化。在成年期，骨密度测定法可能会发现骨质疏松症。

尽管对皮肤松弛症进行了多种的分类，但许多患者仍不能轻易地归入上述亚型之一。这些患者可能是具有未知分子缺陷的罕见病例。

此外，在临床诊断中应注意几种与CL相似的其他疾病相鉴别。

1. 动脉曲折综合征

动脉曲折综合征（arterial tortuosity syndrome，ATS）临床表现与Ⅰb型ARCL相似[20]。ATS是编码葡萄糖转运蛋白GLUT10的基因*SLC2A10*发生双等位基因变异导致的[21]。ATS的主要临床特征是动脉曲折现象普遍存在，可能发生主动脉和肺动脉狭窄，导致肺动脉高压和进食困难。发生主动脉狭窄（是动脉弯曲导致）的患者，大多在年轻时就出现进行性主动脉根部扩张。尽管ATS患者存在严重的心血管异常，但预后要好于CL，报道的动脉夹层很少。

ATS患者通常具有略微过度伸展的皮肤，但也可能出现明显的角质松弛。典型的面部特征包括拉长的脸部、向下倾斜的睑裂、肌肉过度痉挛、眶周饱满、小下颌畸形和大耳朵。可能会出现各种结缔组织异常，包括腹股沟和膈疝、关节活动过度、慢性关节痛和眼睑畸形。早期运动发育可以轻度延迟，但通常归因于肌张力低下，这往往在以后的生活中恢复正常。

2. 骨发育异常老年样皮肤

骨发育异常老年样皮肤（Geroderma osteodysplasticum，GO，MIM231070）的特征是典型的早老样面部外观、皱纹、皮肤松弛、关节松弛、骨骼异常伴有不同程度的骨质减少、频繁骨折、脊柱侧弯、弓形长骨、椎体塌陷和过度伸展的手指。与Ⅱ型ARCL相似，但GO患者神经认知发育正常。GO患者皮肤松弛程度不一，从广泛的皮肤冗余到手脚上的小皱纹都有发生；颅面异常很有特征性，包括额头宽大、轻度的上肢不适、中脸平坦、下垂饱满的脸颊、大的耳朵弯曲和明显的牙周疾病。GO是*SCYL1BP1*中的致病变异引起的，也称为GORAB。

3. MACS

大头畸形、脱发、皮肤松弛和脊柱侧弯综合征（macrocephaly，alopecia，cutis laxa and scoliosis，

MACS）也被称为RIN2综合征，通常可通过其典型的颅面部特征，如大头畸形、变长的低张力面容、厚厚的多余面部皮肤、下垂的眼睑、丰满的红唇以及下唇外翻和大耳朵。头发稀疏可作为鉴别体征。患者可能会出现脊柱侧弯和后凸畸形。该病是由*RIN2*中的双等位基因致病变异引起的[36, 37]。

4. COG7相关疾病

寡聚高尔基复合体7的组成成分（component of oligomeric Golgi complex 7，COG7）相关疾病是一种先天性糖基化疾病，其中Ⅱe型预后较差，表现为皮肤松弛和皱纹、肌张力低下、肝脾肿大、新生儿进行性黄疸、关节软化和四肢短小、胫骨和肱骨没有骨骺。患者会出现严重的神经运动发育延迟，进行性小头畸形和癫痫发作；通常，还存在中枢神经异常。

5. 由*ELN*致病性变异引起的ARCL

Mégarbané等人描述了两个具有双等位基因*ELN*致病变异的家族。患者出现过多的皮肤皱褶，无内脏受累，但伴有神经运动发育延迟。目前尚不清楚这些近亲家族中的其他因素是否可能导致了程度不一的神经系统表型[22]。

6. 转醛酶缺乏症

除皮肤皱纹和生长不良外，转醛酶缺乏症患者还表现出多器官受累，包括肝功能不全、肝脾肿大、泌尿生殖道畸形和肾功能不全，表现为蛋白尿、高钙尿和肾功能衰竭、贫血和血小板减少症的血液学异常，以及包括主动脉瓣狭窄在内的心脏缺陷、右旋心、动脉导管未闭和卵圆孔未闭。据报道有些病例有鱼鳞病、血管瘤和毛细血管扩张。患者的皮肤特征会随着年龄的增长而改善。

7. SOPH综合征

SOPH综合征（short stature，optic nerve atrophy and Pelger-Huët anomaly，SOPH）是隐性遗传的*NBAS*致病变异引起的。SOPH综合征患者的主要临床特征是身材矮小、视神经萎缩和Pelger-Huët异常（成熟中性粒细胞胞核分叶能力减退）。SOPH综合征与Ⅲ型ARCL有许多重叠的特征，包括宫内发育迟缓、三角脸、前额发际线高、薄嘴唇，半透明的皮肤和脂肪营养不良，有早衰表现。而且，在一个先证者中发现未成熟和密度较小的真皮弹性纤维的超微结构。

8. EDS

EDS的特征是关节活动过度、皮肤过度伸展和组织易碎裂。与CL的角质层松弛相反，皮肤在拉伸时易折断，通常不会显示明显的皮褶。此外，在EDS中，伤口愈合不良导致萎缩性瘢痕。但是，EDS的某些类型（包括经典和皮肤脆裂型EDS）和CL之间存在明显的重叠，仅凭皮肤特征很难区分。

9. RAS信号通路相关综合征

RAS信号通路相关综合征（RAS opathies）是RAS/MAPK通路的基因变异引起的一组发育障碍疾病，包括努南综合征（Noonan综合征）、心脏面部皮肤（cardiofaciocutaneous，CFC）综合征和Costello综合征。这些综合征患者的临床表型存在重叠，诊断十分困难。

Noonan综合征的特征是心脏缺陷（主要是肺动脉狭窄）和神经运动延迟，一些典型的面部特征表现为皮肤干燥，手和脚皮肤较丰富。目前已知的相关基因包括*PTPN11*、*LZTR1*、*KRAS*、*SOS1*、*RAF1*、*NRAS*、*SHOC2*和*CBL*（详见第二辑第六章第二节）。

心脏面部皮肤综合征的特征与Noonan综合征相似，是由*BRAF*的致病变异引起的。

Costello综合征的特征是产前过度生长、产后生长不足、婴儿严重进食困难、身材矮小、心脏缺陷

（主要是肺动脉狭窄）、面部粗糙伴毛发稀少、神经运动发育不同程度延迟、口周乳头状瘤病、深色皮肤色素沉着、手掌痣和手脚掌侧深褶痕。患者皮肤组织丰富且松弛。该疾病是由 *HRAS* 的致病变异引起的。

10. Lenz-Majewski综合征

骨质增生性侏儒症（Lenz-Majewski综合征）是一种罕见疾病，是 *PTDSS1* 的致病性变异引起的。其特征为智力障碍、硬化性骨发育不良、明显的颅面和牙齿异常、皮肤松弛和远端肢体异常，特别是短指畸形和并指畸形。患者进行性全身性骨质增生影响颅骨、椎骨和管状骨的骨干，导致严重的生长迟缓。该病存在早熟、薄而半透明的皮肤，因而易与第Ⅲ型ARCL混淆。该疾病的其他常见表现包括面部特征、硬化性骨发育不良、严重的短指畸形、牙齿异常、近端指（趾）骨间关节粘连和智力障碍。

11. 弹性假黄瘤

弹性假黄瘤的特征在于进行性皮肤损害，其最初表现为淡黄色丘疹、聚结成斑块，最后导致皮肤起皱。这些变化主要发生在大关节和颈部的弯曲区域。此外，患者容易发生动脉粥样硬化，并发生视网膜血管样条纹、棕橙色和钙沉积，导致新生血管形成，并有视网膜出血的危险。这种疾病是 *ABCC6* 的双等位基因功能丧失引起的，*ABCC6* 可能是一种ATP转运蛋白，主要在肝脏和肾脏中表达。

一个相关但与众不同的PXE类型显示出更严重的皮肤松弛，尤其是位于躯干和四肢（而不是局限于弯曲区域）且皮肤褶皱较厚。患者尽管可能存在血管样条纹和（或）橙色眼球，但视力没有下降。此外，该病在临床上有缺乏维生素K依赖性凝血因子的表现。进一步研究发现，在 *GGCX* 中存在双等位基因致病变异，该基因编码一种内质网接合酶，可将维生素K依赖性蛋白的谷氨酸残基羧化。

12. Turner综合征

Turner综合征是女孩两个X染色体中的某一条部分或完全缺失导致性腺发育不全导致的。受累女性长大后松弛的皮肤折叠在颈根部受牵拉呈蹼状。该病还可发生心脏、血管、骨关节病变及学习障碍等全身性损害，诊断依据临床表现和细胞遗传学分析证实。

四、治疗与管理

皮肤松弛症目前没有特效的治疗[23]。对于遗传型皮肤松弛症患者，整形手术能显著改善外观，但对获得性皮肤松弛症患者效果较差，且易复发。物理治疗有时可能有助于改善肤色。戒烟、避免日光照射有助于保护皮肤。

对于皮肤外并发症，应给予适当的治疗。进行定期适度地运动可能是有益的。康复锻炼有助于改善肌肉、骨关节及运动功能。建议游泳，以对抗肌肉发育不全。对于儿童患者，理疗有助于刺激神经运动功能发育。所有类型的CL患者应尽可能避免正压通气，包括不必要的全身麻醉或潜水。特别是对于可能发展为消化道憩室的CL亚型患者，充足的液体摄入、膳食纤维和足够的运动对于减少便秘和降低憩室破裂的发生风险很重要。病例报告提到，Ⅲb型ARCL患者补充精氨酸可能有益处。

皮肤松弛症患者需要定期评估肺、心血管和泌尿系统。对于ADCL、Ⅰa/c和Ⅱc型ARCL患者，建议每年进行超声心动图检查。在Ⅰb型ARCL和ATS中需要每隔3个月进行超声心动图随访。而在其余亚型中，只需要每隔3～5年检查一次。对于Ⅰb型ARCL患者，应每年重复进行头到骨盆MRI，而Ⅰa/c型ARCL和ATS患者，可每隔3～5年复查一次[23]。肺功能评估和胸部HRCT也应每年复查。如果膀胱反复感染或肾盂肾炎，应行膀胱造影以排除膀胱憩室或膀胱输尿管反流。对于Ⅱ和Ⅲ型ARCL患者，应密切

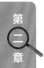
监测精神运动发育水平。如果患者出现症状，则应进行脑部MRI检查和眼科评估。

参考文献

［1］ TOFOLEAN D E, MAZILU L, STĂNICEANU F, et al. Clinical presentation of a patient with cutis laxa with systemic involvement:A case report ［J］. Romanian Journal of Morphology and Embryology, 2015, 56(3):1205-1210.

［2］ GHARESOURAN J, HOSSEINZADEH H, GHAFOURI-FARD S, et al. New insight into clinical heterogeneity and inheritance diversity of FBLN5-related cutis laxa ［J］. Orphanet J Rare Dis, 2021, 16(1):51.

［3］ HU Q, REYMOND J L, PINEL N, et al. Inflammatory destruction of elastic fibers in acquired cutis laxa is associated with missense alleles in the elastin and fibulin-5 genes ［J］. Journal of investigative dermatology, 2006, 126(2):283-290.

［4］ VAN DAMME T, GARDEITCHIK T, MOHAMED M, et al. Mutations in ATP6V1E1 or ATP6V1A cause autosomal-recessive cutis laxa ［J］. Am j hum genet, 2017, 100(2):216-227.

［5］ BEYENS A, MORENO-ARTERO E, BODEMER C, et al. ATP6V0A2-related cutis laxa in 10 novel patients:Focus on clinical variability and expansion of the phenotype ［J］. Experimental dermatology, 2019, 28(10):1142-1145.

［6］ DUQUE LASIO M L, KOZEL B A. Elastin-driven genetic diseases ［J］. Matrix biology, 2018, 71-72:144-160.

［7］ URBAN Z, GAO J, POPE F M, et al. Autosomal dominant cutis laxa with severe lung disease:Synthesis and matrix deposition of mutant tropoelastin ［J］. Journal of investigative dermatology, 2005, 124(6):1193-1199.

［8］ CALLEWAERT B, RENARD M, HUCTHAGOWDER V, et al. New insights into the pathogenesis of autosomal-dominant cutis laxa with report of five ELN mutations ［J］. Human mutation, 2011, 32(4):445-455.

［9］ GRAUL-NEUMANN L M, HAUSSER I, ESSAYIE M, et al. Highly variable cutis laxa resulting from a dominant splicing mutation of the elastin gene ［J］. Am j med genet a, 2008, 146a(8):977-983.

［10］ MARKOVA D, ZOU Y, RINGPFEIL F, et al. Genetic heterogeneity of cutis laxa:A heterozygous tandem duplication within the fibulin-5 (FBLN5) gene ［J］. Am j hum genet, 2003, 72(4):998-1004.

［11］ TEKMENURAY-UNAL A, DURMAZ C D. FBLN5-related cutis laxa syndrome:A case with a novel variant and review of the literature ［J］. Molecular Syndromology, 2023, 14(1):80-87.

［12］ CORBETT E, GLAISYER H, CHAN C, et al. Congenital cutis laxa with a dominant inheritance and early onset emphysema ［J］. Thorax, 1994, 49 (8):836-837.

［13］ TEKEDERELI I, DEMIRAL E, GOKCE I K, et al. Autosomal recessive cutis laxa:A novel mutation in the FBLN5 gene in a family ［J］. Clinical dysmorphology, 2019, 28(2):63-65.

［14］ MUTLU-ALBAYRAK H, EMIRALIOĞLU N, DAMAR Ç. Overview of the pulmonary manifestations in patients with autosomal recessive cutis laxa type IC ［J］. Pediatric Allergy Immunology and Pulmonology, 2020, 33(4):207-212.

［15］ CHAMPION P, RYAN F. A case of congenital cutis laxa (generalized elastolysis) ［J］. Canadian Respiratory Journal, 2005, 12 3:151-152.

［16］ KORNAK U, REYNDERS E, DIMOPOULOU A, et al. Impaired glycosylation and cutis laxa caused by mutations in the vesicular H+-ATPase subunit ATP6V0A2 ［J］. Nature genetics, 2008, 40(1):32-34.

［17］ DIMOPOULOU A, FISCHER B, GARDEITCHIK T, et al. Genotype-phenotype spectrum of PYCR1-related autosomal recessive cutis laxa ［J］. Mol genet metab, 2013, 110(3):352-361.

［18］ MOHAMED M, GARDEITCHIK T, BALASUBRAMANIAM S, et al. Novel defect in phosphatidylinositol 4-kinase type 2-alpha (PI4K2A) at the membrane-enzyme interface is associated with metabolic cutis laxa ［J］. J inherit metab dis, 2020, 43(6):1382-1391.

［19］ SHALHOUT S Z, NAHAS M R, DREWS R E, et al. Generalized acquired cutis laxa associated with monoclonal gammopathy of dermatological significance ［J］. Case reports in dermatological medicine, 2020, 2020:7480607.

［20］ BEYENS A, ALBUISSON J, BOEL A, et al. Arterial tortuosity syndrome:40 new families and literature review ［J］. Genet med, 2018, 20(10):1236-1245.

［21］ AL-BLUSHI S, BANTAN N A A, AL-ABDULLATIF S, et al. Arterial tortuosity syndrome in a newborn:A case report with literature review ［J］. Cureus, 2022, 14(12):e32899.

［22］ MéGARBANé H, FLORENCE J, SASS J O, et al. An autosomal-recessive form of cutis laxa is due to homozygous elastin mutations, and the phenotype may be modified by a heterozygous fibulin 5 polymorphism ［J］. Journal of investigative dermatology, 2009, 129(7):1650-1655.

［23］ BEYENS A, BOEL A, SYMOENS S, et al. Cutis laxa:A comprehensive overview of clinical characteristics and pathophysiology ［J］. Clin genet, 2021, 99(1):53-66.

第三章 嗜酸性粒细胞增多相关性呼吸疾病

（eosinophilic pulmonary diseases，EPD）

第一节 概 述

嗜酸粒细胞增多相关性呼吸疾病（eosinophilic pulmonary diseases，EPD）是指以气道和（或）肺（实质、间质、肺泡）和（或）胸膜腔嗜酸粒细胞（eosinophilic，EOS）增多为特征的一组异质性临床疾病，伴或不伴外周血 EOS 增多[1, 2]。EPD 可以是嗜酸粒细胞增多症全身性损害的呼吸系统表现，也可以是局限于肺部的特发性疾病。该病的病因复杂多样（见表 3-1-1）[3, 4]。

表 3-1-1 EPD 的病因分类 [4]

类别	定义或病因	亚类
遗传性（家族性）	发病机制不明，呈家族聚集，无遗传性免疫缺陷症状或体征，无原发性和继发性的证据	家族遗传性
原发性（克隆性）	嗜酸性粒细胞起源于血液肿瘤克隆	髓系和淋系肿瘤伴 *PDGFRA*、*PDGFRB*、*FGFR1* 重排或 *PCM1-JAK2*、*ETV6-JAK2* 或 *BCR-JAK2* 融合基因；髓系和淋系肿瘤伴嗜酸性粒细胞克隆性增生
继发性（反应性，继发于其他疾病）	感染相关性疾病	寄生虫、病毒、普通细菌、结核、真菌等
	变态反应性疾病	嗜酸粒细胞性哮喘、变应性支气管肺曲霉病等
	风湿性疾病	嗜酸性肉芽肿性多血管炎、IgG4 相关性疾病、木村病（Kimura's disease，KD）、嗜酸粒细胞增多-肌痛综合征（eosinophilia-myalgia syndrome，EMS）、嗜酸性筋膜炎（eosinophilic fasciitis，EF）等
	肿瘤性疾病	多克隆的嗜酸性粒细胞，继发于：实体瘤、淋巴瘤、急性淋巴细胞白血病（嗜酸粒细胞为非克隆性）、系统性肥大细胞增多症（嗜酸粒细胞为非克隆性）
	其他	嗜酸粒细胞性细支气管炎、支气管中心性肉芽肿病、间质性肺疾病、药物、放疗、移植、异基因造血干细胞移植相关 EPD、Gleich病、PLCH、结节病、特发性肺纤维化（idiopathic pulmonary fibrosis，IPF）、肾上腺功能不全等也有并发 EPD 的报道

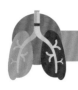

续表

类别	定义或病因	亚类
特发性	病因不明	特发性急性嗜酸粒细胞性肺炎、特发性慢性嗜酸粒细胞性肺炎、原发性单纯性肺嗜酸粒细胞增多症、特发性嗜酸粒细胞性胸腔积液、特发性高嗜酸粒细胞增多综合征

一、嗜酸粒细胞增多症的定义和分类

中华医学会血液学分会白血病淋巴瘤学组于2017年组织编写了嗜酸粒细胞增多症诊断与治疗中国专家共识并于2024年进行了更新，在该共识文件中提出了嗜酸粒细胞增多症的定义和分类[5, 6]。

（1）嗜酸粒细胞增多症（eosinophilia）：外周血嗜酸粒细胞绝对计数>0.5×10⁹/L[7]。

（2）高嗜酸性粒细胞增多症（hypereosinophilia，HE）：2次检查（间隔时间>1个月）外周血嗜酸粒细胞绝对计数>1.5×10^9/L，和（或）骨髓有核细胞计数嗜酸粒细胞比例≥20%，和（或）病理证实组织嗜酸粒细胞广泛浸润，和（或）发现嗜酸粒细胞颗粒蛋白显著沉积（在有或没有较明显的组织嗜酸粒细胞浸润情况下）。

（3）高嗜酸性粒细胞综合征（hypereosinophilic syndrome，HES），定义为高嗜酸性粒细胞增多症伴EOS相关性器官损伤[7]。

二、嗜酸性粒细胞增多症的病因与病理生理学

1. EOS的增殖与趋化

在粒-单核系集落刺激因子（granulocyte-macrophage colony-stimulating factor，GM-CSF）、白细胞介素（interleukin，IL）、嗜酸粒细胞趋化因子-1等多种细胞因子介导下，骨髓中的共同髓系祖细胞（common myeloid progenitors，CMP）定向分化为粒-单核系祖细胞（granulocyte-monocyte progenitor cells，GMP），再分化发育为EOS祖细胞（progenitors of eosinophil，EoP），最终发育为成熟的EOS，成熟的EOS在多种炎症介质，如IL-5、嗜酸性粒细胞趋化因子-1、嗜酸性粒细胞趋化因子-2、嗜酸性粒细胞趋化因子-3（分别也称为CCL11、CCL24、CCL26）和非趋化因子，如补体C5a、血小板活化因子和白三烯等，共同趋化EOS向炎症组织的迁移。EOS在生物进化、生长发育、衰老、免疫保护、肿瘤发生等场景中均发挥了重要作用。嗜酸粒细胞在上述炎症介质作用，穿过血管进入肺组织，通常伴随其他炎症细胞（如淋巴细胞、浆细胞和中性粒细胞等）浸润。

外周血中的正常嗜酸性粒细胞计数为（0.05～0.5）×10⁹/L，骨髓抽吸物中的正常值为1%～6%。

2. HE的病因

嗜酸性粒细胞增多症与多种过敏、风湿病、感染、肿瘤和罕见的特发性疾病有关。

3. HES的病理生理学

嗜酸性粒细胞从骨髓内生成、运输到组织和细胞凋亡之间的平衡是血液和组织嗜酸性粒细胞增多的关键决定因素。嗜酸性粒细胞可在多个器官中积聚，最常见于心脏、皮肤、肺、脾和肝脏。当组织内显著的嗜酸粒细胞浸润和（或）嗜酸粒细胞颗粒蛋白广泛沉积（在有或没有较显著的组织嗜酸粒细胞浸润情况下）均可致器官功能受损[8]。

目前认为，EOS通过其特异性的嗜酸粒细胞过氧化物酶（eosinophil peroxidase，EPO）和主要碱性蛋白（major basic protein，MBP）产生氧化应激，破坏细胞外基质的结构组织，通过颗粒蛋白（如嗜酸阳离子蛋白）或通过抗体依赖细胞介导的细胞毒作用，引起组织损伤[9]。活化的嗜酸性粒细胞除了通过直接的细胞毒作用，还可通过其他炎症细胞的募集和激活而促成炎症损伤。

EOS浸润还可能通过释放转化生长因子β、IL-4和IL-13来直接促进纤维化，或通过EPO或MBP刺激组织上皮细胞表达纤维化介质而间接促进纤维化。嗜酸性粒细胞不仅与组织纤维化，还与血栓形成、血管炎和过敏性炎症的发病机制有关[10]。

三、高嗜酸性粒细胞综合征的临床表现

HES可累及全身多系统，其临床表现多种多样[11-15]，可表现从良性无症状到危及生命的并发症[7]，包括心内膜炎、心肌纤维化和血栓栓塞。在一项关于HES患者的大型多中心研究中，发现最常见的受累器官是皮肤、肺和胃肠道[16]。在该项临床多中心研究的病例中，分别有44%和38%的患者发生肺部和胃肠道表现。尽管首先累及心脏和神经系统的患者只有5%，但最终有20%的患者在病程中会出现心脏和神经系统受累。

HES最常报告的症状是疲劳、瘙痒、气短、腹痛和肌痛[17]。其次还可表现为胸痛、鼻涕、畏寒、出汗、发热、水肿、眼球结膜充血、关节痛和认知障碍等。

1. 呼吸系统受累

在HES患者中，肺受累很常见，常表现为呼吸困难、咳嗽、喘息，可能是嗜酸性粒细胞浸润肺并随后发生纤维化、心力衰竭或肺栓塞、肺动脉高压[18]所致。影像学异常表现包括实质浸润（37%）、胸腔积液（14%）、胸腔内淋巴结肿大（12%）和肺栓塞（4%）。其他合并症，如哮喘，可能会掩盖对肺部受累HES的准确诊断。

2. 胃肠受累

HES患者可能继发嗜酸性胃炎、肠炎、结肠炎，引起体重下降、腹痛、呕吐、严重腹泻。鉴别诊断包括恶性肿瘤、寄生虫及其他感染。

3. 皮肤受累

HES患者皮肤症状包括血管性水肿、不寻常的荨麻疹病变、湿疹、难治性瘙痒性丘疹和结节，可能是唯一明显的临床症状[19]。皮肤特征可以为这种罕见且通常严重的疾病的诊断提供重要提示[20]。

4. 心脏表现

嗜酸性粒细胞性心肌炎是HES患者发病和死亡的主要原因。其特点是嗜酸性粒细胞和淋巴细胞浸润心肌，随后出现心肌坏死。常见的心脏表现包括心力衰竭、胸痛、心律失常和心脏血栓[21]。虽然心肌活检是诊断的金标准，但鉴于心肌活检的风险，超声心动图和心脏MRI则是更实用的诊查手段。

嗜酸性粒细胞介导的心脏损伤演变可分为3个阶段：急性坏死阶段、以沿受损心内膜形成血栓为特征的中间阶段和纤维化阶段。其特征是限制性心肌病和（或）腱索受损导致二尖瓣和三尖瓣反流，继而引发心脏功能障碍。具体到某个患者而言，这3个阶段可能重叠且顺序不明确。

5. 神经系统受累

HES可能导致脑血栓栓塞[22]、脑病、周围神经病变或纵向和（或）横向窦血栓形成[23]。神经系统受

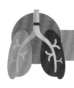

累表现为头痛、刺痛、神经炎等。脑血栓栓塞可由心内血栓引起，表现为栓塞性中风或短暂性脑缺血发作[24]。MRI可以显示分水岭区域的多处梗死。

6. 肾脏受累

在IHES患者中，可以观察到广泛的肾脏病变[12]。肾病综合征伴或不伴肾功能不全是主要临床表现。在这些患者中，嗜酸性粒细胞浸润肾间质很常见。大多数患者在糖皮质激素治疗后预后良好。

四、诊　断

通过仔细询问病史、查体及相关实验室检查，可诊断HE并评价可能的嗜酸性粒细胞相关终末器官受损或功能异常。

1. HES的诊断标准

血液HE或组织HE，伴EOS相关性组织损伤。EOS相关性器官损伤[6]，指器官功能受损，伴显著的组织嗜酸粒细胞浸润和（或）发现嗜酸粒细胞颗粒蛋白广泛沉积（在有或没有较显著的组织嗜酸粒细胞浸润情况下）且至少有以下1条：①纤维化（肺、心脏、消化道、皮肤和其他脏器组织）；②血栓形成伴或不伴栓塞；③皮肤（包括黏膜）红斑、水肿/血管性水肿、溃疡、瘙痒和湿疹；④外周或中枢神经系统疾病伴或不伴慢性或反复神经功能障碍。

组织病理检查发现嗜酸性粒细胞浸润是诊断的重要标准，但临床上实践中对某些受影响的器官（皮肤除外）行活检并非易事，且患者经常提前接受皮质类固醇治疗而影响病理观察。因此，在常规实践中，应详细询问病史、广泛的实验室检查和影像方法以排除嗜酸性粒细胞增多以外的器官功能障碍的原因，并评估器官损伤的性质和程度。

除了嗜酸性粒细胞增多和由此引起的白细胞增多外，血液学表现还包括贫血或红细胞增多症（在JAK2突变的情况下）、血小板减少症或血小板增多症、血液和骨髓中性粒细胞增多、嗜碱性粒细胞增多、存在未成熟和发育不良的嗜酸性粒细胞和骨髓不成熟[7]。

在诊断HE/HES之后，应完善各项实验室检查明确嗜酸性粒细胞增多症可能的原因。

2. EPD的诊断标准

当EOS在呼吸系统浸润、增多，造成组织炎症损伤即可诊断嗜酸粒细胞增多相关性肺疾病。中国专家共识提出EPD的诊断标准[1]：EPD作为一类疾病的总称，满足以下4条标准中任何1条即可诊断：①肺组织EOS浸润伴外周血EOS增多（>0.5×10⁹/L）；②支气管肺泡灌洗液（broncho-alveolar lavage fluid，BALF）中EOS增多（>10%）；③外科活检或经支气管镜活检证实组织EOS浸润；④胸腔积液中EOS增多（≥10%）。

深入排查嗜酸性粒细胞增多症的继发性原因是嗜酸性粒细胞增多相关性疾病诊断的第一步。建议对所有不明原因的非反应性嗜酸性粒细胞增多症、伴有骨髓增殖特征的患者进行分子检测，以排查是否存在PDGFRA/B、FGR1和JAK2重排。

五、治　疗

治疗的选择取决于EOS增多的原因、EOS引起的器官功能障碍的性质和程度[7]。

酪氨酸激酶抑制剂甲磺酸伊马替尼是PDGFRA/B重排肿瘤的一线治疗选择。对于难治性、侵袭性

HES，包括预后较差的嗜酸性粒细胞肿瘤，如*FGFR1*、*JAK2*和*CEL-NOS*重排的肿瘤，应考虑在强化化疗后进行同种异体干细胞移植。

除了对因治疗外，主要的药物治疗是皮质类固醇。皮质类固醇仍然是治疗特发性和淋巴细胞变异性高嗜酸性粒细胞综合征的主要药物。对皮质类固醇无反应的患者可以接受伊马替尼、免疫调节剂、骨髓抑制治疗或IL-5拮抗剂美泊利单抗治疗[9]。对于对其他疗法无反应的严重病例，可以考虑使用抗CD25单抗阿仑单抗。约有25%的HES患者发生血栓事件，并有5%~10%患者因此死亡。

参考文献

[1] 广州医科大学附属第一医院国家呼吸医学中心, 国家呼吸系统疾病临床医学研究中心, 中华医学会呼吸病学分会哮喘学组. 嗜酸粒细胞增多相关性肺疾病诊疗中国专家共识 [J]. 中华医学杂志, 2022, 102(1):15.

[2] ALLEN J, WERT M. Eosinophilic pneumonias [J]. Journal of Allergy and Clinical Immunology-In Practice, 2018, 6(5):1455-1461.

[3] COTTIN V. Eosinophilic lung diseases [J]. Clin chest med, 2016, 37(3):535-556.

[4] BARRY J, GADRE A, AKUTHOTA P. Hypersensitivity pneumonitis, allergic bronchopulmonary aspergillosis and other eosinophilic lung diseases [J]. Current opinion in immunology, 2020, 66:129-135.

[5] 中华医学会血液学分会白血病淋巴瘤学组. 中国嗜酸性粒细胞增多症诊断和治疗指南(2024版) [J]. 中华血液学杂志, 2024, 45(1):1-7.

[6] 肖志坚, 王建祥. 嗜酸粒细胞增多症诊断与治疗中国专家共识(2017年版) [J]. 中华血液学杂志, 2017, (38):565.

[7] HELBIG G, KLION A D. Hypereosinophilic syndromes - An enigmatic group of disorders with an intriguing clinical spectrum and challenging treatment [J]. Blood reviews, 2021, 49:100809.

[8] MIYABE Y, KOBAYASHI Y, FUKUCHI M, et al. Eosinophil-mediated inflammation in the absence of eosinophilia [J]. Asia Pacific Allergy, 2021, 11(3):e30.

[9] SUZUKI Y, SUDA T. Eosinophilic pneumonia:A review of the previous literature, causes, diagnosis, and management [J]. Allergology international, 2019, 68(4):413-419.

[10] KLION A D. Eosinophilia:A pragmatic approach to diagnosis and treatment [J]. Hematology-American Society of Hematology Education Program, 2015, 2015:92-97.

[11] PARK C Y, KIM S W. Idiopathic hypereosinophilicsyndrome involving thoracic spine [J]. Journal of Korean Neurosurgical Society, 2010, 47(5):389-391.

[12] DONG J H, XU S T, XU F, et al. Clinical and morphologic spectrum of renal involvement in idiopathic hypereosinophilic syndrome [J]. Clinical and Experimental Nephrology, 2021, 25(3):270-278.

[13] CURRAS-MARTIN D, PATEL S, QAISAR H, et al. Acute kidney injury secondary to thrombotic microangiopathy associated with idiopathic hypereosinophilic syndrome:A case report and review of the literature [J]. J Med Case Rep, 2019, 13(1):281.

[14] FRATICELLI P, KAFYEKE A, MATTIOLI M, et al. Idiopathic hypereosinophilic syndrome presenting with severe vasculitis successfully treated with imatinib [J]. World journal of clinical cases, 2016, 4(10):328-332.

[15] HE Y Q, ZHU J M, TONG Y L, et al. Idiopathic hypereosinophilic syndrome associated with rapid progression of cardiac, pulmonary and skin infiltration [J]. Cardiovascular journal of Africa, 2020, 31(5):274-280.

[16] OGBOGU P U, BOCHNER B S, BUTTERFIELD J H, et al. Hypereosinophilic syndrome:A multicenter, retrospective analysis of clinical characteristics and response to therapy [J]. J allergy clin immun, 2009, 124(6):1319-1325.e3.

[17] KOVACS N, BENJAMIN K, HOLLAND-THOMAS N, et al. Symptom assessment in hypereosinophilic syndrome:Toward development of a patient-reported outcomes tool [J]. Journal of Allergy and Clinical Immunology-In Practice, 2020, 8(9):3209-3212.e8.

[18] ZHANG L, PENG X, ADHIKARI B K, et al. Idiopathic hypereosinophilic syndrome with pulmonary hypertension [J]. Pulmonary Circulation, 2019, 9(1):2045894018793999. DOI:10.1177/2045894018793999.

[19] LEIFERMAN K M, PETERS M S. Eosinophil-related disease and the skin [J]. Journal of Allergy and Clinical Immunology-In Practice, 2018, 6(5):1462-1482.e6.

[20] RADONJIC-HOESLI S, MARTIGNONI Z, CAZZANIGA S, et al. Characteristics of dermatological patients with blood eosinophilia:A retrospective analysis of 453 patients [J]. Journal of Allergy and Clinical Immunology-In Practice, 2022, 10(5):1229-1237.e8.

[21] HWANG J W, KIM H, CHO S W, et al. Idiopathic hypereosinophilic syndrome with intracardiac atypical linear-shaped and floating thrombus presenting as embolic cerebral infarction [J]. Journal of cardiology cases, 2021, 23(5):193-197.

[22] IIDA K, YAKUSHIJI Y, IDE T, et al. Multiple cerebral infarctions in the deep perforator regions in a case of idiopathic hypereosinophilic syndrome [J]. Clinical neurology, 2021, 61(5):319-324.

[23] CHUA C E, LING V, JING M, et al. An unusual presentation of Idiopathic hypereosinophilic syndrome [J]. Journal of thrombosis and thrombolysis, 2020, 50(2):473-476.

[24] SILVA M S, RAMALHO C, FERREIRA F, et al. Idiopathic hypereosinophilic syndrome presenting with embolic stroke [J]. Cureus, 2021, 13(11):e19307.

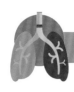
第二节 急性嗜酸性粒细胞性肺炎

急性嗜酸性粒细胞性肺炎（acute eosinophilic pneumonia，AEP）是一种嗜酸性粒细胞浸润介导的急性炎症性肺病[1]。过去认为该病是特发性的，也称为特发性急性嗜酸性粒细胞性肺炎（idiopathic acute eosinophilic pneumonia，IAEP）。以肺间质、肺泡灌洗液中嗜酸性粒细胞显著增多为主要病理特征。临床表现主要是咳嗽、呼吸困难、发热、双肺弥漫阴影，重者迅速发展为急性呼吸衰竭，肺外器官不受累。早期诊断困难，但类固醇反应良好，及时诊治者预后总体良好。

一、病因与病理生理机制

最初认为该病原因不明，随着病例增多，现在发现了多种因素与之有关。最常见的是吸烟，其次是其他吸入剂[2]、药物和感染。

首次吸烟或戒烟后复吸发AEP的中位间隔时间在1个月之内。临床观察发现，有些吸烟相关AEP患者，如果持续吸烟，似乎会产生耐受现象。有些病例发生于更换香烟品牌之后[3]。

有些药物可诱发AEP[4]。常用的抗生素[5,6]、非甾体抗炎药[7]、选择性5-羟色胺再摄取抑制剂[8]、疫苗[9]均可诱发AEP。可在线查询诱发肺病的药物资料库网站http://www.pneumotox.com。

某些感染也与AEP有关，包括寄生虫和真菌感染。

AEP可发生于任何年龄段，好发于年轻男性，可能与年轻男性吸烟率高有关。该病夏季多发，且夏季发病的患者病情较重。

AEP的发病机理尚未完全了解。可能是肺泡巨噬细胞呈递有害物质（如香烟烟雾或传染性病原体）引发的急性I型超敏反应。上述诱发因素导致气道上皮、血管内皮损伤和IL-33释放，随后嗜酸性粒细胞向肺的趋化募集，嗜酸性粒细胞浸润和脱颗粒介导了随后的肺部炎症和相关的临床表现[10,11]。AEP患者的BALF中IL-33显著增加[12]，表明肺局部可能产生IL-33。IL-33和IL-5被认为是引发肺嗜酸性粒细胞增多症的局部关键分子[13]。某些传染性病原体可通过与气道或肺实质中的某些细胞直接接触或相互作用，产生多种细胞因子或炎症介质而引起AEP。人们对药物诱导的AEP的致病机理知之甚少。药物与肺泡空间中的表面活性剂或其他分泌的蛋白质结合以及随后由肺泡巨噬细胞清除这些药物-蛋白质结合物可能是嗜酸性粒细胞和其他炎症细胞活化和趋化的关键诱因[14]。

嗜酸性粒细胞在AEP中的作用至关重要，但这些细胞介导组织损伤的机制尚未完全阐明。嗜酸性粒细胞可能通过将嗜酸性颗粒释放到肺泡腔和肺间质中而引起肺损伤，表现为蛋白质渗出和诱导产生表面活性剂相关蛋白。

此外，肺泡巨噬细胞、肺中性粒细胞和淋巴细胞可能也参与了AEP的发生，但其机制尚未完全被认识。潜在的遗传易感性可能也与该疾病有关。

二、临床表现

AEP急性起病，通常在接触诱发因素后几天至几周内发生。临床表现是非特异性的，包括干咳、呼吸困难，多数患者有发热，但肌痛、盗汗、畏寒和胸痛（胸膜炎所致）等症状较少见[15]。体格检查通常显示呼吸急促、弥漫性吸气相爆裂啰音和偶尔干啰音。常伴有单侧或双侧胸腔积液。无肺外器官受累。

AEP的临床表现轻重不一。轻者可以自发消退，不需要治疗。重者可表现为严重的呼吸衰竭，类似于急性呼吸窘迫综合征（ARDS），需要机械通气。

一项纳入36名AEP患者的临床观察发现[16]，与药物相关和特发性AEP病例相比，吸烟相关AEP患者更年轻（中位年龄分别是47.5岁、55岁和22岁，P=0.004），且吸烟相关患者的病情更严重。

三、辅助检查

1. 实验室化查

AEP患者早期阶段可能出现外周血中中性粒细胞增多，而外周血中嗜酸性粒细胞通常不高[17]，在大多数情况下，病程的随后几天才增多[18, 19]。早期外周血中嗜酸性粒细胞增多似乎与AEP病情较轻相关[20]。与吸烟相关的AEP患者在病程初期外周血中嗜酸性粒细胞增多的可能性较小[16]。其他实验室特征包括红细胞沉降率和C反应蛋白水平升高，血清IgE水平也可能升高。

BALF中嗜酸性粒细胞比例增高（>25%），且可能脱颗粒并表现为多核，形似中性粒细胞。BALF常伴随不同程度的淋巴细胞增多和中性粒细胞增多。随着疾病的消退，BALF中嗜酸性粒细胞水平恢复正常。与此不同的是，在ARDS中，BALF通常表现为中性粒细胞增多。

AEP的胸腔积液呈渗出液[17]，嗜酸性粒细胞增多（10%～50%）。

2. 影像学改变

AEP的CT主要表现是双肺随机、弥漫、广泛分布的斑片状磨玻璃影，常伴有实变，小叶间隔平滑、增厚（见图3-2-1～图3-2-3）[21]。此外，常伴有支气管血管束增粗和淋巴结肿大[22]。在AEP中，边缘模糊的小叶中心性结节并不少见，但多见于吸烟者。影像上也可见胸腔积液，可能与肺外周间质的嗜酸性粒细胞浸润导致淋巴引流障碍有关[22]。与药物相关或特发性病例相比，与吸烟相关的AEP出现胸腔积液的频率更高。

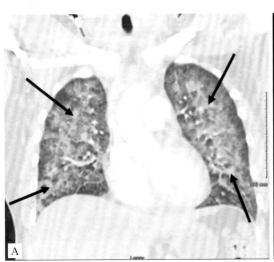
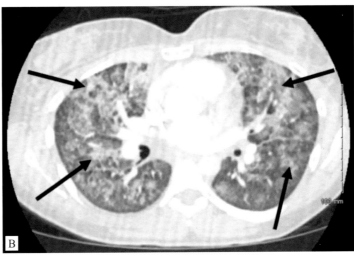

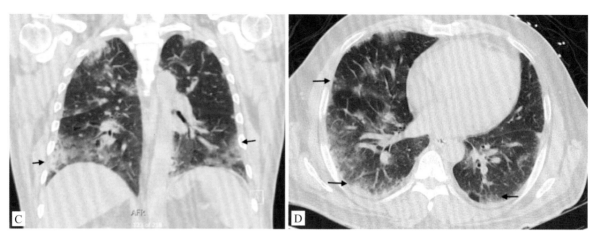

A、B：一名32岁女性为戒酒注射纳洛酮，当天即发生咳嗽、胸痛、呼吸困难，持续3天后就诊。胸部CT显示双肺弥漫性斑片状渗出影。C、D：另一名53岁男性在服用达托霉素后发生AEP。胸部CT显示双肺弥漫分布的磨玻璃影、结节，以下叶、胸膜下分布为主。

图3-2-1　AEP肺部影像表现为弥漫渗出影

（资料来源：本图从Cureus开放获取于Korpole PR等人所著文献[23]及Portalatin GM等人所著文献[24]）

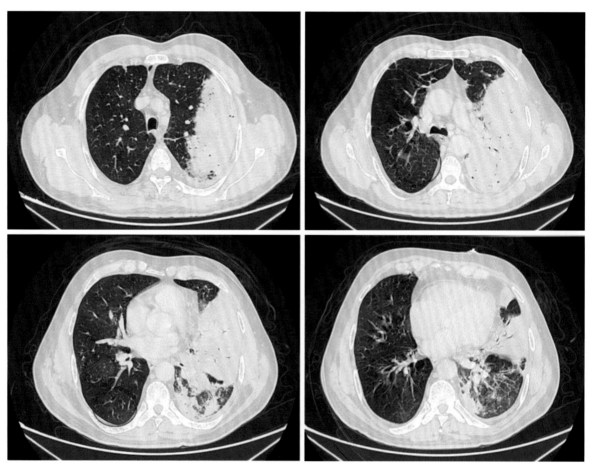

一名66岁职业画家注射新冠疫苗后发生AEP。胸部CT示左肺大片实变，胸膜下外带区域较显著。右肺散在的磨玻璃阴影。

图3-2-2　肺外带实变

（资料来源：本图从Cureus开放获取于Amal Miqdadi等人所著文献[25]）

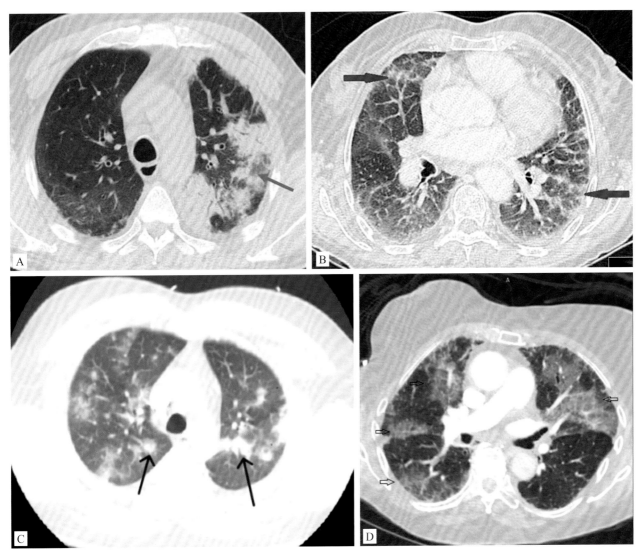

A：一名60岁男性，感染新冠后胸部CT显示双肺磨玻璃影，左肺斑片状实变影，边界不清。经肺穿刺活检后明确诊断AEP。B：另一名77岁患者服用塞来昔布、萘普生2周后发生AEP。胸部CT显示双肺散在分布磨玻璃影伴小叶间隔增粗。C：一名37岁男性患者，戒吸烟，改嚼烟叶数年。因无明显诱因下乏力、发热、急性呼吸困难2天就诊。胸部CT显示双肺多发斑片状磨玻璃影、实性结节。D：另一名76岁女性患者，含曲林诱导的AEP，胸部CT表现为双肺多发磨玻璃影，弥散分布。

图3-2-3　肺间质改变

（资料来源：本图分别从Cureus开放获取于Monteiro等人所著文献[26]、Rui Ribeiro等人所著文献[27]、Ikedinobi MN等人所著文献[28]和Adhikari P等人所著文献[29]）

3. 病理特点

AEP的主要组织病理学发现是肺泡腔和间质中明显增多的嗜酸性粒细胞浸润，而肺泡结构通常完好（见图3-2-4）[30]。此外，还可见嗜酸性脓肿、气道血管束周围非坏死性炎症、Ⅱ型肺泡上皮细胞增生、间质淋巴细胞浸润及肺泡腔内纤维蛋白渗出。在AEP严重的情况下，弥漫性肺泡腔内透明膜形成、间质水肿伴炎症细胞浸润，以及成纤维细胞增生。

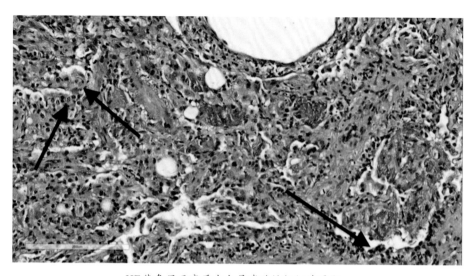

HE染色显示实质内大量嗜酸性粒细胞浸润。

图3-2-4　肺组织病理改变

（资料来源：本图从Cureus开放获取于Korpole PR等人所著文献[23]）

四、诊　断

在1989年的首次报告中，Allen等人提出了一个含有8条项目的诊断标准[31]，经过多人修订，当前广泛采用的诊断标准是修改过的Philit标准[10, 15, 17]：①持续时间≤1个月的急性呼吸病表现；②影像学见双肺浸润阴影；③肺嗜酸性粒细胞增多，BALF中嗜酸性粒细胞超过25%（可能伴随着淋巴细胞和嗜中性粒细胞百分率的增加）或肺活检组织病理证实嗜酸性粒细胞浸润；④排除其他特定的肺嗜酸性粒细胞疾病，包括嗜酸性肉芽肿性多血管炎（EGPA）、嗜酸性粒细胞增多症和过敏性支气管肺曲霉病。

诊断AEP之后，还应寻找潜在的诱因。详细询问病史，尤其要注意吸烟史和其他吸入史、药物暴露史。可能需要进行血清学检测，包括自身抗体和补体水平，以及血液、痰液和BALF的微生物培养，以排除或排查是否合并其他疾病。

2006年，Solomon和Schwarz医生提出了诊断药物或毒素诱发的嗜酸性粒细胞性肺炎的5条标准[32]：①根据诊断标准，存在单纯性、急性或慢性嗜酸性肺炎；②在适当的时间范围内存在可疑药物或毒素接触史；③排除其他原因引起的嗜酸性肺炎，如真菌性或寄生虫性肺炎；④药物或毒素停止接触后，临床症状缓解；⑤再接触药物或毒素后复发。在实践中，停止接触可疑药物后的临床改善通常就足以诊断。

五、治　疗

AEP的治疗取决于诱发因素和病情的轻重程度[10, 33]。

对于与外源性物质接触有关的AEP，停止接触有害物质和全身糖皮质激素是治疗的主要手段。与感染有关的AEP还需要确定病原微生物并进行适当的抗感染治疗。特发性AEP的患者可接受全身糖皮质激素治疗。

对于病情相对较轻的患者停止接触有害物质，症状即可能有所改善，而不需要糖皮质激素治疗；对于病情较重的患者可能需要吸氧，甚至需要通过机械通气。

迄今为止，对于AEP（不是感染引起的）的糖皮质激素治疗的最佳剂量和时间尚无明确共识。在临床实践中，糖皮质激素的剂量和持续时间通常取决于疾病的严重程度[15]。

　　如果诊治及时，除少数患者因难治性呼吸衰竭而死亡，大部分预后很好。糖皮质激素治疗后，临床表现通常在1～2天内缓解，肺部阴影通常在1个月内消散，不遗留痕迹。

参考文献

［1］ BARRY J, GADRE A, AKUTHOTA P. Hypersensitivity pneumonitis, allergic bronchopulmonary aspergillosis and other eosinophilic lung diseases ［J］. Current opinion in immunology, 2020, 66:129-135.

［2］ UMEKAGE Y, OKUMURA S, TENMA T, et al. Acute eosinophilic pneumonia following inhalation of turpentine oil:A case report ［J］. Respir Med Case Rep, 2020, 31:101143.

［3］ TAJIRI T, WADA C, OHKUBO H, et al. Acute Eosinophilic pneumonia induced by switching from conventional cigarette smoking to heated tobacco product smoking ［J］. Internal medicine, 2020, 59(22):2911-2914.

［4］ SALAH N, DANIEL I, MEYER-KRAHMER H J, et al. Eosinophilic pneumonia induced by gabapentin ［J］. Scandinavian journal of rheumatology, 2021, 50(3):246-247.

［5］ NAKAMURA T, KAWANAMI Y, YOSHIMOTO M, et al. Case of severe eosinophilic pneumonia, induced by several antibiotics, requiring mechanical ventilation ［J］. Nihon Kokyuki Gakkai Zasshi, 2006, 44(10):695-700.

［6］ VAN OORTEGEM A, MEURICE J C, VERDAGUER M, et al. Case report of severe acute eosinophilic pneumonia induced by amoxicillin ［J］. Rev mal respir, 2021, 38(5):524-529.

［7］ KRABANSKY F, AZZOUZ B, BIYA J, et al. Eosinophilic pneumonia induced by non-steroidal anti-inflammatory drugs:An underestimated risk ［J］. Therapie, 2018, 73(6):473-482.

［8］ RIZOS E, TSIGKAROPOULOU E, LAMBROU P, et al. Risperidone-induced acute eosinophilic pneumonia ［J］. In vivo, 2013, 27(5):651-653.

［9］ OZTURK A B, ÇAĞLAYAN B, KAPMAZ M, et al. Hypersentivity reactions to COVID-19 vaccines:A case of Eosinophilic pneumonia following Sinovac/CoronaVac vaccination ［J］. European Annals of Allergy and Clinical Immunology, 2022, 55(1):41-45.

［10］ DE GIACOMI F, VASSALLO R, YI E S, et al. Acute eosinophilic pneumonia. causes, diagnosis, and management ［J］. Am j resp crit care, 2018, 197(6):728-736.

［11］ NAKAGOME K, SHODA H, SHIRAI T, et al. Eosinophil transendothelial migration induced by the bronchoalveolar lavage fluid of acute eosinophilic pneumonia ［J］. Respirology, 2017, 22(5):913-921.

［12］ AKABA T, KONDO M, HARA K, et al. Tryptase and IL-33 in bronchoalveolar lavage fluid may predict the types of eosinophilic pneumonia and disease recurrence ［J］. International archives of allergy and immunology, 2022, 183(4):415-423.

［13］ MATO N, BANDO M, KUSANO A, et al. Clinical significance of interleukin 33 (IL-33) in patients with eosinophilic pneumonia ［J］. Allergology international, 2013, 62(1):45-52.

［14］ HAYES D, ANSTEAD M I, KUHN R J. Eosinophilic pneumonia induced by daptomycin ［J］. Journal of infection, 2007, 54(4):e211-e213.

［15］ RHEE C K, MIN K H, YIM N Y, et al. Clinical characteristics and corticosteroid treatment of acute eosinophilic pneumonia ［J］. Eur respir j, 2013, 41(2):402-409.

［16］ DE GIACOMI F, DECKER P A, VASSALLO R, et al. Acute eosinophilic pneumonia:Correlation of clinical characteristics with underlying cause ［J］. Chest, 2017, 152(2):379-385.

［17］ PHILIT F, ETIENNE-MASTROïANNI B, PARROT A, et al. Idiopathic acute eosinophilic pneumonia:A study of 22 patients ［J］. Am j resp crit care, 2002, 166(9):1235-1239.

［18］ BUELOW B J, KELLY B T, ZAFRA H T, et al. Absence of peripheral eosinophilia on initial clinical presentation does not rule out the diagnosis of acute eosinophilic pneumonia ［J］. Journal of Allergy and Clinical Immunology-In Practice, 2015, 3(4):597-598.

［19］ SHORR A F, SCOVILLE S L, CERSOVSKY S B, et al. Acute eosinophilic pneumonia among US Military personnel deployed in or near Iraq ［J］. Jama-journal of the american medical association, 2004, 292(24):2997-3005.

［20］ JHUN B W, KIM S J, KIM K, et al. Clinical implications of initial peripheral eosinophilia in acute eosinophilic pneumonia ［J］. Respirology, 2014, 19(7):1059-1065.

［21］ DAIMON T, JOHKOH T, SUMIKAWA H, et al. Acute eosinophilic pneumonia:Thin-section CT findings in 29 patients ［J］. Eur j radiol, 2008, 65(3):462-467.

［22］ JOHKOH T, MüLLER N L, AKIRA M, et al. Eosinophilic lung diseases:Diagnostic accuracy of thin-section CT in 111 patients ［J］. Radiology, 2000, 216(3):773-780.

［23］ KORPOLE P R, AL-BACHA S, HAMADEH S. A case for biopsy:Injectable naltrexone-induced acute eosinophilic pneumonia ［J］. Cureus, 2020, 12(9):e10221.

［24］ PORTALATIN G M, CHIN J-A, FOSTER B, et al. Daptomycin-induced acute eosinophilic pneumonia ［J］. Cureus, 2021, 13(2):e13509.

［25］ MIQDADI A, HERRAG M. Acute Eosinophilic pneumonia associated with the anti-COVID-19 vaccine AZD1222 ［J］. Cureus, 2021, 13(10):e18959.

［26］ DE ALBUQUERQUE MONTEIRO I, FERNANDES MOURA P, FERNANDES D, et al. A case of acute eosinophilic pneumonia triggered by the SARS-CoV-2 virus ［J］. Cureus, 2023, 15(4):e38111.

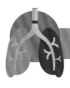

［27］RIBEIRO R, TEIXEIRA A, LOPES T, et al. A case of acute eosinophilic pneumonia associated with non-steroidal anti-inflammatory drugs［J］. Cureus, 2024, 16(1):e52159.

［28］IKEDINOBI M N, GBUJIE E. Acute versus chronic eosinophilic pneumonia:A case report［J］. Cureus, 2023, 15(9):e46257.

［29］ADHIKARI P, ALEXANDER K, ADEMILUYI A O, et al. Sertraline-induced acute eosinophilic pneumonia［J］. Cureus, 2020, 12(12):e12022.

［30］TAZELAAR H D, LINZ L J, COLBY T V, et al. Acute eosinophilic pneumonia:Histopathologic findings in nine patients［J］. Am j resp crit care, 1997, 155(1):296-302.

［31］ALLEN J N, PACHT E R, GADEK J E, et al. Acute eosinophilic pneumonia as a reversible cause of noninfectious respiratory failure［J］. New engl j med, 1989, 321(9):569-574.

［32］SOLOMON J, SCHWARZ M. Drug-, toxin-, and radiation therapy-induced eosinophilic pneumonia［J］. Seminars in respiratory and critical care medicine, 2006, 27(2):192-197.

［33］AJANI S, KENNEDY C C. Idiopathic acute eosinophilic pneumonia:A retrospective case series and review of the literature［J］. Respir Med Case Rep, 2013, 10:43-47.

第三节　特发性慢性嗜酸性粒细胞性肺炎

特发性慢性嗜酸性粒细胞性肺炎（idiopathic chronic eosinophilic pneumonia，ICEP）是一种罕见的嗜酸性粒细胞性肺部炎症性疾病，表现为三联征：血液及肺组织中嗜酸性粒细胞增多、双侧肺部浸润阴影和慢性咳喘等症状[1]。尽管所有患者都对口服皮质类固醇药物有反应，但复发率非常高[2]。ICEP病因不明，只有不到10%的ICEP患者是活跃的吸烟者。个案报道显示，ICEP可能由乳腺癌的放射治疗引发[3]。

ICEP可见于各年龄段人群，平均发病年龄为45岁，但在儿童时期极为罕见。女性的患病率几乎是男性的两倍。33%～50%的ICEP患者有哮喘病史。在出现ICEP之前，患者哮喘病史长短不一，从几周到超过25年不等。其他特应性疾病的病史也经常被报道。

一、病因与病理生理机制

在细胞因子的刺激下，嗜酸性粒细胞在骨髓中成熟，在进入血液后、进入组织之前，会受到IL-5、IL-3、粒细胞巨噬细胞集落刺激因子和包括delta-dbl-GATA-1在内的转录因子的影响。

嗜酸性粒细胞向肺的募集可能主要是IL-5和趋化因子引起的。嗜酸性粒细胞与多种细胞相互作用，包括辅助性T淋巴细胞、肥大细胞、嗜碱性粒细胞和巨噬细胞。

嗜酸性粒细胞的胞浆内含有多种蛋白质、毒素、趋化因子等促炎颗粒，嗜酸性粒细胞脱颗粒可将这些有毒物质释放到组织中，产生炎症损伤。大部分炎症损害是可逆的，仅遗留轻微组织损伤和重构。

二、临床表现

ICEP患者的症状是非特异性的，通常包括亚急性或慢性的呼吸道和全身症状。ICEP的发作往往是进行性或亚急性的，症状在诊断之前的几周至几个月内逐渐发展。某项纳入62名患者的临床研究显示诊断前的症状持续时间平均为5个月[4]。

1.一般表现

虚弱、体重减轻（有时很明显）和夜间出汗或发热很常见。

2. 呼吸表现

咳嗽和呼吸困难是最常见的症状。咳嗽最初是无痰的，但之后可能会产生黏液或黏液脓性痰。呼吸困难的程度因人而异。与IAEP患者不同，ICEP患者极少出现需要机械通气的呼吸衰竭。大约一半的患者会出现喘息。胸痛、咯血很少报道。胸部听诊症状是非特异性的，可能伴有吸气相噼啪声或呼气喘鸣。大约75%的ICEP患者在某个时候会出现哮喘。大多数哮喘发生于ICEP诊断之前。然而，分别有约20%和10%的患者在ICEP诊断的同时或之后发生哮喘。

ICEP的自发缓解率<10%，如果不积极诊治，可能会进展为肺纤维化。一项纳入62名ICEP患者的回顾性研究显示[5]，在29%的患者中，在诊断ICEP后2年内出现肺纤维化的影像学表现。高龄和男性是肺纤维化的高危因素。值得注意的是，哮喘病史降低了肺纤维化的可能性。在ICEP患者中，肺纤维化的发展并不少见，尤其是对于老年男性患者，并且肺纤维化的发展与死亡风险增加有关。

3. 胸外表现

胸外表现极少见。最常见的胸外表现是心脏，包括伴有ST段改变、与心包炎相关的胸痛。较少见的表现包括神经系统（神经功能缺损、单神经炎）、关节（关节痛、炎症性风湿病）、肠道（腹泻、溃疡性结肠炎）、肝脏（肝炎）或皮肤（紫癜、荨麻疹）。这些胸外表现很可能是血管炎的前驱表现。

三、辅助检查

1. 实验室检查

在外周血和BALF中，嗜酸性粒细胞显著增多，红细胞沉降率和C反应蛋白水平通常会增加。大约一半的患者总IgE水平升高。

BALF中含有异常高水平的嗜酸性粒细胞和高浓度的主要碱性蛋白、嗜酸性粒细胞阳离子蛋白和夏科雷登结晶蛋白，在电子显微镜下显示嗜酸性粒细胞脱颗粒和溶解。在BALF中，淋巴细胞、中性粒细胞和肥大细胞也经常轻度增加。通常，BALF中嗜酸性粒细胞计数超过淋巴细胞计数，这与隐源性机化性肺炎的BALF细胞分类形成鲜明对比。淋巴细胞主要是具有CD4$^+$表型的记忆T淋巴细胞，因此CD4/CD8$^+$T淋巴细胞比值增加[6]。

2. 胸部影像学

ICEP的特点是胸部影像显示双肺上叶、外周为主的肺泡浸润阴影，呈磨玻璃影和（或）实变，类似于急性肺水肿的阴影反转（见图3-3-1～图3-3-6）。这些阴影可以是单侧的，或者更常见的是双侧的。在约25%的ICEP患者中，可见肺阴影呈游走性。CT扫描可能会显示散在的磨玻璃影、空气支气管影、纵隔淋巴结肿大。较少见的发现包括中、内带分布或小叶中心阴影。通常没有支气管扩张。如果CT检查发现胸腔积液、空洞病变、晕征或反晕征，则应仔细排查其他诊断的可能。

3. 肺功能检查

ICEP患者肺功能测试可表现为正常、限制性或阻塞性通气功能障碍。一氧化碳弥散功能降低，动脉血气通常表现为轻度至中度低氧血症。

4. 病理改变

若患者有典型的临床表现，则病理检查对于ICEP的诊断不是必需的。此外，肺活检并不总是有帮助的。组织病理可能显示间质和肺泡炎症，以嗜酸性粒细胞为主（见图3-3-5）[12]。经常观察到机化性肺炎改变和嗜酸性粒细胞浸润肺血管，但与EGPA相比，ICEP没有坏死性或肉芽肿性血管炎。

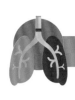
第三章　嗜酸性粒细胞增多相关性呼吸疾病

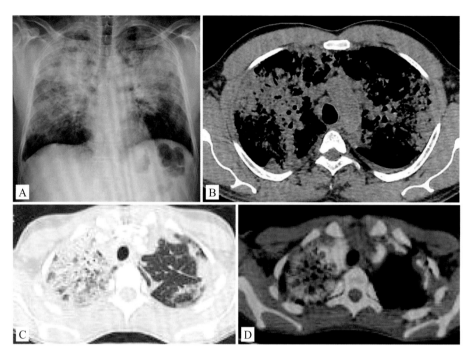

A、B：一名46岁男性ICEP患者，胸部CT示双肺实变、渗出影，以肺上叶及胸膜下为主。C、D：一名15岁女童，以发热、干咳、气促为主诉，DLCO（弥散功能）持续障碍，胸部CT示双肺实质影，PET-CT显示高摄取。

图3-3-1　肺实变伴渗出为主要影像学表现

（资料来源：A、B从Cureus开放获取于Natália Teixeira等人所著文献[1]。C、D获*BMJ*许可改编自文献[7]）

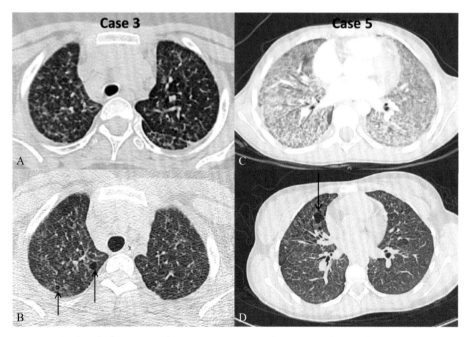

A、C：2个病例在诊断时，胸部HRCT显示弥漫性磨玻璃影、多发结节及网状改变。B、D：治疗后复查显示仍残留弥漫性磨玻璃影，新出现薄壁囊泡。

图3-3-2　肺囊性变及间质纤维化为主要表现

（资料来源：本图从*BMC*开放获取于参考文献[8]）

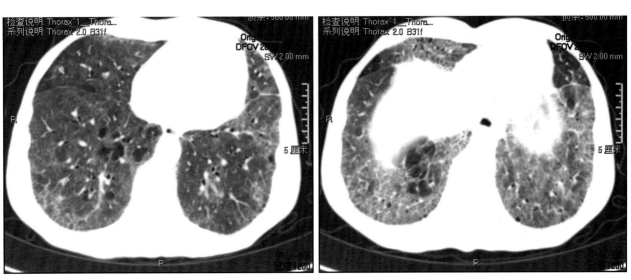

一名ICEP男性患者，胸部HRCT显示双侧马赛克征，弥漫性斑片状磨玻璃影，边缘模糊，支气管血管束增粗，小叶间隔增厚。

图3-3-3　肺间质改变

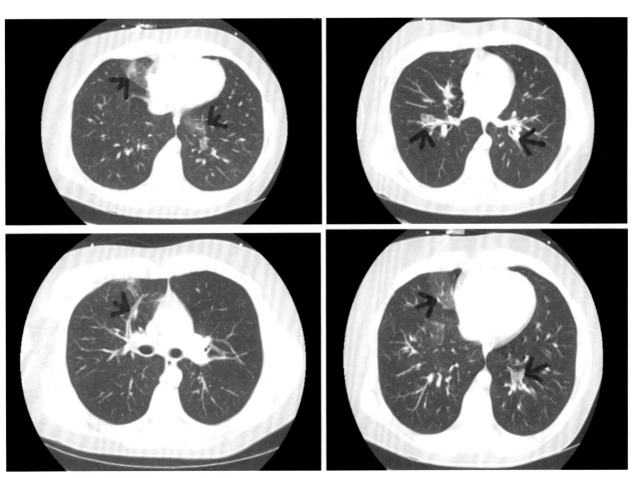

ICEP患者双肺散在分布的斑片状磨玻璃影。

图3-3-4　双肺磨玻璃影为主要表现

（资料来源：本图从Cureus开放获取于Ikedinobi MN等人所著文献[9]）

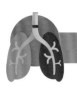
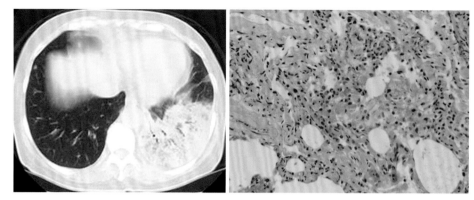

一名66岁日本妇女低热、气促1年。胸部CT示左肺下叶实变，胸膜下为主。组织病理显示肺泡及间质内嗜酸性粒细胞浸润。

图3-3-5　肺实变为主要表现

（资料来源：本图从BMC开放获取自文献[10]）

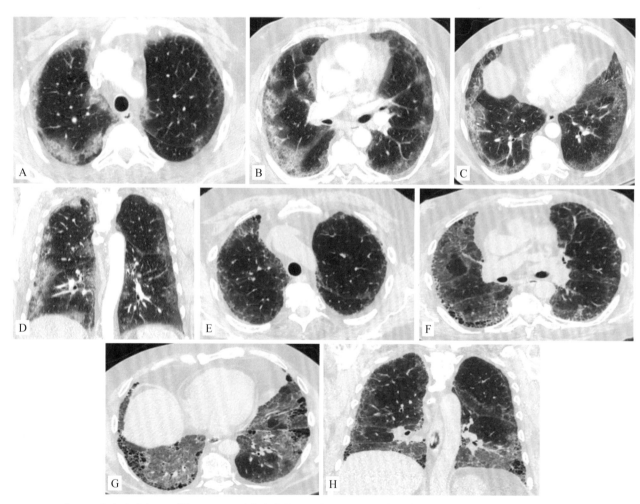

A～D：一名ICEP患者的胸部CT图像，显示双肺磨玻璃影及间质改变广泛分布，外周胸膜下为主；E～H：患者4年后的随访CT显示广泛的网状纤维化，伴有磨玻璃影和牵拉性支气管扩张、下肺外周胸膜下蜂窝状表现。

图3-3-6　肺外周间质改变为主要表现

（资料来源：本图获MATTIOLI Health许可摘自文献[11]）

四、诊断与鉴别诊断

ICEP没有既定的诊断标准。因此，ICEP的诊断需要有高度疑似的临床表现，并符合以下特点[13]：①通常持续超过2周的呼吸道症状；②肺泡或血中嗜酸性粒细胞增多（肺泡嗜酸性粒细胞比例>25%，若比例≥40%，则更有提示意义；血中嗜酸性粒细胞>1.0×10^9/L，若血中嗜酸性粒细胞>1.5×10^9/L，则更有提示意义）；③肺部浸润，通常以肺外周为主；④排除嗜酸性粒细胞性肺病的其他原因（见表3-3-1）。

表3-3-1 特发性慢性和急性嗜酸性粒细胞肺炎的特征[14]

特征	ICEP	IAEP
起病	缓慢，通常2周以上	急，通常2周以内
诱因	一般无	可以有，香烟、药物、感染等
哮喘史	常有	无
吸烟史	吸烟者极少	可发生于新吸烟者或刚复吸者
性别比（女/男）	2:1	男性略多
早期血EOS>1000/mm³	通常存在	少见
PaO_2/FiO_2	通常>300	通常<300
肺影像	斑片状肺泡浸润阴影	弥漫的肺泡-间质改变
胸腔积液	少	多见，双侧居多
复发	经常	无

五、治　疗

皮质类固醇治疗对ICEP有效，对口服糖皮质激素的反应通常是显著且相当迅速的，临床表现和肺部浸润阴影在几天内均得到改善。如果没有看到快速的临床改善，则应重新考虑其他诊断。但减量后经常复发，复发者对皮质类固醇的反应与首次发作一样有效。对皮质类固醇治疗的剂量或持续时间没有达成共识，通常应取决于个体的临床表现。总体目标是在尽可能最低的口服糖皮质激素剂量下保持持续的临床改善，以避免复发，同时最大限度地减少类固醇相关的副作用。

目前尚无明确的复发因素。吸烟可能增加复发风险，吸入糖皮质激素可能降低复发风险。ICEP多伴有哮喘，吸入皮质类固醇可能会减轻ICEP的表现并减少哮喘患者的ICEP复发。然而，在非哮喘患者中，吸入皮质类固醇的作用仍有待确定。

ICEP的长期管理应主要集中在ICEP复发和合并症上。由于病情持续存在、反复复发和（或）共患严重哮喘，实际上，超过50%的CEP患者需要接受长期皮质类固醇口服作为维持治疗。

目前，靶向IL-5的生物制剂被认为是治疗频繁复发的ICEP患者的替代方案[15]。一项纳入了10名ICEP患者的回顾性研究显示，使用美泊利单抗治疗可降低复发风险、减少口服糖皮质激素的剂量、促进肺浸润阴影吸收[16]。抗IL-5受体抗体（贝那利珠单抗）也是候选药物之一。

奥马珠单抗（omalizumab）是一种抗IgE的单克隆抗体，有报道在具有明显哮喘特征和IgE高的CEP患者中有较好疗效。尽管生物制剂是调节CEP中嗜酸性粒细胞炎症的合理选择，但仍有一些关于适应症和治疗持续时间的问题[17]。

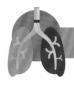

—————————— 参考文献 ——————————

［1］ TEIXEIRA N, SANTOS M I, PEDRO F, et al. Idiopathic Chronic Eosinophilic Pneumonia［J］. Cureus, 2021, 13(3):e14047.

［2］ CROWE M, ROBINSON D, SAGAR M, et al. Chronic eosinophilic pneumonia:clinical perspectives［J］. Therapeutics and clinical risk management, 2019, 15:397-403.

［3］ COTTIN V, FROGNIER R, MONNOT H, et al. Chronic eosinophilic pneumonia after radiation therapy for breast cancer［J］. European Respiratory Journal, 2004, 23(1):9-13.

［4］ MARCHAND E, REYNAUD-GAUBERT M, LAUQUE D, et al. Idiopathic chronic eosinophilic pneumonia. A clinical and follow-up study of 62 cases. The Groupe d'Etudes et de Recherche sur les Maladies "Orphelines" Pulmonaires (GERM"O"P)［J］. Medicine, 1998, 77(5):299-312.

［5］ BAQIR M, PEIKERT T, JOHNSON T F, et al. Idiopathic Chronic Eosinophilic Pneumonia Evolving to Pulmonary Fibrosis:A Retrospective Analysis［J］. Sarcoidosis vasculitis and diffuse lung diseases, 2022, 39(2):e2022020.

［6］ MIYAZAKI E, NUREKI S, FUKAMI T, et al. Elevated levels of thymus- and activation-regulated chemokine in bronchoalveolar lavage fluid from patients with eosinophilic pneumonia［J］. Am j resp crit care, 2002, 165(8):1125-1131.

［7］ BLANC S, ALBERTINI M, LEROY S, et al. Chronic eosinophilic pneumonia with persistent decreased diffusing capacity for carbon monoxide［J］. BMJ Case Rep, 2013, 2013:bcr2012008238.DOI:10.1136/bcr-2012-008238.

［8］ GIOVANNINI-CHAMI L, HADCHOUEL A, NATHAN N, et al. Idiopathic eosinophilic pneumonia in children:The French experience［J］. Orphanet Journal of Rare Diseases, 2014, 9(1):28.

［9］ IKEDINOBI M N, GBUJIE E. Acute Versus Chronic Eosinophilic Pneumonia:A Case Report［J］. Cureus, 2023, 15(9):e46257.

［10］ SANO S, YAMAGAMI K, YOSHIOKA K. Chronic eosinophilic pneumonia:A case report and review of the literature［J］. Cases journal, 2009, 2(1):7735.

［11］ BAQIR M, PEIKERT T, JOHNSON T F, et al. Idiopathic Chronic Eosinophilic Pneumonia Evolving to Pulmonary Fibrosis:A Retrospective Analysis［J］. Sarcoidosis Vasc Diffuse Lung Dis, 2022, 39(2):e2022020.

［12］ SANAEE M S, O'BYRNE P M, NAIR P. Diffuse idiopathic pulmonary neuroendocrine hyperplasia, chronic eosinophilic pneumonia, and asthma［J］. European Respiratory Journal, 2009, 34(6):1489-1492.

［13］ MARCHAND E, CORDIER J F. Idiopathic chronic eosinophilic pneumonia［J］. Seminars in respiratory and critical care medicine, 2006, 27(2):134-141.

［14］ JANSON C, BJERMER L, LEHTIMäKI L, et al. Eosinophilic airway diseases:basic science, clinical manifestations and future challenges［J］. European clinical respiratory journal, 2022, 9(1):2040707.

［15］ TASHIRO H, TAKAHASHI K, KURIHARA Y, et al. Anti-IL-5 Agents for the Treatment of Idiopathic Chronic Eosinophilic Pneumonia:A Case Series［J］. Journal of asthma and allergy, 2022, 15:169-177.

［16］ BRENARD E, PILETTE C, DAHLQVIST C, et al. Real-Life Study of Mepolizumab in Idiopathic Chronic Eosinophilic Pneumonia［J］. Lung, 2020, 198(2):355-360.

［17］ MURILLO A D, CASTRILLON A I, SERRANO C D, et al. Monoclonal antibodies in idiopathic chronic eosinophilic pneumonia:A scoping review［J］. BMC Pulmonary Medicine, 2024, 24(1):74.

第四节　木村病

　　木村病（Kimura disease），又称嗜酸性粒细胞增生性淋巴肉芽肿（eosinophilic hyperplastic lymphogranuloma），是一种罕见的良性淋巴组织增生性疾病，属于慢性炎症性疾病，通常累及头颈部的深部皮下组织和淋巴结，表现为单发或多发的无痛性肿块。

　　1937年，中国学者金显宅首次报道了7例嗜酸性粒细胞增生性淋巴肉芽肿病例；1948年，日本学者Kimura（木村）等人发表论文对该病进行了详细描述，故后续多将该病称为木村病。木村病几乎只影响东南亚血统的个体，最常见于亚洲中年男性。男女发病比例（3.5～9）：1.发病年龄为4～80岁，发病高峰年龄为20～40岁[1, 2]。

一、病因与病理生理学

　　木村病的病因和发病机制尚不清楚，因其主要表现为嗜酸性粒细胞增生性淋巴肉芽肿，故该疾病被分类为良性反应过程。该病可能与感染、过敏反应以及自身免疫反应介导的嗜酸性粒细胞浸润或是T淋巴细胞增殖浸润有关。有文献证实，持续的抗原刺激，如蚊虫叮咬、寄生虫、念珠菌、病毒感染等可能促进嗜酸性细胞相关因子表达，特别是白色念珠菌。此外，研究者也检测到木村病肿块局部 2 型辅助 T 淋巴细胞的增多与激活，但是具体的发病机制仍有待探索[3-5]。

二、临床表现

该病的发病部位主要是头颈部的深部皮下组织和淋巴结，伴有区域淋巴结肿大或唾液腺肿大。此外，还可能累及口腔、腋窝、肺门、腹股沟、四肢和躯干等其他部位（见图 3-4-1、图 3-4-2）。典型症状是无痛性皮下结节或肿块，直径 1~20cm 不等，大多伴有区域淋巴结肿大，严重时可致面部畸形，病变处皮肤可有瘙痒和色素沉着[6, 7]。

其中，还有 12%~16% 患者病变可累及肾脏，表现为肾病综合征，包括微小病变、系膜增生性肾小球肾炎和膜性肾病等[8, 9]。除此之外，一部分患者可能还可能伴发湿疹、哮喘、溃疡性结肠炎、血管炎、嗜酸性心肌炎等过敏性及自身免疫相关的疾病[10, 11]。

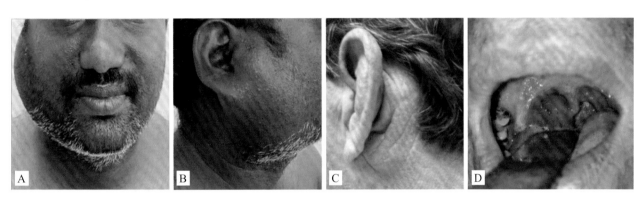

患者可表现为腮腺肥大（A、B）、耳后皮下肿块（C）、咽肿块（D）。

图 3-4-1　头颈部肿块

（资料来源：本图开放获取于参考文献[12-14]）

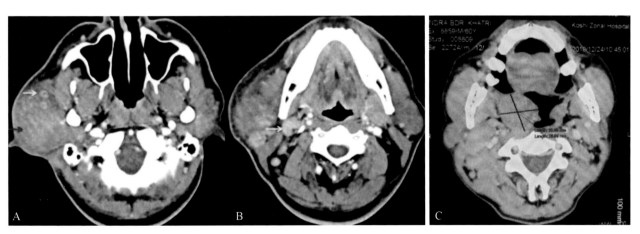

CT 显示左腮腺肥大（A 中红色箭头），腮腺内淋巴结强化明显（A 中黄色箭头），颈部淋巴结肿大（B 中黄色箭头），口咽肿物（C）。

图 3-4-2　头颈部 CT 增强扫描

（资料来源：本图开放获取于参考文献[12, 14]）

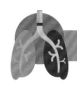
第三章 嗜酸性粒细胞增多相关性呼吸疾病

三、实验室检查与检查

1. 实验室检查

外周血中嗜酸性粒细胞增多和IgE水平的增高是木村病的显著特征[15]。嗜酸性粒细胞百分比可达10%～70%，嗜酸性粒细胞的数量可能与肿物大小正相关[16, 17]。术后的外周血中嗜酸性粒细胞和IgE水平有一定的降低。有研究表明，患者术后随访期间外周血中的嗜酸性粒细胞>50%，IgE>10000IU/mL，提示可能有复发[18]。

2. 影像学检查

影像学检查可作为了解病变部位、血管情况、与周围组织关系的手段。B超检查可显示软组织病变中心低回声，外周高回声[19]。CT和MRI扫描表现多样化，无特异性诊断意义，但可以在一定限度上了解血管的增生程度和在损害部位内的纤维化情况[20]。术前的CT或MRI检查有助于行病灶定位和明确肿物对周围软组织的累及范围，可指导治疗。

3. 病理学检查

细针针吸活检细胞学检查对于鉴别和监测复发的病变有一定意义（见图3-4-3）。手术切除组织的活检是诊断该病的金标准（见图3-4-4）[21, 22]。

典型病理特点：①病变位于皮下深处，从真皮层到筋膜、肌肉都可受累；②炎症细胞增生与浸润，各病变组织中形成广泛的淋巴滤泡样结构，大量的嗜酸性粒细胞、淋巴细胞及肥大细胞充斥于滤泡间，多形成嗜酸性微脓肿；③血管增生反应，表现为内皮细胞成扁平或低立方状，核椭圆形，胞质稀疏淡染，无空泡化；④不同程度的纤维化，纤维化区域炎症细胞减少，血管萎缩；⑤累及淋巴结时，病理表现与软组织类似，部分区域仍有淋巴结正常结构；⑥免疫学表型符合淋巴组织的表型，病变组织的淋巴滤泡表达B淋巴细胞抗原，滤泡间淋巴细胞多表达T淋巴细胞标志，生发中心内的嗜伊红色沉积物主要为IgE；⑦肾损害时，肾间质嗜酸粒细胞浸润是主要特征，病理可为肾小球系膜增生病变、膜性病变、微小病变、局灶节段性肾小球硬化、弥漫增生性病变、IgA肾病、IgM肾病等，通过肾活检不能诊断木村病[10, 23]。

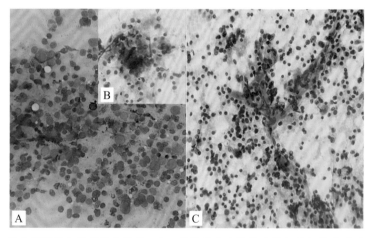

肿大腮腺的细胞学涂片显示，A：成片的反应性淋巴样细胞与许多嗜酸性粒细胞和偶见的肥大细胞；B：Warthin-Finkeldy巨细胞；C：在反应性淋巴样细胞中混合了嗜酸性粒细胞与增殖的毛细血管内皮细胞。

图3-4-3 细胞学表现

（资料来源：本图开放获取于参考文献[12]）

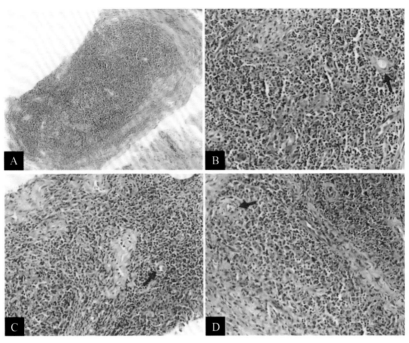

A：淋巴结组织内多个结节，结节之间由致密纤维组织（×40、苏木精和伊红染色）隔开；B～D：高倍图像（×200，苏木精和伊红染色）显示结节周围大片的嗜酸性粒细胞浸润，以及毛细血管大小的血管增生和血管周围硬化的区域（红色箭头）。

图3-4-4　组织病理学发现

（资料来源：本图开放获取自参考文献[24]）

四、诊断与鉴别诊断

本村病的诊断需要结合临床表现、外周血中嗜酸性粒细胞及IgE增高、组织病理改变。

木村病应与血管淋巴样增生伴嗜酸性粒细胞增多症（angiolymphoid hyperplasia with eosinophilia，ALHE）、霍奇金淋巴瘤、血管免疫母细胞T淋巴细胞淋巴瘤、朗格汉斯细胞组织细胞增多症、毛囊增生、Castleman病、皮病性淋巴结炎、变应性肉芽肿性血管炎、药物反应和寄生虫淋巴结炎等疾病相鉴别[15, 25, 26]。

ALHE和木村病最容易混淆，二者曾经被认为是同一种疾病，后续文献报道才提示二者可能属于不同的疾病。ALHE是血管肿瘤，而木村病是一种慢性炎症性疾病。二者的临床表现和组织病理均有些相似，其鉴别诊断主要依赖病理。

木村病好发于男性，而ALHE好发于中青年女性；ALHE在西方人中发病较多，病变通常侵犯浅层皮肤，病变范围小，一般不侵犯淋巴结和腮腺，多表现头颈部小丘疹或结节，表面有瘙痒而且易出血；此外，在ALHE中为血中嗜酸性粒细胞增多和IgE水平升高并不常见。ALHE患者的外周血中嗜酸性粒细胞和IgE基本正常。病理上，ALHE主要是以大量厚壁血管结节状增生为主，轻到中度混合炎细胞在血管周围浸润，几乎没有淋巴滤泡及嗜酸性微脓肿形成，而且增生的血管主要为新生的毛细血管，血管内皮细胞肿胀，可见"上皮细胞样"或"组织细胞样"，以及泡沫样血管内皮细胞，血管壁无玻璃样变。有时过度增生的内皮细胞还可突入血管腔内，可造成管腔狭窄甚至阻塞。KD存在组织的纤维化，而ALHE则没

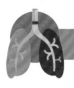

有纤维化 [15, 16, 27]。

特发性嗜酸性粒细胞增多综合征（idiopathic hypereosinophilic syndrome，IHES）是一组原因不明、嗜酸性粒细胞持续高度增生，并伴有多种器官损害疾病。临床表现不以软组织包块为主，诊断要求未发现引起嗜酸性粒细胞增多的常见原因，嗜酸性粒细胞的细胞毒作用引起器官损害，常见心脏、神经系统、呼吸道及皮肤受累，最终导致血栓形成及纤维化 [28]。

其他疾病如淋巴瘤、涎腺肿瘤、淋巴结炎、淋巴结结核等，对照木村病的临床诊断要点，如无痛性皮下软组织肿块和淋巴结肿大，外周血中嗜酸性粒细胞和血清IgE升高，结合病理检查较易鉴别。

五、治疗和预后

木村病的病程长，多呈进展性，目前暂无标准的治疗方法，一般常用的包括手术、放疗、细胞毒性治疗和糖皮质激素等，总体预后较好。若无明显症状或不影响容貌，可以观察。

1. 手术治疗

手术是目前最主要的治疗手段。主要针对一些单发、局限性病变，或者是诊断不清需要明确病理的患者。但该病的病变组织呈浸润性生长、界限不清且多发，手术很难完整切除，术后的复发率较高，约为25% [29]。局部复发可再次手术，若大范围复发或并发肾病综合征，则需联用系统性激素等其他药物。

2. 药物治疗

文献报告的治疗药物包括糖皮质激素、环孢素、他克莫司、吗替麦考酚酯、西替利嗪、来氟米特、普仑司特、己酮可可碱、硫唑嘌呤、丙种球蛋白针、全反式维甲酸、伊马替尼等，疗效不一，从轻度改善、完全消退，甚至痊愈 [30]。

系统使用、外用和皮损内注射糖皮质激素均被用于治疗木村病，研究表明多数患者对系统糖皮质激素治疗反应良好，但在激素减量或停药后常发生局部复发，而长期使用激素可能引起消化性溃疡、骨质疏松和糖尿病等不良反应。因此，系统应用糖皮质激素也需谨慎。有报道显示，全反式维甲酸联合糖皮质激素治疗使木村病患者临床症状迅速消失，推测全反式维甲酸可能起到了调节Th2细胞因子和抑制IgE产生的作用。环孢素也常与糖皮质激素联合用于木村病复发后的诱导缓解。甲磺司特是一种抗过敏药，能够减轻高IgE和嗜酸性粒细胞增多，西替利嗪也显示木村病有缓解作用 [29, 31]。此外，美泊利单抗（抗IL-5单抗）、度匹鲁单抗（IL-4Rα拮抗剂）等新型生物制剂对嗜酸性粒细胞和其相关炎症因子的抑制作用，也有临床实践证明它们对木村病的治疗作用 [32-35]。

3. 放射治疗

对于停用糖皮质激素后复发的患者，或肿物已对糖皮质激素产生耐药性以及手术后患者，均可考虑使用放射治疗。对于病变范围广、多发且边界不清的患者，首选放疗；对于术后或放疗后复发的患者，再次放疗仍有效。该病的放疗方案尚未有统一标准，目前大多数学者认为最佳剂量为26～30Gy，疗程为2～3周 [36, 37]。但放疗的副作用较多，应尽量避免应用于年轻患者。

总之，木村病罕见，临床医生在术前不能明确诊断，常延误治疗。当前关于木村病的临床诊断、治疗方案及预后的评估尚未有统一的标准，需要对该病的发病机制及治疗方案进一步研究。

（本节由翁庆羽撰写）

参考文献

［1］ BRITO M T, BAPTISTA D, PEREIRA E, et al. Kimura's disease:A literature review based on a clinical case ［J］. Cureus, 2023, 15(12):e50463. DOI: 10.7759/cureus.50463.

［2］ KIMURA T, S.YOSHIMURA, AND E.ISHIKAWA. On the unusual granulation combined with hyperplastic changes of lymphatic tissue. ［J］. Trans Soc PatholJpn, 1948, 37:179-180.

［3］ KP S T M N V. Kimura's disease:A case report in a child ［J］. Indian J Otolaryngol Head Neck Surg, 2014, 66(Suppl 1):237-241.

［4］ AL. F H A AA Q K E. Co existence of lip and epiglottis Kimura's disease ［J］. Saudi Med J, 2015, 36(10):1226-1228.

［5］ KARAVATTATHAYYIL S J, KRAUSE J R. Kimura's disease:A case report ［J］. Ear, nose, & throat journal, 2000, 79(3):195-196.

［6］ DHINGRA H, NAGPAL R, BALIYAN A, et al. Kimura disease:Case report and brief review of literature ［J］. Medicine and pharmacy reports, 2019, 92(2):195-199.

［7］ REN S, LI X Y, WANG F, et al. Nephrotic syndrome associated with Kimura's disease:A case report and literature review ［J］. BMC nephrology, 2018, 19(1):316.

［8］ OTHMAN S K, DAUD K M, OTHMAN N H. Kimura's disease:A rare cause of nephrotic syndrome with lymphadenopathy ［J］. The Malaysian journal of medical sciences:MJMS, 2011, 18(4):88-90.

［9］ MALEKI D, SAYYAH A, RAHIMI-RAD M H, et al. Kimura's disease with eosinophilic panniculitis--treated with cyclosporine:A case report ［J］. Allergy, asthma, and clinical immunology:official journal of the Canadian Society of Allergy and Clinical Immunology, 2010, 6(1):5.

［10］ WANG C, DENG J, DENG T. One case report of Kimura disease combined with secretory otitis media ［J］. Journal of clinical otorhinolaryngology, head, and neck surgery, 2013, 27(10):496-497.

［11］ SHETTY A K, BEATY M W, MCGUIRT W F, JR., et al. Kimura's disease:A diagnostic challenge ［J］. Pediatrics, 2002, 110(3):e39.

［12］ SHIVAKUMAR M, GAUR N K, BALAJI S, et al. Kimura disease presenting as right parotid swelling and neck lymphadenopathy ［J］. Cureus, 2021, 13(9):e18178.

［13］ GUIMARAES C S, MOULTON-LEVY N, SAPADIN A, et al. Kimura's disease ［J］. Case Reports in Medicine, 2009, 2009:424053.

［14］ KHANAL P, SHRESTHA A. Kimura's disease:A rare cause of unilateral tonsillar enlargement ［J］. Case Reports in Otolaryngology, 2021, 2021:8815317.

［15］ OSUCH-WóJCIKIEWICZ E, BRUZGIELEWICZ A, LACHOWSKA M, et al. Kimura's disease in a caucasian female:A very rare cause of lymphadenopathy ［J］. Case reports in otolaryngology, 2014, 2014:415865.

［16］ SUN Q F, XU D Z, PAN S H, et al. Kimura disease:Review of the literature ［J］. Internal medicine journal, 2008, 38(8):668-672.

［17］ IWAI H, NAKAE K, IKEDA K, et al. Kimura disease:Diagnosis and prognostic factors ［J］. Otolaryngology-head and neck surgery:Official journal of American Academy of Otolaryngology-Head and Neck Surgery, 2007, 137(2):306-311.

［18］ PANDURANGA KAMATH M, BHOJWANI K M, BHANDARKAR A M, et al. Angiolymphoid hyperplasia with eosinophilia of root of nose:A rare phenomenon ［J］. Journal of clinical and diagnostic research:JCDR, 2014, 8(3):144-145.

［19］ CHEN H, THOMPSON L D, AGUILERA N S, et al. Kimura disease:A clinicopathologic study of 21 cases ［J］. The American journal of surgical pathology, 2004, 28(4):505-513.

［20］ SHERPA M, LAMICHANEY R, ROY A D. Kimura's disease:A diagnostic challenge experienced with cytology of postauricular swelling with histopathological relevance ［J］. Journal of cytology, 2016, 33(4):232-235.

［21］ KAKEHI E, KOTANI K, OTSUKA Y, et al. Kimura's disease:Effects of age on clinical presentation ［J］. QJM:monthly journal of the Association of Physicians, 2020, 113(5):336-345.

［22］ SANGWAN A, GOYAL A, BHALLA A S, et al. Kimura disease:A case series and systematic review of clinico-radiological features ［J］. Current Problems in Diagnostic Radiology, 2022, 51(1):130-142.

［23］ BOBINSKAS A M, CHANDU A, NASTRI A L. Kimura's disease:An uncommon cause of head and neck masses with potentially serious sequelae ［J］. Journal of surgical case reports, 2015, 2015(10):rjv131.DOI:10.1093/jscr/rjv131.

［24］ RAI P, ANKATHI S, PANCHAL N, et al. Stubborn swellings:A rare case of Kimura's disease presenting as parotid swellings ［J］. Cureus, 2024, 16(5): e59570.

［25］ RANKA S R, RAJPUT A, KANTHARIA C V. Kimura's disease ［J］. Indian J Otolaryngol Head Neck Surg, 2004, 56(1):43-45.

［26］ LI J, GE X, MA J, et al. Kimura's disease of the lacrimal gland mimicking IgG4-related orbital disease ［J］. BMC ophthalmology, 2014, 14:158.

［27］ TAKAHASHI S, UEDA J, FURUKAWA T, et al. Kimura disease:CT and MR findings ［J］. AJNR American journal of neuroradiology, 1996, 17(2):382-385.

［28］ CURTIS C, OGBOGU P. Hypereosinophilic syndrome ［J］. Clinicalreviews in allergy & immunology, 2016, 50(2):240-251.

［29］ WANG Z, ZHANG J, REN Y, et al. Successful treatment of recurrent Kimura's with radiotherapy:A case report ［J］. International journal of clinical and experimental pathology, 2014, 7(7):4519-4522.

［30］ KIM W J, KIM H K. Current concepts of Kimura disease:Pathophysiology and evolution of treatment ［J］. Archives of craniofacial surgery, 2022, 23(6): 249-255.

［31］ RAVI G C, NITHA T, GREESHMA P G, et al. Kimura disease in an adult indian female:A rare presentation:A Novel Treatment with a Review of Literature ［J］. Indian J Otolaryngol Head Neck Surg, 2023, 75(3):2394-2399.

［32］ KINOSHITA M, OGAWA Y, ONAKA M, et al. Mepolizumab-responsive Kimura disease ［J］. The journal of allergy and clinical immunology In practice, 2021, 9(7):2928-2930.

［33］ HUANG H Y, YANG C Y, YAO W T, et al. Kimura disease of the thigh treated with surgical excision and dupilumab ［J］. Annals of plastic surgery, 2022, 88(1s Suppl 1):S110-s113.

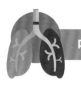

［34］BELLINATO F, MASTROSIMINI M G, QUERZOLI G, et al. Dupilumab for recalcitrant Kimura disease［J］. Dermatologic therapy, 2022, 35(9):e15674.

［35］YANG B, YU H, JIA M, et al. Successful treatment of dupilumab in Kimura disease independent of IgE:A case report with literature review［J］. Frontiers in immunology, 2022, 13:1084879.

［36］MUANGWONG P, CHITAPANARUX I, YA-IN C, et al. Natural history and treatment outcome of radiotherapy for Kimura's disease［J］. Indian journal of cancer, 2021,DOI:10.4103/ijc.IJC_69_20.

［37］VENKATASAI J, SATHYAMURTHY A, RAMIREDDY J K, et al. Recurrent Kimura's disease of head and neck treated with intensity-modulated radiotherapy［J］. BMJ case reports, 2021, 14(3):e239064.

第五节　嗜酸性粒细胞性细支气管炎

嗜酸性粒细胞性细支气管炎（eosinophilic bronchiolitis，EB）是一种相对较新的疾病[1]，病理特征是细支气管嗜酸性粒细胞明显增多，临床特征是慢性呼吸困难和咳嗽、外周血和BALF中嗜酸性粒细胞计数升高、无感染证据、持续存在阻塞性通气功能障碍，HRCT显示双侧支气管壁增厚和弥漫性小叶中心结节。

2001年，该病由日本医生Noboru Takayanagi等人首次报道[2]，并被认为是一种非典型嗜酸性肺病；2013年，法国医生Cordier描述了6例类似病例，认为这是同一种独特的疾病实体，并改称为嗜酸性粒细胞增多性闭塞性细支气管炎（hypereosinophilic obliterative bronchiolitis，HOB）[3]。之后又有多例病例报道[4-7]。

一、病因与病理生理机制

嗜酸性粒细胞性细支气管炎的病因尚不清楚[8]，过去认为是特发性的，但也可能是一种继发于各种情况下的综合征，该病与ABPA、EGPA的临床表现存在广泛重叠。

个案报道提示可能与感染、药物[9]有关。

二、临床表现与诊断

该病好发于成年人，偶发于未成年人[1, 10]。主要的临床表现是慢性呼吸困难和咳嗽，这些症状通常很严重，常被误诊断为难治性哮喘。

与哮喘明显不同，EB患者没有反复发作的呼吸困难和喘息症状，咳嗽通常较严重，以及急性或慢性呼吸困难（在口服糖皮质激素治疗下可短暂控制）是该病的主要症状。部分患者对吸入短效支气管扩张剂的反应显著，但长期吸入长效支气管扩张剂和大剂量吸入皮质类固醇的患者的肺功能均难以恢复正常。虽然有些患者对全身性皮质类固醇有反应，但效果因人而异，且在剂量逐渐减少期间易复发。

当胸部CT可见弥漫性小叶中心结节和支气管壁增厚（见图3-5-1、图3-5-2），并在有哮喘样症状的患者中观察到外周血和BALF中嗜酸性粒细胞增多，则应将嗜酸性细支气管炎纳入鉴别诊断。

气管镜下可见黏膜充血水肿、管腔狭窄，甚至可见黏膜表面结节、溃疡或肉芽形成（见图3-5-3）。组织病理检查可见黏膜组织内大量嗜酸性粒细胞浸润。大部分患者的总IgE升高，但烟曲霉特异性IgE阴性。个案报道，血清CEA和外周血中嗜酸性粒细胞计数均升高，经糖皮质激素治疗后二者均下降[12]。

Cordier提出了该病的诊断标准[3]：外周血中嗜酸性粒细胞计数>1.0×10⁹/L和（或）BALF中嗜酸性粒细胞计数>25%；尽管吸入了大剂量的支气管扩张药和皮质类固醇，但仍有持续的气流阻塞。定义为支气管扩张剂后FEV1/FVC<70%和FEV1<80%预测值，在吸入皮质类固醇治疗（倍氯米松2000mg/d或等效药

物）4～6周内没有改善。闭塞性细支气管炎的其他功能特征可能包括在FVC的25%～75%时用力呼气流量减少，以及残气量与总肺活量之比增加。组织病理提示嗜酸性细支气管炎和（或）CT表现为细支气管炎改变，如小叶中心性结节。细支气管炎的直接特征为边界不清的小叶中心性结节、细支气管分支增粗（V形或Y形）和树芽征。间接征象是吸气相CT上的马赛克衰减和呼气末CT上的空气滞留征象，表现为马赛克征和支气管壁增厚。

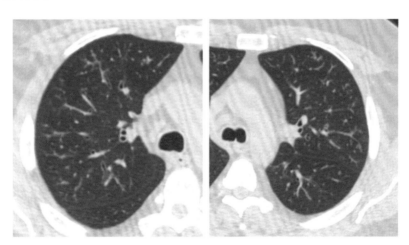

胸部HRCT扫描显示双肺树芽征和小叶中心结节。

图3-5-1　细支气管炎影像表现

（资料来源：图3-5-1获ERS授权摘自文献[11]。Reproduced with permission of the © ERS 2024：European Respiratory Journal 41（5）1126-1134；DOI：10.1183/09031936.00099812 Published 30 April 2013）

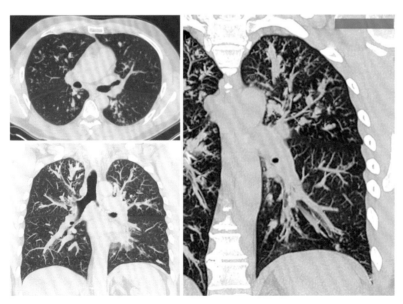

另一名患者胸部HRCT扫描显示细支气管炎的直接表现：小叶中心结节、细支气管周围炎性渗出、树芽征和细支气管扩张。可见支气管黏液堵塞，呈"指套征"。

图3-5-2　胸部影像表现

（资料来源：图3-5-2获ERS授权摘自文献[11]。Reproduced with permission of the © ERS 2024：European Respiratory Journal 41（5）1126-1134；DOI：10.1183/09031936.00099812 Published 30 April 2013）

第三章　嗜酸性粒细胞增多相关性呼吸疾病

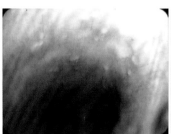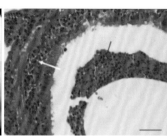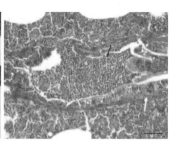

另一名患者纤维支气管镜检查，显示支气管黏膜表面弥漫的白色颗粒。组织病理学分析显示嗜酸性粒细胞增多性细支气管炎，黏膜下层出现富含嗜酸性粒细胞的浸润（白色箭头），以及细支气管腔内有大量嗜酸性粒细胞的炎症细胞积聚（蓝色箭头）。HE染色。比例条40μm。

图3-5-3　支气管镜镜下表现及组织病理学改变

（资料来源：图3-5-3获ERS授权摘自文献[11]。Reproduced with permission of the © ERS 2024：European Respiratory Journal 41（5）1126-1134；DOI：10.1183/09031936.00099812 Published 30 April 2013）

三、治　疗

由于持续性气流阻塞，所以所有患者都需要口服糖皮质激素治疗。强的松片0.5～1.1mg/（kg·d）的中位剂量开始，大部分患者的临床表现和肺功能均有显著改善，气流阻塞可完全缓解，然后减量并长期持续。当泼尼松的每日剂量减至10～20mg时，易复发，且多为进行性和隐匿性的。而长期吸入支气管扩张剂和皮质类固醇的维持治疗并不能防止疾病逐渐恶化。

大剂量口服皮质类固醇治疗无效者，可试用人源化单克隆抗IL-5抗体美泊利单抗[4,10]。该药可其干扰IL-5与嗜酸性粒细胞上IL-5受体的α亚基的结合，从而阻断嗜酸性粒细胞的分化成熟。

目前对该病的发病机制、自然病程变迁及优化治疗方案尚未完全明确，需要进一步研究，以确立该疾病的概念并阐明其病理生理学。

参考文献

[1] ZIOGA A, FOUZAS S, KOSTARA M, et al. A rare case of hypereosinophilic obliterative bronchiolitis in an adolescent girl [J]. Pediatric pulmonology, 2022, 57(12):3180-3182.

[2] TAKAYANAGI N, KANAZAWA M, KAWABATA Y, et al. Chronic bronchiolitis with associated eosinophilic lung disease (eosinophilic bronchiolitis) [J]. Respiration, 2001, 68(3):319-322.

[3] CORDIER J F, COTTIN V, KHOUATRA C, et al. Hypereosinophilic obliterative bronchiolitis:A distinct, unrecognised syndrome [J]. Eur respir j, 2013, 41(5):1126-1134.

[4] TAKESHITA Y, NOBUYAMA S, KANETSUNA Y, et al. Eosinophilic bronchiolitis successfully treated with mepolizumab [J]. Journal of Allergy and Clinical Immunology-In Practice, 2020, 8(3):1159-1161.e1.

[5] SATO H, OKADA F, MATSUMOTO S, et al. Eosinophilic bronchiolitis [J]. Journal of thoracic imaging, 2017, 32(6):W87-w89.

[6] MIURA Y, TOMIZAWA Y, KUWAKO T, et al. A case of clinically diagnosed eosinophilic bronchiolitis [J]. Allergy, 2014, 63(9):1265-1270.

[7] SUGINO K, ONO H, HEBISAWA A, et al. Eosinophilic bronchiolitis successfully treated with benralizumab [J]. BMJ Case Rep, 2021, 14(10):e246058.

[8] POLETTI V. Eosinophilic bronchiolitis:Is it a new syndrome? [J]. Eur respir j, 2013, 41(5):1012-1013.

[9] KATSENOS S, ANTONOGIANNAKI E M, PSATHAKIS K. Sulfasalazine-induced hypereosinophilic obliterative bronchiolitis [J]. Arch bronconeumol, 2016, 52(2):108.

[10] ARCERI T, KURLAND G, REYES-MúGICA M, et al. Pediatric eosinophilic bronchiolitis successfully treated with mepolizumab [J]. Journal of Allergy and Clinical Immunology-In Practice, 2022, 10(3):874-875.

[11] CORDIER J-F, COTTIN V, KHOUATRA C, et al. Hypereosinophilic obliterative bronchiolitis:A distinct, unrecognised syndrome [J]. European Respiratory Journal, 2013, 41(5):1126-1134.

[12] TANG T T, CHENG H H, ZHANG H, et al. Hypereosinophilic obliterative bronchiolitis with an elevated level of serum CEA:A case report and a review of the literature [J]. European Review for Medical and Pharmacological Sciences, 2015, 19(14):2634-2640.

第四章 间质性肺病
（interstitial lung disease）

第一节 家族性肺纤维化

肺纤维化的特征是成纤维细胞的积累和结缔组织基质的无限制地混乱表达和沉积，导致肺结构消失和肺功能丧失。肺纤维化是一组异质性慢性肺部疾病，环境因素（如过敏原、烟草、石棉和二氧化硅暴露）、遗传因素（如表面活性剂相关蛋白和端粒酶变异）和病毒因素（疱疹病毒）与肺纤维化的发展有关。在很大程度上，肺纤维化的病理生理机制是未知的，可能与遗传易感性、肺泡上皮的反复损伤和年老3个主要因素有关。对于不同的患者，这些因素的重要性可能不同。虽然散发性肺纤维化居多，但家族性聚集性病例并不少见。最近遗传学研究的进展揭示了许多风险变异，这些变异涉及多种致病途径。

在同一家庭中的许多人发生肺纤维化，表明该疾病可能存在遗传因素[1，2]。与散发性肺纤维化不同，家族性肺纤维化（familial pulmonary fibrosis，FPF）的定义是在同一家族中存在至少两人发生肺纤维化（见表4-1-1）[3]。任何已知或未知原因的间质性肺病（interstitial lung disease，ILD）都可能集中发生在某个家族中，并与基因变异遗传有关，通常是常染色体显性遗传。FPF并不是一个独立的疾病名称。

表4-1-1 提示家族性肺纤维化的临床特征

损害部位	临床特征
肺部表现	一名或多名家庭成员因任何原因有肺纤维化病史
	家族内肺纤维化发病年龄特点： 未成年期发病(年龄<18岁)； 发病年龄较小，每一代都受到影响(遗传预期)
	家族内有共患肺癌和肺纤维化患者

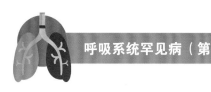
续表

损害部位	临床特征
肺外表现	骨髓衰竭(如再生障碍性贫血、骨髓增生异常综合征)
	伴有或不伴有贫血的巨红细胞症
	隐源性肝硬化或门静脉高压症
	头发过早变白(30～40岁之前)

FPF患者可表现出一系列肺纤维化表型。尽管准确的肺纤维化分类在很大限度上依赖于影像学特征，但FPF通常不符合典型的IPF影像学特点[4]，特发性肺纤维化（IPF）是FPF患者最常见的临床表型，约占所有FPF患者的60%[5, 6]。此外，还会出现其他亚型，其中，无法分类的间质性肺病占20%、慢性过敏性肺炎占12%、结缔组织病相关的ILD患者（CTD-ILD）占8%。先前的多中心队列研究表明，20%～25%的IPF患者、14%～17%的慢性过敏性肺炎（CHP）患者、15%的无法分类的间质性肺病（U-ILD）患者和3%～8%的CTD-ILD患者有肺纤维化家族史[7, 8]。

FPF可能是特定环境暴露和基因之间相互作用导致ILD的不同表型。在同一个家族内部有相同突变基因的肺纤维化患者之间存在显著差异，表明环境暴露等非遗传因素与FPF疾病特征之间有密切联系[9]。前瞻性队列研究显示，烟尘暴露、吸烟与肺蜂窝改变有关，而女性更有可能表现出纤维化过敏性肺炎的马赛克征。

家族性肺纤维化最常见的CT表现是磨玻璃影和网格影。大多数患者的肺损害呈从肺尖到肺底的弥漫性分布，少部分以基底为主。在横断面上，病变更常见于胸膜下而不是呈弥漫性。胸部HRCT检查显示，在患有家族性ILD的无症状家庭成员中，约25%的家族性ILD患者无症状[10]，其中最常观察到的影像异常包括小叶间隔增厚、支气管血管束增粗、网格影及磨玻璃影。

组织学上，最常见的类型是寻常型间质性肺炎（UIP）[11]，但可能有无法分类的纤维化、非特异性间质性肺炎（NSIP）、HP和机化性肺炎。

尽管疾病表现各不相同，但与散发性ILD的患者相比，FPF患者的生存期更短，尤其是CT或肺活检明确的UIP类型与较差预后相关的[8]。家族性ILD的诊断年龄可能更小，在男性、吸烟者中更为常见，并且与年龄增长呈正相关。因此，确定阳性家族史不仅对判断预后有价值，而且还应该引起对亲属内潜在致病遗传变异的怀疑。

遗传异常可能会影响预后。端粒酶复合突变患者的预期寿命似乎比散发性IPF患者短，而单核苷酸多态性rs35705950的变异等位基因的存在，位于MUC5B基因转录起始上游3kb位点，增加IPF的发生风险，但与更高的生存率相关。

年龄依赖性发病和外显率降低有时会掩盖家族病例。有症状的肺纤维化通常要到50岁以后才会出现，即使在那些有遗传性致病性罕见变异的患者中也是如此[16]。此外，在FPF家族中已经报道了遗传预期，其中后代在较早的年龄发展为更严重的疾病。谱系构建是评估遗传性肺纤维化类型的一种简单而有条理的方法，可以随着从亲属中获得的新信息而更新。

与 IPF 相关的单基因疾病影响 3 个途径：端粒维持，约占所有 IPF 患者的 10%。表面活性剂的代谢，占 1%～3%，并经常与肺癌同时发生[12]。目前已经发现，端粒酶复合物和表面活性剂系统相关的蛋白质变异与 PFP 有关：表面活性剂代谢相关基因（*SFTPC*、*SFTPA1/2*、*ABCA3*）和端粒酶复合物相关基因（*TERT*、*TERC*、*PARN*、*RTEL1*、*NAF1*、*DKC1*、*TINF2*、*ZCCHC8* 和 *NOP10*）（见表 4-1-2）。约 25% 的 FPF 患者存在这些基因变异。此外，也与 *MUC5B* 启动子或 *TERT*（端粒酶逆转录酶的编码基因）等基因的多态性相关，可以被认为是多基因遗传的一部分。一般人群中常见的单核苷酸多态性（SNP）是指次要等位基因频率 >5%。研究发现，突变基因型与临床表型有一定相关性，但并没有严格的对应关系[13]。

表 4-1-2 与肺纤维化相关的主要基因

基因	功能	其他相关疾病	遗传方式
TERT-TR-TINF2/DKC1	端粒酶	先天性角化不良、端粒病	AD 或 AR 或 X 连锁
SFTPC-SFTPA2/SFTPB-ABCA3	表面活性物质代谢	肺癌、肺气肿-纤维化综合征	AD 或 AR
ELMOD2	抗病毒反应	无	单基因
NF-1	肿瘤抑制	神经纤维瘤病	AD
NKX-2（TTF1）	转录因子	神经病、甲减	AD
HPS-1to8/AP-3B1	溶酶体	Hermansky-Pudlak 综合征	AR
FAM111B	未知	肌病、皮肤异色病	AD

注：1.AD：autosomal dominant，常染色体显性遗传。

2.AR：autosomal recessive，常染色体隐性遗传。

一、端粒酶复合物突变

端粒由 100～10000 个重复的 TTAGGG 序列组成。端粒酶复合物催化在端粒区域添加重复的 DNA 序列，从而保护染色体在有丝分裂过程中不会异常缩短。端粒酶复合物的活性需要多种蛋白质的参与，包括端粒酶逆转录酶（telomerase reverse transcriptase，TERT）、dyskerin（由 *DKC1* 基因编码）、端粒结合蛋白 TIN2（由 *TINF2* 基因编码）、与端粒酶重复结合因子（TERF1）和端粒酶 RNA 成分（TERC，由 *TERC* 基因编码），端粒酶复合物包含一种特殊的 RNA，包含用于端粒重复添加的模板（见图 4-1-1）。端粒复制在染色体末端部分抵消了 DNA 复制过程中发生的缩短[14]。端粒随着细胞分裂而缩短，并最终激活 DNA 损伤反应，从而导致细胞凋亡或细胞周期停滞。因此，端粒的长度限制了组织的复制能力，并与年龄相关性疾病有关。虽然端粒缩短是衰老的正常现象，但是这些基因的致病变异通常会导致端粒病理性缩短。大多数端粒相关基因突变携带者的端粒长度低于年龄对应长度的第 10 百分位数。

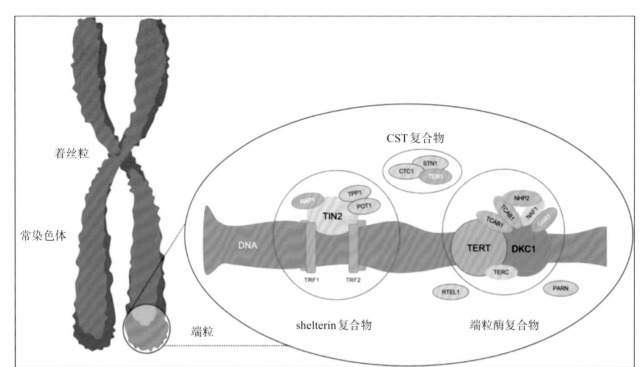

端粒的最外层受到由6种蛋白质组成的shelterin复合物的保护：TRF1、TRF2、TIN2、POT1、TPP1和RAP1。端粒长度在每次细胞分裂时由端粒酶维持，端粒酶由端粒酶逆转录酶（TERT）和RNA部分组成，当在端粒复制期间必须插入核苷酸时，该部分充当模板（TERC和DKC1）。此外，许多蛋白质有助于维持端粒的功能和长度。这适用于CST复合体（CTC1、STN1和TEN1）和RTEL1、TCAB1和PARN。图中不同组成部分涂以不同颜色代表不同的遗传模式。粉红色：常染色体隐性遗传；黄色：常染色体显性遗传；蓝色：常染色体隐性和常染色体显性遗传；红色：X连锁隐性遗传；灰色：显示但尚未报告的与端粒功能障碍。

图4-1-1 端粒的组成部分

（资料来源：本图开放获取并改编自参考文献[15]）

端粒酶复合物突变与端粒长度缩短有关。突变患者的端粒代代缩短。这可以解释突变患者的遗传预期现象，其特征是一代代更早地发病。缩短的端粒传递给后代可以解释为什么没有突变的亲属发生肺纤维化的风险增加。生理情况下，端粒缩短会随着年龄的增长以及接触烟草、杀虫剂和许多慢性疾病而发生。然而，端粒长度不能用于推定特定个体端粒酶复合体中的突变。在134名TERT突变患者的队列研究中，15%的突变患者端粒长度正常，而其中85%的端粒缩短。在散发性和家族性肺纤维化患者中，可以观察到短端粒而没有TERT或TERC突变。

对PFP的遗传研究发现，端粒相关基因突变（TERT、TERC、RTEL1、PARN、DKC1、TINF2、NAF1、NOP10、NHP2、ACD、ZCCH8）约占30%的PFP患者[16]。其中，TERT是端粒酶逆转录酶的编码基因，该基因的突变是最常发现的突变，在15%的家族性肺纤维化病例中都存在。除了肺纤维化，端粒酶复合物基因的突变还可发生肺外病变，特别是肝硬化。大多数出现与TERT突变相关的肺纤维化患者都存在吸烟或环境毒性暴露，这表明环境因素在疾病发生起作用。这部分解释了为什么具有相同突变的个体（在同一个家族或两个不同的家族中）会表现出非常不同的临床表现。此外，突变基因不同，端粒缩短的程度存在差异，PARN突变导致的端粒缩短程度较TERT、TERC或RTEL1突变轻。因此，测量白细胞端粒长度（leukocyte telomere length，LTL）不是端粒相关基因变异筛查的精确方法。

支气管肺泡上皮细胞也由局部储备的祖细胞不断分裂而被生理性更新替换，而祖细胞的分裂能力受端粒长短所限。推测短端粒患者的纤维化病变是肺泡细胞的丢失而不是原发性纤维形成引起的。基于这样的病理机制，保护肺泡上皮细胞而非调节免疫或炎性信号的方法，或许有助于逆转特发性纤维化的进展[17]。

此外，*PARN* 和 *RTEL1* 突变各约占 FPF 患者的 5%～10%，*TERC* 突变占 1%～2%。有许多疑似端粒病的患者没有确定的 *TERT* 或 *TERC* 突变。最近发现，在端粒酶复合物其他成分的突变中，有的突变与肺纤维化（*DKC1*、*TINF2*）相关[26, 27]，有点突变与无肺纤维化无关，但与皮肤、血液、神经或胃肠道病变相关（如 *RTEL1*、*NOP10*、*NHP2*、*CTC1*）。其中，*DKC1*、*TINF2*、*NAF1*、*NOP10* 和 *ZCCHC8* 的罕见突变占比<1%。

除了 FPF，成年期发病的散发性肺纤维化患者也可见罕见的端粒相关基因变异和端粒缩短。罕见的端粒相关基因变异存在于约 10% 的散发性 IPF、CHP 和类风湿性关节炎相关的 ILD 患者中。尽管在大约一半的 FPF 患者中发现了相应年龄的端粒长度缩短，但它也存在于散发性疾病中，约占 IPF 的 20%～60%[18, 19]，20%～35% 的 CHP[20] 和 26% 的类风湿病相关的 ILD[7]。不仅短端粒和肺纤维化并存，而且短端粒可能导致肺纤维化。

白细胞端粒长度（LTL）已被评估为潜在的与预后相关的生物标志物。Stuart 等人报告说[21]，LTL 较短与 IPF 患者的高死亡率相关。此后已在多个种族不同的 IPF 队列中得到验证[18, 22, 23]。对于其他类型的肺纤维化患者，LTL 短也具有类似的预后作用，包括 CHP 和 U-ILD。尽管端粒病的肺外表现可能导致其生存率低，但 LTL 短的患者肺功能迅速下降是其主要死亡原因。

在表型上，端粒相关基因的致病性突变导致多系统异常，统称为端粒病或短端粒综合征（图 4-1-2）。经典的端粒病是先天性角化不良（dyskeratosis congenita，DC），这通常是端粒相关基因纯合突变和端粒极端缩短引起的。DC 的经典表现包括皮肤异常、色素沉着、口腔白斑和指甲营养不良。超过 80% 的 DC 患者会发生骨髓衰竭，也是患者死亡的主要原因；大约 20% 的患者会出现肺纤维化，通常发生于成年早期或骨髓移植后。相比之下，肺部纤维化是端粒相关基因杂合变异的成年人最常见的表现。

在患者或亲属中共存的肺外表现让人联想到 DC 表型的可能。这些表现包括骨髓功能障碍、肝病、恶性肿瘤易感性，以及头发过早变白。同一个家族的成员可能表现出不同的端粒病。如先证者可能只有肺纤维化，而他们的亲属只有骨髓疾病或头发过早变白。在其他情况下，多个端粒病特征可以表现在同一个体身上。此外，短端粒本身就是一个世代相传的可遗传性状，与遗传预期有关，其中较严重疾病表型出现在较年轻的患者。因此，详细的家族史和准确的发病年龄对于诊断十分重要。

二、临床表现

（1）肺部受累：在 *TERT* 基因突变的情况下，ILD 的发生取决于年龄。年龄<40 岁的患者几乎不存在，60% 以上的 *TERT* 基因突变患者年龄>60 岁。ILD 表现为呼吸困难，听诊可闻及双肺爆裂音，肺功能检查显示限制性为主的通气功能障碍、肺泡弥散功能下降。

大约一半患者表现为 IPF，7%～12% 表现为 CHP，2%～3% 表现为 CTD-ILD，8%～20% 表现为 U-ILD，其他的特发性间质性肺病占 14%～18%。影像学表现以 UIP 多见，在 13% 的患者中可以看到非典型的 CT 表现（见图 4-1-3、图 4-1-4）。

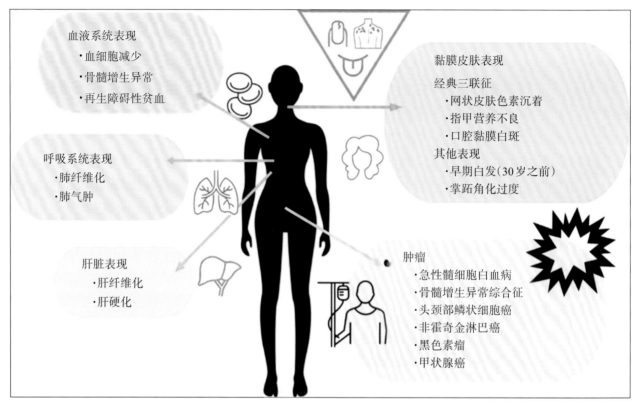

端粒功能障碍（telomere biology disorder，TBD）可累及全身多脏器，在肺部可表现为肺纤维化及肺气肿；皮肤黏膜病变呈经典三联征即网状皮肤色素沉着、指甲营养不良和口腔黏膜白斑，另外也可见早期白发（30岁之前）和掌跖角化过度；在肝脏可表现为肝纤维化和肝硬化；骨髓造血系统异常表现为血细胞减少、骨髓发育不良和再生障碍性贫血。此外，TBD患者罹患肺癌的风险增加，如急性髓细胞白血病、骨髓增生异常综合征、头颈部鳞状细胞癌、非霍奇金淋巴癌、黑色素瘤和甲状腺癌等。其中，黑色素瘤和甲状腺癌可能和长端粒相关（图4-1-2）。

图4-1-2 端粒生物学障碍（TBD）最常见的临床表现

（资料来源：本图开放获取并改编自参考文献[15]）

观察到的最常见的病理类型是UIP，但可能观察到不寻常的特征：纤维化伴炎症、非坏死性肉芽肿、机化性肺炎或弥漫性肺泡损伤。

*TERT*基因突变引起的肺纤维化是致命的，诊断后平均生存期为3年，肺功能进行性恶化。男性的平均死亡年龄为57.7岁，女性为66.6岁。所有患者均死于呼吸衰竭。

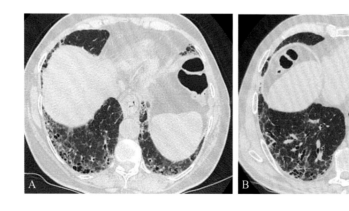

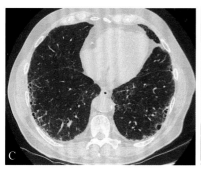
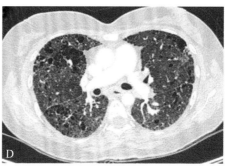

A：IPF患者，携带*MUC5B*内rs35705950。B：IPF患者，携带*TERC*突变。C：类风湿患者关节炎伴间质性肺疾病患者，携带rs35705950。D：杂合子SFTPC I73T突变患者中不可分类的肺纤维化伴微囊破坏。

图4-1-3　基因变异相关肺间质改变

（资料来源：本图获ERS授权摘自参考文献[24, 25]。Reproduced with permission of the © ERS 2024：European Respiratory Review 28（153）190053；DOI：10.1183/16000617.0053-2019 Published 25 September 2019 and European Respiratory Review 32（167）220161；DOI：10.1183/16000617.0161-2022 Published 7 February 2023）

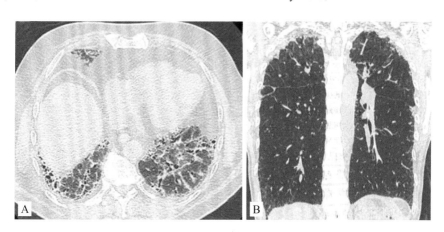

*RTEL1*和*TERC*基因突变携带者的代表性CT影像。寻常型的间质性肺炎最常见（A），但也有不少患者表现为类似于胸膜实质弹性纤维增生（B）。

图4-1-4　肺间质改变

（资料来源：本图获ERS授权摘自参考文献[26]。Reproduced with permission of the © ERS 2024：European Respiratory Review 26（144）160122；DOI：10.1183/16000617.0122-2016 Published 26 April 2017）

（2）肺外表现：*TERT*或*TERC*基因突变可能与皮肤黏膜病变、肝硬化、骨髓造血异常和其他罕见病变有关。

1. 皮肤黏膜病变

端粒酶成分的突变首先在一种罕见的先天性角化不良综合征中被发现。DC的经典定义是基于皮肤黏膜表现的三联征，即网状皮肤色素沉着、指甲营养不良和口腔黏膜白斑。三联征出现在儿童时期。*TERT*基因突变和IPF的患者通常不存在经典的DC三联征。然而，在一组无症状的*TERT*基因突变患者中，有40%的患者出现早期白发（30岁之前），而在没有*TERT*基因突变的患者中为5%。脱发似乎没有更频繁或更早发生。

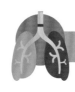
2. 肝硬化

存在 *TERT* 或 *TERC* 基因突变的患者也可能发生肝硬化（包括隐源性、病毒性和酒精性）。在丙型肝炎感染的情况下，基因突变的存在会增加肝硬化的发生风险，并且可能与酒精摄入量相当。

3. 骨髓造血异常

DC 患者的骨髓衰竭常出现在 10~20 岁。这些患者在造血干细胞移植后出现频繁且严重的肺部并发症。*TERT* 和 *TERC* 突变已在没有 DC 体征的骨髓衰竭、骨髓增生异常或急性白血病患者中得到描述。在骨髓衰竭患者或未经筛选的骨髓增生异常患者的一般人群中，*TERT* 和 *TERC* 基因突变的患病率低于 2%。然而，在一个特定的个体或一个患有常染色体显性遗传的肺纤维化伴骨髓衰竭的家庭中，端粒酶复合物突变非常容易引起人们的注意。因此，在具有这种关联的 10 个连续家族的队列中，所有家族都出现了 *TERT* 或 *TERC* 基因突变。

4. 其他罕见病变

已经描述了与端粒酶综合征相关的其他表现，如细胞或体液免疫缺陷、渗出性视网膜病、伴有脑钙化的中枢神经系统受累或胃肠道出血。霍伊拉尔-赫里达尔松综合征（Hoyeraal-Hreidarsson syndrome）是一种罕见且严重类型的 DC [27, 28]，与以下 6 个特征中的 4 个相关，即小头畸形 [29]、小脑发育不全、产前生长延迟、发育延迟、免疫缺陷和骨髓衰竭 [30]。所有这些表现主要见于儿童，据我们所知尚未见与成年人肺纤维化相关。

三、治 疗

免疫抑制剂不用于治疗 IPF。有研究显示，伴有 LTL 短的 IPF 患者在接受免疫抑制疗法（包括 MMF）时，死亡、肺移植和用力肺活量（FVC）下降的风险更高 [27]。Adegunsoye 等人的研究表明，霉酚酸酯与 LTL 短的 CHP 患者死亡率无关 [31]。但免疫抑制剂可用于许多 LTL 短和端粒相关的基因突变所致的非 IPF 类型的肺纤维化。大多数 LTL 短或端粒相关基因变异患者表现出 IPF 或非 IPF 进行性纤维化间质性肺病，使用抗纤维化疗法仍然是一个安全和看似减缓肺功能下降的有效选择 [32, 33]。肺移植也是选择之一。基于端粒酶激活的基因疗法对有端粒酶突变的肺纤维化患者可能有效 [34]。

四、表面活性物质蛋白突变

表面活性物质由 II 型肺泡上皮细胞分泌，由 90% 的脂质和 10% 的蛋白质组成。表面活性物质特异性蛋白质是 SP-A、SP-B、SP-C 和 SP-D，相应的基因称为 *SFTPA*、*SFTPB*、*SFTPC* 和 *SFTPD*。SP-A 和 SP-D 是亲水性的，而 SP-B 和 SP-C 是疏水性的。II 型肺泡上皮细胞内质网中合成的表面活性物质特异性蛋白质前体（pro-SP-A、pro-SP-B、pro-SP-C），通过囊泡调节的分泌途径进行运输和加工，通过 ABCA3 转运蛋白（ATP binding cassette family A，member3，ATP 结合盒家族 A，成员 3）向层状体的胞膜转运，经层状体加工，然后分泌到肺泡中 [35]。ABCA3 位于层状体外膜内，其表达受甲状腺转录因子（TTF）1 的调节 [36]。

表面活性物质蛋白的表达、翻译后修饰、转运、折叠加工的各个环节发生障碍均可能导致成熟的表面活性剂缺乏和表型各异的间质性肺病。从临床角度来看，携带罕见的表面活性剂相关基因变异的家族成员的发病年龄跨度极大，从婴儿期到老年期均有。

1. *SFTPC*突变

表面活性剂蛋白C（SP-C）是增强肺泡表面活性剂脂质膜对肺泡气液界面的界面吸附的重要参与者。SP-C使表面张力下降到足以维持肺泡张开状态，减少呼吸做功[37]。影响SP-C代谢加工途径上各个点的突变均可引起FPF。这些突变不仅影响内质网内蛋白前体折叠和随后通过细胞膜的运输，而且影响其在层状体内的包装。其中，*TTF-1*[38]和*ABCA3*[39, 40]的致病突变影响了SP-C的代谢。在表面活性剂基因突变中，*SFTPC*突变在成年人家族性ILD中最多见[36]，可见于2%~25%的FPF患者，但估计可能与创始人效应有关。

一些单基因类型的肺纤维化与突变型*SFTPC*的表达有关。最常见的致病突变体I73T错误定位于肺泡上皮细胞质膜并表现出功能异常。*SFTPC*I73T突变通过延迟运输在细胞表面累积并积极胞吞回收[41]。小鼠模型显示*SFTPC*I73T由肺泡Ⅱ型（AT2）上皮细胞表达，当突变等位基因以低水平表达时，这些小鼠发展出与年龄相关的纤维化表型，当突变*SFTPC*I73T表达增强时，急性肺部炎症损伤继之以肺纤维化[42]。目前，不能排除从特定*SFTPC*基因突变到特定ILD亚型的可能。然而，就整体ILD亚型而言，家族性肺纤维化倾向于在拥有相同突变的个体中呈现异质性表现。

2001年，报道了第一个来自常染色体显性遗传的杂合*SFTPC*突变，随后描述了一个患病家族，该家族有11名成年人出现家族性纤维化，3名儿童患有ILD，是*SFTPC*突变（L188Q）的携带者[43, 44]。ILD的病理生理学因突变不同而异。C末端区域的突变会影响pro-SP-C前体蛋白，最终导致Ⅱ型肺泡上皮细胞异常折叠并诱导内质网应激[45]。最常见的突变*I73T*不会诱导内质网应激，但会改变*SP-C*的细胞内运输和平衡[41, 46]。值得注意的是，表达人类*SFTPC*突变形式的小鼠不表现出ILD，但表现出对博来霉素的肺敏感性增加[57]。

*SFTPC*突变以常染色体显性遗传方式遗传。然而，新的突变在儿童中很常见，约50%的病例可见[46]。建议对所有不明原因ILD的儿童患者进行*SFTPC*测序。在法国205名ILD儿童患者队列中，10.7%的患者检测到*SFTPC*突变。然而，*SFTPC*突变的患病率在IPF中较低，在散发类型中低于1%。

2. 表面活性剂系统中的其他蛋白质

*SFTPA1/2*中的罕见突变体见于不足1%的FPF患者，是常染色体显性遗传，*SFTPA1/2*突变具有与早期肺纤维化和肺腺癌相关的表型[12, 47]。虽然这些变异在FPF中很少见，但是它们的存在是肺腺癌的高危因素，应密切随访[48]。

遗传性SP-B缺乏症是一种常染色体隐性遗传病，可导致新生儿致命的呼吸窘迫综合征。70%的遗传性SP-B缺乏患者是*SFTPB*基因中121ins2纯合突变引起的[49]。研究发现，*SFTPB*纯合突变与新生儿呼吸窘迫综合征、儿童弥漫性间质性肺病相关，但与成年人的家族性肺纤维化无关[50]。

*SFTPB*杂合突变的患者部分缺乏SP-B，似乎至少在40岁之前对呼吸功能没有影响。当暴露于损害表面活性剂功能的其他风险因素（如吸烟）时，*SFTPB*基因中的121ins2杂合子吸烟者肺功能降低，并可能会增加吸烟者慢性阻塞性肺疾病的发生风险[49]。

鉴于遗传性SP-B缺乏症的严重后果，研究人员开发了一种新型灵敏电化学免疫传感器，通过监测羊水中的SP-B浓度进行早期诊断，比传统的酶联免疫吸附法更简单、更灵敏。它可能是临床产前诊断的一种有前途的替代方法[51]。

*ABCA3*在肺泡Ⅱ型细胞的层状体中表达，对肺表面活性物质的储存和体内平衡至关重要[40]。*ABCA3*

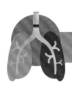

基因突变与新生儿呼吸窘迫和小儿间质性肺病相关[35]。据报道，*ABCA3*中罕见的双等位基因突变常见于FPF婴幼儿患者，是常染色体隐性遗传病。*ABCA3*中的双等位基因致病性变异引起表面活性剂中的蛋白质减少，破坏表面活性物质的代谢，导致上皮细胞损伤。有病例报告，*ABCA3*突变患者的支气管肺泡灌洗液分析显示SP-C缺失，而*SFTPC*基因序列正常[39]。表面活性剂变异相关的新生儿综合征是*ABCA3*变异的典型表现，但罕见于*SFTPC*变异携带者。临床研究显示，具有*ABCA3*致病性变异的患者比*SFTPC*变异的个体具有更严重的临床病程，两组的早期CT表现均为磨玻璃影和肺实质内囊。随着时间的推移，57%的*ABCA3*变异患者和33%的*SFTPC*变异患者出现肺纤维化迹象[52]。

在Ras/Rab GTPases家族核苷酸结合域p.Asp136His中的RAB5B从头杂合变体可能与儿童肺纤维化有关。rab-5遗传分析表明，rab-5［Asp135His］具有破坏性，会产生强显性负基因产物，其杂合子在内吞作用和早期内吞体融合方面也存在缺陷。显性负性作用的RAB5B p.Asp136His和早期内吞体功能障碍导致表面活性物质蛋白加工、运输障碍，阻碍了成熟SP-B和SP-C的产生与分泌，而pro-SP-B和pro-SP-C正常，导致间质性肺病[53]。因此，RAB5B p.Asp136His是表面活性剂功能障碍的遗传机制之一。

识别先证者中表面活性剂相关的罕见突变，可以预知那些遗传了相同变异的亲属也有肺纤维化易感性，故应予以影像学筛查与随访。从肺纤维化表型角度，携带表面活性剂相关变异的成年患者有不同的影像学和组织学类型，包括普通型间质性肺炎、非特异性间质性肺炎和脱屑性间质性肺炎（见图4-1-5、4-1-6）。表面活性剂的表达仅限于肺部，所以表面活性剂突变不会导致肺外表现。

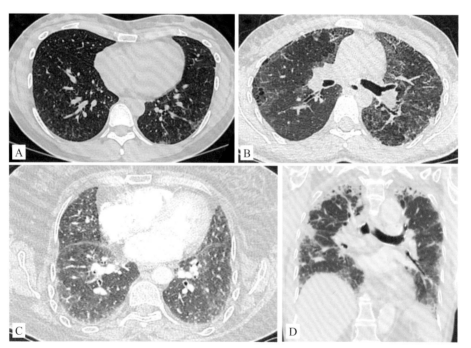

A：与*SFTPA1*突变相关的肺间质改变，表现为非普通型间质性肺炎（非UIP），伴有磨玻璃样阴影及网状结构；B、C：两名携带复合杂合*ABCA3*突变患者表现为不确定的非UIP，伴有磨玻璃影和囊泡。D：提示与*TERT*突变相关的胸膜实质弹力纤维增生症的表现。

图4-1-5　胸部HRCT

（资料来源：本图获*ERS*授权摘自参考文献[24]。Reproduced with permission of the © ERS 2024：European Respiratory Review 28（153）190053；DOI：10.1183/16000617.0053-2019 Published 25 September 2019）

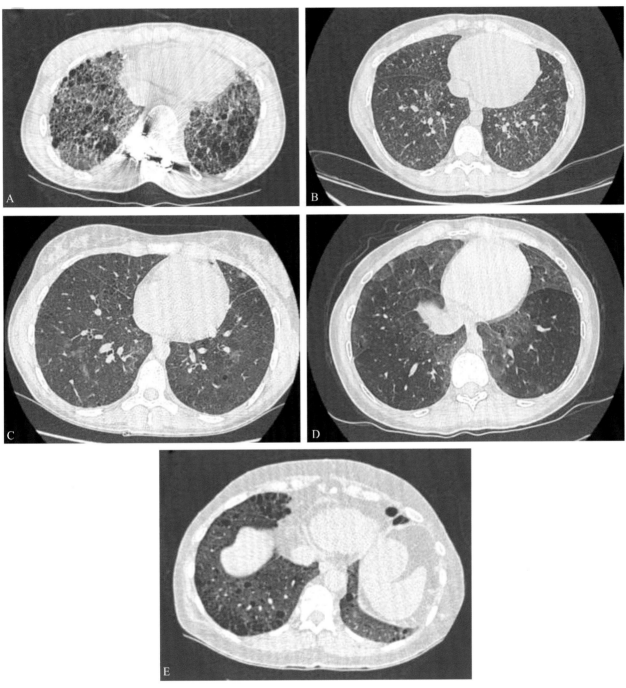

A：*SFTPC*；B：*SFTPA1*；C：*ABCA3*；D：*NFKX2-1*；E：*NF1*

致病突变相关肺损害均与普通型间质性肺炎不一致。

图4-1-6 多种特点的肺间质改变

（资料来源：本图获*ERS*许可摘自参考文献[26]。Reproduced with permission of the © ERS 2024：European Respiratory Review 26（144）160122；DOI：10.1183/16000617.0122-2016 Published 26 April 2017）

五、其他与单基因疾病相关的肺纤维化综合征

1. 赫曼斯基-普特拉克综合征

赫曼斯基-普特拉克综合征（Hermansky-Pudlak syndrome，HPS）是一种与溶酶体相关细胞器缺陷相关的遗传疾病。这些细胞器存在于淋巴细胞、血小板、Ⅱ型肺泡上皮细胞和黑色素细胞中。HPS患者存在眼部皮肤白化病和出血倾向。多个基因突变与该病有关，其中HPS-1和HPS-4亚型患者可能出现肺纤维化（详见第一辑第四章第三节）。

2. 神经纤维瘤病

神经纤维瘤病（neurofibromatosis）是一种中胚层和外胚层发育不良导致的多系统受累的常染色体显性遗传病，分为Ⅰ型和Ⅱ型。其中，Ⅰ型神经纤维瘤病（NF1或Von Recklinhausen病）是最常见的类型，患病率为1/3000。NF1的特征是存在神经纤维瘤、牛奶咖啡斑皮疹和虹膜色素性错构瘤（Lisch结节）。NF1还可累及肺，导致NF1相关的弥漫性肺病[54]，其特征是上叶囊性和大疱性疾病以及下叶纤维化。14名NF1患者的手术活检结果显示间质纤维化（100%）和间质炎症（93%）。NF1患者肺部病变与吸烟的关系仍不清楚。NF1患者CT扫描显示肺气肿（25%）、囊（25%）、磨玻璃影（37%）、大疱性病变（50%）和双肺底网状结构纤维化（50%）（详见第一辑第二章第七节）。

3. 脑-甲状腺-肺综合征

基因NKX2-1编码的甲状腺转录因子1（thyroid transcription factor protein，TTF-1），在甲状腺、大脑和肺组织早期发育过程中表达[38]。TTF-1是肺分化的早期标志物，对肺的结构发育和表面活性蛋白SP-B、SP-C和ABCA3的表达很重要。该基因完全缺失或功能丧失突变导致脑-甲状腺-肺综合征（brain-thyroid-lung syndrome，MIM 610978）[55]，受影响的个体具有不同程度的肺部疾病、原发性甲状腺功能减退和各种运动障碍。肺部影像学表现为弥漫性磨玻璃样混浊、囊及纤维化。部分患者反复肺部感染。大多数起病于婴幼儿，少数见于成年人（详见第一辑第四章第四节）[38]。

4. 伴有肌腱挛缩、肌病和肺纤维化的遗传性纤维化皮肤异色症

与FAM111B突变相关的遗传性纤维化皮肤异色症是一种常染色体显性遗传病，表现为肌腱挛缩、肌病和肺纤维化（poikiloderma with tendon contractures，myopathy，and pulmonary fibrosis，POIKTMP），全世界仅报告了30余例。皮肤异色病（poikilodermia）的特征是斑驳的色素沉着、毛细血管扩张和表皮萎缩。部分患者成年期出现间质性肺炎，可能导致进行性肺纤维化，预后不良（详见第一辑第四章第七节）[56-58]。

六、遗传和表观遗传多态性

除了单基因孟德尔病，一些遗传多态性与FPF相关。MUC5B启动子、TLR9的多态性均增加了肺纤维化的发生风险[59]。

MUC5B是一种黏蛋白，由黏膜下腺的上皮细胞表达，在肺泡上皮中通常不存在。但是在蜂窝状纤维化肺组织的囊腔表面细胞大量表达。MUC5B在IPF中的作用尚不清楚。动物研究显示，MUC5B启动子（rs35705950）的功能获得性变异，导致Muc5b过表达，通过促进内质网应激和细胞凋亡，从而在博莱霉素暴露后恶化肺纤维化[60]。MUC5B启动子T/G基因多态性与IPF的风险相关，但这种关系的影响因人群

不同而异。近年新的临床研究结果不同，未得出统一结论。荟萃分析提示，T次要等位基因携带者更容易患肺纤维化，TT基因型携带者比GT基因型携带者更容易患IPF。IPF与具有次要T等位基因和所有T遗传模型的高加索人群之间的关联比亚洲人群更显著[61]。另一项荟萃分析显示，MUC5B rs35705950的TT基因型和T等位基因与FPF风险显著增加有关，可能是IIP和FPF易感性的预测因子[62]。

结缔组织生长因子（CTGF）是纤维化疾病的重要介质。CTGF表达于肺泡和细支气管上皮、肺泡巨噬细胞、肌成纤维细胞和内皮细胞，尤其是在基底细胞中高表达。CTGF蛋白在特发性肺纤维化患者的肺组织、支气管肺泡灌洗细胞和血浆中上调。已发现CTGF中的单核苷酸多态性与不同的纤维化疾病相关，在荷兰的队列研究中发现，CTGF rs6918698G与散发的IPF和FPF相关，但与CTD-ILD无关[63]。

最后，表观遗传调控机制可以解释某些类型的家族性肺纤维化[64, 65]。某些基因，如 CLDN5、ZNF467、TP53INP1 和 DDAH1 的甲基化修饰，及其他表观遗传因素，如microRNA和LncRNA，也与IPF有关[66-68]，且这些甲基化可以从一代传到下一代。

七、基因检测

基于基因组学的测试选项包括基因测序和端粒长度测量。基因测序旨在识别风险基因中的特定变异。基于临床判断，可选择全基因组、全外显子或风险基因组合测序来完成。此外，可以测量外周血白细胞端粒长度，并参照患者的年龄作相应校正解读。端粒长度测试不提供有关特定基因或突变的信息，因为端粒长度缩短可能独立于端粒相关基因的罕见变异而发生。研究显示，25%的散发性肺纤维化患者和37%的家族性肺纤维化患者的端粒长度<年龄对应长度的第10个百分位数。很大一部分肺纤维化患者的端粒长度较短，这无法通过端粒酶的编码突变来解释[69]。

采用何种检测方法取决于FPF病因的预判。对于有端粒病表现的患者，端粒长度测量或基因测序可以同时或依次进行，因为这些检测会提供不同但互补的信息。对于有表面活性剂相关变异临床特征的患者，应该接受基因测序而非测量端粒长度。

八、总 结

肺纤维化包括范围广泛的纤维化肺疾病，其发病机制未知且预后不良。FPF是其中一个独特的患者亚组，该亚组患者至少有一个患病亲属。FPF患者表现出广泛的肺纤维化表型，最常见的亚型是特发性肺纤维化。尽管疾病表现各不相同，但与散发患者相比，FPF患者的生存期更差。因此，确定阳性家族史，不仅提供了预后价值，而且还提示可启动对其亲属潜在致病性遗传变异的遗传学调查，为FPF家族成员提供临床医学信息，如为尚未受影响的亲属报告易感风险，为已经受影响的人提供预后信息和治疗策略[70]。

通过关注FPF家族，已经发现了表面活性剂代谢和端粒维持基因中的罕见变异及单核苷酸多态性与FPF相关。然而，这种遗传变异不仅限于FPF。在看似散发性肺纤维化的患者中也发现了类似的罕见变异，这进一步支持了整体肺纤维化潜在遗传易感性的观点[70]。

研究发现，表面活性剂和端粒相关基因的罕见变异仅解释了大约1/4的FPF患者的遗传基础。因此，需要更多研究来确定肺纤维化的遗传因素，这不仅可以提高我们对疾病病理生理学的理解，还可以为改善患者健康提供更多机会。

● 参考文献 ●

［1］BORIE R, KANNENGIESSER C, NATHAN N, et al. Familial pulmonary fibrosis［J］. Rev Mal Respir, 2015, 32(4):413-434.

［2］LAWSON W E, LOYD J E. The genetic approach in pulmonary fibrosis:Can it provide clues to this complex disease?［J］. Proc Am Thorac Soc, 2006, 3(4):345-349.

［3］STEELE M P, SPEER M C, LOYD J E, et al. Clinical and pathologic features of familial interstitial pneumonia［J］. Am J Respir Crit Care Med, 2005, 172(9):1146-1152.

［4］LEE H Y, SEO J B, STEELE M P, et al. High-resolution CT scan findings in familial interstitial pneumonia do not conform to those of idiopathic interstitial pneumonia［J］. Chest, 2012, 142(6):1577-1583.

［5］GARCíA-SANCHO C, BUENDíA-ROLDáN I, FERNáNDEZ-PLATA M R, et al. Familial pulmonary fibrosis is the strongest risk factor for idiopathic pulmonary fibrosis［J］. Resp med, 2011, 105(12):1902-1907.

［6］STEELE M P, SPEER M C, LOYD J E, et al. Clinical and pathologic features of familial interstitial pneumonia［J］. Am j resp crit care, 2005, 172(9):1146-1152.

［7］NEWTON C A, OLDHAM J M, LEY B, et al. Telomere length and genetic variant associations with interstitial lung disease progression and survival［J］. Eur respir j, 2019, 53(4):1801641.DOIDOI:10.1183/13993003.01641-2018.

［8］CUTTING C C, BOWMAN W S, DAO N, et al. Family history of pulmonary fibrosis predicts worse survival in patients with interstitial lung disease［J］. Chest, 2021, 159(5):1913-1921.

［9］COPELAND C R, DONNELLY E F, MEHRAD M, et al. The association between exposures and disease characteristics in familial pulmonary fibrosis［J］. Ann Am Thorac Soc, 2022, 19(12):2003-2012.

［10］LUCAS S E M, RASPIN K, MACKINTOSH J, et al. Preclinical interstitial lung disease in relatives of familial pulmonary fibrosis patients［J］. Pulmonology, 2022, 29(3):257-260.

［11］LEE H Y, SEO J B, STEELE M P, et al. High-resolution CT scan findings in familial interstitial pneumonia do not conform to those of idiopathic interstitial pneumonia［J］. Chest, 2012, 142(6):1577-1583.

［12］SUTTON R M, BITTAR H T, SULLIVAN D I, et al. Rare surfactant-related variants in familial and sporadic pulmonary fibrosis［J］. Human mutation, 2022, 43(12):2091-2101.

［13］MANALI E D, KANNENGIESSER C, BORIE R, et al. Genotype-phenotype relationships in inheritable idiopathic pulmonary fibrosis:A greek national cohort study［J］. Respiration, 2022, 101(6):531-543.

［14］DIAZ DE LEON A, CRONKHITE J T, KATZENSTEIN A L, et al. Telomere lengths, pulmonary fibrosis and telomerase (TERT) mutations［J］. PLoS One, 2010, 5(5):e10680.

［15］BYRJALSEN A, BRAININ A E, LUND T K, et al. Size matters in telomere biology disorders-expanding phenotypic spectrum in patients with long or short telomeres［J］. Hereditary Cancer in Clinical Practice, 2023, 21(1):7.

［16］GUéRIN C, CRESTANI B, DUPIN C, et al. Telomeres and lung［J］. Rev mal respir, 2022, 39(7):595-606.

［17］ARMANIOS M Y, CHEN J J, COGAN J D, et al. Telomerase mutations in families with idiopathic pulmonary fibrosis［J］. N Engl J Med, 2007, 356(13):1317-1326.

［18］NEWTON C A, ZHANG D, OLDHAM J M, et al. Telomere length and use of immunosuppressive medications in idiopathic pulmonary fibrosis［J］. Am j resp crit care, 2019, 200(3):336-347.

［19］ALDER J K, CHEN J J, LANCASTER L, et al. Short telomeres are a risk factor for idiopathic pulmonary fibrosis［J］. Proceedings of the national academy of sciences of the united states of america, 2008, 105(35):13051-13056.

［20］LEY B, NEWTON C A, ARNOULD I, et al. The MUC5B promoter polymorphism and telomere length in patients with chronic hypersensitivity pneumonitis: an observational cohort-control study［J］. Lancet Respiratory Medicine, 2017, 5(8):639-647.

［21］STUART B D, LEE J S, KOZLITINA J, et al. Effect of telomere length on survival in patients with idiopathic pulmonary fibrosis:An observational cohort study with independent validation［J］. Lancet Respiratory Medicine, 2014, 2(7):557-565.

［22］WANG H, ZHUANG Y, PENG H, et al. The relationship between MUC5B promoter, TERT polymorphisms and telomere lengths with radiographic extent and survival in a Chinese IPF cohort［J］. Sci Rep, 2019, 9(1):15307.

［23］DAI J, CAI H, LI H, et al. Association between telomere length and survival in patients with idiopathic pulmonary fibrosis［J］. Respirology, 2015, 20(6):947-952.

［24］BORIE R, LE GUEN P, GHANEM M, et al. The genetics of interstitial lung diseases［J］. Eur respir rev, 2019, 28(153):190053. DOIDOI:10.1183/16000617.0053-2019.

［25］BUSCHULTE K, COTTIN V, WIJSENBEEK M, et al. The world of rare interstitial lung diseases［J］. Eur respir rev, 2023, 32(167):220161.DOIDOI:10.1183/16000617.0161-2022.

［26］BORIE R, KANNENGIESSER C, FONTBRUNE F S D, et al. Management of suspected monogenic lung fibrosis in a specialisedcentre［J］. European Respiratory Review, 2017, 26(144):160122.

［27］ÇEPNI E, SATKıN N B, MOHEB L A, et al. Biallelic TERT variant leads to Hoyeraal-Hreidarsson syndrome with additional dyskeratosis congenita findings［J］. Am j med genet a, 2022, 188(4):1226-1232.

［28］DENG Z, GLOUSKER G, MOLCZAN A, et al. Inherited mutations in the helicase RTEL1 cause telomere dysfunction and Hoyeraal-Hreidarsson syndrome［J］. Proceedings of the national academy of sciences of the united states of america, 2013, 110(36):e3408-e3416.

［29］ZHANG M J, CAO Y X, WU H Y, et al. Brain imaging features of children with Hoyeraal-Hreidarsson syndrome ［J］. Brain and behavior, 2021, 11(5): e02079.

［30］YANG C R, WEI Q, JIANG M, et al. Hoyeraal-Hreidarsson syndrome with combined immunodeficiency and enterocolitis caused by a DCK1 gene variant ［J］. Zhonghua Er Ke Za Zhi, 2022, 60(3):248-249.

［31］ADEGUNSOYE A, MORISSET J, NEWTON C A, et al. Leukocyte telomere length and mycophenolate therapy in chronic hypersensitivity pneumonitis ［J］. Eur respir j, 2021, 57(3):2002872.DOI:10.1183/13993003.02872-2020.

［32］DRESSEN A, ABBAS A R, CABANSKI C, et al. Analysis of protein-altering variants in telomerase genes and their association with MUC5B common variant status in patients with idiopathic pulmonary fibrosis:A candidate gene sequencing study ［J］. Lancet Respiratory Medicine, 2018, 6(8):603-614.

［33］JUSTET A, KLAY D, PORCHER R, et al. Safety and efficacy of pirfenidone and nintedanib in patients with idiopathic pulmonary fibrosis and carrying a telomere-related gene mutation ［J］. Eur respir j, 2021, 57(2):2003198.DOI:10.1183/13993003.03198-2020.

［34］PIñEIRO-HERMIDA S, AUTILIO C, MARTíNEZ P, et al. Telomerase treatment prevents lung profibrotic pathologies associated with physiological aging ［J］. Journal of cell biology, 2020, 219(10):e202002120.DOI:10.1083/jcb.202002120.

［35］FLAMEIN F, RIFFAULT L, MUSELET-CHARLIER C, et al. Molecular and cellular characteristics of ABCA3 mutations associated with diffuse parenchymal lung diseases in children ［J］. Human molecular genetics, 2012, 21(4):765-775.

［36］GOOPTU B. Surfactant protein C mutations and familial pulmonary fibrosis:stuck in a loop on the scenic route ［J］. Eur respir j, 2022, 59(1):2102147. DOI:10.1183/13993003.02147-2021.

［37］SEHLMEYER K, RUWISCH J, ROLDAN N, et al. Alvcolar dynamics and beyond:The importance of surfactant protein C and cholesterol in lung homeostasis and fibrosis ［J］. Frontiers in physiology, 2020, 11:386.

［38］HAMVAS A, DETERDING R R, WERT S E, et al. Heterogeneous pulmonary phenotypes associated with mutations in the thyroid transcription factor gene NKX2-1 ［J］. Chest, 2013, 144(3):794-804.

［39］CAMPO I, ZORZETTO M, MARIANI F, et al. A large kindred of pulmonary fibrosis associated with a novel ABCA3 gene variant ［J］. Respir Res, 2014, 15:43.

［40］TOMER Y, WAMBACH J, KNUDSEN L, et al. The common ABCA3E292V variant disrupts AT2 cell quality control and increases susceptibility to lung injury and aberrant remodeling ［J］. American journal of physiology-lung cellular and molecular physiology, 2021, 321(2):L291-L307.

［41］DICKENS J A, RUTHERFORD E N, ABREU S, et al. Novel insights into surfactant protein C trafficking revealed through the study of a pathogenic mutant ［J］. Eur respir j, 2022, 59(1):2100267.DOI:10.1183/13993003.00267-2021.

［42］BLACKWELL T S. Lung injury and fibrosis induced by a mutant form of surfactant protein C ［J］. J clin invest, 2018, 128(9):3745-3746.

［43］NOGEE L M, DUNBAR A E, WERT S E, et al. A mutation in the surfactant protein C gene associated with familial interstitial lung disease ［J］. New engl j med, 2001, 344(8):573-579.

［44］THOMAS A Q, LANE K, PHILLIPS J, et al. Heterozygosity for a surfactant protein C gene mutation associated with usual interstitial pneumonitis and cellular nonspecific interstitial pneumonitis in one kindred ［J］. Am j resp crit care, 2002, 165(9):1322-1328.

［45］LAWSON W E, CROSSNO P F, POLOSUKHIN V V, et al. Endoplasmic reticulum stress in alveolar epithelial cells is prominent in IPF:Association with altered surfactant protein processing and herpesvirus infection ［J］. American journal of physiology-lung cellular and molecular physiology, 2008, 294 (6):L1119-1126.

［46］BRASCH F, GRIESE M, TREDANO M, et al. Interstitial lung disease in a baby with a de novo mutation in the SFTPC gene ［J］. Eur respir j, 2004, 24(1):30-39.

［47］ALSAMRI M T, ALABDOULI A, ALKALBANI A M, et al. Genetic variants of small airways and interstitial pulmonary disease in children ［J］. Sci Rep, 2021, 11(1):2715.

［48］BENUSIGLIO P R, FALLET V, SANCHIS-BORJA M, et al. Lung cancer is also a hereditary disease ［J］. Eur respir rev, 2021, 30(162):210045.DOI: 10.1183/16000617.0045-2021.

［49］BAEKVAD-HANSEN M, DAHL M, TYBJAERG-HANSEN A, et al. Surfactant protein-B 121ins2 heterozygosity, reduced pulmonary function, and chronic obstructive pulmonary disease in smokers ［J］. Am j resp crit care, 2010, 181(1):17-20.

［50］TREDANO M, GRIESE M, DE BLIC J, et al. Analysis of 40 sporadic or familial neonatal and pediatric cases with severe unexplained respiratory distress: Relationship to SFTPB ［J］. Am j med genet a, 2003, 119A (3):324-339.

［51］BEN MESSAOUD N, BARREIROS DOS SANTOS M, TROCADO V, et al. A novel label-free electrochemical immunosensor for detection of surfactant protein B in amniotic fluid ［J］. Talanta, 2023, 251:123744.

［52］BALINOTTI J E, MALLIE C, MAFFEY A, et al. Inherited pulmonary surfactant metabolism disorders in argentina:Differences between patients with SFTPC and ABCA3 variants ［J］. Pediatric pulmonology, 2022, 58(2):540-549.

［53］HUANG H, PAN J, SPIELBERG D R, et al. A dominant negative variant of RAB5B disrupts maturation of surfactant protein B and surfactant protein C ［J］. Proceedings of the national academy of sciences of the united states of america, 2022, 119(6):e2105228119.

［54］ZAMORA A C, COLLARD H R, WOLTERS P J, et al. Neurofibromatosis-associated lung disease:A case series and literature review ［J］. Eur respir j, 2007, 29(1):210-214.

［55］SIMõES A S, DE BRITO CHAGAS J, DIAS A, et al. Interstitial lung disease in a full-term neonate presenting with ARDS and hypothyroidism:A case of an NKX 2-1-related disorder ［J］. Klinischepadiatrie, 2021, 233(5):258-261.

［56］MERCIER S, KüRY S, SHABOODIEN G, et al. Mutations in FAM111B cause hereditary fibrosing poikiloderma with tendon contracture, myopathy, and pulmonary fibrosis ［J］. Am j hum genet, 2013, 93(6):1100-1107.

［57］ TAKIMOTO-SATO M, MIYAUCHI T, SUZUKI M, et al. Case report:Hereditary fibrosing poikiloderma with tendon contractures, myopathy, and pulmonary fibrosis (POIKTMP) presenting with liver cirrhosis and steroid-responsive interstitial pneumonia［J］. Frontiers in genetics, 2022, 13:870192.

［58］ ZHANG Z, ZHANG J, CHEN F, et al. Family of hereditary fibrosing poikiloderma with tendon contractures, myopathy and pulmonary fibrosis caused by a novel FAM111B mutation［J］. Journal of dermatology, 2019, 46(11):1014-1018.

［59］ DHOORIA S, BAL A, SEHGAL I S, et al. MUC5B Promoter polymorphism and survival in indian patients with idiopathic pulmonary fibrosis［J］. Chest, 2022, 162(4):824-827.

［60］ DOBRINSKIKH E, HENNESSY C E, KURCHE J S, et al. Epithelial ER Stress Enhances the Risk of Muc5b Associated Lung Fibrosis［J］. American journal of respiratory cell and molecular biology, 2022, 68(1):62-74.

［61］ WU X, LI W, LUO Z, et al. The minor T allele of the MUC5B promoter rs35705950 associated with susceptibility to idiopathic pulmonary fibrosis:A meta-analysis［J］. Sci Rep, 2021, 11(1):24007.

［62］ LOU H Q, HUANG C X, LI G Y, et al. The association between MUC5B Rs35705950 and risks of idiopathic interstitial pneumonia, systemic sclerosis interstitial lung disease, and familial interstitial pneumonia:A meta-analysis［J］. Iranian Journal of Public Health, 2020, 49(12):2240-2250.

［63］ KLAY D, VAN DER VIS J J, ROOTHAAN S M, et al. Connective Tissue Growth Factor Single Nucleotide Polymorphisms in (Familial) Pulmonary Fibrosis and Connective Tissue Disease Associated Interstitial Lung Disease［J］. Lung, 2021, 199(6):659-666.

［64］ HUANG S K, SCRUGGS A M, MCEACHIN R C, et al. Lung fibroblasts from patients with idiopathic pulmonary fibrosis exhibit genome-wide differences in DNA methylation compared to fibroblasts from nonfibrotic lung［J］. PLoS One, 2014, 9(9):e107055.

［65］ KONIGSBERG I R, BORIE R, WALTS A D, et al. Molecular signatures of idiopathic pulmonary fibrosis［J］. American journal of respiratory cell and molecular biology, 2021, 65(4):430-441.

［66］ NEGRETE-GARCíA M C, DE JESúS RAMOS-ABUNDIS J, ALVARADO-VASQUEZ N, et al. Exosomal micro-RNAs as intercellular communicators in idiopathic pulmonary Fibrosis［J］. Int J Mol Sci, 2022, 23(19):11047.DOI:10.3390/ijms231911047.

［67］ DENG W, ZHANG Y, FANG P, et al. Silencing lncRNA Snhg6 mitigates bleomycin-induced pulmonary fibrosis in mice via miR-26a-5p/TGF-β1-smads axis［J］. Environmental toxicology, 2022, 37(10):2375-2387.

［68］ CHIOCCIOLI M, ROY S, NEWELL R, et al. A lung targeted miR-29 mimic as a therapy for pulmonary fibrosis［J］. EBioMedicine, 2022, 85:104304.

［69］ CRONKHITE J T, XING C, RAGHU G, et al. Telomere shortening in familial and sporadic pulmonary fibrosis［J］. Am j resp crit care, 2008, 178(7):729-737.

［70］ ZHANG D, NEWTON C A. Familial pulmonary Fibrosis:Genetic features and clinical Implications［J］. Chest, 2021, 160(5):1764-1773.

第二节　先天性角化不良

先天性角化不良（dyskeratosis congenita，DC），也被称为Zinsser-Engman-Cole综合征，是端粒病中第一个被描述的遗传综合征（OMIM #127550- #616553）。DC是端粒进行性缩短导致DNA复制性衰老所致[1]。其临床特征是典型的皮肤黏膜三联征，且早期即可影响多个器官功能[1]。肺是受累器官之一，大约20%的DC患者发展为肺纤维化[2, 3]。

一、病因与病理生理机制

特发性肺纤维化是一种病因不明的进行性加重的肺部纤维化疾病，通常在50岁后出现，且随着年龄的增长患病率升高。对有或无IPF家族史的患者行基因检测后发现，一些与端粒维持相关基因的异常可能与肺纤维化有关[4]。

端粒是位于染色体末端的结构，由染色体末端的6个核苷酸TTAGGG的重复序列和位于这些序列中的一组核蛋白组成，可保护染色体免受断裂或融合，对染色体稳定性至关重要。每次细胞分裂时，端粒都会缩短。端粒的长度与细胞衰老、肿瘤发生有关。端粒的长度、完整性和功能受以下蛋白质控制[5]，除了shelterin复合蛋白［TRF1、TRF2、RAP1、TIN2、POT1和ACD（TPP1）］，还包括端粒酶复合物（GAR1、TERT和TERC）、端粒酶稳定性（DKC1、NAF1、NHP2、NOP10、PARN）、端粒酶运输

（WRAP53）和端粒复制（CTC1和RTEL1）。

异常短的端粒失去自我更新能力，导致先天性角化不良。已被证实，DC是与编码角化不良蛋白基因（*DKCI*基因）、编码端粒酶的RNA组分基因（*TERC*基因）和编码端粒酶的逆转录酶基因（*TERT*基因）突变相关的基因病，这些基因表达的产物分别是角化不良蛋白、端粒酶的RNA组分及端粒酶的逆转录酶，它们都是端粒酶的主要成分。DC代表了一种端粒维护缺陷的疾病，导致端粒过早缩短、复制性衰老、干细胞过早耗竭和多系统受累[6]。DC表现出明显的遗传异质性，已经确定了19个致病突变与DC有关。其中，1/5的致病突变存在于编码角化蛋白的基因*DKC1*中[7]。研究发现，短端粒患者的纤维化病变是肺泡细胞的丢失而不是由原发性纤维形成引起的[8]。有证据表明，端粒缩短（而不是端粒酶突变），与先天性角化不全直接相关[8]。

DC的遗传模式包括X连锁隐性遗传、常染色体显性遗传和隐性遗传模式。

（1）X性联隐性遗传模式：X性联隐性遗传型DC由*DKCI*基因突变引起，该基因编码角化不良蛋白。角化不良蛋白是小核仁核糖核酸酶蛋白微粒和端粒酶复合体的共同成分，也是维持端粒酶功能的一种必需蛋白。X性联隐性遗传型DC是位于X染色体长臂2带8亚带的*DKCI*基因突变所致。

（2）常染色体显性遗传模式：常染色体显性遗传DC是由*TERC*基因突变引起[9]。*TERC*编码的蛋白是人类端粒酶核心成分之一。有研究表明，*TERC*基因的突变将导致单纯的端粒酶缺陷，使端粒变短。

（3）常染色体隐性遗传模式：常染色体隐性遗传基因定位目前尚不清楚。DC合并再生障碍性贫血的患者与*TERT*基因突变相关，*TERT*基因位于5P15.33.其长度约35kh，包含16个外显子和15个内显子。*TERT*基因表达产物是端粒酶的逆转录酶组分，是端粒酶的主要成分。*TERT*突变引起端粒酶的活性改变，在DC合并再生障碍性贫血的患者多可发生*TERT*基因的突变。

端粒长度可以在循环白细胞或肺上皮细胞上测量[16, 42]。健康人从20岁到80岁，正常的端粒长度缩短大约20%[42]。在接触烟草、杀虫剂和许多慢性疾病的情况下，端粒长度也会缩短[43-45]。但是目前没有测量端粒长度的标准技术。不同实验室和不同方法的结果常不能重复。端粒长度不能替代检测特定个体端粒酶复合体中的突变。在134名*TERT*突变DC患者的队列中，15%的突变患者端粒长度正常，85%的突变患者的端粒长度缩短。

在散发性IPF患者中，23%的患者呈现短端粒而没有*TERT*或*TERC*突变[42]。最后，突变患者的端粒长度呈代代缩短[16]。这可以解释突变患者的遗传预期现象，其特征是后代比前代更早地发病。缩短的端粒传递给后代可以解释没有突变的亲属患肺纤维化的风险增加[47-48]。

二、临床表现

DC的典型表现是皮肤网状色素沉着、指甲营养不良和黏膜白斑三联征（见图4-2-1、图4-2-2），通常在10岁之前出现[10]。皮肤网状色素沉着主要累及颈部和上前胸。指甲营养不良发生在指甲的起点，然后从甲沟和纵纹开始，演变成退化的、小的或缺失的指甲。黏膜白斑影响口腔黏膜、舌头和口咽。约30%的患者呈现恶性转化为鳞状细胞癌[11]。

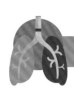

第四章
间质性肺病

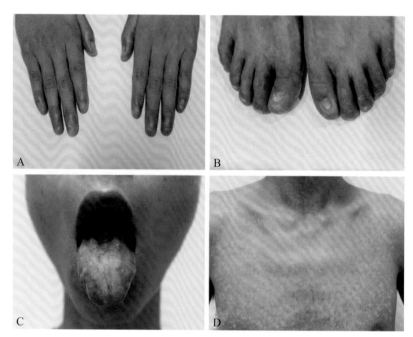

A、B：萎缩和营养不良的手指甲和足趾甲；C：舌头有白斑；D：皮肤有细网状色素沉着。

图4-2-1　一名23岁男性DC患者的典型皮肤黏膜变化

（资料来源：本图开放获取自参考文献[12]）

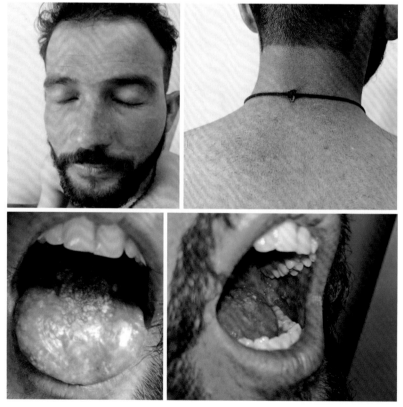

患者面部皮肤色素异常。背部网状色素沉着。舌头有白斑，颊黏膜网状色素沉着。

图4-2-2　一名26岁青年患者的皮肤黏膜表现

（资料来源：本图获BMJ出版集团授权摘自参考文献[13]）

DC还可能发生其他多脏器病变[7]。肺是受累器官之一，现有个案报告中发现的肺损害包括双侧肺气肿[14]、气胸[15]、支气管扩张[16, 17]、支气管炎[18]、支气管肺发育不良[19]、间质性肺病和肺动静脉畸形[20]。其中，肺间质纤维化是DC最常见的肺部表现（见图4-2-3、图4-2-4）[21, 22]，肺间质纤维化通常在皮肤异常和骨髓衰竭出现后发生。某项纳入了27名患者的综述报告显示，DC相关肺纤维化患者的中位年龄为32岁[23]，其中，约40%的患者在40岁以后出现呼吸道症状。此外，这些晚发患者中，75%的患者全血细胞计数正常或仅有轻度血小板减少症，其中1/3的患者无皮肤黏膜异常表现或仅有三联征中的某一项表现。这些发现表明，肺纤维化在没有典型的皮肤黏膜特征和骨髓衰竭的情况下并不罕见。尽管DC是一种遗传性疾病，但纳入的27例DC相关肺纤维化患者中有一半没有家族史。因此，对于所有不明原因的肺纤维化患者，尤其是对于年龄<60岁的患者，临床高度怀疑和意识到DC引起的肺间质性病变至关重要。应仔细检查患者皮肤黏膜变化、血液学异常、过早白发或肝硬化，以寻找端粒疾病的线索。外周血白细胞端粒长度和端粒酶维持基因突变的进一步检测对于与其他间质性肺病的鉴别诊断至关重要。

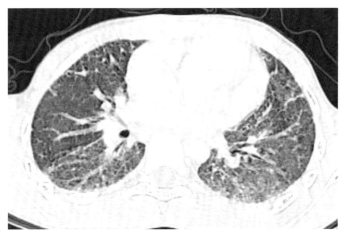

CT扫描显示双侧弥漫性磨玻璃影和肺实质纤维化。临床表现为劳力性呼吸困难、慢性干咳和限制性通气功能障碍。

图4-2-3　一名11岁DC患者的胸部CT表现

（资料来源：本图开放获取自参考文献[24]）

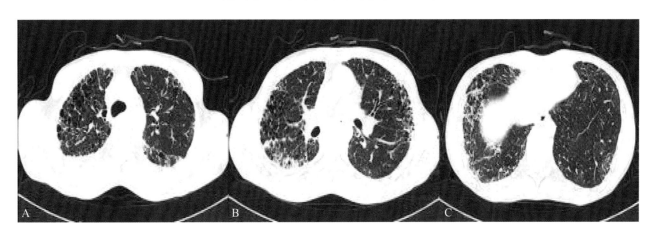

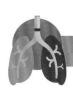
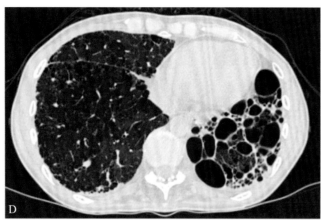
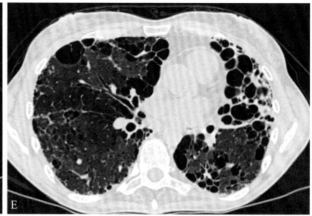

A~C：患者胸部CT扫描显示双肺中、上区为主的双侧外周网状阴影，小叶间隔增厚伴牵拉性支气管扩张和蜂窝状改变，呈肺纤维化表现；D、E：另一名*TERC*致病性变异的DC患者表现为严重的肺气肿、肺大疱及肺纤维化。

图4-2-4　肺间质改变

（资料来源：本图开放获取自参考文献[9, 12]）

　　该研究还分析了25例DC相关肺纤维化的胸部CT，发现所有患者均有双侧网状改变[23]，主要累及下肺的患者有12例（48.0%），累及上肺和（或）中肺的患者7例（28.0%），双肺弥漫性改变6例（24.0%）。此外，11例（44.0%）还伴有蜂窝状改变，12例（48.0%）伴牵拉性支气管扩张，5例（20.0%）伴囊泡。未发现支气管血管束周围为主、大量微结节或弥漫性马赛克改变等特点。在可获得详细的组织病理学结果的11名患者中，6名患者（54.5%）发现UIP，3名患者发现非UIP（27.3%），2名患者分别是可能的UIP（9.1%）和可疑UIP（见图4-2-5）。

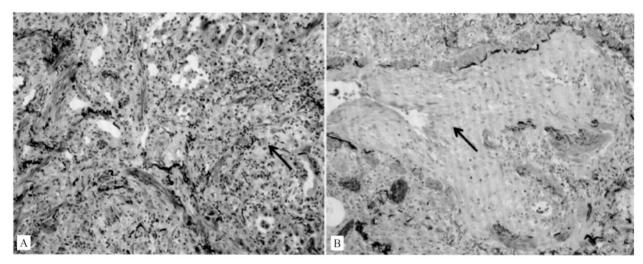

A：移植肺的代表性病理表现。肺组织在显微镜下显示弥漫性纤维化、黄绿色的胶原沉积和蓝绿色的增殖的成纤维细胞（箭）。平滑肌明显延伸至间质。残留肺泡内衬有增生的肺泡上皮细胞（×200，五色套染）。B：累及小气道的闭塞性细支气管炎（×400，五色套染）。

图4-2-5　肺组织病理表现

（资料来源：本图开放获取自参考文献[24]）

值得注意的是，在该研究中，DC相关肺纤维化患者在诊断时肺功能严重受损。这些患者诊断延迟的原因包括未能识别这种罕见的先天性疾病，尤其是在成年患者和DC患者中，发现肺纤维化较晚。最近对DC患者基线肺功能测试的研究发现，即使没有明显的肺部症状，肺功能异常也很常见，并且与进展为严重的肺部疾病有关[25]。与亲属相比，43名DC患者的肺限制性通气功能异常和一氧化碳弥散能力中度至重度降低的频率明显更高（42% vs. 12%；$P=0.008$），基线PFT异常的DC患者到20岁时肺部疾病的累积发生率为55%，而PFT正常的患者为17%（$P=0.02$）。此外，有临床症状PF的DC患者病情进展迅速，生存期短[25]。这些发现表明，应在基线时对所有DC患者进行肺功能测试和胸部影像检查并进行后续随访评估。

此外，DC还与骨髓衰竭、继发性恶性肿瘤、免疫缺陷、肝功能衰竭或纤维化[13]、龋齿易感性、缺牙、衰退和骨质流失有关。掌跖角化过度可导致有疼痛感的裂隙和溃疡。

其中，最严重的临床并发症是骨髓衰竭，经常在20岁之前发生。在该研究中，高达80%~90%的患者在30岁时会出现骨髓衰竭，并且可能导致70%以上的DC患者死亡。典型的皮肤黏膜三联征有助于鉴别DC和其他原因导致的骨髓衰竭。

此外，肺动静脉畸形和胃肠道毛细血管扩张等血管疾病被认为也是DC的表现[26]。

DC患者发生血液肿瘤和实体瘤的风险是普通人群的50倍。这些肿瘤疾病包括骨髓增生异常综合征、急性髓性白血病、非霍奇金淋巴瘤、头颈部鳞状细胞癌、食管癌、肛门生殖器癌和基底细胞癌[14, 15]。DC患者中最常见的实体瘤是头颈部鳞状细胞癌，大约30%的患者呈现恶性转化为鳞状细胞癌。与一般人群相比，其发病年龄可能更小（平均发病年龄为32岁，非DC人群的平均发病年龄为67岁）；50%的实体瘤患者显示携带 TERC 基因突变。

DC患者还可以呈现其他"次要"特征，即宫内发育迟缓、精神运动迟缓、小头畸形、早衰、头发早白和身材矮小。一些DC患者还出现神经认知和神经精神症状，如适应障碍、焦虑障碍、多动症、智力障碍、情绪障碍和精神分裂症。眼部异常包括鼻泪管狭窄、溢泪、睑缘炎、睫毛稀疏、外翻、内翻和倒睫。少数患者有视网膜改变，主要是出血、神经纤维层梗死、黄斑水肿、视网膜前纤维化和视神经萎缩。此外，DC患者还可以检测到心肌病、吸收不良肠病、食管和尿道狭窄、甲状腺功能减退、性腺功能减退、睾丸萎缩、骨质疏松症以及肩部和髋关节缺血性坏死。这些临床表现以不同频率散发在DC患者中。并非所有病例都有皮肤黏膜的病变，这导致DC的早期诊断通常较困难。

在随访期间，当皮肤黏膜三联征明显时，通常会出现骨髓衰竭。然而，有时DC的临床表现不明显，且骨髓衰竭或其他系统的其他异常也可能出现在经典皮肤黏膜综合征之前或不存在时。再生障碍性贫血，通常是胎儿血红蛋白水平升高的大红细胞性贫血，平均发病年龄为11岁。再生障碍性贫血患者也可出现血小板减少，然后发展为严重的骨髓衰竭。骨髓衰竭可随着一个或多个克隆中出现骨髓增生异常而进展[4]。机会性感染导致80%的DC患者发生早期死亡。在DC患者中观察到端粒过度缩短，这可能导致基因组不稳定。电子显微镜研究表明，某些DC细胞具有未成熟的胚胎期特点，它们可以引发恶性转化。此外，上皮屏障的作用不如正常上皮，因此对胚层中有害致癌物质的渗透性更高。白细胞增殖区域通常会发生恶性转化，因此需要定期监测。此外，患者在50岁时恶性肿瘤的累积风险发生率为40%~50%。DC患者可能会患上泌尿生殖系统和骨骼系统的霍奇金淋巴瘤、喉癌、支气管癌和胃肠道腺癌。

与其他端粒疾病一样，DC患者症状的严重程度与端粒缩短的程度相关[27]。DC的临床表型比较复杂，特征性的外观、发病年龄和疾病严重程度差异很大。主要表现：①起病年龄可早可晚，但一般儿童后发病趋于多见，易误诊。②临床表现在发病早期轻重差别甚大，轻的仅表现为三联征，重的发病后即有骨髓衰竭表现，主要是进行性全血细胞减少或合并恶性肿瘤直至死亡。最严重的患者可在10岁内，甚至胎儿期起病。在不太严重的端粒缩短患者中，发病年龄在15~25岁。在较轻症的DC患者中，可以表现为髓质发育不全或肺纤维化，根据突变基因的不同发生概率也不同。由于突变的基因异质性，临床上存在一些特殊的亚型。

（1）Hoyeraal-Hreidarsson综合征（OMIM #305000）：一种罕见且严重的DC亚型，它与以下6个特征中的至少4个相关：小头畸形、小脑发育不全、产前生长延迟、发育延迟、进行性免疫缺陷和骨髓衰竭。如果DC患者出现上述4个或更多小脑发育不全或其他DC相关体征，如髓鞘形成延迟、脑积水、脑萎缩、脑钙化、智力低下和皮肤黏膜三联征，则可做出诊断。这些表现主要见于儿童，可导致儿童早期死亡，其原因是*RTEL1*和*DKC1*基因突变，导致端粒酶活性降低。这也可能是*TERT*、*TINF2*、*TPP1PARN*基因的致病变异所致。尚未报道与成年人肺纤维化相关。

（2）Revesz综合征（OMIM #268130）：1992年首次被描述。Revesz综合征是*TINF2*基因的致病性变异所致，是另一种不常见的DC变异[28]。代表症状是双侧渗出性视网膜病变的存在，这在大多数情况下与颅内钙化有关，通常具有DC的典型改变，如早期骨髓衰竭和皮肤黏膜疾病；也可能存在宫内发育迟缓、小脑发育不全和发育迟缓。

（3）Coats plus综合征（OMIM #612199）：一种罕见的常染色体隐性遗传病，是*CTC1*基因的致病性变异所致，患者伴有脑视网膜微血管病、颅内钙化、脑囊肿、脑白质营养不良、骨质减少、骨折和骨愈合不良和胃肠道出血。

三、诊　断

如果发现两个主要标准，再加上两个或更多其他发现，则应考虑先天性角化不良[29]。鉴定DC相关基因之一的突变可以确认诊断[30]。

（1）主要标准：①胸部和（或）颈部的皮肤色素沉着；②口腔白斑；③指甲营养不良；④骨髓衰竭。

（2）次要标准：①泪溢；②学习困难、发育延迟、智力迟钝；③肺部疾病；④睫毛异常生长；⑤过早白发；⑥脱发；⑦牙周病；⑧生长发育缓慢；⑨矮小；⑩小头畸形；⑪共济失调、小脑发育不全；⑫性腺功能减退、睾丸未降；⑬多汗症；⑭恶性肿瘤；⑮食管狭窄；⑯尿道狭窄；⑰肝病、消化性溃疡、肠病；⑱尿道狭窄、包茎；⑲骨质疏松症、无菌性坏死、脊柱侧弯；⑳耳聋

四、鉴别诊断

1. 指甲发育不良的疾病

如指甲髌骨综合征、二十指甲营养不良、伴有指甲营养不良和运动感觉神经病变的角化病，以及伴有中性粒细胞减少症的皮肤异色症。

2. 网状色素沉着过度症

Naegeli-Franceschetti-Jadassohn综合征（简称NFJ综合征）是角蛋白14基因（*KRT14*）中的杂合致病性变异引起的，可表现出与DC类似的网状色素沉着过度。然而，NFJ综合征不存在白斑、骨髓疾病和恶

性肿瘤发生风险增加。Fanconi贫血的皮肤色素沉着通常表现为弥漫性或均匀色素异常，与DC相比，Fanconi贫血更早出现全血细胞减少症，而且常伴发眼睛和肾脏损害以及肢体异常。

3. 皮肤异色病和光敏性增加的疾病

这类疾病包括 *BLM* 基因突变引起的布卢姆综合征（BS）、通常 *RECQL4* 基因变异所致的罗汤综合征（Rothmund-Thomson syndrome，RTS）、18个不同基因的突变所致的单纯型大疱性表皮松解症（呈现出类似皮肤异色病的斑驳色素沉着）、*FERMT1* 基因突变导致的金德勒综合征（KS），以及与 *USB1* 基因的双等位基因突变相关的伴有中性粒细胞减少型 *Clericuzio* 的皮肤异色症。在BS、KS和RTS中，皮肤病变与DC类似，但上述综合征的皮肤病变对太阳光更敏感，且具有不同的相关特征。移植物抗宿主病患者表现为皮肤异色病、类似于扁平苔藓的黏膜变化，以及骨髓移植后明显的指甲营养不良，应与DC相鉴别。

4. 伴有骨髓衰竭的疾病

戴-布二氏贫血（Diamond-Blackfan anemia，DBA）是表现为严重的孤立性正色素性贫血，通常为大红细胞性贫血，白细胞和血小板正常；在约50%的DBA患者中观察到先天畸形，在30%的DBA患者中观察到生长迟缓。有90%的DBA患者在出生后第一年出现血液系统并发症。DBA与急性髓性白血病、骨髓增生异常综合征和实体瘤的高风险相关。DBA是16个编码核糖体蛋白的基因或 *GATA1* 和 *TSR2* 基因中的致病变异所致的。DBA一般为常染色体显性遗传；*GATA1* 相关和 *TSR2* 相关的DBA为X连锁方式遗传。

舒-戴二氏综合征（Shwachman-Diamond Syndrome，SDS）是一种 *SBDS* 致病性变异引起的常染色体隐性疾病，其特征是胰腺外分泌功能障碍伴吸收不良、营养不良和生长障碍，血液学异常伴单系或多系细胞减少症，易患骨髓增生异常综合征、急性骨髓增生异常综合征、白血病和骨骼异常。SDS患者常见的表现为持续性或间歇性中性粒细胞减少，以及身材矮小和复发性感染。与DC一样，SDS可能首先表现为骨髓衰竭或胃肠道吸收不良。

5. 其他染色体断裂和重组综合征

DC还需要与其他染色体断裂和重组综合征相鉴别，如奈麦根断裂综合征（Nijmegen breakage syndrome，NBS）、塞克尔综合征（Seckel syndrome）以及脑钙化引起的假性TORCH综合征。

五、治 疗

DC没有明确的治疗方法，患者通常会因骨髓衰竭而过早死亡，同种异体骨髓移植是一种治疗选择，但可能会受到移植并发症和长期生存率低的风险的影响。高达60%有严重骨髓衰竭的DC患者可能会暂时受益于雄激素或雄激素衍生物治疗。达那唑、羟甲烯龙和纳德龙等雄激素衍生物通过增强端粒酶活性，能够重新延长先前缩短的端粒[31]。有研究显示，达那唑可显著改善 *TINF2* 相关DC伴严重肺纤维化儿童患者的症状[32]。严重患者需要肺移植[33]。其他可以纠正端粒酶缺陷和改善细胞生长的外源性疗法，以及使用参与端粒维持的调节剂，已被建议作为DC的新治疗方法。端粒酶基因疗法代表了一种治疗再生障碍性贫血的新策略，可治疗由短端粒引起或相关的再生障碍性贫血。

头颈部鳞状细胞癌的治疗是根据解剖区域和恶性肿瘤分期进行的，可能涉及手术治疗、放疗和化疗。DC患者应避免接触潜在的致癌物质，包括紫外线辐射、酒精和烟草。

低剂量全身性维甲酸已确定对DC患者的皮肤和指甲有一些改善作用，但副作用和长期影响尚不确定。打孔移植是一种低成本的微创技术，可促进伤口愈合，并可显著且快速减轻DC患者溃疡的疼痛症状。

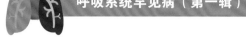

据报道，通过静脉注射唑来膦酸可预防年轻DC患者的骨折。动物试验结果显示，唑来膦酸能显著增加年轻小鼠的骨量和造血干细胞数量。

此外，继发肿瘤或机会性感染是导致20岁～30岁DC患者死亡的主要原因。因此，密切随访，及时诊断至关重要。

• 参考文献 •

[1] GITTO L, STOPPACHER R, RICHARDSON T E, et al. Dyskeratosis congenita [J]. Autops Case Rep, 2020, 10(3):e2020203.

[2] KIM H J, KIM K J, LEE K H, et al. Interstitial lung disease in a patient with dyskeratosis congenita [J]. Tuberc Respir Dis (Seoul), 2013, 74(2):70-73.

[3] BALLEW B J, SAVAGE S A. Updates on the biology and management of dyskeratosis congenita and related telomere biology disorders [J]. Expert Rev Hematol, 2013, 6(3):327-337.

[4] TSAKIRI K D, CRONKHITE J T, KUAN P J, et al. Adult-onset pulmonary fibrosis caused by mutations in telomerase [J]. Proc Natl Acad Sci U S A, 2007, 104(18):7552-7557.

[5] TUMMALA H, COLLOPY L C, WALNE A J, et al. Homozygous OB-fold variants in telomere protein TPP1 are associated with dyskeratosis congenita-like phenotypes [J]. Blood, 2018, 132(12):1349-1353.

[6] NIEWISCH M R, SAVAGE S A. An update on the biology and management of dyskeratosis congenita and related telomere biology disorders [J]. Expert Rev Hematol, 2019, 12(12):1037-1052.

[7] ALSABBAGH M M. Dyskeratosis congenita:A literature review [J]. J Dtsch Dermatol Ges, 2020, 18(9):943-967.

[8] ARMANIOS M Y, CHEN J J, COGAN J D, et al. Telomerase mutations in families with idiopathic pulmonary fibrosis [J]. New engl j med, 2007, 356(13):1317-1326.

[9] BYRJALSEN A, BRAININ A E, LUND T K, et al. Size matters in telomere biology disorders-expanding phenotypic spectrum in patients with long or short telomeres [J]. Hereditary Cancer in Clinical Practice, 2023, 21(1):7.

[10] CALLEA M, MARTINELLI D, CAMMARATA-SCALISI F, et al. Multisystemic manifestations in rare diseases:The experience of dyskeratosis congenita [J]. Genes (Basel), 2022, 13(3):496.

[11] RAY J G, SWAIN N, GHOSH R, et al. Dyskeratosis congenita with malignant transformation [J]. BMJ Case Reports, 2011, 2011:bcr0320102848. DOI:10.1136/bcr.03.2010.2848.

[12] WANG P, XU Z. Pulmonary fibrosis in dyskeratosis congenita:A case report with a PRISMA-compliant systematic review [J]. BMC Pulmonary Medicine, 2021, 21(1):279.

[13] SHARMA R K, GUPTA M, SOOD S, et al. Dyskeratosis congenita:Presentation of cutaneous triad in a sporadic case [J]. BMJ Case Rep, 2018, 11(1):e226736.

[14] MAHIQUES L, FEBRER I, VILATA J J, et al. A case of dyskeratosis congenita associated with schizophrenia and two malignancies [J]. J Eur Acad Dermatol Venereol, 2006, 20(9):1159-1161.

[15] BOUEIZ A, ABOUGERGI M S, NOUJEIM C, et al. Fatal bilateralpneumothoraces complicating dyskeratosis congenita:A case report [J]. J Med Case Rep, 2009, 3:6622.

[16] ALLENSPACH E J, BELLODI C, JEONG D, et al. Common variable immunodeficiency as the initial presentation of dyskeratosis congenita [J]. J Allergy Clin Immunol, 2013, 132(1):223-226.

[17] KILIC S, KOSE H, OZTURK H. Pulmonary involvement in a patient with dyskeratosis congenita [J]. Pediatr Int, 2003, 45(6):740-742.

[18] WALNE A J, VULLIAMY T, BESWICK R, et al. TINF2 mutations result in very short telomeres:Analysis of a large cohort of patients with dyskerato sis congenita and related bone marrow failure syndromes [J]. Blood, 2008, 112(9):3594-3600.

[19] SZNAJER Y, BAUMANN C, DAVID A, et al. Further delineation of the congenital form of X-linked dyskeratosis congenita (Hoyeraal-Hreidarsson s yndrome) [J]. Eur J Pediatr, 2003, 162(12):863-867.

[20] KHINCHA P P, BERTUCH A A, AGARWAL S, et al. Pulmonary arteriovenous malformations:An uncharacterised phenotype of dyskeratosis congenita andrelated telomere biology disorders [J]. Eur Respir J, 2017, 49(1):1601640.DOI:10.1183/13993003.01640-2016.

[21] DVORAK L A, VASSALLO R, KIRMANI S, et al. Pulmonary fibrosis in dyskeratosis congenita:Report of 2 cases [J]. Hum Pathol, 2015, 46(1):147-152.

[22] OTOSHI R, BABA T, SHINTANI R, et al. Diverse pathological findings of interstitial lung disease in a patient with dyskeratosis congenita [J]. Intern Med, 2021, 60(8):1257-1263.

[23] WANG P, XU Z. Pulmonary fibrosis in dyskeratosis congenita:A case report with a PRISMA-compliant systematic review [J]. BMC Pulm Med, 2021, 21(1):279.

[24] GIRI N, LEE R, FARO A, et al. Lung transplantation for pulmonary fibrosis in dyskeratosis congenita:Case Report and systematic literature review [J]. BMC Blood Disorders, 2011, 11(1):3.

[25] GIRI N, RAVICHANDRAN S, WANG Y, et al. Prognostic significance of pulmonary function tests in dyskeratosis congenita, a telomere biology dis order [J]. ERJ Open Res, 2019, 5(4):00209-2019.DOI:10.1183/23120541.00209-2019..

[26] KHINCHA P P, BERTUCH A A, AGARWAL S, et al. Pulmonary arteriovenous malformations:An uncharacterised phenotype of dyskeratosis congenita and related telomere biology disorders [J]. European Respiratory Journal, 2017, 49(1):1601640.

［27］ NEWTON C A, ZHANG D, OLDHAM J M, et al. Telomere length and use of immunosuppressive medications in idiopathic pulmonary fibrosis ［J］. Am J Respir Crit Care Med, 2019, 200(3):336-347.

［28］ FUKUHARA A, TANINO Y, ISHII T, et al. Pulmonary fibrosis in dyskeratosis congenita with TINF2 gene mutation ［J］. European Respiratory Journal, 2013, 42(6):1757-1759.

［29］ DOKAL I. Dyskeratosis congenita ［J］. Hematology-American Society of Hematology Education Program, 2011, 2011:480-486.

［30］ SAVAGE S A, ALTER B P. Dyskeratosis congenita ［J］. Hematology-oncology clinics of north america, 2009, 23(2):215-231.

［31］ VIERI M, KIRSCHNER M, TOMETTEN M, et al. Comparable effects of the androgen derivatives danazol, oxymetholone and nandrolone on telomerase act ivity in human primary hematopoietic cells from patients with dyskeratosis congenita ［J］. Int J Mol Sci, 2020, 21(19):7196.DOI:10.3390/ijms21197196..

［32］ ZLATESKA B, CICCOLINI A, DROR Y. Treatment of dyskeratosis congenita-associated pulmonary fibrosis with danazol ［J］. PediatrPulmonol, 2015, 50(12):e48-e51.

［33］ OHSUMI A, NAKAJIMA D, YOSHIZAWA A, et al. Living-donor lung transplantation for dyskeratosis congenita ［J］. Ann Thorac Surg, 2021, 112(6): e397-e402.

第三节　赫曼斯基-普德拉克综合征

　　赫曼斯基-普德拉克综合征（Hermansky-Pudlak syndrome，HPS）是一组罕见的遗传异质性的常染色体隐性遗传病，其特征在于溶酶体相关细胞器（包括黑素体和血小板致密颗粒）的形成或运输缺陷[1, 2]。临床表现包括血小板delta贮存池缺陷而引起的出血性疾病、眼睑白化病、炎症性肠病、神经发育迟缓、中性粒细胞减少和肺纤维化。1959年，HPS由Frantisek Hermansky和Paulus Pudlak首先描述。HPS的全球患病率约为（1～9）/100万。全世界50%以上的病例是在加勒比海的波多黎各岛上诊断出来的[3]。HPS可致间质性肺病，所以患者可能就诊于呼吸科。

一、病因与病理生理机制

　　HPS的分子基础复杂且异质，涉及不同的基因位点（见表4-3-1）[4]。迄今已鉴定出与HPS相关的11个基因[5-7]，每个基因编码溶酶体相关细胞器复合物的生物发生（biogenesis of lysosome -related organelles complexes，BLOC)-1、BLOC-2、BLOC-3或衔接蛋白3复合物（adaptor protein complex-3，AP-3）的蛋白质亚基[8-10]。相应地，11种HPS亚型已被鉴定[6, 11]。每种亚型都有其相应的遗传变异和表型异质性[1, 12]。

表4-3-1　HPS相关基因、基因座、蛋白质和复合物

HPS类型	基因#	基因位点	蛋白质	所在复合体
HPS-1	HPS1	10q24.2	HPS-1	BLOC-3
HPS-2	AP3B1	5q14.1	AP-3复合体β3A亚单位	AP-3
HPS-3	HPS3	3q24	HPS-3	BLOC-2
HPS-4	HPS4	22q12.1	HPS-4	BLOC-3
HPS-5	HPS5	11p15.1	HPS-5	BLOC-2
HPS-6	HPS6	10q24.32	HPS-6	BLOC-2
HPS-7	DTNBP1	6p22.3	dysbindin	BLOC-1
HPS-8	BLOC1S3	19q13.32	BLOC-1亚单位3	BLOC-1

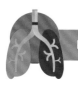
续表

HPS类型	基因#	基因位点	蛋白质	所在复合体
HPS-9	BLOC1S6	15q21.1	pallidin	BLOC-1
HPS-10	AP3D1	19p13.3	AP-3复合体δ1亚单位	AP-3
HPS-11	BLOC1S5	6号染色体	BLOC-1复合体的μ亚基	BLOC-1

AP: adaptor protein（衔接蛋白）。

BLOC: biogenesis of lysosome-related organelles complex（溶酶体相关细胞器复合物的生物发生）。

[#]: 别名见www.genecards.org。

　　溶酶体相关细胞器（lysosome-related organelles，LROs）在特定物质的有序运输中发挥特殊功能（见图4-3-1）。HPS突变损害了LRO的生物发生和功能[1]。色素生成细胞（称为黑素细胞）LRO功能障碍是导致白化病的原因。血小板LRO的缺陷会抑制血小板致密体的形成导致出血倾向。BLOC-3是一种包含HPS-1和HPS-4蛋白及其他蛋白的复合物，用作Rab32/38鸟嘌呤核苷酸交换因子。这些是能够激活小GTP酶的蛋白质，从而影响细胞内信号传导和下游靶标。在HPS患者中，无定形脂质-蛋白质复合物（称为蜡样体）的积累随着年龄的增长而增加，已被推测为组织炎症发展的潜在触发因素，可能导致HPS的某些多器官表现[2]。

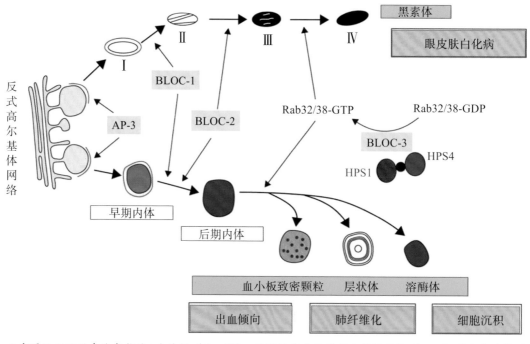

　　示意图显示了黑素体成熟的4个阶段（Ⅰ～Ⅳ），及通过来自反式高尔基体网络（TGN）的内体途径形成血小板δ-颗粒（致密颗粒）、层状体和溶酶体的过程。这些囊泡中的缺陷与眼皮肤白化病、出血倾向、肺纤维化和HPS中过多的细胞沉积有关。与HPS相关的蛋白质复合物，包括AP-3、BLOC-1、BLOC-2和BLOC-3以及由HPS-1和HPS-4蛋白质亚基组成的Rab32/38鸟嘌呤核苷酸交换因子，参与黑素体、血小板δ-颗粒、层状体和溶酶体的形成。

图4-3-1　与HPS相关的蛋白质复合物、细胞内细胞器的生物发生和疾病临床表现的关系

（资料来源：本图获ERS许可摘自参考文献[4]。Reproduced with permission of the ERS 2024：European Respiratory Review 30（159）200193；DOI：10.1183/16000617.0193-2020 Published 2 February 2021）

HPS患者出现肺纤维化的机制尚未完全确定。促成HPS-PF发病机制的细胞过程包括Ⅱ型肺泡上皮细胞的凋亡和功能障碍，以及导致肺泡炎症的免疫细胞激活和功能障碍。在肺的Ⅱ型肺泡上皮细胞中，Rab38有助于维持层状体形态和表面活性剂稳态，已知负责生产表面活性剂的层状体也是一种LRO，而表面活性蛋白的异常是肺纤维化的重要原因。研究显示，Ⅱ型肺泡上皮细胞异常的肺表面活性物质分泌可能与HPS间质性肺炎的发病机制有关[13]。此外，存在肺纤维化的HPS患者其循环CHI3L1水平较无肺纤维化者高，并且CHI3L1水平与疾病的严重程度相关[14]。研究表明，CHI3L1依赖性通路会加剧肺纤维化，CHI3L1是HPS-PF进展和严重程度的潜在生物标志物[15]。与间质性肺炎和肺纤维化相关的HPS亚型包括HPS-1、HPS-2和HPS-4。

1. HPS-1

*HPS1*基因，大小为30.5kb，有20个外显子，位于染色体10q24.1-q25.1上。HPS-1编码一个700个氨基酸的蛋白质，分子量为79.3kDa。HPS-1和IIPS-4蛋白相互作用形成BLOC-3。虽然BLOC-3的功能尚未被完全阐明，但BLOC-3是一种Rab32/38鸟嘌呤核苷酸交换因子，可促进Rab32和Rab38的膜募集。在体外研究中发现，激活的Rab32/38调节黑色素细胞中的黑色素生成。因为HPS-1和HPS-4蛋白是同一复合体的亚基，所以两种亚型的临床表现相似。

*HPS1*基因突变与致命的肺纤维化有关，几乎所有的HPS-1亚型患者可发生HPS-PF[3]，其表现与特发性肺纤维化相似。HPS-PF患者发病大约3年后才会出现呼吸衰竭和最终死亡的迹象。在受影响的患者中，FVC、FEV1、TLC、VC和DLCO均下降[16]。研究显示，小鼠HPS-1蛋白的丢失会导致自噬受损，并通过外源LC3B恢复，因此有缺陷的自噬可能在HPS相关间质性肺炎的发生和发展中发挥关键作用[17]。有研究报告，从HPS-1患者中分离的肺成纤维细胞具有增加的迁移能力。在正常肺成纤维细胞中，沉默*HPS1*基因同样会导致迁移增加，增加的迁移是由肌球蛋白IIB水平升高驱动的[18]。

2. HPS-2

HPS-2与位于染色体5q14.1上的AP3b1中的双等位基因变体相关。*AP3B1*编码AP-3复合物的β3A亚基，该亚基与膜形成和细胞内囊泡运输有关。除了中性粒细胞减少症和免疫缺陷外，HPS-2的儿童或年轻成年患者还可能发展为ILD或肺纤维化。HPS-2的特征是在儿童早期迅速发生肺纤维化疾病。在一项包含6名HPS-2儿童患者的观察研究中发现[19]，患者的呼吸表现包括呼吸困难、咳嗽、低氧血症和杵状指，平均年龄为8.83岁（范围为2~15岁），所有儿童均反复出现肺部感染，其中3例出现自发性气胸，4例发展为脊柱侧弯；随年龄增长，出现肺部症状的患者逐渐增多。

实验研究观察到，HPS-2细胞线粒体内稳态的广泛变化[20]，包括获得异常形状的线粒体，减少了脊的数量，并显著降低了电子传输链和三羧酸循环的活性等。这表明该线粒体功能障碍可能是HPS肺部疾病的驱动因素。研究发现，在携带*HPS Ap3b1*基因突变（HPS-2）的小鼠的肺中，MMP-2和MMP-9的转录物和蛋白质水平以及酶活性显著增加，提示HPS肺中MMP活性失调，这些蛋白酶在HPS肺部疾病中作为生物标志物或参与致病机制[21]。

3. HPS-4

HPS-4与位于染色体22q12.1上的*HPS4*（也称为*BLOC3S2*）基因的双等位基因致病变异相关[22]。已经报道了32种位于*HPS4*中的致病变异。基因*HPS4*包含14个外显子并编码一个76.9kDa的蛋白质，该蛋白质与BLOC-3中的HPS-1蛋白相互作用。HPS-4蛋白水平降低会使BLOC-3不稳定并导致HPS-1蛋白水

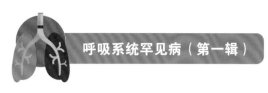

平降低。HPS-4亚型的临床表现与HPS-1亚型类似，包括进行性肺纤维化[22]。

二、临床表现

所有HPS亚型都会导致眼皮肤白化病和血小板储存池缺陷，但每种亚型也有其特异的遗传和表型异质性[1, 12]，可通过症状、体征和遗传特点相互区分开来（见表4-3-2）。

表4-3-2　HPS亚型特异性症状与LRO缺陷

HPS亚型	症状	LRO缺陷
所有	眼皮肤白化病	黑素体
所有	出血倾向	致密颗粒，Weibel-Palade小体
HPS-1、HPS-3、HPS-4、HPS-6	炎性肠病	大而致密的核心囊泡
HPS-1、HPS-2、HPS-4	HPS-IP、HPS-PF	层状体
HPS-2、HPS-10	免疫缺陷	MHC-Ⅱ分隔
HPS-2、HPS-9、HPS-10	嗜中性白细胞减少症	嗜天青颗粒
HPS-2	HLH	裂解颗粒
HPS-9、HPS-10	神经心理症状	突触囊泡
HPS-11	未知	未知

注：1.HLH：噬血细胞性淋巴组织细胞增多症。

2.HPS-IP：HPS相关间质性肺炎。

3.HPS-PF：HPS相关肺纤维化。

1. 眼皮肤白化病

黑素体是溶酶体相关的细胞器，参与黑色素的合成和储存。黑素体存在于眼睛、皮肤的黑素细胞和视网膜色素上皮细胞中。HPS患者这些细胞器的生物发生障碍会导致眼皮肤白化病（见图4-3-2）。HPS患者眼皮肤白化病的程度是不一，通常取决于患者HPS的基因类型。HPS-1和HPS-4亚型患者通常有明显的色素缺陷，皮肤、头发和眼睛的颜色通常很浅，视力很差。相比之下，其他HPS亚型患者则眼皮肤白化病较轻。几乎所有HPS的儿童患者都有畏光、眼球震颤[23]，眼底检查显示眼底色素减退和中心凹发育不全。

HPS患者常见的皮肤损害有皮肤癌、痤疮、细菌性皮肤感染、疣、荨麻疹和银屑病[24]。临床上最常见的表现是皮肤干燥、脱发、发红、痣和皮疹。

2. 出血体质

δ-颗粒是血小板中与溶酶体相关的细胞器，其内容物（钙、ADP、ATP和血清素）有助于凝血。具体而言，δ-颗粒参与血小板募集和二次聚集反应，每个血小板一般含有3～8个δ-颗粒。然而，HPS患者的血小板缺乏δ-颗粒，导致容易出现瘀伤和过度出血，如HPS患者可能会出现严重或频繁的鼻衄、明显出血伴乳牙脱落、女性月经过多、与HPS炎症性肠病相关的便血，以及临床活检或手术时失血过多。HPS患者血小板异常的测试"金标准"是通过整体电子显微镜分析是否存在致密体，方法是用二磷酸腺苷或肾上腺素刺激血小板后检测血小板聚集（使用血小板聚集仪）。

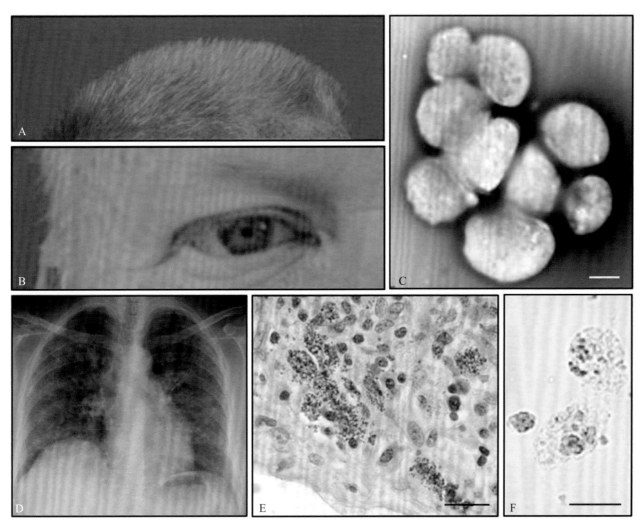

A、B：一名波多黎各男性HPS患者的头发、皮肤和虹膜色素减退；C：使用透射电子显微镜成像的HPS-1亚型患者的血小板中不存在δ-颗粒。（比例条：2μm）；D：一名患有HPS肺纤维化的50岁女性的胸片中发现双侧间质浸润；E、F：用苏木精和伊红染色的纤维化肺组织和从HPS-1亚型患者的尿液中分离的未染色的肾上皮细胞显示出异常的细胞内沉积物。（比例条：20μm）。

图4-3-2　HPS的临床特征

（资料来源：本图获ERS许可摘自参考文献[4]。Reproduced with permission of the ERS 2024：European Respiratory Review 30（159）200193；DOI：10.1183/16000617.0193-2020 Published 2 February 2021）

3. 结肠炎

在临床表现和病理学上，HPS患者肠道中的肉芽肿性炎症与克罗恩病类似。已在HPS-1、HPS-4和HPS-6亚型患者中发现炎症性肠病。严重结肠炎影响大约15%的HPS患者。HPS相关结肠炎的治疗需要使用抗炎药、免疫抑制剂和英夫利昔单抗。对于有进一步并发症的患者，手术是最后的治疗手段。

4. 免疫缺陷

HPS-2亚型患者的特征是衔接蛋白复合物3（AP-3）中缺乏β3A亚基。临床上发现，HPS-2亚型患者多伴有中性粒细胞减少症。HPS-2亚型患者免疫系统缺陷的机制仍然未知。

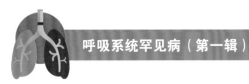

5.间质性肺病

临床观察发现，HPS-1、HPS-2和HPS-4亚型患者有肺部受累的倾向[4, 19, 25-27]，如间质性肺病、肺纤维化（见图4-3-2～图4-3-4），主要表现为干咳、进行性呼吸困难和通气障碍。患有HPS-2的儿童也会经历反复感染和对粒细胞集落刺激因子有反应的中性粒细胞减少症，并可能发展为自发性气胸（见图4-3-5）[28]。此外，据报道一名患有HPS-10的儿童有ILD[29]。HPS患者发现肺部症状的平均年龄约为35岁，且不存在性别差异。与IPF相比，HPS-PF的出现要早得多，通常会影响儿童（HPS-2）或30～40岁中年人（HPS-1或HPS-4）（见表4-3-3）[4]。

表4-3-3　HPS患者肺纤维化和特发性肺纤维化（IPF）的临床特征

临床表现	HPS-1和HPS-4-PF	HPS-2-PF	IPF
起病年龄	30岁以上	儿童或年轻成年人	50岁以上
急性加重	可能	未知	可能
眼皮肤白化病	存在	存在	无
眼球震颤	存在	存在	无
出血倾向	存在	存在	无
HRCT见磨玻璃影	存在	存在	无
Ⅱ型肺泡上皮细胞肿大	存在	存在	无
层状体增大	存在	存在	无
泡沫样巨噬细胞	存在	未知	无
蜡样脂褐质色素沉积	存在	存在	无
肺组织病理	UIP、NSIP、DAD	UIP、NSIP、DIP	UIP

注：1.HRCT：高分辨率计算机断层扫描。

2.UIP：寻常型间质性肺炎。

3.NSIP：非特异性间质性肺炎。

4.DAD：弥漫性肺泡损伤。

5.DIP：脱屑性间质性肺炎。

三、辅助检查

1.影像学检查

HPS患者继发肺纤维化的HRCT特征是小叶间隔增厚、磨玻璃影、支气管血管周围增厚、牵拉性支气管扩张，晚期也会出现蜂窝样改变，范围从轻度到重度不等[30, 31]。在疾病早期主要累及双肺下叶和胸膜下区域，在严重疾病中广泛累及肺实质（见图4-3-2～图4-3-4）。与典型的IPF胸部影像学改变不同，HPS患者继发间质性肺疾病的病灶主要沿着细支气管末端分布，双上肺网格影、牵拉性支气管扩张、蜂窝样改变亦多见。

2.病理学检查

肺组织病理检查常见两种改变：①在发生纤维化的肺组织中，存在大量含有蜡样脂褐色素的巨噬细胞；②Ⅱ型肺泡上皮细胞的特征性泡沫肿胀，层状体增大[32]，可能与CT扫描中的磨玻璃影有关（见图4-3-2）。肺泡腔和间质中充满蜡样的组织细胞（PAS阳性细胞）是该疾病的标志。在BALF中，也可以发现这些组织细胞。组织学类型更接近于非特异性间质性肺炎、普通型间质性肺炎和脱屑性间质性肺炎。在晚期严重情况下，导致不可逆转的肺纤维化，蜂窝样改变很明显。在少数病例中，出现缩窄性细支气管炎和Ⅱ型肺泡上皮细胞增生/发育异常。免疫组化发现，肺泡上皮细胞 SP-A 和 SP-B 高表达，提示上皮细胞内表面活性物质过度聚积。细胞内出现巨大板层小体变性提示肺表面活性物质的产生/分泌过程存在障碍。此外，该病患者肺内纤维细胞、肺泡上皮细胞和巨噬细胞高表达具有促纤维化作用的 β-半乳糖苷结合凝集素 galectin-3，该蛋白与肺纤维化相关。

四、诊　断

眼皮肤白化病和出血倾向或容易瘀伤，且在与 HPS 相关的基因中有致病性双等位基因变异的患者可诊断 HPS。靶向基因测序或二代测序是确诊和识别 HPS 亚型与预后的重要方法。然而，并非所有 HPS 患者都发现了基因突变，这表明还有其他 HPS 致病基因有待发现。通过 CT 扫描即可诊断 HPS 患者的肺纤维化，通常不建议进行肺活检来确诊 HPS 患者的肺纤维化。HPS 患者有出血倾向，肺活检是相对禁忌的检查。

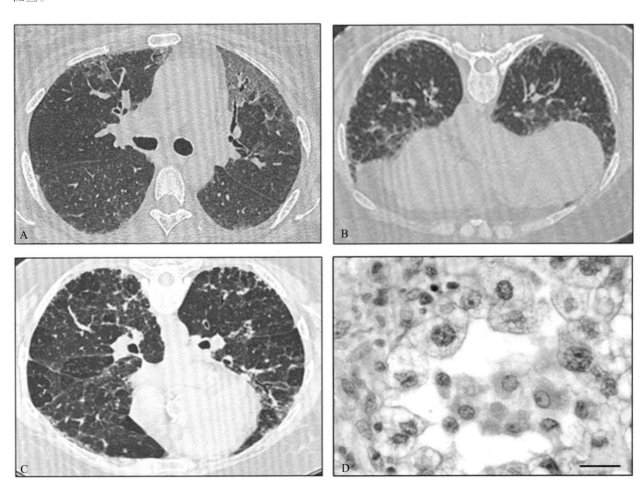

A～C：CT 扫描图像显示双侧磨玻璃影、牵拉性支气管扩张、网状结构和蜂窝状影；D：在 HPS 患者纤维化的肺组织中发现了聚集的泡沫状肺泡巨噬细胞、增生的Ⅱ型肺泡上皮细胞含有扩大的层状体空泡，以及细胞和细胞外基质在间质的积聚。

图 4-3-3　HPS 患者肺纤维化的 CT 扫描和组织病理学图像

（资料来源：本图获 *ERS* 许可摘自参考文献[4]。Reproduced with permission of the ERS 2024：European Respiratory Review 30（159）200193；DOI：10.1183/16000617.0193-2020 Published 2 February 2021）

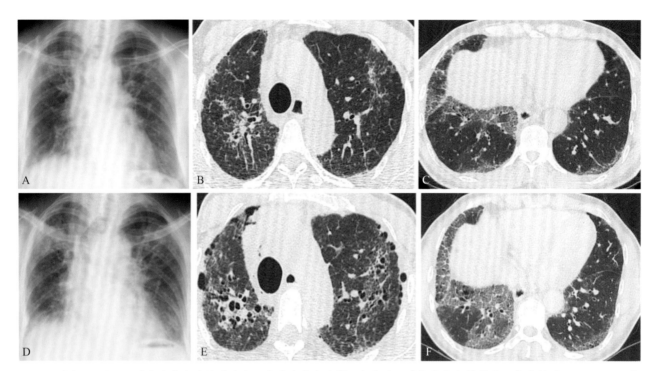

A～C：胸部CT显示双肺散在分布的间质改变，表现为磨玻璃影、小囊泡、牵拉性支气管扩张及条索增殖灶；D～E：2年后复查显示双肺病变显著加重。

图4-3-4　HPS患者的胸部CT影像

（资料来源：本图开放获取自参考文献[28]）

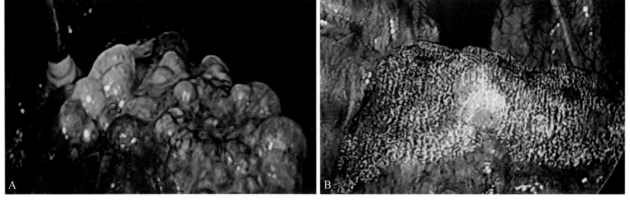

A：视频辅助胸外科手术显示患者右上叶肺尖处有大疱；B：用可吸收聚乙醇酸纤维膜（poly glycolic acid felt，PGAF）覆盖右肺尖。

图4-3-5　HPS患者发生自发性气胸

（资料来源：本图开放获取自参考文献[28]）

五、治　疗

HPS-PF患者的预后差，死亡率高，是HPS患者死亡的主要原因。目前尚无有效治疗方法。皮质类固醇药物尚未显示出临床疗效，因此不推荐使用。长期使用吡非尼酮治疗某些HPS肺纤维化患者可取得临床获益，似乎可以减缓肺纤维化的进展，但无足够的证据证明[33]。使用尼达尼布也无延缓肺功能下降的作用，且尼达尼布可能加重出血倾向。目前为止，批准用于IPF的抗纤维化药物未批准用于治疗HPS肺纤维化。HPS-PF患者避免吸烟和其他肺部刺激物至关重要。肺移植仍然是唯一可能延长HPS-PF患者生命的治疗方法[34]。目前，两项临床试验正在招募HPS-PF患者，以开发更好的疾病进展生物标志物（NCT02368340，NCT00001456）。由于HPS患者血小板功能低下，所以应避免使用阿司匹林和非甾体抗炎药；由于HPS患者有白化病，所以应避免无保护的将眼睛和皮肤暴露在阳光下。建议所有HPS-1、HPS-2和HPS-4亚型患者，在青春期和之后每年进行一次肺功能评估。

去氨加压素、促凝剂或血小板输注可用作预防或治疗HPS患者出血的方法。但是，不同的亚型对去氨加压素的反应可能是不一致的。输注血小板可有效预防或治疗HPS患者的出血，但应谨慎使用，以避免诱发肺纤维化，以及可能诱发肺移植潜在对象的HPS患者的同种免疫。二代测序或基于临床预判的基因检测可促进在出血过多和色素沉着不足的人群中发现与HPS相关的新基因。

参考文献

［1］ LI W, HAO C J, HAO Z H, et al. New insights into the pathogenesis of Hermansky-Pudlak syndrome ［J］. Pigment Cell Melanoma Res, 2022, 35(3): 290-302.

［2］ LIENDO MARTINEZ K, PEDRAZA F, FUENTES ALONSO M, et al. A family history of Hermansky-Pudlak syndrome complicated with pulmonary fibrosis:A case series and review ［J］. Respirol Case Rep, 2021, 9(4):e00720.

［3］ VICARY G W, VERGNE Y, SANTIAGO-CORNIER A, et al. Pulmonary fibrosis in Hermansky-Pudlak syndrome ［J］. Ann Am Thorac Soc, 2016, 13 (10):1839-1846.

［4］ YOKOYAMA T, GOCHUICO B R. Hermansky-Pudlak syndrome pulmonary fibrosis:A rare inherited interstitial lung disease ［J］. Eur Respir Rev, 2021, 30(159):200193.DOI:10.1183/16000617.0193-2020.

［5］ MERIDETH M A, INTRONE W J, WANG J A, et al. Genetic variants associated with Hermansky-Pudlak syndrome ［J］. Platelets, 2020, 31(4): 544-547.

［6］ BOECKELMANN D, WOLTER M, K?SMANN-KELLNER B, et al. A novel likely pathogenic variant in the BLOC1S5 gene associated with Hermansky-Pudlak syndrome type 11 and an overview of human BLOC-1 deficiencies ［J］. Cells, 2021, 10(10):2630.

［7］ ZHONG Z, WU Z, ZHANG J, et al. A novel BLOC1S5-related HPS-11 patient and zebrafish with bloc1s5 disruption ［J］. Pigment Cell Melanoma Res, 2021, 34(6):1112-1119.

［8］ ALCID J, KIM J, BRUNI D, et al. A rare case of Hermansky-Pudlak syndrome type 3 ［J］. J Hematol (Brossard), 2018, 7(2):76-78.

［9］ MICHAUD V, FIORE M, COSTE V, et al. A new case with Hermansky-Pudlak syndrome type 9, a rare cause of syndromic albinism with severe defect of platelets dense bodies ［J］. Platelets, 2021, 32(3):420-423.

［10］ WANG C, SHI P, LI Q, et al. Hermansky-Pudlak syndrome:Five Chinese patients with novel variants in HPS1 and HPS6 ［J］. Eur J Med Genet, 2021, 64(6):104228.

［11］ PENNAMEN P, LE L, TINGAUD-SEQUEIRA A, et al. BLOC1S5 pathogenic variants cause a new type of Hermansky-Pudlak syndrome ［J］. Genet Med, 2020, 22(10):1613-1622.

［12］ MCELVANEY O J, HUIZING M, GAHL W A, et al. Hermansky-Pudlak syndrome with a novel genetic variant in HPS1 and subsequent accelerated pulmonary f ibrosis:Significance for phenocopy diseases ［J］. Thorax, 2018, 73(11):1085-1088.

［13］ OSANAI K, HIGUCHI J, OIKAWA R, et al. Altered lung surfactant system in a Rab38-deficient rat model of Hermansky-Pudlak syndrome ［J］. Am J Physiol Lung Cell Mol Physiol, 2010, 298(2):L243-251.

［14］ ZHOU Y, HE C H, HERZOG E L, et al. Chitinase 3-like-1 and its receptors in Hermansky-Pudlak syndrome-associated lung disease ［J］. J Clin Invest, 2015, 125(8):3178-3192.

［15］ ZHOU Y, HE C H, YANG D S, et al. Galectin-3 interacts with the CHI3L1 axis and contributes to Hermansky-Pudlak syndrome lung disease ［J］. J Immunol, 2018, 200(6):2140-2153.

［16］ BRANTLY M, AVILA N A, SHOTELERSUK V, et al. Pulmonary function and high-resolution CT findings in patients with an inherited form of pulmonary fi brosis, Hermansky-Pudlak syndrome, due to mutations in HPS-1 ［J］. Chest, 2000, 117(1):129-136.

［17］ AHUJA S, KNUDSEN L, CHILLAPPAGARI S, et al. MAP1LC3B overexpression protects against Hermansky-Pudlak syndrome type-1-induced defective autophagy in vitro ［J］. Am J Physiol Lung Cell Mol Physiol, 2016, 310(6):L519-531.

［18］ IMANI J, BODINE S P M, LAMATTINA A M, et al. Dysregulated myosin in Hermansky-Pudlak syndrome lung fibroblasts is associated with increased cell motility ［J］. Respir Res, 2022, 23(1):167.

［19］ HENGST M, NAEHRLICH L, MAHAVADI P, et al. Hermansky-Pudlak syndrome type 2 manifests with fibrosing lung disease early in childhood ［J］. Orphanet J Rare Dis, 2018, 13(1):42.

［20］ CUEVAS-MORA K, ROQUE W, SHAGHAGHI H, et al. Hermansky-Pudlak syndrome-2 alters mitochondrial homeostasis in the alveolar epithelium of the lung [J]. Respir Res, 2021, 22(1):49.

[21] SUMMER R, KRISHNA R, SCHRINER D, et al. Matrix metalloproteinase activity in the lung is increased in Hermansky-Pudlak syndrome [J]. OrphanetJ Rare Dis, 2019, 14(1):162.

[22] ANDERSON P D, HUIZING M, CLAASSEN D A, et al. Hermansky-Pudlak syndrome type 4 (HPS-4):Clinical and molecular characteristics [J]. Hum Genet, 2003, 113(1):10-17.

[23] CHEN C, WANG R, YUAN Y, et al. Clinical features and novel genetic variants associated with Hermansky-Pudlak syndrome [J]. Genes (Basel), 2022, 13(7):1283.

[24] SANTOS MALAVE G, IZQUIERDO N J, SANCHEZ N P. Dermatologic manifestations in patients with the Hermansky-Pudlak syndrome types 1 and 3 [J]. Orphanet J Rare Dis, 2022, 17(1):305.

[25] GUPTA A, UTPAT K, DESAI U, et al. Hermansky-Pudlak syndrome with interstitial lung disease:A holistically worked up couplet [J]. Lung India, 2019, 36(4):345-348.

[26] ITANO J, TANIMOTO Y, KIMURA G, et al. Interstitial pneumonia secondary to Hermansky-Pudlak syndrome type 4 treated with different antifibrotic agents [J]. Intern Med, 2021, 60(5):783-788.

[27] WU W, LIN K, YANG Y, et al. A novel mutation causes Hermansky-Pudlak syndrome type 4 with pulmonary fibrosis in 2 siblings from C hina [J]. Medicine (Baltimore), 2019, 98(33):e16899.

[28] KATO Y, KATO M, IHARA H, et al. Hermansky-Pudlak syndrome-associated pneumothorax with rapid progression of respiratory failure:A case report [J]. BMC Pulmonary Medicine, 2020, 20(1):259.

[29] AMMANN S, SCHULZ A, KR?GELOH-MANN I, et al. Mutations in AP3D1 associated with immunodeficiency and seizures define a new type of Hermansky-Pudlak syndrome [J]. Blood, 2016, 127(8):997-1006.

[30] AVILA N A, BRANTLY M, PREMKUMAR A, et al. Hermansky-Pudlak syndrome:Radiography and CT of the chest compared with pulmonary function tests and genetic studies [J]. AJR Am J Roentgenol, 2002, 179(4):887-892.

[31] CILEDA A, CIRIT KO?ER B, K?KT"RK N, et al. A rare cause of interstitial lung disease:Hermansky-Pudlak syndrome [J]. TuberkToraks, 2011, 59(1):85-88.

[32] THOMAS DE MONTPR"VILLE V, MUSSOT S, DULMET E, et al. [Pulmonary fibrosis in Hermansky-Pudlak syndrome is not fully usual] [J]. Ann Pathol, 2006, 26(6):445-449.

[33] O'BRIEN K J, INTRONE W J, AKAL O, et al. Prolonged treatment with open-label pirfenidone in Hermansky-Pudlak syndrome pulmonary fibrosis [J]. Mol Genet Metab, 2018, 125(1-2):168-173.

[34] BENVENUTO L, QAYUM S, KIM H, et al. Lung Transplantation for pulmonary fibrosis associated with Hermansky-Pudlak syndrome. A single-center experience [J]. Transplant Direct, 2022, 8(4):e1303.

第四节 脑-甲状腺-肺综合征

脑-甲状腺-肺综合征（brain-thyroid-lung syndrome），也称为 *NKX2-1* 相关疾病或良性遗传性舞蹈症（OMIM #610978）[1, 2]，是编码甲状腺转录因子（thyroid transcription factor 1, TTF-1）的基因 *NK2* 同源框 1（NK2 homeobox 1, *NKX2-1*）发生突变，导致神经系统异常、甲状腺功能减退和新生儿呼吸窘迫综合征，也被称为 TTF-1 缺乏症[3]。在甲状腺、肺和前脑早期发育过程中，*NKX2-1* 基因编码的 TTF-1 发挥重要作用[4]，种系细胞 *NKX2-1* 突变可导致这 3 个器官中的任何一个器官功能障碍，从而导致脑-甲状腺-肺综合征，尽管并非所有 3 个器官都受累。

一、病因与病理生理机制

NKX2-1（Entrez 基因鉴定号 7080）是一个高度保守的基因，位于 14 号染色体的长臂上，在胚胎发生过程中编码表达甲状腺转录因子 1（thyroid transcription factor protein, TTF-1）。

NKX2-1 编码 TTF-1 的两种亚型：371 氨基酸亚型（NM_003317.3）在肺中表达最丰富；401 氨基酸亚型（NM_001079668.2，"转录本 1"）在甲状腺和大脑中表达[3]。

在大脑中，*NKX2-1* 调节端脑中 GABA 能神经元和少突胶质细胞的细胞分化并促进苍白球细胞的分化[5]。转录因子也可能参与端脑星形细胞的生成。在胚胎发生过程中，*NKX2-1*基因在肺芽和甲状腺原基中表达，并在成年人肺和甲状腺中继续表达。

在甲状腺组织中，*NKX2-1*在甲状腺芽的形成中起着重要作用，并且在晚期发育和出生后对腺体的功能分化起着重要作用[6]。

在肺中，*NKX2-1*是肺发育和体内稳态的关键调节剂，在促进分支形态发生和上皮细胞系分化中起着积极作用。TTF-1是肺分化的早期标志物，对肺的结构发育和表面活性蛋白SP-B、SP-C和ABCA3的表达很重要[7]。

*NKX2-1*基因完全缺失或功能丧失突变导致脑-甲状腺-肺综合征[8]，受影响的个体具有不同程度的肺部疾病、甲状腺功能障碍和神经系统异常。

二、临床表现

脑-甲状腺-肺综合征是一种罕见的常染色体显性遗传病。典型表现为神经系统异常、原发性甲状腺功能减退和肺部受累三联征[9]。50%的患者存在完整的三联征。神经系统异常表现为各种非进行性运动障碍，如典型的舞蹈病、粗大运动迟缓和步态障碍；少见的表现有肌阵挛、肌张力减退、共济失调；其他症状包括认知缺陷、关节松弛和癫痫发作[9]；肺部受累表现为新生儿呼吸衰竭、间质性肺病（见图4-4-1、4-4-2）。对46位确诊患者进行的检查显示，有93%的患者有神经系统症状，有87%的患者有甲状腺功能减退症，54%的患者有肺部受累[10]。此外，尽管原名"良性遗传性舞蹈症"，但只有13%的患者表现为孤立性舞蹈病，而有50%的患者有神经、肺和甲状腺症状的综合表现。

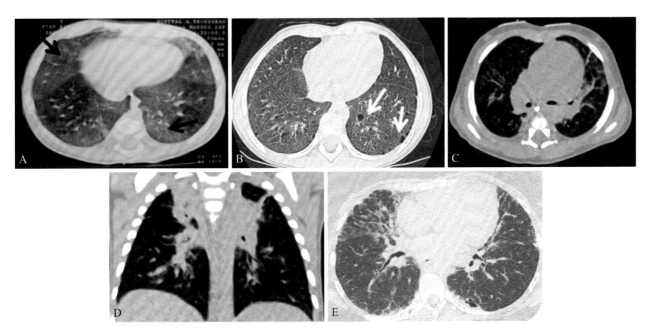

A：3月龄女婴的HRCT显示，双肺磨玻璃影（黑色箭头）；B：3岁女童的HRCT显示，隔旁肺气肿、广泛的囊性气腔和弥漫性磨玻璃影（白色箭头）；C、D：7月龄男婴，因先天性甲状腺功能低下及咳嗽、低氧血症就诊，胸部CT提示双肺散在磨玻璃影及肺实变；E：45岁女性患者的HRCT显示间隔旁肺气肿、小叶间隔增粗和纤维化。

图4-4-1 肺部异常影像

（资料来源：图A、B、E获Elsevier许可改编自参考文献[15]。图C、D获BMJ出版集团集团许可改编自参考文献[16]）

超声检查显示脑-甲状腺-肺综合征患者的甲状腺体积小；肺部CT影像表现为弥漫性磨玻璃影、囊及纤维化。磨玻璃影、肺实变是最常见的影像学特征，几乎所有儿童患者均存在（见图4-4-1）。结构扭曲不太常见。脑-甲状腺-肺综合征患者的HRCT表现是异质的，并随着时间的推移而演变[11]，且通常与其他表面活性剂功能障碍突变和肺间质糖原沉积患者的表现存在显著相似[11]。患有间质性肺病的足月儿应考虑本病的可能，尤其是在存在肌张力减退或甲状腺功能减退的情况下。部分患者反复发生肺部感染。肺功能测试显示限制性通气功能障碍。

肺组织病理学显示从正常到纤维化的不同外观[12]，大多数病例的表面活性物质稳态被破坏，具有通常在表面活性剂疾病中观察到的特征，如巨噬细胞积聚、肺泡Ⅱ型上皮细胞增生和高碘酸雪夫（periodic acid Schiff，PAS）着色的无定形物质积聚。在更严重的情况下，部分患者肺生长发育受到破坏。对支气管肺泡灌洗液的分析表明，与SP-B相比SP-C含量异常低，且表面活性剂磷脂水平低[13]，表明*NKX2-1*单倍体不足使肺泡表面活性物质和脂质稳态受到干扰。稳态被破坏、*NKX2-1*单倍体不足可能是新生儿致命性呼吸衰竭的原因[14]。

儿童中的*NKX2-1*杂合突变与ILD相关，ILD可能先于甲状腺功能减退和典型的神经系统异常（如肌张力减退、生长迟缓、舞蹈症）[3]。某研究纳入了16名有杂合错义、无义和移码突变和5名有*NKX2-1*杂合或全基因缺失的脑-甲状腺-肺综合征患者，其中，16名（76%）发生新生儿呼吸窘迫、4名（19%）发生间质性肺病和1名（5%）有家族史的成年患者发生肺纤维化；有12名（57%）患者有神经、甲状腺和呼吸系统三联征，有5名（24%）患者在就诊时只有肺部表现；有一名26岁男性的家庭中有几名ILD成员，发病年龄各不相同，但均未出现神经或甲状腺功能障碍；有9名患者的一个突出表现是复发性呼吸道感染[3]。在新生儿期或儿童期，*NKX2-1*突变患者可能只有肺部表现，而无明显甲状腺或神经系统异常。

回顾性研究16例与慢性肺病相关的杂合*NKX2-1*突变的患者的临床资料显示，在16例患者中鉴定出12种不同的*NKX2-1*突变。其中，9例表现出脑、肺、甲状腺三联征，3例表现出神经系统和肺部症状，4例仅出现肺部症状；10例患有新生儿呼吸窘迫，其中6例发展为渗出性间质性肺病（ILD）；其他患者在儿童期（$n=3$）或成年期（$n=3$）被诊断出ILD。诊断ILD的中位年龄为36个月（IQ 3.5~95）。所有有症状的ILD患者（$n=12$）都受益于由类固醇、阿奇霉素（$n=9$）和（或）羟氯喹（$n=4$）组成的治疗[12]。

脑-甲状腺-肺综合征患者可能伴有其他许多症状，尽管许多症状仅在单个病例报告中出现[17]。少数脑-甲状腺-肺综合征患者发生先天性的1型Chiari畸形[18]，其特征是小脑扁桃体形状异常，移位至枕骨大孔以下[19]。垂体功能障碍与*NKX2-1*单倍体不足有关[20]，表现为中枢性甲状腺功能减退和肾上腺功能减退、生长激素缺乏，无法检测到促性腺激素，MRI显示垂体前叶缩小[21]。

三、诊　断

脑-甲状腺-肺综合征的诊断基于典型的临床表现及*NKX2-1*基因或其相邻的调控基因突变检测。即使没有神经或甲状腺症状，也应进行遗传分析。建议足月新生儿在无明显诱因下发生呼吸窘迫、儿童期或成年后发生ILD的情况下，筛查*NKX2-1*基因突变，无论是否有甲状腺和神经系统疾病[12]。

利用NGS技术，将检测靶标扩展到*NKX2-1*相邻的调控序列和与*NKX2-1*相互作用的基因表达发现[22]，即使*NKX2-1*测序正常，但*MBIP*等邻近的调控基因突变也可能会影响*NKX2-1*的表达[23-25]。

四、鉴别诊断

脑-甲状腺-肺综合征需与各种非进行性运动障碍、先天性甲状腺功能减退及新生儿呼吸衰竭或间质性肺病病因相鉴别。染色体14q11-q22缺失综合征（OMIM 613457）是一种罕见的基因组疾病。涉及FOXG1、NKX2-1、PAX9等关键基因变异，临床表现包括脑-甲状腺-肺综合征和其他罕见表现，表型异质性取决于缺失大小、断点和缺失的基因[26, 27]。全外显子测序（whole exome sequencing，WES）和基因组拷贝数变异测序（copy number variation sequencing，CNV-seq）的组合是遗传或基因组疾病患者的有效诊断策略，可最大限度地提高诊断阳性率。

五、治　疗

由于患者数量少且缺乏临床试验，目前尚无关于治疗方法的共识。肺泡表面活性物质代谢异常导致脑-甲状腺-肺综合征患者发生间质性肺病，采用类固醇口服或静脉给药[28, 29]、口服羟氯喹[30, 31]和阿奇霉素[32]在内的联合治疗可能有效（见图4-4-2），但目前几乎没有确切的证据表明其有效性[12]。根据患者症状轻重，可以选用家庭氧疗或无创辅助通气，以改善缺氧损害。

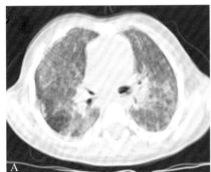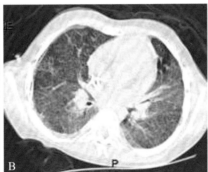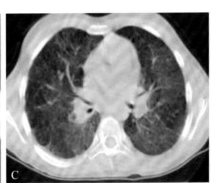

患儿8月龄时，首次HRCT显示双侧肺泡实变和磨玻璃样渗出影（A）。联合使用甲泼尼龙3年、阿奇霉素1.5年和羟氯喹1年，分别在3岁（B）和9岁（C）时复查HRCT扫描，显示磨玻璃影逐渐减少。

图4-4-2　肺间质损害对治疗的反应

（资料来源：本图获Elsevier授权摘自参考文献[15]）

药物治疗通常对舞蹈症无效。有研究显示，脑-甲状腺-肺综合征患者的舞蹈症对极低剂量的左旋多巴有反应[33]。丁苯那嗪和其他多巴胺受体阻滞剂可能在不同程度上对舞蹈症患者有帮助[34]。最近的病例报告表明，methylphenidate（利他能）可以缓解脑-甲状腺-肺综合征患者的舞蹈症[35]。

────────● 参考文献 ●────────

［1］ MCMICHAEL G, HAAN E, GARDNER A, et al. NKX2-1 mutation in a family diagnosed with ataxic dyskinetic cerebral palsy［J］. Eur j med genet, 2013, 56(9):506-509.

［2］ LIANG R, OU S, DING Y, et al. A case of brain-lung-thyroid syndrome［J］. Journal of Central South University Medical sciences, 2022, 47(3):396-400.

［3］ HAMVAS A, DETERDING R R, WERT S E, et al. Heterogeneous pulmonary phenotypes associated with mutations in the thyroid transcription factor gene NKX2-1［J］. Chest, 2013, 144(3):794-804.

［4］ O'MAHONY E, ELLENBOGEN J, AVULA S. Persisting embryonal infundibular recess in a case of TITF-1 gene mutation［J］. Neuroradiology, 2022, 64(5):1033-1035.

［5］ SANDBERG M, FLANDIN P, SILBERBERG S, et al. Transcriptional networks controlled by NKX2-1 in the development of forebrain GABAergic neurons［J］. Neuron, 2016, 91(6):1260-1275.

［6］ MAGNO L, BARRY C, SCHMIDT-HIEBER C, et al. NKX2-1 is required in the embryonic septum for cholinergic system development, learning, and memory ［J］. Cell reports, 2017, 20(7):1572-1584.

［7］ ATTARIAN S J, LEIBEL S L, YANG P, et al. Mutations in the thyroid transcription factor gene NKX2-1 result in decreased expression of SFTPB and SFTPC ［J］. Pediatric research, 2018, 84(3):419-425.

［8］ SIMõES A S, DE BRITO CHAGAS J, DIAS A, et al. Interstitial Lung Disease in a Full-term Neonate Presenting with ARDS and Hypothyroidism:A Case of an NKX 2-1-related Disorder ［J］. Klinischepadiatrie, 2021, 233(5):258-261.

［9］ PARNES M, BASHIR H, JANKOVIC J. Is benign hereditary chorea really benign? Brain-lung-thyroid syndrome caused by NKX2-1 mutations ［J］. Movement disorders clinical practice, 2019, 6(1):34-39.

［10］ BASU M R, ESPAY A J, WAKEFIELD E G, et al. Clinical Reasoning:Importance of clinical phenomenology in the era of genetic testing ［J］. Neurology, 2018, 90(6):e534-e537.

［11］ LEMOINE B D, BROWNE L P, LIPTZIN D R, et al. High-resolution computed tomography findings of thyroid transcription factor 1 deficiency (NKX2-1 mutations) ［J］. Pediatrradiol, 2019, 49(7):869-875.

［12］ NATTES E, LEJEUNE S, CARSIN A, et al. Heterogeneity of lung disease associated with NK2 homeobox 1 mutations ［J］. Resp med, 2017, 129:16-23.

［13］ GOOPTU B. Surfactant protein C mutations and familial pulmonary fibrosis:Stuck in a loop on the scenic route ［J］. Eur respir j, 2022, 59(1):2102147. DOI:10.1183/13993003.02147-2021.

［14］ KLEINLEIN B, GRIESE M, LIEBISCH G, et al. Fatal neonatal respiratory failure in an infant with congenital hypothyroidism due to haploinsufficiency of the NKX2-1 gene:Alteration of pulmonary surfactant homeostasis ［J］. Archives of Disease in Childhood-Fetal and Neonatal Edition, 2011, 96(6): F453-456.

［15］ NATTES E, LEJEUNE S, CARSIN A, et al. Heterogeneity of lung disease associated with NK2 homeobox 1 mutations ［J］. Respir Med, 2017, 129:16-23.

［16］ LYNN M M, SIMON D, KASI A S. Hypoxaemia and interstitial lung disease in an infant with hypothyroidism and hypotonia ［J］. BMJ Case Rep, 2020, 13(12):e238466.

［17］ EDIGER K, HICKS A, SIRIWARDENA K, et al. Brain-lung-thyroid syndrome in a neonate with argininosuccinate lyase deficiency ［J］. BMJ Case Rep, 2021, 14(3):e241032.

［18］ GONçALVES D, LOURENçO L, GUARDIANO M, et al. Chiari malformation type I in a patient with a novel NKX2-1 mutation ［J］. Journal of Pediatric Neurosciences, 2019, 14(3):169-172.

［19］ THUST S, VENEZIANO L, PARKINSON M H, et al. Altered pituitary morphology as a sign of benign hereditary chorea caused by TITF1/NKX2.1 mutations ［J］. Neurogenetics, 2022, 23(2):91-102.

［20］ BALICZA P, GROSZ Z, MOLNáR V, et al. NKX2-1 new mutation associated with myoclonus, dystonia, and pituitary involvement ［J］. Frontiers in genetics, 2018, 9:335.

［21］ PRASAD R, NICHOLAS A K, SCHOENMAKERS N, et al. Haploinsufficiency of NKX2-1 in brain-lung-thyroid syndrome with additional multiple pituitary dysfunction ［J］. Hormone Research in Paediatrics, 2019, 92(5):340-344.

［22］ THORWARTH A, SCHNITTERT-HüBENER S, SCHRUMPF P, et al. Comprehensive genotyping and clinical characterisation reveal 27 novel NKX2-1 mutations and expand the phenotypic spectrum ［J］. J med genet, 2014, 51(6):375-387.

［23］ INVERNIZZI F, ZORZI G, LEGATI A, et al. Benign hereditary chorea and deletions outside NKX2-1:What's the role of MBIP? ［J］. Eur j med genet, 2018, 61(10):581-584.

［24］ KHARBANDA M, HERMANNS P, JONES J, et al. A further case of brain-lung-thyroid syndrome with deletion proximal to NKX2-1 ［J］. Eur j med genet, 2017, 60(5):257-260.

［25］ VILLAMIL-OSORIO M, YUNIS L K, QUINTERO L, et al. Brain-lung-thyroid syndrome in a newborn with deletion 14q12-q21.1 ［J］. Andes pediatrica: revistaChilena de pediatría, 2021, 92(6):930-936.

［26］ HU X, LIU J, GUO R, et al. A novel 14q13.1-21.1 deletion identified by CNV-Seq in a patient with brain-lung-thyroid syndrome, tooth agenesis and immunodeficiency ［J］. Molecular cytogenetics, 2019, 12:51.

［27］ VILLAFUERTE B, NATERA-DE-BENITO D, GONZáLEZ A, et al. The brain-lung-thyroid syndrome (BLTS):A novel deletion in chromosome 14q13.2-q21.1 expands the phenotype to humoral immunodeficiency ［J］. Eur j med genet, 2018, 61(7):393-398.

［28］ KURLAND G, DETERDING R R, HAGOOD J S, et al. An official American Thoracic Society clinical practice guideline:Classification, evaluation, and management of childhood interstitial lung disease in infancy ［J］. Am j resp crit care, 2013, 188(3):376-394.

［29］ BUSH A, CUNNINGHAM S, DE BLIC J, et al. European protocols for the diagnosis and initial treatment of interstitial lung disease in children ［J］. Thorax, 2015, 70(11):1078-1084.

［30］ WILLIAMSON M, WALLIS C. Ten-year follow up of hydroxychloroquine treatment for ABCA3 deficiency ［J］. Pediatric pulmonology, 2014, 49(3): 299-301.

［31］ ZARBOCK R, WOISCHNIK M, SPARR C, et al. The surfactant protein C mutation A116D alters cellular processing, stress tolerance, surfactant lipid composition, and immune cell activation ［J］. BMC Pulm Med, 2012, 12:15.

［32］ NATHAN N, TAAM R A, EPAUD R, et al. A national internet-linked based database for pediatric interstitial lung diseases:The French network ［J］. Orphanet J Rare Dis, 2012, 7:40.

［33］ FARRENBURG M, GUPTA H V. Levodopa-responsive chorea:A review ［J］. Annals of Indian Academy of Neurology, 2020, 23(2):211-214.

［34］ JANKOVIC J. Dopamine depleters in the treatment of hyperkinetic movement disorders ［J］. Expert opinion on pharmacotherapy, 2016, 17(18):2461-2470.

［35］ TüBING J, BOHNENPOLL J, SPIEGLER J, et al. Methylphenidate can improve Chorea in NKX2.1 and ADCY5 mutation-positive patients-a report of two children ［J］. Movement disorders clinical practice, 2018, 5(3):343-345.

第五节 肉芽肿和淋巴细胞性间质性肺病

肉芽肿和淋巴细胞性间质性肺病（granulomatous lymphocytic interstitial lung disease，GLILD）是一种多系统淋巴组织增生性疾病的肺部表现，常见于常见可变免疫缺陷疾病（common variable immunodeficiency disorders，CVID）患者[1, 2]，也可见于多发性骨髓瘤[3]、Good's综合征[4]患者。GLILD被定义为：发生在CVID或其他疾病患者中的一种具有独特的临床表现、放射影像及病理特征的间质性肺病，肺组织有淋巴细胞浸润和（或）肉芽肿形成，通常伴有多系统肉芽肿或炎症，并排除其他疾病[5, 6]。患者通常表现为呼吸困难、咳嗽、杵状指和（或）脾肿大。与没有GLILD的CVID患者相比，合并GLILD的CVID患者死亡率更高[7, 8]。

GLILD是CVID患者最常见的弥漫性肺实质疾病，其特征是在CVID患者中发生淋巴细胞和肉芽肿性肺浸润，可见于10%~30%的CVID患者[9]。男女发病率大致相同，多数首诊患者为30~40岁青壮年[10]。

一、病因与病理生理机制

CVID是最常见的原发性免疫缺陷疾病之一，其特征是低丙种球蛋白血症和对免疫的抗体反应不足[11]。抗体反应受损是B淋巴细胞未能分化成浆细胞导致免疫球蛋白水平低和感染频率增加[12]。GLILD是CVID的一种非感染性并发症，组织病理学表现包括明显的细支气管周围和肺泡间隔淋巴细胞浸润，伴有非坏死性肉芽肿和机化性肺炎，也可能存在间质纤维化[13]。GLILD的特征是非坏死性肉芽肿、淋巴细胞性间质性肺炎和滤泡性细支气管炎组织学改变通常存在于同一活检标本中。免疫组化显示，CD4+T淋巴细胞占优势，CD8+T淋巴细胞和B淋巴细胞数量不定，明显缺乏FOXP3阳性T淋巴调节细胞[13]。目前认为，遗传易感性和特定的主要组织相容性复合体都与GLILD无关[14]。异常的体液反应和免疫失调导致淋巴浸润和全身免疫功能障碍，最终导致GLILD进展[15, 16]。虽然已知一些分子缺陷导致B淋巴细胞无法分化为浆细胞，但大多数患者的病因是未知的。CVID患者的同种型转换记忆和IgD-IgM-CD27+B淋巴细胞数量较少[17]，过渡性增生的CD21表达低下与脾肿大和自身免疫相关[18]。编码跨膜激活剂、钙调节剂和亲环蛋白配体相互作用物（trans membrane activator and calcium modulator and cyclophilin ligand interactor，TACI）的等位基因TNFRSF13B的C104R序列变异的杂合性与CVID患者的转换B淋巴细胞数量减少、良性淋巴增殖和自身免疫表现有关[19]。免疫调节细胞因子，如淋巴毒素α和TNF-α，也可能导致肉芽肿病。TNF+488A等位基因或与+488A连锁不平衡的等位基因可能导致TNF高水平，可能在一些CVID病例中导致肉芽肿炎症[20]。最近研究发现，GLILD患者的反应性T淋巴细胞活化和耗竭的标志物sCD25、sTIM-3、IFN-γ、TNF，与肺上皮损伤相关的蛋白质SP-D、CC16，以及ECM重塑标志物MMP-7的水平均高于CVID其他非感染性并发症的患者[21]。GLILD患者T淋巴细胞活化和耗竭、肺上皮损伤和ECM重塑的血清标志物升高，提示GLILD发病机制中潜在的重要途径。除了遗传关联，感染促进B淋巴细胞增殖的EB病毒（Epstein-Barr virus）、人类免疫缺陷病毒（human immunodeficiency virus，HIV）和人类疱疹病毒8型（human herpes virus 8，HHV-8）与GLILD的发展有关[22, 23]。

免疫失调是GILID的发病机制，淋巴细胞性间质肺炎是GLILD的组织学特征之一，所以GLILD对皮质类固醇治疗有反应。GILID患者B淋巴细胞淋巴瘤和胃恶性肿瘤的发生风险增加[24]。

二、临床表现

GLILD是一种多系统炎症性疾病，除了肺部病变，最常累及淋巴结、脾脏、肝脏和胃肠道，其次是骨骼、皮肤、中枢神经系统、副唾液腺、眼睛、肾脏等，从而产生相应表现[25]。

GLILD患者的临床表现是非特异性的，有呼吸困难、多个关节疼痛和关节肿胀以及反复呼吸道感染等症状[14]。

查体可见脾肿大[10]、肝肿大[26]和弥漫性淋巴结肿大[14]。

实验室检查可见血细胞减少[14]、血清IgA和IgG水平较低[27]。GLILD患者的血清ACE水平可能会升高。GLILD患者的转换记忆B淋巴细胞和边缘区B淋巴细胞的百分比较低，循环CD21低B淋巴细胞的百分比显著增加[28]。据报道，支气管肺泡灌洗液中的CD4/CD8[+]T淋巴细胞比值低于结节病，这支持该病的诊断[29]。

肺功能检查显示，限制性通气功能障碍、一氧化碳弥散能力降低。

一些研究已经证实，GLILD与其他免疫异常现象之间存在显著关联，如免疫性血小板减少性紫癜、自身免疫性溶血性贫血、脾脏和肝脏淋巴组织增生，以及淋巴结肿大[28]。

胸部CT表现常见以基底分布为主，边界清晰的实性结节、边界呈磨玻璃影的结节、磨玻璃影和（或）实变区域以及小叶间隔平滑增厚（见图4-5-1～图4-5-6）。有些病例显示，支气管淋巴管束周围微结节浸润，伴实变、纤维化、支气管牵拉扩张（见图4-5-4、4-5-5）和支气管充气征（见图4-5-6）[12, 29]。在胸部CT上可以看到的其他表现包括淋巴结肿大和肝脾肿大[30]。一项临床回顾性分析纳入了5名确诊患者，影像分析显示，5/5（100%）的患者有广泛的肺部微结节，并以较低的肺区为主；4/5（80%）的患者有平滑的小叶间隔增厚，以中下肺区为主；1/5（20%）有轻度支气管扩张；4/5（80%）有多灶性肺实变；5/5（100%）有胸部或腹部淋巴结肿大；2/5（40%）有肝肿大；5/5（100%）有脾肿大；1/5（20%）有非特异性低密度脾损伤；2/5（40%）有非特异性低密度肾损伤。肺结节和淋巴结肿大的严重程度通常随着时间的推移而改变，并且更明显的病变通常与局灶性实变区域相关。另一项回顾性研究纳入了20例CLILD患者，与60例结节病患者对比发现，GLILD患者更常见肺部结节（通常为多个且边缘光滑）、支气管充气征和晕征。支气管肺泡灌洗分析显示，患者的CD4/CD8[+]T淋巴细胞比值低于对照组（平均值±SD分别为1.6±1.1和5.3±4；P<0.01）。在病理学分析中，在大多数情况下，结节和实变与伴有或不伴有淋巴细胞的肉芽肿性病变相对应。患者的死亡率高于对照组（分别为30%和0）[29]。

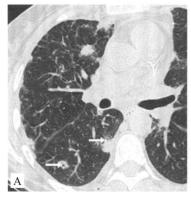
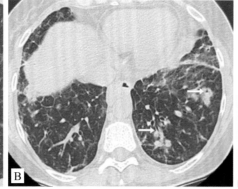
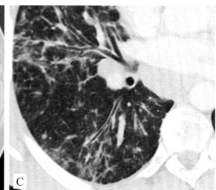

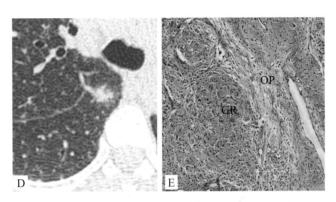

A~B：患者胸部CT扫描图像显示双肺多个边缘平滑的结节和支气管充气征。双肺散在小叶间隔增粗及条索增殖。同一患者的不同肺叶的病变相似。C：胸部CT图像显示中叶有轻度支气管扩张及条索增殖。D：结节被磨玻璃影包围。E：组织病理显示一簇非坏死、非纤维化、边界清楚的肉芽肿，周围肺泡管内有细长的、染色浅的成纤维细胞栓塞，表明与机化性肺炎相关（苏木精和伊红染色，×250）。

图4-5-1　肺间质及病理改变

（资料来源：本图获 *ERS* 许可摘自参考文献[29]。Reproduced with permission of the © ERS 2024：European Respiratory Journal 41（1）115-122；DOI：10.1183/09031936.00189011 Published 31 December 2013）

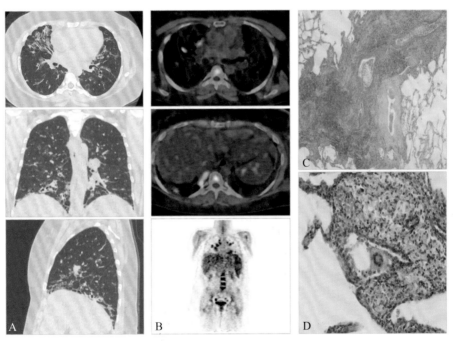

A：胸部HRCT扫描轴向、冠状和矢状面视图显示，多个结节沿淋巴周围分布，上叶较少，同时并存支气管扩张。B：PET-CT扫描结果显示，肺门淋巴结和淋巴周围结节摄取氟脱氧糖（FDG）增多，右肺下叶实变区有不均匀的FDG摄取，肝脏和脾脏FDG摄取不均匀伴有脾肿大。骨髓活化图像也是可检测到的。支气管肺泡灌洗液细胞分析显示，淋巴细胞增多（25%）和B淋巴细胞增加（73%以CD21低活化B淋巴细胞为代表）。淋巴组织增生性疾病最初通过经支气管活检排除。手术肺活检结果与肉芽肿性淋巴细胞间质性肺病一致。肝活检显示，结节性淋巴样增生。C：手术肺活检的病理结果显示，细支气管和细支气管周围炎症伴滤泡性细支气管炎和相邻的实质受累（苏木精和伊红染色，×25）。D：手术肺活检的病理结果显示，具有被泡沫和上皮样巨噬细胞包围的巨细胞的小肉芽肿（苏木精和伊红染色，×200）。

图4-5-2　一名CVID相关GLILD患者的放射学和病理学表现

（资料来源：本图获 *ERS* 授权摘自参考文献[31]）

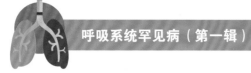
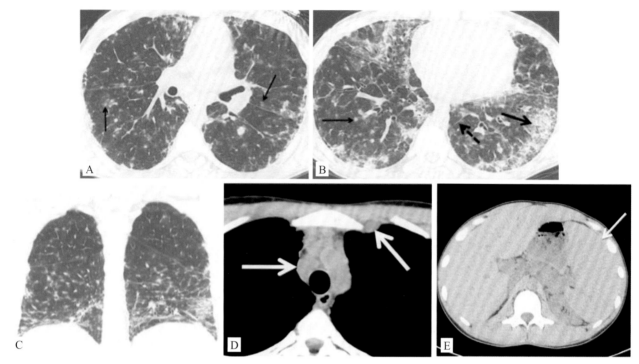

A、B：胸部CT平扫图像显示，沿支气管血管束分布的肺结节（细箭头），密度不一；肺底部存在片状实变区（粗箭头）；还有轻度的小叶间隔增厚（虚线箭头）。C：冠状面显示，病灶以双肺下叶为主。D、E：纵隔窗显示，气管旁和左内乳淋巴结肿大（D中的白色箭头）和脾肿大（E中的白色箭头）。

图4-5-3　一名29岁男性CVID患者的胸部CT平扫，具有典型的GLILD表现

（资料来源：本图获Elsevier许可摘自参考文献[32]）

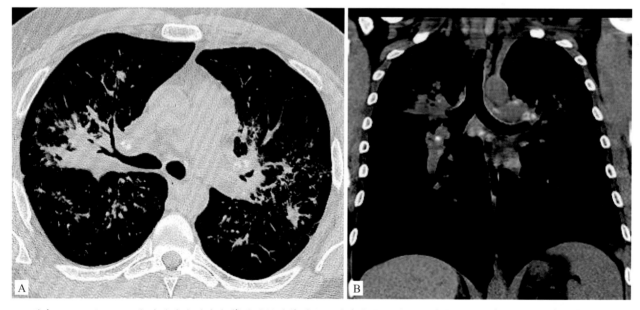

A：胸部HRCT显示，以上肺叶为主的支气管周围微结节浸润，伴实变和纤维化，中央气道狭窄；沿淋巴管分布的毛刺状和火焰状结节，以及双侧肺门和纵隔钙化和非钙化淋巴结。B：在冠状图像上可见脾肿大。

图4-5-4　纵隔及肺门区域纤维化改变

（资料来源：本图开放获取自参考文献[12]）

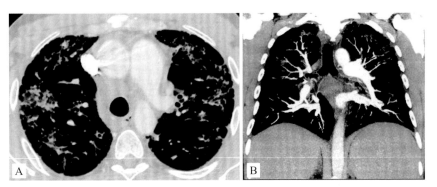

A：胸部CT显示，周围肺组织结节状淋巴浸润，以气道为中心的纤维化改变伴牵拉性支气管扩张；B：冠状影像上，根据肺动脉和支气管动脉侧支的直径增加提示肺动脉高压和脾肿大。

图4-5-5　肺间质改变

（资料来源：本图开放获取自参考文献^[12]）

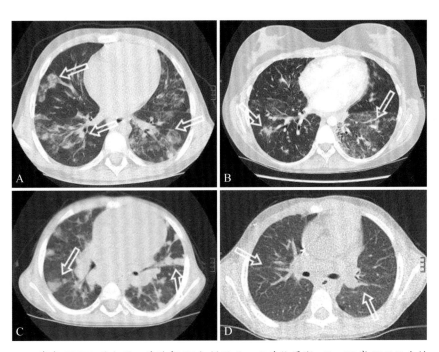

A：9岁患GLILD的女孩，其胸部CT扫描显示，斑片状浸润；B：20岁GLILD女性患者，胸部CT扫描显示，结节伴有相邻的磨玻璃浸润；C：6岁患细胞毒性T淋巴细胞相关蛋白4缺乏症的男孩，其胸部CT扫描显示，多个伴有晕征的圆形浸润影提示GLILD；D：图C中的患者在同种异体造血干细胞移植6个月后GLILD的显著消退。

图4-5-6　双肺晕征

（资料来源：本图获 ERS 许可摘自参考文献^[33]。Reproduced with permission of the ERS 2024：European Respiratory Review 30（160）200152；DOI：10.1183/16000617.0152-2020 Published 29 April 2021）

三、诊　断

需要进行实验室研究来确定CVID和肉芽肿性炎症的诊断，以确认GLILD。低丙种球蛋白血症、同种

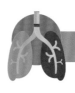
型IgM或IgA水平降低，以及对抗原刺激的反应受损是考虑诊断CVID的必要条件。肉芽肿性炎的诊断应基于完整的职业和接触史、影像学、自身免疫指标及病理检查。

CVID患者出现随机分布的肺结节、结节周围磨玻璃影或晕征、牵拉性支气管扩张、磨玻璃影、实变区域和肺门、纵隔、腋窝淋巴结肿大，提示GLILD（见图4-5-7）[34]。FDG PET-CT扫描显示，肺和淋巴结中广泛而高水平的代谢活动，经治疗后代谢水平下降（见图4-5-8）[35, 36]。在评估有GLILD可能性的CVID患者中，支气管镜检查的主要作用是排除肺部感染。对于伴有HRCT异常的CVID患者，也应强烈考虑进行外科肺活检[37]，因为经支气管钳夹活检可能无法采集足够的组织。经支气管冷冻活检可能是一种侵入性较小的替代方法[38]，具有更好的组织取样，但需要进一步研究以验证其作为GLILD的诊断工具[39]。除了非坏死性肉芽肿性炎症外，GLILD还可能出现其他表现，如淋巴细胞性间质性肺炎、滤泡性细支气管炎和淋巴样增生、机化性肺炎[14]。淋巴结活检可能显示，反应性滤泡增生、伴显著的生发中心及皮质旁增生[40]。免疫组织化学可见大量CD4+T淋巴细胞和B淋巴细胞[29]。

西班牙的研究者将临床参数、实验室数据和自行开发的Baumann's CT扫描评分系统整合，形成CVID相关的GLILD评分系统，可以提高非侵入性工具的诊断准确性。该研究发现，存在脾肿大、淋巴结肿大、低CD8+T淋巴细胞计数和高Baumann's影像评分的GLILD综合评分，具备极高的诊断预测效能[41]。

Logistic回归分析显示，脾肿大的存在、免疫性血小板减少性紫癜或自身免疫性溶血性贫血病史、血清IgA水平较低和CD21低B淋巴细胞的百分比扩增，可能有助于识别GLILD的高风险患者[10]。当CVID患者有淋巴细胞增殖、血细胞减少、自身免疫反应和肺活检显示淋巴细胞性间质性肺炎、滤泡性细支气管炎、淋巴样增生和非坏死性肉芽肿的证据时，即可确诊GLILD[12]。在确诊GLIDL之后，应寻找特定的潜在遗传突变，如LRBA、细胞毒性T淋巴细胞相关蛋白4（CTLA-4）变异。

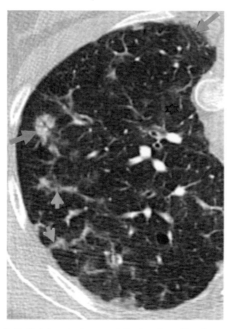

支气管血管束周围间质不规则增厚（橙色长箭头）、小叶间隔增厚（绿色短箭头）、细微磨玻璃阴影（红色星号）和牵拉性支气管扩张（蓝色箭头）。

图4-5-7　GLILD的特征性CT表现

（资料来源：本图开放获取自参考文献[36]）

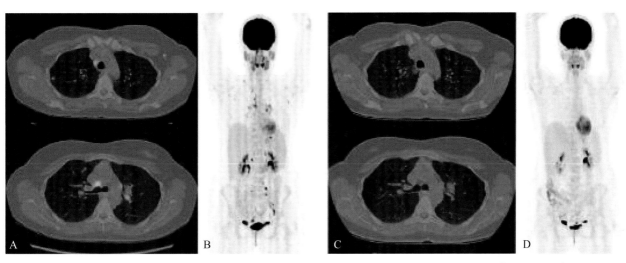

A、B：FDG PET-CT检查发现，基线水平肺实质中分散的结节和融合性实变，FDG摄取中度至高度，FDG在纵隔和肺门淋巴结中的摄取；C、D：利妥昔单抗单药治疗3~4个月后，FDG摄取显著减少。

图4-5-8　GLILD肺部病灶高摄取

（资料来源：本图开放获取自参考文献[36]）

四、鉴别诊断

GLILD的鉴别诊断包括结节病、感染、机化性肺炎、LIP和淋巴瘤。

1. 结节病

患者存在肺部非干酪样肉芽肿、GLILD的一些肺外特征可能导致对结节病的错误诊断[31]。然而，在一项共纳入了80名患者的病例对照研究显示，GLILD在几个重要方面不同于结节病（见表4-5-1），包括表现方式、肺外表现、胸部HRCT影像学异常和实验室特征（血清免疫球蛋白、支气管肺泡灌洗和组织病理学）[29]。

表4-5-1　GLILD与结节病的鉴别

鉴别要点		GLILD占比	结节病占比
累及器官[25]	肺	51%	95%
	脾	46%	6.7%
	淋巴结		15.2%
	肝脏	41%	11.5%
	皮肤	7%	15.9%
	骨髓	8%	3.9%
	中枢神经	5%	4.6%
	胃肠道	15%	罕见
	反复感染	常见	罕见，除非继发于免疫抑制治疗或CD4+淋巴细胞减少
	自身免疫病	常见	罕见

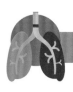
续表

鉴别要点		GLILD 占比	结节病占比
临床表现	肝脾肿大	常见,可进展为肝硬化、门脉高压和脾功能亢进	罕见,且通常无症状
	其他表现	自身免疫病 血细胞减少 脾功能亢进 好发淋巴网状系统肿瘤	葡萄膜炎、多发性单神经炎、结节性红斑 泪腺和唾液腺浸润 多关节病
胸部CT	分布	可累及下叶	上叶为主
	常见特点	结节较大,随机分布或沿淋巴管分布	沿淋巴管分布的微小结节
	火焰样的出血征、晕征	比结节病常见	可见
	支气管扩张	常见	牵拉支扩伴结构紊乱
	纵隔或肺门淋巴结肿大	可见	多见
支气管肺泡灌洗	微生物培养	继发于CVID的患者须排除感染	通常阴性,但须排除组织胞浆菌病及结核病等
	CD4/CD8+T 淋巴细胞比值	通常正常	通常升高(>3.5)
生化与病理检查	免疫球蛋白水平	低免疫球蛋白血症,尤其是IgG低(少数多糖抗体缺陷者免疫球蛋白水平正常)	多克隆,增多或正常,但长期服用类固醇的患者可能偏低
	活检病理	肉芽肿和淋巴细胞性间质性肺炎多见	肉芽肿、淋巴细胞性间质性肺炎
治疗与预后	治疗	免疫球蛋白替代治疗;糖皮质激素、免疫抑制剂和利妥昔单抗	糖皮质激素及免疫抑制剂
	预后	肝病、进行性肺病、机会性感染、肿瘤	可进展为终末期肺纤维化,伴严重的多系统并发症,但可能无明显症状,易复发

在GLILD中，尚未报告眼部疾病、结节性红斑和心肌疾病[14]。免疫球蛋白评估通常能可靠区别GLILD与结节病，GLILD表现为低丙种球蛋白血症，而在结节病中免疫球蛋白水平可能较高。然而，结节病患者的长期类固醇治疗可导致异常低的免疫球蛋白水平。因此，在结节病中，低免疫球蛋白水平应在抗炎治疗的背景下进行解释。虽然在结节病中观察到自发缓解，但推测这些在GLILD中很少见，但长期数据有限。

2. 感 染

GLILD常常需与分支杆菌和真菌等病原体所致的肉芽肿性感染相鉴别，通过纤维支气管镜下支气管活检病理和肺泡灌洗液病原学检测，通常能够鉴别。

3. 机化性肺炎

若患者出现咳嗽、呼吸困难、临床表现类似于感染性肺炎的未消退或复发性肺浸润，通常怀疑为机化性肺炎，则强烈建议行开胸肺活检或胸腔镜肺活检确诊机化性肺炎。病理上，机化性肺炎和GLILD都可出现非坏死性小肉芽肿。但GLILD除了肺部病变，还可以累及淋巴结、脾脏、肝脏和胃肠道等脏器，产生相应表现。

4. LIP

LIP症状无特异性，表现为缓慢进展的咳嗽和呼吸困难，HR CT上常见毛玻璃样变、小叶中央结节和间质增厚，主要累及肺下叶，68%～82%的LIP患者有肺囊肿，这在GLILD不常见。

5. 淋巴瘤

肺淋巴瘤在影像上呈斑片状、结节状实变影和支气管充气征，单个实变区常见。病理上恶性克隆的形态各异。受累组织可表现为小淋巴细胞、边缘区（中心细胞样）B淋巴细胞、单核细胞样B淋巴细胞和浆细胞的多形性浸润，大的活化细胞（中心母细胞样或免疫母细胞样）的多形性浸润相对少见。而GLILD病理上以非坏死性肉芽肿和淋巴细胞性间质性肺炎多见。

五、治 疗

由于患病率低且疾病的异质性，GLILD的治疗没有既定标准。欧洲GLILD网络（e-GLILDnet）在线调查显示，该病在诊断或治疗干预方面没有统一规范[42]。2017年，英国的专家共识同意在开始针对GLIDL的特异性疗法之前应先予免疫球蛋白替代治疗[43]，以降低免疫缺陷患者的感染并发症[44]，但在肺功能正常且稳定的无症状病例中可能不需要。免疫球蛋白替代治疗可能不会改变GLILD的发生发展。但个案报告，Good's综合征相关的GLILD对免疫球蛋白替代治疗有效[4]。对于GLILD患者常规使用抗菌药物尚无共识。

对于肺功能进行性下降的GLILD患者，无论是否有症状，均应采取干预措施；对于无症状且肺功能正常或稳定的患者，则无需治疗[43]。当需要特殊治疗时，GLILD的一线治疗应仅使用皮质类固醇[25]。对于体重70kg的患者，服用泼尼松的中值剂量为40mg/d（30～70mg/d）。当患者发生皮质类固醇不耐受时，可以单独使用或与皮质类固醇组合使用的优选二线药物有硫唑嘌呤、利妥昔单抗[45,46]和霉酚酸酯[47,48]。已发表的案例支持硫唑嘌呤联合利妥昔单抗[40]，或皮质类固醇激素后续贯霉酚酸酯口服[47]。病例报告其他也有效的治疗方法，包括骨髓移植、环孢菌素、英夫利昔单抗[49]和阿巴西普（在LRBA/CTLA-4缺乏的情况下[50]）。7例患者采用二线治疗的临床经验显示，利妥昔单抗和硫唑嘌呤联合化疗改善了CVID和GLILD患者的肺功能并减少了影像学异常，没有发生明显的化疗相关并发症[40]。另一项纳入了39名患者的回顾性研究显示，硫唑嘌呤或霉酚酸酯联合利妥昔单抗治疗改善了GLILD患者的影像学异常和肺功能[51]。最近的一份报告描述了利妥昔单抗单一疗法成功治疗CVID相关GLILD[45]。当对免疫抑制和免疫球蛋白替代物没有反应时，可以使用英夫利昔单抗阻断TNF[52]。目前认为，一旦患者症状和肺功能稳定，则可以停用免疫抑制，但须进行密切监测[53]。

由于没有已发表的纵向或前瞻性研究，所以关于该疾病的自然史尚未完全了解[12]。GLILD患者的常见死因是感染、淋巴瘤、肝病、支气管扩张和进行性肺功能不全。

———————————————— ● 参考文献 ● ————————————————

［1］ CINETTO F, SCARPA R, CARRABBA M, et al. Granulomatous lymphocytic interstitial lung disease (GLILD) in common variable immunodeficiency (CVID):A multicenter retrospective study of patients from Italian PID referral centers ［J］. Front Immunol, 2021, 12:627423.

［2］ RUIZ-ALCARAZ S, GAYáGARCíA-MANSO I, MARCO-DE LA CALLE F M, et al. Granulomatous lymphocytic interstitial lung disease:description of a series of 9 cases ［J］. Medicinaclinica, 2021, 156(7):344-348.

［3］ SASAKI J, TOMINAGA M, SUDOU M, et al. Granulomatous lymphocytic interstitial lung disease in multiple myeloma ［J］. Internal medicine, 2023, 62(3):439-444.

［4］ GOCHO K, KIMURA T, MATSUSHITA S, et al. Granulomatous-lymphocytic interstitial lung disease associated with Good's syndrome that Responded to Immunoglobulin Therapy ［J］. Internal medicine, 2021, 60(19):3137-3142.

［5］ HURST J R, ABBAS S H, BINTALIB H M, et al. Granulomatous-lymphocytic interstitial lung disease:An international research prioritisation ［J］. ERJ Open Res, 2021, 7(4):00467-2021.

DOI:10.1183/23120541.00467-2021.

［6］FERNáNDEZPéREZ E R. Granulomatous lymphocytic interstitial lung disease［J］. Immunology and allergy clinics of north america, 2012, 32(4): 621-632.

［7］BATES C A, ELLISON M C, LYNCH D A, et al. Granulomatous-lymphocytic lung disease shortens survival in common variable immunodeficiency［J］. J allergy clin immun, 2004, 114(2):415-421.

［8］MARCISZEWSKA E, SZAFLARSKA A, PITUCH-NOWOROLSKA A. Granulomatous lymphocytic interstitial lung disease (GLILD) as a manifestation of pulmonary changes in common variable immunodeficiency (CVID) - case report［J］. Przegladlekarski, 2016, 73(7):530-533.

［9］SCHAPIRO A H, WIKENHEISER-BROKAMP K A, WERMERS J D, et al. Pulmonary lymphoproliferative disorders in children:A practical review［J］. Pediatrradiol, 2022, 52(7):1224-1233.

［10］HARTONO S, MOTOSUE M S, KHAN S, et al. Predictors of granulomatous lymphocytic interstitial lung disease in common variable immunodeficiency［J］. Annals of allergy asthma &immunology, 2017, 118(5):614-620.

［11］BONILLA F A, BARLAN I, CHAPEL H, et al. International consensus document (ICON):Common variable immunodeficiency disorders［J］. Journal of Allergy and Clinical Immunology-In Practice, 2016, 4(1):38-59.

［12］PERLMAN D M, SUDHEENDRA M T, RACILLA E, et al. Granulomatous-lymphocytic interstitial lung disease mimicking sarcoidosis［J］. Sarcoidosis vasculitis and diffuse lung diseases, 2021, 38(3):e2021025.

［13］RAO N, MACKINNON A C, ROUTES J M. Granulomatous and lymphocytic interstitial lung disease:A spectrum of pulmonary histopathologic lesions in common variable immunodeficiency--histologic and immunohistochemical analyses of 16 cases［J］. Hum pathol, 2015, 46(9):1306-1314.

［14］VERBSKY J W, ROUTES J M. Sarcoidosis and common variable immunodeficiency:Similarities and differences［J］. Seminars in respiratory and critical care medicine, 2014, 35(3):330-335.

［15］RIZVI F S, ZAINALDAIN H, RAFIEMANESH H, et al. Autoimmunity in common variable immunodeficiency:A systematic review and meta-analysis［J］. Expert Review of Clinical Immunology, 2020, 16(12):1227-1235.

［16］AGARWAL S, CUNNINGHAM-RUNDLES C. Autoimmunity in common variable immunodeficiency［J］. Annals of allergy asthma & immunology, 2019, 123(5):454-460.

［17］WEHR C, KIVIOJA T, SCHMITT C, et al. The EURO class trial:Defining subgroups in common variable immunodeficiency［J］. Blood, 2008, 111(1): 77-85.

［18］PIQUERAS B, LAVENU-BOMBLED C, GALICIER L, et al. Common variable immunodeficiency patient classification based on impaired B cell memory differentiation correlates with clinical aspects［J］. J clin immunol, 2003, 23(5):385-400.

［19］SALZER U, BACCHELLI C, BUCKRIDGE S, et al. Relevance of biallelic versus monoallelic TNFRSF13B mutations in distinguishing disease-causing from risk-increasing TNFRSF13B variants in antibody deficiency syndromes［J］. Blood, 2009, 113(9):1967-1976.

［20］MULLIGHAN C G, FANNING G C, CHAPEL H M, et al. TNF and lymphotoxin-alpha polymorphisms associated with common variable immunodeficiency: Role in the pathogenesis of granulomatous disease［J］. J immunol, 1997, 159(12):6236-6241.

［21］FRAZ M S A, MICHELSEN A E, MOE N, et al. Raised serum markers of T cell activation and exhaustion in granulomatous-lymphocytic interstitial lung disease in common variable immunodeficiency［J］. J clin immunol, 2022, 42(7):1553-1563.

［22］AKAGI K, YAMAMOTO K, UMEMURA A, et al. Human immunodeficiency virus-associated vacuolar encephalomyelopathy with granulomatous-lymphocyticinterstitial lung disease improved after antiretroviral therapy:A case report［J］. AIDS research and therapy, 2020, 17(1):38.

［23］WHEAT W H, COOL C D, MORIMOTO Y, et al. Possible role of human herpesvirus 8 in the lymphoproliferative disorders in common variable immunodeficiency［J］. Journal of experimental medicine, 2005, 202(4):479-484.

［24］CHUA I, QUINTI I, GRIMBACHER B. Lymphoma in common variable immunodeficiency:Interplay between immune dysregulation, infection and genetics［J］. Current opinion in hematology, 2008, 15(4):368-374.

［25］BOURSIQUOT J N, GéRARD L, MALPHETTES M, et al. Granulomatous disease in CVID:Retrospective analysis of clinical characteristics and treatment efficacy in a cohort of 59 patients［J］. J clin immunol, 2013, 33(1):84-95.

［26］MANNINA A, CHUNG J H, SWIGRIS J J, et al. Clinical predictors of a diagnosis of common variable immunodeficiency-related granulomatous-lymphocytic interstitial lung disease［J］. Ann Am Thorac Soc, 2016, 13(7):1042-1049.

［27］CUNNINGHAM-RUNDLES C. How I treat common variable immune deficiency［J］. Blood, 2010, 116(1):7-15.

［28］CINETTO F, SCARPA R, CARRABBA M, et al. Granulomatous lymphocytic interstitial lung disease (GLILD) in common variable immunodeficiency (CVID):A multicenter retrospective study of patients from italian PID referral centers［J］. Front Immunol, 2021, 12:627423.

［29］BOUVRY D, MOUTHON L, BRILLET P Y, et al. Granulomatosis-associated common variable immunodeficiency disorder:A case-control study versus sarcoidosis［J］. Eur respir j, 2013, 41(1):115-122.

［30］TORIGIAN D A, LAROSA D F, LEVINSON A I, et al. Granulomatous-lymphocytic interstitial lung disease associated with common variable immunodeficiency:CT findings［J］. Journal of thoracic imaging, 2008, 23(3):162-169.

［31］CINETTO F, SCARPA R, RATTAZZI M, et al. The broad spectrum of lung diseases in primary antibody deficiencies［J］. European Respiratory Review, 2018, 27(149):180019.

［32］FERNáNDEZPéREZ E R. Granulomatous Lymphocytic Interstitial Lung Disease［J］. Immunology and allergy clinics of north america, 2012, 32(4):621-632.

［33］BODE S F N, ROHR J, QUERNHEIM J M, et al. Pulmonary granulomatosis of genetic origin［J］. European Respiratory Review, 2021, 30(160):200152.

［34］TANAKA N, KIM J S, BATES C A, et al. Lung diseases in patients with common variable immunodeficiency:Chest radiographic, and computed tomographic findings［J］. Journal of computer assisted tomography, 2006, 30(5):828-838.

［35］ JOLLES S, CARNE E, BROUNS M, et al. FDG PET-CT imaging of therapeutic response in granulomatous lymphocytic interstitial lung disease (GLILD) in common variable immunodeficiency (CVID)［J］. Clinical and experimental immunology, 2017, 187(1):138-145.

［36］ FRAZ M S A, MOE N, REVHEIM M E, et al. Granulomatous-lymphocytic interstitial lung disease in common variable immunodeficiency-features of CT and 18F-FDG positron emission Tomography/CT in clinically progressive disease［J］. Front Immunol, 2020, 11:617985.

［37］ NISHIMURA M, MIYATA J, TANIGAKI T, et al. Successful treatment of granulomatous-lymphocytic interstitial lung disease in a patient with CTLA-4 deficiency［J］. Internal medicine, 2022, 62(6):871-875.

［38］ DOAN J, RAO N, KURMAN J S, et al. Granulomatous and lymphocytic interstitial lung disease diagnosed by transbronchial lung cryobiopsy［J］. Cryobiology, 2020, 97:231-234.

［39］ RAVAGLIA C, WELLS A U, TOMASSETTI S, et al. Transbronchial lung cryobiopsy in diffuse parenchymal lung disease:Comparison between biopsy from 1 segment and biopsy from 2 segments-diagnostic yield and complications［J］. Respiration, 2017, 93(4):285-292.

［40］ CHASE N M, VERBSKY J W, HINTERMEYER M K, et al. Use of combination chemotherapy for treatment of granulomatous and lymphocytic interstitial lung disease (GLILD) in patients with common variable immunodeficiency (CVID)［J］. J clin immunol, 2013, 33(1):30-39.

［41］ CABANERO-NAVALON M D, GARCIA-BUSTOS V, FORERO-NARANJO L F, et al. Integrating clinics, laboratory, and imaging for the diagnosis of common variable immunodeficiency-related granulomatous-lymphocytic interstitial lung disease［J］. Front Immunol, 2022, 13:813491.

［42］ VAN DE VEN A, ALFARO T M, ROBINSON A, et al. Managing granulomatous-lymphocytic interstitial lung disease in common variable immunodeficiency disorders:e-GLILDnet international clinicians survey［J］. Front Immunol, 2020, 11:606333.

［43］ HURST J R, VERMA N, LOWE D, et al. British Lung Foundation/United Kingdom Primary Immunodeficiency network consensus statement on the definition, diagnosis, and management of granulomatous-lymphocytic interstitial lung disease in common variable immunodeficiency disorders［J］. Journal of Allergy and Clinical Immunology-In Practice, 2017, 5(4):938-945.

［44］ BUSSE P J, RAZVI S, CUNNINGHAM-RUNDLES C. Efficacy of intravenous immunoglobulin in the prevention of pneumonia in patients with common variable immunodeficiency［J］. J allergy clin immun, 2002, 109(6):1001-1004.

［45］ NG J, WRIGHT K, ALVAREZ M, et al. Rituximab monotherapy for common variable immune deficiency-associated granulomatous-lymphocytic interstitial lung disease［J］. Chest, 2019, 155(5):e117-e121.

［46］ PECORARO A, CRESCENZI L, GALDIERO M R, et al. Immunosuppressive therapy with rituximab in common variable immunodeficiency［J］. Clinical and molecular allergy:CMA, 2019, 17:9.

［47］ TASHTOUSH B, MEMARPOUR R, RAMIREZ J, et al. Granulomatous-lymphocytic interstitial lung disease as the first manifestation of common variable immunodeficiency［J］. Clin respir j, 2018, 12(1):337-343.

［48］ BINTALIB H M, LOWE D M, MANCUSO G, et al. Corticosteroid-induced remission and mycophenolate maintenance therapy in granulomatous lymphocytic interstitial lung disease:Long-term, longitudinal change in lung function in a single-centre cohort［J］. ERJ Open Res, 2022, 8(4):00024-2022.

［49］ FRANXMAN T J, HOWE L E, BAKER J R. Infliximab for treatment of granulomatous disease in patients with common variable immunodeficiency［J］. J clin immunol, 2014, 34(7):820-827.

［50］ LO B, ZHANG K, LU W, et al. AUTOIMMUNE DISEASE. Patients with LRBA deficiency show CTLA4 loss and immune dysregulation responsive to abatacept therapy［J］. Science, 2015, 349(6246):436-440.

［51］ VERBSKY J W, HINTERMEYER M K, SIMPSON P M, et al. Rituximab and antimetabolite treatment of granulomatous and lymphocytic interstitial lung disease in common variable immunodeficiency［J］. J allergy clin immun, 2021, 147(2):704-712.e17.

［52］ HATAB A Z, BALLAS Z K. Caseating granulomatous disease in common variable immunodeficiency treated with infliximab［J］. J allergy clin immun, 2005, 116(5):1161-1162.

［53］ BEATON T J, GILLIS D, MORWOOD K, et al. Granulomatous lymphocytic interstitial lung disease:limiting immunosuppressive therapy-a single-centre experience［J］. Respirol Case Rep, 2020, 8(5):e00565.

第六节 婴幼儿起病的干扰素基因刺激物突变相关血管病

婴幼儿起病的干扰素基因刺激物突变相关血管病 ［stimulator of interferon genes （STING）-associated vasculopathy with onset in infancy，SAVI］ 是编码干扰素基因刺激物（stimulator of interferon genes，STING）蛋白的基因 *STING1*（以前称为 *TMEM173*）功能获得性突变引起的遗传性 I 型干扰素病，其特征是 I 型干扰素（interferon，IFN）通路过度激活，导致一种罕见的自身炎症性疾病。2014年首次报道该病，以早发性全身性炎症、皮肤血管病变和间质性肺病（ILD）为主要表现。

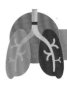
一、病因与病理生理机制

细胞内、外源核酸是先天免疫的主要组成部分。无论其来源如何，dsDNA都会结合并激活环状GMP-AMP合酶（cyclic GMP-AMP synthase，cGAS），从而产生内源性环状二核苷酸（cyclicg dinucleotide，CDN）2'3'环状GMP-AMP（cyclic GMP-AMP，cGAMP），在与cGAMP结合后，STING会发生构象变化，导致STING二聚体寡聚化[1]，使STING二聚体从它们的锚定蛋白中释放，并随后从内质网通过内质网-高尔基中间室（ERGIC）转移到高尔基体。STING从内质网到高尔基体的转运取决于其与包膜蛋白复合物（coatomer protein complex，COP)-Ⅱ的结合[2]。

在高尔基体中，STING经历了几次翻译后修饰，包括棕榈酰化[3]。通过促进其二聚化介导的自磷酸化，然后STING激活TANK结合激酶1（TANK-binding kinase 1，TBK1），进而磷酸化STING以形成STING-TBK1复合物并募集IFN调节因子3（IFN regulatory factor 3，IRF3）。IRF3被TBK1磷酸化后，核易位并促进Ⅰ型IFN表达[4]。IFN是细胞在感知外来核酸时产生的强效抗病毒细胞因子。蛋白质STING是从DNA信号传导到IFN产生的关键衔接蛋白。最终，STING在高尔基体中激活后，易位到溶酶体被降解[5]。

SAVI是一种STING1功能获得性突变、以Ⅰ型干扰素通路的组成性激活为特征的孟德尔自身炎症性疾病，致病基因STING1位于染色体5q31.2上，包含8个外显子。大多数SAVI患者属杂合性突变。据报道，STING1中的双等位基因（纯合）突变也会导致与SAVI相关的STING的组成型激活[6]。临床研究显示，SAVI没有明显的基因型-表型相关性。

此外，STING还增强NF-κβ通路传输信号。cGAS-STING的表达增加了NF-κβ启动子的活性，并激活触发了NF-κβ介导的细胞因子反应[7]，如肿瘤坏死因子IL-6。

新出现的证据表明，STING从内质网离开会触发钙外流，从而诱导内质网应激和未折叠蛋白反应[8,9]，STING向溶酶体的运输也可导致溶酶体膜通透性增加，随后导致人类骨髓细胞中溶酶体介导的细胞死亡[10]。

最近的研究报告，细胞外囊泡内的DNA对STING的激活似乎会引发皮肌炎的炎症[11]。SLE和皮肌炎的患者，特别是抗MDA5阳性的患者，IFN信号活跃且可能发生致命的ILD[12]。其中一些患者通过使用JAK抑制剂，症状可以得到改善[13]。考虑到这些因素，这些自身免疫性疾病可以归类为多因素Ⅰ型干扰素病。

STING蛋白在众多肺部疾病中发挥着关键作用[4]。在尘肺病等暴露性疾病中，二氧化硅诱导的细胞死亡过程中释放的DNA会激活STING通路，从而引发肺部炎症。也有人提出，通过STING感知自身DNA可能与其他更常见的肺部疾病有关，如囊性纤维化、慢性阻塞性肺病[14]、特发性肺纤维化[15]或哮喘。

二、临床表现

目前文献报道了至少有70例SAVI患者。该病几乎只在婴幼儿时期出现，罕见成年期发病或迟至成年期才明确诊断的情况。

该病的临床表现广泛，可表现为新生儿发作的全身性炎症、ILD、关节炎、中等大小血管炎[16]和皮肤血管病变。ILD的严重程度和肺部反复感染对预后有重要影响。

1. 肺部受累

肺部受累导致SAVI的发病率和死亡率高。

迄今为止，75%的SAVI患者出现ILD[17]。少数患者报告了肺泡出血[18]。半数ILD患者早期出现肺纤维化[17]，即使是在非常年轻的时候，也可见肺纤维化[19]。SAVI患者的呼吸系统症状可能隐匿且不具特异性，主要表现为慢性咳嗽、劳力性呼吸困难、呼吸急促和咯血等（见表4-6-1），这些表现最初在SAVI患者中是隐匿的。胸部检查可能闻及双肺呼吸音粗、爆裂声，出现缺氧体征，一些患者有发绀或杵状指。

胸部CT显示磨玻璃影、小叶间隔增厚、蜂窝影、间质纤维化、牵拉性支气管扩张和肺容积缩小（见图4-6-1）等。胸部HRCT还可以显示肺泡出血的迹象，如磨玻璃影和（或）局灶性肺泡实变。有些病例可见胸内淋巴结肿大[17]。有趣的是，与结缔组织疾病相关的其他ILD不同，SAVI相关ILD的放射学病变经常不对称[19]。

肺功能检查显示伴有弥散障碍的限制性通气功能障碍，有时与肺气肿有关，但也有阻塞或混合性肺功能障碍的病例[19]。

BALF经常显示非特异性细胞数量增加，以淋巴细胞、中性粒细胞为主或混合性[18]。在某些病例中，BALF的细胞比例是正常的。

肺活检组织病理学分析主要表现为间质纤维化，无特异性。

表4-6-1 婴儿期发病的STING相关血管病变的主要肺部表现

	主要肺部表现
临床症状	慢性咳嗽、呼吸急促、劳力性呼吸困难、咯血和杵状指
影像学表现	磨玻璃影、局灶实变、小叶间隔增厚、蜂窝影、间质纤维化、牵拉性支气管扩张、肺容积缩小、铺路石征、囊泡、淋巴结肿大
肺功能检查	限制性通气障碍、阻塞性通气障碍、弥散功能障碍、混合性功能障碍
BALF	肺泡炎(淋巴细胞性、中性粒细胞性或混合性)、肺泡内出血、细胞比例也可以正常
组织病理学表现	间质纤维化、淋巴滤泡伴有生发中心、炎症浸润、肺泡出血[17]。还观察到淋巴滤泡伴有生发中心、存在CD20⁺B淋巴细胞和T淋巴细胞浸润(见图4-6-1)等[17]。一些病例显示肺血管炎[18]或脱屑性间质性肺炎

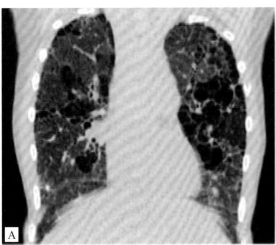 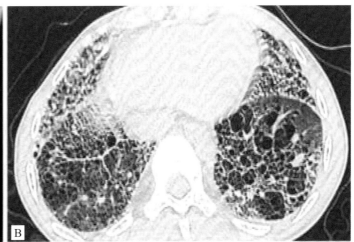

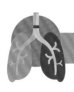

第
四
章

间
质
性
肺
病

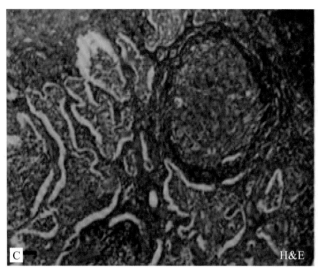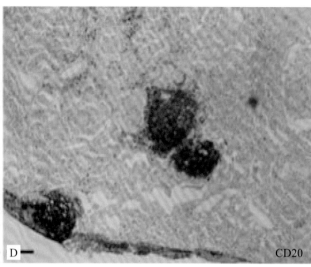

A、B：患者的胸部CT扫描显示间质性肺疾病、磨玻璃样渗出影、囊泡和小叶间隔增厚；C、D：从磨玻璃影、囊泡和增厚的小叶间隔处的肺组织切片活检，显示淋巴细胞浸润，主要由CD20⁺细胞组成。

图4-6-1　SAVI肺损害

（资料来源：本图开放获取自参考文献[23]，未做更改，https://creativecommons.org/licenses/by/4.0/）。

2.肺外表现

（1）关节炎：据报道，有27%的SAVI患者有关节炎[17]。SAVI患者的关节炎是多关节的，多数伴关节炎的SAVI患者类风湿因子（RF）阳性。这表明RF阳性可能是SAVI的有用诊断标志物，尤其是考虑到RF阳性的多关节幼年特发性关节炎（JIA）在儿童时期罕见。

（2）皮肤血管病变：皮肤血管病变轻重不一，从轻微的皮疹或青斑到严重的溃疡性病变和广泛的组织缺损、鼻中隔穿孔均有见报道，是SAVI的核心特征之一。皮疹好发于肢端或五官区域，如手指、足趾、耳朵和鼻子，偶尔会导致远端肢体缺血并需要连续截肢。

（3）肾病。目前仅见5例肾脏受累的病例报告。包括肾小球病变[20, 21]和成年期发病的ANCA相关血管炎导致肾功能损害[22]。

三、实验室化查

大多数患者CRP、ESR升高，部分患者RF阳性，多项自身抗体阳性，包括ANCA[22]。大多数患者出现T淋巴细胞缺陷、记忆CD8⁺细胞计数低和对抗原的反应性T淋巴细胞增殖受损[19]。

四、诊　断

当观察到提示SAVI的特征时，应进行临床检查和实验室检查，以评估器官受累情况，并排查无症状或轻症患者，包括评估肺功能（肺容量、弥散能力和6分钟步行试验）和胸部CT。基因突变可以通过对*STING1*的外显子进行靶向Sanger测序或全外显子测序[24]。

五、鉴别诊断

COPA综合征也是Ⅰ型干扰素病，表现为先天性免疫缺陷（详见第一辑第四章第七节）。与SAVI相似，COPA综合征也以肺部炎性损害为主要表现，肺损害与发病率和死亡率增加相关。COPA综合征是包膜蛋白α亚基中的杂合显性负突变引起的。该蛋白是从高尔基体到内质网之间的细胞内蛋白转运的运载复合物的一部分。最近确认了COPA参与将STING蛋白从高尔基体逆向运输到内质网，从而抑制干扰素的过度合成。当其发生杂合显性负突变，即可致Ⅰ型IFN过度表达，产生与SAVI相似的表现。

六、治　疗

SAVI对常规免疫抑制疗法反应不佳，治疗选择非常有限。SAVI患者的死亡率很高，约为20%，中位死亡年龄为16岁（范围0.42～36岁），最常见的死亡归因为呼吸衰竭[17]。

1. JAK抑制剂

Ⅰ型IFN过度产生是SAVI的核心发病机制。Ⅰ型IFN与其独特的受体（IFNAR1/2）结合，激活JAK信号转导和转录激活因子（STAT）通路。根据最近的一些病例报告，JAK抑制剂被认为是有前途的治疗方法。在SAVI中，JAK抑制剂有效阻断B淋巴细胞和T淋巴细胞中的STAT1磷酸化[25]。在对8名儿童SAVI患者的长期随访中证实了鲁索替尼的临床益处[19]，但只对早期诊治的患者才有较好疗效。

2. Ⅰ型干扰素受体单克隆抗体

阿尼鲁单抗（anifrolumab）是一种针对IFNAR1的人单克隆抗体，已经被批准用于SLE[26]，但尚无SAVI的应用研究。

3. STING抑制剂

考虑到SAVI的分子机制，直接抑制STING可能是一种有前途的治疗选择。自2018年以来，已经报道了几种作用于STING生物学不同步骤的化合物[27, 28]。

4. 抗纤维化治疗

抗纤维化药物如尼达尼布和吡非尼酮，可能是未来的治疗选择。

5. 肺移植

SAVI患者的肺纤维化可导致终末期呼吸衰竭，需要氧疗、无创通气，有时还需要肺移植。

6. 基因疗法

基因组编辑技术的发展为医学治疗提供了新的可能性[29]，包括炎症性疾病[30]，也许将来可用于SAVI的治疗。

7. 造血干细胞移植

尚未有文献报道SAVI采用造血干细胞移植（HSCT）。STING在肺中表达，提示HSCT可能无法预防肺部炎症和纤维化。

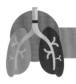

● 参考文献 ●

［1］SHANG G, ZHANG C, CHEN Z J, et al. Cryo-EM structures of STING reveal its mechanism of activation by cyclic GMP-AMP［J］. Nature, 2019, 567(7748):389-393.

［2］SAITOH T, FUJITA N, HAYASHI T, et al. Atg9a controls dsDNA-driven dynamic translocation of STING and the innate immune response［J］. Proceedings of the national academy of sciences of the united states of america, 2009, 106(49):20842-20846.

［3］MUKAI K, KONNO H, AKIBA T, et al. Activation of STING requires palmitoylation at the Golgi［J］. Nat Commun, 2016, 7:11932.

［4］DECOUT A, KATZ J D, VENKATRAMAN S, et al. The cGAS-STING pathway as a therapeutic target in inflammatory diseases［J］. Nature reviews immunology, 2021, 21(9):548-569.

［5］GONUGUNTA V K, SAKAI T, POKATAYEV V, et al. Trafficking-mediated STING degradation requires sorting to acidified endolysosomes and can be targeted to enhance anti-tumor response［J］. Cell reports, 2017, 21(11):3234-3242.

［6］LIN B, BERARD R, AL RASHEED A, et al. A novel STING1 variant causes a recessive form of STING-associated vasculopathy with onset in infancy (SAVI)［J］. J allergy clin immun, 2020, 146(5):1204-1208.e6.

［7］DE OLIVEIRA MANN C C, ORZALLI M H, KING D S, et al. Modular architecture of the STING C-terminal tail allows interferon and NF-κB signaling adaptation［J］. Cell reports, 2019, 27(4):1165-1175.e5.

［8］NING X, WANG Y, JING M, et al. Apoptotic caspases suppress Type I interferon production via the cleavage of cGAS, MAVS, and IRF3［J］. Molecular cell, 2019, 74(1):19-31.e7.

［9］WU J, CHEN Y J, DOBBS N, et al. STING-mediated disruption of calcium homeostasis chronically activates ER stress and primes T cell death［J］. Journal of experimental medicine, 2019, 216(4):867-883.

［10］GAIDT M M, EBERT T S, CHAUHAN D, et al. The DNA inflammasome in human myeloid cells is initiated by a STING-Cell death program upstream of NLRP3［J］. Cell, 2017, 171(5):1110-1124.e18.

［11］LI Y, BAX C, PATEL J, et al. Plasma-derived DNA containing-extracellular vesicles induce STING-mediated proinflammatory responses in dermatomyositis［J］. Theranostics, 2021, 11(15):7144-7158.

［12］WU W, GUO L, FU Y, et al. Interstitial lung disease in Anti-MDA5 positive dermatomyositis［J］. Clinical reviews in allergy & immunology, 2021, 60(2):293-304.

［13］CHEN Z, WANG X, YE S. Tofacitinib in amyopathic dermatomyositis-associated interstitial lung disease［J］. New engl j med, 2019, 381(3):291-293.

［14］NASCIMENTO M, GOMBAULT A, LACERDA-QUEIROZ N, et al. Self-DNA release and STING-dependent sensing drives inflammation to cigarette smoke in mice［J］. Sci Rep, 2019, 9(1):14848.

［15］SAVIGNY F, SCHRICKE C, LACERDA-QUEIROZ N, et al. Protective role of the nucleic acid sensor STING in pulmonary fibrosis［J］. Front Immunol, 2020, 11:588799.

［16］LöTSCHER F, POP R, SEITZ P, et al. Spectrum of large- and medium-vessel vasculitis in adults:Neoplastic, infectious, drug-induced, autoinflammatory, and primary immunodeficiency diseases［J］. Current Rheumatology Reports, 2022, 24(10):293-309.　［17］FRéMOND M L, CROW Y J. STING-Mediated Lung Inflammation and Beyond［J］. J clin immunol, 2021, 41(3):501-514.

［18］TANG X, XU H, ZHOU C, et al. STING-associated vasculopathy with onset in infancy in three children with new clinical aspect and unsatisfactory therapeutic responses to tofacitinib［J］. J clin immunol, 2020, 40(1):114-122.

［19］FRéMOND M L, HADCHOUEL A, BERTELOOT L, et al. Overview of STING-associated vasculopathy with onset in infancy (SAVI) among 21 patients［J］. Journal of Allergy and Clinical Immunology-In Practice, 2021, 9(2):803-818.e11.

［20］DENG Z, CHONG Z, LAW C S, et al. A defect in COPI-mediated transport of STING causes immune dysregulation in COPA syndrome［J］. Journal of experimental medicine, 2020, 217(11):e20201045.　［21］ABID Q, BEST ROCHA A, LARSEN C P, et al. APOL1-associated collapsing focal segmental glomerulosclerosis in a patient with stimulator of interferon genes (STING)-associated vasculopathy with onset in infancy (SAVI)［J］. American journal of kidney diseases, 2020, 75(2):287-290.

［22］STAELS F, BETRAINS A, DOUBEL P, et al. Adult-onset ANCA-associated vasculitis in SAVI:Extension of the phenotypic spectrum, case report and review of the literature［J］. Front Immunol, 2020, 11:575219.

［23］DAVID C, FRéMOND M L. Lung inflammation in STING-associated vasculopathy with onset in infancy (SAVI)［J］. Cells, 2022, 11(3):318.

［24］MELKI I, FRéMOND M L. Type I interferonopathies:From a novel concept to targeted therapeutics［J］. Current Rheumatology Reports, 2020, 22(7):32.

［25］LIU Y, JESUS A A, MARRERO B, et al. Activated STING in a vascular and pulmonary syndrome［J］. New engl j med, 2014, 371(6):507-518.

［26］UEHA T, KUSUDA M, SHIBATA S, et al. Pharmacological actions of anifrolumab (Saphnelo®) and clinical trial results as a treatment for systemic lupus erythematosus［J］. Nihon yakurigakuzasshi Folia pharmacologica Japonica, 2022, 157(4):271-279.

［27］LI S, HONG Z, WANG Z, et al. The Cyclopeptide Astin C Specifically Inhibits the Innate Immune CDN Sensor STING［J］. Cell reports, 2018, 25(12):3405-3421.e7.

［28］HAAG S M, GULEN M F, REYMOND L, et al. Targeting STING with covalent small-molecule inhibitors［J］. Nature, 2018, 559(7713):269-273.

［29］LI H, YANG Y, HONG W, et al. Applications of genome editing technology in the targeted therapy of human diseases:Mechanisms, advances and prospects［J］. Signal Transduction and Targeted Therapy, 2020, 5(1):1.

［30］EWART D T, PETERSON E J, STEER C J. Gene editing for inflammatory disorders［J］. Ann rheum dis, 2019, 78(1):6-15.

第七节 COPA综合征

2015年，Watkin等人首次报道编码包膜蛋白α亚基（coatomer protein subunit alpha，COPA）的基因 *COPA* 的杂合显性负突变，产生以肺、关节和肾脏受累为主的炎症综合征，称为COPA综合征[1]。COPA综合征是一种罕见的常染色体显性遗传疾病，伴有细胞内囊泡运输异常。COPA综合征最常起病于儿童时期，但也有少数成年起病的病例[2]。

一、病因与病理生理机制

干扰素基因刺激物（stimulator of interferon genes，STING）稳态依赖于其通过包膜蛋白（coatomer protein，COP）-I从高尔基体到内质网的逆向转运[3]。COP-I在终止STING激活中发挥了关键作用[4]，两者之间的相互作用还需要至少一个结合接头伴侣SURF4[5]。编码COPA的基因 *COPA* 有33个外显子，位于染色体1q23.2上。COPA以其惰性二赖氨酸基序与货物蛋白与COPA结合。除脂肪和骨骼组织外，COPA蛋白广泛表达（详请参见网址：proteinsatlas.org）。COPA综合征是COPA中的杂合错义替换引起的，迄今为止报道的所有突变都位于蛋白质的WD40结构域（外显子8~10[5]）。但需要注意，COPA中的突变以低外显率著称。

编码COP-I的α亚基的基因 *COPA* 的杂合显性负突变阻止了STING从高尔基体返回内质网，导致STING在高尔基体的积累和Ⅰ型干扰素（IFN）过度产生[6]。有趣的是，在广泛的Ⅰ型干扰素病中[7]，只有SAVI和COPA综合征表现出严重的肺表型。这表明STING功能障碍（而不是Ⅰ型IFN过度表达本身）可能是肺病的致病因子。

此外，突变 *COPA* 的表达导致内质网应激和细胞因子的上调，引发辅助T淋巴细胞17（Th17）反应。患者衍生的CD4[+]T淋巴细胞也表现出显著偏向与自身免疫有关的Th17表型[1]。免疫学上，COPA综合征与自身抗体发展、Th17细胞增加和包括IL-1β和IL-6在内的促炎细胞因子表达有关[8]。

二、临床表现

COPA综合征也是Ⅰ型干扰素病，表现为先天性免疫缺陷。SAVI和COPA综合征之间存在明显的临床和组织病理学表现重叠。与SAVI相似，COPA综合征也以肺部炎性损害为主要表现，肺损害与该病发病率和死亡率增加相关。而且，目前在COPA综合征中没有明显的基因型-表型相关性，包括外显率状态。但二者也存在不同的特征。表4-7-1对比总结了COPA与SAVI病例系列的临床表现。

表4-7-1　COPA与SAVI临床表现异同[11]

	SAVI	COPA
起病年龄	较小	较大
死亡率	较高	较低
外显率	70/70（100.0%）	50/65（76.9%）
ILD	55/67（82.1%）	32/38（84.2%）

续表

	SAVI	COPA
肺泡出血	4/67（5.9%）	15/38（39.4%）
肺纤维化	25/53（47.1%）	5/50（10.0%）
反复发热	31/69（44.9%）	2/50（4.0%）
生长发育障碍	43/61（70.4%）	2/9（22.2%）
皮肤血管炎	53/69（76.8%）	0/50（0）
关节炎	18/70（25.7%）	35/50（70.0%）
心肌炎	5/70（7.1%）	0/50（0%）
免疫相关肾病	5/70（7.1%）	12/33（36.3%）
自身免疫性甲状腺炎	3/70（4.2%）	2/50（4.0%）
肝炎	1/70（1.4%）	2/50（4.0%）
神经受累	5/70（7.1%）	4/50（8.0%）
青光眼	1/70（1.4%）	0/50（0）
感染	17/67（25.3%）	8/50（16.0%）
实验室化查	高 CRP 和高 ESR	低 CRP 和高 ESR

COPA 综合征报告的发病年龄远高于 SAVI。虽然二者都有发病较晚，甚至到成年期才发病的病例。事实上，COPA 多起病于儿童或青少年期，而大多数 SAVI 患者在 1 岁以内就起病。

1.肺部受累

COPA 肺部受累的临床表现与 SAVI 相似，症状也是非特异性的，如慢性咳嗽、呼吸急促、呼吸困难。胸部检查可见胸廓缩小、爆裂声和缺氧迹象，如发绀或杵状指。

肺功能检查常见限制性通气功能障碍伴有弥散障碍。

胸部 HRCT 可见磨玻璃影、间隔增厚、网状结构、囊性变[9]、肺纤维化（蜂窝状、牵拉性支气管扩张、肺容量减少）及弥漫性肺泡出血（DAH）的表现（斑片状磨玻璃影和局灶性肺泡实变）（见图 4-7-1）。

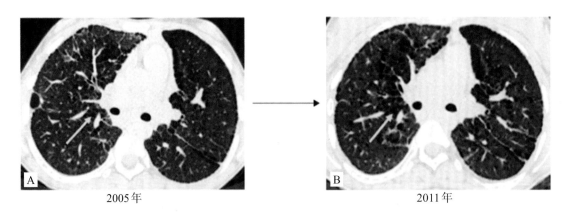

2005年	2011年

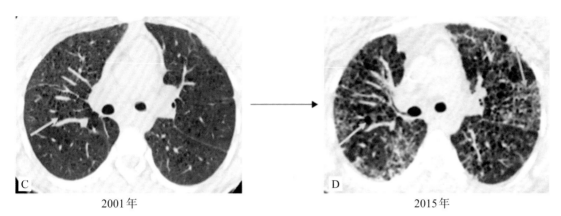

| 2001年 | 2015年 |

A：一名COPA患者胸部CT扫描图像显示双肺散在小囊泡，小叶间隔增粗伴散在磨玻璃影；B：6年后复查胸部CT；C：另一名患者则随着时间的推移出现更多囊泡和磨玻璃影、间质改变；D：14年后复查。黄色箭头表示囊泡，蓝色箭头表示毛玻璃影。

图4-7-1　接受免疫抑制治疗后的影像变化（两名受试者）

（资料来源：本图获 *ERS* 许可摘自参考文献[9]。Reproduced with permission of the © ERS 2024：ERJ Open Res 4：00017-2018；DOI：10.1183/23120541.00017-2018 Published 27 June 2018）

在经基因证实的14名COPA综合征患者的国际队列研究中发现[9]，常见的肺部特征包括囊泡、滤泡性细支气管炎和弥漫性肺泡出血；常见的肺外特征包括发病年龄早、家族病史、自身抗体阳性和关节炎。纵向数据表明，尽管长期治疗，患者胸部影像有所改善，但肺功能总体下降。

反复发生非咯血性弥漫性肺泡出血（DAH）是COPA综合征的特征，尽管该特征似乎仅见于不到50%的有症状患者中，但远高于SAVI。在DAH发作间期，一些COPA综合征患者的胸部CT影像可以保持正常[10]。伴发肺纤维化的COPA综合征患者远少于SAVI患者。COPA综合征似乎不会发生皮肤血管炎、心肌炎和青光眼。

与SAVI相似，COPA综合征患者的BALF分析可能提示特异性的肺泡炎，也可以是正常的。迄今为止报告的肺组织病理学特征包括纤维化ILD和（或）DAH的非特异性特征、具有生发中心组织的淋巴滤泡，以及CD20+B淋巴细胞和T淋巴细胞浸润[6]。一名COPA综合征患者被发现肺泡间隔内发生中性粒细胞浸润的毛细血管炎，提示血管受累[8]。虽然SAVI患者的皮肤血管病变是明确的，但SAVI患者肺组织活检标本中未见肺血管炎。

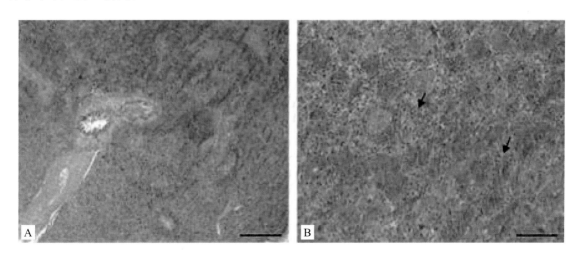

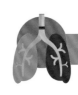

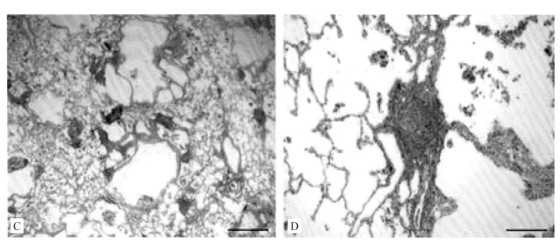

两名受试者的肺组织病理学结果显示毛细血管炎及既往肺泡出血。A：患者1低倍视图显示，弥漫性肺泡出血、肺泡腔被红细胞填充、存在局灶性淋巴组织增生（比例尺=500μm）；B：患者2高倍镜显示，肺泡出血和肺泡间隔明显的中性粒细胞（箭头），与肺泡毛细血管炎一致（比例尺=100μm）；C：低倍视图显示细支气管管腔扩大/囊性改变、显著的淋巴增生和充满含铁血黄素的肺泡内巨噬细胞增加（比例尺=1mm）；D：高倍镜显示淋巴增生和充满含铁血黄素的巨噬细胞，表明先前存在肺泡出血（比例尺=200μm）。

图4-7-2　肺组织病理学表现

（资料来源：本图获 *ERS* 许可摘自参考文献[9]。Reproduced with permission of the © ERS 2024：ERJ Open Res 4：00017-2018；DOI：10.1183/23120541.00017-2018 Published 27 June 2018）

2. 关节受累

关节受累是COPA综合征的第二常见特征，可见于70%的有症状患者。据报道，有27%的SAVI患者中存在关节炎，且多于早期幼小年龄起病。COPA综合征患者的关节炎通常是多关节受累的，通常与自身抗体的存在有关。约60%的COPA综合征患者RF阳性，其中大多数患者出现关节炎。这表明RF阳性可能是COPA综合征的有用诊断标志物。

3. 肾脏受累

在超过1/3的COPA综合征患者中观察到与免疫相关的肾脏受累，类似于狼疮样肾病。在一项纳入70例SAVI患者的研究中，仅发现5例（7%）SAVI患者出现肾小球病（见表4-7-1）[11]。然而，在76.8%的SAVI报告患者中观察到皮肤血管病变，从轻微的皮疹或青斑到严重的溃疡性病变和广泛的组织缺损/鼻中隔穿孔，这是SAVI的核心特征。但在COPA综合征患者报告中尚未描述过皮肤血管病变。在这两种疾病中偶尔会出现其他自身免疫和炎症现象，如自身免疫性甲状腺炎和肝炎。

肺部（SAVI和COPA综合征）、皮肤（SAVI）、关节（SAVI和COPA综合征）和肾脏（最常见于COPA综合征）受累可能会导致多系统受累的严重表现。

三、诊　断

仔细问诊和彻底的临床检查可以排查COPA综合征。如果有相关的临床特征，在没有近期病毒感染的情况下，至少在两个不同的情况下确认Ⅰ型干扰素升高，则应怀疑Ⅰ型干扰素病。INF的测定有直接法和间接法。确诊需要基因检测。COPA综合征患者的突变可以通过对COPA的外显子进行靶向测序或全外显子组或全基因组测序[7, 12]。

四、治　疗

与SAVI相似，对COPA综合征的治疗经验有限。鉴于SAVI与COPA综合征发病机制广泛重叠，故两者的治疗方法也可相互借鉴。

考虑到IFN通路激活在COPA综合征发病机制中的角色，少数患者中使用JAK抑制[6, 10]，如JAK1/2抑制剂鲁索替尼[10]、巴瑞替尼[13]和JAK1/3抑制剂托法替尼[12]，有良好的效果。然而，远期疗效需要更长期的评估。

尚无文献报道COPA综合征采用造血干细胞移植（HSCT）治疗。STING和COPA在肺中表达，表明HSCT可能无法预防肺部炎症和肺纤维化，而且造血干细胞作用于移植肺组织存在炎症复发的风险。

COPA在STING转运中的角色说明了内质网-高尔基轴是IFN相关炎症的核心，对其进行微调可能是STING介导的自身免疫病的治疗选择[4]。

参考文献

[1] SIPOS F, MŰZES G. Good's syndrome:Brief overview of an enigmatic immune deficiency [J]. Apmis, 2023, 131(12):698-704.

[2] KABIR A, POLITO V, TSOUKAS C M. Unraveling the natural history of Good's syndrome:A progressive adult combined immunodeficiency [J]. Journal of Allergy and Clinical Immunology-In Practice, 2024, 12(3):744-752.e3.

[3] GUEVARA-HOYER K, FUENTES-ANTRáS J, CALATAYUD GASTARDI J, et al. Immunodeficiency and thymoma in Good syndrome:Two sides of the same coin [J]. Immunology letters, 2021, 231:11-7.

[4] MULTANI A, GOMEZ C A, MONTOYA J G. Prevention of infectious diseases in patients with Good syndrome [J]. Currentopinion in infectious diseases, 2018, 31(4):267-277.

[5] TAVAKOL M, MAHDAVIANI S A, GHAEMI M R, et al. Good's syndrome-association of the late onset combined immunodeficiency with thymoma: Review of literature and case report [J]. Iranian Journal of Allergy Asthma and Immunology, 2018, 17(1):85-93.

[6] JOVEN M H, PALALAY M P, SONIDO C Y. Case report and literature review on Good's syndrome, a form of acquired immunodeficiency associated with thymomas [J]. Hawai'i journal of medicine & public health:A journal of Asia Pacific Medicine & Public Health, 2013, 72(2):56-62.

[7] REBELO S D, FERREIRA T, PACHECO T, et al. Good syndrome in a young woman:An unusual presentation [J]. Cureus, 2024, 16(1):e52705.

[8] DE JESUS N P F, CARVALHO P M S, DIAS F M G, et al. Dementia in a patient with Thymoma and hypogammaglobulinaemia (Good's syndrome) [J]. Cases journal, 2008, 1(1):90.

[9] NAKAGAWA Y, MATSUMOTO K, YAMAMOTO M, et al. A case of synchronous triple autoimmune disorders secondary to thymoma:Pure red cell aplasia, Good's syndrome, and thymoma-associated multi-organ autoimmunity [J]. Respiratory Medicine Case Reports, 2022, 36:101619.

[10] HASHIZUME T. Good's syndrome and pernicious anemia [J]. Internal medicine, 2002, 41(11):1062-1064.

[11] GOCHO K, KIMURA T, MATSUSHITA S, et al. Granulomatous-lymphocytic interstitial lung disease associated with Good's syndrome that responded to immunoglobulin therapy [J]. Internal medicine, 2021, 60(19):3137-3142.

[12] LE GATT P, NGUYEN A T, BAAROUN V, et al. Oral lichen planus in patients with Good's syndrome:A literature review [J]. Cureus, 2023, 15(2):e35177.

[13] CHEN Y D, WEN Z H, WEI B, et al. Clinicopathologic features of Good's syndrome:Two cases and literature review [J]. Open medicine (Warsaw, Poland), 2021, 16(1):532-539.

[14] ZAMAN M, HUISSOON A, BUCKLAND M, et al. Clinical and laboratory features of seventy-eight UK patients with Good's syndrome (thymoma and hypogammaglobulinaemia) [J]. Clinical and experimental immunology, 2019, 195(1):132-138.

[15] KABIR A, ALIZADEHFAR R, TSOUKAS C M. Good's syndrome:Time to move on from reviewing the past [J]. Front Immunol, 2021, 12:815710.

[16] NAKAGAWA Y, MATSUMOTO K, YAMAMOTO M, et al. A case of synchronous triple autoimmune disorders secondary to thymoma:Pure red cell aplasia, Good's syndrome, and thymoma-associated multi-organ autoimmunity [J]. Respir Med Case Rep, 2022, 36:101619.

[17] THURAISINGAM A. An intrathoracic mass behind severe immunodeficiency:A case report of Good's syndrome and large type AB thymoma [J]. Journal of surgical case reports, 2020, 2020(1):rjz394. DOI:10.1093/jscr/rjz394.

[18] IDRESS A, WAHLA A S. Good syndrome, a rare disease that physicians cannot afford to overlook: Case report and review of literature [J]. Journal of thepakistan medical association, 2013, 63(12):1541-1543.

[19] KOO C W, LO Y C. Good's syndrome:Thymoma with acquired immunodeficiency [J]. Am j resp crit care, 2023, 208(3):322-324.

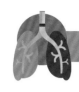
第八节 伴有肌腱挛缩、肌病和肺纤维化的遗传性纤维化皮肤异色症

皮肤异色症是一个形态学和描述性术语，指的是皮肤萎缩、毛细血管扩张和各种黄斑色素变化的组合[1]，这些变化导致了斑驳的皮肤外观（色素沉着不足和色素沉着过度）。其病因包括先天性原因和后天性原因。其中，伴有肌腱挛缩、肌病和肺纤维化的遗传性纤维化皮肤异色症（hereditary fibrosing poikiloderma with tendon contractures，myopathy，and pulmonary fibrosis，POIKTMP）是一种 *FAM111B* 突变引起的极为罕见的先天性疾病，是常染色体显性遗传的多系统疾病（MIM 615704）[2]。目前为止，全世界仅报告了30余例。FAM111B是一种参与DNA修复、细胞周期调节和细胞凋亡的蛋白酶[3]。*FAM111B* 基因突变导致这种蛋白质的功能失调，最终导致POIKTMP和癌症。部分POIKTMP患者出现间质性肺炎，导致进行性肺纤维化，预后不良。

一、病因与病理生理机制

FAM111B 基因突变使其翻译产物获得蛋白酶活性，从而导致蛋白质的快速自我切割[4]，可能导致DNA-蛋白质交联不能被有效消除或导致增殖细胞核抗原相关蛋白（如RFC1或染色质结合蛋白RPB1）的破坏或降解[5]，从而导致DNA修复失败，并最终导致基因组不稳定。

FAM111B对p16的调节作用，*FAM111B* 基因突变导致不完全的DNA修复，以及基因组不稳定，可能导致过度的细胞周期停滞，最终导致细胞凋亡。粒细胞对凋亡细胞的不完全清除（胞葬作用，efferocytosis）引发慢性炎症。因此，在受POIKTMP影响的各种组织中可见慢性炎症。此外，已知慢性炎症会导致原发性瘢痕性脱发，这可能与POIKTMP患者出现的脱发有关。

纤维化是多种刺激因素激活成纤维细胞并诱发其合成、分泌过多的细胞外基质成分引起的[6]。触发因素是慢性促炎细胞因子，如TGFb和IL-13的持续释放。肺成纤维细胞、肺泡巨噬细胞对细胞凋亡的抵抗，以及上皮细胞凋亡增加导致的再上皮化受损，已被证明是胶原蛋白过度沉积的主要原因。

POIKTMP的特点是皮肤和肺等多个器官出现纤维化[7]。纤维化是POIKTMP的一个关键临床特征，可能是由于产生细胞外基质的成纤维细胞在组织重塑后未能经历细胞凋亡。此外，生物信息学和实验研究表明，FAM111B mRNA和蛋白质在癌症和非癌组织的上皮细胞、组织中高表达[8]。因此，可以推测，由 *FAM111B* 突变引起的FAM111B的低表达或快速降解可能导致上皮细胞凋亡增加，以及受POIKTMP影响的组织成纤维细胞凋亡减少[3]。

综上所述，*FAM111B* 基因突变，蛋白表达减少，导致POIKTMP，从而引起受影响的上皮细胞和成纤维细胞的DNA修复不足、基因组不稳定、慢性炎症和异常凋亡。

二、临床表现

POIKTMP是一种遗传性多系统受累及的综合征[7]。

1. 早发性皮肤异色症、少毛症和少汗症

皮肤异色症，通常在起病前6个月出现，主要表现为面部毛细血管扩张、斑驳的色素沉着不足和色素沉着过度、丘疹、表皮萎缩、四肢慢性红斑和鳞屑性皮损、手指硬化、轻度掌跖角化病（见图4-8-1～图4-8-3）[9]。头发、睫毛、眉毛及其他体毛通常是稀疏的。少汗而不耐热。前述研究发现，在全部36名患者中，皮肤异色症、脱发和少汗症是最常见的临床表现，分别占94%、86%和75%[10]。

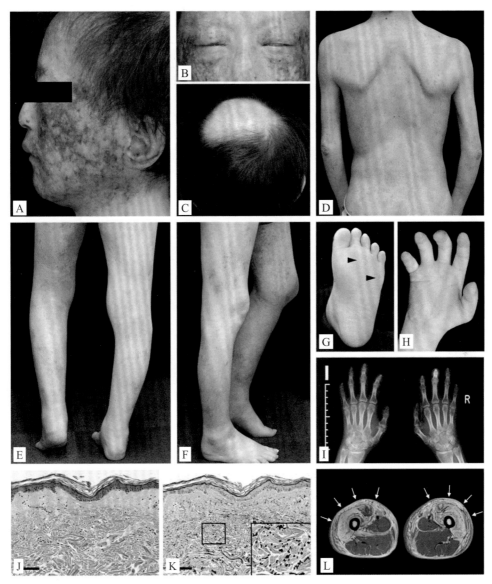

A：面部色素沉着斑驳和毛细血管扩张；B：眉毛和睫毛稀疏，以及眼睑闭合不全；C：秃头；
D：皮肤干燥、轻度湿疹和小色素斑斑伴皮肤硬化；E：下肢轻度淋巴水肿；F：左跟腱挛缩；
G：轻度角化过度，脚底有老茧；H：手指伸展受限；I：使用X线片评估手部轻度发育不全；
J：前胸部非阳光照射区域的组织学显示表皮萎缩和轻度真皮纤维化；K：用Elastica-Masson
染色可以清楚地观察到碎片化的弹性纤维；L：高倍率图像通过肌肉MRI（T1加权序列）检
测到双侧股四头肌的弥漫性明亮外观。

图4-8-1　临床和组织病理学表现

（资料来源：本图摘自Michiko Takimoto-Sato等人所著文献[12]，获 *Frontiers in Genetics* 开放授权）

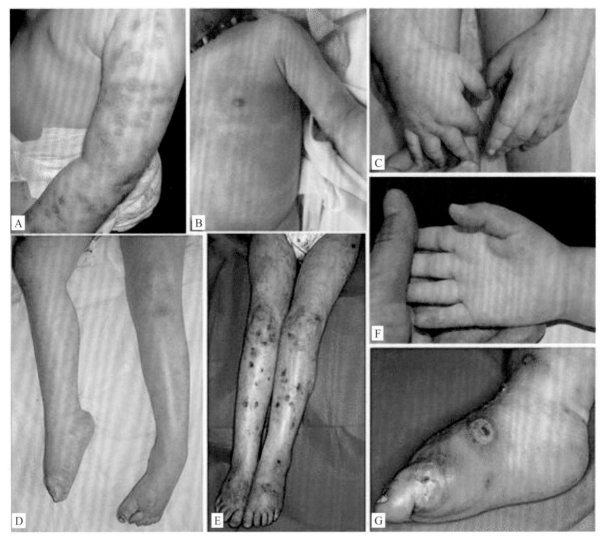

A：中上肢的湿疹样和银屑病样皮肤病；B：皮肤色素沉着过度；C、D：下肢和手部慢性淋巴水肿；E~G：下肢弥漫性皮肤病变和蜂窝组织炎。

图4-8-2　四肢皮肤病变

（资料来源：本图开放获取自Sandra Mercier等人所著文献[12]，未改编，http://creativecommons.org/licenses/by/4.0/）

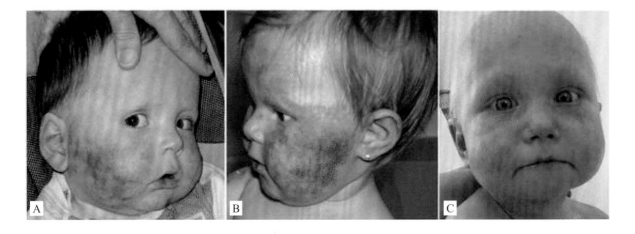

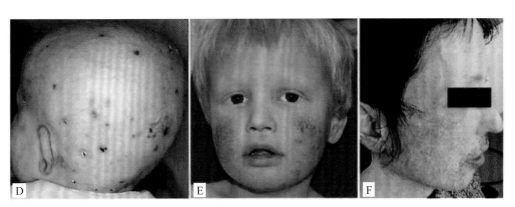

患者的面部及头皮色素沉着，眉毛、睫毛脱落，脱发。

图4-8-3　颜面部表现

（资料来源：本图开放获取自Sandra Mercier等人所著文献[12]，未改编，http：//creativecommons.org/licenses/by/4.0/）

2. 肌腱和肌肉挛缩

肌腱挛缩导致进行性手指屈曲畸形、脚踝和足部异常，并伴有步态障碍、四肢轻度淋巴水肿，包括小腿三头肌在内的肌肉挛缩通常出现在儿童时期，最早可在2岁时出现。

3. 弥漫性进行性肌肉无力

大多数受影响的个体出现四肢近端和远端肌肉的进行性无力。肌肉磁共振成像显示，肌肉萎缩和脂肪浸润（见图4-8-4）。骨骼肌的组织学检查显示广泛的纤维脂肪组织浸润（见图4-8-6）。

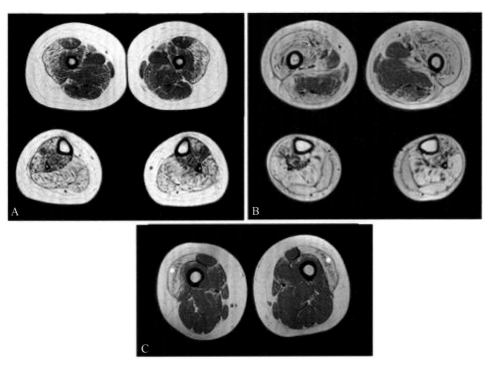

A：肌肉MRI［大腿（上排）、小腿（下排），T1加权序列］显示大腿前室（尤其是股外侧肌）和小腿后室的弥漫性明亮外观；B：大腿后室相对正常；C：股外侧肌（星号）的特异性受累，其他大腿肌肉正常。

图4-8-4　POIKTMP患者的肌肉损害

（资料来源：本图开放获取摘自参考文献[11]）

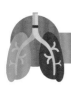

4. 成年期肺纤维化

一些成年POIKTMP患者的肺部受累可发展为进行性间质性肺纤维化（见图4-8-5），表现为进行性呼吸困难，在出现呼吸道症状后的3～4年内可能会危及生命[12, 13]。肺组织病理表现以UIP、NSIP或机化改变为主（见图4-8-6）。

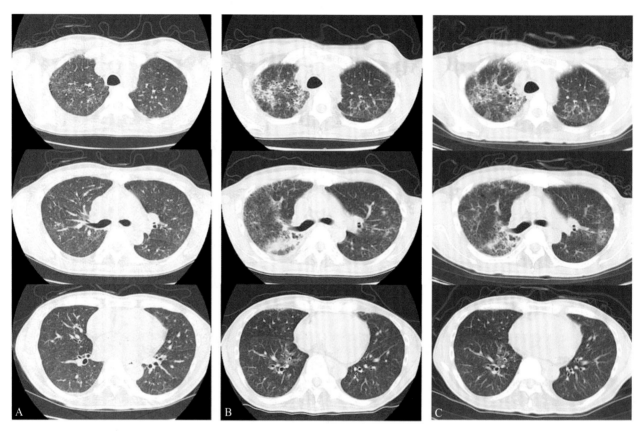

A：某POIKTMP患者44岁时的胸部CT；B：入院时（47岁）的胸部CT，显示肺间质病变恶化；C：给予皮质类固醇治疗2周后，间质病变得到改善。

图4-8-5　POIKTMP患者的肺损害进展

（资料来源：本图摘自Michiko Takimoto-Sato等人所著文献[12]，获*Frontiers in Genetics*开放授权）

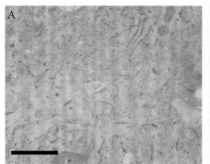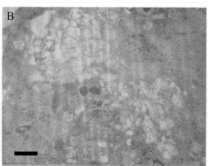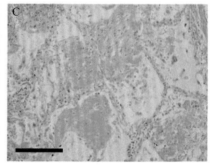

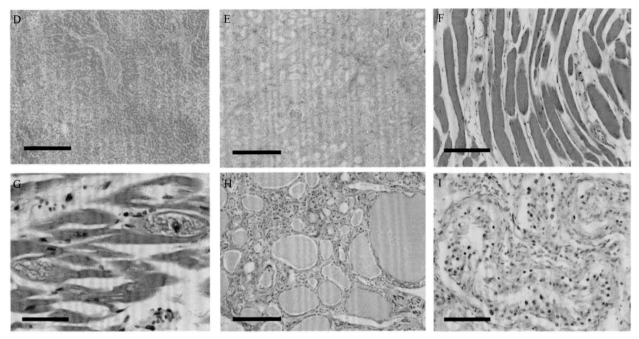

A：纤维化非特异性间质性肺炎（f-NSIP）表现；B：普通型间质性肺炎（UIP）表现伴革兰阳性球菌肺炎；C：机化性肺炎；D：肝组织显示纤维化和脂肪变性；E：肾间质纤维化、肾小球硬化和肾小管萎缩；F：骨骼肌萎缩、脂肪变性和嗜碱性变性；G：心肌表现为肌萎缩、脂肪变性和嗜碱性变性；H：甲状腺组织萎缩和间质纤维化；I：睾丸组织显示生精小管萎缩，提示不育。

图4-8-6　组织病理表现

（资料来源：本图摘自 Michiko Takimoto-Sato 等人所著文献[12]，获 *Frontiers in Genetics* 开放授权）

5.其他特征

胰腺外分泌功能不全、肝功能不全、肝硬化、血液学异常、身材矮小和白内障。皮肤显微镜检查显示硬皮病样外观，伴有纤维化和弹性网络的改变[7]。

迄今为止，在全球5个家庭的36名患者中报告了10种与POIKTMP相关的*FAM111B*基因突变[10]。根据这些突变在推定的蛋白酶结构域的内、外部，将患者分为两组。对比研究发现，密码子621、625、627和628位于FAM111B蛋白的假定蛋白酶结构域内的突变与更广泛的临床特征相关，并可能预测POIKTMP的严重程度增加、预后较差[10]。两组患者发生危及生命的肺纤维化的比例分别为47%和13%；发生肝脏异常，特别是肝硬化的比例分别为26%和7%；发生身体残疾，肌病比例分别为53%和20%，肌腱挛缩比例分别为55%和7%）。仅有的2例有致命性胰腺癌的POIKTMP患者均仅在蛋白结构域内突变组。具有位于域外的突变（如密码子416和430）的受影响个体的临床表现可能以硬皮病、淋巴水肿、大疱性皮肤病变和胰腺癌为特征[14]。

三、诊　断

诊断POIKTMP应基于典型的临床表现，并通过分子遗传学检测鉴定的*FAM111B*中的杂合错义致病变异[16]。

四、鉴别诊断

许多遗传性和非遗传性疾病可发生皮肤异色症[1, 16]。因此，在临床实践中应予以鉴别。

1. 先天性角化不良

先天性角化不良（dyskeratosis congenita，DC）是端粒进行性缩短导致DNA复制性衰老所致。DC的典型表现是颈、胸部皮肤网状色素沉着，指甲营养不良和黏膜白斑三联征，还可能累及其他多脏器，引起支气管炎、肺气肿、间质性肺病、骨髓衰竭、继发性恶性肿瘤、免疫缺陷、肝功能衰竭或纤维化、龋齿易感性、缺牙、掌跖角化过度、衰老和骨质流失等（详见第一辑第四章第二节）。

2. 遗传性硬化性皮肤异色症

1969年，Weary等人首次报道遗传性硬化性皮肤异色症（hereditary sclerosing poikiloderma，HSP）。HSP一种罕见的遗传性皮肤病（OMIM 173700），潜在的基因缺陷仍有待阐明。HSP以常染色体显性遗传方式遗传，外显率不完全。遗传性硬化性皮肤异色病有5种主要表现：①广泛的皮肤异色病，在弯曲和骨突出处加重；②腋窝、肘窝和腘窝的线性硬化和角化过度病变；③手掌和足底皮肤硬化；④杵状指；⑤心脏钙化。HSP出现在2～3岁，没有前驱表现。硬化线的组织病理学特征与硬皮病相符，表现为网状真皮纤维化、汗腺小且呈玻璃样。在皮下组织和主动脉瓣中观察到钙质沉着，它会导致微狭窄和反流。心脏受累程度决定HSP患者的预后[17]。与POIKTMP相比，HSP没有肌腱挛缩表现，也不会发生潜在致命的肺纤维化。

3. 色素性干皮病

1874年，Moriz Kaposi首次描述色素性干皮病（xeroderma pigmentosum，XP）。XP是一种罕见的疾病谱，其特征是光敏性、色素沉着变化和皮肤恶性肿瘤发生风险增加，其中30%～50%的患者发生特发性进行性、顽固性神经退行性并发症[19]。XP以常染色体隐性方式遗传。参与核苷酸切除修复（NER）的7个XP基因之一的突变，包括XPA、ERCC3、XPC、ERCC2、DDB2、ERCC4和ERCC5，导致XP轻重不一的多种表型。XP的临床怀疑通常是患者对阳光过度敏感或在年轻时出现明显的进行性雀斑样痣病。诊断可以通过对活细胞进行功能测试来确认，以检测DNA修复系统中的缺陷。基因突变分析是诊断XP的金标准。XP患者需要在其一生中严格避免阳光照射。

4. 布卢姆综合征

布卢姆综合征（Bloom syndrome，BS），又称面部红斑侏儒综合征（OMIM #210900）是一种罕见的常染色体隐性遗传病。1954年，BS由纽约皮肤科医生David Bloom首次描述。BS是由导致BLM基因功能丧失的突变引起的，该基因编码RECQL3解螺旋酶。RECQL3解旋酶在重组、修复和复制过程中发生双链体时，有助于维持DNA的稳定性。因此，缺乏RECQL3通常会导致双链DNA断裂。BS的特点是由染色体不稳定引起的一系列症状，包括产前和产后生长迟缓、婴儿喂养困难、皮肤光敏、免疫缺陷、胰岛素抵抗、不孕和恶性肿瘤发生风险增加。BS患者的恶性肿瘤以发病年龄早、多类型、多部位和多原发为特征。在婴幼儿期，BS患者可能有正常的皮肤。通常，BS患者的皮肤表现开始于日晒后颧部区域的毛细血管扩张性红斑，随后发展为皮肤异色病。BS患者的面部通常细长而狭窄、颧骨区域发育不全、后颌或小颌，鼻子和（或）耳朵可能很突出。迄今为止，还没有确定的诊断标准。身材矮小儿童的颧骨皮疹应引起临床怀疑。BLM基因突变分析是诊断BS的金标准[19]。

5. 金德勒综合征

金德勒综合征（Kindler syndrome，KS）（OMIM #173650）是一种常染色体隐性遗传病。1954年，KS由Theresa Kindler首次报道。KS的主要特征是婴儿期外伤引起的水疱、光敏性、皮肤萎缩和面部皮肤异色症。该病目前被归类为一种大疱性表皮松解症。KS是*FERMT1*基因（fermitin家族同源物1）突变引起的，该基因编码一种蛋白质，该蛋白质是肌动蛋白细胞骨架的重要结构成分，有助于通过黏着斑介导细胞外基质附着。*FERMT1*基因还可以激活整合素，以促进角质形成细胞迁移、增殖和黏附。*FERMT1*基因突变导致表皮萎缩的机制仍不清楚。KS患者的水疱也开始于婴儿期，主要影响肢端或易受创伤区域，产生过度的网状色素沉着。随着患者的年龄增长，白斑、皮肤萎缩和光敏性变得更加突出，而水疱的数量减少。水疱愈合，遗留少许瘢痕。皮肤异色病主要发生在面部、颈部和手的背部。弥漫性皮肤萎缩通常在5岁之前发生，主要发生在手和脚的背侧。目前诊断KS的金标准是*FERMT1*基因测序[20]。

6. 伴中性粒细胞减少症的Clericuzio型皮肤异色症

1991年，Clericuzio首次描述了伴有中性粒细胞减少症的皮肤异色症（Clericuzio-type poikiloderma with neutropenia，PN）（OMIM #604173）。这种常染色体隐性遗传病的特征是皮肤异色症、甲下角化过度、掌跖角化过度、身材矮小、中性粒细胞减少和反复感染。PN是由*USB1*基因（C16orf57）的突变引起的。该蛋白在角质形成细胞、黑素细胞、成纤维细胞和白细胞中表达。*USB1*基因可能在骨髓细胞成熟中起作用，从而解释了中性粒细胞减少症。*USB1*与RECQL4和SMAD4形成复合物，与罗汤综合征（RTS）的临床表现一致。PN患者的皮肤表现开始于1月龄，红斑丘疹从四肢开始，然后扩散到面部和颈部；丘疹消失后会出现色素减退、色素沉着过度和毛细血管扩张，通常从四肢开始；也可能存在光敏性。*USB1*基因的突变分析是诊断PN的金标准[21]。

7. 哈钦森-吉尔福德早衰综合征

钦森-吉尔福德早衰综合征（Hutchinson-Gilford progeria syndrome，HGPS）是一种罕见的遗传性疾病，其特征是过早衰老和早逝，平均寿命为14.7岁[22]。在分子水平上，HGPS是由LMNA中的从头杂合突变引起的，该基因编码A型核纤层蛋白（主要是核纤层蛋白A和C）和核蛋白，它们具有与核包膜结构相关的重要细胞功能。LMNA突变导致截短的prelamin A蛋白（称为早老素）合成，该蛋白不能正常加工成成熟的lamin A。早老素积累引起DNA修复基因的突变、核形态异常、基因表达失调、DNA修复缺陷、端粒缩短、基因组不稳定和慢性炎症，患者出现与POIKTMP类似的临床表现，如脱发和关节挛缩[24]。

8. 罗汤综合征

罗汤综合征（Rothmund-Thomson syndrome，RTS）（OMIM #264800）是美国皮肤科医生William B. Taylor于1957年首创的术语。RTS是常染色体隐性遗传病，包括两个相似但不同的实体：RTS Ⅰ型和RTS Ⅱ型。基因*ANAPC1*的突变已被确定为RTS Ⅰ型的原因，而*RECQL4*的突变导致RTS Ⅱ型。*ANAPC1*编码APC1蛋白，它是后期促进复合物/环体的一部分。*RECQL4*编码一种依赖于ATP的DNA解旋酶，在DNA复制、DNA修复和维持染色体完整性中发挥作用。两种类型的RTS都表现为典型的面部皮肤异色症、身材矮小、鼻梁低下、性腺机能减退、睫毛或眉毛脱落、青少年白内障和骨骼异常。RTS Ⅱ型的特征是患者易患骨肉瘤。RTS患者通常在3～6月龄时首先出现面部红斑和大疱，然后扩散到四肢和臀部。皮肤异色症会在其消失后在这些初始病变区域发展。据估计，约5%的RTS患者会在任何年龄发生皮肤癌，包括基底细胞癌和鳞状细胞癌[24, 25]。

9. 沃纳综合征

沃纳综合征（Werner syndrome，WS）也称为成年人早衰症，是一种常染色体隐性遗传的早衰综合征（MIM277700），可表现为白发、脱发、糖尿病、高脂血症、高血压、硬皮病、眼白内障、心肌梗死、骨质疏松症和中风，尤其是青春期后[26]。WS是*WRN*基因变异导致的，该基因编码具有3'到5'外切核酸酶活性的DNA解旋酶。许多研究表明，WRN解旋酶通过参与DNA代谢的作用参与维持染色体稳定性，如DNA复制、修复、重组，以及通过与DNA修复因子、端粒结合蛋白、组蛋白修饰酶和其他DNA代谢因子相互作用的表观遗传调控。WS的特点是过早衰老、硬皮病、白内障和过早动脉硬化，但没有肌腱和肺部受累。WS患者易患恶性肿瘤，大多数WS患者死于恶性肿瘤[27]。

10. 具有全身表现的X连锁网状色素障碍

具有全身表现的X连锁网状色素沉着症（X-linked reticulate pigmentation disorder with systemic manifestations，XLPDR）（MIM301220）是一种极为罕见的遗传性皮肤病，由X连锁隐性遗传，但分子基础未知[28]。在男性XLPDR患者中，皮肤受累的特征是皮肤网状色素沉着过多。在女性携带者，皮肤表现明显限于循Blaschko线的斑块线性色素沉着过度[29]。XLPDR患者皮损缺乏毛细血管扩张。

五、治　疗

个别病例报道，间质性肺炎通过皮质类固醇治疗得到改善，表明皮质类固醇可能是治疗与该疾病相关的间质性肺炎的一种选择[2]。肺纤维化是导致POIKTMP患者死亡的主要原因，氧疗可纠正缺氧，必要时应进行无创通气。目前尚无肺移植、新型抗纤维化药物吡非尼酮或尼达尼布的研究报告。

因患者不耐热，故应避免过热暴露和控制发热，尤其是在儿童早期；日晒可能会加剧皮疹，应避免过度日晒；对于淋巴水肿，可给予常规管理；对于湿疹样病变，应予以局部类固醇润肤剂；对于胰腺外分泌功能不全，可予以胰酶补充剂。对于老年患者，染料脉冲激光可能是皮肤毛细血管扩张美容的一种选择。物理治疗和锻炼可促进活动能力和预防挛缩。

年度监测（或根据需要的频率）包括皮肤科检查、肌肉无力和（或）挛缩的物理治疗评估、骨科并发症的评估（挛缩，尤其是跟腱和脊柱侧凸）、肺功能检测、血清转氨酶（SGOT、SGPT）、碱性磷酸酶、γ-谷氨酰转移酶、电解质、TSH、全血细胞计数和分类）和眼科检查。

POIKTMP以常染色体显性遗传方式遗传。在大约50%的患者中，*FAM111B*致病性变异是遗传的，大约50%是新发的。POIKTMP患者的每个孩子都有50%的概率继承*FAM111B*致病性变异。一旦在受影响的家庭成员中鉴定出*FAM111B*致病性变异，就应进行产前和人工辅助生殖的胚胎植入前基因检测。

━━━━━━━━━━━━━━━━━━━━━━━● 参考文献 ●━━━━━━━━━━━━━━━━━━━━━━━

[1] RAYINDA T, VAN STEENSEL M, DANARTI R. Inherited skin disorders presenting with poikiloderma [J]. Int j dermatol, 2021, 60(11):1343-1353.

[2] TAKIMOTO-SATO M, MIYAUCHI T, SUZUKI M, et al. Case report: Hereditary fibrosing poikiloderma with tendon contractures, myopathy, and pulmonary fibrosis (POIKTMP) presenting with liver cirrhosis and steroid-responsive interstitial pneumonia [J]. Frontiers in genetics, 2022, 13: 870192.

[3] AROWOLO A, MALEBANA M, SUNDA F, et al. Proposed cellular function of the human FAM111B protein and dysregulation in fibrosis and cancer [J]. Frontiers in oncology, 2022, 12:932167.

[4] BERTELSEN B, TUXEN I V, YDE C W, et al. High frequency of pathogenic germline variants within homologous recombination repair in patients with advanced cancer [J]. NPJ genomic medicine, 2019, 4:13.

［5］RUGGIANO A, RAMADAN K. DNA-protein crosslink proteases in genome stability［J］. Communications biology, 2021, 4(1):11.

［6］WYNN T A. Cellular and molecular mechanisms of fibrosis［J］. Journal of pathology, 2008, 214(2):199-210.

［7］MERCIER S, KüRY S, SALORT-CAMPANA E, et al. Expanding the clinical spectrum of hereditary fibrosing poikiloderma with tendon contractures, myopathy and pulmonary fibrosis due to FAM111B mutations［J］. Orphanet J Rare Dis, 2015, 10:135.

［8］KAWASAKI K, NOJIMA S, HIJIKI S, et al. FAM111B enhances proliferation of KRAS-driven lung adenocarcinoma by degrading p16［J］. Cancer sci, 2020, 111(7):2635-2646.

［9］WU Y, WEN L, WANG P, et al. Case report:Diverse phenotypes of congenital poikiloderma associated with FAM111B mutations in codon 628:A case report and literature review［J］. Frontiers in genetics, 2022, 13:926451.

［10］AROWOLO A, RHODA C, KHUMALO N. Mutations within the putative protease domain of the human FAM111B gene may predict disease severity and poor prognosis:A review of POIKTMP cases［J］. Experimental dermatology, 2022, 31(5):648-654.

［11］MERCIER S, KüRY S, SALORT-CAMPANA E, et al. Expanding the clinical spectrum of hereditary fibrosing poikiloderma with tendon contractures, myopathy and pulmonary fibrosis due to FAM111B mutations［J］. Orphanet Journal of Rare Diseases, 2015, 10(1):135.

［12］SANCHIS-BORJA M, PASTRé J, MERCIER S, et al. Pulmonary fibrosis associated with hereditary fibrosing poikiloderma caused by FAM111B mutation: A case report［J］. Rev mal respir, 2018, 35(9):968-973.

［13］BORIE R, KANNENGIESSER C, FONTBRUNE F S D, et al. Management of suspected monogenic lung fibrosis in a specialisedcentre［J］. European Respiratory Review, 2017, 26(144):160122.

［14］WU Y, WEN L, WANG P, et al. Case Report:Diverse phenotypes of congenital poikiloderma associated with FAM111B mutations in codon 628:A case report and literature review［J］. Frontiers in genetics, 2022, 13:926451.

［15］ DOKIC Y, ALBAHRANI Y, PHUNG T, et al. Hereditary fibrosing poikiloderma with tendon contractures, myopathy, and pulmonary fibrosis:Hepatic disease in a child with a novel pathogenic variant of FAM111B［J］. JAAD Case Rep, 2020, 6(12):1217-20.

［16］NOFAL A, SALAH E. Acquired poikiloderma:Proposed classification and diagnostic approach［J］. J am acaddermatol, 2013, 69(3):e129-e140.

［17］DEMARIA D, MEJIA-LOPEZ E, KELTING S M, et al. A case of familial calcific aortic and mitral stenosis in association with hereditary sclerosing poikiloderma［J］. Cardiovascular pathology, 2016, 25(3):195-199.

［18］MORIWAKI S, KANDA F, HAYASHI M, et al. Xeroderma pigmentosum clinical practice guidelines［J］. Journal of dermatology, 2017, 44(10):1087-1096.

［19］CUNNIFF C, BASSETTI J A, ELLIS N A. Bloom's syndrome:Clinical spectrum, molecular pathogenesis, and cancer predisposition［J］. Molecular Syndromology, 2017, 8(1):4-23.

［20］MENDIRATTA V, MALIK M. Kindler Syndrome［J］. Indian pediatrics, 2018, 55(1):85.

［21］VOLPI L, ROVERSI G, COLOMBO E A, et al. Targeted next-generation sequencing appoints c16orf57 as clericuzio-type poikiloderma with neutropenia gene［J］. Am j hum genet, 2010, 86(1):72-76.

［22］CHEN X, YAO H, ANDRéS V, et al. Status of treatment strategies for Hutchinson-Gilford progeria syndrome with a focus on prelamin:A posttranslational modification［J］. Basic & clinical pharmacology & toxicology, 2022, 131(4):217-223.

［23］LAMIS A, SIDDIQUI S W, ASHOK T, et al. Hutchinson-Gilford progeria syndrome:A literature Review［J］. Cureus, 2022, 14(8):e28629.

［24］MARMOLEJO CASTAñEDA D H, CRUELLAS LAPEñA M, CARRASCO LóPEZ E, et al. A case of Rothmund-Thomson syndrome originally thought to be a case of Bloom syndrome［J］. Familial Cancer, 2023, 22(1):99-102.

［25］SáNCHEZ-PADILLA A P, VALENCIA-HERRERA A M, TOLEDO-BAHENA M E, et al. Rothmund-Thomson syndrome:A case series from a tertiary pediatric hospital in Mexico［J］. Boletin Medico del Hospital Infantil de Mexico, 2022, 79(1):56-61.

［26］OKYAR B, AKBEN S, TORUN B, et al. A rare syndrome mimicking scleroderma:Werner syndrome［J］. Modern rheumatology case reports, 2023, 7(1):315-319.

［27］TSUGE K, SHIMAMOTO A. Research on Werner syndrome:Trends from past to present and future prospects［J］. Genes (Basel), 2022, 13(10):1802.

［28］ZHAO Y K, FAN L H, LU J F, et al. X-linked reticulate pigmentary disorder in a 4-year-old boy［J］. PostepyDermatologiiiAlergologii, 2022, 39(2):410-412.

［29］PEZZANI L, BRENA M, CALLEA M, et al. X-linked reticulate pigmentary disorder with systemic manifestations:A new family and review of the literature ［J］. Am j med genet a, 2013, 161A (6):1414-1420.

第九节　急性间质性肺炎

急性间质性肺炎（acute interstitial pneumonia，AIP）是一种急性特发性、快速进展的间质性肺疾病，新发病灶累及双肺，病理表现为弥漫性肺损伤[1]，通常导致暴发性呼吸衰竭和急性呼吸窘迫综合征（acute respiratory distress syndrome，ARDS）[2,3]。该病的早期诊断困难[4,5]，且病死率很高[3,6]，但如果早期幸存，则可以获得相对良好的长期预后[7]。

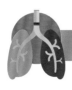
1935年，Louis Hamman 和 Arnold Rich 首次描述病情进展迅速且病因不明的肺纤维化疾病，因此该病也被称为 Hamman-Rich 综合征[8]。但在该定义下，Hamman-Rich 综合征所描述的特征与特发性肺纤维化尚难以区别。1986年，Katzenstein 和 Myers 首次提出了 AIP 的概念，其特征为存在急性呼吸衰竭，同时病理上表现为弥漫性肺泡损伤的间质性肺炎[9]。随后，Olson 等人研究 Hamman 和 Rich 之前所分析的病例后，确认其病理为弥漫性肺泡损伤[10]。因此，AIP 和 Hamman-Rich 综合征实质上具备相同的临床病理特征，两者描述的是同一类疾病，且与特发性肺纤维化不同。美国胸科学会（American Thoracic Society，ATS）和欧洲呼吸学会（European Respiratory Society，ERS）将 AIP 归类为特发性间质性肺炎。

AIP 无明显发病原因，男女发病无显著差异。据报道最小发病年龄为 7 岁，最大为 83 岁，平均发病年龄为 55 岁左右，大部分患者在症状出现的 7 天内加重而就医[11]。

一、病因与病理生理机制

AIP 的潜在发病机制尚未阐明。然而，有假设认为，肺泡上皮细胞和血管内皮细胞的急性损伤引发了一系列事件，导致弥漫性肺泡损伤。上皮细胞损伤尤为严重，完整上皮屏障的破坏不仅导致肺泡水肿，还抑制肺泡内液体的排出，并降低表面活性物质的产生。此外，上皮细胞损伤的程度与临床预后密切相关。

作为对上皮细胞损伤和死亡的反应，肺泡巨噬细胞释放细胞因子，通过刺激中性粒细胞趋化和活化来加剧急性炎症反应。很可能是促炎因子（如 IL-6 和 TNF-α）与抗炎因子（如 IL-1 受体拮抗剂、可溶性肿瘤坏死因子受体）之间的不平衡，而不仅仅是单纯的促炎因子绝对增多，促进了持续的肺损伤。

在受损的肺泡中，上皮细胞坏死脱落，在基底膜上形成透明膜。透明膜可作为炎症细胞、成纤维细胞和肌成纤维细胞进入肺泡空间时的"支架"。肌成纤维细胞产生大量的胶原蛋白和其他基质蛋白，从而形成了基质的"组织重构"过程。相同的过程也发生在间质中，成纤维细胞侵入、增殖、分化为肌成纤维细胞，明显扩大间质空间。但是，诱发肺泡上皮损伤的因素，以及为何有些患者能成功完全修复这种损伤，而其他患者则导致进行性纤维化，目前尚不清楚。

二、临床表现

大多数患者表现为类似流感的前驱症状，包括头痛、肌痛、咽喉痛、倦怠和咳嗽。通常表现为干咳或只有少量黏液痰。呼吸困难的发展通常在数天内出现，偶尔在病程晚期才加重。有些病例报告 AIP 患者存在发热。

体格检查发现，多数 AIP 患者存在心动过速、呼吸过速和缺氧征象。胸部检查时可发现啰音和哮鸣音。胸膜疾病或明显的肺外表现，如皮疹、滑膜炎或肌无力，较少见，如果存在应高度警觉其他诊断的可能性。

三、辅助检查

1.实验室检查

AIP 的实验室检查几乎无特异性，更多是为了排除诊断。血气分析可以提示缺氧的严重程度，以及是否需要进行机械通气。此外，通过检测血清肌酐和尿液分析可评估肾功能。肾脏疾病的证据可能提示潜在的系统性红斑狼疮或肺肾综合征等自身免疫性疾病。还应测定肌酸激酶或其他骨骼肌损伤标志物，因为与多发性肌炎相关的AIP样表现可占主导地位，并可能掩盖肌炎疾病。

支气管肺泡灌洗是一项重要的早期检查，最好在入院后24小时内进行。应将BALF送检以培养典型的呼吸道病原体（包括病毒），并进行细胞学分析（见图4-9-1）。BALF细胞学检查有助于排除AIP的诊断，在某些情况下可能具有诊断意义。如在急性嗜酸性肺炎中，BALF中明显出现嗜酸性粒细胞增多，通常在50%~70%；同样，急性过敏性肺炎与BALF中淋巴细胞增多相关。在适当的临床背景下，如与过敏性肺炎相关的暴露，这样的协同数据相当具有特异性。相比之下，AIP的BALF发现并不具有特异性。中性粒细胞占优势，但中性粒细胞增多也可见于感染过程和ARDS。

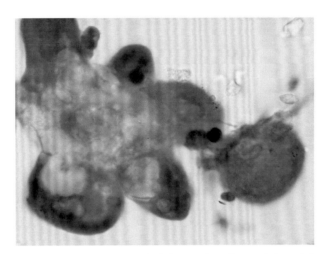

在高放大倍率下，显示一簇非典型上皮细胞，具有宽阔的空泡状细胞质和无定形的细胞外和细胞内物质（透明膜碎片）（巴氏染色）。

图4-9-1　BALF中的脱落细胞

（资料来源：本图获ERS许可摘自参考文献[11]。Reproduced with permission of the © ERS 2024：European Respiratory Journal 21（1）187-191；DOI：10.1183/09031936.03.00297002 Published 1 January 2002）

2. 影像学表现

AIP的主要影像学表现是双肺浸润影，从局灶性到弥漫性不等。CT上可见双侧的磨玻璃状密度增加，伴有不规则的气腔实变、小叶间隔和支气管血管束增厚，以及小叶内网状密度增加（见图4-9-2）。这些发现也可能出现在其他疾病中，因此对特异性不高。大约1/3的患者有胸腔积液。患者也可出现牵拉性支气管扩张，一般在疾病早期不出现蜂窝状改变，但随后可能出现。也有研究者认为，虽然在AIP的患者中观察到了牵引性支气管扩张和蜂窝样改变，但是这些特征更可能表示患者存在潜在的慢性间质纤维化过程，如UIP/IPF，而不是单纯的DAD/AIP。

AIP可分为渗出期、增殖期和纤维化期。理论上，AIP所处阶段不同影像表现不同。然而，事实上CT表现并不能特异地提示AIP分期。如磨玻璃影既可以见于渗出期，反映肺泡间隔水肿以及透明膜形成（见图4-9-2）；同时也可见于增殖期，肺泡内与间质的机化也可以表现为磨玻璃影（见图4-9-3）；最后肺泡间隔的纤维化也可以形成磨玻璃影（见图4-9-3）。同理，气腔实变既可见于渗出期，由肺泡内水肿或出血所致；也可见于增殖期，由管腔内机化形成所致（见图4-9-3）；当然也可见于纤维化期，由肺泡内纤维化形成所致。而牵拉性支气管扩张，则可同时见于增殖期和纤维化期（见图4-9-4）。

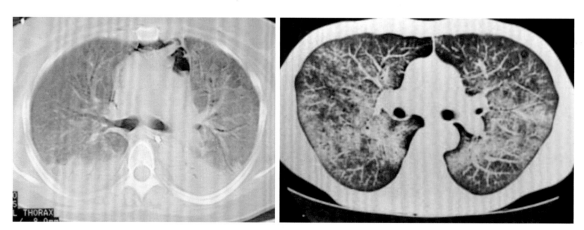

胸部CT扫描显示双侧肺磨玻璃样渗出影及下叶实变。

图4-9-2　双肺弥漫性渗出影

（资料来源：本图获*ERS*授权摘自参考文献[11, 12]。Reproduced with permission of the © ERS 2024：European Respiratory Journal 9（12）2691-2696；DOI：10.1183/09031936.96.09122691 Published 1 December 1996）

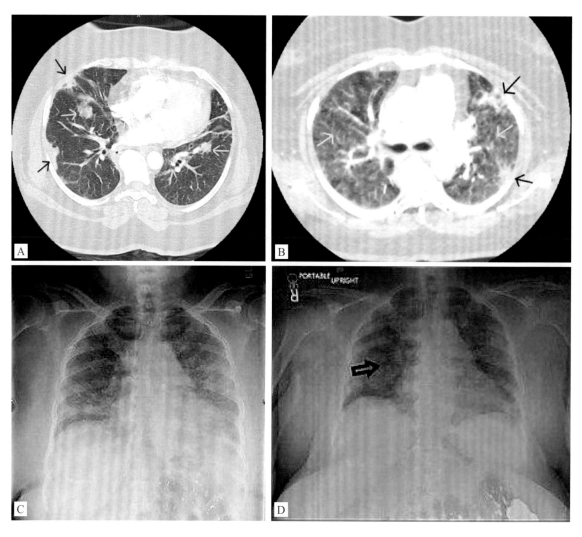

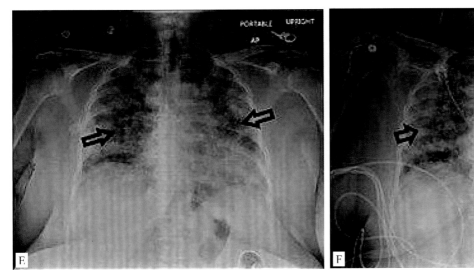

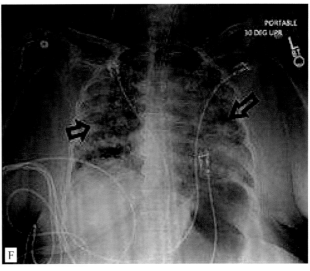

一名既往体健的64岁妇女，因关节痛、肌痛、主观发热、干咳及进行性加重的呼吸困难2周就诊。胸部CT平扫（A、B）发现累及外周（黑箭头）、右上叶前外侧段以及左下叶前外侧段（黄色箭头）的散在斑片状浸润性改变。未发现局灶性肿块。呼气相马赛克征（黄色箭头），胸膜下实变（黑色箭头）。胸部X线检查（C～F）显示双侧弥漫性斑片状混浊（黑色空心箭头）逐渐进展恶化，心脏轮廓逐渐模糊。

图4-9-3　AIP患者肺部影像学变化

（资料来源：本图从Cureus开放获取并改编自参考文献[6]）

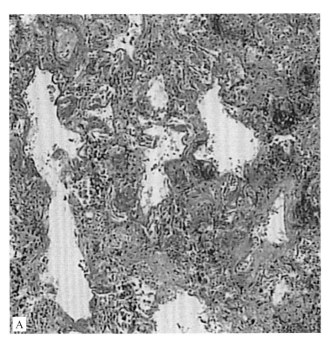

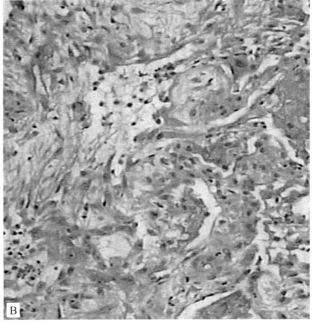

A：在低放大倍率下，AIP急性渗出期显示间质性水肿和许多透明膜导致肺泡隔膜增宽；B：含有细胞外基质的梭形细胞存在于间质和肺泡结构中（弥漫性肺泡损伤的机化阶段）（苏木精和伊红染色）。

图4-9-4　外科肺活检标本的组织病理

（资料来源：本图获ERS许可摘自参考文献[11]）

　　某些HRCT特征似乎具有预后价值。一项对10名AIP幸存者和21名非幸存者的HRCT结果进行比较

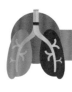

的研究发现，非幸存者的牵引性支气管扩张和支气管扩张程度明显大于幸存者。对于幸存者，随访HRCT通常显示病灶消退，但可能存在残余的斑块状磨玻璃密度病灶和间质与小叶内网状结构，以次胸膜下分布为主。

3. 病　理

AIP的典型病变是机化性弥漫性肺泡损伤（见图4-9-4）。光镜下显示，AIP患者大部分肺组织广泛受损。与寻常型间质性肺炎（特发性肺纤维化的病理表现）相比，AIP病变在同一时间全肺均匀分布，表明这些损伤有相同的始动因素。间质增厚常见，并可能掩盖正常解剖标志。气腔仍可存在，但常常变为狭缝状开口或完全塌陷。间质增厚代表了间质水肿、炎症细胞浸润、成纤维细胞增殖和未成熟胶原增生。间质炎症细胞主要为单核细胞。胶原纤维束类似于寻常型间质性肺炎中的成纤维细胞病灶，通常从间质延伸至肺泡空腔。在肺泡空腔内，常见肺泡Ⅱ型细胞增生，还可能见透明膜残迹。在进展较为严重的病例中，可能出现蜂窝状纤维化。

病理学鉴别诊断包括渗出性弥漫性肺泡损伤、急性嗜酸性肺炎、隐源性机化性肺炎、非特异性间质性肺炎（NSIP）以及寻常型间质性肺炎上叠加弥漫性肺泡损伤。

弥漫性肺泡损伤是多种因素共同的常见病变，包括药物、毒素、感染、辐射和ARDS（见表4-9-1）。AIP渗出期主要特征如图4-9-4-A所示，即存在透明膜、间质内急性炎症细胞浸润，且无纤维化。

表4-9-1　DAD的病因

DAD的病因	分类
感染	病毒感染：流感病毒，季节性和大流行性；单纯疱疹病毒1型；巨细胞病毒；腺病毒；呼吸道合胞病毒；真菌感染：弥漫性组织胞浆菌病；隐球菌性肺炎；非结核分枝杆菌感染
结缔组织疾病	类风湿性关节炎、多发性肌炎/皮肌炎、系统性红斑狼疮、系统性硬化症、混合性结缔组织病、干燥综合征和抗合成酶综合征
药物	胺碘酮(amiodarone)、博来霉素(bleomycin)、布司他醇(busulfan)、卡姆司汀(carmustine, BCNU)、可卡因(cocaine)、环磷酰胺(cyclophosphamide)、阿糖胞苷(cytosine-arabinoside, Ara-C)、吉西他滨(gemcitabine)、呋喃妥因(nitrofurantoin)
误吸	
器官移植的非感染性并发症	
氧中毒	

急性嗜酸性肺炎与弥漫性肺泡损伤非常相似，唯一不同之处在于主要的炎症细胞为嗜酸性粒细胞。但如果患者在活检前接受了皮质类固醇治疗，将很难将AIP与弥漫性肺泡损伤相鉴别。

隐源性机化性肺炎的特点是呼吸性支气管和肺泡管内纤维黏液样胶原组织，伴有细胞间质浸润。尽管胶原组织在位置上通常可将隐源性机化性肺炎与AIP区分开，但有时很难准确识别其精确位置。NSIP与AIP具有相似的弥漫、时相均匀的组织学类型。然而，在NSIP中，肺泡空腔往往得以保留，成纤维细胞病灶稀少，透明膜残迹不可见。

特发性肺纤维化急性加重的病例也显示出渗出性和弥漫性肺泡损伤的混合。在这种情况下，外周分布伴有相邻的成纤维细胞病灶的蜂窝状纤维化结构，应提示潜在的寻常型间质性肺炎，据此可与AIP相鉴别。

四、诊　断

AIP的诊断要点：①突发急性呼吸道症状导致严重低氧血症，在大多数情况下，导致急性呼吸衰竭；②影像学检查提示双肺浸润；③尽管进行了充分的临床调查，但没有明确的病因或易感条件；④病理学上有弥漫性肺泡损伤的证据。

如前所述，弥漫性肺泡损伤（DAD）是AIP的病理基础。因为AIP被定义为特发性疾病，所以在诊断AIP之前需要排除已知的DAD病因。实际上，通常的诊断顺序是：在肺活检中发现DAD，开始考虑AIP，但需要排除其他潜在的隐匿病因。需要首先排查其他引起DAD的病因，如败血症、先前的化疗、明显的严重创伤、药物毒性或结缔组织疾病等。虽然没有针对必需检测项目的标准建议，但Olson等人的研究给临床医师提供了重要病因鉴别的参考资料[10]，DAD的病因包括感染、结缔组织疾病、药物毒性和氧中毒等（见表4-9-1）。

五、鉴别诊断

1. 感　染

急性暴发性感染的临床和放射学特征可以与AIP相同。因此，在确定为AIP之前，应尽一切努力鉴定病原菌。临床医生应进行适当的微生物学和血清学检测，病理学家应检查活检标本以寻找病原体。将患者是否存在免疫功能受损这一信息提供给病理学家非常重要，因为患者存在免疫功能受损会增加对病原体的搜索强度，并可能触发使用特殊的组织化学或免疫组化染色。通过进行这些调查，医务人员可以准确诊断潜在疾病，并提供适当的治疗。

2. 充血性心力衰竭

充血性心力衰竭（CHF）常常在最终确诊为AIP的患者的鉴别诊断中出现。排除充血性心力衰竭是ARDS诊断的关键标准，同样适用于AIP。放射学上，ARDS和AIP与心源性肺水肿无法区分。事实上，ARDS和AIP通常被称为非心源性肺水肿，这个术语有些误导人，因为这些病例的病理学是DAD，而不是水肿。如今，使用各种无创性检查，如超声心动图和血清B型钠尿肽（BNP）水平，可以进行针对CHF的鉴别诊断。在不清楚的情况下，使用Swan-Ganz导管插入以获取肺毛细血管楔压有助于确立诊断。

3. ARDS

ARDS和AIP之间存在许多共同的特征，包括症状急性发作、严重低氧血症、放射学上的双侧浸润、需要机械通气的呼吸衰竭、预后差、高死亡率以及组织学表现为DAD。

因此，读者可能会疑惑为何ARDS和AIP不是同一疾病实体！事实上，有时会将AIP称为特发性ARDS。比较ARDS和AIP的诊断标准，可以发现它们的定义几乎完全相同，但仍有两个关键的区别。

第一，ARDS仅根据临床标准来定义，而AIP的标准要求同时考虑临床和病理学的因素，从而要求对肺组织进行组织学检查以得出诊断。这使得AIP的定义相对更为狭窄，而根据临床表现来诊断的ARDS在基础病理方面更为异质化。如在一些符合ARDS的临床定义的病例中，组织学检查显示的不是DAD，而是其他病变，如感染性肺炎、毛细血管炎伴有肺泡出血或机化性肺炎。

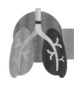
第二，AIP的定义要求该疾病的病因未知，而ARDS的定义不受其潜在病因的影响。

因此，考虑到这些定义，ARDS和AIP不应被视为两种不同的疾病，而应被视为急性肺损伤亚组的不同定义方式。由于定义的重叠，这两种诊断通常可以应用于同一患者。因此，一些ARDS患者符合AIP的临床和组织学标准，几乎所有的AIP患者符合ARDS的临床诊断标准。ARDS患者存在多器官衰竭，但通常不发生在AIP患者中，这是两个实体之间的差异之一。尽管多器官衰竭在ARDS患者中比AIP更常见，但目前没有发表的数据表明多器官衰竭可以准确区分这两种疾病条件。

4. IPF急性加重

前面的讨论可能会让人认为间质性纤维化总是可以明确区分为急性和慢性形式。然而，有一部分慢性间质性纤维化（已确诊或隐匿性）患者会发展出急性肺损伤（可能还涉及纤维化），从而形成混合的急性-慢性纤维化。典型的例子是已知具有UIP/IPF的患者出现了重叠的DAD，原因通常是未知的。虽然急性特发性的特征与AIP相似，但关键区别在于IPF存在潜在的慢性纤维化。这种急性-慢性混合病例的存在解释了为什么过去很难将急性肺纤维化（如AIP）与慢性形式（如UIP/IPF）清晰地分开。一些患者在急性损伤发生时，已经存在隐匿的慢性间质性肺病（如IPF）；而在其他患者中，重叠的急性肺损伤是肺疾病的首次表现，但只有在重叠的急性肺损伤引起临床关注时才会发现潜在的慢性间质性纤维化。通常很难证明慢性和急性过程混合存在，但可以通过几种方式寻找。临床上，慢性肺纤维化患者可能会突然恶化并发生急性呼吸衰竭。放射学上，可能有慢性间质性纤维化的证据（蜂窝样变和牵引性支气管扩张/细支气管扩张），同时也有急性间质性纤维化的证据（磨玻璃影或实变）。最后，组织学病例作为评估此类病例的金标准，可能显示在同一组织检查中同时存在急性和慢性过程，如DAD和UIP。据推测，所谓的AIP患者牵拉性支气管扩张和蜂窝变（通常在UIP中见到的特征）的报道实际上代表了潜在的UIP而不是单纯的AIP。事实上，牵拉性支气管扩张和蜂窝变被认为是AIP预后不良的特征，这个观察结果暗示这些患者存在潜在的UIP，这可能是其比AIP预后更差的原因。

六、治疗和预后

目前尚无经证实的针对AIP有效的治疗方法。几乎所有患者需要机械通气和支持性护理。基于ARDS中已经确立的益处，目前提倡采用肺保护性机械通气策略。许多患者接受高剂量静脉注射皮质类固醇药物治疗，这种做法基于使用该治疗可降低ARDS患者死亡率，以及高剂量脉冲糖皮质激素治疗可能降低患者死亡率的声明。然而，其他研究人员却未发现使用皮质类固醇药物治疗对AIP患者的益处，这反映了在更广泛的混合ARDS病例中，皮质类固醇药物治疗的益处未经证实。由于AIP的罕见性以及迄今为止所有对该症状的报告都是小样本的描述性病例系列，寻求基于证据的治疗方法非常困难。

AIP的预后不良（与ARDS相似），尽管接受机械通气和高剂量的皮质类固醇药物治疗，但大多数患者最终死于急性呼吸衰竭或其并发症。总体而言，大约有一半的患者在2个月内死亡。然而，在一些病例系列中报道了不同数量的幸存者。已有充分证据表明，一些AIP患者虽然在住院期间存活下来，但在出院后几个月内仍可死于复发性AIP、肺炎或充血性心力衰竭[13]。

针对DAD的一项研究发现，AIP患者住院死亡率（50%）与已知原因引起的DAD（53%）患者死亡率相似，这表明对于将DAD作为其潜在病理学的患者来说，发现潜在病因并不一定会改善结果[14]。事实上，迄今为止，没有一致的临床或病理特征可以确定哪些DAD患者预后更好。AIP康复患者可以实现长期存活，有报道称在诊断后可存活2~4年。已经有报道，AIP进展至慢性间质性肺病和蜂窝变，这似乎暗示AIP可以演变为UIP。然而，对于这一观察结果，另一种解释是表面上的AIP实际上是潜在隐匿的IPF的急性加重，在最初的急性损伤时可能未能检测到。随后，潜在的慢性纤维化可能会随着时间的推移显现出来，此时蜂窝状变化就会显现出来。

（本节由金华良撰写）

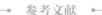

● 参考文献 ●

［1］CHANG S W, MIN K H, LEE S Y, et al. Rapid progression of acute interstitial pneumonia in a patient with low MDA-5 antibody titer［J］. Am J Case Rep, 2024, 25:e943655.

［2］GAO H, DONG Y, WAN Y. Fatal acute interstitial pneumonia induced by radiotherapy alone［J］. Quantitative Imaging in Medicine and Surgery, 2024, 14(1):1241-1244.

［3］MASTAN A, MURUGESU N, HASNAIN A, et al. Hamman-Rich syndrome［J］. Respir Med Case Rep, 2018, 23:13-17.

［4］FUJITA J, TOHYAMA M, HARANAGA S, et al. Hamman-Rich syndrome revisited:How to avoid misdiagnosis［J］. Influenza Other Respir Viruses, 2013, 7(1):4-5.

［5］ZHANG Q, RAZA A, CHAN V, et al. Hamman-Rich syndrome:A diagnosis of exclusion in the COVID-19 pandemic［J］. Cureus, 2020, 12(8):e9866.

［6］OBASI J. An elusive case of acute interstitial pneumonia［J］. Cureus, 2019, 11(5):e4685.

［7］VOURLEKIS J S. Acute interstitial pneumonia［J］. Clin Chest Med, 2004, 25(4):739-747, vii.

［8］CHERTOFF J, ALNUAIMAT H. A 45-year-old woman with acute interstitial pneumonia (Hamman-Rich syndrome)［J］. Turk J AnaesthesiolReanim, 2017, 45(4):244.

［9］KATZENSTEIN A L, MYERS J L, MAZUR M T. Acute interstitial pneumonia. A clinicopathologic, ultrastructural, and cell kinetic study［J］. Am J Surg Pathol, 1986, 10(4):256-267.

［10］OLSON J, COLBY T V, ELLIOTT C G. Hamman-Rich syndrome revisited［J］. Mayo Clin Proc, 1990, 65(12):1538-1548.

［11］BONACCORSI A, CANCELLIERI A, CHILOSI M, et al. Acute interstitial pneumonia:Report of a series［J］. Eur Respir J, 2003, 21(1):187-191.

［12］ISHIZAKI T, SASAKI F, AMESHIMA S, et al. Pneumonitis during interferon and/or herbal drug therapy in patients with chronic active hepatitis［J］. European Respiratory Journal, 1996, 9(12):2691-2696.

［13］AVNON L S, PIKOVSKY O, SION-VARDY N, et al. Acute interstitial pneumonia-Hamman-Rich syndrome:Clinical characteristics and diagnostic and therapeutic considerations［J］. Anesth Analg, 2009, 108(1):232-237.

［14］PARAMBIL J G, MYERS J L, AUBRY M C, et al. Causes and prognosis of diffuse alveolar damage diagnosed on surgical lung biopsy［J］. Chest, 2007, 132(1):50-57.

第十节　胸膜肺实质弹力纤维增生症

胸膜肺实质弹力纤维增生症（pleuroparenchymal fibroelastosis，PPFE）是一种缓慢进展的罕见的肺部疾病，具有独特的临床、放射学和病理学特征[1]。该病导致脏层胸膜的纤维化和以胸膜下肺实质为主的纤维弹性组织改变，病变首发于靠近肺尖的上叶[2]。患者常有反复感染、呼吸急促和干咳，最终导致不可逆转的呼吸衰竭和过早死亡[3]。诊断依赖于HRCT检查，有时候需要肺活检。缺乏有效治疗药物，肺移植仍然是PPFE的主要治疗选择。

一、病因与病理生理机制

PPFE的病因不明。大部分病例被认为是特发性的。2013年，PPFE被认为是一种罕见的特发性间质性肺炎。另一些病例可能继发于潜在的疾病或病症。半数患者有家族史，患者多为女性。

已经报道了许多PPFE的可疑的原发启动因素，其中最常见的是骨髓和造血干细胞移植[4-6]、肺移植[7]，与肺、造血干细胞移植相关的限制性同种异体移植综合征（restrictive allograft syndrome，RAS）[8]，也被称为限制性慢性同种异体移植功能障碍。其次，放疗史、化疗史、自身免疫性或结缔组织病、遗传易感性、急性肺损伤特别是感染性疾病、慢性过敏性肺炎以及石棉和铝的职业暴露等也与PPFE相关（见表4-10-1）。

表4-10-1　PPFE常见的原发启动因素[1, 3]

原发启动因素	描述
肺移植	在RAS的移植受者中，大部分发生PPFE和弥漫性肺泡病变。这提示RAS的发展顺序，首先是弥漫性肺泡损伤，然后发生PPFE。PPFE与RAS有相似的组织病理学表现，但重要差异是RAS有更多的闭塞性毛细支气管炎和血管炎症。
骨髓和造血干细胞移植	与同种异体移植相关。很可能是移植物抗宿主反应。平均潜伏期为移植后的10年。死亡率为50%。
间质性肺疾病	寻常型间质性肺炎、过敏性肺炎等
慢性或复发性支气管肺感染	曲霉菌、非结核分枝杆菌等
自身免疫性或结缔组织病	硬皮病、类风湿性关节炎、炎症性肠病、皮肌炎、RA、干燥综合征、银屑病等
肺纤维化家族史	家族成员中有肺纤维化患者
编码端粒酶复合物的基因突变	家族成员中有PPFE患者。即使没有家族史，PPFE患者也可能检测到涉及维持端粒完整性和端粒酶功能的基因突变，包括TERT（端粒酶逆转录酶）和TERC（端粒酶RNA成分），提示PPFE的发生可能与异常缩短的端粒有关。
细胞毒性药物	烷化剂（环磷酰胺，卡莫司汀）、甲氨蝶呤、氟尿嘧啶、他莫昔芬、胺碘酮（10年潜伏期）等
放射治疗	肺部放疗史
职业粉尘吸入	石棉和铝等

PPFE的病理生理学机制未明。研究发现，PPFE常与其他间质性肺疾病及风湿免疫疾病共存。

与PPFE共存的纤维化ILD的最常见类型是UIP，占1/4～1/2。其次是非特异性间质性肺炎（NSIP）。共存的UIP或NSIP最常发生在肺下叶，通常都会随着时间的推移而进展[9]。在诊断为慢性过敏性肺炎（HP）的患者中也报告了PPFE[10]。

对PPFE患者在上叶以外的区域进行肺活检发现，有25%～46%的患者病理学特征表现与过敏性肺炎、UIP、机化性肺炎或无法分类的类型相似。这种共存（PPFE和其他特发性间质性肺炎）是PPFE患者死亡率较高的预测因素[11, 12]，但是个别研究显示肺下叶UIP或可能的UIP并不影响预后[9]。

对文献的系统回顾证实，PPFE的特征可存在于许多风湿性自身免疫性疾病中，且是预后不良的预测因素（如系统性硬化症、类风湿性关节炎、炎性特发性肌病、原发性干燥综合征、重叠综合征、ANCA相关血管炎、肉芽肿性多血管炎、显微镜下多血管炎、未分化结缔组织病、系统性红斑狼疮、巨细胞动脉炎或非特异性类风湿性自身免疫性疾病）。回顾性研究发现[13]，在约10%的特发性肺纤维化患者、11%的系统性硬化病相关ILD患者、6.5%的类风湿性关节炎相关ILD患者和23%的过敏性肺炎患者中发现了明显的PPFE特征。

二、临床表现

大多数PPFE患者的年龄在40~70岁，儿童和老年人中鲜有报道，年龄分布可能是双峰的：30岁和60岁左右两个高峰。平均发病年龄大约是57岁，没有性别差异，大多数患者不吸烟。

PPFE的病程是高度异质性的。从第一次放射学发现到症状发作的时间可能从几个月到几年不等。最常见的症状是进行性呼吸困难和咳嗽，其次是非特异性胸部不适和胸膜炎疼痛。在疾病过程中经常报告进行性体重减轻，并可能增加并发感染或隐匿性恶性肿瘤的可能性。

气胸和纵隔积气是PPFE的常见并发症。部分患者会出现自发性气胸（单侧或双侧）[14]，纵隔积气很少发生气胸和血胸。气胸可能是该疾病的首发表现或由诊断性肺活检诱发。继发性气胸多发生于正常与异常交界区域的胸膜破裂。气胸并不总是自发吸收自愈，部分患者可进展为支气管胸膜瘘，持续漏气，肺不能完全再扩张，这种并发症需要手术治疗[15]。

20%的特发性PPFE患者可能会发展为肺动脉高压，经胸超声心动图用作筛查试验，右心导管检查可确认诊断[16]。

PPFE患者通常身材苗条，体重指数较低（BMI<21kg/m²）。由于显著的上叶体积缩小、胸腔体积减少，许多PPFE患者会出现扁平胸（胸廓前后径缩短）。在某些个体中，胸骨上切迹明显加深。

三、辅助检查

1. 影像学检查

在胸部CT检查中，PPFE患者通常表现为双肺尖、致密、不规则的胸膜增厚，胸膜下肺实质纤维增生（见图4-10-1），伴有支气管充气征的肺实变和支气管血管周围间质增厚，可伴有不规则双侧结节，且随着时间的推移而增大。大多数患者表现出继发于纤维化的胸膜下网状结构异常，导致肺门向上回缩，上叶体积减少、结构变形和牵拉性支气管扩张和继发性气管偏斜。偶尔，在中叶和下叶发现UIP、可能的UIP、非特异性间质性肺炎、机化性肺炎或无法分类的影像学类型。

与IPF相比，PPFE最具特征的放射学表现是上叶受累、严重实变和胸膜增厚。上胸体积减少，与扁胸相关的两个现象：气管后缘和脊柱的重叠（前后胸深度减少的结果）；肺膨胀不全而导致深胸骨上切迹的出现和体重进行性减轻。

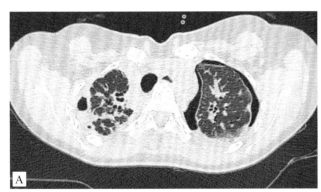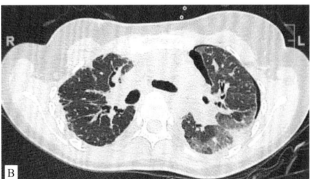

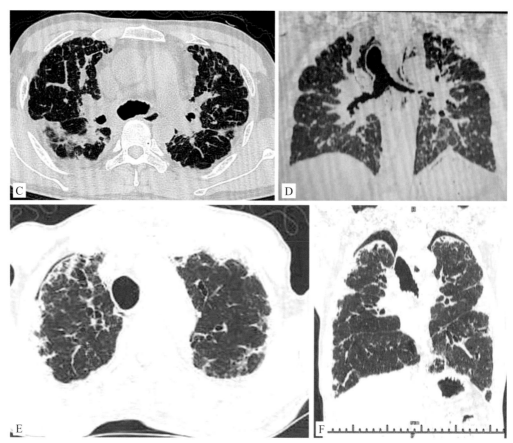

A、B：一名23岁女性患者CT扫描显示双肺上叶胸膜增厚和胸膜下实变，以及左侧自发性气胸；

C～F：一名57岁男性患者胸部CT示双上叶胸膜增厚、肺间质增粗伴牵拉性支气管扩张。

图4-10-1　胸部CT表现

（资料来源：A、B获 ERS 许可改编自参考文献[17]。Reproduced with permission of the ERS 2024：European Respiratory Review 32（167）220161；DOI：10.1183/16000617.0161-2022 Published 7 February 2023）

2. 肺功能

PPFE患者肺容积的逐渐减少会产生特征性的限制性通气障碍，表现为FVC降低、TLC降低以及FEV1/FVC增加。TLC降低可能伴有轻度或中度残留量增加，弥散功能下降。PPFE患者FVC下降有两种类型：一种是快速下降，发生在2～6年内；另一种是更缓慢的下降过程。

3. 组织病理学

PPFE的组织病理学特征主要是上叶脏层胸膜和下方的肺实质纤维化、肺泡内纤维化和弹性组织增生（见图4-10-2）。后者在活检标本中可能不存在，因为其分布不均。典型特征包括大量短的、卷曲的和随机取向的弹性纤维，导致脏层胸膜的弹性纤维化。炎症通常是轻微的、非特异性的，但血管内膜纤维化可能是明显的[18]，显眼地出现在肺血管系统，尤其是肺静脉。通常出现在脏层胸膜的深处，尽管它可能会延伸到更深的实质，通常在小叶间隔和支气管血管束周围，弹性纤维增生沿细支气管周围延伸，这可以解释冷冻活检甚至经支气管活检标本有时也可作出病理诊断。大约15%的患者可能存在肉芽肿性炎症病灶[18, 19]。

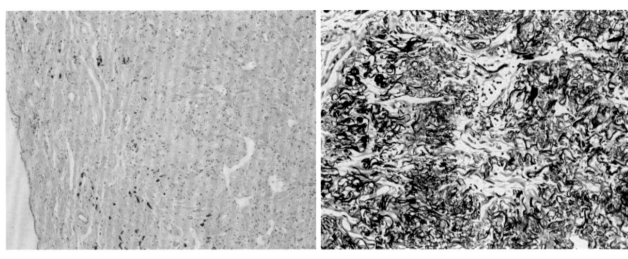

涉及血管结构的胸膜显著的肺尖纤维化增厚，弹性纤维染色显示纤维化区域的大量弹性纤维。

图4-10-2　组织病理学表现

（资料来源：本图获Elsevier授权摘自参考文献[1]）

4. 实验室检查

PPFE本身没有具有诊断价值的实验室检查项目。

据报道，受影响个体的循环KL-6（Kerbs von Lungren 6抗原）[20]、血清自身抗体和SP-D（表面活性剂蛋白D）水平不同程度升高，但其临床意义尚不清楚。研究发现，PPFE患者尿中结素（desmosines）水平高于IPF患者、COPD患者和正常对照组[21]。因此，尿中结素可能是PPFE患者有用的诊断性生物标志物，结合典型的临床表现和放射学特征有助于准确诊断没有组织病理学信息的PPFE患者。

四、诊　断

2012年，Reddy及其同事基于小样本数据首次提出了CT结合组织病理学的PPFE诊断标准[22]（见表4-10-2）。2015年，Rosenbaum等人更新了PPFE的病理学诊断标准：多叶胸膜下和（或）小叶中心纤维性间质性肺炎，其特征是弹性纤维广泛（>80%）增殖，非肺不张，伴有轻度慢性炎症和罕见肉芽肿[23]。外科肺活检易导致医源性气胸、纵隔气肿或可能导致长期"漏气"的支气管胸膜瘘的并发症，通常应避免手术活检。当前诊断主要依赖典型的临床与影像学表现，部分不典型病例在权衡利弊后可行肺活检。

表4-10-2　诊断PPFE的组织病理学与HRCT特点

诊断类别	组织病理学	HRCT
确诊	肺上叶胸膜及肺泡内纤维化伴肺泡间隔弹性纤维增生	胸膜增厚伴胸膜下纤维化，以上叶为主，下叶较少累及
疑诊	肺上叶活检病理见肺泡内纤维化，但不伴有明显的胸膜纤维化，不以胸膜下纤维化为主，或胸膜或胸膜下没有纤维化	上叶胸膜增厚伴胸膜下纤维化，但分布不集中在上叶，或具有其他共存疾病的特征
排除诊断	没有上述两类特征	没有上述两类特征

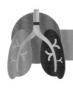

五、鉴别诊断

PPFE需与肺上叶相关的疾病相鉴别，包括结缔组织疾病、累及上叶的特发性间质性肺病、石棉沉着病、4期结节病（纤维化型）、过敏性肺炎、放射性肺病、药物性肺病、限制型慢性肺移植功能障碍（rCLAD），以及非典型的非结核分枝杆菌感染、肺损伤后重塑、尘肺、恶性肿瘤和顶端胸膜帽。

六、治疗和预后

PPFE通常表现为进行性加重的临床病程，预后较差。诊断后的平均生存期为2～11年[1, 13, 24]。有研究显示，该病1年、3年和5年的生存率分别为88.5%、45.5%和28.9%[9]。

目前没有特定的治疗方法，可以尝试使用类固醇、环磷酰胺、硫唑嘌呤、N-乙酰半胱氨酸、阿奇霉素、磺胺甲恶唑和甲氧苄啶等药物。鉴于这些患者的感染风险增加，通常应避免使用较大剂量的皮质类固醇或使用免疫抑制剂，如硫唑嘌呤或甲氨蝶呤。对于进行性加重的患者，可能需要肺移植。抗纤维化药物吡非尼酮和尼达尼布的疗效尚无临床研究证实。一项小型回顾性研究表明，尼达尼布可能会减缓疾病进展。容易发生频繁肺部感染的PPFE患者可能受益于预防性抗生素。

某些因素可能导致该病结局更差，如mMRC≥2级的呼吸困难[12]或有家族/遗传因素的年轻女性。特发性、与端粒酶相关基因突变相关、与化疗史相关以及合并间质性肺炎的PPFE患者，可能预后特别差[13]。大多数患者的死亡原因是呼吸系统病变恶化，如高碳酸血症、慢性呼吸衰竭恶化（通常为二氧化碳麻醉）、顽固性气胸、ILD急性加重和呼吸道感染。但是，关于下叶UIP和可能的UIP改变对预后是否有影响，尚无统一观点[9, 12]。相比之下，肺部任何部位肉芽肿的存在似乎与较低的死亡率有关[18]。

━━━━━━━━━━━━━━━━━━━━━━━━ ● 参考文献 ● ━━━━━━━━━━━━━━━━━━━━━━━━

［1］RICOY J, SUáREZ-ANTELO J, ANTúNEZ J, et al. Pleuroparenchymal fibroelastosis:Clinical, radiological and histopathological features［J］. Resp med, 2022, 191:106437.

［2］TRAVIS W D, COSTABEL U, HANSELL D M, et al. An official American Thoracic Society/European Respiratory Society statement:Update of the international multidisciplinary classification of the idiopathic interstitial pneumonias［J］. Am J Respir Crit Care Med, 2013, 188(6):733-748.

［3］CHUA F, DESAI S R, NICHOLSON A G, et al. Pleuroparenchymal fibroelastosis. A review of clinical, radiological, and pathological characteristics［J］. Annals of the American Thoracic Society, 2019, 16(11):1351-1359.

［4］BONDEELLE L, GRAS J, MICHONNEAU D, et al. Pleuroparenchymal fibroelastosis after allogeneic hematopoietic stem cell transplantation［J］. Bone marrow transplantation, 2020, 55(5):982-986.

［5］MATSUI T, MAEDA T, KIDA T, et al. Pleuroparenchymal fibroelastosis after allogenic hematopoietic stem cell transplantation:important histological component of late-onset noninfectious pulmonary complication accompanied with recurrent pneumothorax［J］. Int j hematol, 2016, 104(4):525-530.

［6］ZHANG S, XIE W, WANG Z, et al. Pleuroparenchymal fibroelastosis secondary to autologous hematopoietic stem cell transplantation:A case report［J］. Exp ther med, 2019, 17(4):2557-2560.

［7］IKEGAMI N, NAKAJIMA N, YOSHIZAWA A, et al. Clinical, radiological and pathological features of idiopathic and secondary interstitial pneumonia with pleuroparenchymal fibroelastosis in patients undergoing lung transplantation［J］. Histopathology, 2022, 80(4):665-676.

［8］OFEK E, SATO M, SAITO T, et al. Restrictive allograft syndrome post lung transplantation is characterized by pleuroparenchymal fibroelastosis［J］. Modern pathology, 2013, 26(3):350-356.

［9］ENOMOTO Y, NAKAMURA Y, SATAKE Y, et al. Clinical diagnosis of idiopathic pleuroparenchymal fibroelastosis: A retrospective multicenter study［J］. Resp med, 2017, 133: 1-5.

［10］JACOB J, ODINK A, BRUN A L, et al. Functional associations of pleuroparenchymal fibroelastosis and emphysema with hypersensitivity pneumonitis［J］. Resp med, 2018, 138: 95-101.

［11］KONO M, FUJITA Y, TAKEDA K, et al. Clinical significance of lower-lobe interstitial lung disease on high-resolution computed tomography in patients with idiopathic pleuroparenchymal fibroelastosis［J］. Resp med, 2019, 154: 122-126.

［12］KATO M, SASAKI S, KUROKAWA K, et al. Usual interstitial pneumonia pattern in the lower lung lobes as a prognostic factor in idiopathic pleuroparenchymal fibroelastosis［J］. Respiration, 2019, 97(4): 319-328.

［13］COTTIN V, SI-MOHAMED S, DIESLER R, et al. Pleuroparenchymal fibroelastosis［J］. Curropinpulm med, 2022, 28(5): 432-440.

［14］MATURU V N, RAJENDRAN P, NARAHARI N K. Idiopathic pleuroparenchymal fibroelastosis presenting as bilateral spontaneous pneumothorax: A case report［J］. Lung india, 2019, 36(1):75-77.

［15］BECKER C D, GIL J, PADILLA M L. Idiopathic pleuroparenchymal fibroelastosis:An unrecognized or misdiagnosed entity?［J］. Modern pathology, 2008, 21(6):784-787.

［16］CUETO-ROBLEDO G, GUERRERO-VELAZQUEZ J F, ROLDAN-VALADEZ E, et al. Pulmonary hypertension or pulmonary arterial hypertension in idiopathic pleuroparenchymal fibroelastosis:An updated comprehensive review［J］. Current problems in cardiology, 2022, 47(12):101368.

［17］BUSCHULTE K, COTTIN V, WIJSENBEEK M, et al. The world of rare interstitial lung diseases［J］. Eur respir rev, 2023, 32(167):220161.DOI:10.1183/16000617.0161-2022.

［18］KHIROYA R, MACALUSO C, MONTERO M A, et al. Pleuroparenchymal fibroelastosis:A review of histopathologic features and the relationship between histologic parameters and survival［J］. Am j surg pathol, 2017, 41(12):1683-1689.

［19］BARGAGLI E, ROTTOLI P, TORRICELLI E, et al. Airway-centered pleuroparenchymal fibroelastosis associated with non-necrotizing granulomas:A rare new entity［J］. Pathobiology, 2018, 85(5-6):276-279.

［20］ISHII H, WATANABE K, KUSHIMA H, et al. Pleuroparenchymal fibroelastosis diagnosed by multidisciplinary discussions in Japan［J］. Resp med, 2018, 141(null):190-197.

［21］OYAMA Y, ENOMOTO N, SUZUKI Y, et al. Evaluation of urinary desmosines as a noninvasive diagnostic biomarker in patients with idiopathic pleuroparenchymal fibroelastosis (PPFE)［J］. Resp med, 2017, 123:63-70.

［22］REDDY T L, TOMINAGA M, HANSELL D M, et al. Pleuroparenchymal fibroelastosis:A spectrum of histopathological and imaging phenotypes［J］. Eur respir j, 2012, 40(2):377-385.

［23］ROSENBAUM J N, BUTT Y M, JOHNSON K A, et al. Pleuroparenchymal fibroelastosis:A pattern of chronic lung injury［J］. Hum pathol, 2015, 46(1):137-146.

［24］TAVAKOLIAN K, UDONGWO N, DOUEDI S, et al. Idiopathic Pleuroparenchymal Fibroelastosis［J］. Journal of medical cases, 2022, 13(5):235-239.

第五章 代谢性肺病
（metabolic lung disease）

第一节 概 述

代谢性肺病是一组代谢异常导致某些中间产物异常积聚或结构改变、溶解度下降沉着于肺组织而产生的疾病，表现为肺影像改变及功能下降，包括肺泡蛋白沉着症、肺淀粉样变性、转移性肺钙化、树突状肺骨化、肺泡微石症和溶酶体贮积症。这些疾病是罕见的，早期通常没有或只有轻微的临床和功能异常，可能有不同的病因、病理、临床表现和影像学表现（见表5-1-1）。有些代谢相关的疾病是另一个原发疾病的组成性表现。

本章仅阐述部分相对常见的代谢相关性疾病。

表5-1-1 代谢性肺病的病因、病理、临床表现和影像学表现

疾病		病因	病理	临床表现	胸部CT
肺泡蛋白沉着症		脂质过度产生或清除减少	脂蛋白填充肺泡	无症状或轻微呼吸困难	肺实变、磨玻璃影、小叶间隔增厚、小叶内网格影（铺路石征）
肺淀粉样变	气管支气管型	淀粉样蛋白沉积	淀粉样物质沉着于气道黏膜下	呼吸困难、咯血	气管内结节、斑块或环形增厚
	结节型		淀粉样物质团块，大量巨细胞、浆细胞	无症状	边界清晰的外周肺结节，可有钙化
	弥漫型		淀粉样物质沉着于小血管及肺实质	呼吸困难	淋巴管周围小结节，间质及叶间裂弥漫性增厚伴有结节
肺钙化或骨化	转移性肺钙化	肾功能衰竭终末期	钙沉着于肺泡间隔和肺小血管壁	肺泡弥散功能下降	结节边界不清，大量钙化结节（直径为3~10mm）
	树突状肺骨化	不明	肺实质内有管状骨骼，其内含脂肪组织	无症状	钙化灶有分枝，中心呈管状
	肺泡微石症	不明	肺泡腔内微石（350~750mm）	无症状	大量直径<1mm的钙化结节弥漫分布于双侧肺泡

续表

疾病		病因	病理	临床表现	胸部CT
溶酶体贮积症	戈谢病	编码葡萄糖脑苷脂酶的基因的常染色体隐性遗传缺陷	载脂巨噬细胞在多种组织中浸润	呼吸困难、肺动脉高压	弥漫的小叶间隔增厚，网状结节
	尼曼匹克病	鞘磷脂酶缺陷致使鞘磷脂在细胞内沉积	庞大的泡沫细胞（NP细胞）聚集在肺泡隔、支气管壁及胸膜	无症状至呼吸衰竭	弥漫性间质浸润，双下叶为主。上叶磨玻璃影、下叶小叶间隔增厚
	法布里病	X连锁遗传的α-半乳糖苷酶活性低下	糖脂积聚在内皮、肌肉、间质	皮肤红点、咯血	肺纹理增粗-

第二节　肺泡蛋白沉积症

肺泡蛋白沉积症（pulmonary alveolar proteinosis，PAP）是一种病因未明的少见病，其特征是肺泡巨噬细胞功能异常导致肺表面活性物质产生异常和降解受损。肺泡和终末呼吸性细支气管内富含过碘酸雪夫（pedodic acid Schiff，PAS）染色呈阳性、类似于肺泡表面活性物质的不可溶的富磷脂蛋白样物质沉积，导致限制性通气功能障碍和弥散功能下降，引起进行性呼吸困难，后期导致Ⅰ型呼吸衰竭。PAP患者临床症状各不相同，从无症状到危及生命的呼吸衰竭均可见[1]。

1958年，Rosen首先报道该病。国内首次报道于1965年。该病总患病率在不同的研究中有差异，可能与地区、人种、纳入研究的样本量有关，大多数为（4～7）/100万，多发于30～60岁，先天性PAP多于新生儿和儿童期发病。男女性比例在不同的研究中报道不一，全球散发，无明显地区差异[2]。

一、病因与病理生理机制

肺泡表面活性物质是PAS染色呈阳性的富含磷脂蛋白的物质。由Ⅱ型肺泡上皮细胞产生，其中80%由极性磷脂组成，主要是饱和的磷脂酰胆碱和其他含量较少的磷脂物种；10%由中性脂质组成，主要是游离胆固醇，含有微量的甘油三酯和游离脂肪酸；10%是蛋白SP-A、SP-B、SP-C、SP-D。生理功能为减少肺泡表面张力和抗感染。

表面活性剂的稳态通过严格控制的平衡生产和清除来维持。表面活性剂经由肺泡上皮细胞通过摄取使其再循环或分解代谢。此外，肺泡巨噬细胞通过磷脂的分解代谢和外排，以及胆固醇向肝脏的逆向转运去除了大约一半排出的表面活性剂。

肺泡巨噬细胞清除表面活性剂中的脂质和蛋白质需要粒细胞-巨噬细胞集落刺激因子（granulocyte-macrophage colony stimulating factor，GM-CSF）的刺激[3]。GM-CSF是Ⅱ型肺泡上皮细胞产生的23kDa的糖蛋白细胞因子，与异源二聚体细胞表面受体结合，该受体由低亲和力的结合亚基α（CD116）和亲和力增强β（CD131）链组成，CD131与酪氨酸蛋白激酶JAK2紧密结合。GM-CSF与受体结合，可活化JAK2，使该受体以及信号转导和转录激活子5（signal transducer and activator of transcription 5，STAT5）、转录因子PU.1（由SPI1编码）、过氧化物酶增殖活化受体γ（peroxisome proliferator-activated receptor-γ，PPAR-γ）磷酸化，调节肺泡巨噬细胞的许多功能，包括分解表面活性剂脂质和蛋白质的能力[4]。GM-CSF还可以促进循环中性粒细胞存活并调节其多种功能。

肺泡巨噬细胞需要GM-CSF刺激才能维持足够的胆固醇外排率，这主要通过5种途径进行，这些途径主要由PPARG（编码PPAR-γ）或NR1H（编码氧化型胆固醇受体LXRα）调节。PPARγ是一种核受体，参与脂质和葡萄糖代谢途径的调节。在PAP患者的肺泡巨噬细胞中，PPARγ表达显著受损，但在用外源性GM-CSF治疗后得以恢复。PPARγ的激活还导致跨膜蛋白ABCG1的上调，该蛋白负责从各种细胞类型（包括肺泡巨噬细胞）中排出的胆固醇磷脂酸[5]。

肺泡巨噬细胞中的GM-CSF-PU.1-PPARγ-ABCG1轴和NKR-P1B-Clr-g信号轴[6]，对维持表面活性剂的稳态至关重要，而GM-CSF以剂量依赖的、可逆的方式调节巨噬细胞外排胆固醇，但不是清除表面活性剂磷脂所必需的。在与GM-CSF信号破坏有关的人和鼠PAP病例中，肺泡巨噬细胞脂质代谢的主要障碍是GM-CSF依赖性胆固醇外排速率显著降低，而不是磷脂的分解代谢。肺泡表面活性物质清除率的降低是胞质内富含酯化胆固醇的泡沫巨噬细胞摄取表面活性剂减少或分解代谢障碍的结果。GM-CSF信号通路障碍导致PAP患者肺泡表面活性物质中胆固醇与磷脂的比值升高，使表面活性物质功能下降。GM-CSF不仅参与从肺泡清除表面活性物质，也参与肺泡巨噬细胞的终末分化及多种免疫功能[7]。

由特定的抗GM-CSF自身抗体、肺泡巨噬细胞的直接损伤（例如有毒吸入剂）或遗传缺陷引起的表面活性蛋白、GM-CSF受体或信号传导异常均是PAP常见的发病机制。

在一项大型临床队列中进行的观察性研究，通过孟德尔随机化（MR）分析法系统地分析了脂质参数与PAP之间的关系，结果显示PAP发生风险的增加与血清总胆固醇（TC）、甘油三酯（TG）和低密度脂蛋白（LDL）水平升高，以及高密度脂蛋白（HDL）水平降低显著相关。LDL和TC水平升高也与PAP较差的临床结果显著相关。MR分析证实了LDL升高与PAP发生风险增加之间的因果关系，部分由单核细胞水平降低介导。PCSK9是一种前蛋白转化酶，它通过引导肝脏LDL受体进入溶酶体进行降解来增加循环LDL水平。PCSK9介导的LDL升高与PAP发生风险增加显著相关。抑制PCSK9基因可降低LDL水平，从而降低PAP的发生风险。这些发现强调了脂质代谢，特别是LDL，在PAP发病机制中的关键作用。

二、病因分类

PAP是一组异质性疾病，各种原因使表面活性物质代谢异常，即产生或清除异常，导致肺泡内表面活性物质蓄积，导致PAP发生。按发生机制，PAP可分为如下4大类。

1. 自身免疫性PAP（以前称为特发性PAP）

自身免疫性PAP是由高水平的GM-CSF自身抗体引起的，是最常见的PAP类型，约占所有PAP患者的90%[8]。GM-CSF是维持肺泡巨噬细胞成熟与吞噬功能、肺泡表面活性物质稳态、肺宿主防御机制、天然免疫反应的关键因素。在自身免疫性PAP患者体内（血清及肺泡灌洗液中），存在高水平的抗GM-CSF的自身抗体，通过中和GM-CSF，从而阻断GM-CSF信号通路，导致肺泡巨噬细胞成熟障碍、功能受损、数量减少及中性粒细胞吞噬能力下降；缺乏GM-CSF，肺泡巨噬细胞仍会内吞，但不会分解代谢表面活性剂，从而导致形成大量泡沫状、富含表面活性剂的巨噬细胞，并导致肺泡内表面活性物质在肺泡内积累过多，发生肺泡蛋白沉积。

研究显示，GM-CSF依赖的中性粒细胞功能下降，PAP患者来源的GM-CSF单克隆抗体阻断了GM-CSF依赖的中性粒细胞αM整合素（也就是CD11b）的表达，继而减弱了中性粒细胞的黏附和趋化。GM-CSF抗体浓度与中性粒细胞吞噬功能之间呈负相关。GM-CSF自身抗体的生理作用可能起到限制GM-CSF促炎作用的负反馈作用[9]。在健康人或PAP患者体内，超过99%的GM-CSF是与其抗体结合在一起的[9]。

2. 继发性PAP

其他多种疾病导致肺泡巨噬细胞数目或功能异常，引起肺泡表面活性物质分解代谢异常、积聚于肺泡内，即继发性PAP，约占所有PAP患者的7%~10%。

（1）血液病：占继发性PAP的75%以上，如急慢性髓性白血病、骨髓异常增生综合征、白血病、再生障碍性贫血、多发性骨髓瘤、淋巴瘤、巨球蛋白血症等。其中，骨髓增生异常综合征是最常见的继发性因素[10]。

（2）非血液系统肿瘤：如肺癌、胶质瘤、黑色素瘤等。

（3）自身免疫性疾病：如干燥综合征，皮肌炎、肉芽肿性多血管炎等[11]。

（4）长期暴露于各种无机粉尘或吸入化学物质：如毒物暴露或吸入二氧化硅、水泥粉尘、铝粉尘、烟雾等[12]。

（5）各种感染：如分枝杆菌、奴卡菌、隐球菌、毛霉菌、组织胞浆菌和肺孢子虫，以及HIV、巨细胞病毒[13]。

（6）免疫力功能低下的疾病：如AIDS、淀粉样变、血丙种球蛋白缺乏、肾小管酸中毒、重症免疫缺陷病（如常见可变免疫缺陷、DiGeorge综合征等）、器官移植后、胸腺淋巴细胞再生不良、IgA缺乏症[14]。

（7）基因病：赖氨酸尿蛋白不耐受症是一种罕见的代谢疾病，由编码阳离子氨基酸转运蛋白亚基y+LAT1的*SLC7A7*基因隐性遗传突变引起阳离子氨基酸（精氨酸、赖氨酸、鸟氨酸）转运的先天性缺陷。该疾病的特征是继发性尿素循环障碍，不耐受富含蛋白质的食物。PAP是其表现之一（参见第一辑第五章第三节）[15, 16]。

此外，甲硫氨酰基tRNA合成酶（methionyl-tRNA synthetase，MARS）基因的双等位致病变异导致一种以早发性PAP为特征的疾病，并迅速进展为肺纤维化和肝病，被称为"间质性肺和肝病"，多见于留尼汪岛和附近岛屿，发病机制不明[17]。MARS1属于氨基酰-tRNA合成酶，在各种细胞的蛋白质翻译中起着关键作用。因此，这些酶的缺陷会影响生长和多器官系统，主要是肺、肝、神经系统、造血系统和肌肉组织，表现为婴幼儿早期发生PAP、反复呼吸道感染、肝肿大、肝转氨酶升高、胆汁淤积和早期肝硬化、发育迟缓、肌张力减退和贫血等[18, 19]。从生命早期开始摄入高蛋白、补充蛋氨酸可改善PAP及其他器官损害；反复全肺灌洗可改善PAP损害。

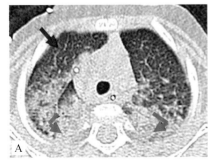
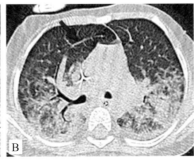
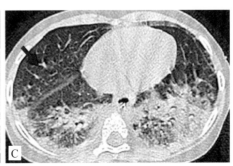

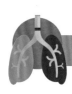

第五章 代谢性肺病

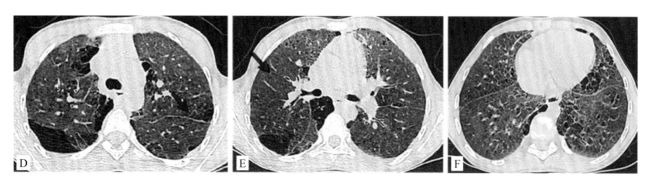

A～C：一名携带 *MARS* 双等位基因 Ala393Thr/Ser567Leu 突变的 8 月龄男婴胸部 CT 扫描显示，磨玻璃样阴影伴小叶间隔增厚（红色直箭头）和显著的后基底实变（蓝色弯曲箭头）；D～F：经过反复多次全肺灌洗，患儿 3 岁时复查胸部 CT 平扫显示，磨玻璃样阴影和小叶间隔增厚（黑色箭头）较前显著减轻，并伴有胸膜下囊性病变和蜂窝状纤维化改变。

图 5-2-1 *MARS* 双等位基因突变患者的胸部 CT 影像

（资料来源：本图获 *ERS* 许可摘自文献[20]。Reproduced with permission of the © ERS 2024：European Respiratory Review 29（158）190187；DOI：10.1183/16000617.0187-2019 Published 28 October 2020）

3. 先天性 PAP

先天性 PAP 是多种基因突变导致单核巨噬细胞分化成熟障碍、GM-CSF 受体蛋白缺陷或表面活性物质合成、转运、分解代谢障碍，属常染色体隐性或显性遗传病，约占全部 PAP 患者的 2%（见表 5-2-1）[21]。

表 5-2-1 以 PAP 作为常见肺部表现的单基因免疫缺陷和代谢性疾病

类别	疾病	变异基因	遗传方式	PAP 发生率	其他表现
免疫缺陷	MonoMAC 综合征	*GATA2*	AD，单倍剂量不足	18%（在某个队列中）[25]	单核细胞减少症，分枝杆菌感染，对骨髓增生异常综合征和急性髓系白血病，淋巴水肿的易感性增加
	腺苷脱氨酶缺陷[26]	*ADA*	AR	43.8%（在某个队列中）[27]	SCID、神经发育缺陷、感音神经性耳聋和骨骼异常
	新生儿发病的 PAP 伴低免疫球蛋白血症[28]	*OAS1*	AD	不明	低丙种球蛋白血症、脾肿大、复发性细菌和病毒感染
代谢病	赖氨酸尿蛋白不耐受	*SLC7A7*	AR	62.5%（在某个队列中）[29]	生长迟缓、肝脾肿大、肾脏、神经、肌肉骨骼和血液学受累

注：AD：常染色体显性遗传；AR：常染色体隐性遗传；SCID：严重联合免疫缺陷。

（1）表面活性物质代谢相关基因突变：编码表面活性蛋白的基因发生突变，或者编码参与表面活性物质脂质代谢的蛋白的基因发生突变，如 *SFTPB* 突变、*SFTPC* 突变、*ABCA3* 突变（编码的跨膜转运蛋白参与巨噬细胞内胆固醇的外运）、*NKX2-1*（编码甲状腺转录蛋白 1，thyroid transcription factor 1，TTF1）突变等，导致肺纤维化和肺泡表面活性物质不同程度地蓄积。根据美国和丹麦的数据，估计每年 1/3000 人新发 ABCA3 缺乏症，每年 1/170 万人新发 SP-B 缺乏症。

SP-B、SP-C 是亲脂的蛋白，存在于表面活性物质的磷脂层中。ABCA3 参与转运脂质进入 Ⅱ 型肺泡上皮细胞的板层小体[22]。*SFTPB* 的纯合子变异致新生儿呼吸衰竭而死亡，而杂合子变异并不影响肺功能。

*SFTPC*的常染色体显性遗传变异导致新生儿、儿童或成人间质性肺病。*ABCA3*的纯合子变异，导致表面活性物质缺乏从而使新生儿夭折。但是有一些*ABCA3*变异导致ABCA3功能障碍，使表面活性物质缺乏卵磷脂，致使大龄儿童或成年人慢性肺病。转录因子TTF1对于肺的发育及SP-B、SP-C和ABCA3的表达至关重要。*NKX2-1*单倍体不足导致复杂的表型，包括甲状腺功能减退、脑功能异常、急或慢性肺病（参见第一辑第四章第四节脑-甲状腺-肺综合征）。

在小鼠实验中，敲除*SFTPB*、*SFTPC*或*ABCA3*后可以产生与人类相似的PAP，但其组织学改变不同于GM-CSF缺失导致的PAP。此外，严重免疫低下的小鼠、IL-4和IL-13过表达、肺SP-D缺失也可引起PAP。此外，由于容量或压力诱导的肺损伤导致机体清除异常表面活性物质的功能受损，也可诱发肺泡巨噬细胞清除功能下降。

（2）GM-CSF受体基因突变：编码GM-CSF受体α（也称为CDw116）、β（也称为IL-3/IL-5受体通用亚单位β或CD131）亚基的基因*CSF2RA*[23]、*CSF2RB*发生突变，或其下游信号蛋白的基因突变，均可导致GM-CSF信号通路破坏，表面活性物质清除障碍，异常沉积于肺泡，导致PAP。有这类疾病的患者在1.5～9岁之间出现隐匿的进行性呼吸困难，为常染色体隐性遗传。

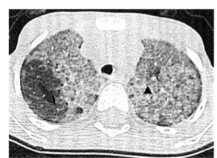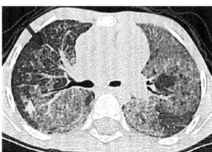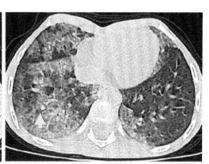

一名*CSF2RA*完全缺失的6岁女童的胸部CT平扫影像，显示弥漫性磨玻璃样阴影、小叶间隔增粗（红色长箭头）和小叶内间隔增粗（黄色短箭头）。

图5-2-2　*CSF2RA*缺失患者的胸部CT表现

（资料来源：本图获*ERS*许可摘自文献[20]。Reproduced with permission of the © ERS 2024：European Respiratory Review 29（158）190187；DOI：10.1183/16000617.0187-2019 Published 28 October 2020）

（3）*GATA2*基因变异：*GATA2*基因变异导致MonoMAC综合征，单核巨噬细胞分化成熟障碍，外周血单核细胞减少，虽然肺组织中巨噬细胞并无明显减少，但其分解表面活性物质的功能障碍（参见第一辑第五章第四节）[24]。

4. 未分类的PAP

未分类的PAP指不符合上述3类，原因不明。

三、临床表现

PAP的病因不同，患者的起病年龄、发病早期表现也不同。自身免疫性PAP患者早期可无症状或轻微症状，有些先天性PAP患者可于出生后数天夭折。免疫相关性PAP多发病于30～50岁，通常起病隐匿，影像学表现严重但是症状不重，20%～31%的患者没有症状。多数患者的初始症状为咳嗽、白色泡沫痰，少数患者出现消瘦、乏力、体重下降等全身症状，出现胸痛或咯血的患者仅占3%～10%，极少患者有发

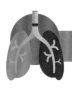

热或肺外表现。

多数典型表现为渐进性劳力性呼吸困难（约占80%）和干咳（约占60%）。肺纤维化可以是PAP的原发病因，也可能是PAP导致的后果（终末期的表现）。肺纤维化也可能是医源性的，如全肺灌洗、GM-CSF替代、吸氧。GM-CSF缺失小鼠发生肝、肺纤维化，提示GM-CSF信号通路而非医源性因素是PAP患者肺纤维化的主要原因[30]。肺纤维化多见于ABCA3、SFTPB和SFTPC基因缺陷所致的肺泡表面活性物质代谢障碍性PAP。

在自身免疫性PAP患者中，抗GM-CSF自身抗体致使肺泡巨噬细胞终末分化障碍，其黏附、胞吞及杀菌功能障碍，微生物识别受体表达障碍或趋化因子分泌障碍；中性粒细胞分化正常，但是胞吞、黏附、活性氧族生产等各项功能缺陷，导致患者容易并发感染。

感染是PAP常见的并发症，尤其多见于自身免疫性PAP。感染也是有些患者的首发表现。除了普通感染外，PAP患者也可以发生机会致病菌感染[31]。有文献报道，有13%的PAP患者继发了肺部感染，感染是18%~20%死亡患者的死因[32, 33]。日本全国PAP注册登记数据显示，有5%的自身免疫性PAP患者继发感染，且大多是曲霉感染。欧洲数据报告，有11%~16%的患者发生感染。感染可能发生于肺内、肺外或二者皆有。常见的机会致病菌有奴卡菌、分枝杆菌或真菌。感染通常发生于诊断PAP后的16个月内。感染常导致预后不良并增加死亡率[34]。

继发性PAP的临床表现与原发病的表现混杂，早期不易识别。

先天性PAP患者的发病年龄较小，临床表现与自身免疫性PAP相似，但先天性PAP患者通常伴随显著的肺实质病变、纤维化和呼吸功能不全。肺纤维化似乎是少见的，可能出现于晚期，或终末期。当肺功能检查显示进行性加重的限制性通气功能障碍时，应该意识到可能合并有肺纤维化。及时行胸部HRCT检查，可能显示肺纤维化、胸膜下蜂窝影和非特异性间质性肺病、小气道扩张及肺气肿。

PAP患者体格检查可无异常，部分患者可出现发绀、可闻及吸气性爆裂音，杵状指少见。

四、辅助检查

1.血液检测

在自身免疫相关PAP患者的血清和BALF中，均检测出高浓度的抗GM-CSF抗体，但其浓度与PAP的严重程度不相关[35]。需要注意的是，健康人血浆中也可有低浓度的抗GM-CSF抗体阳性[36]。有研究显示，在GM-CSF血浆抗体浓度<5μg/mL时，浓度与信号通路强度呈负相关；血浆浓度为5μg/mL是完全阻断GM-CSF信号通路的最低浓度[37]；与PAP活动期相关最低阈值浓度在10.4~19μg/mL之间[9]；浓度>19μg/mL，对诊断自身免疫性PAP具有特异性；而浓度<10μg/mL，则具有良好的阴性预测性。GM-CSF自身抗体是多克隆的IgG（主要是1和2亚型，极少量的3亚型），分别结合于GM-CSF的不同位点。

血清中的LDH、SP-A、SP-D、KL-6（Krebs von den lungen-6）和CEA升高，与PAP的严重程度相关[38]。KL-6的初始水平与疾病进展和进一步特异性治疗的需要相关，阳性预测值为91%。然而，LDH、SP-A和SP-B的水平不会随着治疗而改变[35]。

现有研究表明，自身免疫相关PAP患者的一个突出特征是脂质代谢失衡，以血清LDL、TC或TG水平升高，而HDL水平降低为特征。值得注意的是，血清脂质谱指标与PAP的严重程度和肺泡灌洗次数相关。

2. 基因检测

原发性：检测基因*SFTPB*、*SFTPC*、*ABCA3*、*CSF2RA*、*CSF2RB*、*NKX2.1*、*GATA2*。

继发性：*SLC7A7*变异、*MARS*变异。

3. 影像学检查

PAP患者的胸片可见弥漫性高密度磨玻璃病变，似肺水肿样。典型的CT表现为小叶间隔增厚伴弥漫性磨玻璃影，GGO散在分布，多位于肺门周围、不规则，呈多角形，病变与正常组织分界清楚。实变区可见支气管充气征。

自身免疫性PAP患者的CT表现为地图状分布的磨玻璃影、铺路石征，胸膜下一般不受累，以双下叶为主，这些表现在继发性PAP患者中很少见（见图5-2-3）。少数患者病灶首发于肺外周（见图5-2-4、图5-2-5）[39]。需要注意，铺路石征不是PAP独有的，还可见于急性呼吸窘迫综合征、类脂性肺炎、机化性肺炎、肺出血和耶氏肺孢子菌肺炎等。

在继发性PAP患者中，GGO通常呈弥漫性分布，上、下叶均可受累，胸膜下也可受累及，甚至实变（见图5-2-6）[40]。

应用深度学习工具从胸部HRCT扫描自动生成的定量图像参数可用于评估PAP的严重程度，并可能有助于评估和量化对治疗的反应[41]。

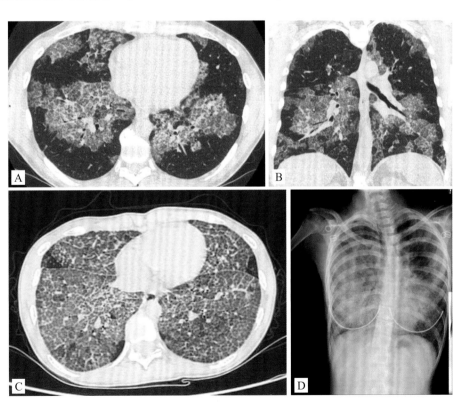

胸部CT显示双肺疯狂铺路石征，病灶边界清晰，中央区为著，胸膜下不受累或受累较轻。胸片显示病变以双下叶为著。

图5-2-3　自身免疫性PAP的代表性影像

（资料来源：A、B获*ERS*许可摘自参考文献[40]。Reproduced with permission of the © ERS 2024：European Respiratory Review 20（120）98-107；DOI：10.1183/09059180.00001311 Published 1 June 2011。D、D图开放获取摘自参考文献[42]）

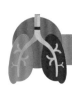
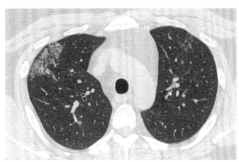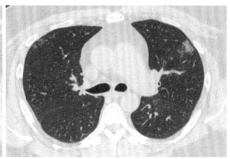

某38岁男性患者，肺部阴影首先出现在外周。

图5-2-4　自身免疫性PAP的少见分布

（资料来源：本图开放获取摘自参考文献[39]）

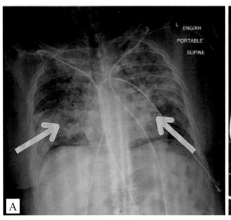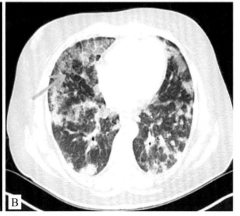

某56岁女性患者，胸片和CT显示双侧肺广泛的渗出影伴弥漫性磨玻璃影和肺泡浸润，双下叶实性结节，上叶和右中叶外周呈"疯狂铺路石征"。

图5-2-5　自身免疫性PAP的少见影像

（资料来源：本图开放获取摘自参考文献[43]）

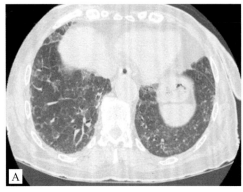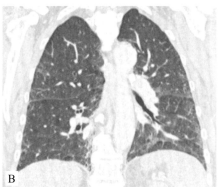

继发于骨髓增生异常综合征的PAP患者的胸部CT扫描显示，磨玻璃影和网状斑片影，分布于下叶稍多。

图5-2-6　继发性PAP的CT影像

（资料来源：本图获ERS许可摘自参考文献[40]。Reproduced with permission of the © ERS 2024：European Respiratory Review 20（120）98-107；DOI：10.1183/09059180.00001311 Published 1 June 2011）

4. 肺功能

肺功能检查通常会显示一氧化碳扩散能力（DLCO）的降低，且与病情严重程度相关，重症患者的肺容积可能也会减少。非吸烟者的呼气流速和FEV1通常是正常的[6]。心肺运动测试通常显示，运动过程中的有氧运动能力和气体交换严重受损。氧饱和度下降、肺泡-动脉血氧分压差扩大表明了肺换气减少，与病情严重程度相关性优于DLCO。

5. 病理检查

诊断的金标准是TBLB、胸腔镜肺活检或外科肺活检获得的组织病理。显微镜下，肺泡和间质结构多数正常，肺泡腔和终末细支气管内几乎完全填充着细颗粒状或嗜伊红的脂蛋白样无细胞物质填充，PAS染色呈阳性（见图5-2-7）。可见散在巨噬细胞和针状裂隙。免疫性或先天性PAP患者的肺泡腔和远端气道PAS阳性物质较为均匀一致，而继发性PAP则往往分布不均匀。

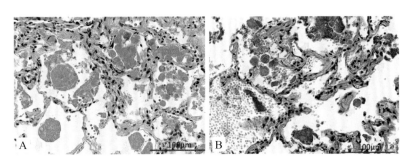

图5-2-4患者的TBLB标本进行组织学检查，分别用苏木精与伊红染色（A）和PAS染色（B）。活检标本含有嗜酸性粒小体，这些嗜酸性粒小体被PAS强烈染色。黄色箭头表示嗜酸性粒小体。

图5-2-7　组织病理学表现

（资料来源：本图开放获取摘自参考文献[39]）

6. BALF表现

BALF中出现不同程度浑浊，静置后出现沉淀，沉渣包埋HE染色，光镜下嗜伊红性细颗粒状脂蛋白物质（见图5-2-8），May-Grünwald-Giemsa与PAS染色呈阳性，苏卡红染色阴性。肺泡巨噬细胞呈泡沫状，油红O染色呈红色。有大量细胞碎片，PAS染色呈弱阳性。透射电镜可见洋葱皮样类圆形板层小体。BALF行特殊染色、培养排查是否有微生物感染[44]。

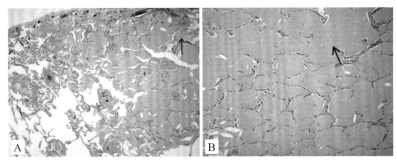

患者的BALF中见大量的蛋白质物质（A：低倍镜下；B：高倍镜下）。

图5-2-8　BALF沉渣涂片HE染色

（资料来源：本图开放获取摘自参考文献[43]）

五、诊 断

缓慢进展的呼吸困难伴或不伴咳嗽、乏力，同时胸部HRCT有典型表现者，应考虑PAP诊断。BALF化验或肺活检标本病理检查有助于诊断。典型的临床表现、BALF化验和相符的CT影像发现通常足以进行诊断。如果BALF理化性状不典型，通过支气管镜检查获取组织将有助于确定诊断。PAP的诊断很少需要外科肺活检。临床表现、影像学及组织病理学表现并不能判断PAP的原因。一旦确立PAP诊断，则需要进一步查明病因。

检测血GM-CSF自身抗体浓度。如果浓度高于正常（>5mg/mL），则提示免疫性PAP；如果浓度不高，则提示继发性或先天性因素可能。

需要排查是否有血液病、非血液肿瘤、免疫缺陷或紊乱病、慢性炎症、感染病、毒物吸入等继发性因素。应该仔细询问患者病史、职业或环境暴露史。

如果抗GM-CSF抗体浓度不高且未发现继发性因素，则应检测血清GM-CSF浓度和（或）GM-CSF信号传导。

编码GM-CSF的受体的基因 *CSF2RA* 或 *CSF2RB* 突变的PAP患者血清中GM-CSF的浓度升高。但应注意的是，重症感染的非PAP患者的血清GM-CSF浓度也可升高。

怀疑是GM-CSF受体异常的，应行受体功能检测：在加或不加GM-CSF分别检测白细胞STAT5磷酸化水平或细胞膜表面CD11b的表达水平。非PAP者，在加入GM-CSF后磷酸化STAT5或CD11b表达增加，而受体功能障碍者则不增加。

检测GM-CSF受体α、β链异常，行流式分析。如某一肽链未见，则行免疫印记确认。如β链存在，则行β链功能检测：在白细胞培养液中加入IL-3正常反应是STAT5磷酸化水平增加。

对于血清GM-CSF及其自身抗体水平正常，且无已知可引起继发性PAP的潜在疾病患者，应行 *SFTPB*、*SFTPC*、*ABCA3*、*CSF2RA*、*CSF2RB*、*NKX2.1*、*GATA2*、*CSF2RA*、*CSF2RB* 及 *SLC7A7*、*MARS* 基因检测，可予以血白细胞基因组DNA及mRNA序列分析。

六、鉴别诊断

PAP应与病毒性肺炎、孢子菌感染、肺水肿、间质性肺炎、黏液腺癌与粟粒性肺结核相鉴别。根据临床表现、既往病史、辅助检查，尤其是组织病理及分子生物学检测不难区分。

七、治 疗

根据不同的病因采取不同的治疗方法。

1. 自身免疫性PAP

（1）全肺灌洗：全肺灌洗（whole lung lavage，WLL）是PAP最有效和标准的治疗方法[45]。进行全肺灌洗的PAP患者的5年生存率明显升高。但何时采取全肺灌洗没有统一的标准。全肺灌洗的建议适应证：①存在明显的呼吸困难症状；②静息时，$PaO_2 < 65mmHg$；③P（A-a）$O_2 \geq 40mmHg$；④肺内分流率>10%。

75%～95%的PAP患者全肺灌洗后的几天即可出现临床症状、影像学及氧合的改善，持续时间平均约为15个月。只有约20%的患者持续缓解超过3年。45%～70%的患者在全肺灌洗后3年内出现复发，但并不是所有的复发患者均需要再次行全肺灌洗，30%~40%的患者仅需要1次全肺灌洗。后续全肺灌洗治疗的间隔时间是不固定的，通常取决于患者的症状、肺功能和影像变化的严重程度。

全肺灌洗时，患者取侧卧位，应用Y形输液管，一端接气管插管，Y形的两端分别接入液瓶及流出瓶。入液瓶处于气管隆突水平之上50~60cm处，灌洗液依靠重力灌入。灌洗过程中要持续监测患者的心率、血压、动脉血氧饱和度、呼气末二氧化碳分压及机械通气参数，必要时进行血气分析。灌入37℃无菌生理盐水，根据体重，一般初始可灌入2.9mL/(min·kg)，相当于肺吸收氧的速度，以利于肺内剩余的氧气完全吸收，避免在小气道内形成压缩的气体影响灌洗。灌入5分钟后吸出，观察患者反应，若各项指标无殊，即可开始反复灌洗，每次灌洗的量应该相当于该肺的潮气量，一般为500~1000mL，但还需要依据肺内未引出的潴留量进行调整。引流瓶置于手术床下，通过重力收集流出液，残留液可以80~120cmH$_2$O的负压吸出，详细记录每次出入量。第一次流出的量可能只有灌入的一半，此后每次回收液的流失不应超过100~150mL；如果超过，极有可能存在异常情况，须要迅速仔细检查原因；灌洗液进出时，应仔细听诊对侧肺有无湿啰音，警惕液体流入对侧肺。反复灌洗直到洗出液完全清亮，总量可达10~20L。灌洗1~2个循环后，可配合拍击胸壁增强洗出效果（避开心脏和大血管区）。最初不拍胸的原因是确认设备是否正常运转、有无漏水漏气[46]。

（2）支气管镜下分段肺泡灌洗术：虽然支气管镜下分段肺泡灌洗术的效率低，但安全性好。

（3）GM-CSF替代疗法：有GM-CSF缺乏或水平过低者，应用GM-CSF替代治疗有效。皮下注射或雾化吸入均可采用，没有统一的用法。

皮下注射，初始剂量为每天250μg，第二个月逐渐加量至每天5μg/kg，第三个月加量至每天9μg/kg，并维持该剂量3~12个月。有效率约为48%。

雾化吸入，有效率为76%。在一项随机对照试验中，吸入重组人GM-CSF（sargramostim），剂量为125μg，每天2次，连续7天，每隔1周吸入1周，共24周，与安慰剂对照组相比，实验组患者在氧合指数、肺部影像方面有一定程度地改善，但未见其他临床益处[47]。在另一项随机对照研究中，每天一次吸入重组GM-CSF（molgramostim）300μg，连续24周后，患者氧合指数明显改善[48]。

外源性GM-CSF的两种用药途径（吸入和皮下注射）均被证明对自身免疫性PAP患者有效。一项荟萃分析显示[49]，与皮下注射治疗相比，吸入GM-CSF治疗在自身免疫性PAP患者中显示出更高的反应率，对PaO$_2$和P（A-a）O$_2$的改善更多，这表明吸入GM-CSF治疗对自身免疫性PAP患者可能有更多益处。因此，GM-CSF疗法，尤其是吸入GM-CSF，可能是治疗自身免疫性PAP的一种有希望的选择。

中国专家共识声明涵盖了吸入性GM-CSF治疗的适宜人群、处方细节、孕期和哺乳期使用、不良反应和其他临床使用建议。该共识声明为中国自身免疫性PAP吸入GM-CSF的临床实践提供了指南[50]。

（4）生物治疗：利妥昔单抗可能有效。利妥昔单抗是一种单克隆抗体，以B淋巴细胞表面的CD20抗原受体为靶点，可以减少表达CD20的B淋巴细胞数量，影响T淋巴细胞活化，从而引起细胞因子生成减少，抑制浆细胞产生GM-CSF抗体。研究显示[51]，间隔15天，两次静脉输注利妥昔单抗1000mg治疗自身免疫性PAP，不仅可改善患者氧合指数、肺功能与肺部影像，还导致血液CD19$^+$细胞和肺泡灌洗液GM-CSF自身抗体持续减少，效果持续长达6个月。但是血清自身抗体并未下降。这些患者在治疗前和6个月后进行的肺泡灌洗液研究表明，溶酶体磷脂酶A2、PPARγ和ABCG1表达增加，肺泡巨噬细胞内脂质蓄积增多，而SP-A水平显著降低。但也有临床研究显示，利妥昔单抗对部分患者无效。

（5）血浆置换：血浆置换可以减低血清中GM-CSF抗体水平，多应用于对肺泡灌洗、GM-CSF、利妥昔单抗治疗无效的重症患者。

（6）肺移植：早期肺移植治疗PAP终末期患者安全有效，但远期疗效有待观察[52]。移植后可能会复发。

（7）糖皮质激素不主张应用：临床研究显示，大部分患者在皮质类固醇治疗期间PAP恶化，恶化的原因不明，部分与继发感染有关。

（8）铁死亡：新的研究表明，铁死亡与PAP的发生和发展密切相关。针对铁死亡通路的治疗可能有一定潜力[53]。

（9）吡格列酮：PPARγ-激动剂治疗增加巨噬细胞中的胆固醇清除率，吡格列酮作为PPARγ活化剂有望转化为PAP的新型药物疗法[5]。

（10）他汀类药物：胆固醇是PAP患者泡沫状巨噬细胞中积累的主要物质，已被确定为PAP新治疗方法的可能靶点。他汀类药物是将LDL降低至目标水平的首选药物。而且，他汀类药物具有增加巨噬细胞胆固醇外流的作用，改善氧合及肺影像异常。

（11）依洛尤单抗：PCSK9介导的LDL升高与PAP风险增加显著相关。抗PCSK9的抗体依洛尤单抗可以减少脂质沉积，并减轻单核细胞中的炎症过程，与他汀类药物联合使用可以持续可靠地降低心血管疾病患者的LDL水平。

2. 先天性PAP

（1）全肺灌洗：全肺灌洗可以改善先天性PAP患者的临床表现。

（2）骨髓移植：对于单核巨噬细胞基因突变导致细胞数量或功能异常的患者，造血干细胞移植有效。

（3）基因治疗：使用慢病毒基因疗法纠正*PPARγ*、*ABCG1*或*CSF2ra*基因缺陷，有望纠正相应基因突变的先天性PAP。

3. 继发性PAP

（1）继发于血液病的PAP：该类型患者可考虑造血干细胞移植。全肺灌洗可作为该类PAP患者等待骨髓移植的过渡手段。

（2）继发于感染的PAP：感染可导致PAP，PAP患者亦容易继发感染。PAP患者可能有细菌感染，需要适当的抗生素治疗。肺内有缺陷的巨噬细胞可增加奴卡菌、孢子菌等的易感染性。因此，建议预防性应用磺胺甲噁唑直到疾病完全缓解。有研究认为，早期全肺灌洗有助于减少毛霉菌或奴卡菌导致的并发症。

（3）继发于药物的PAP：停用可疑的药物，予以全肺灌洗或开始GM-CSF治疗。

八、预后和演变

约有10%的PAP患者会自行缓解。PAP患者的10年生存率约为68%，死亡原因主要是呼吸衰竭，其次是肺部感染。PAP患者容易合并感染，特别是机会性病原菌，如奴卡菌感染，而且往往发生肺外感染。

病情的演变存在个体差异，有些患者可自行缓解，而有些患者病情逐渐加重甚至死亡，疾病的演变是不可预测的。主动吸烟是已证实的加重因素。由于治疗性肺泡灌洗的广泛使用，自身免疫性PAP患者的5年生存率几乎达到95%[12]。PAP可能演变为肺纤维化。吸入有毒物质的患者发生纤维化的风险可能更高。

———————————— ● 参考文献 ● ————————————

［1］ IFTIKHAR H, NAIR G B, KUMAR A. Update on diagnosis and treatment of adult pulmonary alveolar proteinosis ［J］. Therapeutics and clinical risk management, 2021, 17:701-710.

［2］ CARRINGTON J M, HERSHBERGER D M. Pulmonary alveolar proteinosis (StatPearls ［Internet］) ［DB］. 2023, https://www.ncbi.nlm.nih.gov/books/NBK482308

［3］ ATAYA A, KNIGHT V, CAREY B C, et al. The role of GM-CSF autoantibodies in infection and autoimmune pulmonary alveolar proteinosis: A concise review ［J］. Front Immunol, 2021, 12:752856.

［4］ YANG Y, WANG Y. Autocrine, paracrine, and endocrine signals that can alter alveolar macrophages function ［J］. Reviews of Physiology Biochemistry and Pharmacology, 2023:186:177-198.

［5］ SALLESE A, SUZUKI T, MCCARTHY C, et al. Targeting cholesterol homeostasis in lung diseases ［J］. Sci Rep, 2017, 7(1):10211.

［6］ SCUR M, MAHMOUD A B, DEY S, et al. Alveolar macrophage metabolic programming via a C-type lectin receptor protects against lipo-toxicity and cell death ［J］. Nat Commun, 2022, 13(1):7272.

［7］ WOO Y D, JEONG D, CHUNG D H. Development and functions of alveolar macrophages ［J］. Molecules and cells, 2021, 44(5):292-300.

［8］ MCCARTHY C, CAREY B C, TRAPNELL B C. Autoimmune pulmonary alveolar proteinosis ［J］. Am j resp crit care, 2022, 205(9):1016-1035.

［9］ UCHIDA K, NAKATA K, SUZUKI T, et al. Granulocyte/macrophage-colony-stimulating factor autoantibodies and myeloid cell immune functions in healthy subjects ［J］. Blood, 2009, 113(11):2547-2556.

［10］ CHEN C, HUANG X L, GAO D Q, et al. Chronic myelomonocytic leukemia-associated pulmonary alveolar proteinosis:A case report and review of literature ［J］. World journal of clinical cases, 2021, 9(5):1156-1167.

［11］ MUTO Y, HAGIWARA E, BABA T, et al. Unilateral autoimmune pulmonary alveolar proteinosis with polymyositis-related interstitial lung disease ［J］. Internal medicine, 2022, 61(20):3095-3100.

［12］ KHAN S N S, STIRLING R G, MCLEAN C A, et al. GM-CSF antibodies in artificial stone associated silicoproteinosis:A case report and literature review ［J］. Respirol Case Rep, 2022, 10(9):e01021.

［13］ YAN L, WANG Z, ZHAO J, et al. Images:Secondary pulmonary alveolar proteinosis in brucellosis ［J］. Pulmonology, 2022, 29(4):351-352.

［14］ CHEVEREAU-CHOQUET M, MARCHAND-ADAM S, MANKIKIAN J, et al. Secondary pulmonary alveolar proteinosis in a transplant patient ［J］. Rev mal respir, 2022, 39(9):795-800.

［15］ STROUP B M, MAROM R, LI X, et al. A global Slc7a7 knockout mouse model demonstrates characteristic phenotypes of human lysinuric protein intolerance ［J］. Human molecular genetics, 2020, 29(13):2171-2184.

［16］ ALAVUK KUNDOVIĆ S, POPOVIĆ L. Congenital pulmonary alveolar proteinosis:From birth to ten-years of age ［J］. Indian journal of pediatrics, 2017, 84(9):721-723.

［17］ LENZ D, STAHL M, SEIDL E, et al. Rescue of respiratory failure in pulmonary alveolar proteinosis due to pathogenic MARS1 variants ［J］. Pediatric pulmonology, 2020, 55(11):3057-3066.

［18］ HADCHOUEL A, WIELAND T, GRIESE M, et al. Biallelic mutations of methionyl-tRNA synthetase cause a specific type of pulmonary alveolar proteinosis prevalent on Rʺ¦union Island ［J］. Am J Hum Genet, 2015, 96(5):826-831.

［19］ HADCHOUEL A, DRUMMOND D, PONTOIZEAU C, et al. Methionine supplementation for multi-organ dysfunction in MetRS-related pulmonary alveolar proteinosis ［J］. Eur respir j, 2022, 59(4):2101554.DOI:10.1183/13993003.01554-2021.

［20］ HADCHOUEL A, DRUMMOND D, ABOU TAAM R, et al. Alveolar proteinosis of genetic origins ［J］. Eur respir rev, 2020, 29(158):190187.DOI:10.1183/16000617.0187-2019.

［21］ HADCHOUEL A, DRUMMOND D, TAAM R A, et al. Alveolar proteinosis of genetic origins ［J］. European Respiratory Review, 2020, 29(158):190187.

［22］ BAN N, MATSUMURA Y, SAKAI H, et al. ABCA3 as a lipid transporter in pulmonary surfactant biogenesis ［J］. J Biol Chem, 2007, 282(13):9628-9634.

［23］ SUZUKI T, SAKAGAMI T, YOUNG L R, et al. Hereditary pulmonary alveolar proteinosis ［J］. American Journal of Respiratory and Critical Care Medicine, 2010, 182(10):1292-1304.

［24］ HICKSTEIN D D, CALVO K R. The spectrum of GATA2 deficiency syndrome ［J］. Blood, 2022, 141(13):1524-1532.

［25］ SPINNER M A, SANCHEZ L A, HSU A P, et al. GATA2 deficiency:A protean disorder of hematopoiesis, lymphatics, and immunity ［J］. Blood, 2014, 123(6):809-821.

［26］ FLINN A M, GENNERY A R. Adenosine deaminase deficiency:A review ［J］. Orphanet J Rare Dis, 2018, 13(1):65.

［27］ GRUNEBAUM E, CUTZ E, ROIFMAN C M. Pulmonary alveolar proteinosis in patients with adenosine deaminase deficiency ［J］. J allergy clin immun, 2012, 129(6):1588-1593.

［28］ CHO K, YAMADA M, AGEMATSU K, et al. Heterozygous mutations in OAS1 cause infantile-onset pulmonary alveolar proteinosis with hypogammaglobulinemia ［J］. Am j hum genet, 2018, 102(3):480-486.

［29］ MAUHIN W, HABAROU F, GOBIN S, et al. Update on lysinuric protein intolerance, a multi-faceted disease retrospective cohort analysis from birth to adulthood ［J］. Orphanet J Rare Dis, 2017, 12(1):3.

［30］ HUNT A N, MALUR A, MONFORT T, et al. Hepatic steatosis accompanies pulmonary alveolar proteinosis ［J］. Am J Respir Cell Mol Biol, 2017, 57(4):448-458.

［31］ WANG S Y, LO Y F, SHIH H P, et al. Cryptococcus gattii Infection as the major clinical manifestation in patients with autoantibodies against granulocyte-macrophage colony-stimulating factor ［J］. J clin immunol, 2022, 42(8):1730-1741.

［32］SEYMOUR J F, PRESNEILL J J. Pulmonary alveolar proteinosis:Progress in the first 44 years［J］. Am J Respir Crit Care Med, 2002, 166(2):215-235.

［33］LEE E, MILLER C, ATAYA A, et al. Opportunistic infection associated with elevated GM-CSF autoantibodies:A case series and review of the literature［J］. Open forum infectious diseases, 2022, 9(5):ofac146. DOI:10.1093/ofid/ofac146.

［34］PUNATAR A D, KUSNE S, BLAIR J E, et al. Opportunistic infections in patients with pulmonary alveolar proteinosis［J］. J Infect, 2012, 65(2):173-179.

［35］SEYMOUR J F, DOYLE I R, NAKATA K, et al. Relationship of anti-GM-CSF antibody concentration, surfactant protein A and B levels, and serum LDH to pulmonary parameters and response to GM-CSF therapy in patients with idiopathic alveolar proteino sis［J］. Thorax, 2003, 58(3):252-257.

［36］BENDTZEN K, SVENSON M, HANSEN M B. GM-CSF autoantibodies in pulmonary alveolar proteinosis［J］. N Engl J Med, 2007, 356(19):2001; DOI: 10.1056/NEJMc070650.

［37］UCHIDA K, NAKATA K, CAREY B, et al. Standardized serum GM-CSF autoantibody testing for the routine clinical diagnosis of autoimmune pulmo nary alveolar proteinosis［J］. J Immunol Methods, 2014, 402(1-2):57-70.

［38］INOUE Y, TRAPNELL B C, TAZAWA R, et al. Characteristics of a large cohort of patients with autoimmune pulmonary alveolar proteinosis in Japan［J］. Am J Respir Crit Care Med, 2008, 177(7):752-762.

［39］IMAKURA T, KAKIUCHI S, INAYAMA M, et al. A case of autoimmune pulmonary alveolar proteinosis with predominantly peripheral opacities diagnosed by transbronchial lung Biopsy［J］. Cureus, 2024, 16(2):e54261.

［40］BORIE R, DANEL C, DEBRAY M-P, et al. Pulmonary alveolar proteinosis［J］. European Respiratory Review, 2011, 20(120):98-107.

［41］SHI S, ZOU R, CHEN L, et al. Quantitative chest CT assessment of pulmonary alveolar proteinosis with deep learning:A real-world longitudinal study［J］. Quantitative Imaging in Medicine and Surgery, 2022, 12(12):5394-5403.

［42］KHALIL O R, MATAR O S, ABED ALHALEEM M H, et al. A case of pulmonary alveolar proteinosis in a 15-year-old female patient［J］. Cureus, 2023, 15(5):e39254.

［43］PAIDI G, BRAR J S, VIZCAINO DURAN A S, et al. The foggy lungs:A case report on pulmonary alveolar proteinosis［J］. Cureus, 2023, 15(4):e38150.

［44］KADOTA N, NAKAHIRA N, MIYAUCHI M, et al. Usefulness of bronchoalveolar lavage (BAL) in the diagnosis of pulmonary alveolar proteinosis［J］. Qjm-an international journal of medicine, 2022, 115(11):767-768.

［45］KAENMUANG P, NAVASAKULPONG A. Efficacy of whole lung lavage in pulmonary alveolar proteinosis:A 20-year experience at a reference center in Thailand［J］. J thorac dis, 2021, 13(6):3539-3548.

［46］MATA-SUAREZ S M, CASTRO-LALíN A, MC LOUGHLIN S, et al. Whole-lung lavage-a narrative review of anesthetic management［J］. Journal of cardiothoracic and vascular anesthesia, 2022, 36(2):587-593.

［47］TAZAWA R, UEDA T, ABE M, et al. Inhaled GM-CSF for Pulmonary Alveolar Proteinosis［J］. New engl j med, 2019, 381(10):923-932.

［48］TRAPNELL B C, INOUE Y, BONELLA F, et al. Inhaled molgramostim therapy in autoimmune pulmonary alveolar proteinosis［J］. New engl j med, 2020, 383(17):1635-1644.

［49］SHENG G, CHEN P, WEI Y, et al. Better approach for autoimmune pulmonary alveolar proteinosis treatment:Inhaled or subcutaneous granulocyte-macrophage colony-stimulating factor:a meta-analyses［J］. Respir Res, 2018, 19(1):163.

［50］［Consensus statement on inhaled recombinant human granulocyte-macrophage colony-stimulating factor for autoimmune pulmonary alveolar proteinosis (2022)］［J］. ZhonghuaJie He He Hu Xi Za Zhi, 2022, 45(9):865-871.

［51］KAVURU M S, MALUR A, MARSHALL I, et al. An open-label trial of rituximab therapy in pulmonary alveolar proteinosis［J］. Eur respir j, 2011, 38(6):1361-1367.

［52］WANG Y B, LI F K, DING Z D, et al.［Lung transplantation for pulmonary alveolar proteinosis:A case report and literature review］［J］. ZhonghuaJie He He Hu Xi Za Zhi, 2022, 45(7):667-670.

［53］LI Y, YANG Y, YANG Y. Multifaceted roles of ferroptosis in lung diseases［J］. Frontiers in molecular biosciences, 2022, 9:919187.

第三节　赖氨酸尿蛋白不耐受

　　赖氨酸尿蛋白不耐症（lysinuric protein intolerance，LPI）是编码 y^+ L 氨基酸转运体 1 亚基（y^+ L amino acid transporter-1，y^+ LAT-1）的基因 *SLC7A7* 变异导致的一种常染色体隐性遗传病[1]。该病的特征是不耐受富含蛋白质的食物，继发尿素循环障碍，症状多种多样，包括浸润性肺病、肾功能衰竭及自身免疫并发症等[2]。该病在世界各地均有报道，目前已有200多例。该病可累及呼吸系统，因此可能就诊于呼吸科[3]。

一、病因与病理生理机制

y+ LAT-1 是负责赖氨酸、精氨酸和鸟氨酸的转运体的一个轻亚基，具有 12 个跨膜区域结构，分子量约为 40kDa，与细胞表面抗原 4F2 重链（也称为 CD98）共表达时，这两个亚基的异二聚化形成 y+ L 系统的一部分，它诱导 y+ L 系统活性。负责将赖氨酸、精氨酸和鸟氨酸等阳离子氨基酸交换为中性氨基酸与钠离子。该转运蛋白主要存在于极化细胞的基底外侧膜上[4]，如肾脏和小肠的基底外侧膜上，也在单核巨噬细胞等非极化细胞上表达。

y+ L 系统是哺乳动物的质膜上用于转运阳离子氨基酸的 4 种系统之一：y+、b0,+、B0,+ 和 y+ L。这些系统在转运氨基酸的特异性、组织定位和对钠的依赖性方面有所差异。

在编码 y+ LAT-1 亚基的基因 SLC7A7 中检测到双等位基因致病变体。SLC7A7 位于染色体 14q11.2，全基因组长度约为 46.5kB，由 11 个外显子组成，编码 512 个氨基酸。已报告了 60 多种遗传病理变异类型，包括小插入/缺失、大插入/缺失、错义、无义和剪接位点变异[5, 6]。在 y+ LAT-1 突变体中，y+ LAT-1 蛋白的表达率明显低于野生型，并且细胞死亡率显著增加。在 LPI 患者中，仅发现编码 y+ LAT-1 亚基的 SLC7A7 基因发生突变，但未报道编码 4F2 重链的 SLC3A2 发生突变[7]。

由上可知，该病可能有两种病理生理状态。

一种是极化细胞的氨基酸转运功能缺陷。该蛋白的功能异常导致这些氨基酸在肠上皮以及在肾脏的吸收障碍，导致氨基酸平衡的破坏和蛋白质合成的降低，引起生长发育障碍、营养不良和尿素循环障碍。精氨酸和鸟氨酸是尿素循环的底物，y+ LAT-1 蛋白缺陷可能导致尿素循环障碍并引起高氨血症，以及主要由高氨血症和生长障碍引起的许多临床症状。

另一种是非极化细胞的运输缺陷。y+ LAT-1 也在肺、肝、肾和脾以及循环单核细胞和巨噬细胞中表达，非极化细胞转运氨基酸的功能缺陷可诱发多系统的广泛症状，如发育迟缓、蛋白质不耐受、肝脾肿大、骨质疏松症、肺部受累、肾功能衰竭、免疫系统疾病与自身免疫[8]。

L-精氨酸也是内源性一氧化氮（nitric oxide，NO）合成的前体物质。对于 LPI 患者，y+ LAT-1 的功能障碍导致 L-精氨酸向胞外运输的功能受损，这可能导致在非极化细胞中，细胞内氨基酸积累与 NO 合酶 2（NOS2 或诱导型 NO 合酶，inducible NO synthase，iNOS）的过量产生之间不平衡[1]。细胞内精氨酸的增加，诱导胞内 NO 的积累[3]。

在肺泡巨噬细胞中，y+ LAT-1/4F2hc 负责精氨酸的流入。y+ LAT-1 缺陷导致巨噬细胞内精氨酸减少，NO 的合成与分泌均减少[9]。从而干扰了复杂的病理生理过程，如血管内皮细胞功能受损、免疫功能低下，以及骨骼代谢、肾脏和呼吸系统功能障。

一项免疫学研究发现，LPI 患者的白细胞吞噬能力、细胞毒性和自然杀伤细胞活性水平较低，且淋巴细胞的自发增殖增加。在这些情况下，尽管疫苗是有用的，但很难获得抗体。体外免疫学研究提示，在 LPI 患者单核细胞和肺泡巨噬细胞中，系统 y+ L 的活性显著降低，通过 y+ L 系统的精氨酸流入和流出显著减少。这表明 LPI 巨噬细胞的吞噬活性受到严重损害。功能基因组学分析，在 LPI 免疫细胞中观察到与炎症过程、免疫力和细胞凋亡相关的反应明显活跃。代谢组学分析表明，氨基酸失衡会影响三羧酸循环、β-氧化、脂质代谢、氧化应激和细胞凋亡。沉默巨噬细胞和气道上皮细胞 SLC7A7 通过激活核因子κB 信号通路，显著上调白介素 1β 和肿瘤坏死因子α的表达和释放。

二、临床表现

LPI患者的临床症状和严重程度存在明显的异质性。患者在出生时通常没有症状，在断奶后蛋白质摄入量增加时才出现症状。

断奶后，LPI患儿身材矮小（肢体/躯干平衡型）和低体重逐渐显现。婴儿通常会因体重增加不良、肝脾肿大和身材矮小而就医[3]。有时可发现新生儿期LPI患儿肝脾肿大。一些身材矮小的患者还患有复杂的生长激素缺乏症。反复骨折、骨质疏松症的发病率很高且病情很严重。有时可见骨骼成熟延迟、骨骼畸形、骨关节炎、头发稀疏，皮肤松弛和关节过度伸展[1, 10]。

1. 高氨血症/神经系统症状

过量摄入蛋白质后，由于高氨血症会引起不适、行为改变和意识丧失。也有报道，婴儿反复发作的轻度脑病。在许多情况下，饥饿、感染和压力会触发高氨血症。但是，有些患者并未表现出持续的高氨血症症状。取而代之的是，通常仅在饭后（蛋白质加载后）显示短暂性高氨血症症状，导致对该疾病的早期诊断困难。因此，部分患者直到成年才被确诊。

2. 胃肠道症状

过量摄入富含蛋白质的食物后，除上述神经系统症状外，患者还会出现恶心、呕吐、腹痛和腹泻。通常，断奶约1年后会出现胃肠道症状，因此患者会极不喜欢富含蛋白质的食物。蛋白质反感是该疾病的特征，约80%的LPI患者存在蛋白质反感。

3. 免疫异常

LPI患者易发生自身免疫性疾病和继发性噬血细胞组织细胞增生症。

此外，LPI患者经常显示出严重的病毒感染。据报道，LPI患者患有严重的水痘-带状疱疹病毒感染，并伴有严重的间质性肺炎、肝炎、血小板计数降低、出血和血清乳酸脱氢酶、铁蛋白水平升高。其他病毒感染，如麻疹脑炎和EB病毒感染也趋于恶化。LPI还可继发其他异常，如吞噬性淋巴细胞组织细胞增多症[8]和自身免疫性疾病。自身免疫性疾病包括系统性红斑狼疮[11]、自身免疫性肝炎和类风湿关节炎。

4. 肺部受累

呼吸系统疾病是影响LPI患者预后的严重并发症。肺部并发症包括间质性肺炎和PAP，这两种并发症可独立发展，均可导致肺纤维化[12, 13]。LPI患者肺损伤的发病机制尚不完全清楚，可能继发于*SLC7A7*突变表型固有的肺泡巨噬细胞吞噬功能受损、异常的炎症和免疫反应。

（1）PAP：PAP是最常见的呼吸系统并发症。病程早期即可频繁发生严重的PAP，发展迅速并危及生命，与死亡风险增加有关。PAP的确切原因尚不清楚。在LPI患者的外周血单核细胞和肺泡巨噬细胞中，由*SLC7A7*基因编码的y^+LAT-1活性异常低。LPI患者肺泡巨噬细胞的吞噬活性严重受损，由此产生的表面活性剂稳态异常可能是PAP的主要原因。此外，细胞内NO的积累可能与此有关[3]。虽然GM-CSF诱导*SLC7A7*的表达，但是GM-CSF信号通路在LPI患者中并无异常。因此，没有证据表明GM-CSF参与了PAP的病理生理机制。

（2）间肺性肺炎与肺纤维化：肺纤维化是LPI的第二大主要肺部并发症。纤维化的存在和严重程度与PAP无直接关联。发生肺纤维化的机制可能与继发性PAP或与导致肺泡蛋白沉积的机制有关。LPI患者凋亡细胞的清除受损，除了导致PAP，也可能导致异常炎症和免疫反应的发展，从而导致纤维化。另一方面，这种异常炎症反应也可能通过Ⅱ型肺泡上皮细胞直接促进纤维化。也有人提出，可能涉及免疫级联中NO产生的增加[12]。

呼吸系统症状可能在任何年龄发生，也可能是新患者的最初症状。尽管在儿童时期不多见，但呼吸系统病变的发作和严重程度因人而异。即使在同一家族中携带相同突变基因的患者中，也可以观察到这种表现和严重程度的多样性。

尽管患者在早期无症状，但在胸部HRCT可早期观察到双肺腺泡结节、小叶间隔、小叶内间质间隔增厚和胸膜下囊肿[14, 15]。随着年龄的增长，特征性弥漫性网状结节性阴影将越发明显（见图5-3-1）。

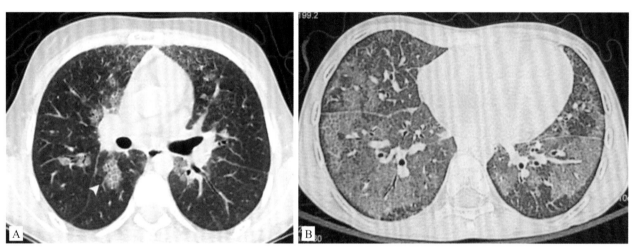

A：一名15岁女性患有赖氨酸尿蛋白不耐受。HRCT扫描显示，磨玻璃影，伴有局限性疯狂铺路石征（箭头），提示PAP。
B：另一名意大利LIP男孩，16岁时发现PAP。

图5-3-1　LPI肺部受累

（资料来源：A 获 *ERS* 许可摘自参考文献[16]。Reproduced with permission of the © ERS 2024；European Respiratory Review 22（130）437-453；DOI：10.1183/09059180.00008012 Published 29 November 2013。B 开放获取摘自文献[17]）

LPI患者肺功能检查可见限制性通气功能障碍，支气管肺泡灌洗液可观察到细胞数量和泡沫巨噬细胞数量增加，肺活检可能显示胆固醇肉芽肿和肺泡蛋白沉着。

某单中心回顾性临床研究显示[12]，在14名患者中有10名（71%）观察到肺部受累；其中，5名患者出现呼吸道症状急性发作，3名患者出现进行性发作，2名患者没有症状；进行了HRCT检查的7名患者均观察到间质病变，4名患者发生肺纤维化。呼吸衰竭是最常见的死亡原因。患者的临床表现和病程差异很大，即使在同一个家庭的成员间也有明显差异。Mauhin等在法国的11年随访期间，还观察到16名患者中有10名患者发生了PAP，一半的患者有肺纤维化[3]。

5. 肾脏受累

LPI相关肾病是常见的并发症，通常发现于成年患者，老年人居多。早期大多表现为轻度蛋白尿和微血尿，呈缓慢进行性加重。肾组织学改变多种多样，肾小管间质改变或明显的肾小球肾炎均有报道。此外，肾小管性酸中毒和范科尼综合征（Fanconi syndrome）也可能伴随LPI。法国的单中心回顾性临床研究纳入16名LPI患者，在所有患者中均观察到肾脏疾病，包括肾小管病变（11/11）、蛋白尿（4/16）和肾功能衰竭（7/16）[3]。

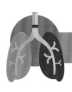

6.肝脾受累

约有70%的患者在婴儿期即有肝肿大。然而，患者血清转氨酶仅轻度升高，且以天冬氨酸转氨酶（AST）为主。肝脏组织无显著病理改变，脂肪变性首先出现在肝门区域，而不是在中央静脉周围。后期可发生进行性肝硬化，之后才继发黄疸和胆汁淤积。据推测，肝脏病变主要是蛋白质营养不良引起的。此外，尿素循环受损、精氨酸缺乏引起的NO降低导致门脉循环障碍和免疫异常也被认为是肝损害的原因。部分患者还可能发生脾肿大和全血细胞减少[18]。

7.其他症状

偶有LPI患者合并心血管病、脑梗死、急性胰腺炎的报道。

三、辅助检查

1.血液化验

血清LDH增加，大多数LPI患者有高氨血症发作。成年人的最高血氨水平通常为180～240μmol/L（300～400μg/dL），偶尔会升高至约600μmol/L（1000μg/dL）。在某些情况下，仅在饭后可以检测到短暂性高氨血症，这仍有诊断价值。大约1/3的患者外周血白细胞减少、血小板减少和贫血。骨髓穿刺显示，巨核细胞减少和红细胞吞噬作用。

2.血液和尿液中的氨基酸分析

二元氨基酸（赖氨酸、精氨酸和鸟氨酸）的血液浓度分布在正常范围的约下1/3。作为继发性变化，血液谷氨酰胺、丙氨酸、甘氨酸、丝氨酸和脯氨酸的含量往往会升高。反映高氨血症的谷氨酰胺水平通常升高至800～1200nmol/mL（11.7～17.5mg/dL）。在几乎所有情况下，二元氨基酸的尿液浓度通常都会增加。其中，赖氨酸增加最明显，其次是精氨酸和鸟氨酸，半胱氨酸的增加相对较少。在诊断过程中，血液和尿液氨基酸分析很重要，但是在营养不良的情况下，总的血液氨基酸水平较低，尿液排泄也可能正常或减少[19]。

在尿液有机酸分析中，尿中的乳清酸增加。在某些情况下，可能有必要计算这些氨基酸的肾脏清除率。

3.基因检测

使用常规测序方法可以检测出大部分LPI患者。但是有些变异不能通过常规测序诊断。例如，在该基因内的3'-区域Alu Y重复序列，以及内含子3和5中Alu重复序列的重组引起的大量缺失。多重连接依赖性探针扩增（multiplex ligation-dependent probe amplification，MLPA）分析可用于检测LPI分子诊断过程中的此类大缺失。基因型与表型的相关性尚未发现，产前诊断的报道很少。

四、诊　断

根据临床表现、血液和尿液中的氨基酸分析，以及基因检测可以确立诊断。

五、鉴别诊断

1.尿素循环障碍

所有患者均表现出高氨血症。在一定程度可以通过血液和尿液氨基酸分析予以鉴别，但是明确诊断依赖遗传分析。必要时，需要测量尿素循环中的肝酶活性。

2. 溶酶体疾病引起的代谢异常

如戈谢病或尼曼-皮克病，也可以引起肝肿大、间质性肺病和血液异常。

3. 胃肠道疾病

如周期性呕吐、食物过敏、慢性腹痛和吸收不良综合征，其症状与LPI的胃肠损害相似。这些疾病的发病与蛋白质摄入密切相关。

4. 不明原因的癫痫和精神运动发育迟缓

高氨血症可继发神经精神异常，应予以鉴别。

5. 免疫缺陷、巨噬细胞活化综合征和间质性肺炎

病因复杂，应予以排查。

六、治 疗

1. 饮食疗法

LPI患者很容易出现必需氨基酸和能量不足的情况，予以足够的热量摄入和适当的蛋白质限制至关重要。可考虑使用特殊的医疗食品，如低蛋白食品、无蛋白牛奶。

2. 药物治疗

（1）L-瓜氨酸的使用：由于L-瓜氨酸是一种中性氨基酸，在LPI患者中其吸收不会受到干扰。L-瓜氨酸在肝脏中被转化为精氨酸和鸟氨酸，疗效确切。观察到，L-瓜氨酸100mg/（kg·d），使患者血氨水平降低，饮食摄入增加，日常生活活动增加，避免了肝切除术。

（2）L-精氨酸的使用：口服L-精氨酸120～380mg/（kg·d）是有效的，但由于该药肠道吸收不良导致渗透性腹泻而受到限制。另外，尽管L-精氨酸可有效治疗急性期高氨血症，但细胞内精氨酸含量的增加会诱导NO的过量产生，因此是否给药尚有争议。

（3）左旋肉碱的使用：使用降氨药物往往会导致血肉碱过低，尤其是在慢性肾脏疾病的患者中。口服左旋肉碱20～50mg/（kg·d）可用于质量继发性低肉碱血症[20]。

（4）L-赖氨酸的使用：尽管肠道吸收不良导致口服给药的效果尚不确定，但有报道称口服低剂量L-赖氨酸20～50mg/（kg·d）可提高血液赖氨酸水平，且未加剧消化系统症状，但对长期预后的影响不明确。

（5）苯丁酸钠或苯甲酸钠：对于血氨水平不稳定或持续偏高的患者，可考虑口服氮清除剂。对于体重≤20kg的患者，可口服苯丁酸钠450～600mg/（kg·d）；对于体重>20kg患者，可口服苯丁酸钠9.9～13.0g/（m²·d），或口服苯甲酸钠100～250mg/（kg·d）。

（6）其他补充剂的使用：口服维生素D、双膦酸盐和双膦酸盐，可用于骨质疏松症患者。注射生长激素，可用于生长激素分泌不足的矮小患者。他汀类药物（羟甲基戊二酰辅酶A还原酶抑制剂）治疗高脂血症，已被证明是有效的补充治疗。

3. LPI继发PAP的治疗

（1）全肺灌洗：LPI肺受累患者的最佳治疗尚不明确。WLL可能有助于LPI继发PAP的治疗[15]。在不同的患者中，其疗效并不一致，WLL似乎不能始终有效地消除肺泡空间中的脂蛋白物质。即使采用标准治疗，症状也可能持续进展。

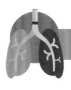

（2）GM-CSF：已经报道重组人GM-CSF可以有效治疗PAP[21, 22]。另一方面，有反对意见认为不建议使用GM-CSF，原因是GM-CSF的增加与肉芽肿形成以及表面活性剂蛋白D的生物学活性降低有关[12, 23]。尽管及时补充了氨基酸，成年患者仍可能发生肺部并发症、水痘和常见细菌感染可导致肺部疾病恶化。

（3）骨髓移植：单核巨噬细胞功能异常参与了LPI肺病，骨髓移植可能有效。

（4）肺移植，不推荐：应避免肺移植，因为移植的肺会再发PAP[24]。

4.急性高氨血症的治疗

在高氨血症的急性期出现临床症状，如恶心，呕吐和意识障碍等，应予以低蛋白质饮食，并通过以下方法补充了足够的热量和肠胃外营养，以防止蛋白质分解代谢。

（1）葡萄糖输注：应通过中央静脉导管开始输注10%葡萄糖或高浓度输注〔60～100kcal/（kg·d）〕。在高血糖情况下，还应考虑同时使用胰岛素。

（2）其他药物：静脉注射100～250mg L-精氨酸/（kg·d）是有用的。如果L-精氨酸效果不佳，则可以使用苯基丁酸钠：体重<20kg的患者剂量为450～600mg/（kg·d），体重较大患者剂量为每天9.9～13.0g/m²体表面积），或使用苯甲酸钠〔100～250mg/（kg·d），静脉注射或口服〕。这些药物可以根据情况单独使用或组合使用。

（3）血液净化：在大多数情况下，上述药物疗法可以使血氨水平正常化；如果无效，则建议采用连续血液透析（CHD）。

（4）其他治疗：如有必要，可施用抗生素（卡那霉素、新霉素）、乳糖和（或）乳杆菌制剂（益生菌），以减少氨在肠道中的产生和吸收。

5.间质性肺炎和继发性噬血细胞组织细胞增生症的治疗

这些病症也可能具有严重的急性病程，治疗可参考相关疾病的诊疗方案。

参考文献

[1] NOGUCHI A, TAKAHASHI T. Overview of symptoms and treatment for lysinuric protein intolerance [J]. Journal of human genetics, 2019, 64(9): 849-858.

[2] KANG E, KIM T, OH A, et al. Lysinuric protein intolerance with homozygous SLC7A7 mutation caused by maternal uniparental isodisomy of chromosome 14 [J]. Journal of human genetics, 2019, 64(11):1137-1140.

[3] MAUHIN W, HABAROU F, GOBIN S, et al. Update on lysinuric protein intolerance, a multi-faceted disease retrospective cohort analysis from birth to adulthood [J]. Orphanet J Rare Dis, 2017, 12(1):3.

[4] BRöER S, FAIRWEATHER S J. Amino acid transport across the mammalian intestine [J]. Comprehensive Physiology, 2018, 9(1):343-373.

[5] BODOY S, SOTILLO F, ESPINO-GUARCH M, et al. Inducible Slc7a7 knockout mouse model recapitulates lysinuric protein intolerance disease [J]. Int J Mol Sci, 2019, 20(21):5294.

[6] ROTOLI B M, BARILLI A, INGOGLIA F, et al. Analysis of LPI-causing mutations on y+LAT1 function and localization [J]. Orphanet J Rare Dis, 2019, 14(1):63.

[7] STROUP B M, MAROM R, LI X, et al. A global Slc7a7 knockout mouse model demonstrates characteristic phenotypes of human lysinuric protein intolerance [J]. Human molecular genetics, 2020, 29(13):2171-2184.

[8] AKYOL Ş, YıLMAZ Ş, TüFEKçI Ö, et al. A complication of lysinuric protein intolerance:Intermittent haemophagocyticlymphohistiocytosis [J]. Journal of paediatrics and child health, 2022, 58(12):2300-2301.

[9] ROTOLI B M, DALL'ASTA V, BARILLI A, et al. Alveolar macrophages from normal subjects lack the NOS-related system y+ for arginine transport [J]. American journal of respiratory cell and molecular biology, 2007, 37(1):105-112.

[10] CUI D, HU Y H, TANG G, et al. Clinical features of children with lysinuric protein intolerance and SLC7A7 gene mutation:An analysis of 3 cases [J]. Chinese journal of contemporary pediatrics, 2019, 21(4):375-380.

[11] CONTRERAS J L, LADINO M A, ARáNGUIZ K, et al. Immune dysregulation mimicking systemic lupus erythematosus in a patient with lysinuric protein intolerance:Case report and review of the literature [J]. Front Pediatr, 2021, 9:673957.

[12] VALIMAHAMED-MITHA S, BERTELOOT L, DUCOIN H, et al. Lung involvement in children with lysinuric protein intolerance [J]. J inherit metab dis, 2015, 38(2):257-263.

[13] YANG Q, MA H L, ZHENG Y J. Lysinuric protein intolerance with interstitial lung disease as the main manifestation [J]. Zhonghua Er Ke Za Zhi, 2019, 57(1):60-62.

[14] SANTAMARIA F, PARENTI G, GUIDI G, et al. Early detection of lung involvement in lysinuric protein intolerance:Role of high-resolution computed tomography and radioisotopic methods [J]. Am j resp crit care, 1996, 153(2):731-735.

[15] CERUTI M, RODI G, STELLA G M, et al. Successful whole lung lavage in pulmonary alveolar proteinosis secondary to lysinuric protein intolerance: A case report [J]. Orphanet J Rare Dis, 2007, 2:14.

[16] SANTAMARIA F, MONTELLA S, MIRRA V, et al. Respiratory manifestations in patients with inherited metabolic diseases [J]. European Respiratory Review, 2013, 22(130):437-453.

[17] CERUTI M, RODI G, STELLA G M, et al. Successful whole lung lavage in pulmonary alveolar proteinosis secondary to lysinuric protein intolerance: a case report [J]. Orphanet Journal of Rare Diseases, 2007, 2(1):14.

[18] LOKUHEWAGE C, PATHIRAJA H, MADAWALA P, et al. Lysinuric protein intolerance presenting as pancytopenia and splenomegaly mimicking acute leukaemia:A case report [J]. BMC pediatrics, 2023, 23(1):382.

[19] ALQARAJEH F, OMORODION J, BOSFIELD K, et al. Lysinuric protein intolerance:Pearls to detect this otherwise easily missed diagnosis [J]. Translational science of rare diseases, 2020, 5(1-2):81-86.

[20] TANNER L M, NäNTö-SALONEN K, RASHED M S, et al. Carnitine deficiency and L-carnitine supplementation in lysinuric protein intolerance [J]. Metabolism-clinical and experimental, 2008, 57(4):549-554.

[21] TANNER L M, KURKO J, TRINGHAM M, et al. Inhaled Sargramostim Induces Resolution of Pulmonary Alveolar Proteinosis in Lysinuric Protein Intolerance [J]. JIMD reports, 2017, 34:97-104.

[22] ZHANG G, CAO L. New mutations in the SLC7A7 gene of two chinese sisters with lysinuric protein intolerance [J]. Pediatric pulmonology, 2017, 52 (11):e94-e96.

[23] DOUDA D N, FARMAKOVSKI N, DELL S, et al. SP-D counteracts GM-CSF-mediated increase of granuloma formation by alveolar macrophages in lysinuric protein intolerance [J]. Orphanet J Rare Dis, 2009, 4:29.

[24] SANTAMARIA F, BRANCACCIO G, PARENTI G, et al. Recurrent fatal pulmonary alveolar proteinosis after heart-lung transplantation in a child with lysinuric protein intolerance [J]. Journal of pediatrics, 2004, 145(2):268-272.

第四节 MonoMAC综合征

MonoMAC综合征（monocytopenia and mycobacterial infection syndrome）是近年来新发现的一种原发性免疫缺陷综合征，是*GATA-2*（guanine-adenine-thymine-adenine binding protein 2，鸟嘌呤-腺嘌呤-胸腺嘧啶-腺嘌呤结合蛋白2）基因突变所致，为常染色体显性遗传或散发[1]。自从2010年Vinh等首先报道该病以来，病例回顾性分析发现，该病的发病年龄范围从儿童早期到成年晚期，大多数发生在青春期到成年早期，临床上以严重的单核细胞、自然杀伤（natural killer，NK）细胞、树突状细胞和B淋巴细胞减少，以及非结核分枝杆菌、病毒或真菌等机会性感染为特征，部分伴有肺泡蛋白沉积症、淋巴水肿及骨髓造血功能异常。如果不予以治疗，患者一般会出现难治性感染、呼吸衰竭或转化为白血病。造血干细胞移植可逆转大部分临床表型，并具有良好的长期效果。

一、病因与病理生理机制

关于MonoMAC综合征的发病机制和遗传学研究已经取得了部分进展，但具体的机制仍在探索当中[2]。目前已知该综合征是*GATA-2*基因中的多种杂合突变引起的[3]。该基因编码的*GATA-2*是一种474个氨基酸组成的转录因子，包含两个高度保守的锌指结构，故其亦属于锌指结构家族的成员，具有识别和结合DNA序列所需的高度稳定的蛋白结构域，该结构域由两个同源的指状区组成。每一个指状结构区由两个Cys-X-Cys（Cys为半胱氨酸，X为可变氨基酸）结构组成，中间有17个氨基酸间隔，即Cys-X-Cys-X17-Cys-X-Cys，其中4个半胱氨酸与1个锌离子组成四面体结构，即锌指结构，能够调节DNA-蛋白质相互作用以及蛋白质-蛋白质之间的相互作用。

*GATA-2*是*GATA*家族成员之一。*GATA*转录因子一般结合于染色体上含有WGATTA序列的顺式作用元件的位点，通过调节基因的转录和表达来调节细胞的生成及调节细胞功能。*GATA*家族包括*GATA-1*、*GATA-2*、*GATA-3*、*ATA-4*、*GATA-5*、*GATA-6*。其中，*GATA-1*主要高表达于红系细胞、肥大细胞、巨核细胞，*GATA-1*对红系细胞的发育有重要的作用。*GATA-3*主要表达于T淋巴细胞，影响T淋巴细胞的生长发育。*GATA-4*、*GATA-5*、*GATA-6*主要表达于心肌细胞。

*GATA-2*主要表达于造血干细胞、祖细胞及肥大细胞，其表达随着血细胞的成熟而降低。*GATA-2*表达下调对于造血干细胞分化成熟十分重要，而过量表达可以阻止多潜能造血细胞的扩增和分化。作为一种锌指转录因子，*GATA-2*在造血干、祖细胞的增殖和分化中起着重要的作用，对胚胎期和成年期造血以及淋巴管、血管生成至关重要。*GATA-2*缺陷导致骨髓造血细胞减少，随着时间的推移细胞谱系逐渐丧失，甚至骨髓衰竭。

多种杂合突变导致*GATA-2*单倍体剂量不足，引起淋巴细胞和单核细胞减少[4]。研究发现，*GATA-2*通过HES-1信号通路影响粒-巨核系祖细胞的自我更新，另外*GATA-2*可通过与C/EBP-a结合，影响粒细胞的形成。*GATA-2*是NK细胞发育和成熟所必需的，*GATA-2*突变致外周血NK细胞明显减少。NK细胞介导的细胞毒作用也需要*GATA-2*的参与。而NK细胞具有抗肿瘤、抗感染、免疫调节功能。NK细胞数量减少，导致患者易感染细菌、真菌和病毒，肿瘤发生率也升高。也有研究发现，MonoMAC综合征患者的B淋巴细胞除了数量明显减少，同时有表面抗原表达异常。

*GATA-2*基因突变除了导致单核、NK、B和树突状细胞减少，还导致患者易患淋巴水肿、MDS和AML[5]。除了*GATA-2*可能需要其他基因突变才能诱发AML，这也是AML在*GATA-2*突变发病较晚的缘故。此外，*GATA-2*内含子的突变也可致单倍剂量不足，导致MonoMAC综合征的发病。

二、临床表现

编码转录因子*GATA-2*的基因的遗传性或新生种系杂合突变导致*GATA-2*缺陷综合征[6]。该病的临床表型和结局具有明显的异质性，即使在具有相同突变的亲属中也是如此。其表型以广泛的临床表现为特征，包括血液系统恶性肿瘤、免疫缺陷、复发性疣、淋巴水肿、PAP、耳聋和流产等。

在一项纳入124例*GATA-2*缺陷患者的回顾性研究中发现[7]，有56%的患者存在肺部受累。除了以非结核分枝杆菌为最常见病原体的慢性感染，本病还可发生PAP和肺动脉高压。胸部CT影像学检查发现小结节、网状浸润、胸膜下或隔旁肺气肿、实变及毛玻璃样阴影，以及典型的疯狂铺路石征、小叶间隔增粗且边缘光滑。肺功能检查提示肺泡弥散功能下降、阻塞或限制性通气功能障碍。

除了MonoMAC综合症外，*GATA-2*缺陷综合征还可能表现为3种相似的综合征：树突状细胞、单核细胞、B淋巴细胞和自然杀伤细胞缺乏症（dendritic cell, monocyte, B cell, and natural killer cell lymphopenia, DCML），Emberger综合征（原发性淋巴水肿伴骨髓增生异常），以及家族性骨髓增生异常综合征伴或不伴急性髓系白血病[8-10]。

MonoMAC综合征可表现为免疫缺陷、机会性感染及肿瘤发生率增加，包括非结核分枝杆菌感染、细菌、真菌和人乳头瘤病毒感染、淋巴水肿、PAP和骨髓增生异常[1]。

1. 血细胞减少

MonoMAC综合症患者表现为外周血中B淋巴细胞、单核细胞、淋巴细胞、NK细胞和树突状细胞减少。发生骨髓增生异常或急性髓系白血病时，可见血小板减少、贫血[11]。血小板减少症相当少见，往往是晚期和预后不良的结果。

2. 感　染

MonoMAC综合征患者的骨髓流式细胞分析显示，单核细胞、B淋巴细胞、B淋巴细胞前体、NK细胞和（或）浆细胞样树突状细胞不成比例地减少或缺失，甚至骨髓衰竭[12]。免疫缺陷导致机会性感染多发。大部分患者感染非结核分枝杆菌[13]，其中以鸟型分枝杆菌复合体、堪萨斯、瘰疬分枝杆菌、牛型分枝杆菌和脓肿分枝杆菌最常见；也可发生人乳头瘤病毒、单纯性疱疹病毒感染，及真菌感染，如尖锐湿疣、播散性组织胞浆菌、隐球菌和侵袭性曲霉菌感染等[14]。几乎所有患者血清巨细胞病毒（cytomegalovirus，CMV）检测均呈阳性，但是几乎没有患者有CMV感染的临床症状，检测血清CMV滴度也无升高[15]。

GATA-2基因突变所致的免疫缺陷与其他先天性免疫缺陷的区别在于：①GATA-2缺陷患者通常在青春期后期或成年早期起病，易发生危及生命的机会性感染，如非结核分枝杆菌感染、真菌感染和人乳头瘤病毒感染；②外周血白细胞亚群谱存在相对正常的T淋巴细胞，但B淋巴细胞、NK细胞和单核细胞严重缺乏；③易进展为骨髓增生异常综合征、慢性粒单核细胞白血病和急性髓性白血病。但是，并非所有GATA-2缺陷患者都有明显的免疫缺陷。

3. 非感染性并发症

（1）自身免疫病：自身免疫病表现为结节红斑、脂膜炎、关节炎。MonoMAC综合症患者可见皮肤多发炎性结节，组织病理提示非感染性的脂膜炎或肉芽肿性炎症，伴巨噬细胞和浆细胞浸润，有多种炎性渗出物。临床症状一般较轻。这些病变主要在四肢远端有压痛的红斑结节，类似于结节性红斑。其他皮肤表现包括红斑丘疹和硬斑，有时有触痛，偶尔伴有发热和关节痛[16]。少数报告了牙龈肥大、巨舌炎、舌炎、肉芽肿性狼疮面部病变、原发性胆汁性肝硬化、血管炎样的皮疹、多发性硬化样的症状等[16, 17]。

（2）PAP：MonoMAC综合症患者可并发PAP，患者的肺泡巨噬细胞数量与正常人相比无明显地减少，可能与巨噬细胞在肺泡局部寿命较长或自我更新有关[18, 19]，但是肺泡巨噬细胞的功能缺陷[1]，导致易发生PAP，好发于中年人。并发PAP患者表现为限制性通气障碍和弥散障碍，HRCT及活检可明确诊断，但粒细胞-巨噬细胞集落刺激因子（GM-CSF）自身抗体及其受体无异常。在上述纳入124例GATA-2缺陷患者的回顾性研究中，发现11例（9%）继发PAP[7]。对于继发PAP的患者，GM-CSF治疗效果不佳，肺泡灌洗疗效比较肯定。骨髓移植有望治愈PAP和造血异常[20]。

（3）肺动脉高压：MonoMAC综合征患者可继发肺动脉高压[21]。在上述这项纳入124例GATA-2缺陷患者的回顾性研究中[7]，有9例（7%）出现肺动脉高血压。其中，6例患者合并骨髓增生异常综合征，至少2例没有合并PAP。造血干细胞移植可纠正GATA-2缺陷相关的肺动脉高压。可见，GATA-2缺陷是特发性肺动脉高压的潜在原因之一。

（4）骨髓造血功能异常：GATA-2的表达和功能缺陷导致骨髓造血异常，产生B淋巴细胞、单核细胞、淋巴细胞、白细胞、NK细胞和树突细胞的多谱系祖细胞减少，甚至骨髓衰竭[4]。不少患者会演变成多系

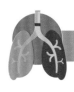
异型增生并伴有显著的巨核细胞生成异常，随后在某些情况下会进展为骨髓恶性肿瘤[22]，特别是骨髓增生异常综合征（MDS）、急性髓性白血病（AML）和慢性粒单核细胞白血病（CMML）[5, 23]，但罕见急性B或T淋巴细胞白血病。如果同时伴有血液肿瘤相关的其他基因突变，如染色质相关基因 *ASXL1* 或 *STAG2* 的获得性突变可导致 *GATA-2* 突变患者恶性进展及较低的存活概率。

值得注意的是，在MonoMAC综合征患者中，观察到的骨髓造血多谱系祖细胞减少并非MonoMAC综合征特异性的，有时可以在接受化疗或其他疾病的患者的骨髓中观察到。

（5）恶性肿瘤：据报道，EB病毒和HPV相关恶性肿瘤，如平滑肌肉瘤、鳞癌及其他实体瘤在 *GATA-2* 缺陷患者中也有较高发生率[15, 24-26]。

（6）原发性淋巴水肿：*GATA-2* 蛋白以高水平表达于淋巴管瓣膜中，并且 *GATA-2* 控制着对淋巴管瓣膜发育重要的基因的表达。*GATA-2* 的完全单倍体不足或功能丧失，而不是错义突变，是淋巴水肿发作的关键易感因素[27]。淋巴水肿表现为反复感染后皮下纤维结缔组织增生，脂肪硬化，也可表现为肢体增粗。

GATA-2 突变伴原发性淋巴水肿及骨髓增生异常，应考虑Emberger综合征可能[14]。Emberger综合征除了引起肢端淋巴水肿，还可能导致胸膜腔、心包和腹腔积液。

三、辅助检查

1. 血细胞及生化

外周血中单核细胞、NK细胞明显减少是MonoMAC综合征的显著特征。患者也可出现外周血中B淋巴细胞减少，但体内丙种免疫球蛋白水平基本正常；T淋巴细胞数量正常或轻度减少。晚期患者转化为MDS后可伴红细胞、血小板减少。

2. 骨髓异常

MonoMAC综合征患者骨髓活检可见多系发育不良，尤其是单核祖细胞发育不良普遍可见。已发展为MDS的患者，骨髓象显示低增生并伴有网状纤维化，及异常红细胞造血。部分患者可见巨核祖细胞数量减少或伴形态异常，红系祖细胞减少或伴不典型增生。免疫学检测显示，中性粒细胞等在发育成熟过程中伴有形态发育不良或颗粒异常，或者同时伴有免疫表型表达异常。

3. 基因检测

GATA-2 突变的遗传性和新发种系病例均发生在MonoMAC综合征中，但大多数这些突变都是从头变异的。可以通过对皮肤活检培养的成纤维细胞进行DNA测序并比对造血组织和非造血组织中的突变来确认是否种系突变。

迄今为止，已在患者中描述了超过150种不同的 *GATA-2* 突变，包括影响锌指2结构域的重复错义突变（例如 *T354M*、*R398W*、*R396W*）。其中，大部分是外显子单倍体剂量不足，一个等位基因的失活突变导致所编码转录因子的蛋白质水平降低大约一半，却显著阻止了靶基因的表达。在有多个转录因子结合位点的靶基因中，基因转录的启动可能需要占据大部分（如果不是全部）结合位点。

突变也可能涉及内含子顺式元件增强子。涉及非编码区的突变可能会被全外显子组测序或未覆盖整个基因的panel遗漏。重要的是，最近发现，同义突变会导致突变体RNA的选择性丢失，并且可能会在某些二代测序分析流程中被无意中过滤掉。此外，新的种系突变不断被报道。因此，如果高度怀疑是种系突变，而全外显子测序或其他测序平台未发现突变，建议对全基因包括非编码区和影响RNA剪接的区域进行详细评估。

四、诊　断

患者存在反复呼吸道感染、非结核分枝杆菌等机会致病菌感染；外周血中单核细胞、NK细胞显著减少、DC及B淋巴细胞减少，但是免疫球蛋白水平基本正常、T淋巴细胞正常或者轻微减少，即可临床考虑MonoMAC综合征。确诊依赖 *GATA-2* 序列分析。

由于异体造血干细胞移植可有效纠正MonoMAC综合征的异常表现，早诊早治可保护脏器免受继发的终末改变。

五、治　疗

目前尚无统一的治疗方案。针对患者的临床表现进行对症治疗。继发感染可选用敏感抗生素积极抗感染，PAP可予以全肺灌洗。异体造血干细胞移植是唯一的根治方法，可以恢复造血和免疫系统功能，改善大多数患者的肺动脉高压和PAP，防止肺部病变恶化[7, 20, 28]。但是，少数患者在异体造血干细胞移植后PAP和肺动脉高压症状均改善的情况下，出现肺纤维化进行性加重，可能与排异反应有关[29]。对于 *GATA-2* 缺陷患者的管理，特别是关于进行造血干细胞移植的最佳时间、移植之前是否清髓，目前尚无共识指南[4]。

—————————————————— ● 参考文献 ● ——————————————————

[1] HICKSTEIN D D, CALVO K R. The spectrum of GATA2 deficiency syndrome [J]. Blood, 2022, 141(13):1524-1532.

[2] FABOZZI F, STROCCHIO L, MASTRONUZZI A, et al. GATA2 and marrow failure [J]. Best practice & research clinical haematology, 2021, 34(2): 101278. DOI:10.1016/j.beha.2021.101278.

[3] OLEAGA-QUINTAS C, DE OLIVEIRA-JúNIOR E B, ROSAIN J, et al. Inherited GATA2 deficiency is dominant by haploinsufficiency and displays incomplete clinical penetrance [J]. J clin immunol, 2021, 41(3):639-657.

[4] FABOZZI F, MASTRONUZZI A, CEGLIE G, et al. GATA 2 Deficiency:Focus on immune system impairment [J]. Front Immunol, 2022, 13:865773.

[5] KOTMAYER L, ROMERO-MOYA D, MARIN-BEJAR O, et al. GATA2 deficiency and MDS/AML:Experimental strategies for disease modelling and future therapeutic prospects [J]. British journal of haematology, 2022, 199(4):482-495.

[6] FABOZZI F, STROCCHIO L, MASTRONUZZI A, et al. GATA2 and marrow failure [J]. Best practice & research clinical haematology, 2021, 34(2): 101278.

[7] MARCIANO B E, OLIVIER K N, FOLIO L R, et al. Pulmonary manifestations of GATA2 deficiency [J]. Chest, 2021, 160(4):1350-1359.

[8] PERRARD N, POKEERBUX M R, QUESNEL B, et al. GATA2 gene mutations:3 cases [J]. Revue de medecine interne, 2022, 43(11):677-682.

[9] HASEGAWA A, HAYASAKA Y, MORITA M, et al. Heterozygous variants in GATA2 contribute to DCML deficiency in mice by disrupting tandem protein binding [J]. Communications biology, 2022, 5(1):376.

[10] ALGASSIM M, AL SERAIHI A F, ALSHAIBANI A, et al. Familial emberger syndrome with autoimmunity, hyper-immunoglobulin E and lymphatic impairment caused by a novel GATA2 mutation [J]. Hematology/oncology and stem cell therapy, 2022, 15(2):63-65.

[11] CHEN Z L, AN Y F, ZHAO X D. MonoMAC syndrome [J]. Chinese journal of contemporary pediatrics, 2014, 16(8):869-873.

[12] GANAPATHI K A, TOWNSLEY D M, HSU A P, et al. GATA2 deficiency-associated bone marrow disorder differs from idiopathic aplastic anemia [J]. Blood, 2015, 125(1):56-70.

[13] HARAGUCHI M, HARADA N, WATANABE J, et al. Disseminated nontuberculous mycobacteriosis and fungemia after second delivery in a patient with MonoMAC syndrome/GATA2 mutation:A case report [J]. BMC Infect Dis, 2021, 21(1):502.

[14] RUDD E C, KULASEKARARAJ A, BASU T N. Facial lymphoedema, viral warts, and myelodysplastic syndrome:The protean condition of GATA2 deficiency [J]. Lancet, 2022, 400(10347):236.

[15] VINH D C, PATEL S Y, UZEL G, et al. Autosomal dominant and sporadic monocytopenia with susceptibility to mycobacteria, fungi, papillomaviruses, and myelodysplasia [J]. Blood, 2010, 115(8):1519-1529.

[16] JOHNSON J A, YU S S, ELIST M, et al. Rheumatologic manifestations of the "MonoMAC" syndrome:A systematic review [J]. Clinical rheumatology, 2015, 34(9):1643-1645.

[17] POLAT A, DINULESCU M, FRAITAG S, et al. Skin manifestations among GATA2-deficient patients [J]. British journal of dermatology, 2018, 178(3):

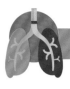
781-785.

[18] MERAD M, MANZ M G. Dendritic cell homeostasis [J]. Blood, 2009, 113(15):3418-3427.

[19] MURPHY J, SUMMER R, WILSON A A, et al. The prolonged life-span of alveolar macrophages [J]. American journal of respiratory cell and molecular biology, 2008, 38(4):380-385.

[20] BASHEER A, PADRAO E M H, HUH K, et al. Pulmonary alveolar proteinosis due to familial myelodysplastic syndrome with resolution after stem cell transplant [J]. Autops Case Rep, 2022, 12:e2021382.

[21] JOUNEAU S, BALLERIE A, KERJOUAN M, et al. Haemodynamically proven pulmonary hypertension in a patient with GATA2 deficiency-associated pulmonary alveolar proteinosis and fibrosis [J]. European Respiratory Journal, 2017, 49(5):1700407.

[22] REIN A, GERON I, KUGLER E, et al. Cellular and metabolic characteristics of pre-leukemic hematopoietic progenitors with GATA2 haploinsuficiency [J]. Haematologica-The Hematology Journal, 2022, 108(9):2316-2330.

[23] HOMAN C C, VENUGOPAL P, ARTS P, et al. GATA2 deficiency syndrome:A decade of discovery [J]. Human mutation, 2021, 42(11):1399-1421.

[24] YAMAMOTO H, HATTORI H, TAKAGI E, et al. MonoMAC syndrome patient developing myelodysplastic syndrome following persistent EBV infection [J]. [Rinsho-ketsueki] The Japanese journal of clinical hematology, 2018, 59(3):315-322.

[25] COHEN J I. GATA2 Deficiency and Epstein-Barr virus disease [J]. Front Immunol, 2017, 8:1869.

[26] MAGG T, SCHOBER T, WALZ C, et al. Epstein-Barr virus+smooth muscle tumors as manifestation of primary immunodeficiency disorders [J]. Front Immunol, 2018, 9:368.

[27] KAZENWADEL J, SECKER G A, LIU Y J, et al. Loss-of-function germline GATA2 mutations in patients with MDS/AML or MonoMAC syndrome and primary lymphedema reveal a key role for GATA2 in the lymphatic vasculature [J]. Blood, 2012, 119(5):1283-1291.

[28] VAN LIER Y F, DE BREE G J, JONKERS R E, et al. Allogeneic hematopoietic cell transplantation in the management of GATA2 deficiency and pulmonary alveolar proteinosis [J]. Clinical immunology, 2020, 218:108522.

[29] CUELLAR-RODRIGUEZ J, GEA-BANACLOCHE J, FREEMAN A F, et al. Successful allogeneic hematopoietic stem cell transplantation for GATA2 deficiency [J]. Blood, 2011, 118(13):3715-3720.

第五节　淀粉样变性

淀粉样变性（amyloidosis）是一组异常折叠的淀粉样蛋白原纤维积聚在细胞外，导致组织结构和器官功能破坏引起的疾病[1]。淀粉样变性可能是后天获得的，也可能是遗传的。早期诊断困难。根据所涉及的器官不同，表现出多种临床表现。呼吸系统是变性的淀粉样蛋白沉积的重要靶器官之一[2]。

一、病因与病理生理机制

一般来说，淀粉样蛋白是一种纤维状物质，由多种前体蛋白衍生而来，它们以高度有序的异常β折叠构象自组装，由先前可溶的血浆蛋白演变成异常的具有β片层结构的不溶性纤维蛋白并沉积在组织中[3]，从而影响正常细胞和组织的功能，并逐渐取代正常结构，而且蛋白质聚集物或低聚物本身也有直接细胞毒性作用，可导致组织器官的功能障碍甚至衰竭。

在适当的条件下，几乎任何多肽链都可以发生错误折叠和聚集[4]，但在体内能产生淀粉样蛋白的蛋白质相对较少。目前已经鉴定出人类体内超过42种蛋白质可形成淀粉样蛋白，表5-5-1罗列了其中的一部分蛋白质。

表5-5-1　淀粉样蛋白的分类

类型	原纤维蛋白前体	可导致的临床综合征
AA	血清淀粉样蛋白A	与慢性炎症性疾病相关的反应性系统性淀粉样变性
AL	单克隆免疫球蛋白轻链	与单克隆浆细胞恶液质相关的系统性淀粉样变性
AH	单克隆免疫球蛋白重链	

类型	原纤维蛋白前体	可导致的临床综合征
Aβ₂M	β₂微球蛋白（野生或遗传变异）[1]	与长期透析相关的关节周围和偶尔全身性淀粉样变性
ATTRwt	正常血浆转甲状腺素蛋白	伴有明显心脏受累的老年全身性淀粉样变性
ATTR	基因变异转甲状腺素蛋白	常染色体显性系统性淀粉样变性，家族性淀粉样多神经病
ACys	遗传变异型胱抑素C	遗传性脑出血伴脑和全身性淀粉样变性
AGel	遗传变异凝溶胶蛋白	常染色体显性系统性淀粉样变性，显著脑神经受累伴格状角膜营养不良
ALys	遗传变异溶菌酶	常染色体显性系统性淀粉样变性，内脏受累明显的非神经性病变
AApoA-Ⅰ	遗传变异载脂蛋白AⅠ	常染色体显性系统性淀粉样变性，主要是非神经病变，内脏受累明显
AApoA-Ⅱ	遗传变异载脂蛋白AⅡ	常染色体显性系统性淀粉样变性，肾脏受累明显的非神经性病变
AFib	遗传变异纤维蛋白原Aα链	
ALect2	白细胞趋化因子2	缓慢进展的肾淀粉样蛋白伴肾病综合征和肝脏受累
Aβ	Aβ蛋白前体（获得性或遗传性）	散发性阿尔茨海默病或遗传性脑血管淀粉样变性[3]
APrP	朊蛋白（获得性或遗传性）	散发性或家族性克雅病（Creutzfeldt-Jakob）病
ABri	ABri蛋白前体	英国家族性痴呆

其中，最常见的淀粉样变性类型是系统性AL（原发性）、系统性AA（继发性）、系统性野生型ATTR（老年性）、系统性遗传性ATTR（家族性淀粉样多发性神经病）、透析相关性淀粉样变（Aβ₂M）。

无论前体蛋白类型如何，所有淀粉样原纤维的超微结构形态和组织化学性质都非常相似。淀粉样原纤维的衍射研究证实，它们都有一个共同的核心结构，由与原纤维长轴垂直的β链组成。原纤维相对稳定并且对蛋白水解具有抵抗性。所有淀粉样原纤维都具有结合染料刚果红分子的能力，当在交叉偏振光下观察时，会导致特征性的苹果绿双折射。淀粉样蛋白沉积物也总是含有正常的血浆糖蛋白、血清淀粉样蛋白P成分（serum amyloid P component，SAP）作为非纤维状成分。

1. AA型淀粉样变性

AA型淀粉样变性是与持续的急性期反应相关的任何疾病的潜在并发症。慢性炎症、感染或肿瘤性疾病等均可导致淀粉样变性。淀粉样原纤维来源于循环急性期反应物SAA的裂解片段。SAA是一种高密度脂蛋白的载脂蛋白，由肝细胞在IL-6、IL-1和TNF-α等细胞因子的转录调控下合成。在健康状态下，血液中SAA的浓度约为3mg/L；但在存在炎症的情况下，浓度会升高一千倍以上。SAA的浓度变化与C反应蛋白的浓度变化趋势一致。血浆SAA水平的持续升高是AA淀粉样变性发展的先决条件。此外，机体降解淀粉样蛋白A（AA）的能力下降，在疾病的发生发展中亦起一定作用。但淀粉样变性仅在一小部分病例中发展，其原因仍不清楚。

2. AL淀粉样变性

AL淀粉样变性是一种浆细胞疾病，与克隆性浆细胞发育不良有关，是由淀粉样蛋白源性免疫球蛋白轻链的异常或过度产生引起的，这些轻链聚集成低聚物和淀粉样原纤维，导致器官功能障碍，可能与潜在的意义未明的单克隆丙种球蛋白病、多发性骨髓瘤或其他浆细胞异常有关[2]。基因突变、衰老导致的蛋白酶沉积受损或其他因素可能有利于错误折叠和聚集。蛋白质聚集形成淀粉样原纤维，其特征是非平行的交叉β纤维结构。系统性AL淀粉样变性是最常见的系统性淀粉样变性，约占所有淀粉样变性病例的60%。它可能与各种单克隆浆细胞肿瘤相关。前体蛋白是单克隆免疫球蛋白轻链，通常由整个或部分可变结构域组成[5]。未经治疗的AL淀粉样变性的预后远比AA型差，患者5年生存率约为10%，10年生存率

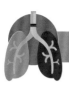

低于5%。大多数受影响的个体最终死于心力衰竭、尿毒症或自主神经衰竭。

3. 透析相关性淀粉样变

透析相关性淀粉样变见于长期血液透析患者，Aβ_2M蛋白主要沉积于滑膜，引起骨关节病变，呈现腕管综合征，也可以累及心脏、胃肠道、肝脏、肺、前列腺、肾上腺和舌。

4. 转甲状腺素蛋白淀粉样变性（ARRT）

ARRT既可以是野生型的（ARRTwt，多见于老年男性，是由正常转甲状腺素的聚集引起的），也可能是遗传变异导致的。ATTR是一种甲状腺素和视网膜结合蛋白的转运蛋白，其编码基因的120多个点突变可导致系统性淀粉样变，该型淀粉样变性对周围神经、自主神经、心脏和胃肠道方面的影响类似于轻链型淀粉样变性，但是相对较少影响肾脏，而且多数患者缺乏M蛋白。该型变性肺受累较少，常见的胸部CT发现有弥漫性结节、钙化肉芽肿、小叶间隔增厚和胸腔积液。几乎所有患者都有肺血管受累，约半数患者的肺组织活检有间质受累[8]。

5. 朊蛋白淀粉样蛋白

朊蛋白淀粉样蛋白在脑组织中的沉积是阿尔茨海默病的基础。朊蛋白沉积于中枢神经系统，是一组罕见的遗传性或后天性神经退行性Creutzfeldt-Jakob病的原因[3]。

二、临床表现

几乎任何器官都可以直接受累，因此淀粉样变性的临床表现非常多样，从无症状的局部肿大到全身性、快速致死的多系统损害均可能发生。许多淀粉样变性患者最初表现为非特异性症状，如不适和体重减轻。大多数患者表现为多器官受累（见表5-5-2）。虽然淀粉样沉积物可能广泛存在，但临床表现取决于受影响组织和器官的结构和功能的破坏，并随时间迁移逐渐加重。局部AL淀粉样变性与病变组织中的克隆B淋巴细胞原位产生淀粉样蛋白轻链有关。常见部位包括呼吸道、膀胱、眼睑和皮肤。这种类型的淀粉样变性病是一种顽固的疾病，但是几乎不会进展到其他系统。

表5-5-2　系统性淀粉样变性的临床表现

受累器官	临床表现
软组织浸润	淤肿,尤其多见眼眶周围肿胀或紫癜、舌头肿胀、舌体活动障碍和构音异常、肌肉或关节假性增生、指甲萎缩脱落、毛发脱落、皮肤赘生物形成
肾	蛋白尿、肾病综合征,偶见高血压
心	限制型心肌病、心律失常、充血性心力衰竭
呼吸系统	呼吸困难、限制性或阻塞性通气功能障碍、弥散功能下降、胸腔积液
肝	肝肿大,偶见肝衰竭
外周神经	腕管综合征、对称性感染运动神经病,肌电图和神经传导速度往往提示波幅下降和神经传导速度减慢
自主神经	直立性低血压、阳萎、肠运动紊乱、膀胱排空障碍
胃肠道	体重下降、肠运动紊乱,表现为上腹不适、消化不良、腹泻、便秘、吸收不良综合征和消化道出血等
淋巴网状系统	脾肿大、淋巴结肿大
肾上腺轴	肾上腺功能不全(罕见)

1. 心脏受累

心脏受累是淀粉样变性发病和死亡的主要原因。约50%的AL淀粉样变性患者会发生心脏受累。在多达1/3的AL淀粉样变性患者中发现限制型心肌病，最终成为一半患者的死亡原因。心脏受累也是野生型和变异型ATTR淀粉样变性病患者的主要特征。

2. 肾脏受累

肾脏是AL、AA、纤维蛋白原Aα链（AFib）、ALect2和AApoA-Ⅰ淀粉样变性最常受累的器官。肾脏受累在AL淀粉样变性中很常见，表现与肾脏AA淀粉样变性相似。AA淀粉样变性的主要且通常是第一个受累器官是肾脏，通常表现为蛋白尿，进行性肾功能障碍通常伴有明显的肾病综合征。但直到非常晚期，肾功能不全仍可能无症状。

3. 肠道受累

肠道受累可导致运动障碍（通常继发于自主神经病变）、吸收不良、穿孔、出血或梗阻。

4. 神经受累

神经病是AL淀粉样变性、ATTR和AApoA-Ⅰ淀粉样变性的某些遗传类型的特征。淀粉样蛋白周围神经病变主要是轴突，涉及大小纤维。神经病开始于小纤维介导的冷热感觉的丧失，可能有疼痛，随后出现运动障碍。并且可能难以与更常见的慢性炎症性脱髓鞘性多发性神经病相鉴别。自主神经病会导致阳萎，这是男性的早期症状，然后是直立性低血压、早期饱腹感、腹泻或便秘（或两者兼有）。脑神经病变发生在遗传性凝溶胶蛋白（gelsolin）淀粉样变性病中，并伴有角膜晶状体营养不良和角质层松弛。在全身性AL淀粉样变性患者中，约有1/5出现周围神经病变，但是在没有其他器官受累的情况下，孤立性神经病变在AL淀粉样变性中并不常见。

5. 软组织受累

除腕管综合征外，软组织受累几乎是AL淀粉样变性所特有的，巨舌症、肌肉假肥大、唾液腺肿大和下颌下软组织浸润是常见的表现。腕管综合征是野生型和遗传性ATTR淀粉样变性的常见早期症状。

6. 呼吸系统受累

呼吸系统淀粉样变性按位置分类，存在3种主要的淀粉样变性类型：结节性、弥漫性肺泡间隔和气管支气管。淀粉样蛋白局部沉积可能是由原纤维前体的局部产生引起的，也可能是由局部特定的微环境使广泛分布的前体蛋白在局部变性并沉积导致的。尽管有症状的明显的局部淀粉样沉积很少是全身性疾病的表现，但应始终对患者进行全面检查以排除更广泛的淀粉样沉积。绝大多数局部淀粉样蛋白沉积物是AL型[9]。对于疑似呼吸系统淀粉样变性的患者，需要进行彻底评估和活检确认，以确定治疗的必要性和基于原纤维亚型的最合适的方式[9]。

呼吸系统淀粉样变性可能是系统性淀粉样变性的一个组成部分，也可能是局部、孤立的呼吸道或肺的淀粉样蛋白沉积。慢性肺部疾病本身也可引起系统性淀粉样变性，最常见的是AA亚型，但是这类患者很少出现肺部受累的症状。

伴有右心衰竭的肺动脉高压是淀粉样变性的一种罕见并发症，通常在疾病晚期出现，该类患者的预后优于心脏淀粉样变性患者[10, 11]。肺动脉高压在心脏淀粉样变中非常普遍，虽然孤立的毛细血管后肺动脉高压是最常见的，但毛细血管前和毛细血管后联合肺动脉高压不罕见。跨肺压差和左心室射血分数是该人群的预后标志物[12]。

与肺部受累相关的广泛症状可能与呼吸道淀粉样蛋白沉积直接相关，也可能是肺外器官功能障碍导致的。尽管几乎所有患者的肺部均有淀粉样蛋白沉积，但在绝大多数情况下，呼吸困难继发于心脏受累。

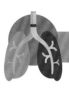
由分泌淀粉样蛋白轻链的少量局部克隆性浆细胞群引起的结节性"淀粉样瘤"可表现为局灶性肿块，也可能表现为弥漫性网状分布的多发结节。肺功能测试有时会显示出限制性通气功能障碍和弥散功能下降。在5.5%的患者中，出现了持续性胸腔积液，大多数继发于淀粉样变性心脏病，继发于肾脏淀粉样蛋白沉积的肾病综合征也可导致严重的盐和水超负荷，并且通常与心脏受累并存，终致肺水肿和胸腔积液。淀粉样蛋白也可能沉积于胸膜，破坏正常胸膜功能并导致胸腔积液[6]。继发于胸膜淀粉样变性的慢性胸腔积液通常难以用利尿剂治疗，需要反复引流或行胸膜固定术[7]。

（1）喉淀粉样变性：喉是头颈部淀粉样变性最常见的部位[13]。其发病率随着年龄的增长而增加，但偶尔会影响年轻人。外观通常表现为弥漫性黏膜下水肿，没有黏膜病变或结节形成。淀粉样蛋白沉积最常见于喉腔，其次是声门下、杓会厌皱襞和真声带（见图5-5-1）。通常表现为声音嘶哑或喘鸣（很少出现），但可引起喉咙肿胀感、窒息和劳累时呼吸困难。病因尚不清楚。喉部多发可能与来自黏膜相关淋巴组织内的B淋巴细胞克隆可能产生轻链有关。沉积物的来源主要是λ。

通常在喉镜检查和活检后做出诊断。浸润程度最好通过MRI检查确定气管支气管是否受累及。据报道，在MRI成像中，喉淀粉样蛋白会产生类似于骨骼肌的中低T1加权信号强度和低T2加权信号强度。在评估咽、喉和气管的淀粉样蛋白时，MRI优于CT图像。应排除系统性淀粉样变性，尤其是必须排查潜在的浆细胞疾病。

极个别的喉部局限性淀粉样蛋白沉积物是遗传性全身性载脂蛋白AI淀粉样变性（apolipoprotein AI amyloidosis，AApoAI）所致。载脂蛋白AI是高密度脂蛋白的主要成分，野生型载脂蛋白AI是淀粉样蛋白。其中，Arg173Pro、Ala175Pro、Leu90Pro和Leu178His四种载脂蛋白AI变体与喉淀粉样变性有关。AApoAI淀粉样变性表现为影响声带皱襞的、不规则的松软小增生，不同于局部AL形式的坚固的大块沉积物。

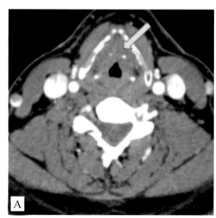
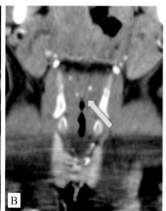
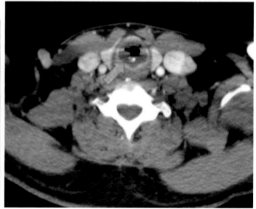

颈部轴位（A）和冠状位（B）增强CT显示声带呈结节状增厚（黄色箭）。蓝色箭指示声门下软组织增生伴钙化，管腔狭窄。

图5-5-1 上呼吸道受累

（资料来源：本图开放获取摘自参考文献[13]）

（2）气管支气管淀粉样变性：气管支气管淀粉样变性是一种不常见的诊断，尽管它也很可能被低估。其特点是淀粉样蛋白沉积主要在气管和主支气管中，黏膜下血管频繁受累，有时会累及叶段支气管[14]。组织学上，淀粉样蛋白存在于上皮下间质组织中，通常围绕气管支气管和腺泡，其中一些可能表现出继发性萎缩；可能存在钙化和异物巨细胞反应。

气道狭窄可导致阻塞性气流缺陷[15, 16]，产生的症状包括喘息、呼吸困难、持续咳嗽和咯血[17]。沉积物也可能导致远端肺不张、复发性肺炎或肺叶塌陷，孤立性结节可能被误认为支气管内肿瘤。

　　胸部CT通常显示气管和支气管周围增厚，伴有或不伴有钙化或结节，以及相关节段的气道狭窄（见图 5-5-2、图 5-5-3）。MRI显示T1中低信号、T2低信号和可变的不均匀增强[9, 18]。双相FDG PET-CT成像可用于区分恶性肿瘤和淀粉样沉积物。与恶性肿瘤不同，淀粉样变性早期相FDG代谢活动增加，但延迟图像显示代谢减少。

　　常需要支气管镜检查和活检做出诊断。以气道内钙化或软骨性黏膜下结节为特征的气管支气管骨化病和复发性多软骨炎是主要的鉴别诊断。

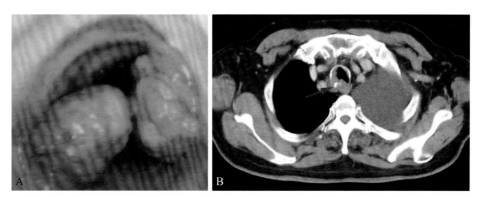

A：气管镜下见新生物阻塞管腔；B：胸部CT见气管增厚，软组织增生伴钙化，突向管腔，管腔狭小（红色箭头）。

图 5-5-2　气管内淀粉样变性

（资料来源：左图开放获取摘自参考文献[16]）

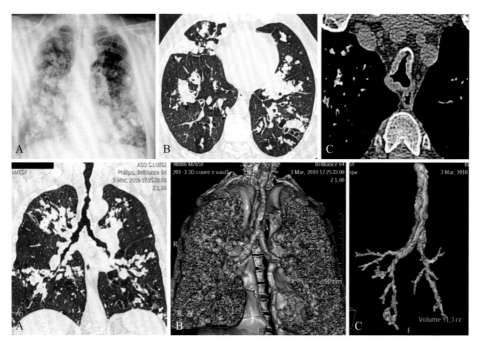

胸部平片、CT及气道三维重建显示双肺多发团片影、气管及叶、段支气管弥漫性不规则狭窄伴远段支气管扩张。

图 5-5-3　支气管弥漫受累

（资料来源：本图开放获取摘自参考文献[19]）

（3）肺实质淀粉样变：肺实质组织内的淀粉样蛋白是淀粉样变性最常检测到的呼吸系统表现[20]。它可以在放射学上分为孤立性或多发性结节、或弥漫性肺泡间隔增厚。

结节性肺淀粉样变几乎总是由局部AL沉积引起的。肺实质中的淀粉样结节通常位于外周和胸膜下，多发生在双侧下叶，直径为0.4～15cm（见图5-5-3）。它们生长缓慢，可能形成空洞或钙化。较大的结节偶尔会产生占位效应，否则无需治疗。野生型转甲状腺素蛋白淀粉样变性也被称为老年全身性淀粉样变性，通常表现为心脏受累，很少累及肺实质。

CT显示在肺外周或胸膜下位置有边界清晰和分叶的结节，结节的大小不等。在CT扫描中，20%～50%的结节可见钙化。偶尔可以在这些结节或肿块附近看到空洞结节或囊性病变（见图5-5-4）。结节性淀粉样变性易误诊为原发性或转移性肺癌或肉芽肿性疾病。少数患者可表现为双侧肺气肿[21]。

大体上，这些结节呈灰褐色、蜡样外观，可能坚硬或非常坚硬，具体取决于相关钙化的程度。组织学上，淀粉样蛋白通常仅存在于肺泡间质中。

结节性肺淀粉样变可继发于类风湿性关节炎、克罗恩病和静脉药物滥用。预后通常很好。理论上，PET-CT有助于区分淀粉样结节和恶性肿瘤。然而，曾有病例报告表明，PET-CT成像可以在结节性肺淀粉样变性中给出假阳性结果。因此，虽然PET-CT可能是一项有用的检查，但它并不能取代组织学诊断。

肺实质内的弥漫性淀粉样蛋白沉积通常与全身性AL淀粉样变性有关，并伴有其他器官系统的受累。临床症状通常很少，后遗症很少出现，直到疾病后期。当出现呼吸受累表现时，通常患者症状已非常严重，经常表现为呼吸困难，淀粉样蛋白诱发的心脏功能障碍可能会进一步加剧呼吸困难。病理生理学是淀粉样原纤维在小气道和毛细血管肺泡膜内沉积，导致气体交换受损和呼吸衰竭，可通过一氧化碳扩散能力降低来检测。随着更广泛的受累出现，也可能出现类似于肺纤维化中所见的限制性通气功能障碍。肺功能测试提供了评估患者基线功能障碍和跟踪进展或对治疗的反应的定量方法。

在CT上可以看到肺间质改变，小叶间增厚常多见于外周和（或）胸膜下，也可伴有弥散的磨玻璃影（见图5-5-5、图5-5-6）[22]。斑片状局限的间质改变往往是由局部的克隆性浆细胞团引起的，而弥漫性间质改变可能是由骨髓中的浆细胞群体引起的。需要组织病理检查来确认诊断和亚型，以指导治疗。AL淀粉样蛋白是最常见的亚型，通常是弥漫性的，不适合手术干预，因此最合适的治疗是针对潜在浆细胞克隆的化疗。

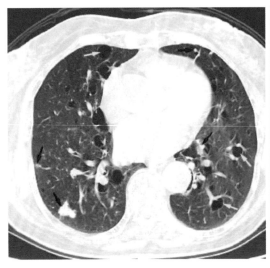
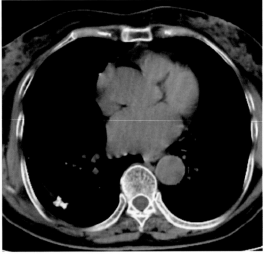

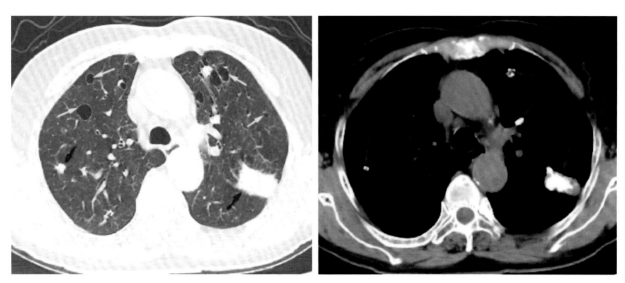

双肺实质内多发结节伴钙化（红色箭头）和弥漫多发薄壁囊腔（黄色箭头）。

图5-5-4　肺实质淀粉样变性CT图像

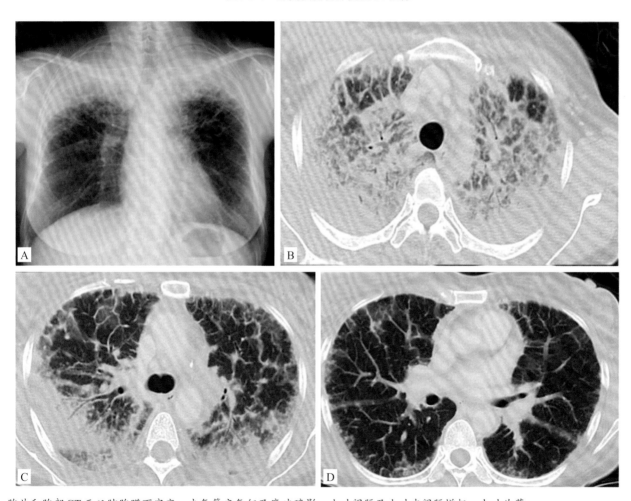

胸片和胸部CT示双肺胸膜下实变、支气管充气征及磨玻璃影，小叶间隔及小叶内间隔增粗，上叶为著。

图5-5-5　肺间质受累表现

（资料来源：本图获*BMJ*授权摘自参考文献[22]）

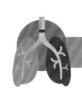

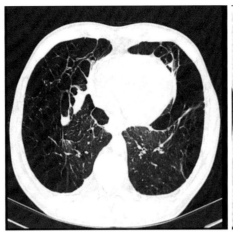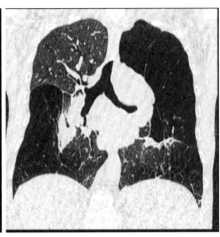

少数患者表现为不均质的肺气肿。

图5-5-6　肺气肿表现

（资料来源：本图获*BMJ*许可摘自参考文献[21]）

（4）与干燥综合征相关的肺淀粉样变性：干燥综合征是一种慢性器官特异性自身免疫性疾病，其特征是淋巴细胞浸润到唾液腺和泪腺，主要影响女性。干燥综合征与淋巴组织增生性疾病增加有关，根据器官损伤的程度和疾病进展可分为三个阶段：1期，占45%，单纯干燥表现；2期，占50%，包括对肺、肾、肝、血液或皮肤组织的淋巴细胞浸润损伤；3期，约5%的患者发展为恶性淋巴瘤。随着淋巴细胞单克隆增殖的发生，AL淀粉样变性的发生风险增加。肺淀粉样变性是原发性干燥综合征的一种罕见的并发症，最常与局部结节性肺淀粉样变性相关。最常见的症状是咳嗽和呼吸困难。大多数患者（91%）发生在原发性干燥综合征中，9%的患者可见淋巴瘤。肺淀粉样变性通常是在原发性干燥综合征的初始症状出现几年后发生的，中位数为7年（范围为0~30年）。与原发性干燥综合征相关的淀粉样变性主要是AL。

（5）纵隔和肺门淀粉样淋巴结病：淋巴结淀粉样变性并不少见（见图5-5-7）。肺门和纵隔淋巴结肿大通常与继发淋巴瘤的干燥综合征3期相关，而与局限性肺淀粉样变无关。大多数淋巴结淀粉样病患者可检测到循环单克隆免疫球蛋白，通常与极低级别淋巴浆细胞淋巴瘤或瓦尔登斯特伦（Waldenstrom's）巨球蛋白血症有关。PET-CT有时出现假阳性结果，易误诊为恶性肿瘤。

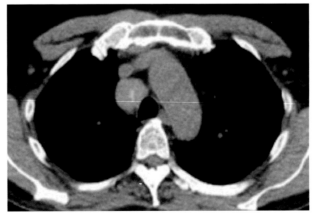

图5-5-7　纵隔淋巴结肿大伴钙化。

（资料来源：本图获*BMJ*授权摘自参考文献[16]）

淋巴结淀粉样变性的CT成像表现出相当多的多样性。钙化并不少见，淋巴结内有低密度区域也有报道。疾病进展可能异常缓慢。诊断通常是在活检后偶然作出的，发现淀粉样蛋白后应寻找潜在的B淋巴细胞肿瘤。偶尔有报道称，受累及的淋巴结肿大导致气管受压和上腔静脉阻塞。治疗的重点是治疗潜在的淋巴组织增生性疾病，但可能需要手术切除以缓解局部压迫。

三、淀粉样变性的诊断和评估

淀粉样变性可累及全身多个器官，最常受影响的部位包括肾脏、心脏、神经、肝脏、脾脏、胃肠道、皮肤、肺和关节等。临床表现各异，可能因此就诊于多个专科。及时诊断至关重要。当临床表现为眼眶周围紫癜、巨舌、指甲营养不良[23]、血清单克隆蛋白、心脏舒张功能障碍、二维超声应变成像呈牛眼征、心室壁增厚心电图却表现为低电压时，应考虑淀粉样变性的可能。

诊断评估包括确认淀粉样沉积、鉴定原纤维类型、排查潜在的病因以及评估淀粉样变性器官受累的程度和严重性。

诊断的关键一步是获得淀粉样原纤维沉积的组织证据。淀粉样蛋白存在的诊断金标准是通过刚果红染色进行组织学确认（见图5-5-8），在交叉偏振光下产生红绿色双折射。结晶紫和硫磺素-T荧光染色也可能有助于鉴定淀粉样蛋白。

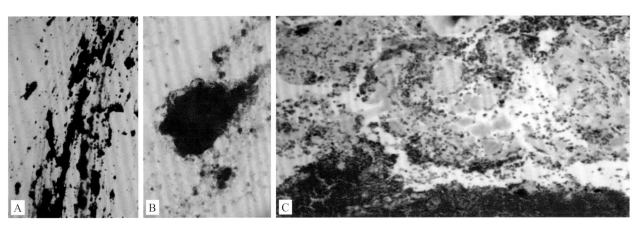

A：细胞学涂片迪夫染色示大片蓝色均质无定形物；B：在普通光镜下，刚果红染色呈红色无定形物。C：淋巴结穿刺组织标本刚果红染色，镜下见粉红色无定形物。

图5-5-8　病理学表现。

（资料来源：C图获*BMJ*许可摘自参考文献[16]）

对淀粉样变性患者的任何器官进行活检都是存在风险的。淀粉样变性患者出血风险增加是多因素造成的，与受累血管的脆性增加、淀粉样变性组织的弹性降低，以及在AL型淀粉样变性中，偶尔会出现获得性凝血因子IX或X缺乏有关[24]。凝血因子缺乏最常见的原因是凝血因子在肝脏和脾脏中被隔离，而不是凝血因子产生不足或抑制剂的产生。细针抽吸活检是一种侵入性较小的替代方法。对于系统性淀粉样变性，淀粉样蛋白广泛沉积在全身各处，腹部脂肪抽吸是靶器官活检的一种简单且无害的高效替代方法。脂肪抽吸物阴性不能排除淀粉样变性，可以选择对直肠、牙龈、舌、口腔黏膜、皮肤活检或唇唾液腺进行活检，均具有较好的诊断敏感性。

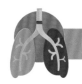

一旦鉴定出淀粉样蛋白，免疫组织化学染色就会用于确定原纤维蛋白类型，因为这最终会指导进一步的治疗干预。已经有大多数常见淀粉样蛋白亚型的合适抗体，包括针对κ和λ轻链、SAA和转甲状腺素蛋白的抗体。应该注意的是，虽然免疫组织化学通常在AA淀粉样变性和大多数ATTR淀粉样变性中的诊断价值非常高，但有约20%的AL沉积物免疫组织化学染色呈阴性。

激光捕获显微解剖和质谱法正迅速成为原纤维分型新的金标准。该技术涉及从显微镜载玻片上的切割标本中对疑似淀粉样蛋白沉积物进行显微解剖，通过阳性刚果红染色进行鉴定。从载玻片上去除微观蛋白质沉积物，然后进行胰蛋白酶消化和串联质谱分析，以确定原纤维亚型，该技术在绝大多数情况下是可行的，尤其是对那些无法通过免疫组织化学分型确定诊断的患者特别有用。

如果刚果红染色呈阴性，但临床高度怀疑克隆性淋巴增生性疾病，则应考虑非淀粉样单克隆免疫球蛋白沉积病（non-amyloidotic monoclonal immunoglobulin deposition disease，NMIDD）。这可能是组织内的重链或轻链沉积，但没有形成淀粉样原纤维。这是一种罕见疾病，但表现可能与较典型的肺AL淀粉样蛋白非常相似。诊断再次依赖于组织活检，通常需要特殊的病理学专业知识。鉴于潜在病因是克隆性疾病，临床上的治疗与AL淀粉样蛋白的治疗非常相似。

如果怀疑存在遗传变异，则应检查引起淀粉样原纤维的突变基因。一般而言，基因测序是首选方式。网站（http：//amyloidosismutations.com）可以查询所有当前已知的淀粉样蛋白质的突变基因。

如果怀疑AL淀粉样蛋白，需要确定潜在的克隆性疾病。血清免疫固定电泳（IFE）有助于确定导致疾病的潜在免疫球蛋白轻链的类型，也有助于监测治疗反应。骨髓活检可进一步区分κ和λ轻链免疫球蛋白。系统性AL淀粉样变性的基础浆细胞克隆通常很少，可能无法通过骨髓检查或血清和尿液的免疫固定电泳检测到。近年来，血清游离轻链（free light chains，FLC）检测的使用提高了克隆疾病检测的诊断灵敏度。

一旦获得淀粉样蛋白的组织学确认，就需要确定器官沉积和功能障碍的程度。淀粉样变性病患者的预后受器官损害程度的影响，尤其是AL淀粉样变性病患者的心脏受累程度。AL淀粉样变性患者的风险分层对于最佳治疗选择至关重要。各种变量是不良预后的有力临床指标，包括不良的表现状态、严重的体位性低血压、纽约心脏协会功能等级3或更高、心脏生物标志物升高，如脑钠肽N末端前体（NT-proBNP）和心肌酶。

在呼吸道淀粉样变性中，最佳成像技术可能因沉积物的分布而异。而且在许多情况下，影像检查结果可能是阴性的。

CT扫描可以发现从胸腔内肿块病变的局部淀粉样瘤到非特异性网状间质浸润的各种表现。

PET-CT成像可以帮助更好地反映实体病变的代谢活动，从而帮助区分胸腔内恶性肿瘤或转移瘤以及浆细胞瘤等疾病。

此外，MRI和支气管镜检查与肺功能测试结合使用也可能有用。肺功能检查是评判肺实质弥漫性病变严重程度的重要客观工具，可用于指导治疗决策。

放射性标记的^{123}I-人SAP成比例地特异性定位于体内淀粉样蛋白沉积物，从而能够诊断、量化和监测淀粉样蛋白。SAP闪烁显像术是唯一可用的特定成像方法，可以连续确定并监测肝脏、肾脏、脾脏、肾上腺、骨骼和其他各个部位的淀粉样蛋白负荷。

心脏淀粉样变性最好结合超声心动图和心电图进行评估。超声心动图示全心增厚，即左右心室自由壁、隔膜、瓣膜和房间隔的厚度均增加，伴有心房扩张，心肌内回声不均匀雪花状回声，这在其他浸润性心肌病中很少见。心尖部分收缩功能相对正常是心脏淀粉样变的早期表现之一。淀粉样蛋白主要导致心脏舒张功能障碍、射血分数下降、壁增厚，通常发生在疾病的后期。心脏磁共振成像（CMR）在识别心脏淀粉样蛋白方面非常有用。心电图可能是正常的，但在晚期疾病中通常显示肢体导联低电压和胸前导联的R波递增不良，可以伴有多种心律失常、前胸导联中的病理性Q波（伪梗死表现）和传导异常[25]。超声心动图上的厚壁心脏，但心电图正常或低电压仍是淀粉样变性的诊断标志，具有高灵敏度（72%～79%）和特异性（91%～100%）。

基于不同的淀粉样蛋白前体及受累器官的差异，多项危险评分系统被开发[26-28]。通常是根据NT-proBNP、心肌肌钙蛋白T和I、游离轻链差值、肾小球滤过率、胆红素等多项指标用来评估淀粉样变性的病情[29-31]。

四、治　疗

治疗的主要目标是减少淀粉样蛋白继续产生、沉积并促使淀粉样原纤维消散。淀粉样变性的一般治疗原则是：局部病变局部治疗，全身性病变全身治疗。局部治疗包括手术干预或局部放疗，而全身治疗方法通常涉及原发病因的治疗、针对潜在的基于克隆性B淋巴细胞疾病的化学疗法。

1. 呼吸系统病变的局部治疗

一般来说，涉及较大气道的淀粉样变性适合局部手术[13]。局部喉淀粉样变性通常良性较多，但治疗后可能进展或复发，甚至引发大出血。在对疾病范围进行完整的组织学诊断和评估后，内窥镜手术或二氧化碳激光切除术是旨在保护发音功能和保持呼吸道通畅的首选治疗方法。呼吸道淀粉样变性的大部分疾病可归因于AL淀粉样蛋白。由于潜在的克隆性浆细胞群持续存在，所以可能需要反复去除淀粉样蛋白沉积物。局部或全身性使用皮质类固醇对喉淀粉样变性无效。

气管支气管淀粉样变性的治疗很大程度上取决于症状，可选用间歇性支气管镜切除术或支架植入，以及激光消融治疗，但半数患者疗效欠佳。目前尚无有效的药物。有一些证据表明，外照射放射治疗可提高声音强度、缓解声音嘶哑。虽然这种方法对解决现有的淀粉样蛋白沉积几乎没有作用，但可能有助于抑制局部浆细胞克隆，从而防止疾病进展。

较小气道和肺间质的受累通常导致较低的弥散功能，并且通常提示多系统损害可能。一般来说，此类型不适合手术治疗。此外，致病性的浆细胞群通常不在肺内。因此，通常需要系统的治疗方法。大多数化疗方案是基于多发性骨髓瘤治疗方案。但由于患者存在许多晚期多系统疾病，对化疗的耐受下降，治疗困难。

2. AA淀粉样变性的治疗

治疗潜在的炎症性疾病来减少SAA的产生，是控制AA淀粉样变性病的关键。治疗方法的选择取决于潜在病因的性质。

3. AL淀粉样变性的治疗

AL淀粉样变性的治疗应根据患者病情危急程度选择合适的治疗[32]，包括针对潜在的克隆性浆细胞病的化学疗法或自体干细胞移植，目的是迅速减少淀粉样变性轻链的产生，以减轻淀粉样变性器官的渐进性损伤[1]。

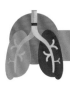
4. 遗传性淀粉样变性的治疗

遗传性淀粉样变性患者的治疗仍然不能令人满意。主要治疗方法是器官移植，以替代衰竭的淀粉样变性受累器官。肝脏是前体蛋白AFib、TTR和ApoA-I的主要来源。因此，原位肝移植在遗传性ATTR、AApoAI和AFib淀粉样蛋白的患者中起作用。

肝移植是与*Val30Met*变异有关的遗传性ATTR淀粉样变性年轻患者的首选治疗方法。尽管肝脏是TTR的产生部位，但遗传性ATTR患者体内的淀粉样蛋白并不会沉积在肝脏，所以患者的肝脏是健康的。若患者的肝脏用于移植，接受者可发展为获得性ATTR淀粉样变性。

非甾体抗炎药地氟尼柳（diflunisal）可稳定TTR，降低神经系统病变的进展速度。氯苯唑酸软胶囊（tafamidis）是一种新型的TTR稳定剂，专门用于治疗ATTR淀粉样变性，也可延缓神经病变的进展。体外数据表明，多西环素和牛磺-熊去氧胆酸（TUDCA）可能会干扰TTR原纤维形成的过程，可能有效。研究显示，小分子干扰RNA治疗和反义寡核苷酸治疗可干扰ATTR淀粉样蛋白的转录。

AApoAI淀粉样变性病患者的疾病表型取决于具体的突变。尽管淀粉样蛋白反复沉积，但据报道，肝、肾和心脏移植的长期预后非常好。

遗传性AFib主要是肾脏病变，肾移植的结果良好。由于淀粉样蛋白反复沉积于肾脏，移植物中位存活期约为6年。肝肾同时移植可消除淀粉样变性，但与手术相关的死亡率很高。

5. 其他治疗

针对各种类型淀粉样变性的几种新疗法正在出现。

直接靶向淀粉样蛋白沉积物的治疗性抗体（嵌合抗体Mu11-1F4或单克隆抗体mAb2A4）可促进淀粉样蛋白的吸收。

血清淀粉样蛋白P（SAP）成分在体外可与所有淀粉样蛋白原纤维结合，并保护它们免受吞噬细胞和蛋白水解酶的降解。新开发的药物（CPHPC或GSK2315698）可在体内对SAP分子对进行交联，并触发它们从血液中迅速而完全清除。临床研究表明，GSK2315698具有良好的耐受性和安全性，可引起循环SAP的快速持续消耗。

针对蛋白质错误折叠的策略，如反义药物和分解酶，仍在研究中[4]。使用多金属氧酸盐作为β-淀粉样肽（Aβ）聚集抑制剂对蛋白质进行定点化学修饰提供了一种调节淀粉样蛋白聚集的新方法[33]。

其他支持性药物，如吸入药物通常无效。

五、治疗反应的评估与预后

治疗反应的评估包括两个方面：治疗对淀粉样蛋白前体蛋白供应的抑制和对受累器官功能的影响。而淀粉样变性器官的功能很大限度上取决于前者。SAA浓度<4mg/L的与AA淀粉样变性的最佳预后相关。已经发布了定义AL淀粉样变性的血液学和器官反应（是生存的重要预测指标）的共识标准[34]。达到完全反应的患者（血或尿液蛋白电泳无单克隆免疫球蛋白条带，血清游离轻链浓度恢复正常）或非常好的部分反应（血清游离轻链浓度升高差值<40mg/L）的患者，提示疗效好[1]。血清NT-proBNP水平<30%或300ng/L，提示AL淀粉样变性的心脏对治疗反应良好。

淀粉样变性蛋白的消退是一个渐进的过程，在成功抑制致病性浆细胞后，可能在数月甚至数年内不会导致明显的临床改善或器官功能恢复。淀粉样蛋白沉积物的消散速率因器官而异。与肝脏、肾脏相比，心脏淀粉样蛋白沉积显示消退迹象的速度要慢得多，而且许多心脏或多系统功能障碍患者的生存期明显较短。

参考文献

［1］WECHALEKAR A D, GILLMORE J D, HAWKINS P N. Systemic amyloidosis［J］. Lancet, 2016, 387(10038):2641-2654.

［2］KHOOR A, COLBY T V. Amyloidosis of the Lung［J］. Arch pathol lab med, 2017, 141(2):247-254.

［3］MERLINI G, BELLOTTI V. Molecular mechanisms of amyloidosis［J］. New engl j med, 2003, 349(6):583-596.

［4］KHAN A N, KHAN R H. Protein misfolding and related human diseases: A comprehensive review of toxicity, proteins involved, and current therapeutic strategies［J］. International journal of biological macromolecules, 2022, 223(Pt A):143-160.

［5］YAMASHITA T, TAKEI K, MATSUBAYASHI Y, et al. Intrapleural findings of pulmonary light-chain deposition disease［J］. Respirol Case Rep, 2023, 11(6):e01166.

［6］BERK J L, KEANE J, SELDIN D C, et al. Persistent pleural effusions in primary systemic amyloidosis:Etiology and prognosis［J］. Chest, 2003, 124(3):969-977.

［7］SCHWARZ D, JUE C, SIKOV W. Primary systemic amyloidosis and persistent pleural effusions［J］. Amyloid-journal of protein folding disorders, 2009, 16(4):239-242.

［8］EGGLESTON R H, HARTMAN T E, WALKOFF L A, et al. Clinical, radiologic, and pathologic features and outcomes of pulmonary transthyretin amyloidosis［J］. Resp med, 2022, 194:106761.

［9］BAQIR M, SCHWEGMAN A R, MALDONADO F, et al. Airway amyloidosis:A retrospective analysis of 43 patients［J］. Journal of Bronchology& Interventional Pulmonology, 2022, 29(4):275-282.

［10］DINGLI D, UTZ J P, GERTZ M A. Pulmonary hypertension in patients with amyloidosis［J］. Chest, 2001, 120(5):1735-1738.

［11］RAJAPREYAR I, JOLY J, TALLAJ J, et al. Pulmonary vascular disease due to plasma cell dyscrasia［J］. Mayo Clinic proceedings Innovations, quality & outcomes, 2021, 5(1):210-218.

［12］SLIVNICK J, ZAREBA K M, VARGHESE J, et al. Prevalence and haemodynamic profiles of pulmonary hypertension in cardiac amyloidosis［J］. Open heart, 2022, 9(1):e001808.

［13］AHMED M, ARMANI H, SALAHI N, et al. A rare case of isolated laryngotracheal amyloidosis with airway narrowing and vocal fold involvement［J］. Radiol Case Rep, 2022, 17(11):4096-4099.

［14］ARULANANTHAM J, OFFICER C, O'CONNOR C, et al. Localized tracheobronchial amyloidosis:A rare case presentation and tailored management approaches［J］. Respirol Case Rep, 2021, 9(9):e0820.

［15］AYYILDIZ V, AYDIN Y, OGUL H. Unusual cause of bronchial obstruction:Tracheobronchial amyloidosis［J］. Arch bronconeumol, 2021, 57(9):589.

［16］KUMAR A, SIVASAILAM B, MARCINIAK E, et al. EBUS-TBNA diagnosis of localised amyloidosis presenting as mediastinal lymphadenopathy［J］. BMJ Case Rep, 2018, 11(1):e226619.

［17］ASLAM W, NAJAFI A G, LAMB C R. Severe tracheobronchial amyloidosis［J］. Am j med sci, 2022, 364(3):366-368.

［18］MORONI C, BINDI A, CAVIGLI E, et al. CT findings of non-neoplastic central airways diseases［J］. Jpn j radiol, 2022, 40(2):107-119.

［19］BOCCUZZI F, BUSSO M, CARDINALE L, et al. Primary tracheo-bronchial amyloidosis studied with 64-slice MDCT (2D and 3D reconstructions)［J］. Thorax, 2011, 66(10):929-930.

［20］MOY L N, MIRZA M, MOSKAL B, et al. Pulmonary AL amyloidosis:A review and update on treatment options［J］. Annals of medicine and surgery (2012), 2022, 80:104060.

［21］BENOIT T M, SCHWOTZER R, SCHNEITER D, et al. Rare cause of emphysema［J］. Thorax, 2021, 76(4):421-422.

［22］SUZUKI Y, SAITO J, TOGAWA R, et al. Intralobular septal thickening on chest CT in a patient with pulmonary amyloidosis:A rare case study［J］. Thorax, 2017, 72(7):673-674.

［23］ÉTIENNE M, DENIZON N, MAILLARD H. Nail abnormalities revealing AL systemic amyloidosis［J］. Revue de medecine interne, 2015, 36(5):356-358.

［24］GAO Y J, SHEN K N, CHANG L, et al. Prevalence, clinical characteristics and treatment outcome of factor X deficiency in a consecutive cohort of primary light-chain amyloidosis［J］. Leukemia research, 2022, 120:106917.

［25］CIPRIANI A, DE MICHIELI L, PORCARI A, et al. Low QRS voltages in cardiac amyloidosis:Clinical correlates and prognostic value［J］. JACC CardioOncology, 2022, 4(4):458-470.

［26］YAN W, CAO Y, LIAO A, et al. A prognostic staging system for light-chain amyloidosis using hepatic and renal indicator data from 1,064 Chinese patients［J］. Annals of Translational Medicine, 2021, 9(16):1347.

［27］GROGAN M, SCOTT C G, KYLE R A, et al. Natural history of wild-type transthyretin cardiac amyloidosis and risk stratification using a novel staging system［J］. Journal of theamerican college of cardiology, 2016, 68(10):1014-1020.

［28］GILLMORE J D, DAMY T, FONTANA M, et al. A new staging system for cardiac transthyretin amyloidosis［J］. Eur heart j, 2018, 39(30):2799-2806.

［29］BAKER K R. Light chain amyloidosis:Epidemiology, staging, and prognostication［J］. Methodist DeBakey cardiovascular journal, 2022, 18(2):27-35.

［30］BARROS-GOMES S, WILLIAMS B, NHOLA L F, et al. Prognosis of light chain amyloidosis with preserved LVEF:Added value of 2D speckle-tracking echocardiography to the current prognostic staging system［J］. JACC-Cardiovascular Imaging, 2017, 10(4):398-407.

［31］LILLENESS B, RUBERG F L, MUSSINELLI R, et al. Development and validation of a survival staging system incorporating BNP in patients with light chain amyloidosis［J］. Blood, 2019, 133(3):215-223.

［32］ GERTZ M A, LACY M Q, DISPENZIERI A, et al. Refinement in patient selection to reduce treatment-related mortality from autologous stem cell transplantation in amyloidosis［J］. Bone marrow transplantation, 2013, 48(4):557-561.

［33］ GAO N, LIU Z, ZHANG H, et al. Site-directed chemical modification of amyloid by polyoxometalates for inhibition of protein misfolding and aggregation［J］. Angewandtechemie-international edition, 2022, 61(16):e202115336.

［34］ PALLADINI G, DISPENZIERI A, GERTZ M A, et al. New criteria for response to treatment in immunoglobulin light chain amyloidosis based on free light chain measurement and cardiac biomarkers:Impact on survival outcomes［J］. J clin oncol, 2012, 30(36):4541-4549.

第六节　法布里病

　　法布里病（Fabry disease，FD，OMIM301500）是由 GLA 基因异常引起的 X 连锁溶酶体贮积病[1, 2]。α-半乳糖苷酶 A 缺乏或活性缺陷导致糖鞘脂异常积聚在多种细胞类型的溶酶体内，包括内皮细胞、肾细胞、心脏和背根神经节神经元细胞，患者可出现多种临床症状和体征[3]，如肢端感觉异常、无汗症、播散性血管角质瘤、角膜轮状疱疹、胃肠道症状和蛋白尿。晚期可出现进行性肾功能衰竭、肥厚型心肌病和脑血管疾病。该病可累及呼吸系统，产生相应的临床表现，但大部分为轻症。该病由英国 Anderson 和德国 Fabry 分别于 1898 年首次报道，因此又被称为 Anderson-Fabry 综合征。该病多起病于儿童期[4]，未经有效治疗的中年患者可发生致命性的并发症[5]。据估计，在全球范围内，法布里病的发病率为 1/11.7 万～1/4 万。

一、病因与病理生理机制

　　α-半乳糖苷酶 A 的缺乏导致许多类型组织和细胞储积中性糖鞘脂，尤其是球果糖基神经酰胺（globotriaosylceramide，Gb3）和半乳糖基神经酰胺。只要残留有 5%～10% 的酶活性就足以预防临床上糖鞘脂的大量积累。这些分子的逐步储存最终会导致细胞功能障碍，进而可能引发炎症或纤维化，或两者兼而有之。这些过程可导致器官功能障碍。组织损伤的机制被认为至少部分是由血管内皮或其他类型组织、细胞中糖鞘脂的储存引起的灌注不良，尤其是在肾脏、心脏、神经系统和皮肤中。疼痛和肢端感觉异常被认为是周围神经灌注不良或神经元、背根神经节和脊髓中的糖鞘脂在溶酶体中积累导致小的无髓神经萎缩所致。

　　心脏病变与球果糖基神经酰胺在心脏的所有细胞成分（包括心肌细胞、传导系统细胞、瓣膜成纤维细胞、内皮细胞和血管平滑肌细胞）中积累有关。但是，在心脏中，这种复杂脂质的长期积累仅占心脏总质量的 1%～2%。这表明其他疾病机制，如激活导致肥大、凋亡、坏死和纤维化的信号传导途径，也参与其中。

　　中风可能是心源性栓塞的直接结果，也可能是继发于糖脂蓄积和异常反应所致的血管壁的变化或信号传导所致的凝血途径的激活。此外，法布里病患者表现出颈总动脉内膜明显增厚，脑血管自动调节和血管反应性异常，以及脑循环功能障碍，并在后脑循环高灌注。

　　球果糖基神经酰胺在肾血管内皮细胞、足细胞和肾小球基底膜中的沉积导致肾功能损害。

　　溶酶体 α-半乳糖苷酶 A 由 Xq22 上的 GLA 基因编码。法布里病可由多种错义或无义点突变、剪接突变、小缺失、插入或大缺失引起。法布里病患者的 GLA 基因测序鉴定了数百种突变[4]。其中，点突变

（有义或无义突变）是最常见的突变，但也有大大小小的缺失或插入[6]。导致基因产物功能完全丧失的突变与疾病的经典类型有关，而导致氨基酸取代的突变有时可能与轻度表型和晚期变异有关[7, 8]。但是，基因型与临床表现并无必然关联[9]。具有相同基因型的患者临床表现差异很大。

二、临床表现

最初的临床症状通常出现在3～10岁的儿童时期，男孩比女孩受累更早且更严重。临床上，法布里病患者可根据其表现和血浆α-半乳糖苷酶水平分为3个组别：经典法布里病、杂合女性和非典型或心脏变异[10]。

经典法布里病是研究最多的组别。经典法布里病是血浆α-半乳糖苷酶活性低于正常水平1%的患者，通常在儿童期出现疼痛、发热、少汗、疲劳和运动不耐受。然而，这些症状通常直到成年后器官系统受损时才被识别。一般来说，疾病严重程度与血浆酶活性成反比，大多数经典法布里病患者是男性，但女性也可能患有经典法布里病。

杂合女性患者是具有0～100%不等的血浆α-半乳糖苷酶活性的患者。曾经被认为是无症状的携带者，实际上可能X染色体失活而出现从轻微到严重的疾病表现。关于有症状的女性携带者的一项研究发现，在60名女性受试者中，有20名出现了明显的疾病表现，其中17名曾经历过短暂性脑缺血发作或脑血管意外。

非典型变异是具有1%～30%血浆α-半乳糖苷酶活性的患者。由于α-半乳糖苷酶活性低，这些半合子几乎没有或完全没有经典法布里病的标志性症状。这些患者的症状出现在40岁左右，主要表现在一个器官或系统。法布里病心脏受累可能是特发性左心室肥厚或迟发性肥厚型心肌病的重要原因。

1. 呼吸系统表现

典型法布里病患者的呼吸系统症状包括轻微的呼气喘鸣、呼吸困难和干咳[11, 12]。关于与吸烟的客观关联的数据是相互矛盾的。Brown等人的研究发现，大约1/3的法布里病男性患者出现肺部表现，且与吸烟状况无关[13]。另一项研究显示，肺部症状可以独立于心脏病，且气道阻塞与吸烟状况不成比例[11]。

（1）阻塞性肺病：目前已发表的大多数数据提示，与性别、年龄和吸烟状况相匹配的健康对照人群相比，法布里病患者阻塞性肺病的患病率增加。肺活量测定通常显示轻度、不可逆的阻塞[11, 13-15]。血浆Lyso-Gb3可能是气流受限的有用预测指标[14]。一项纳入了12名芬兰经典法布里病患者的研究发现，1/3的患者FEV1和（或）FEV1/FVC降低[16]。在一项回顾性研究中报告，95名患者的临床或亚临床气道阻塞都随年龄增长而进行性加重[17]，且酶替代治疗并不能阻止肺功能下降的趋势。回顾272名法布里病患者（50.5%是男性，平均年龄为38.5岁），其中32.2%满足慢性阻塞性肺病的诊断金标准[15]。

在一项纳入67名患者的调查研究中[12]，有23名患者被确定为气道阻塞，定义为FEV1/FVC<0.7。这种流行率远高于一般人群的预期，主要风险因素似乎是年龄的增长和男性性别。肺活量分析显示，气道阻塞在临床上类似于慢性阻塞性肺病。但不同的是，法布里病患者没有肺气肿的证据[13]，通常也不会产生过多的痰液。

已在气道上皮细胞、支气管平滑肌细胞、肺动静脉平滑肌细胞、内皮细胞和肺泡间质细胞的组织学标本中检测到典型的层状包涵体[11, 18]。临床上确认肺部受累依赖于诱导痰、支气管活检标本或毛刷来确认支气管上皮细胞内存在典型的由神经酰胺三己糖苷沉积产生的层状包涵体。肺活检病理可见支气管周围纤维化和平滑肌细胞增生，在支气管、细支气管、小动脉平滑肌和内皮细胞中有明显的包涵体。这表明气道阻塞的存在可能是累积的糖脂使气道持续变窄、气道壁增生和（或）纤维化（见图5-6-1）。

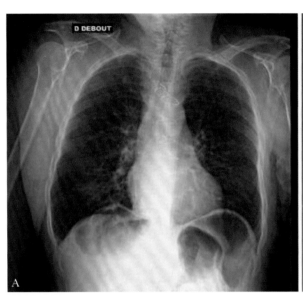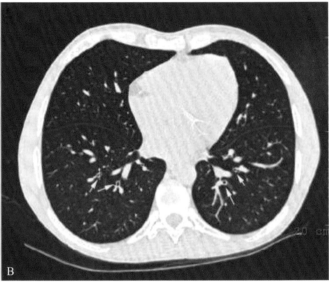

一名56岁的法布里病患者。A：胸片示结肠扩张和肺气肿；B：胸部CT扫描示支气管增厚（白色箭头）。

图5-6-1　胸部影像表现

（资料来源：本图获ERS许可摘自参考文献[19]）

（2）间质性肺病：虽然法布里病肺部受累患者主要以阻塞性气道疾病为特征，但肺间质改变可能在疾病过程的后期出现，可与法布里病患者肺间质鞘糖脂沉积有关。胸部HRCT显示，患者肺实质仅发生轻微变化，没有发现肺间质受累的明显迹象[16]并且这些异常与肺功能参数无关。根据目前的文献，没有明确的证据表明肺间质参与FD。

（3）睡眠相关呼吸障碍：部分患者可出现睡眠相关呼吸障碍，甚至出现陈-施（Cheyne-Stokes）式呼吸，可能与进行性加重的脑白质病变有关。

（4）肺血管病变：糖鞘脂还可积聚在肺血管的平滑肌和内皮内，可能会引起阻塞性内膜纤维化，电子显微镜检查显示肺动脉、小动脉、静脉和肺泡壁内有大量电子致密包涵体[18]。

2. 肺外表现

儿童的早期症状包括手脚烧灼痛、手足多汗、恶心、腹痛、餐后腹泻、生长不良和上学困难（主要是经常缺勤、参加体育活动的能力较弱和与慢性疼痛有关的行为问题）。男孩在2岁时就开始出现症状，并伴有胃肠道症状。平均发病年龄为5～6岁。女孩的平均发病年龄为9岁。

20岁以后，症状逐渐增多、加重，男性经常出现蛋白尿、肾衰竭及其他脏器受损表现，以及导致严重威胁生命的心脏和脑血管表现。女性患者的临床表现相对较轻。死亡原因大多是心脏病和中风。肾衰竭和慢性肾病是大多数50岁成年男性的法布里病的主要并发症（见图5-6-2）。

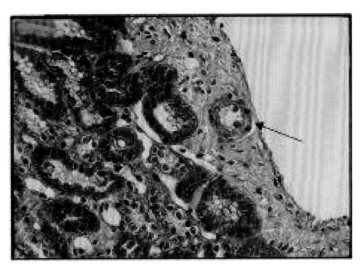

肾活检显示肾小球、内皮细胞（箭头）、系膜细胞和间质细胞以及足
细胞中存在三酰基神经酰胺沉积。

图 5-6-2　肾脏组织病理改变

（资料来源：本图由法国巴黎Necker医院的LH Noel提供，并获ERS许可摘自参考文献[19]）

（1）疼痛：反复发作的急慢性疼痛不仅是法布里病的最早表现，也是法布里病的致残并发症之一，可见于高达80%的患者，尤其是年龄<20岁的年轻患者。疼痛与神经病变，尤其是小纤维神经病变有关。神经系统检查通常显示手和脚的温度感觉丧失以及对寒冷的耐受性降低。

肢体疼痛的严重暴发性发作也称为法布里危机。疼痛总是对称的，通常始于手和脚，向近端扩散。暴发性疼痛通常是由环境因素引起的，包括热、压力、常见疾病、疲劳和运动。法布里病所致的疼痛通常不伴有肿胀、红斑或压痛。有慢性疼痛，却没有阳性体征是法布里病的显著特点之一。

麻醉药可以短暂缓解急性暴发性疼痛，但不能消除。麻醉剂仅用于急性暴发性疼痛的二线治疗，且不能长期控制疼痛。慢性疼痛会导致许多患者发展为抑郁症，甚至自杀。抗精神病药有较好效果，如卡马西平、苯妥英钠、加巴喷丁、奥卡西平和托吡酯。与心脏和肾脏病变相比，疼痛对生活质量的影响可能更大，尤其是对于年轻（35岁以下）的患者。

（2）胃肠功能紊乱：胃肠道紊乱是儿童时期第二大最常见的症状，并一直持续到成年。可能与自主神经系统功能紊乱有关。症状包括与进餐有关的恶心、呕吐、腹痛和腹泻。迄今为止的报告表明，许多接受酶替代疗法的患者的症状均得到改善。其他治疗方法包括补充胰酶和胃肠促动力剂，如胃复安。

（3）心脏受累：心脏受累已被认为是法布里病的并发症。典型的心脏异常是肥厚型心肌病，而不是限制性的（见图5-6-3）。研究结果显示，左心室肥厚（LVH）和运动能力降低是法布里病患者最明显的心脏变化。

法布里病的心脏表现包括：①瓣膜疾病：瓣膜增厚和扭曲，轻度至中度反流，变化最常见于二尖瓣。②左心室肥厚：向心性肥厚，尤其是中隔和后壁变厚。③右心室肥大：没有显著的右心功能障碍。④缺血：冠状动脉痉挛或狭窄导致心肌梗死、心绞痛和胸痛，尤其是左心室肥厚患者。⑤心电图异常：LVH和复极变化的表现，包括PR间隔短、束支传导阻滞、房室传导延迟和进行性窦房结功能障碍。⑥心律失常：心动过缓、室上性心动过速、房颤、房扑和心源性猝死。

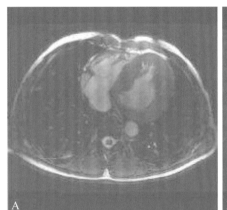
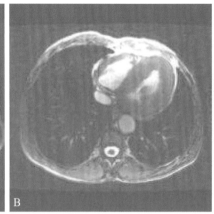
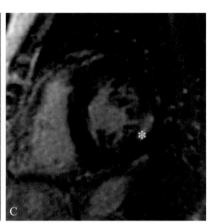

用于评估左心室肥厚和纤维化的心脏MRI显示患者左心室肥厚（A、B），后期强化（C）。

图5-6-3　心脏MRI

（资料来源：本图开放获取摘自参考文献[20]）

（4）神经系统受累：早期周围神经病变通常伴随着成年期的脑血管并发症（见图5-6-4）。体征和症状各不相同，可表现为从轻度到重度头痛、眩晕、短暂性脑缺血发作、缺血性中风和血管性痴呆。即使接受酶替代治疗，法布里病患者也经常发生中风和短暂性脑缺血发作。其他症状包括听力下降、温度感异常、触觉异常、不同程度的耳鸣和多发性神经病样症状。

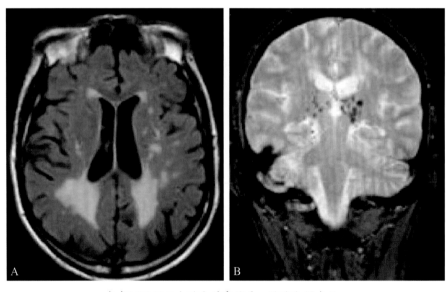

患者MRI显示大脑白质高信号、腔隙和微出血。

图5-6-4　中枢神经受累影像表现

（资料来源：本图开放获取摘自参考文献[20]）

（5）皮疹：皮肤血管角质瘤（特征性红紫色皮肤病变）也很多见（见图5-6-5）。随着年龄的增长，这些皮肤损害的数量和外观趋于增加，并倾向于聚集在脐部周围或游泳裤区域，但也可能出现在嘴巴周围或身体其他部位。破损后易出血。

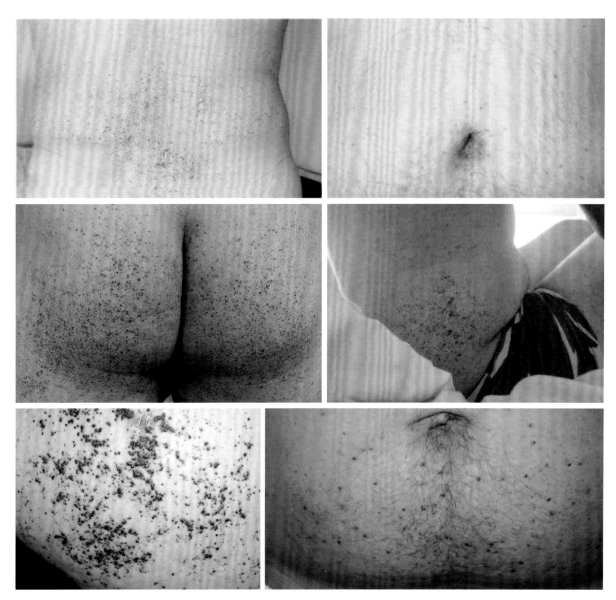

血管角化瘤是小的、凸起的、深红色的斑点，其数量和大小随着年龄的增长而增加，可以单独出现或成簇出现。它们通常出现在下背部、臀部、腹股沟、腹外侧和大腿上部，但分布可能仅限于有限区域，如脐。

图5-6-5 法布里病患者的皮肤血管角质瘤

（资料来源：图E获Elsevier许可摘自参考文献[1]，余图开放获取摘自参考文献[20, 21]）

（6）汗腺功能紊乱：出汗量减少（少汗症），男性比女性多见，这既归因于汗腺的功能减退，也归因于自主神经病变。少汗导致运动耐力下降。多汗症（出汗过多）也已被描述，在女性中比男性更普遍。多汗症经常因压力、发热和温度变化导致症状加剧，通常会影响手掌和脚底。少汗症比多汗症更常见。法布里病对Aδ纤维造成相对选择性的损伤，从而保留了一些自主神经功能。

（7）眼部病变：大多数患者存在明显的角膜混浊（角膜黄斑和一种特殊的诊断体征，其特征是裂隙灯检查可发现从角膜中心附近的一点辐射出一条或多条线），但通常不影响视力（见图5-6-6）。其他常见表现包括后晶状体混浊和视网膜血管曲折。该病最严重但罕见的眼科并发症是阻塞一个或多个视网膜血管，这可能导致视网膜梗死和永久性视力丧失。

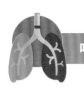
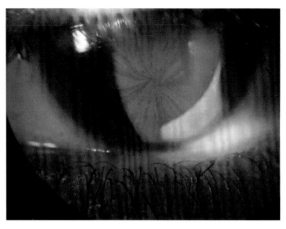

患者角膜上皮下棕色线状混浊，但不会损害视力。

图5-6-6　角膜异常

（资料来源：本图由阿根廷布宜诺斯艾利斯的Juan-Manuel POLITEI博士提供，并开放获取摘自参考文献[20]）

（8）骨骼受累：法布里病的骨骼受累表现为骨质减少和骨质疏松症（见图5-6-7）。

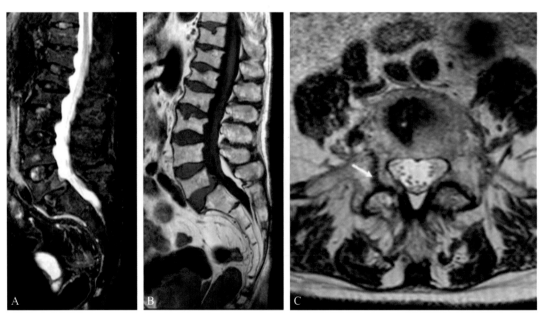

患有严重骨质疏松症的法布里病患者的腰椎磁共振矢状位成像显示多个腰椎陈旧性骨折，L_5椎骨滑脱前移
（A：STIR序列；B：T1加权）；横断面T2加权显示L_5右侧椎弓根骨折（C）。

图5-6-7　骨骼损害

（资料来源：本图开放获取摘自参考文献[20]）

（9）面容异常：患者具有特征性的面部特征，包括眼眶周充盈、耳朵小叶突出、眉毛浓密、前额凹陷、中脸浅、嘴唇丰满、鼻梁突出和粗犷特征。

（10）慢性疲劳：慢性疲劳是法布里病患者常见且早期出现的症状，潜在机制尚不清楚，对患者的生活质量有重大影响。多数患者白天过度嗜睡，可能是睡眠相关的呼吸障碍引起的，这可能与呼吸控制相关的大脑区域影响有关。

三、诊　断

一旦怀疑患有该疾病，可以通过筛查血浆或外周白细胞中α-半乳糖苷酶A活性严重不足或不存在，或通过α-半乳糖苷酶A基因测序和致病突变鉴定来可靠地诊断。由于女性患者外周血白细胞中的α-半乳糖苷酶A活性不可靠，应首选基因测序或已知家族性突变的检测。产前诊断应行α-半乳糖苷酶A基因测序并评估已知的家族突变。

法布里病患者球果糖基神经酰胺（Gb3）及其脱酰基衍生物球三糖基鞘氨醇（Lyso-Gb3）逐渐积累，血浆Lyso-Gb3水平可作为酶替代疗法期间的疾病严重程度和治疗监测标志物[14]。

确认肺部受累依赖于侵入性支气管活检标本或刷检来确认支气管上皮细胞内存在典型的层状包涵体，诱导痰也可能有同样的价值[22]。

四、治　疗

早期开始治疗被认为是减轻主要受累器官病变的关键，可改善神经性疼痛和听力、减少心脏肥厚、稳定肾功能、减轻胃肠道症状。

鼓励患有法布里病的吸烟者戒烟。主动吸烟和被动吸烟都可能显著增加这些患者发生气道梗阻的风险。对中度或重度梗阻患者以及有症状患者的治疗应包括吸入性支气管扩张剂[12]。然而，没有证据表明吸入或全身使用类固醇对法布里病患者有任何益处。

从理论上讲，鞘脂从靶器官的异常蓄积逆转将导致临床改善或稳定。酶替代疗法（enzyme replacement therapy，ERT）现已存在数年，并于2001年在欧洲、2003年在美国获得批准[23, 24]。在欧洲，有两种α-半乳糖苷酶A酶制剂：阿加糖酶α和阿加糖酶β。在美国，美国食品药品监督管理局仅批准了阿加糖酶β。酶替代疗法对器官肿大无效。另外，开始治疗时存在的功能损害通常是不可逆的。酶替代疗法对肺通气功能的影响尚无定论[16]。早期开始ERT似乎可以保护肺功能[14]。

新药chaperone migalastat是否有潜力替代酶替代疗法尚无足够证据[9, 25]。用血管紧张素转换酶（ACE）抑制剂或血管紧张素Ⅱ受体阻滞剂（ARB）积极治疗可能会使患者受益。这些药物的主要目标不是控制血压，而是降低蛋白尿。该方法应与酶替代疗法联合使用，而不应作为单独的替代方法，因为ACE抑制剂和ARB不能解决疾病的潜在发病机理，且易致低血压。法布里病患者肾衰竭的治疗方法与其他慢性肾病的治疗方法相似，肾透析和移植被认为是晚期肾脏疾病的有效治疗方法。

参考文献

［1］ ZARATE Y A, HOPKIN R J. Fabry's disease［J］. Lancet, 2008, 372(9647):1427-1435.

［2］ EL-ABASSI R, SINGHAL D, ENGLAND J D. Fabry's disease［J］. J Neurol Sci, 2014, 344(1-2):5-19.

［3］ SETHURAMAN G, CHOUHAN K, KAUSHAL S, et al. Fabry's disease［J］. Lancet, 2011, 378(9798):1254.

［4］ TORREGROSA J V. Current aspects of Fabry's disease［J］. Med Clin (Barc), 2018, 151(5):196-197.

［5］ KLINGELH?FER D, BRAUN M, SEEGER-ZYBOK R K, et al. Global research on Fabry's disease:Demands for a rare disease［J］. Mol Genet Genomic Med, 2020, 8(9):e1163.

［6］ OLIVEIRA J P, NOWAK A, BARBEY F, et al. Fabry disease caused by the GLA p.Phe113Leu (p.F113L) variant:Natural history in males［J］. Eur J Med Genet, 2020, 63(2):103703.

［7］ ISHII S, CHANG H H, KAWASAKI K, et al. Mutant alpha-galactosidase a enzymes identified in Fabry disease patients with residual enzyme activi ty:Biochemical characterization and restoration of normal intracellular processing by 1-deoxygalact onojirimycin［J］. Biochem J, 2007, 406(2):285-295.

［8］ GERMAIN D P, LEVADE T, HACHULLA E, et al. Challenging the traditional approach for interpreting genetic variants:Lessons from Fabry disease ［J］. Clin Genet, 2022, 101(4):390-402.

［9］ NOWAK A, HUYNH-DO U, KRAYENBUEHL P A, et al. Fabry disease genotype, phenotype, and migalastat amenability:Insights from a national cohort ［J］. J Inherit Metab Dis, 2020, 43(2):326-333.

［10］ MAHMUD H M. Fabry's disease:A comprehensive review on pathogenesis, diagnosis and treatment ［J］. Journal of thepakistan medical association, 2014, 64(2):189-194.

［11］ ROSENBERG D M, FERRANS V J, FULMER J D, et al. Chronic airflow obstruction in Fabry's disease ［J］. Am J Med, 1980, 68(6):898-905.

［12］ AUBERT J D, BARBEY F. Pulmonary involvement in Fabry disease (Fabry Disease:Perspectives from 5 Years of FOS) ［M］. Oxford:Oxford PharmaGenesis, 2006.

［13］ BROWN L K, MILLER A, BHUPTANI A, et al. Pulmonary involvement in Fabry disease ［J］. Am J Respir Crit Care Med, 1997, 155(3):1004-1010.

［14］ FRANZEN D, HAILE S R, KASPER D C, et al. Pulmonary involvement in Fabry disease:Effect of plasma globotriaosylsphingosine and time to initiation of enzyme replacement therapy ［J］. BMJ Open Respir Res, 2018, 5(1):e000277.

［15］ FRANZEN D, KRAYENBUEHL P A, LIDOVE O, et al. Pulmonary involvement in Fabry disease:Overview and perspectives ［J］. Eur J Intern Med, 2013, 24(8):707-713.

［16］ PIETIL?-EFFATI P, S?DERSTR?M J, SAARINEN J T, et al. Pulmonary manifestations and the effectiveness of enzyme replacement therapy in Fabry Disease with th e p. Arg227Ter (p.R227*) mutation ［J］. Mol Genet Genomic Med, 2022, 10(5):e1915.

［17］ FRANZEN D P, NOWAK A, HAILE S R, et al. Long-term follow-up of pulmonary function in Fabry disease:A bi-center observational study ［J］. PLoS One, 2017, 12(7):e0180437.

［18］ SMITH P, HEATH D, RODGERS B, et al. Pulmonary vasculature in Fabry's disease ［J］. Histopathology, 1991, 19(6):567-569.

［19］ BORIE R, CRESTANI B, GUYARD A, et al. Interstitial lung disease in lysosomal storage disorders ［J］. Eur respir rev, 2021, 30(160):200363.DOI:10.1183/16000617.0363-2020.

［20］ GERMAIN D P. Fabry disease ［J］. Orphanet Journal of Rare Diseases, 2010, 5(1):30.

［21］ CORDEIRO R A, ROSA NETO N S, GIARDINI H A M. What should rheumatologists know about Gaucher disease and Fabry disease? Connecting the dots for an overview ［J］. Advances in Rheumatology,2024, 64(1):22.

［22］ KELLY M M, LEIGH R, MCKENZIE R, et al. Induced sputum examination:Diagnosis of pulmonary involvement in Fabry's disease ［J］. Thorax, 2000, 55(8):720-721.

［23］ MEHTA A, BECK M, ELLIOTT P, et al. Enzyme replacement therapy with agalsidase alfa in patients with Fabry's disease:An analysis of registry data ［J］. Lancet, 2009, 374(9706):1986-1996.

［24］ KNEBELMANN B, KURSCHAT C, THADHANI R. Enzyme therapy for Fabry's disease:Registered for success? ［J］. Lancet, 2009, 374(9706):1950-1951.

［25］ GERMAIN D P, HUGHES D A, NICHOLLS K, et al. Treatment of Fabry's disease with the pharmacologic chaperone migalastat ［J］. N Engl J Med, 2016, 375(6):545-555.

第七节 戈谢病

戈谢病（Gaucher disease，GD，OMIM 230800）是一种溶酶体贮积症，是编码葡萄糖脑苷脂酶（酸性β-葡萄糖苷酶）的基因 GBA1 的双等位突变，导致葡萄糖脑苷脂酶活性减少或缺失，该酶是一种溶酶体水解酶，可水解简单的鞘糖脂、葡萄糖神经酰胺，该酶产生不足，引起其底物滞留在溶酶体中，导致肝脏、脾脏、肾脏、骨、造血系统，甚至神经系统受累。该病是一种常染色体隐性遗传缺陷[1, 2]。

一、病因与病理生理机制

GBA1 基因中与葡萄糖脑苷脂酶催化功能有关的300多种突变，导致其主要底物葡萄糖神经酰胺的积累，分解代谢不足的葡萄糖神经酰胺在巨噬细胞内贮积是戈谢病内脏表现的原因，但确切的病理生理机制仍有待阐明[3]。戈谢病的标志是在各种组织中存在载脂巨噬细胞（戈谢细胞），在脾脏、肝脏、骨髓、淋巴结和中枢神经系统中发现的数量最多，从而导致肝脾肿大、贫血、血小板减少，以及神经、骨和肺受累。

但需注意，*GBA1* 的有些位点变异，如变体 T369M 虽然轻度降低葡萄糖脑苷脂酶活性，但不会导致戈谢病。

而 *GBA1* 基因的杂合突变导致内质网内蛋白异常折叠诱发炎症反应可能与帕金森病有关[4, 5]。

二、临床表现

根据神经系统是否受累，戈谢病可分为三种类型：①1型戈谢病（非神经病变）的典型表现是肝脾肿大、造血系统疾病[6]和骨骼功能障碍，这是由负载葡萄糖脑苷脂的巨噬细胞浸润脾脏和骨髓引起的[7]。根据疾病进展，最初的症状出现在儿童期或成年期。因此，也被称为成人型或非神经病型戈谢病。1型是最常见的类型。②2型戈谢病的典型表现是生命早期（新生儿至1岁）发生急性或亚急性神经功能损害，是最严重的类型，此型患者的寿命很短，通常在2岁左右。③3型戈谢病的特点是有神经系统表现（癫痫、共济失调、眼球运动、痫样发作）和其他非神经系统特征，如心脏瓣膜浸润和后凸畸形[8]。3型戈谢病又可分为3个不同的亚型。

1.肺部受累

戈谢细胞也可沉积于呼吸系统，导致广泛的间质纤维化、肺功能下降及肺血管阻力增加[9]。

肺部受累可发生在戈谢病的所有亚型中[10]。研究发现，*L444P* 纯合子的患者，即使在较早的年龄，也有发生肺部受累的风险[11]。

（1）肺间质改变：一项对儿童及30岁以下年轻戈谢病患者的研究显示，64.6%的患者胸部HRCT有异常表现[12]。另一项研究显示，在17%的戈谢病患者中发现胸部影像学异常，但只有4%的患者出现严重变化[13]。放射学表现包括弥漫性网状、网状结节和粟粒结节影。这些浸润广泛影响双肺。偶尔，在肋骨中可见代表骨受累病灶的溶骨性病变。HRCT显示，弥漫性间质小叶间增厚和小叶间结节（见图 5-7-1、图 5-7-2）[11, 14, 15]。

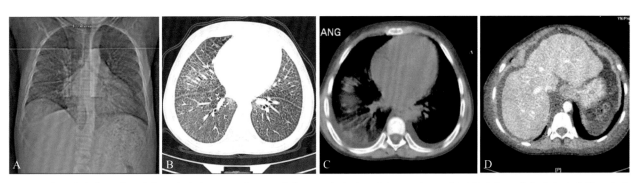

一名15岁儿童患者后前位胸部X线检查显示双侧网状结节状间质（A）。胸部CT显示双侧网状变化、肺实质磨玻璃影、铺路石征和肺间质纤维化（B），纵隔窗口显示渗出、实变和少量胸腔积液（C）。肝脏肿大，形状不规则（D）。

图 5-7-1　胸腹部病变

（资料来源：本图开放获取摘自参考文献[16]，未改编，http://creativecommons.org/licenses/by/4.0/）

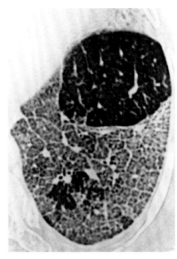
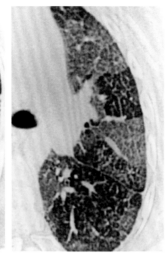
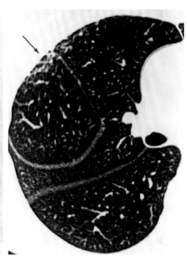

戈谢病患者胸部CT显示累及肺，致小叶间隔及叶内间隔增粗，胸膜下间质纤维化，散在磨玻璃影，与正常肺组织边界清。

图 5-7-2　肺间质改变

（资料来源：本图获 Elsevier 授权摘自文献[15]）

（2）肺功能改变：在一项对成人戈谢病患者的调查中发现，2/3 的患者有肺功能异常[13]。肺功能检查显示，气道阻塞、呼气流速下降、肺活量减少和弥散功能异常[17, 18]。肺功能异常与基因型或年龄之间没有关联。肺功能异常在 1 型戈谢病患者中很常见。存在肺功能异常的患者戈谢病的严重程度评分指数明显高于肺功能正常的患者[13]。

（3）肺动脉高压：肺浸润和毛细血管堵塞是肺动脉高压的重要原因，也有可能是血液中某些未经患病肝脏代谢的血管活性物质导致肺动脉高压[19]。

研究揭示了 1 型戈谢病患者对肺动脉高压的显著易感性[20, 21]。在存在其他遗传因素（非 N370S GBA 突变、阳性家族史和 ACEI 基因多态性，以及表观遗传修饰因子）的情况下，会进展为严重的、危及生命的肺动脉高压。戈谢病患者应避免脾切除术，在高危患者中，应启动 ERT、血管扩张剂、香豆素等治疗。所有戈谢病患者均应行心脏超声检查[22]。

（4）肺组织病理改变：戈谢病是一种葡萄糖脑苷脂酶缺乏引起的家族性贮积症。在戈谢患者中，肺部受累被认为是罕见的，主要是出现在 1 型戈谢病患者中。散发病例报告显示了各种类型的肺部受累，但尚未描述戈谢病的肺部病理学谱。

从耶路撒冷哈达萨医疗中心的尸检档案中检索到 9 例戈谢病病例[24]。其中，1 型 6 例，2 型 3 例。评估了以上病例的肺切片，并采用了特殊染色，包括 CD68、细胞角蛋白和 CD34 的免疫组织化学染色。在所有 9 例病例的肺部均发现了戈谢细胞，有 5 例被认为具有病理学意义，有 3 例被认为具有临床意义。戈谢细胞累及肺部可表现为 4 种不同类型：毛细血管内（9 例全部）、沿淋巴分布中的片状间质浸润（2 例）、肺泡间隔的大量间质增厚（1 例）和肺泡内浸润（2 例）。肺毛细血管的普遍受累表明这可能是全身性的，而不是肺固有的。戈谢病的肺部受累比以前认识得更常见。免疫细胞化学染色有助于识别游离的戈谢细胞并将它们与天然肺泡巨噬细胞区分开来（见图 5-7-3）。

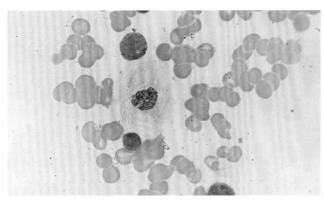

戈谢细胞，一种富含鞘脂的巨噬细胞，具有丰富的细胞质，看起来像"皱巴巴的纸"（瑞氏染色），×1000）。

图 5-7-3　骨髓穿刺涂片

2. 肺外受累

血细胞减少和脾脏肿大在未经治疗的患者中几乎普遍存在（见图5-7-4），所以血液学表现是重要的诊断线索[26]。根据戈谢病国际合作组织和其他注册登记资料，诊断时最常见的表现是贫血（29%）、血小板减少（62%）、脾肿大（91%）、出血（20.6%）和骨痛（57.9%）。

巨噬细胞由于酶功能受损而转变成戈谢细胞，并取代正常的细胞构成、增加脾脏和肝脏的大小（巨噬细胞含量最高的器官），这也有助于血细胞滞留并促进贫血、血小板减少。在骨髓中，戈谢细胞积累导致造血功能下降，导致贫血和血小板减少，因而易误诊为血液系统恶性肿瘤。值得注意的是，在一些血液系统恶性肿瘤患者的骨髓中可见巨噬细胞浆中充满了过量的细胞碎片，其外观与戈谢细胞相似，它们被称为伪戈谢细胞。因此，戈谢细胞不是戈谢病的特异性表现，但通常是诊断的线索。

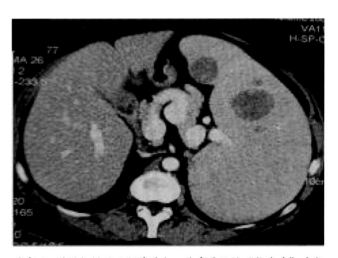

腹部CT增强扫描显示肝脾肿大，伴有局灶性"戈谢瘤"病变

图 5-7-4　肝脾肿大

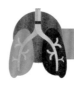
其他伴随的血液学变化包括高铁蛋白血症、多克隆或单克隆γ病和其他免疫异常，如外周血中总的B淋巴细胞减少、NK和NK/T淋巴细胞数量增加。

出血是戈谢病患者常见的临床表现。不仅继发于血小板减少症（大多数患者在诊断时出现），而且继发于凝血因子、血管性血友病因子和血小板功能障碍的许多改变。即使血小板计数正常，仍有凝血酶原时间（PT）和部分凝血酶原激活时间（APPT）延长，提示戈谢病患者因子X、因子V和因子XI缺乏，凝血功能障碍。

与普通人群相比，戈谢病患者发生帕金森病的风险增加[27, 28]。戈谢病与骨髓瘤、白血病、胶质母细胞瘤、肺癌和肝细胞癌相关，但其内在机制尚无定论。一些人认为，戈谢病可能与恶性肿瘤有关，伴随戈谢病的葡萄糖神经酰胺升高可能促进了恶性肿瘤的发展；而另一些人则提出，用于治疗戈谢病的疗法可能导致肿瘤的发生[29]。在血液系统恶性肿瘤中，B淋巴细胞和浆细胞恶性肿瘤，尤其是多发性骨髓瘤是最常见的[7]。

三、诊　断

诊断戈谢病，应通过测量新鲜外周血白细胞或干血斑中的酸性β-葡萄糖苷酶活性，并通过识别 *GBA1* 基因中的特征性突变来确认[30]。目前，有几种生物标志物可用于疾病监测。在过去20年中，壳三糖苷酶一直用于评估戈谢病的严重程度，但在戈谢病患者中缺乏特异性。相反，葡萄糖神经酰胺的脱酰形式葡萄糖鞘氨醇（glucosylsphingosine，也称为lyso-GL-1），可反映疾病负担和监测治疗，其特点是在戈谢病中具有高敏感性和特异性，代表了一种更可靠的生物标志物。此外，lyso-Gb-1可能在戈谢病患者的意义不明的单克隆丙种球蛋白病、多发性骨髓瘤和帕金森病的发病中发挥重要作用[31]。

四、治　疗

治疗的目标是血液学参数恢复、内脏体积和骨髓浸润减少[7]。对于大部分患者，酶替代疗法和底物减少疗法都有一定效果。在临床实践中，应综合考虑性价比及患者的经济能力[32]。有个案报告，在与戈谢病相关的肺动脉高压患者中，使用连续静脉注射依前列醇（前列环素）或马昔腾坦有较好疗效，但仍需更多临床研究[33]。

1. 酶替代疗法

1966年，Brady提出酶替代作为溶酶体贮积病的治疗策略。自1992年以来，通过提供外源酶来减少底物积累的酶替代疗法成为该病主要的治疗方法。重组葡糖脑苷脂酶（如Cerezyme®）被生产用于戈谢病的酶替代疗法。除对部分患者的神经系统症状无效外，该药在很大程度上成功地缓解了症状[34]。输注甘露糖靶向重组葡糖脑苷脂酶可使内脏表现消退，减少贫血、血小板减少症和肝肿大。但是，除了少数个案报道，浸润性肺病和肺动脉高压通常对酶替代疗法无反应[35]。

2. 抑制底物合成

除酶替代疗法外，另一种治疗方法是抑制底物合成。葡萄糖神经酰胺合成酶的抑制剂会减少葡萄糖神经酰胺的产生。亚氨基糖（miglustat）是葡萄糖的类似物，是葡萄糖神经酰胺合成酶的抑制剂。口服给药已被证实对减少患者的内脏症状和增加血小板有益。另一种药物是神经酰胺类似物，可以抑制葡萄糖神经酰胺的合成。

3.药物伴侣

此外，还有一种药物是能够结合和稳定错误折叠蛋白质的小化合物，使它们能够恢复其天然折叠，从而恢复其生物活性，也被称为药物伴侣。目前，针对葡萄糖脑苷脂酶的药物伴侣正在研究中，尚未上市[36]。

4.骨髓移植

骨髓移植可能是神经系统病变的有效治疗方法，但存在显著的复发率和死亡率。在未来，基因治疗可能是根本性的治疗。

・ 参考文献 ・

[1] SUNER L, DELHOMMEAU F. Gaucher's disease [J]. N Engl J Med, 2022, 386(20):1932.

[2] TAM¨° R, HOCHULI M, BEUSCHLEIN F, et al. Gaucher's disease-an overviewabout a sphingolipidosis [J]. TherUmsch, 2018, 75(4):209-214.

[3] ROH J, SUBRAMANIAN S, WEINREB N J, et al. Gaucher disease-more than just a rare lipid storage disease [J]. Journal of molecular medicine-jmm, 2022, 100(4).499-518.

[4] HUH Y E, USNICH T, SCHERZER C R, et al. GBA1 variants and Parkinson's disease: Paving the way for targeted therapy [J]. Journal of Movement Disorders, 2023, 16(3):261-278.

[5] PARLAR S C, GRENN F P, KIM J J, et al. Classification of GBA1 variants in Parkinson's disease:The GBA1-PD browser [J]. Movement disorders, 2023, 38(3):489-495.

[6] SGHERZA N, QUARTA A, RINALDI E, et al. Who seeks finds. Gaucher's disease:A rare case of thrombocytopenia [J]. Int J Hematol, 2020, 111(3): 327-328.

[7] GIRALDO P, ANDRADE-CAMPOS M. Novel management and screening approaches for haematological complications of Gaucher's disease [J]. J Blood Med, 2021, 12:1045-1056.

[8] BOHRA V, NAIR V. Gaucher's disease [J]. Indian J Endocrinol Metab, 2011, 15(3):182-186.

[9] PATRA S, CHATTERJEE S, SINGHLA S, et al. Cor pulmonale in a case of infantile Gaucher's disease [J]. Indian J Endocrinol Metab, 2011, 15(2): 134-136.

[10] RAMASWAMI U, MENGEL E, BERRAH A, et al. Throwing a spotlight on under-recognized manifestations of Gaucher disease:Pulmonary involvement, lymphadenopathy and Gaucheroma [J]. Mol Genet Metab, 2021, 133(4):335-344.

[11] SANTAMARIA F, PARENTI G, GUIDI G, et al. Pulmonary manifestations of Gaucher disease:An increased risk for L444P homozygotes? [J]. Am J Respir Crit Care Med, 1998, 157(3 Pt 1):985-989.

[12] GAWAD TANTAWY A A, MONEAM ADLY A A, MADKOUR S S, et al. Pulmonary manifestations in young Gaucher disease patients:Phenotype-genotype correlation and radiological findings [J]. PediatrPulmonol, 2020, 55(2):441-448.

[13] KEREM E, ELSTEIN D, ABRAHAMOV A, et al. Pulmonary function abnormalities in type I Gaucher disease [J]. Eur Respir J, 1996, 9(2):340-345.

[14] TUNACI A, BERKMEN Y M, G?KMEN E. Pulmonary Gaucher's disease:High-resolution computed tomographic features [J]. PediatrRadiol, 1995, 25 (3):237-238.

[15] YASSA N A, WILCOX A G. High-resolution CT pulmonary findings in adults with Gaucher's disease [J]. Clin Imaging, 1998, 22(5):339-342.

[16] YANG M. Fever, pulmonary interstitial fibrosis, and hepatomegaly in a 15-year-old boy with Gaucher disease:A case report [J]. Journal of Medical Case Reports, 2018, 12(1):306.

[17] JARNVIG I L, MILMAN N, JACOBSEN G K, et al. [Adult Gaucher's disease with pulmonary involvement] [J]. UgeskrLaeger, 1991, 153(40):2832-2834.

[18] BANJAR H. Pulmonary involvement of Gaucher's disease in children:A common presentation in Saudi Arabia [J]. Ann Trop Paediatr, 1998, 18(1):55-59.

[19] THEISE N D, URSELL P C. Pulmonary hypertension and Gaucher's disease:Logical association or mere coincidence? [J]. Am J PediatrHematol Oncol, 1990, 12(1):74-76.

[20] MISTRY P K, SIRRS S, CHAN A, et al. Pulmonary hypertension in type 1 Gaucher's disease:Genetic and epigenetic determinants of phenotype and response to therapy [J]. Mol Genet Metab, 2002, 77(1-2):91-98.

[21] YAĞMUR B, NALBANTGIL S, KAYıKçıOĞLU M. Two case reports of progressive pulmonary hypertension with type-1 gaucher disease:Efficient PAH-specific therapy and 1-year follow-up [J]. Anatolian Journal of Cardiology, 2022, 26(7):584-588.

[22] ELSTEIN D, KLUTSTEIN M W, LAHAD A, et al. Echocardiographic assessment of pulmonary hypertension in Gaucher's disease [J]. Lancet, 1998, 351(9115):1544-1546.

[23] BORIE R, CRESTANI B, GUYARD A, et al. Interstitial lung disease in lysosomal storage disorders [J]. Eurrespir rev, 2021, 30(160):200363. DOI:10.1183/16000617.0363-2020.

[24] AMIR G, RON N. Pulmonary pathology in Gaucher's disease [J]. Hum Pathol, 1999, 30(6):666-670.

[25] CORDEIRO R A, ROSA NETO N S, GIARDINI H A M. What should rheumatologists know about Gaucher disease and Fabry disease? Connecting the dots for an overview [J]. Advances in Rheumatology,2024, 64(1):22.

［26］GIRALDO P, ANDRADE-CAMPOS M. Novel management and screening approaches for haematological complications of Gaucher's disease［J］. Journal of Blood Medicine, 2021, Volume 12:1045-1056.

［27］DI ROCCO M, DI FONZO A, BARBATO A, et al. Parkinson's disease in Gaucher disease patients:What's changing in the counseling and management of patients and their relatives?［J］. Orphanet J Rare Dis, 2020, 15(1):262.

［28］ZARETSKY L, ZEID N, NAIK H, et al. Knowledge and attitudes of Parkinson's disease risk in the Gaucher population［J］. J genet couns, 2020, 29(1):105-111.

［29］BARTH B M, SHANMUGAVELANDY S S, TACELOSKY D M, et al. Gaucher's disease and cancer:A sphingolipid perspective［J］. Crit Rev Oncog, 2013, 18(3):221-234.

［30］RODRIGUES K F, YONG W T L, BHUIYAN M S A, et al. Current understandingon the Genetic basis of key metabolic disorders:A review［J］. Biology, 2022, 11(9):1308.

［31］GIUFFRIDA G, MARKOVIC U, CONDORELLI A, et al. Glucosylsphingosine (Lyso-Gb1) as a reliable biomarker in Gaucher disease:A narrative review［J］. Orphanet J Rare Dis, 2023, 18(1):27.

［32］KATSIGIANNI E I, PETROU P. A systematic review of economic evaluations of enzyme replacement therapy in Lysosomal storage diseases［J］. Cost effectiveness and resource allocation:C/E, 2022, 20(1):51.

［33］TAYLAN G, AKTOZ M, CELIK M, et al. Macitentan in the treatment of pulmonary hypertension in Gaucher‘s disease［J］. Anatolian Journal of Cardiology, 2020, 23(2):114-116.

［34］POKORNA S, KHERSONSKY O, LIPSH-SOKOLIK R, et al. Design of a stable human acid-β-glucosidase:Towards improved Gaucher disease therapy and mutation classification［J］. FEBS Journal,2023, 290(13):3383-3399.

［35］VELLAS D, GRAMONT B, GRANGE R, et al. Pulmonary involvement responsive to enzyme replacement therapy in an elderly patient with gaucher disease［J］. Eur J Case Rep Intern Med, 2021, 8(9):002802.

［36］MARTíNEZ-BAILéN M, CLEMENTE F, MATASSINI C, et al. GCase enhancers:A potential therapeutic option for gaucher disease and other neurological disorders［J］. Pharmaceuticals (Basel), 2022, 15(7):823.

第八节 尼曼-匹克病

尼曼-匹克病（Niemann-Pick disease，NPD）是一种罕见的常染色体隐性遗传的磷脂代谢病，可导致磷脂异常贮积，属于溶酶体贮积症家族。该病有家族遗传倾向，但无性别差异，估计新生儿发生率为（0.4~1）/10万，其真实发生率可能更高。根据临床表现和突变基因，该病可分为A、B、C三个临床表型[1]。NPD有家族遗传倾向，有数篇报道称兄弟姐妹和父母受累。由于该病可继发肺间质改变，因此可能就诊于呼吸科。

一、病因与病理生理机制

溶酶体疾病的特征是溶酶体无法降解糖脂、糖蛋白和黏多糖等大分子，或无法将其分解代谢产物释放到细胞质中。NPD可以细分为两大类，共3型。

第一类是*SMPD1*基因变异引起酸性鞘磷脂酶（ASM）活性缺乏，属于溶酶体贮积症。该类NPD也被称为酸性鞘磷脂酶缺乏症（acid sphingomyelinase deficiency，ASMD），包括A型（NPD-A）和B型（NPD-B）。酸性鞘磷脂酶活性缺乏导致鞘磷脂在各处积聚，主要累积在网状内皮系统中，最常见的受累器官是肝、脾、肺、骨髓及脑。患者因受累器官不同而有不同的临床表现和预后。肝脏和脾脏中的巨噬细胞吞噬鞘磷脂后形成富含脂质的Niemann-Pick细胞。这类NPD最常见的变异是酸性神经鞘磷脂酶基因*SMPD1*的纯合子ΔR608的变异。

NPD-A是一种致命的婴儿神经退行性疾病，其特征是进行性精神运动迟缓、发育迟缓、肝脾肿大、樱桃红色黄斑，常于3~4岁死亡。

NPD-B是一种不太严重的类型，神经系统受累较轻，其特征是肝脾肿大、血小板减少、间质性肺病和血脂异常，大多数患者很少或没有神经系统受累；也可能存在肝功能障碍、视网膜红斑和生长迟缓，但这些特征出现的频率和程度不一[2]。大多数患者可以活到成年。NPD-B的发生率约为（0.4～0.6）/10万。最常见的变异是*SMPD1*的纯合子ΔR608的变异。

第二类是C型，是细胞内参与低密度脂蛋白来源的胆固醇加工和转运缺陷导致的疾病，即NPD-C。尽管NPD-C与由酸性鞘磷脂酶缺乏引起的NPD同名，但它是一种遗传上独特的疾病，是编码NPC细胞内胆固醇转运蛋白1、2的基因*NPC1*、*NPC2*的变异导致细胞内胆固醇运输缺陷和继发性糖鞘脂积聚引起的，临床表现主要是中枢神经系统受累[3]。

二、临床表现

NPD的症状是富含脂质的巨噬细胞（即所谓的Niemann-Pick细胞）在肝、脾、骨髓、中枢神经系统器官和肺等器官中积聚引起的（见表5-8-1）[2]。在受影响的患者中，完全缺乏载脂巨噬细胞的组织很少见。在疾病的晚期阶段，单核细胞-巨噬细胞系统的器官，如淋巴结和脾脏，常常被这些细胞完全浸润。可能出现血小板减少症、白细胞减少症，这可能继发于Niemann-Pick细胞浸润骨髓[2]。

表5-8-1　NPD 3个亚型的一般特征

	A型	B型	C型
变异基因	*SMPD1*	*SMPD1*	*NPC1*或*NPC2*
缺陷	酸性鞘磷脂酶活性低下		胆固醇细胞内运输障碍
发病	婴幼儿期起病，生长障碍，通常3～4岁死亡	儿童或成年期	婴幼儿、儿童、成年期均可
中枢神经表现	进行性精神运动性迟钝、吞咽困难	神经系统很少累及	肌张力障碍，说话延迟，垂直核上性凝视麻痹，小脑共济失调症，构音障碍
眼科表现	视网膜樱桃红色斑点	视网膜樱桃红色斑点	扫视异常
消化系统表现	新生儿胆汁淤积性黄疸、肝脾肿大、进食困难、呕吐	肝脾肿大、肝硬化、门脉高压	新生儿胆汁淤积性黄疸、肝脾肿大
呼吸系统表现	反复呼吸道感染、间质性肺病和吸入性肺炎	反复呼吸道感染、间质性肺病和低氧血症	反复呼吸道感染、间质性肺病和吸入性肺炎

与NPD-A和NPD-C不同，NPD-B患者存活到成年时几乎没有神经系统受累。NPD-B患者的严重程度不一，包括肝脾肿大伴继发性脾功能亢进、轻度肝功能障碍、呼吸系统并发症和致动脉粥样硬化的脂质特征，通常表现为甘油三酯和低密度脂蛋白胆固醇水平升高、高密度脂蛋白胆固醇水平低，有时还有冠心病史。NPD-B患者的主要表现是肝脾肿大、出血过多、瘀伤和生长迟缓。出血事件最常见的是反复鼻出血，并且可能发生其他严重出血事件，如硬膜下血肿、呕血、咯血、血胸和子宫出血。肝硬化可继发门脉高压和食管静脉曲张。其他可能的临床表现包括疲劳、关节痛、头痛、胃肠道疼痛和骨折。迄今为止，最大规模的研究纳入了59例NPD-B患者，显示53%的患者是男性，92%是白种人，平均年龄是17.6岁。*R608del*变异占该疾病所有等位基因的25%。大部分患者首先表现为脾肿大（78%）或肝肿大

（73%）。常见的症状包括出血（49%）、肺感染（42%）和气促（42%）、关节或四肢疼痛（39%）。因此，当出现肝脾肿大、肺受累和血脂异常这三联征时，应该想到NPD-B的可能。

1. 间质性肺病

呼吸系统受累发生在所有类型的NPD中[4]。其中，NPD-B是最常见的可累及肺的亚型，也是导致该亚型各年龄组死亡的重要原因。肺部受累可能是NPD的一个特征。然而，确切的发病率尚不清楚。Niemann-Pick细胞在肺泡间隔、支气管壁、淋巴管、间质和胸膜中弥漫性浸润，且表面活性物质分解代谢缺陷，均可能导致内源性类脂性肺炎，肺病进展缓慢但不可阻挡[2]。NPD患者呼吸系统受累的临床表现从无症状到呼吸衰竭均可能发生[5]。当出现呼吸道症状时，起初通常较轻，表现为反复咳嗽、中度劳力性呼吸困难和反复呼吸道感染。然而，已经报道了迅速致命的肺部病变。在一些患者中，进行性肺部病变可导致氧依赖和（或）运动耐量降低。

临床研究发现，20%的患者的肺功能检查显示逐渐加重的限制性通气功能障碍，70%患者显示弥散功能下降，但是肺容量正常。细支气管浸润导致33%的患者发生阻塞性通气障碍。即使在有间质浸润和DLCO严重降低的晚期患者中，肺容量和气体流速也可以保持不变。支气管肺泡灌洗液可以发现富含脂质的巨噬细胞，用迈格林华-姬姆萨染液（May-Grunwald-Giemsa）染成深蓝色[6]。NPD肺部受累的主要表现见表5-8-2。

表5-8-2　NPD肺部受累的主要表现

	表现
症状	轻者无症状，重者可致呼吸衰竭(症状包括反复咳嗽、劳力性呼吸困难、反复呼吸系统感染)
肺功能	肺容量正常，弥散功能下降，限制性或阻塞性通气功能障碍
支气管肺泡灌洗液	Niemann-Pick细胞及局部炎症反应
病理	Niemann-Pick细胞在淋巴结、胸膜下腔、肺泡腔及肺泡壁弥散性浸润,符合内源性脂质性肺炎的特点
胸片	网状或网状结节,伴或不伴间隔线(Kerley B),早期主要分布于双下叶
HRCT	磨玻璃影,小叶间隔及小叶内间隔轻度平滑增厚,铺路石征,主要累及下叶

NPD患者的肺部影像学表现包括网状或网状结节，有或没有间隔线（Kerley B），最终呈蜂窝状，主要累及下肺区。浸润最初可能仅累及基底部，后来发展为累及整个肺野。HRCT最常见的表现是磨玻璃影、轻度光滑的小叶间隔和小叶内间隔增厚（见图5-8-1、图5-8-2），主要出现在下叶，随病情加重而影响全肺，有时可见小的、部分钙化的微小结节。胸膜和纵隔淋巴结常不受累。然而，如果累及淋巴组织，则胸腺会增大。多种病变偶尔会混合在一起，如磨玻璃影和小叶间隔增厚并存，表现为疯狂铺路石征。异常影像学表现通常是弥漫性的，但更常发生在下叶。磨玻璃影多见于上叶，通常是Niemann-Pick细胞部分填充肺泡所致。然而，小叶间隔增厚在下叶居多，可能与支气管血管周围间质增厚有关。肺小叶中心结节影很少见。也时有报道其他非特异性HRCT表现，如节段性肺不张和支气管扩张。

下叶偶见囊性低密度局灶区域。囊泡的一个可能的发病机制是Niemann-Pick细胞迁移到细支气管腔，导致空气滞留。诊断需要排除肺囊泡性病变的其他原因，如淋巴管平滑肌瘤病、朗格汉斯细胞组织细胞增生症、脱屑性间质性肺炎和淋巴细胞性间质性肺炎。

此外，少数病例除了小叶间隔增厚外，HRCT还显示肺静脉增宽，尤其是在NPD-B患者的双肺下叶。可能继发肺动脉高压和多发性肺动静脉瘘[7]。

小叶间隔增厚的鉴别诊断主要包括与小叶间隔增厚相关的磨玻璃影，如肺水肿、肺出血、淋巴管炎、PAP、淀粉样变性和非特异性间质性肺炎。

研究发现，放射学异常的程度和类型与肺功能损害没有很强的相关性，这意味着间质变化并不总是显著影响气体交换。因此，胸片或HRCT上存在间质性肺疾病不一定是临床症状出现或呼吸功能改变的可靠指标。

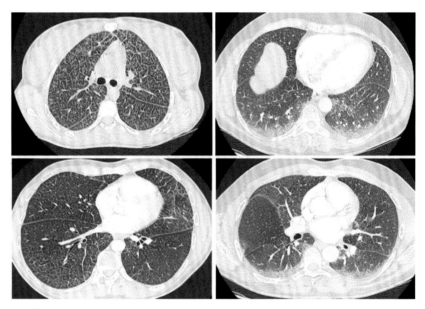

胸部HRCT见双肺弥漫的小叶间隔增粗、疯狂铺路石征及胸胸膜下磨玻璃影。

图5-8-1 NPD的肺部典型影像

（资料来源：本图获 *ERS* 许可摘自参考文献[8]。Reproduced with permission of the ERS 2024：European Respiratory Review 30（160）200363；DOI：10.1183/16000617.0363-2020 Published 29 April 2021）

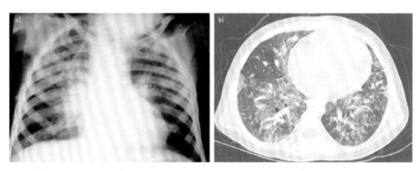

一名患有NPD-A的2岁男性幼童，其胸片显示右下叶和中叶多处实变，弥漫性网状结节浸润（A）。一名患有NPD-C的7岁男性幼童，患者*NPC2*突变，HRCT扫描显示双侧斑片状磨玻璃影伴小叶间隔弥漫性增厚（B）。

图5-8-2 幼童患者的肺损害

（资料来源：本图获 *ERS* 授权摘自参考文献[9]。Reproduced with permission of the © ERS 2024：European Respiratory Review 22（130）437-453；DOI：10.1183/09059180.00008012 Published 29 November 2013）

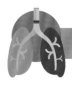

2. 肝肿大

肝肿大是NPD患者的一个突出临床表现。富含脂质的巨噬细胞在肝网状内皮系统中积聚，导致肝脏变大。活检标本显示，空泡化、富含脂质的细胞，伴或不伴有纤维化。肝功能检测显示，血清转氨酶活性和胆红素浓度轻度升高。虽然罕见，但肝脏受累可导致肝硬化和肝功能衰竭。肝脏超声、CT或磁共振成像有助于诊断。

3. 脾肿大

脾肿大是NPD-B的另一个突出临床表现，也是富含脂质的巨噬细胞在网状内皮系统中积聚所致。肝脾肿大是该病的常见特征，脾体积增加超过肝体积（见图5-8-3）。脾梗死相对常见。值得注意的是，与没有反复易出血史的患者相比，报告有复发性出血事件史的患者脾脏体积更大，但血小板计数不会更低。在NPD-B患者中，脾肿大的程度与疾病严重程度的几个方面相关，如肝体积、甘油三酯和高密度脂蛋白、胆固醇水平、血红蛋白浓度、白细胞计数和用力肺活量占预测值的百分比。由于脾脏体积可以无创测量，风险很小，可能是整体疾病严重程度和治疗反应的有用替代指标。

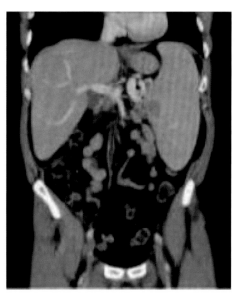

腹部增强CT显示，肝脏和脾脏明显增大。脾脏中的低密度结节病变，虽然是非特异性的，但它是NPD的特征性表现[4]。

图5-8-3　腹部增强CT影像

（资料来源：本图获ERS许可改编自参考文献[8]。Reproduced with permission of the ERS 2024: European Respiratory Review 30（160）200363; DOI: 10.1183/16000617.0363-2020 Published 29 April 2021）

与肝脏不同，在脾脏中可以看到肿块。它们通常在超声上有异常高回声，在CT上呈低密度。超声检查经常在脾实质内看到多个界限清楚的结节性病变，这些病变在彩色多普勒成像上可能被环状血流包围。脾结节超声显示的高回声归因于其高脂质含量。这些肿块在MRI上可能具有多样化的信号特征，最常见的是T1加权图像上的等信号和T2加权图像上的高信号。组织学上，苏木精-伊红染色显示NPD中的脾结节是由扩张的窦形成的，其中含有负载脂质的巨噬细胞，具有大的卵圆形或分叶状核，但没有异型性或有丝分裂。吉姆萨染色可能会显示结节中的Niemann-Pick细胞。在结节外，泡沫细胞聚集体通常在正常脾实质中可见。脾肿块病灶应与血管瘤相鉴别。尽管NPD的主要腹部表现是肝脾肿大，但也可累及肾上腺、肾脏和腹膜后淋巴结。

4. 血液异常

骨骼受累通常发生在NPD-B患者中。与其他脂质储存障碍性疾病一样，Niemann-Pick细胞也浸润骨的网状内皮系统和骨髓，这会导致白细胞减少症和血小板减少症，而血红蛋白水平保持正常。

5. 骨骼损害

大多数NPD-B青少年患者骨骼成熟延迟并伴随生长受限。此外，大多数NPD-B患者也有骨质减少或骨质疏松，易发生骨折。

三、诊断与鉴别诊断

间质性肺疾病与肝脾肿大相关，提示沉积性疾病。此外，肝脾肿大的相关表现、支气管肺泡灌洗液和骨髓穿刺液中载有脂质的巨噬细胞（见图5-8-4）、高血管紧张素转换酶水平以及高胆固醇血症和低HDL水平都提示溶酶体贮积症[10]。

NPD影响多个器官系统，所有这些系统都可以通过结合临床表现、实验室检测和影像检查进行诊断评估。BPD是常染色体隐性遗传病，所以仅携带一个致病基因突变的杂合个体通常无症状。应对NPD患者的携带者家庭成员（父母和兄弟姐妹）进行全面筛查，以发现提示该病的体征。

A型和B型NPD可以通过证明在分离的白细胞和（或）培养的皮肤组织中检测到酸性鞘磷脂酶活性缺乏和基因分型来确立诊断。A型和B型之间可以通过病程早期神经系统受累与否来区分。

在C型NPD患者中，外周白细胞中的酸性鞘磷脂酶活性在正常范围内。C型NPD的诊断基于外源性脂蛋白衍生的胆固醇在细胞内异常酯化，在通过皮肤活检获得的培养成纤维细胞中进行检测[2]。

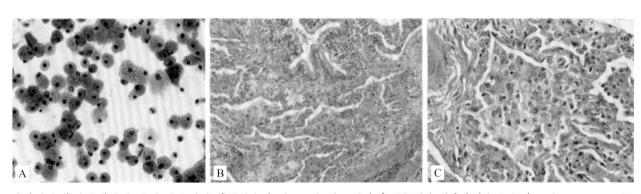

患者支气管肺泡灌洗液（A）和经支气管活检标本（B、C）均可见含有颗粒的大型多空泡组织细胞，用May-Grunwald-Giemsa染色剂染色为深蓝色。

图5-8-4　肺内Niemann-Pick细胞

（资料来源：本图获ERS授权摘自参考文献[8]。Reproduced with permission of the ERS 2024：European Respiratory Review 30（160）200363；DOI：10.1183/16000617.0363-2020 Published 29 April 2021）

鉴别诊断主要是戈谢病[11, 12]。戈谢病是一种多系统脂质沉积症，其特征是器官肿大、血液学异常和骨骼受累。它是一种常染色体隐性遗传疾病，由溶酶体酶（葡萄糖脑苷脂酶）活性缺陷引起。由于酶活性不足，葡萄糖脑苷脂在巨噬细胞和网状内皮系统中积聚。根据是否存在神经系统表现，已描述了3种临

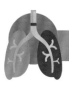
床亚型。戈谢病的临床表现是多样的。肺部受累可发生在戈谢病的所有亚型中，频率各不相同[11]。在一项研究中，有2/3的成年戈谢病患者存在肺功能异常。肝肺综合征可能发生在戈谢病患者中，并且在肝功能障碍和肺内血管扩张的情况下与严重的低氧血症有关。戈谢病的影响学表现包括弥漫性网状、网状结节和粟粒状结节。HRCT可能显示弥漫性间质小叶间隔增厚和磨玻璃影，可能与NPD的发现重叠。因此，影像学表现对诊断没有特异性，也不能区分NPD、戈谢病的肺部受累。支气管肺泡灌洗液的细胞学分析是该鉴别诊断的另一个诊断工具，如果灌洗液中显示富含脂质的巨噬细胞，则提示（但非特异性）NPD；如果显示戈谢细胞，则提示戈谢病。肺活检提供了重要的诊断线索。然而，酶分析可以对戈谢病和NPD进行鉴别诊断，甚至可以在没有肺活检的情况下作出最终诊断。

四、治 疗

针对酸性鞘磷脂酶缺陷的特异性酶替代疗法和基因疗法可能对B型NPD患者有用[13]。重组神经鞘磷脂酶补充疗法作为NPD-B的可能疗法正在研究中。2022年，重组人酸性鞘磷脂酶olipudase alfa（Xenpozyme®）在美国、欧洲被批准为第一个治疗成人和儿童ASMD非中枢神经系统表现的特异性酶替代疗法[14]。可以进行造血干细胞移植来治疗肺部受累，并有报道成功减少肺部浸润。全肺灌洗是类脂性肺炎的经典治疗方法。据报道，全肺灌洗也是治疗B型NPD相对有效的方法，尤其是在成年人中。

实验研究显示，合成的高密度脂蛋白（sHDL）纳米颗粒是A型和C型NPD的新的潜在治疗途径[15]。胆固醇24-羟化酶（CYP46A1）是一种专门的神经元细胞色素P450酶，负责将胆固醇转化为24S-羟基胆固醇，这是消除大脑中胆固醇的主要途径。CYP46A1可能是C型NPD的潜在治疗靶点[16]。此外，N-乙酰-L-亮氨酸（N-acetyl-l-leucine，NALL）可改善神经系统状态，但仍需要研究来确定该药物对NPD-C患者的长期影响[17]。最近，生物相容性胆固醇增溶剂2-羟丙基-β-环糊精（HP-β-CD））已试用于NPD-C患者[18]。

—————————————●—— 参考文献 ——●—————————————

［1］PFRIEGER F W. The Niemann-Pick type diseases - A synopsis of inborn errors in sphingolipid and cholesterol metabolism［J］. Progress in lipid research, 2023, 90:101225.

［2］GUILLEMOT N, TROADEC C, DE VILLEMEUR T B, et al. Lung disease in Niemann-Pick disease［J］. PediatrPulmonol, 2007, 42(12):1207-1214.

［3］LEE D, HONG J H. Niemann-Pick disease type C (NPDC) by Mutation of NPC1 and NPC2:Aberrant lysosomal cholesterol trafficking and oxidative stress［J］. Antioxidants (Basel), 2023, 12(12):2021.

［4］VON RANKE F M, PEREIRA FREITAS H M, MANçANO A D, et al. Pulmonary involvement in Niemann-Pick disease:A state-of-the-art review［J］. Lung, 2016, 194(4):511-518.

［5］SIMPSON W L, MENDELSON D, WASSERSTEIN M P, et al. Imaging manifestations of Niemann-Pick disease type B［J］. AJR Am J Roentgenol, 2010, 194(1):W12-19.

［6］AHUJA J, KANNE J P, MEYER C A, et al. Histiocytic disorders of the chest:imaging findings［J］. Radiographics, 2015, 35(2):357-370.

［7］GüLHAN B, OZçELIK U, GüRAKAN F, et al. Different features of lung involvement in Niemann-Pick disease and Gaucher disease［J］. Resp med, 2012, 106(9):1278-1285.

［8］BORIE R, CRESTANI B, GUYARD A, et al. Interstitial lung disease in lysosomal storage disorders［J］. Eur respir rev, 2021, 30(160):200363.DOI: 10.1183/16000617.0363-2020.

［9］SANTAMARIA F, MONTELLA S, MIRRA V, et al. Respiratory manifestations in patients with inherited metabolic diseases［J］. European Respiratory Review, 2013, 22(130):437-453.

［10］BONETTO G, SCARPA M, CARRARO S, et al. A 3-year-old child with abdominal pain and fever［J］. Eur Respir J, 2005, 26(5):974-977.

［11］CHUNG M J, LEE K S, FRANQUET T, et al. Metabolic lung disease:Imaging and histopathologic findings［J］. Eur J Radiol, 2005, 54(2):233-245.

［12］GüLHAN B, ÖZçELIK U, GüRAKAN F, et al. Different features of lung involvement in Niemann-Pick disease and Gaucher disease［J］. Respiratory Medicine, 2012, 106(9):1278-1285.

［13］GEBERHIWOT T, WASSERSTEIN M, WANNINAYAKE S, et al. Consensus clinical management guidelines for acid sphingomyelinase deficiency (Niemann-Pick disease types A, B and A/B)［J］. Orphanet J Rare Dis, 2023, 18(1):85.

[14] PULIKOTTIL-JACOB R, DEHIPAWALA S, SMITH B, et al. Survival of patients with chronic acid sphingomyelinase deficiency (ASMD) in the United States:A retrospective chart review study [J]. Molecular genetics and metabolism reports, 2024, 38:101040.

[15] SCHULTZ M L, FAWAZ M V, AZARIA R D, et al. Synthetic high-density lipoprotein nanoparticles for the treatment of Niemann-Pick diseases [J]. BMC medicine, 2019, 17(1):200.

[16] NUNES M J, CARVALHO A N, REIS J, et al. Cholesterol redistribution triggered by CYP46A1 gene therapy improves major hallmarks of Niemann-Pick type C disease but is not sufficient to halt neurodegeneration [J]. Biochimica et biophysica acta-molecular basis of disease, 2024, 1870(3):166993.

[17] BREMOVA-ERTL T, RAMASWAMI U, BRANDS M, et al. Trial of N-Acetyl-l-leucine in Niemann-Pick disease type C [J]. New engl j med, 2024, 390(5):421-431.

[18] ISHITSUKA Y, IRIE T, MATSUO M. Cyclodextrins applied to the treatment of lysosomal storage disorders [J]. Advanced drug delivery reviews, 2022, 191:114617.

第九节 庞贝病

庞贝病（Pompe disease，PD）是一种罕见的、进行性的、常染色体隐性遗传的溶酶体糖原贮积症，是位于染色体 17q25.2-q25.3 上的酸性 α-葡萄糖苷酶（acid α-glucosidase，GAA）基因突变，导致 GAA 的活性部分或完全缺乏引起的。这种缺乏导致糖原在各种组织细胞的溶酶体中逐渐积累，主要累及骨骼肌、心肌和平滑肌，表现为细胞功能障碍和肌肉损伤[1]。该病由 Johannes Cassianus Pompe 医生于 1932 年首次报道[2]。目前，PD 已被归类为 Ⅱ 型糖原贮积病。大约每 30000~40000 名新生儿中就有 1 名 PD 患者出现。

一、病因与病理生理机制

PD 是一种常染色体隐性疾病，由编码酶 GAA 的基因的两个拷贝中的致病突变引起。已在 *GAA* 基因（参阅网站：http：//www.pompecenter.nl/）中鉴定出数百个突变[3, 4]。基因型与临床表型密切相关[5]。

GAA 对于溶酶体糖原降解为葡萄糖至关重要。PD 是 GAA 活性下降或缺乏，细胞溶酶体无法将糖原分解为葡萄糖导致溶酶体内糖原逐渐积累引起[1]。结果，溶酶体膜破裂，导致溶酶体内水解酶等物质渗漏到细胞质中，细胞受损。自噬受损也参与了 PD 的病理生理过程[6, 7]。

二、临床表现

GAA 活性部分或完全丧失导致糖原在多系统中积累，表现为多脏器功能受损，临床表现因患者年龄、疾病进展速度和器官受累程度不同而不同，并可能导致不可逆的运动障碍。成年人最常见的表现是类似肌营养不良的进行性肌肉无力。大多数患者表现出近端和轴向肌肉组织无力，尤其是下肢。腰部椎旁肌无力、腹肌无力而膨隆、面部肌肉无力和眼睑下垂和舌麻痹[8]。

发声困难和吞咽困难的表现可能是由该疾病的延髓损伤[9]、面部张力减退、巨舌、舌肌肌力减弱和口腔运动障碍所致。有些患者还有听觉系统受累[10]。

疾病的严重程度和发作时间取决于杂合 *GAA* 等位基因的各种组合及残留 GAA 活性的水平[11]。临床表现可分为两种经典类型，即婴儿型 PD（infantile-onset PD，IOPD）和迟发型 PD（late-onset PD，LOPD）[12]。

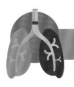

第五章 代谢性肺病

在IOPD中，GAA活性几乎完全不存在，与健康个体相比，通常小于平均活性的1%，导致快速进行性肌肉无力、肌张力减退、巨舌症、肝肿大[4]和进行性肥厚型心肌病[13]。IOPD通常在婴儿出生后的最初几周内发作，如果不治疗，则会在12个月内因心肺功能衰竭而死亡[14]。

由于LOPD患者GAA的活性缺乏程度不同，发病年龄可以从不到1岁~50岁不等[15]，进一步分为儿童期、青少年期和成人期PD[16]。在某项纳入59名中国LOPD患者的临床分析中发现[17]，患者出现症状和诊断的年龄分别为14.9和22.1岁，这比之前世界其他地区的迟发性患者的报告要年轻。在这些患者中，最常见的突变是*c.2238G>C*和*c.2662G>T*。

成年人发病的PD（adult-onset Pompe disease）主要表现为缓慢进展的肌无力，伴有或不伴有呼吸功能障碍。LOPD的症状主要与下肢近端和椎旁躯干肌肉起始的进行性骨骼肌功能障碍有关[15]，心脏极少受累及。常见呼吸肌功能障碍，而这种情况可以在肢体和其他肌肉受累之前发展。与膈肌和呼吸辅助肌功能障碍相关的呼吸衰竭是LOPD发病和死亡的主要原因[16]。有些无症状患者可能发生全麻手术后急性呼吸衰竭，手术和麻醉应激导致本已受损的膈肌功能迅速恶化，被认为是术后急性呼吸衰竭的主要原因[18]。舌头肥大导致构音障碍、吞咽困难和阻塞性睡眠呼吸暂停，在PD患者中很常见[19]。表5-9-1列出了PD的常见临床表现。

表5-9-1　PD的常见临床表现

	IOPD	LOPD
潜在易感人群	婴儿	婴儿、儿童、青少年和成人
神经肌肉骨骼	进行性加重的肌无力、肌肉张力减低、运动迟缓、舌肥大、反射活动减弱、精神性运动发育迟缓	进行性加重的肌无力、行走困难、腰痛、反射活动减弱、爬楼梯困难、踮脚尖、精神性运动发育迟缓、Gowers征（近端肌无力导致的营养不良、肌肉假性肥大）、脊柱侧凸或前凸
心脏	心脏肥大、左心室肥大	与骨骼肌无力相关的心律失常
呼吸系统	进行性加重的呼吸症状、呼吸道感染	呼吸功能不全、端坐呼吸、睡眠呼吸暂停、劳力性呼吸困难、运动耐力下降、呼吸道感染
其他	吞咽、进食和哺乳困难、肝肿大	吞咽和进食困难、舌头萎缩、肝肿大、早上头疼、晚上嗜睡、主动脉顺应性的丧失或僵硬和高血压、伴有大脑中动脉瘤的特发性中风、无症状、无肝病个体的转氨酶升高

三、辅助检查

1.肺功能

肺功能检查提示用力肺活量、最大呼气和吸气压力均下降[20]。临床上，直立位和仰卧位分别检测FVC，变化>20%表明膈肌无力。此外，PD患者从坐位到仰卧位的肺活量会显著下降。

2.肌电变化

在LOPD的患者中，肌电图（EMG）经常显示肌病，大约70%显示肌病伴肌强直性阵发性放电[21]，无临床肌强直。值得注意的是，EMG异常只能在椎旁肌肉中观察到，四肢肌肉基本正常。除了传统的肌病相关的临床和电生理特征外，由于脊髓运动神经元中糖原的积累，这些患者还经常出现双侧足下垂、四肢远端肌无力以及感觉功能保留的反射减退或消失。电生理学研究显示，不仅复合肌肉动作电位幅度降低，而且F波缺失或不持续存在，并且在感觉功能正常的情况下混合了小型和大型/巨大的多相运动单位动作电位[22]。

肌肉损伤会导致 CK 升高，CK 是 PD 的敏感标志物。在所有 IOPD 和大多数 LOPD 患者中都观察到 CK 水平升高，水平范围为正常上限的 1.5～15 倍[21]。但也有部分 LOPD 患者 CK 水平正常。MRI 影像显示大腿后部、腹部或椎旁肌肉在脂肪抑制过程中出现肌肉萎缩或弥散异常。

四、诊断与鉴别诊断

及时诊断和及时治疗对于提高患者的生存率至关重要。当临床上发现近端肌肉无力伴呼吸功能不全为主要表现的患者，应警惕 LOPD 的可能。应进一步检查肌肉、呼吸、神经生理和心脏系统是否受累及，根据临床表现可对 PD 进行初步诊断，但不足以确诊[23]。

现在可以使用一种简单的干血斑分析检测酸性 α-葡萄糖苷酶活性作为快速筛查工具，两次阳性者进行骨骼肌活检[24]。肌肉组织生化检测证实 GAA 缺乏，并且通过 *GAA* 基因检测明确其基因型[25]。二代测序（NGS）可以同时检测多种遗传性肌肉疾病。目前，已鉴定出超过 500 个 *GAA* 基因序列特征变异体，其中超过 350 个显示出致病性[14]。

PD 的多系统表现与许多其他疾病相似（www.musclegenetable.org），应注意鉴别。表 5-9-2 列出了部分与 PD 相似的其他疾病。

表 5-9-2　与 PD 相似的其他疾病

神经肌肉表现	疾病
肌肉萎缩	腰带肌肉萎缩症
	Duchenne 和 Becker 肌萎缩症
	肌原纤维肌病
	2 型强直性肌萎缩
炎性肌病	多发性肌炎
先天性肌病	杆状体肌病
	中央核心肌病或多发微小核肌病
	中央核肌病
	Danon 病
	伴有过度自噬的 X 连锁肌病
代谢性肌病	糖原脱枝酶缺陷
	糖原分枝酶缺陷
	McArdle 综合征
	线粒体肌病
运动神经病	脊髓性肌萎缩
神经肌肉接头受损	重症肌无力
	先天性肌萎缩综合征

五、治　疗

PD 的治疗策略包括酶替代疗法、基因疗法和底物减少疗法[26]。

人类重组酸性 α 葡萄糖苷酶（recombinant human GAA，rhGAA）进行的酶替代疗法（enzyme replacement therapy，ERT）是一种可用于治疗 PD 的方法[8]。治疗的开始时间是影响 PD 患者发病率和死

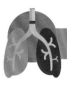
亡率的关键因素[27]。

目前的共识主张，对无症状的LOPD患者在出现症状和出现近端肌肉无力和（或）呼吸系统受累且坐卧FVC下降>10%时，开始使用ERT[8]。此外，在临床无症状的患者中，当通过直接检查可检测到肌肉无力时，应考虑ERT。要恢复到无病状态，需要将酸性葡糖苷酶α酶活性提高到25%的阈值以上。

早期应用ERT可有效改善PD患者受损的脏器功能[28, 29]，但建议在开始治疗之前确定患者的交叉反应免疫物质（cross-reactive immunologic material，CRIM）状态[30]。CRIM阴性个体存在抗GAA的抗体，应用ERT期间可能会对rhGAA产生耐药性[31]。在开始ERT治疗时，使用甲氨蝶呤、利妥昔单抗和静脉注射免疫球蛋白等药物联合或不联合硼替佐米进行免疫耐受诱导，可以优化CRIM阴性患者对ERT的免疫耐受[31, 32]。

ERT仍然存在一些局限性，包括免疫原性并发症的风险、无法穿透中枢神经组织以及需要终身治疗。新疗法包括基因治疗[33-35]和底物减少疗法[36-38]，这些新方法目前正处于临床试验阶段。最近Aro Biotherapeutics公司开发的新药ABX1100得到美国FDA批准，可用于治疗儿童PD，这是一种靶向肌肉中Gys1基因的研究性Centyrin-siRNA偶联物，可减少肌肉中糖原的积累。

虽然药物治疗是PD管理的主要组成部分，但一般护理措施仍至关重要。强化呼吸肌训练（respiratory muscle training，RMT）方案已被证明有利于改善PD幸存者的吸气和呼气肌力量[8]。治疗性运动要从轻开始，间断休息，然后逐渐增加强度。通过遵循生物力学原理来抵消变形力，可以防止继发性肌肉骨骼损伤，通过施加轻微压力、拉伸、练习姿势矫正、进行矫形干预以及使用座椅和支撑系统来完成。吞咽与发音障碍需要多学科康复专业人士参与治疗。

—————————————————— ● 参考文献 ● ——————————————————

[1] CANIBANO-FRAILE R, HARLAAR L, DOS SANTOS C A, et al. Lysosomal glycogen accumulation in Pompe disease results in disturbed cytoplasmic glycogen metabolism [J]. J Inherit Metab Dis, 2023, 46(1):101-115.

[2] VAN GIJN J, GIJSELHART J P. Pompe and his disease [J]. Ned TijdschrGeneeskd, 2011, 155:A2878.

[3] SI X, ZHANG R, YAN S, et al. Late-onset Pompe disease with a novel mutation and a rare phenotype:A case report [J]. CNS Neuroscience & Therapeutics, 2022, 28(10):1651-1654.

[4] FUKUHARA Y, FUJI N, YAMAZAKI N, et al. A molecular analysis of the GAA gene and clinical spectrum in 38 patients with Pompe disease in Japan [J]. Molecular genetics and metabolism reports, 2018, 14:3-9.

[5] HERNáNDEZ-ARéVALO P, SANTOTORIBIO J D, DELAROSA-RODRíGUEZ R, et al. Genotype-phenotype correlation of 17 cases of Pompe disease in Spanish patients and identification of 4 novel GAA variants [J]. Orphanet J Rare Dis, 2021, 16(1):233.

[6] JIA X, SHAO L, LIU C, et al. GAA compound heterozygous mutations associated with autophagic impairment cause cerebral infarction in Pompe disease [J]. Aging, 2020, 12(5):4268-4282.

[7] NILSSON M I, CROZIER M, DI CARLO A, et al. Nutritional co-therapy with 1,3-butanediol and multi-ingredient antioxidants enhances autophagic clearance in Pompe disease [J]. Mol genet metab, 2022, 137(1-2):228-240.

[8] LLERENA JUNIOR J C, NASCIMENTO O J, OLIVEIRA A S, et al. Guidelines for the diagnosis, treatment and clinical monitoring of patients with juvenile and adult Pompe disease [J]. Arquivos de neuro-psiquiatria, 2016, 74(2):166-176.

[9] HOBSON-WEBB L D, JONES H N, KISHNANI P S. Oropharyngeal dysphagia may occur in late-onset Pompe disease, implicating bulbar muscle involvement [J]. Neuromuscular disord, 2013, 23(4):319-323.

[10] HSUEH C Y, HUANG C Y, YANG C F, et al. Hearing characteristics of infantile-onset Pompe disease after early enzyme-replacement therapy [J]. Orphanet J Rare Dis, 2021, 16(1):348.

[11] AUNG-HTUT M T, HAM K A, TCHAN M C, et al. Novel mutations found in individuals with adult-onset Pompe disease [J]. Genes (Basel), 2020, 11(2):135.

[12] MARQUES J S. The Clinical Management of Pompe Disease:A Pediatric Perspective [J]. Children (Basel), 2022, 9(9):1404.

[13] MARTíNEZ M, ROMERO M G, GUERETA L G, et al. Infantile-onset Pompe disease with neonatal debut:A case report and literature review [J]. Medicine, 2017, 96(51):e9186.

[14] BAY L B, DENZLER I, DURAND C, et al. Infantile-onset Pompe disease:Diagnosis and management [J]. ArchivosArgentinos de Pediatria, 2019, 117(4):271-278.

［15］SáNCHEZ-SáNCHEZ L M, MARTINEZ-MONTOYA V, SANDOVAL-PACHECO R, et al. Late onset Pompe disease:an analysis of 19 patients from Mexico ［J］. Revista de neurologia, 2022, 75(5):103-108.

［16］KISHNANI P S, STEINER R D, BALI D, et al. Pompe disease diagnosis and management guideline ［J］. Genet med, 2006, 8(5):267-288.

［17］ZHAO Y, WANG Z, LU J, et al. Characteristics of Pompe disease in China:A report from the Pompe registry ［J］. Orphanet J Rare Dis, 2019, 14(1):78.

［18］TAN D, XU J, YANG Y, et al. Postoperative acute respiratory failure caused by adult-onset Pompe disease ［J］. Clin respir j, 2018, 12(1):344-346.

［19］DUPé C, LEFEUVRE C, SOLé G, et al. Macroglossia:A potentially severe complication of late-onset Pompe disease ［J］. European journal of neurology, 2022, 29(7):2121-2128.

［20］TARNOPOLSKY M, KATZBERG H, PETROF B J, et al. Pompe Disease:diagnosis and management. Evidence-based guidelines from a Canadian expert panel ［J］. Canadian journal of neurological sciences, 2016, 43(4):472-485.

［21］MANGANELLI F, RUGGIERO L. Clinical features of Pompe disease ［J］. Acta myologica:myopathies and cardiomyopathies:Official journal of the Mediterranean Society of Myology, 2013, 32(2):82-84.

［22］TSAI L K, HWU W L, LEE N C, et al. Clinical features of Pompe disease with motor neuronopathy ［J］. Neuromuscular disord, 2019, 29(11):903-906.

［23］MUSUMECI O, LA MARCA G, SPADA M, et al. LOPED study:Looking for an early diagnosis in a late-onset Pompe disease high-risk population ［J］. Journal of neurology neurosurgery and psychiatry, 2016, 87(1):5-11.

［24］CONFALONIERI M, VITACCA M, SCALA R, et al. Is early detection of late-onset Pompe disease a pneumologist's affair? A lesson from an Italian screening study ［J］. Orphanet J Rare Dis, 2019, 14(1):62.

［25］LORENZONI P J, KAY C S K, HIGASHI N S, et al. Late-onset Pompe disease:What is the prevalence of limb-girdle muscular weakness presentation? ［J］. Arquivos de neuro-psiquiatria, 2018, 76(4):247-251.

［26］SCHOSER B, LAFORET P. Therapeutic thoroughfares for adults living with Pompe disease ［J］. Current opinion in neurology, 2022, 35(5):645-650.

［27］MAHARAJ M, SKIDMORE D L, CROUL S E, et al. Benefit of 5 years of enzyme replacement therapy in advanced late onset Pompe. A case report of misdiagnosis for three decades with acute respiratory failure at presentation ［J］. Molecular genetics and metabolism reports, 2022, 32:100896.

［28］BOR M, ILHAN O, GUMUS E, et al. A Newborn with infantile-onset Pompe disease improving after administration of enzyme replacement therapy:Case report ［J］. Journal of Pediatric Intensive Care, 2022, 11(1):62-66.

［29］YANG C F, LIAO T E, CHU Y L, et al. Long-term outcomes of very early treated infantile-onset Pompe disease with short-term steroid premedication: Experiences from a nationwide newborn screening programme ［J］. J Med Genet, 2023, 60(5):430-439.

［30］KRONN D F, DAY-SALVATORE D, HWU W L, et al. Management of confirmed newborn-screened patients with Pompe disease across the disease spectrum ［J］. Pediatrics, 2017, 140(Suppl 1):S24-S45.

［31］CURELARU S, DESAI A K, FINK D, et al. A favorable outcome in an infantile-onset Pompe patient with cross reactive immunological material (CRIM) negative disease with high dose enzyme replacement therapy and adjusted immunomodulation ［J］. Molecular genetics and metabolism reports, 2022, 32:100893.

［32］MENDELSOHN N J, MESSINGER Y H, ROSENBERG A S, et al. Elimination of antibodies to recombinant enzyme in Pompe's disease ［J］. New engl j med, 2009, 360(2):194-195.

［33］ROGER A L, SETHI R, HUSTON M L, et al. What's new and what's next for gene therapy in Pompe disease? ［J］. Expert opinion on biological therapy, 2022, 22(9):1117-1135.

［34］AGUILAR-GONZáLEZ A, GONZáLEZ-CORREA J E, BARRIOCANAL-CASADO E, et al. Isogenic GAA-KO Murine muscle cell lines mimicking severe Pompe mutations as preclinical models for the screening of potential gene therapy strategies ［J］. Int J Mol Sci, 2022, 23(11):6298.

［35］UNNISA Z, YOON J K, SCHINDLER J W, et al. Gene therapy developments for Pompe disease ［J］. Biomedicines, 2022, 10(2):302.

［36］KISHNANI P, TARNOPOLSKY M, ROBERTS M, et al. Duvoglustat HCl increases systemic and tissue exposure of active acid α-Glucosidase in pompe patients co-administered with alglucosidase α ［J］. Molecular therapy, 2017, 25(5):1199-1208.

［37］KISHNANI P S, BECKEMEYER A A. New therapeutic approaches for Pompe disease:enzyme replacement therapy and beyond ［J］. Pediatric Endocrinology Reviews PER, 2014, 12 Suppl 1:114-124.

［38］CLAYTON N P, NELSON C A, WEEDEN T, et al. Antisense Oligonucleotide-mediated suppression of muscle glycogen synthase 1 synthesis as an approach for substrate reduction therapy of Pompe disease ［J］. Molecular therapy Nucleic acids, 2014, 3:e206.

第十节　胸部异位钙化

许多全身和肺部疾病都会发生异位钙化。钙化是指钙盐在组织中的沉积。异位钙化最常影响胃、肾、肺、心脏和血管。其中，胸部异位钙化（intrathoracic calcification）病因多样，可发生在胸壁、胸膜、肺实质、肺门和纵隔淋巴结以及肺动脉中[1]。通常缺乏特定的症状，但钙化是诊断的重要信息，也可能是疾病严重程度及其慢性化的标志。

一、病因与病理生理机制

导致胸部异位钙化的病理生理状态包括高钙血症、局部碱性环境和先前的肺损伤。如碱性磷酸酶活性增强，促血管生成素和生长因子的促有丝分裂作用等因素也可能起作用[2]。按病理生理机制不同，胸部钙化可分为营养不良性钙化、转移性钙化和特发性钙化（见表5-10-1）。对于某一个体而言，钙化病变可能与多种钙化机制相关。

表5-10-1　胸部异位钙化的病因[2]

分类		病因
转移性钙化	良性原因	慢性肾功能不全的血液透析；原位肝移植[3]；原发性甲状旁腺功能亢进；钙和维生素D过多的外源性给药（牛奶碱综合征）；维生素D过多症；骨质疏松症；变形骨炎（Paget's disease）
	恶性原因	甲状旁腺癌；多发性骨髓瘤[4]；淋巴瘤/白血病；下咽鳞状细胞癌；滑膜肉瘤；乳腺癌；绒毛膜癌
营养不良性钙化	肉芽肿性疾病	结核；结节病
	病毒感染	水痘肺炎[5-7]；天花肺炎[8-10]
	寄生虫感染	肺吸虫病
	真菌感染	组织胞浆菌病；球孢子菌病；肺孢子菌病
	淀粉样变性	
	肺血管钙化	血管移植物；肺动脉高压；先天性高流量；含铁血黄素沉着症
	尘肺	
特发性钙化	肺泡微石症	

1. 营养不良性钙化

营养不良性钙化（dystrophic calcification）发生在先前的细胞和组织损伤部位，多见于结核或硅肺。钙是细胞完整性的重要离子，细胞内钙增加可能会导致损伤。氧化损伤和炎症引起的细胞坏死部分归因于胞浆内游离钙的增加。这种增加是细胞外钙净流入质膜，并从线粒体和内质网释放细胞内钙所致。升高的细胞内钙激活许多酶，包括磷脂酶、蛋白酶、ATPase和核酸内切酶，这些酶可促进坏死细胞死亡。另外，随着细胞外磷脂进入正在死亡的细胞，细胞磷脂酶泄漏到细胞外空间。磷脂降解成脂肪酸，然后使钙与脂肪酸结合，是在损伤部位营养不良性钙化的推测机制。

2. 转移性钙化

转移性钙化（metastatic pulmonary calcification，MPC）发生在先前正常的肺组织中。转移性钙化可进一步分为良性和恶性原因（见表5-10-1）。转移性钙化发生在疾病状态下，钙和磷代谢紊乱。产生转移性肺钙化需要两种生理机制：①从骨中释放过量的钙盐；②钙盐通过循环运输并异位沉积。高钙血症和碱中毒是异位钙化的两个条件。

转移性钙化的特征在于肺中弥漫性钙沉积[11]。组织病理发现，钙沉积在肺泡隔和支气管壁中，较少沉积在细支气管和肺小动脉中。钙沉积可导致严重病例的间质纤维化[12]，并可导致呼吸功能不全。

肺转移性钙化在HRCT上有3种类型。第一种类型是多个弥漫性钙化结节，它们分布在整个肺部，但多见于肺尖，原因可能与肺尖的通气/灌注比（约为3.30）高于下肺的通气/灌注比（约为0.63），以致肺尖处的较高血液 pH（约 7.51）和较低的 $PaCO_2$（约 30mmHg）有关。第二种类型是磨玻璃样改变或实变或斑点区域[13, 14]。第三种类型可能表现为融合的高密度实变，主要是肺叶分布，形似大叶性肺炎。少数病例显示支气管壁、心肌和胸壁血管内的钙化[11, 15, 16]。

肺实质的转移性钙化与多种良性和恶性疾病有关，如原发性和继发性甲状旁腺功能亢进、慢性肾功能衰竭、结节病、静脉钙治疗、多发性骨髓瘤和由肿瘤转移引起的大量骨溶解。到目前为止，最常见的转移钙化原因是慢性肾功能不全患者的血液透析[17]。

在接受血液透析的慢性肾功能不全患者中，以下 4 个条件易导致转移性钙化：①酸中毒使从骨骼中浸出钙和磷酸盐；②肾脏无法将 25 羟维生素 D 转化为 1，25 二羟维生素 D 而造成的钙平衡失调，导致甲状旁腺激素分泌增加，从而导致骨骼中钙和磷酸盐的释放增加；③碳酸氢盐血液透析常伴有间歇性碱中毒，易使钙盐沉积在软组织中；④减少的肾小球磷酸盐过滤可能会导致血清磷酸钙产物的增加。尿毒症患者的血清磷酸盐水平升高与血管钙化高度相关。在慢性肾功能衰竭患者中，HRCT 显示多个 3～10mm 的钙化结节，或更常见的是类似于气腔结节但包含钙化灶的蓬松结节影。

尽管转移性钙化最常伴有良性系统性代谢紊乱，但也可能与多种恶性肿瘤有关（见表 5-10-1）。肺转移性肿瘤中的钙化罕见，可由肉瘤（骨肉瘤、软骨肉瘤、滑膜肉瘤和骨巨细胞瘤）或癌（产生黏蛋白的癌、腺癌、甲状腺恶性肿瘤和已治疗的转移性绒毛膜癌）引起。

可导致转移灶钙化的机制有：①骨肉瘤中肿瘤类骨质中的骨形成；②软骨肉瘤中肿瘤软骨的钙化和骨化；③甲状腺乳头状癌、骨巨细胞瘤、滑膜肉瘤或已治疗的转移性肿瘤中的营养不良性钙化；④胃肠道和乳腺黏液性腺癌中的黏液钙化。

转移性钙化常见的病理生理改变是高钙血症和（或）磷酸钙生成增加。高钙血症可能是激素介导的，也可能是肿瘤转移到骨骼引起的。HRCT 发现包括边缘清晰的孤立或多个钙化结节。虽然钙化在胸片上通常是不可见的，当有足够的钙沉积时，可以通过放射学识别。

3. 特发性钙化

钙化原因不明或遗传变异导致代谢紊乱相关，如肺泡微石症。

二、肺钙化的影像学诊断

为了确认 CT 扫描上的转移性钙化，应观察层厚 1mm 的 HRCT 纵隔窗图像，尽管肺实质中的 Hounsfield 单位值>100 可能表示钙化的密度，但如果钙化是微量的，纵隔 CT 图像可能无法显示钙化密度。胸部 CT 扫描肺窗中，肺钙化常被误解为肺炎或肺水肿，因此采用骨 avid 示踪剂（［99m］锝-亚甲基二磷酸）［99m］Tc-MDP 进行的骨闪烁显像有助于排除模棱两可的病例。HRCT 扫描可观察到肺钙化的 3 种类型：①多个钙化和（或）明显非钙化的结节散布或更多地分布于某些区域；②结节的弥散或斑片状毛玻璃混浊或模糊不清的斑块状浸润；③较密集的固结区域，呈大叶状分布（见图 5-10-1）。此外，可以看到气管支气管壁和胸壁血管的钙化，以及肺结节"环形"钙化。

在 HRCT 上所见直径<10mm 的结节状阴影内有明显的钙化灶，被称为小钙化结节。小钙化结节最常继发于先前受损的肺实质中的营养不良性钙化。弥漫性分布于整个肺实质的小钙化结节的原因包括感染、肺转移、慢性出血性疾病、职业病、沉积性疾病和特发性疾病如肺泡微石症。直径在 10～30mm 的结节称为大钙化结节。直径>30mm 的圆形或椭圆形区域称为钙化肿块，在 HRCT 上有明显的局灶性或弥漫性钙

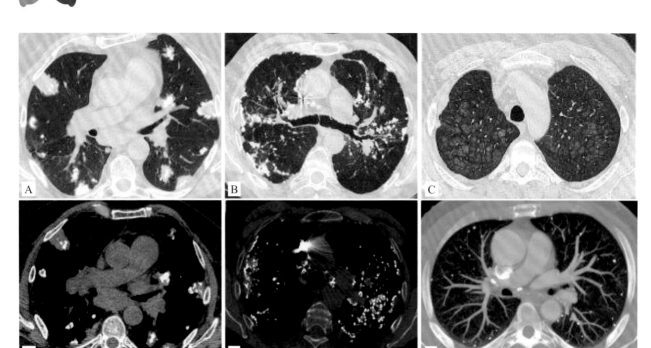

A、D：淀粉样变性伴钙化肿块、淋巴结肿大和罕见囊肿；B、E：硅肺伴淋巴管周围钙化结节、蛋壳淋巴结钙化和聚结性纤维化；C：慢性肾功能衰竭中的转移性肺钙化，其特征为小叶磨玻璃样混浊伴小叶间隔保留；F：因组织胞浆菌病而愈合的肉芽肿，具有最大强度投影重新格式化。

图5-10-1　弥漫性肺钙化的常见病因

（资料来源：本图获 *ERS* 授权摘自参考文献 [18]。Reproduced with permission of the © ERS 2024：European Respiratory Review 29（158）200024；DOI：10.1183/16000617.0024-2020 Published 27 November 2020）

化。病因诊断主要包括钙化的肺转移灶、淀粉样变性、钙化的玻璃样肉芽肿、坏死性结节和进行性大块纤维化。胃肠道间质瘤、肾上腺外的副神经节瘤和多发性肺软骨瘤三联征（卡尼三联征，Carney's triad）是一种罕见的慢性、持续性和惰性疾病，多见于女性，病因不明。肺软骨瘤极易钙化。

　　按照钙化病灶的分布特点，胸部钙化可以分为肺实质局灶性钙化、肺实质弥漫性钙化、淋巴结钙化、胸膜钙化和胸壁钙化。不同部位钙化往往与某些特殊病因有关（见表5-10-2）。

表5-10-2　胸部钙化灶的分布及其病因

胸部钙化灶的分布	病因
肺实质局灶性钙化	治愈的肺结核或真菌感染、错构瘤、支气管类癌、支气管癌、钙化的转移性肿瘤、寄生虫病
肺实质弥漫性钙化	治愈的组织胞浆菌病或水痘、硅肺、结节病、转移性肺钙化、肺泡微石症、淀粉样变性、二尖瓣狭窄、肺间质骨化
淋巴结钙化	治愈的感染性肉芽肿、矽肺、结节病、霍奇金病治疗后、卡氏肺孢子虫感染
胸膜钙化	治愈脓胸、既往血胸、石棉暴露、胸膜局限性纤维瘤
胸壁钙化	肋软骨钙化、皮肌炎、创伤后钙化

　　磁共振成像对于检测肺钙化相对不敏感。肺部磁共振成像的空间分辨率很低，此外，肺部的钙和空气通常都不传输信号，因此无法产生对比度，因此不建议使用。

三、常见钙化的临床特点

1. 感染后钙化

结核、真菌、某些寄生虫感染后在肉芽肿病变基础上可发生营养不良性钙化。营养不良性钙化发生在原有的干酪化、坏死或纤维化区域。感染后钙化结节界限清楚，直径为2～5mm。大多数继发于肺结核或组织胞浆菌病的肺多发结节钙化患者有钙化的肺门或纵隔淋巴结，但是粟粒性结核很少发生钙化。

肺吸虫可表现为环形阴影、薄壁囊、结节、线状渗出影、实变和胸腔积液。在病变的后期可发生局部钙化。

大约15%的包虫病可累及肺，肺棘球蚴囊肿多表现为无症状的孤立囊性病变，多发于下叶。与肝包虫病相比，肺棘球蚴囊肿钙化相对少见。

水痘病毒性肺炎早期病理改变包括间质炎性浸润、肺泡内蛋白质性渗出物、水肿和出血。后期（急性事件后3～5年）可发生罕见的广泛微小结节钙化，结节平滑，边缘清晰。与肺结核钙化不同的是，水痘肺炎没有区域淋巴结钙化。

支气管结石是一种罕见的疾病，其特征是支气管内膜或支气管周围组织钙化并侵入、阻塞或扭曲气管支气管树。支气管结石被认为是由炎症后的支气管周围淋巴结钙化并随后侵蚀或变形邻近支气管引起的慢性过程（通常是结核病或组织胞浆菌病）。引起咳嗽、咯血和喘息等症状，偶可咳出小结石。胸片上通常看不到支气管结石。在常规CT或HRCT检查中，钙化灶、钙化灶与支气管的位置关系通常清晰可见。支气管镜检查可见突入管腔的结石，如果支气管结石仍然处于黏膜下层，则在支气管腔内不直接可见。

2. 肺尘埃沉着症（又称"尘肺"）

尘肺（pneumoconiosis）多表现为弥漫性钙化小结节，常伴有肺门或纵隔淋巴结钙化，可见于硅肺和煤工尘肺，也可见于吞噬有氧化铁（铁沉积）、氧化锡（锡沉积）和钡尘（氧化铁沉积）的肺泡巨噬细胞中。HRCT表现包括双侧弥漫性和随机分布的、小的、边界清的结节，这些结节在中上肺区最为突出。通常结节的直径<5mm，可能会钙化。这些小结节的聚结产生大块肿块或周围瘢痕性肺气肿。少数患者出现蛋壳样钙化。蛋壳样钙化指直径>2mm的外周高密度环形阴影，可发生于3%～6%的硅肺患者或结节病、放射治疗后的霍奇金病、芽生菌病、组织胞浆菌病、硬皮病和淀粉样变性患者。

3. 结节病钙化

结节病的肺门或纵隔淋巴结钙化发生率较低，从3%～10%不等。CT多表现为点状、无定形或爆米花样钙化。外围环形钙化或蛋壳样钙化较少见。小粟粒样钙化更为罕见。

4. 霍奇金淋巴瘤放疗后钙化

放疗后纵隔淋巴结可能发生钙化，化疗后也可偶见钙化。一般发生于放疗、化疗后1～9年内。肿瘤坏死后可发生营养不良性钙化，这样的钙化往往提示预后较好。肺门和纵隔淋巴结放疗后钙化通常表现为致密的、粗大的、爆米花样的。

5. 错构瘤

错构瘤是良性结节，由杂乱的成熟间充质和上皮组织成分组成，通常含有软骨和脂肪组织。最常见于肺实质内，偶发于支气管内。表现为成年患者孤立的、无症状的肺结节。在胸片或CT上，错构瘤通常

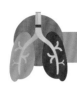

是位于肺外带、边界清的分叶状病变，直径<4cm。软骨瘤样错构瘤有特征性爆米花样钙化。错构瘤常同时含有脂肪和钙。随肿瘤增大钙化的概率增加，从3%～75%不等。

6. 恶性肿瘤

虽然钙化的存在是区分良性与恶性结节的重要信息，但钙化并不总是提示良性病变。支气管来源的肿瘤细胞可能会包绕先前存在的肉芽肿，在这种情况下，病灶内的钙化位置通常是偏心的。此外，在肿瘤的坏死区可能发生营养不良性钙化。高达30%的支气管类癌在组织学检查时可能发现骨化，中央型类癌较外周型更多见钙化。骨肉瘤是儿童和青少年中最常见的原发性恶性骨肿瘤。组织学上，肿瘤起源于未分化的间充质细胞，这些细胞产生类骨质和不成熟骨。骨肉瘤钙化被认为是类骨质内的骨形成的标志。骨肉瘤几乎完全是血行转移，肺是常见的转移靶器官，尸检发现95%的骨肉瘤患者发生肺转移。但应注意，小的转移灶可能并无钙化。

7. 淀粉样变性

淀粉样变性是由淀粉样蛋白在细胞外积累引起的全身性疾病。它可以是特发性（原发类型）或与各种炎症、遗传性或肿瘤性疾病相关的。淀粉样蛋白原纤维对钙具有亲和力，因此淀粉样变性可发生继发钙化。呼吸系统各部位均可受累。肺淀粉样变性可以是全身性损害的一部分，也可以局限于气道和肺实质。

原发性肺淀粉样变性是淀粉样变性的局限类型，与系统性淀粉样变性不同，局限的肺淀粉样变性通常遵循良性病程。它可以以3种类型发生：弥漫性间质沉积、单个或多个肺结节和最常见的气管支气管黏膜下沉积。结节性肺淀粉样变性的特征是多个圆形或椭圆形、界线清晰、大小和数量不一的结节，大约50%的结节发生钙化或骨化。气管支气管黏膜淀粉样变性也可发生广泛的细小钙化。弥漫性间质型的HRCT结果包括小结节（直径2～4mm）、异常网状混浊、小叶间隔增厚和胸膜下融合实变（参见第一辑第五章第五节）。

8. 含铁血黄素沉着症

特发性肺含铁血黄素沉着症是肺泡出血的罕见病因，主要发生在婴儿和青年人中。几年来反复发作的肺泡出血是这个实体的特性。随着复发性出血，患者会出现肺含铁血黄素沉着症，在HRCT上可出现密集的小叶中心性结节影。这种分布可能是含铁血黄素在纤维化的细支气管周围积聚引起的。在重度含铁血黄素沉着症患者中，钙经常积聚到异物巨细胞内的含铁血黄素沉积物中，这一过程被称为内源性尘肺。二尖瓣狭窄引起的继发性含铁血黄素沉着症也可能表现为小的多灶性钙化结节。

9. 肺泡微石症

肺泡微石症是一种罕见的常染色体隐性遗传性肺疾病，是*SCL34A2*基因突变导致Ⅱb型钠依赖性磷酸盐共转运蛋白（Npt2b）功能障碍，致使无数微小的沙粒状磷酸钙微石积聚在肺泡腔内，分布在双肺。特征性的HRCT包括无数直径<1mm的双侧钙化微结节。在长期处于疾病状态的患者中，大量相邻结节导致CT上的实变区域。其他发现包括钙化的小叶间隔和小的胸膜下囊肿。CT上隔膜的明显钙化是由于钙球团聚在与隔膜相邻的肺泡中（参见第一辑第五章第十一节）。

10. 透明化肉芽肿

透明性肉芽肿是一种病因不明的罕见病。可能是对内源性或外源性抗原或感染因子（如荚膜组织胞浆菌或分枝杆菌）的慢性免疫反应。它发生在易于形成明显瘢痕的个体中。组织学上，病变中心由透明胶原组成，排列成独特的同心薄片图案，有时伴有局灶性钙化或骨化。肺玻璃样肉芽肿在放射学上表现为孤立性或多发性结节，边界清晰，直径从几毫米到15cm不等，通常无空洞。

11. 弥漫性肺骨化病（diffuse pulmonary ossification）

弥漫性肺骨化病是一种罕见的肺部疾病。因肺组织中出现了广泛的弥漫性的异位骨组织形成而得名。在病理切片中可以见到病灶内除了有部分典型的肺泡结构外，还可以发现有明确的骨、软骨甚至骨髓组织。该病可以是特发性的，也可以与多种肺、心脏和全身疾病有关。间质性营养不良性肺骨化可以局部或广泛分布。树状肺骨化定义为肺内广泛的异位骨形成，是一种罕见的弥漫性肺骨化类型。通常无法通过影像学检查识别，多在尸检时被诊断出来。在慢性肺纤维化中，骨的分支骨针以杆状或树状方式延伸穿过肺间质。虽然这种钙化在胸片上通常是不可见的，但使用适当的窗口设置进行的HRCT显示肺周围有微小的钙化阴影（参见第一辑第五章第十二节）。

12. 肺血管钙化

动脉粥样硬化在肺循环中很罕见，因其平均动脉压明显低于体循环。

13. 慢性血栓钙化

肺血管内慢性血栓可发生钙盐沉积。CTA可见血管内充盈缺损，慢性血栓通常沿血管伏壁，与血管内膜呈钝角。

参考文献

［1］BROWN K, MUND D F, ABERLE D R, et al. Intrathoracic calcifications:Radiographic features and differential diagnoses ［J］. Radiographics, 1994, 14(6):1247-1261.

［2］CHAN E D, MORALES D V, WELSH C H, et al. Calcium deposition with or without bone formation in the lung ［J］. Am J Respir Crit Care Med, 2002, 165(12):1654-1669.

［3］CHAROKOPOS A, DUA S, BEASLEY M B, et al. Radiographically progressive metastatic pulmonary calcification in a three-time liver transplant recipient requiring intraoperative resuscitation ［J］. Am J Respir Crit Care Med, 2021, 203(4):502-503.

［4］CRIPPA C, FERRARI S, DRERA M, et al. Pulmonary calciphylaxis and metastatic calcification with acute respiratory failure in multiple myelo ma ［J］. J Clin Oncol, 2010, 28(9):e133-e135.

［5］MOHSEN A H, MCKENDRICK M. Varicella pneumonia in adults ［J］. Eur Respir J, 2003, 21(5):886-891.

［6］ABRAHAMS E W, EVANS C, KNYVETT A F, et al. Varicella pneumonia:A possible cause of subsequent pulmonary calcification ［J］. Med J Aust, 1964, 2:781-782.

［7］TAKAHASHI Y, HARA S, HOSHIBA R, et al. Pneumonia and central nervous system infection caused by reactivation of varicella-zoster virus in a living-donor kidney transplantation patient:Case report and review of the literature ［J］. CEN Case Rep, 2021, 10(3):370-377.

［8］FOSTER D R. Case report:Pulmonary calcification in smallpox handler's lung ［J］. Br J Radiol, 1994, 67(798):599-600.

［9］ROSS P J, SEATON A, FOREMAN H M, et al. Pulmonary calcification following smallpox handler's lung ［J］. Thorax, 1974, 29(6):659-665.

［10］EVANS W H, FOREMAN H M. Smallpox handler's Lung ［J］. Proc R Soc Med, 1963, 56(4):274-275.

［11］BEL¨M L C, ZANETTI G, SOUZA A S, et al. Metastatic pulmonary calcification:State-of-the-art review focused on imaging findings ［J］. Respir Med, 2014, 108(5):668-676.

［12］GRO T, WOZIWODSKI A, SIMKA S. ［Metastatic pulmonary calcification:A rare entity in the differential diagnosis examination of inter stitial lung diseases］［J］. Pneumologie, 2021, 75(11):864-868.

［13］YIP K P. Metastatic pulmonary calcification:"Crazy Paving" pattern ［J］. Thorax, 2016, 71(5):483.

［14］TIMMINS S, HIBBERT M. Images in clinical medicine. Metastatic pulmonary calcification ［J］. N Engl J Med, 2010, 363(26):2547.

［15］LINGAM R K, TEH J, SHARMA A, et al. Case report:Metastatic pulmonary calcification in renal failure:A new HRCT pattern ［J］. Br J Radiol, 2002, 75(889):74-77.

［16］CHUANG M C, JUAN Y H, LEE K F, et al. Tracheobronchial calcification in a dialysis patient with metastatic pulmonary calcification ［J］. Qjm, 2021, 114(1):39-41.

［17］RONG Z H, ZHANG W M, XU L. A ten-year follow-up study of a patient with chronic renal failure and metastatic pulmonary calcific ation after parathyroidectomy and review of the literature ［J］. ZhonghuaJie He He Hu Xi Za Zhi, 2021, 44(11):972-976.

［18］KOSCIUK P, MEYER C, WIKENHEISER-BROKAMP K A, et al. Pulmonary alveolar microlithiasis ［J］. Eur Respir Rev, 2020, 29(158):200024. DOI: 10.1183/16000617.0024-2020.

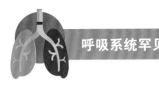

第五章

代谢性肺病

肺泡微石症

肺泡微石症（pulmonary alveolar microlithiasis，PAM）是一种罕见的常染色体隐性遗传性肺疾病，由 *SCL34A2* 基因突变引起，该基因编码 Ⅱ b 型钠依赖性磷酸盐共转运蛋白（Npt2b）。其特征是磷酸钙微石积聚在肺泡腔内，通常会在中老年中导致肺动脉高压、肺纤维化和慢性呼吸衰竭[1, 2]。

该病多发于亚洲、欧洲，尤其是土耳其、中国、日本、印度和意大利[3]。少见于美国，以及非洲和澳洲国家。据报道，全球 PAM 不到 1100 例[4]。多发于青少年，患者平均年龄在 50 岁以内。5 岁以下儿童的发病例数约占所有患者的 2%～3%。约 1/3 的病例有家族聚集性[5]，约 2/3 的病例为散发[3]。男女均可罹患，在全世界范围内，男性患者略多于女性。

一、病因与病理生理机制

2006 年，首次证实 PAM 患者存在 *SLC34A2* 基因突变。该基因是溶质载体家族 34（磷酸钠）的成员 2，位于染色体 4p15.2，包含 13 个外显子，并编码称为 Npt2b 的跨膜蛋白，该蛋白起 pH 依赖和钠依赖的磷酸盐共转运蛋白的作用，在无机磷酸盐的稳态中起主要作用。像其他 SLC34 家族成员（如 Npt2a 和 Npt2c，均主要在肾脏中表达）一样，这些跨膜蛋白在结合 2～3 个钠离子后转运 HPO_4^{2-}，并利用向内定向的 Na^+ 离子电化学梯度驱动磷酸盐的运动。除了肺组织，*Npt2b* 还表达于胃肠道、乳房、肝脏、睾丸、前列腺、肾脏、胰腺、胎盘和卵巢。在肠胃道中，*Npt2b* 是摄取饮食中磷的主要转运体。磷酸钠共转运蛋白的其他类型包括 SLC20 家族成员，如 Pit1 和 Pit2 也表达于肺组织中。

肺泡 Ⅱ 型上皮细胞产生肺表面活性物质，其中磷脂是必需的成分，陈旧的表面活性物质被 Ⅱ 型肺泡上皮细胞回收再利用或降解，而肺泡巨噬细胞仅参与降解。磷脂降解为磷酸盐并释放于肺泡表面液体中。正常情况下，上皮细胞上的跨膜蛋白 *Npt2b* 负责将磷酸盐从肺泡腔中清除。通过免疫组织化学发现，*SLC34A2* 基因在肺泡 Ⅱ 型细胞中表达最丰富[6]，从而参与表面活性物质的正常代谢。*SLC34A2* 的功能障碍降低了磷酸盐的清除率，并导致由钙和磷酸盐组成的微石形成。

目前认为，*SCL34A2* 基因突变是引起 PAM 的唯一基因。

迄今为止，对 PAM 患者的遗传分析表明，*SCL34A2* 基因至少有 30 种不同的变异，它们位于该基因的大部分编码区[18]。变体包括一个或几个核苷酸或缺失，涉及单个外显子或多个外显子，导致移框、取代或无意义突变。一些研究人员指出了地理起源与变异定位之间的关系，来自中国和日本的患者报告了外显子 8 的变异[7]。此外，迄今为止，仅在欧洲患者中报道了外显子 12 中的变异 c.1402_1404delACC[8]。在最近发表的一组患者中，发现了基因型和表型严重程度之间的相关性[8]。然而，PAM 是否存在基因型-表型相关性仍有待更多研究。

肺泡内的钙沉积开始于下肺叶，并在 20～30 年或更长时间内扩展到整个肺。结石呈圆形或卵圆形，直径范围为 0.01～2.8mm，偶尔会观察到直径更大的微石，最大可达 5mm（见图 5-11-1）。早期，肺泡间隔完好，气体交换正常。肺泡内微石的数量逐渐增加，直到占据整个肺泡腔，在晚期肺泡壁被压迫、损伤并被纤维组织取代。组织病理检查发现，肺体积和重量增加，不能塌陷，切开后发现肺泡表面呈颗粒状且不规则；肺实质的阻力明显增加，就像一块石头。肺泡微碎屑由钙和磷酸盐组成，其比例与羟磷灰石一致。在显微镜下观察到，微石呈不规则的同心和层状。微石碎片的透射或扫描电子显微镜显示钙和磷的光谱，其峰值强度显示钙与磷的比例为2∶1，这与Ca_2PO_3组分的比例一致。在碎片中也经常发现铁、锌、铝和镁的沉积物。

支气管肺泡灌洗液中钙和磷的浓度显著增加，而离子的血清浓度没有变化。PAM小鼠的支气管肺泡灌洗液和血清中的细胞因子和表面活性剂蛋白升高，并在PAM患者的血清中得到证实，证实血清单核细胞趋化蛋白1（MCP-1）和表面活性剂D（SP-D）是潜在的生物标志物。

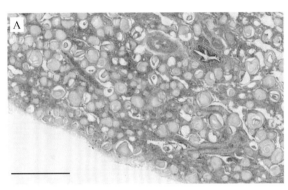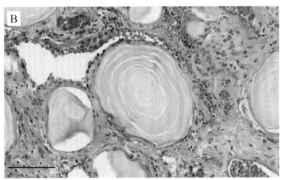

一名肺泡微石症男性患者的肺切片显示，肺泡内空间钙化微石。A：苏木精和伊红染色，×50，比例=1mm；B：苏木精和伊红染色，×400，比例=100μm。

图5-11-1　组织病理表现

（资料来源：本图由丹麦奥胡斯大学医院病理学系病理学家Johanne Lade Keller提供，并获*ERS*许可摘自参考文献[4]。Reproduced with permission of the © ERS 2024：ERJ Open Res 6：00289-2020；DOI：10.1183/23120541.00289-2020 Published 14 September 2020）

二、临床表现

PAM的特点是影像学表现的明显异常与轻微临床表现之间的明显分离。患者早期无不适症状，肺功能检查也无异常，大多数是体检时意外发现。成年患者在出现呼吸衰竭之前可能多年无症状，通常在10～20年内缓慢进展。但是，婴儿和儿童患者可呈爆发性发作且进展迅速[9]。此外，被动吸烟和病毒感染等环境因素可能会改变疾病的进程。与吸烟习惯相关的慢性炎症可能会加速疾病的进展，导致症状较早出现[10]。因此，吸烟者比非吸烟者具有更严重的临床表型。疾病晚期阶段，肺泡结石数量增多可发展为肺纤维化，部分病例甚至可发生肺动脉高压[11]。肺纤维化导致限制性通气功能障碍、肺活量减少和一氧化碳弥散能力降低，产生劳力性呼吸困难、咳嗽、胸痛、乏力、咯血和气胸。干咳被认为是微石刺激支气管树和肺实质中的无髓鞘c纤维引起的。

体检可闻及双侧干湿啰音。病变部位从双下肺开始，逐渐向上蔓延到中上叶，症状逐渐加重，啰音的范围也逐渐扩大。有时发绀或杵状指是疾病的第一个征兆；在晚期，心肺功能衰竭会导致临床表现恶化。影响学变化和肺功能性变化（肺活量测定、动脉血气分析）是唯一可以评估疾病进展风险的检查。

已有个案报道显示，PAM合并其他脏器的钙化，包括髓质肾钙化病、肾结石症、胆石症、睾丸微石症、附睾和尿道周围钙化，以及主动脉瓣[12]、二尖瓣和心包钙化。目前尚不清楚PAM患者发生肺外钙化是否与*Npt2b*变异有关。

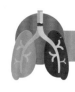
三、实验室检测

据报道，大多数情况下，PAM患者钙代谢正常，血清钙和磷酸盐浓度正常。SP-D、SP-A和MCP-1都被认为是疾病活动的有用血清生物标志物。

四、影像学表现

典型影像学表现为以中下肺野为著的双肺弥漫性分布的细小沙粒状结节影，可出现典型的沙尘暴。CT显示双肺弥漫性磨玻璃影，整个肺部的密度增加；沿心脏、膈肌、支气管血管束和胸膜下区域密集钙化；其他特征包括小叶间隔增厚、铺路石征和小的肺尖大疱。随着疾病的进展，可见间质纤维化和胸膜下囊肿（黑色胸膜征）。与其他类型的肺钙化的区别是基于特征性影响学表现和相对于大量肺部受累的临床症状的缺乏。其病程可分为4期[13]：

1期（钙化前期），微石少，钙化等级低。早期影像学不典型（见图5-11-2A）。此期偶见于无症状儿童。

2期：双肺弥漫沙粒状改变，出现典型的沙尘暴外观（见图5-11-2C）。可见钙化微结节（直径<1mm）散布在整个肺中，以肺基底和肺中为主。一些微结节的直径可能更大（2～4mm）。心脏和横膈膜的界限尚清晰。此期是儿童期或青春期的特征。

3期：微结节播散，数目和体积增加，间质增厚，纵隔窗可出现白描征（胸膜下聚集呈线样高密度钙化影）和火焰征（背侧胸膜下融合呈片状钙化影）（见图5-11-2、5-11-3）。在中下肺野，心影和膈肌的边缘欠锐利，甚至消失。这个阶段经常出现在年轻人身上。

4期：这是最晚期阶段，大部分肺野被微石填充、广泛地间质钙化，出现白肺表现，有时会累及胸膜（见图5-11-4、图5-11-5），该期可继发纤维化、肺气肿、肺大泡、胸膜下微囊肿（黑色胸膜征）、骨化区及气胸等。胸部HRCT上出现铺路石征也可能具诊断意义。这个阶段通常在老年患者或晚期疾病病例中报告。这种外观非常具有特征性，结合典型的临床表现足以作出诊断。

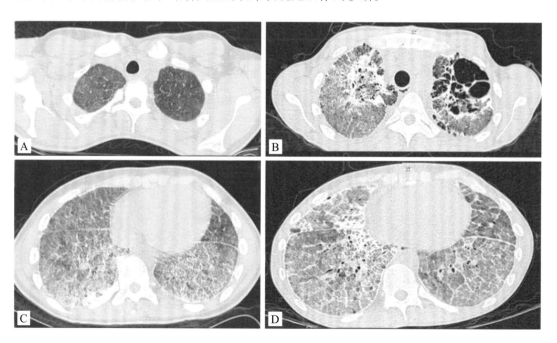

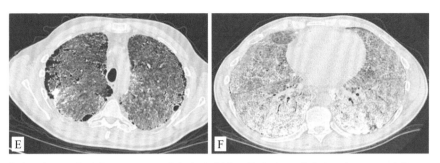

患者1在2003年胸部HRCT显示肺尖磨玻璃样阴影（A）和基底肺野钙化、微结节、小叶间隔增厚（C）；2016年复查显示，钙化伴微结节、肺尖部小叶间隔增粗和囊泡（B），以及钙化进展伴实变和疯狂铺路石征（D）。E、F：患者2胸部HRCT显示的严重程度属Ⅳ级。胸膜下微囊肿（黑色胸膜征），肺尖磨玻璃样阴影和微结节；基底肺野显示广泛钙化、微结节、小叶间隔增粗。

图5-11-2　两名肺泡微石症患者的HRCT表现

（资料来源：本获*ERS*授权摘自参考文献[4]。Reproduced with permission of the © ERS 2024：ERJ Open Res 6：00289-2020；DOI：10.1183/23120541.00289-2020 Published 14 September 2020）

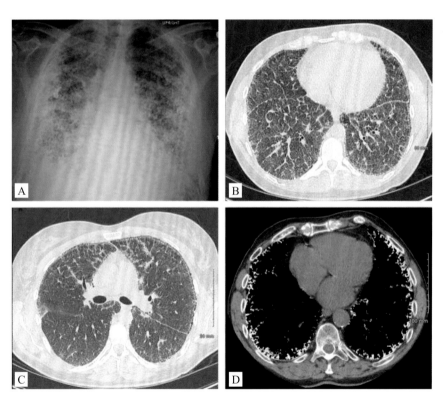

A：胸部X线片描绘出以基底为主的细沙状微结节图案；B、C：HRCT显示下叶后部和上叶前部微结节、小叶间隔增厚、胸膜下气肿（以小囊肿为主）；D：纵隔窗显示胸膜下钙化最显著。

图5-11-3　肺泡微石症的影像表现

（资料来源：本图获*ERS*许可摘自参考文献[15]。Reproduced with permission of the © ERS 2024：European Respiratory Review 29（158）200024；DOI：10.1183/16000617.0024-2020 Published 27 November 2020）

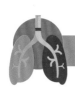

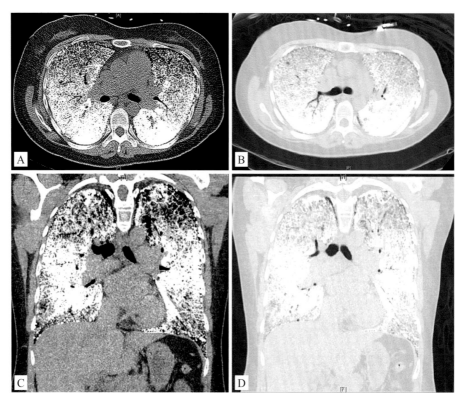

A：胸部CT显示肺间质和胸膜的显著钙化；B：轴向视图肺窗口，显著钙化，呈现白肺外观；C：冠状视图，肺间质和胸膜严重钙化，肺尖不见；D：冠状视图肺窗口，下肺野致密钙化，肺尖中度钙化。

图5-11-4　4期PAM的"白肺"影像

（资料来源：本图开放获取摘自参考文献[16]）

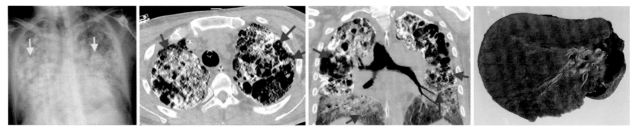

胸片示双肺暴风雪样阴影（黄色箭头），下叶为著。胸部CT示双肺弥漫性、融合的钙化小结节（蓝色箭头）、小叶间隔增厚（红色箭头）、纤维化伴显著肺气肿和胸膜广泛钙化。肺大体标本显示实质实变、坚硬。

图5-11-5　某4期PAM患者的肺纤维化伴气肿影像及其大体表现

（资料来源：本图开放获取并改编自文献[17]）

　　PAM患者早期的超声心动图检查通常是正常的，但是随着微石增多，可能显示出肺动脉高压和右心室劳损。[99m] Tc-MDP骨扫描虽然不常用，但显示出肺中弥漫性的双侧放射性核素摄取，可用于诊断。一些研究者建议使用PET-CT来识别肺外受累[14]。（18）F-氟化钠PET-CT基于羟基磷灰石晶体（微石）对氟化物吸收的增加，可更好地显示肺部放射性示踪剂的吸收更高[14]。

　　研究显示，PAM的儿童患者似乎较成年患者更频繁地出现症状，特别是咳嗽和严重的急性呼吸衰竭，推测早发性PAM可能代表一种与遗传和表观遗传等促进因素相关的更严重的疾病类型。但儿童患者未见肺外表现[9]。猜测微石沉积可能开始于肺部，随后逐渐累及其他器官。

PAM儿童患者的影像学表现不太典型，多见弥漫性或斑片状肺部磨玻璃样渗出影、间隔增厚和双侧微结节密度和钙化，主要沿支气管血管束、小叶间隔和胸膜下区域存在。但与成年患者不同，钙化轻微且较少见，微石较小且主要局限于下叶。成年患者罕见的磨玻璃影在6岁以下的儿童患者中更为常见，而且儿童患者从未表现出肺纤维化的迹象。已经描述了影像学表现进行性加重的现象，在少数无症状儿童病例中看到"钙前期"阶段，第二阶段显示儿童和青少年的"沙质"肺。儿童患者的症状和影像学检查结果的特异性较低，医生应注意在胸部CT纵隔窗中寻找钙化点，并仔细地在支气管肺泡灌洗液中寻找微石。

五、诊 断

PAM的诊断可以基于典型的影像学检查结果和证明*SCL34A2*双等位基因变异。家庭中存在确诊的肺泡微石症病例是诊断的重要信息。肺泡中无数结石的堆积导致了特征性的影像学特征，首先涉及肺的下叶，然后是肺的中上部区域，产生沙尘暴状图像。在晚期，钙盐沉积在肺上使CT上显示出白肺，心肺之间的边界消失。相反，在外围，由于胸膜下空气囊肿的存在，肺与肋骨被一条细黑线隔开，有时会导致气胸。典型的胸部HRCT表现为双肺弥漫分布的细微小钙化结节影，以下叶为著。

分子诊断不是诊断所必需的。当基因检测不可用或为阴性时，确诊有赖于在肺组织活检标本或BALF沉淀物中找到微结石。经支气管钳活检通常会获得较小的活检组织，易产生压碎伪影，而经支气管冷冻活检所得的标本较大，明确诊断率更高，但并发症的发生风险更高。对于无创方法难以明确诊断的罕见病例，可考虑外科胸腔镜进行手术活检。病理分析中典型的发现是肺泡腔内无数的微石以及肺泡壁增厚、间质纤维化（见图5-11-6、5-11-7）。部分病例的微石可以在自发性或诱导性痰液、支气管冲洗液或支气管肺泡灌洗液中发现。扫描电子显微镜（SEM）和能量色散光谱（EDAX）可发现特征性球形结构和无机元素特征（见图5-11-8）。

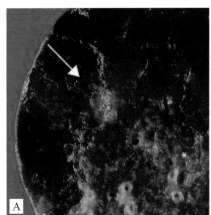
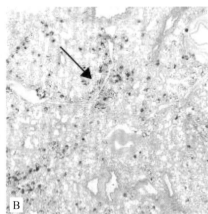
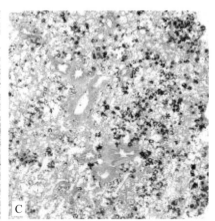

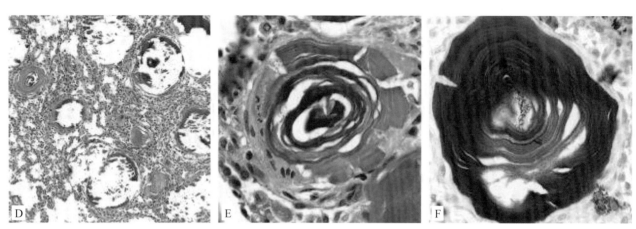

A：患 PAM 的 2 岁男孩的肺组织显示，肺区域的小叶间隔因细石堆积而突出（白色箭头），而其他区域则有更弥散的粒状、砂质细石堆积（*）；组织学切片显示沿小叶间隔的微石（B，黑箭头，HE 染色，×20）和具有更弥散的微石堆积的区域（C，HE 染色，×20）；D：肺泡腔和间质中均存在不同大小的微石（×200）；E：微石的特征是同心圆样的钙化球（×1000）；F：可以通过 Von Kossa 染色来证明细石中的钙含量（×1000）。

图 5-11-6　肺泡微石症的病理表现

（资料来源：本图获 *ERS* 许可摘自参考文献[15]。Reproduced with permission of the © ERS 2024：European Respiratory Review 29（158）200024；DOI：10.1183/16000617.0024-2020 Published 27 November 2020）

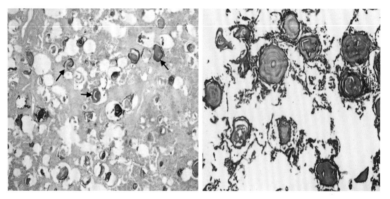

肺组织标本 HE 染色见肺泡腔内大量钙化的板层小体（黑色箭头）（左图，×200；右图，×400）。

图 5-11-7　肺泡腔内的板层小体钙化

（资料来源：本图开放获取并改编自文献[17, 18]）

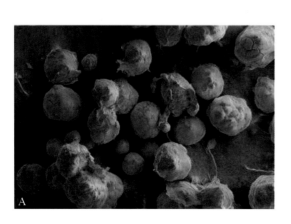

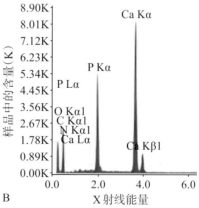

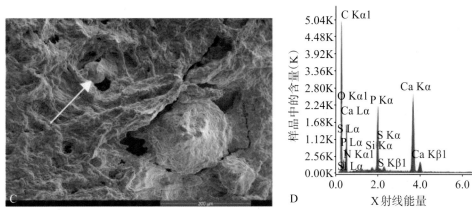

从移植肺中分离出的细石，扫描电子显微镜展示了特征性球形结构（A），能量色散光谱检测显示其无机元素成分（B）；支气管肺泡灌洗液中的微石（白色箭头）具有与外科肺组织中的结石相似的形态特征（C）及无机元素构成（D），证明使用电子显微镜和能量光谱检测支气管肺泡灌洗液中的微石可以作为 PAM 诊断的有效方法。

图 5-11-8　肺泡微石的形态特征和无机元素构成

（资料来源：本图获 *ERS* 许可摘自参考文献[15]。Reproduced with permission of the © ERS 2024：European Respiratory Review 29（158）200024；DOI：10.1183/16000617.0024-2020 Published 27 November 2020）

六、PAM 临床疾病严重程度评分

6 分钟步行测试可用于监测活动耐量和疾病进展。

最近提出了临床疾病严重程度评分[8]。该评分基于 9 项临床参数的综合评估：肺动脉高压、呼吸困难、胸痛、疲劳、临床进展、日常活动受限、无法工作、用力肺活量和肺一氧化碳扩散能力；确定了 3 个严重程度等级：轻度、中度和重度。该评分数仍需要在更多的研究队列中进行验证。

七、鉴别诊断

虽然典型的影响学表现可能提示 PAM 的诊断，但应考虑与弥漫性肺部受累的其他疾病进行鉴别诊断。PAM 的鉴别诊断包括肺骨化症、转移性肺钙化、水痘肺炎、肺尘埃沉着症、淀粉样变性（见表 5-11-1），以及感染性肺炎、粟粒性肺结核、PAP、结节病、含铁血黄素沉着症。

表 5-11-1　PAM 的鉴别诊断

疾病	相关的临床信息	CT 表现
结节状肺骨化	慢性肺水肿及肺静脉淤血	散在的致密钙化结节，直径通常 1~5mm
树突状肺骨化	通常偶见于老年男性，常伴间质纤维化和慢性炎症	1~4mm 粗、有分支的线条状间质钙化
转移性肺钙化	血浆钙磷水平升高，常与终末期肾病、甲状旁腺功能亢进及多发性骨髓瘤相关	所有肺野均匀分布
水痘肺炎	肺炎发生于水痘皮疹后	弥漫性结节性钙化
肺尘埃沉着症	通常见于中老年男性，有粉尘接触史	中叶和上叶为主，纵隔和肺门淋巴结肿大，可钙化

续表

疾病	相关的临床信息	CT表现
肺淀粉样变性病	临床表现多样，与受累及的器官及其严重程度有关	差异很大，从孤立性结节到弥漫性结节(可能是光滑的或针状的)，可能有弥漫性室间隔增厚、胸膜增厚和胸腔积液。当存在钙化时，通常是钙化点状病变

1. PAP

PAP患者CT扫描显示，气腔实变，小叶间隔增厚，产生疯狂铺路石外观。BALF中沉积物的分析显示，一些炎症细胞和PAS阳性反应，在嗜碱性颗粒物质的弥漫背景上存在大的细胞嗜酸性小体。

2. 肺淀粉样变性

在肺淀粉样变性中，可发现位于下叶的单个或多个结节；钙化见于20%~50%的病例，并且通常位于结节的中央或不规则分布。肺活检组织病理和血清中单克隆轻链的存在对于诊断是必要的。

3. 弥漫性肺骨化

弥漫性肺骨化是肺实质中化生性成熟骨形成的一种类型[19-22]，是一种罕见的临床病症，通常无症状。它发生在4~60岁左右，多合并存在其他肺部疾病，它很少是一种原发性特发性类型。通常仅在尸检时作出诊断，在临床中被误诊。HRCT显示广泛播散或骨化两种类型：树突状分布，在HRCT上表现为多个微小的分支钙化，不沿着解剖或小叶结构分布；结节状往往更局限定位在肺泡腔内。在组织病理学上表现为纤维化和蜂窝状基底、胸膜下区域的纤维间质中嵌入的成熟骨的多个树突状结节。播散性树突状肺骨化在纤维化区域内具有特征性分支状异位骨形成，而在PAM中，双侧沙状微结节和典型的胸膜或胸膜下囊肿和钙化。

八、治 疗

迄今为止，PAM的治疗仍然是对症、支持性的，没有药物表现出任何积极作用，包括皮质类固醇、钙结合剂和支气管肺泡全肺灌洗[1,9]。PAM患者的长期预后很差，即使是在儿童时期的无症状阶段诊断出的患者也是如此，因为目前大多数疗法都被证明是无效的。肺移植是迄今为止唯一有效的治疗方法。

1. 皮质类固醇

据报道，皮质类固醇可减轻少数PAM患者的症状，但通常认为无明显益处[23]。

2. 硫代硫酸钠

硫代硫酸钠是一种钙螯合剂和增溶剂，已用于治疗钙沉积异常，如异位钙化和骨化。已在单个PAM患者中试用过，但在胸部CT上仍观察到疾病进展[24]。

3. 低磷饮食

PAM模型小鼠采用低磷酸盐饮食后微石的形成减少，但到目前为止还没有人体研究，因此对PAM患者的潜在有益影响未知。

4. 双磷酸盐

依替膦酸钠是一种双磷酸盐，除了可通过抑制破骨细胞的活力和功能来减少骨吸收，还可与磷酸盐竞争抑制羟磷灰石晶体形成。至少发表了12例接受双磷酸盐治疗的PAM病例，大多数患者（10例）接受了不同剂量（200~900mg/d）和不同的治疗持续时间（6个月~11年）的依替膦酸盐治疗。在PAM患者中，使用依替磷酸盐的疗效并不一致 [25, 26]。因此，不建议常规使用双磷酸盐。剂量不足、治疗持续时间短和开始治疗迟被认为是治疗失败的可能原因。

5. 支气管肺泡灌洗

既往曾尝试通过反复的支气管肺泡灌洗去除微石。然而，肺泡灌洗去除的微石数量非常少，只会在胸部X线或CT扫描中引起微小的变化。支气管肺泡灌洗可能只能去除直径小于肺泡导管口径的微石，而对其他微石无效。

6. 肺移植

目前，唯一有效的治疗方法是肺移植 [27, 28]，尤其是对发生严重呼吸衰竭和右心衰竭的患者有益 [11]。在疾病晚期之前进行移植手术有相对较好的效果，且移植术后未见肺泡微石复发 [29]。

7. 支持治疗

有低氧血症的PAM患者应接受补充氧气治疗。

参考文献

［1］ENEMARK A, J?NSSON L M, KRONBORG-WHITE S, et al. Pulmonary alveolar microlithiasis - A review ［J］. Yale J Biol Med, 2021, 94(4):637-644.

［2］SO C, JINTA T. Pulmonary alveolar microlithiasis ［J］. Qjm, 2021, 114(6):415.

［3］CASTELLANA G, CASTELLANA G, GENTILE M, et al. Pulmonary alveolar microlithiasis:Review of the 1022 cases reported worldwide ［J］. Eur Respir Rev, 2015, 24(138):607-620.

［4］BENDSTRUP E, JONSSON L M. Pulmonary alveolar microlithiasis:No longer in the stone age ［J］. ERJ Open Res, 2020, 6(3):00289-2020. DOI:10.1183/23120541.00289-2020.

［5］MARIOTTA S, RICCI A, PAPALE M, et al. Pulmonary alveolar microlithiasis:Report on 576 cases published in the literature ［J］. Sarcoidosis Vasc Diffuse Lung Dis, 2004, 21(3):173-181.

［6］SAITO A, NIKOLAIDIS N M, AMLAL H, et al. Modeling pulmonary alveolar microlithiasis by epithelial deletion of the Npt2b sodium phosphate cotransporter reveals putative biomarkers and strategies for treatment ［J］. Sci Transl Med, 2015, 7(313):313ra181.DOI:10.1126/scitranslmed.aac8577.

［7］SAITO A, MCCORMACK F X. Pulmonary alveolar microlithiasis ［J］. Clin Chest Med, 2016, 37(3):441-448.

［8］J?NSSON L M, BENDSTRUP E, MOGENSEN S, et al. Eight novel variants in the SLC34A2 gene in pulmonary alveolar microlithiasis ［J］. Eur Respir J, 2020, 55(2):1900806. DOI:10.1183/13993003.00806-2019. Print 2020 Feb.

［9］SIGUR E, RODITIS L, LABOURET G, et al. Pulmonary alveolar microlithiasis in children less than 5 years of age ［J］. J Pediatr, 2020, 217:158-164.e1.

［10］CORUT A, SENYIGIT A, UGUR S A, et al. Mutations in SLC34A2 cause pulmonary alveolar microlithiasis and are possibly associated with testicu lar microlithiasis ［J］. Am J Hum Genet, 2006, 79(4):650-656.

［11］ALROSSAIS N M, ALSHAMMARI A M, ALRAYES A M, et al. Pulmonary hypertension and polycythemia secondary to pulmonary alveolar microlithiasis treated with s equential bilateral lung transplant:A case study and literature review ［J］. Am J Case Rep, 2019, 20:1114-1119.

［12］J?NSSON L, HILBERG O, BENDSTRUP E M, et al. SLC34A2 gene mutation may explain comorbidity of pulmonary alveolar microlithiasis and aortic valve s clerosis ［J］. Am J Respir Crit Care Med, 2012, 185(4):464.

［13］CASTELLANA G, CASTELLANA G, GENTILE M, et al. Pulmonary alveolar microlithiasis:Review of the 1022 cases reported worldwide ［J］. European Respiratory Review, 2015, 24(138):607-620.

［14］SAHOO M K, KARUNANITHI S, BAL C S. Pulmonary alveolar microlithiasis:Imaging characteristics of planar and SPECT/CT bone scan versus 18 F-FDG and 18F-sodium fluoride PET/CT scanning ［J］. Jpn J Radiol, 2013, 31(11):766-769.

［15］KOSCIUK P, MEYER C, WIKENHEISER-BROKAMP K A, et al. Pulmonary alveolar microlithiasis ［J］. Eur Respir Rev, 2020, 29(158):200024. DOI:10.1183/16000617.0024-2020.

［16］CHU A, SHAHARYAR S, CHOKSHI B, et al. Pulmonary alveolar microlithiasis "stone lungs":A case of clinico-radiological dissociation ［J］. Cureus, 2016, 8(8):e749.

［17］OMO-OGBOI A C, EDERHION J, UR REHMAN A, et al. Pulmonary alveolar microlithiasis in a middle-aged man presenting with respiratory failure:A case report and review of the literature ［J］. Cureus, 2024, 16(2):e54942.

［18］MADHALA D, GOVINDARAJAN M, KULASEKARAN R. A rare case of pulmonary alveolar microlithiasis ［J］. Cureus, 2022, 14(4):e23769.

［19］AVSAR K, BEHR J, MORRESI-HAUF A. Diffuse pulmonary ossification ［J］. Pneumologie, 2016, 70(4):241-249.

［20］FERN¨¢NDEZ-BUSSY S, LABARCA G, PIRES Y, et al. Dendriform pulmonary ossification ［J］. Respiratory care, 2015, 60(4):e64-e67.

［21］HIRAI S, KATAYAMA T, INOUE S. Idiopathic diffuse pulmonary ossification diagnosed by lung biopsy ［J］. KyobuGeka, 2019, 72(5):360-362.

［22］KONOGLOU M, ZAROGOULIDIS P, BALIAKA A, et al. Lung ossification:An orphan disease ［J］. J Thorac Dis, 2013, 5(1):101-104.

［23］GANESAN N, AMBROISE M M, RAMDAS A, et al. Pulmonary alveolar microlithiasis:An interesting case report with systematic review of Indian literature ［J］. Front Med, 2015, 9(2):229-238.

[24] TAILL"¦ C, DEBRAY M P, DANEL C, et al. Calcium-solubilizing sodium thiosulfate failed to improve pulmonary alveolar microlithiasis:Evaluati on of calcium content with CT scan［J］. 2019, 75:10-12.

[25] OZCELIK U, YALCIN E, ARIYUREK M, et al. Long-term results of disodium etidronate treatment in pulmonary alveolar microlithiasis［J］. Pediatr Pulmonol, 2010, 45(5):514-517.

[26] CAKIR E, GEDIK A H, ZDEMIR A, et al. Response to disodium etidronate treatment in three siblings with pulmonary alveolar microlithiasis［J］. Respiration, 2015, 89(6):583-586.

[27] ORACZEWSKA A, OCHMAN M, OGRABEK-KR"®L M, et al. Pulmonary alveolar microlithiasis. Discrepancies between radiological findings and clinical pattern-case study［J］. Wiad Lek, 2021, 74(9 cz 1):2235-2240.

[28] AHMED M H, ISMAIL M S, SALEH W N, et al. A single center case series of lung transplantation for a rare indication, pulmonary alveolar microlithiasis ［J］. J Heart Lung Transplant, 2020, 39(4):S368.

[29] KLIKOVITS T, SLAMA A, HOETZENECKER K, et al. A rare indication for lung transplantation - pulmonary alveolar microlithiasis:Institutional experience of five consecutive cases［J］. Clin Transplant, 2016, 30(4):429-434.

第十二节 弥漫性肺骨化症

弥漫性肺骨化症（diffuse pulmonary ossification，DPO）是一种罕见的肺部疾病。该疾病是因肺组织中广泛的成熟骨组织形成而得名[1]。在病理切片中可以见到病灶内除了有部分典型的肺泡结构外还可以发现有明确的骨、软骨甚至骨髓组织。该病由Luschka于1856年首先报道，此后在文献中报道了数例，其中大多数病例是通过尸检确诊的。DPO的发病率尚不清楚。有文献报道，在26年的1393次尸检中仅发现了8例[2]。根据尸检结果，在呼吸道疾病患者中DPO的发生率估计为0.6%～1.63%。主要发现于70～80岁的慢性阻塞性肺疾病和一些间质性肺疾病晚期的男性，但是年轻男性和女性也均有报道。

一、病因与病理生理机制

DPO可能是特发性的[3, 4]，也可能继发于多种疾病：

（1）先前存在的肺部疾病：特发性肺纤维化[7]、肺淀粉样变性、长期使用白消安、急性呼吸窘迫综合征、急性间质性肺病[8, 9]、结节病、组织胞浆菌病、结核、转移性乳腺癌、成骨肉瘤的肺转移、转移性黑色素瘤。

（2）心脏疾病：二尖瓣狭窄、慢性左心衰竭、特发性肥厚性主动脉瓣狭窄。

（3）其他疾病：原发性和继发性甲状旁腺功能亢进、维生素D过多症、幽门狭窄合并碱中毒、慢性肾衰竭、血液透析、糖尿病、风湿性关节炎、先天性蛋白C缺乏症、产生降钙素的肿瘤、成髓细胞白血病、高钙血症、肢端肥大症。

少数病例还有明显家族聚集性，提示可能与基因变异有关[5]。肺骨化的形成与局部血管生成、慢性静脉充血、肺纤维化和（或）各种生长因子的影响有关[6]。肺骨化不同于肺钙化，肺钙化是指肺组织中钙盐的沉积，而肺骨化则需要表现出有或没有骨髓成分的骨组织。

DPO的发病机制尚不完全清楚。据推测，异位骨化是多种因素的结果，包括细胞和组织损伤、碱性环境、肺血流停止、胶原蛋白和促纤维化细胞因子的存在、外渗和金属沉积。树状肺骨化发生在先前组织受损伤的部位，损伤部位的细胞内钙激活磷脂酶和其他酶，导致磷脂降解为与钙结合的脂肪酸。随着损伤的继续，组织从早期酸中毒上升到碱中毒。碱性环境对钙盐的沉淀很重要。碱性磷酸酶在碱性pH值下用羟基取代磷酸基团并增强成骨细胞活性。该酶在Ⅱ型肺泡细胞和Clara细胞表面特别高表达，其肺泡活性在弥漫性肺纤维化疾病（如特发性肺纤维化）中升高。肺纤维化和骨化之间的另一个联系是IL-4在巨噬细胞刺激因子（M-CSF）存在下将肺泡巨噬细胞转化为破骨细胞样多核巨细胞的能力。

许多研究显示，炎症是DPO的基础诱因，炎症是造成缺氧的原因，产生了酸性环境，这可以诱导成纤维细胞增殖并转化为成骨细胞，然后在肺间质中形成化生性骨，这可以视为损伤修复的一种方式。受损的上皮细胞产生的转化生长因子β、骨形态发生蛋白（BMP）基因和最近描述的表达Glast的祖细胞是特发性肺纤维化以及软骨细胞和骨细胞形成的共同信号。TGF-β不仅参与肺纤维化过程，也刺激成骨细胞增殖。营养不良理论则认为，血管周围结缔组织和间质组织的老年性改变可能导致DPO。

伴有被动充血的慢性心力衰竭会导致红细胞外渗和含铁血黄素沉积到肺泡壁中，从而导致炎症、纤维化和玻璃样变。含铁血黄素沉积物吸引钙盐和异物巨细胞形成所谓的内源性尘肺，导致结节性骨化。在这种情况下，可以在血管的弹性纤维中发现铁沉积物（含铁血黄素的一种成分）。

DPO是多种因素相互作用、相互促进的结果。DPO是一种慢性过程，其特征为进行性、化生性骨化，主要发生在肺间质，并与慢性弥漫性肺损伤、气胸[10]、全身病变相关，与人口老龄化和慢性病患者生存期延长有密切关系。

二、临床表现

DPO通常见于老年人。患者可能无症状，也可能因合并基础疾病而出现症状。根据骨化的肺组织在肺部的分布情况，DPO可以按结构和形态分为两大类：结节型DPO、树突状型DPO。

1. 结节型DPO

顾名思义，结节型DPO呈结节形态生长，可能单发也可能多发。多继发于慢性心力衰竭、二尖瓣狭窄和肥厚型主动脉瓣下狭窄引起的被动充血。结节多位于肺脏层胸膜下或外周肺组织（见图5-12-1、5-12-2）[11]。在病理切片中，可见骨化病灶多位于肺泡腔内，但没有脂肪或造血细胞[12]。在HRCT扫描中显示，平滑轮廓的孤立性结节，病灶边界清晰，多位于肺下叶外周，可能会出现胸膜牵拉，临床容易与钙化灶混淆[13]。

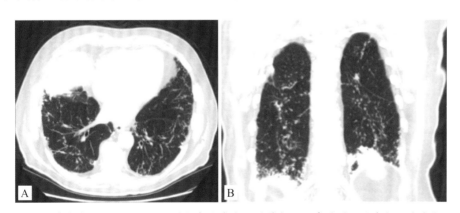

一名83岁老年男性，双肺不规则分布的多发微结节钙化，在胸膜下区域和下叶为主。外科胸腔镜肺活检病理显示，间质和肺泡腔中弥漫性骨沉积物，部分含有由成熟脂肪和造血细胞组成的骨髓成分。

图5-12-1　结节型DPO的胸部CT表现

（资料来源：本图获ERS授权摘自参考文献[14]。Reproduced with permission of the © ERS 2024：European Respiratory Review 22（128）189-190；DOI：10.1183/09059180.00004312 Published 31 May 2013）

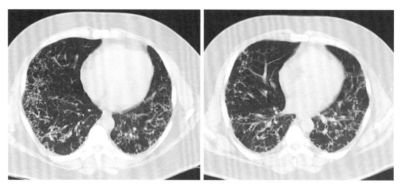

在胸膜下区域呈网格影。此外，沿小叶间隔和胸膜下间质可观察到致密结节。

图 5-12-2　胸部 CT 图像显示小叶间隔的结节性增厚

（资料来源：本图开放获取摘自参考文献[20]）

2. 树突状型 DPO

树突状型 DPO 的骨化病灶按肺组织的终末支气管走行方向分布，因形态像树枝从而得名[15, 16]。树突状骨化可能与炎症、纤维化或肺损伤病史[17]有关，其特征是 HRCT 扫描显示珊瑚状树突状结构（见图 5-12-3）。在活检标本中，树突状骨化病灶多局限在细支气管、终末支气管周围，偶尔会突入肺泡腔，但比较少见。通常含有脂肪骨髓。影像学上表现为条索状或部分片状影[13, 18]，可能会与结核或肺炎混淆，在 HRCT 上表现为多个微小的分支钙化，不符合可识别的解剖或小叶结构。结节型和树突状型的分类在临床实践中似乎无关紧要，因为这两种类型可能在同一患者身上发现。DPO 在临床实践中很少被诊断出来。

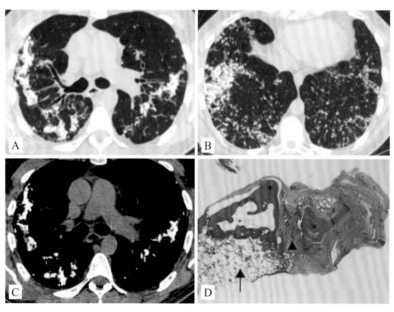

CT 显示，弥漫性结节性病变，似乎有密集钙化（A、B）。纵隔窗 CT 图像显示，有骨密度的病变（C）。外科胸腔镜肺活检显示，骨针（星号）伴有邻近纤维化（箭头）和外观正常的肺组织（D，长箭头）。

图 5-12-3　树突状型 DPO 患者的胸部 CT 表现

（资料来源：本图获 ERS 许可摘自参考文献[19]。Reproduced with permission of the © ERS 2024：European Respiratory Review 24（137）540-541；DOI：10.1183/16000617.00012314 Published 31 August 2015）

三、诊　断

实验室检查结果没有诊断价值，因为患者血清碱性磷酸酶活性、钙和磷水平通常正常。除了与先前存在的弥漫性肺纤维化相关的骨化病外，肺广泛性骨化病变会出现弥散功能降低、限制性通气功能障碍。树突状肺骨化在胸片上通常不可见，但HRCT扫描纵隔窗显示胸膜下部分骨密度的多个点状和分支病变。可以使用［99m］Tc-MDP骨显像检测骨化，但它在疾病的稳定期敏感性低。

组织病理学通常可以明确诊断。结节形式的特征是肺泡内骨沉积，通常没有骨髓成分。树突状型DPO的特征是肺间质内骨和骨髓成分的分枝针状体，可以突出到肺泡中（见图5-12-4）。虽然以前被认为是不同的实体，但据报道这两种类型的骨化可能出现在同一患者身上。如果取材病理切片的大小不足以显示骨髓成分和迷宫生长的特点，则可能难以区分树突状和结节状。通过软性支气管镜进行经支气管肺活检可以确定DPO的诊断。以这种方式获得的小样本不足以显示脂肪或骨髓成分，但可以显示出肺间质中被炎症浸润包围的骨碎片。这与HRCT扫描相结合，指向以树突状骨沉积为主的类型。经气管镜行冷冻肺活检可以取到更大块的标本，有望提高活检成功率[16]。

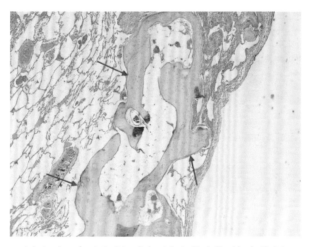

肺组织病理表现为肺间质中形成成熟的骨（红色箭头）。

图5-12-4　肺组织病理学改变

（资料来源：本图开放获取摘自参考文献[20]）

四、治　疗

低钙饮食、钙结合药物和皮质类固醇无效[6]。但对于急性肺损伤引起的DPO，曾有糖皮质激素使用后DPO消散的病例报告[21]，是否存在因果关系尚未可知。双膦酸盐通过骨吸收和骨形成之间的耦合间接抑制破骨细胞，也抑制成骨细胞。已经在脊髓和脑损伤后软组织异位骨化患者中研究了它们的疗效，但两项随机试验的结果显示了相互矛盾的结果。最近有一份关于在使用华法林长期治疗后肌肉中异位骨化减少的报告[22]。其机制可能是抑制骨钙素，这是主要的骨基质的非胶原蛋白，但随访时间不足以评估疾病的进程或华法林的疗效。双膦酸盐和华法林在延迟或预防肺组织异位骨化方面的可能作用仍有待确定。

DPO的临床病程似乎是惰性的或缓慢进展的，患者肺功能下降缓慢。预后可能取决于患者的年龄和基础条件。由于病程相对缓慢及诊断的病例数少，尚未对治疗选择进行系统评估。

━━━━━━━━━━━━━━━━━━━━━━━━━━━━ ● 参考文献 ● ━━━━━━━━━━━━━━━━━━━━━

［1］ PEROS-GOLUBICI T, TEKAVEC-TRKANJEC J. Diffuse pulmonary ossification:An unusual interstitial lung disease ［J］. CurrOpinPulm Med, 2008, 14(5):488-492.

［2］ LARA J F, CATROPPO J F, KIM D U, et al. Dendriform pulmonary ossification, a form of diffuse pulmonary ossification:Report of a 26-year auto psy experience ［J］. Arch Pathol Lab Med, 2005, 129(3):348-353.

［3］ EDAHIRO R, KUREBE H, NAKATSUBO S, et al. Three cases of idiopathic diffuse pulmonary ossification ［J］. Intern Med, 2019, 58(4):545-551.

［4］ HIRAI S, KATAYAMA T, INOUE S. Idiopathic diffuse pulmonary ossification diagnosed by lung biopsy ［J］. KyobuGeka, 2019, 72(5):360-362.

［5］ KINOSHITA Y, MIZUGUCHI I, HIDAKA K, et al. Familial diffuse pulmonary ossification:A possible genetic disorder ［J］. Respir Investig, 2017, 55(1):79-82.

［6］ CHAN E D, MORALES D V, WELSH C H, et al. Calcium deposition with or without bone formation in the lung ［J］. Am J Respir Crit Care Med, 2002, 165(12):1654-1669.

［7］ ALAMI B, AMARA B, HALOUA M, et al. Diffuse pulmonary ossification associated with fibrosing interstitial lung disease ［J］. Respir Med Case Rep, 2019, 28:100868.

［8］ MRAD A, HUDA N. Acute interstitial pneumonia (hamman rich syndrome) (statpearls ［Internet］) ［DB］. 2023. https://www.ncbi.nlm.nih.gov/books/NBK554429/.

［9］ MASTAN A, MURUGESU N, HASNAIN A, et al. Hamman-rich syndrome ［J］. Respir Med Case Rep, 2018, 23:13-17.

［10］ GAO Y, EGAN A M, MOUA T. Dendriform pulmonary ossification complicated by recurrent spontaneous pneumothorax:Two case reports and a review of the literature ［J］. Respir Med Case Rep, 2020, 30:101067.

［11］ YOSHIZUMI Y, TOMIOKA H, KATSUYAMA E, et al. Diffuse pulmonary ossification with connective tissue weakness potentially due to vascular Ehlers-Danlos syndrome ［J］. Intern Med, 2021, 60(17):2847-2851.

［12］ SUTTHATARN P, MORIN C E, GARTRELL J, et al. Bilateral diffuse nodular pulmonary ossification mimicking metastatic disease in a patient with fibro lamellar hepatocellular carcinoma ［J］. Children (Basel), 2021, 8(3):226.

［13］ WALKOFF L, DIXIT A S, RYU J H, et al. Diffuse pulmonary ossification on high-resolution computed tomography in idiopathic pulmonary fibrosis, systemic sclerosis-related interstitial lung disease, and chronic hypersensitivity pneumonitis:A comparative study ［J］. J Comput Assist Tomogr, 2020, 44(5):667-672.

［14］ JUNGMANN H, GODBERT B, WISSLER M-P, et al. Diffuse pulmonary ossification in a patient exposed to silica ［J］. European Respiratory Review, 2013, 22(128):189-190.

［15］ MARTINEZ J B, RAMOS S G. Dendriform pulmonary ossification ［J］. Lancet, 2013, 382(9904):e22.

［16］ SEKIMOTO Y, NAGATA Y, KATO M, et al. Idiopathic dendriform pulmonary ossification diagnosed by bronchoscopic lung cryobiopsy:A case report ［J］. Respirol Case Rep, 2022, 10(2):e0896.

［17］ MATHAI S K, SCHWARZ M I, ELLIS J H. Extensive diffuse pulmonary ossification after acute respiratory distress syndrome ［J］. Am J Respir Crit Care Med, 2013, 187(8):890.

［18］ TSUCHIYA T, TANAKA M. Dendriform pulmonary ossification:Findings from eight years of observation ［J］. Intern Med, 2021, 61(5):715-717.

［19］ JAMBEIH R, SAWH R. A rare case of diffuse pulmonary ossification ［J］. European Respiratory Review, 2015, 24(137):540-1.

［20］ NASER N, ALWEDAIE S M J, KADHEM H. First case of dendriform pulmonary ossification in Bahrain ［J］. Cureus, 2021, 13(1):e12904.

［21］ YAMAGISHI T, FUJIMOTO N, MIYAMOTO Y, et al. The rapid appearance and disappearance of dendriform pulmonary ossification after diffuse alveolar he morrhage ［J］. Am J Respir Crit Care Med, 2016, 193(3):333-334.

［22］ VALLEALA H V, B?HLING T O, KONTTINEN Y T. Regression of heterotopic ossification after starting warfarin:an effect mediated by inhibition of gamma-carboxylation of osteocalcin:A case report ［J］. Acta Orthop, 2007, 78(5):693-5.

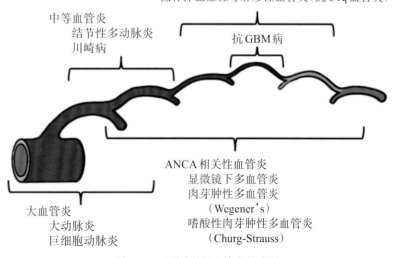

第六章 血管炎
（vasculitis）

第一节 概 述

血管炎（vasculitis）是基于病理学表现命名的。当血管壁存在炎症细胞浸润并伴有管壁结构反应性损伤，引起相关组织的缺血、坏死，这类疾病统称为血管炎。

一、分 类

随着对血管炎发病机制的理解加深，血管炎的疾病命名与定义也在持续演变。1994年，国际教堂山共识会议（Chapel Hill consensus conference，CHCC）首次制定了应用最为广泛的命名系统。该系统对多数血管炎类型的命名与定义进行了详细规定，并在2012年进行了修订[1]。

根据累及的血管直径大小不同，血管炎可分为大血管炎、中血管炎和小血管炎（见图6-1-1）。大血管指的是主动脉及其主要分支和相应的静脉。中血管是主要的内脏动脉、静脉及其初始分支。小血管是实质脏器内的动脉、小动脉、毛细血管、小静脉和静脉。

不同直径的血管炎有不完全一致的病因。小血管炎通常与抗中性粒细胞胞质抗体（ANCA）相关，相对较常见，并经常表现为弥漫性肺泡出血、肺结节、空洞或实质浸润性改变；大血管和中等血管炎较为少见，也可能具有明显的肺部受累。

根据2012年CHCC通过的系统性

免疫复合物介导的小血管炎
冷球蛋白性血管炎
IGAme 血管炎
低补体血症性荨麻疹性血管炎（抗C1q血管炎）

中等血管炎
结节性多动脉炎
川崎病

抗GBM病

大血管炎
大动脉炎
巨细胞动脉炎

ANCA 相关性血管炎
显微镜下多血管炎
肉芽肿性多血管炎
（Wegener's）
嗜酸性肉芽肿性多血管炎
（Churg-Strauss）

图6-1-1 不同直径血管炎的病因

血管炎命名法[2]，血管炎可分为：

①大血管血管炎：巨细胞动脉炎、大动脉炎（Takayasu arteritis）。

②中型血管炎：结节性多动脉炎、川崎病（Kawasaki disease）。

③小血管炎：

A.ANCA相关性血管炎：

a.肉芽肿性多血管炎（韦格纳氏肉芽肿）：坏死性肉芽肿性炎症通常累及上下呼吸道，坏死性血管炎主要累及中小血管（如毛细血管、小静脉、小动脉、动脉和静脉），坏死性肾小球肾炎很常见。

b.嗜酸性肉芽肿伴多血管炎（Churg-Strauss综合征）：富含嗜酸性粒细胞和坏死性肉芽肿性炎症通常累及呼吸道，坏死性血管炎主要累及中小血管，并与哮喘和嗜酸性粒细胞增多有关。当存在肾小球肾炎时，ANCA更常见。

c.显微镜下多血管炎：坏死性血管炎，几乎没有或完全没有免疫沉积物，主要累及小血管（即毛细血管、小静脉或小动脉），可能存在累及中小动脉的坏死性动脉炎，坏死性肾小球肾炎也很常见。肺毛细血管炎常发生。肉芽肿性炎症不存在。

B.免疫复合物沉积性小血管炎：IgA血管炎（Henoch-Schonlein紫癜）、冷球蛋白血管炎、低补体性荨麻疹性血管炎（抗C1q血管炎）和抗肾小球基底膜（antiglomerular basement membrane）病。

④可变血管炎：白塞病、Cogan's综合征。

⑤单器官血管炎：皮肤白细胞破碎性血管炎、皮肤动脉炎、原发性中枢神经系统血管炎、孤立性主动脉炎及其他。

⑥与全身性疾病相关的血管炎：狼疮性血管炎、类风湿性血管炎、结节性血管炎及其他。

⑦与其他原因相关的血管炎：丙型肝炎病毒相关的冷球蛋白血症性血管炎、乙型肝炎病毒相关的血管炎、梅毒相关的主动脉炎、药物相关的免疫复合物血管炎、药物相关的ANCA相关性血管炎、癌症相关的血管炎及其他。

二、血管炎的临床线索

原发性的血管炎疾病大多属于少见病。因此，通常情况下我们不应该首先考虑它们的存在。但是当用常见疾病不能解释时，则应该考虑到原发性的血管炎疾病。

有如下症状却又无法用常见疾病解释时：发热、体重下降、皮疹、骨骼肌肉痛、神经症状、肾脏与肺病变、胃肠道病变。

尤其是这些症状跟脏器的缺血有关时。例如，结节性多动脉炎可能会累及胃肠道和肾脏，导致胃肠道缺血、肾脏缺血，从而导致腹痛、血压增高、肾脏功能受损；皮肤中小血管受累时，则会有皮肤的缺血梗死、皮肤小血泡等。

血管炎的诊断通常具有挑战性，因为体征和症状与其他更常见的疾病广泛重叠。相同的血管炎可能会影响不同患者的不同器官，并且这些器官可能会受到多种影响。在某些情况下，临床特征可能会突然演变，而在另一些情况下，则可能在数周或数月内缓慢发展。有时可能无法理解，所有不同的主诉都有一个共同的原因。

血管炎可能会影响肺、皮肤、关节、大脑、神经、胃肠道、心脏、肾脏、鼻窦、眼睛、耳朵、鼻子和喉。大血管、中血管、小血管和可变血管炎中均存在多种潜在的肺部表现。

肺动脉瘤和弥漫性肺泡出血等表现应引起对血管炎的关注。肺动脉瘤可能还有其他原因，包括感染（霉菌性动脉瘤）、医源性损害或外伤，但在影像学上发现这些大、中、小血管病变时，应考虑到血管炎的可能。同样，弥漫性肺泡出血也有许多可能的病因，但最常见的是肺毛细血管炎，尤其是与ANCA相关性小血管炎。当肺动脉高压同时伴有全身不适或其他血管狭窄（如锁骨下、颈动脉或肾动脉狭窄）时，应考虑血管炎。最后，对于没有已知血栓栓塞性疾病危险因素的患者，如果发生多发肺梗死，也应首先考虑血管炎，特别是在其他证据表明与缺血相关的终末器官损害的患者中。

此外，血管炎患者可能存在非特异性的表现，如肺结节、空洞或顽固"肺炎"。在这些情况下，详细地询问病史、对全身多系统表现进行全面的回顾，可能会考虑到血管炎的诊断。血管炎的线索包括全身非特异的症状，如发热、体重减轻、全身乏力和盗汗，或有血管发炎和局部缺血导致终末器官损害。终末器官损害表现为中风或短暂性缺血发作、视力减退、葡萄膜炎、感觉神经性听力减退、结节性红斑或紫癜丘疹、下颌关节退变、心肌梗死、主动脉瘤或主动脉夹层、主动脉瓣关闭不全、四肢跛行、肠系膜缺血、多发性单神经炎、动脉血栓，以及肾病引起的难以控制的高血压。这些情况中，可能发生在有传统危险因素的患者中，如吸烟、有跛行史、心肌梗死或中风史。在没有这些基础危险因素的患者中，如果出现上述表现，则更应仔细排查血管炎的可能。

三、对疑似血管炎患者的评估

当出现特定的肺部表现或缺血引起终末器官损害，怀疑血管炎时，应从全面的病史、体格检查开始，以评估每种血管炎的各种全身表现。肺科医师应确定肺部不适是否与潜在的血管炎有关。实验室检查应包括全身炎症的标志物，如红细胞沉降率或C反应蛋白，这些标志物可能会升高。此外，应化验血清肌酐、尿沉渣和自身免疫血清学。应检查病历以获取其他支持血管炎诊断的证据。患者可能在以下方面有异常：四肢的血压读数异常、具有肺动脉高压或主动脉扩张迹象的异常超声心动图，或仅表现为异常的胸部影像学检查（胸部X射线，计算机断层扫描或血管造影）。

本章节仅讨论可累及呼吸系统的数种血管炎的临床诊断与治疗。

● 参考文献 ●

［1］Lamprecht P. Revised Chapel Hill nomenclature of vasculitides. Z rheumatol,2012,71(9):743-744.
［2］Holl-Ulrich K. Vasculitis. New nomenclature of the Chapel Hill consensus conference 2012. Pathologe, 2013,34(6):569-579.

第二节　ANCA相关性血管炎

在累及中小血管的炎症性疾病中，有一组与抗中性粒细胞胞浆抗体（antineutrophil cytoplasmic antibody，ANCA）相关性血管炎（ANCA-associated vasculitis，AAV）。AAV是一组以肉芽肿和中性粒细胞组织炎症为特征的中小血管炎，通常与产生靶向中性粒细胞抗原的抗体有关[1]。AAV涉及的血管通常

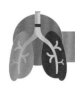
是毛细血管、小动脉和小静脉[2]。

根据临床受累的类型，2012年CHCC将AAV分为3个亚组[3]，即显微镜下多血管炎（microscopic polyangiitis，MPA）、肉芽肿性多血管炎（granulomatosis with polyangiitis，GPA）和嗜酸性肉芽肿性多血管炎（eosinophilic granulomatosis with polyangiitis，EGPA）。局限于肾脏的AAV可以被认为是第4个亚组[4]。

一、发病机制与病理生理学

AAV可累及任何组织，其发病机制涉及体液和细胞免疫系统的复杂的组织损伤和损伤途径[1]。其发病是遗传因素和环境因素共同参与的复杂的免疫失调过程[5]。

1. ANCA的作用

最早采用间接免疫荧光法将ANCA染色，发现其在细胞胞浆内散在分布的，被命名为胞浆抗中性粒细胞胞质抗体（cytoplasmic ANCA，c-ANCA）；而围绕着细胞核周边的ANCA，则被命名为核周ANCA（perinuclear ANCA，p-ANCA）[6]。1990年的研究证实，c-ANCA针对的主要靶抗原是蛋白酶3（proteinase 3，PR3）；相比之下，后续的进一步研究发现，p-ANCA可由许多蛋白质引起，除了髓过氧化物酶（myeloperoxidase，MPO），还有组织蛋白酶G、弹性蛋白酶、β葡萄糖醛酸酶等[7]。有研究显示，在p-ANCA阳性者中，只有12%存在抗髓过氧化物酶抗体。产生ANCA的机制尚不完全清楚[5]。

在大多数AAV病例中，对MPO或PR3的自身免疫反应是发病机制的关键。PR3和MPO主要存在于嗜中性粒细胞中，也由单核细胞和巨噬细胞产生。尽管PR3和MPO主要由不成熟的中性粒细胞合成，但在成熟的中性粒细胞中，DNA甲基化的改变、PR3和MPO的表达增加，与疾病的发病机制有关。PR3和MPO不仅是关键的AAV自身抗原，而且还对微血管炎症中的内皮细胞具有破坏作用。它们通过多种机制释放，包括脱粒和微粒释放以及作为NETs的组成部分而释放。几种动物模型很好地支持了MPO-ANCA的致病作用，但PR3-ANCA的致病作用并没有得到充分证明。

PR3是一种29kDa的丝氨酸蛋白酶，具有前体形式和成熟形式，位于嗜酸性颗粒内。凋亡中性粒细胞的细胞表面PR3表达增加，这限制了巨噬细胞对吞噬细胞的清除并促进了炎性微环境。

MPO在人类嗜中性粒细胞中含量丰富，是嗜酸性颗粒的主要成分。炎性刺激会升高细胞表面MPO水平，MPO会以发炎状态释放，从而催化反应性中间体（包括次卤酸）的形成。

GPA和MPA通过丧失免疫性T淋巴细胞和B淋巴细胞对两种中性粒细胞蛋白之一PR3或MPO的耐受性而发展。耐受性的丧失导致激活中性粒细胞的自身抗体ANCA的产生，从而介导中性粒细胞的活化、招募和组织损伤。

ANCA诱导的中性粒细胞募集到微脉管系统。ANCA活化的中性粒细胞通过黏附于易损组织中的微血管内皮细胞来介导微血管损伤，这是由整合素-内皮黏附分子和趋化因子-趋化因子受体相互作用介导的。

ANCA活化的中性粒细胞位于易受伤害的微血管床处，在那里它们诱导损伤并释放自身抗原以供抗原呈递细胞（如树突状细胞）呈递，从而允许效应T淋巴细胞识别抗原，从而介导进一步的损伤。AAV的特征是微血管内皮炎症导致血管外炎症、进行性损伤、组织破坏、纤维化和功能丧失。

其他自身抗原也与AAV相关。这些自身抗原包括溶酶体相关膜蛋白2（LAMP2）、PR3相关肽

（complementary PR3，cPR3）、膜突蛋白、纤溶酶原、过氧化物酶和五聚毒素。感染涉及对其中一些抗原的耐受性丧失。在大鼠中，LAMP2（一种在髓样细胞和内皮细胞中发现的内溶酶体蛋白）的抗原决定簇与细菌黏附素FimH的一部分相同，并诱导AAV。对cPR3的反应性源自PRTN3cDNA的非编码链，并可能在感染后产生，可能会触发抗PR3自身反应性。多项研究支持LAMP2在MPA、GPA，以及cPR3在PR3-AAV发病机制中发挥了重要作用。

2. 遗传和表观遗传因素

最近的全基因组关联研究已经确定了多种遗传易感性变异，特别是在主要组织相容性复合体区域[2]。诱导基因沉默的表观遗传修饰主要包括组蛋白H3赖氨酸27三甲基化（H3K27me3）和DNA甲基化[5]。H3K27me3表达减少与AAV患者MPO和PR3的异常表达有关。DNA甲基化与MPO和编码PR3的基因PRTN3相关。在活动性AAV患者中观察到MPO和PRTN3的低甲基化，并且DNA甲基化通常在缓解期增加。

3. 环境因素

此外，可引发AAV发展的环境因素包括药物[8]、感染[9]、干细胞移植[10]和空气中的微粒，如二氧化硅粉尘。

4. 细胞免疫失调

除体液免疫外，细胞免疫在AAV发病机理中也很重要，T淋巴细胞亚型失衡和（或）细胞因子-趋化因子网络也参与其中。CD4$^+$T淋巴细胞可促进ANCA的产生，而CD4$^+$T淋巴细胞和CD8$^+$T淋巴细胞可识别由活化的中性粒细胞沉积在外周组织中的ANCA抗原。当ANCA激活的中性粒细胞游走于发炎的组织时，会释放自身抗原。在AAV炎症组织中，自身抗原的广泛沉积使这些抗原可被效应T淋巴细胞识别。此外，巨噬细胞在损伤部位被效应物Th1和Th17细胞激活，参与肉芽肿的形成，并在组织中形成巨噬细胞胞外诱捕物。

与GPA和MPA相比，对EGPA的发病机制研究较少。嗜酸性粒细胞可能直接或通过其颗粒降解产物在EGPA的发展中发挥核心和（或）额外的作用。Th2淋巴细胞也是该疾病的关键部分，因为它们产生特定的细胞因子（IL-4、IL-5和IL-13）。

T淋巴细胞耐受性的丧失导致T辅助（Th）细胞出现，这对B淋巴细胞谱系细胞产生自身抗体至关重要，并且自身也会促进组织损伤。B淋巴细胞耐受性的丧失使自身反应性B淋巴细胞和浆细胞出现，这些细胞会产生破坏性自身抗体。产生ANCA的B淋巴细胞可能在发病机制中起主要作用。

T淋巴细胞和B淋巴细胞耐受性丧失的一个关键后果是产生结合并激活嗜中性粒细胞的ANCA，从而使它们黏附在脆弱的微血管床上并引起损伤。ANCA通常是IgG同种型，但也有IgA和IgM同种型报道。ANCA结合自身抗原，激活中性粒细胞，并引发损伤。ANCA对中性粒细胞的影响包括改变黏附分子表达、改变细胞骨架蛋白（如肌动蛋白聚合）和产生活性氧。炎性介质的释放通过多种机制发生，包括脱粒、NET形成和微粒的释放[5]。细胞因子、蛋白酶和其他分子的释放引起坏死性新月体性肾小球肾炎。

此外，最近确立了替代补体途径的作用，活化的补体也可激活嗜中性粒细胞，C5a还通过激活树突状细胞来增强中性粒细胞在微脉管系统中的保留，并促进T淋巴细胞的抗原识别。AAV中人C5a受体拮抗剂（avacopan）显示较好的抗炎效果。

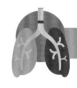

二、诊　断

AAV 的诊断依赖于临床表现和影像学表现，还应结合实验室检查，如 C 反应蛋白水平、全血细胞计数、肾脏参数和尿沉渣分析及 ANCA 化验，以及对受影响器官的活检结果。当出现原因不明的坏死性血管炎和（或）肉芽肿性、破坏性实质炎症的组织学证据时，应考虑 AAV 诊断（图6-2-1）。

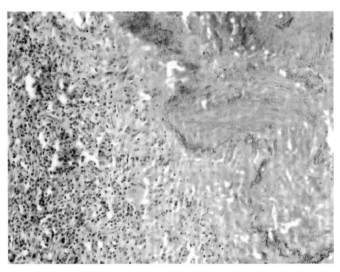

肺结节以坏死区域为中心，周围是组织细胞，部分组织细胞呈巨大的、多核巨噬细胞，并在相邻肺动脉壁内形成真正的肉芽肿。部分弹力纤维被肉芽肿性炎症破坏（×200）。

图6-2-1　GPA肺结节的组织病理表现

（资料来源：本图开放获取摘自参考文献[12]）

免疫荧光结合酶联免疫吸附试验（ELISA）是 ANCA 的标准检测。间接免疫荧光法可以将 ANCA 分为胞质型（cANCA）、核周型（p-ANCA）以及非典型 ANCA。ELISA 可识别 PR3 或 MPO 等特定的中性粒细胞抗原。2017年的一项国际共识指出，间接免疫荧光法检测的敏感性更高，但存在假阳性问题，结合 ELISA 测定 PR3-ANCA 和 MPO-ANCA 可提高特异性，是诊断 AAV 的首选筛查方法。

必须注意到，ANCA 检测结果需仔细解读，因其结果并非完全特异，也可能不平行于疾病活动。一些慢性感染患者 ANCA 检测可能呈阳性，但 ELISA 却测不到 PR3 或 MPO。在 PR3 或 MPO 抗原特异性 ELISA 结果呈阴性的情况下，免疫荧光 ANCA 试验呈阳性通常与 AAV 无关。虽然 AAV 是 ANCA 相关疾病，但 ANCA 滴度并不一定反映疾病活动，除了肾脏受累[11]。ANCA 滴度与血管疾病活动之间缺乏相关性，可能与表位和 ANCA 的亲和力的差异有关。ANCA 检测结果为阴性并不能排除 AAV。但是，在出现急性或急进性肾小球肾炎的患者中发现，ANCA 滴度升高可预测 GPA、MPA 或特发性坏死性肾小球肾炎。对于临床特征不太典型的患者，ANCA 的诊断准确度明显较低。

当怀疑诊断、复发或存在并发症时，必须与其他疾病相鉴别，包括感染或恶性肿瘤等，应予以相应检查或组织活检。值得注意的是，在无血管炎的其他情况下也可以观察到 ANCA 阳性，如自身免疫性肝病、溃疡性结肠炎、丙型肝炎病毒、HIV 感染、感染性心内膜炎。

三、临床分类

1990年，美国风湿病学会（American College of Rheumatology，ACR）提出首个GPA和EGPA的分类标准[13, 14]。但是，这两个分类标准的敏感性低、未包括患者的ANCA状态、没有MPA的分类标准以及使用了条目化的数量标准而不是加权标准，不能满足临床实践的需求[15]。2017年，Robson等人提出了修订草案[16]。2022年，美国风湿病学会/欧洲风湿病学协会联盟（American College of Rheumatology/European Alliance of Associations for Rheumatology，ACR/EULAR）修订了新的分类标准（见表6-2-1～表6-2-3）。

表6-2-1　2022 ACR/EULAR关于GPA的分类标准及其权重[17]

	分类标准	权重评分
前提条件	应用此分类标准前,先排除类似血管炎的其他诊断。已经诊断为中、小血管炎的患者,此标准可用于GPA的分类	N/A
临床标准	血性鼻涕、鼻结痂或鼻窦充血	+3
	软骨受累	+2
	传导性或感觉神经性听力损失	+1
实验室标准	cANCA或PR3-ANCA阳性	+5
	pANCA或MPO-ANCA阳性	−1
	嗜酸性粒细胞计数≥1×10⁹/L	−4
影像学标准	肺结节、肿块或空洞	+2
	鼻/鼻窦炎症或实变或乳突炎	+1
病理标准	寡免疫复合物性肾小球肾炎	+1
	活检肉芽肿、血管外肉芽肿性炎或巨细胞	+2

注：在排除其他类似血管炎的情况后，如果累计评分≥5分，则可考虑GPA。经验证，该分类标准的敏感性为93%，特异性为94%。N/A：不适用。

表6-2-2　2022 ACR/EULAR关于EGPA的分类标准及其权重[18]

	分类标准	权重评分
前提条件	应用此分类标准前,先排除类似血管炎的其他诊断。已经诊断为中、小血管炎的患者,此标准可用于EGPA的分类	N/A
临床标准	气道阻塞性改变	+3
	鼻息肉	+3
	非神经根病引起的复合性单神经炎	+1
实验室标准	嗜酸性粒细胞计数≥1×10⁹/L	+5
	cANCA或PR3-ANCA阳性	−3
	血尿	−1
病理标准	组织病理见以嗜酸性粒细胞为主的炎症	+2

注：在排除其他类似血管炎的情况后，如果累计评分≥6分，可被归类为EGPA。经验证，该分类标准的敏感性为85%，特异性为99%。N/A：不适用。

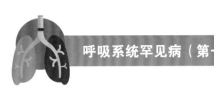

表6-2-3　2022 ACR/EULAR关于MPA的分类标准及其权重[19]

	分类标准	权重评分
前提条件	应用此分类标准前，先排除类似血管炎的其他诊断。已经诊断为中、小血管炎的患者，此标准可用于GPA的分类	N/A
临床标准	鼻或鼻窦的症状或体征：血性鼻涕、鼻结痂、鼻中隔缺损或穿孔、鼻窦充血	−3
实验室标准	pANCA或MPO-ANCA阳性	+6
	cANCA或PR3-ANCA阳性	−1
	嗜酸性粒细胞计数≥1×10⁹/L	−4
影像学标准	肺纤维化或间质性肺病	+3
病理标准	寡免疫复合物性肾小球肾炎	+3

注：在排除类似血管炎的情况后，累计评分≥5分，诊断为中、小血管炎的患者可归类为MPA。经验证，该分类标准的敏感性为91%，特异性为94%。N/A：不适用。

　　然而，遗传学和其他临床研究结果表明，PR3-阳性AAV（PR3-AAV）和MPO-阳性AAV（MPO-AAV）可能是更好的分类[4, 20]。

　　来自欧美的研究证实：PR3-ANCA跟GPA关系密切；MPO-ANCA跟MPA、GPA乃至EGPA都有联系[21]。非PR3、MPO的ANCA则跟其他疾病相关。但是针对中国、日本的研究证实，60%的GPA是MPO-ANCA，而非欧美的PR3-ANCA。同时，我们也注意到有很多可以归入GPA、MPA的患者，并没有PR3-ANCA、MPO-ANCA。不但如此，没有PR3-ANCA、MPO-ANCA的GPA、MPA患者的预后相对不同。也有一些AAV患者有双抗，其临床表现不同于单抗患者[22]。根据ANCA的存在与否，EGPA分为ANCA+EGPA、ANCA−EGPA。

　　因此，如果用GPA、MPA来做分类命名，该命名体系却不能预测疾病的演变、结局。相反，如果我们命名PR3-ANCA疾病、MPO-ANCA疾病，则能更好预测疾病的演变、治疗及预后[23]。有相当多的证据支持PR3-ANCA、MPO-ANCA的致病性[24, 25]。因此，在疾病的治疗过程里，我们可能需要检测抗体的滴度来指导治疗。

四、临床表现

　　GPA的主要靶器官是上呼吸道、下呼吸道、肺和肾（见表6-2-4）。

表6-2-4　ANCA相关性血管炎的主要特征[4, 27]

临床表现	GPA	EGPA	MPA
发热、关节痛、肌痛等全身症状	70%~100%	30%~50%	55%~80%
皮肤症状（见图6-2-2）	紫癜(10%~50%)、肘部结节性皮疹、皮肤溃疡、指端缺血、脂膜炎	紫癜、假性荨麻疹(50%~70%)、肘部结节性皮疹	紫癜(35%~60%)
眼	结膜炎、眼眶假性肿瘤、巩膜炎	—	眼眶假性肿瘤少见
耳鼻喉科表现	常见(50%~95%)：结痂性鼻炎、破坏性鼻窦炎、马鞍鼻畸形、鼻中隔畸形、复发性中耳炎、嗅觉或味觉减退/丧失、牙龈肥大/疼痛、听力下降	常见(20%~80%)：过敏性鼻炎、鼻窦息肉(非破坏性)	见于少数患者(2%~30%)、非特异性、非破坏性、非肉芽肿性

续表

临床表现	GPA	EGPA	MPA
下呼吸道、肺部、受累的表现	常见(60%~80%):肺实性和(或)空洞结节、肺泡出血、支气管和(或)声门下狭窄	频繁(50%):一过性斑片状浸润、嗜酸性粒细胞胸腔积液;罕见(3%~10%):结节、肺泡出血	肺泡出血,可见于60%~80%的患者
哮喘	无	100%	无
肾脏受累	常见(60%~80%):肾小球肾炎(毛细血管外坏死)	不常见(约20%):肾小球肾炎(毛细血管外坏死)	非常常见(约占80%):患有肾小球肾炎(坏死性毛细血管除外)
神经病变	脑神经病变、硬脑膜炎、垂体受累,25%可能有周围神经病变(多发性神经炎)	常见(65%~75%):周围神经炎	可能有周围神经病变(35%)
心血管表现	心肌炎、心包炎,静脉血栓形成(7%~8%)	心脏受累(心肌病,10%~50%)、静脉血栓形成(7%~8%)	静脉血栓形成(7%~8%)
生化指标	非特异性炎症、肌酐、尿素氮、红细胞管型	嗜酸性粒细胞增多(>3×10⁹/L)、非特异性炎症综合征	非特异性炎症、肌酐、尿素氮、红细胞管型
ANCA	大多阳性(如果有全身性损害,则为90%):主要是PR3-ANCA(c-ANCA);5%~20%的患者MPO-p-ANCA阳性;20%的GPA患者ANCA阴性,通常病情较轻,但可能会进展为更严重的形式,有时会变成ANCA阳性	阳性(30%~40%):主要是MPO-ANCA(p-ANCA)	ANCA阳性,占60%~80%。以MPO-ANCA(p-ANCA)为主;30%的PR3-ANCA(c-ANCA)阳性;20%患者的ANCA阴性
影像学表现	可有肺泡出血(磨玻璃影)、肺结节、空洞、声门下和(或)支气管狭窄;糜烂性鼻窦炎、假瘤	短暂、游走的肺部浸润(很少见肺泡出血或结节);非糜烂性鼻窦炎和鼻息肉;根据临床表现进行的其他影像学检查发现	肺泡出血、间质性肺病
组织学表现	肉芽肿(常见但不总是)、小血管坏死性血管炎	肉芽肿,多为嗜酸性,小血管的坏死性血管炎	坏死性小血管炎,非肉芽肿性

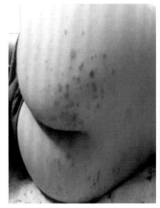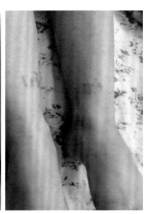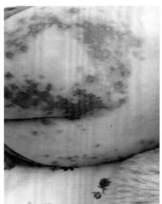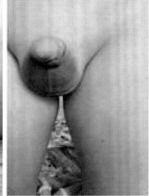

图6-2-2　p-ANCA-GPA的皮疹。

(资料来源:本图开放获取摘自参考文献[26])

　　GPA的组织学特征是坏死性肉芽肿性炎症和血管炎(见图6-2-3)[12]。常见的临床表现包括破坏性鼻窦炎、肺结节和寡免疫肾小球肾炎。GPA通常与cANCA和PR3抗体有关。在欧洲人群中,患病率为(24~157)/100万,瑞典和英国的患病率最高。部分患者也可表现为胸膜炎、胸腔积液。

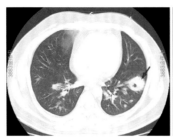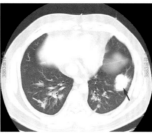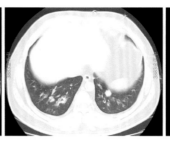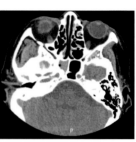

一名38岁PR3-ANCA-GPA男性患者，胸部CT示双侧双发结节、肿块（红色箭头），可伴空洞，双侧支气管广泛狭窄，管壁增厚（黄色箭头）。鼻窦CT可见左乳突炎（红色箭头）、多个鼻窦炎、鼻咽顶后壁黏膜增厚。

图6-2-3　PR3-ANCA-GPA呼吸系统影像学表现

MPA是一种非肉芽肿性血管炎，与GPA一样主要影响肺和肾，但不形成结节或肿块（见图6-2-4）。MPA的组织学特征为血管炎，无肉芽肿性炎症。常见的临床表现包括快速进展性寡免疫性肾小球肾炎和肺泡出血。MPA通常与p-ANCA和MPO抗体有关。欧洲国家MPA的患病率为0～66/100万，日本为86/100万。

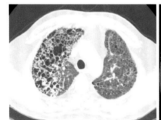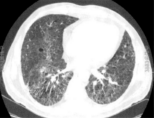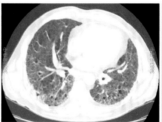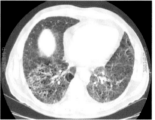

一名49岁男性MPA患者的胸部CT显示双肺弥漫的寻常型间质性肺炎（UIP）、非特异性间质性肺炎（NSIP）、磨玻璃影及囊泡。

图6-2-4　MPA肺间质改变

EGPA常见的临床表现包括哮喘、外周嗜酸性粒细胞增多和周围神经病变，以及其他血管炎表现。EGPA的组织学特征是组织嗜酸性粒细胞浸润和血管炎。肺部可见游走斑片影（见图6-2-5）。临床也可见一些罕见的病变，包括腮腺受累、腹膜后纤维化、胰腺炎、脾梗死和泌尿生殖系统病变，如前列腺炎、睾丸炎和阴茎坏死。仅有40%的患者可检测到ANCA。欧洲人群中EGPA的总患病率为2～38/100万。

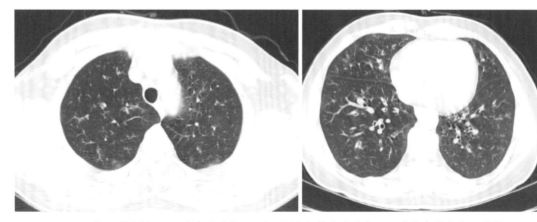

一名38岁女性EGPA患者的胸部CT示双侧支气管炎症改变、双肺散在多发小斑片影。

图6-2-5　EGPA肺损害

越来越多的证据显示，ANCA特异性会影响临床疾病的表型，以及患者对缓解诱导治疗的初始反应、复发风险和长期预后。根据ANCA特异性而非临床诊断对AAV进行分类可以在诊断时传达临床有用的信息（见表6-2-5）。

表6-2-5　PR3-ANCA血管炎与MPO-ANCA血管炎的区别

	PR3-ANCA血管炎	MPO-ANCA血管炎
流行病学	北欧、北美国家和澳大利亚多见	南欧和亚洲国家多见
好发年龄	45~55岁	60~65岁
相关基因	*HLA-DP*、*SERPINA1*（编码α1-antitrypsin）、*PRTN3*（编码PR3）	*HLA-DQ*
病理	肉芽肿性炎、血管炎	血管炎、纤维化
受累器官	上呼吸道受累、肺结节多见,受累及的器官较多	肾脏受累、肺纤维化多见
预后	复发风险高	初始治疗失败风险高;终末期肾病风险高
对治疗的反应	利妥昔单抗优于环磷酰胺用于缓解诱导；PR3-ANCA滴度可能会指导利妥昔单抗之后的治疗	对利妥昔单抗和环磷酰胺的相似反应

AAV患者发生静脉血栓栓塞的风险增加，估计发生率为8%。尤其是当疾病处于活动期时，即在疾病发作（诊断或复发）之后的6个月内，静脉血栓形成较多见，但也可能在缓解期以较低的频率发生。

综上所述，AAV的表现非常复杂多样，从不明原因发热，到肺、肾、神经系统等重要脏器受累。肺，作为ANCA相关性血管炎常累及的脏器，其临床表现也多样而无显著特异性。肺受累见于25%~80%的AAV患者，是死亡率及预后相关的重要因素。

在英国剑桥一个血管炎队列中，分析140例（75例女性）有CT检查和ANCA检测资料的AAV患者的肺部受累情况，其中79例为GPA、61例为MPA。结果表明，77%的患者有肺部CT异常，最常见的为肺部结节（24%），以支气管周围结节最多；其次是支气管扩张（19%）和胸腔积液（19%），以及肺出血（14%）、淋巴结肿大（14%）、肺气肿（13%）和空洞样病变（11%）[28]。

ANCA类型与肺内病变相关[28, 29]。在该队列研究中，中央气道病变和结节性病变更多见于PR3-ANCA阳性患者（$P<0.05$）。寻常型间质性肺炎（UIP）和支气管扩张更多见于MPO-ANCA阳性患者（$P<0.05$）。肺泡出血、胸腔积液、淋巴结肿大和肺淤血也多见于MPO-ANCA阳性患者。ANCA类型与肺受累表现相关，这有助于我们进一步了解AAV发病机制，也能更好进行诊断治疗。

北京大学第一医院单中心回顾分析纳入了719例新诊断为AAV的患者，基线CT被评估并重新分为四类：间质性肺病（ILD）、气道受累（AI）、肺泡出血（AH）和肺肉芽肿（PG）（见图6-2-6）。在随访期间发现，ILD组患者远期预后往往较差，PG组患者易复发，AI组患者易感染。AH组患者早期感染和复发风险均较高，短期预后较差[30]。

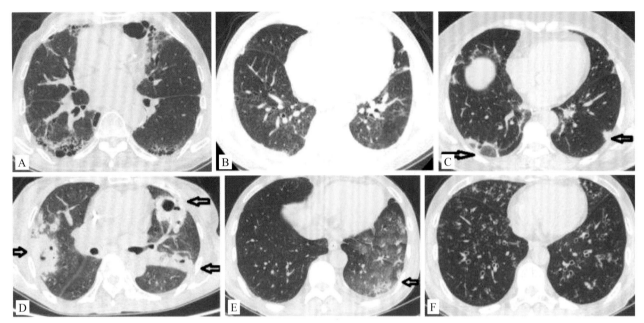

A：一名81岁男性因进行性呼吸困难来到呼吸科就诊，MPO-ANCA阳性，诊断为MPA。胸部CT表现为UIP，主要表现为间质改变，以基底和胸膜下为著、牵拉性支气管扩张和蜂窝状改变。B：一名56岁男性因体格检查血清肌酐升高来到肾脏内科就诊，MPO-ANCA阳性，被诊断为MPA。CT扫描显示周边磨玻璃样影和典型的不累及胸膜下，符合NSIP改变。C：一名58岁女性因持续咳嗽而到呼吸科就诊，MPO-ANCA阳性，被诊断为MPA。CT显示双侧沿支气管血管束和外周分布的斑片状实变，伴反晕征，提示机化性肺炎。D：一名65岁女性出现多系统受累的症状，包括咳嗽和咯血，MPO-ANCA阳性，病理支持肺肉芽肿病变，被诊断为GPA。CT显示双侧结节和实变，并伴有空洞。E：一名47岁男性因咯血等多系统症状到呼吸科就诊，PR3-ANCA阳性，被诊断为GPA。CT显示左侧弥漫性磨玻璃影，符合肺泡出血表现。F：一名58岁女性因咳嗽和鼻窦炎到呼吸科就诊，MPO-ANCA和PR3-ANCA双阳性，并被诊断为GPA。CT表现为双侧小叶中心结节，呈典型的树芽征，伴支气管扩张。

图6-2-6 AAV相关肺损害的常见表现

（资料来源：本图开放获取摘自参考文献[30]，http：//creativecommons.org/licenses/by/4.0/，稍做更改）

在过去几年中，间质性肺病（ILD）和AAV之间的关联也已经确立[31]。这种并发症主要见于65岁以上的患者、日本患者和（或）MPO-ANCA阳性疾病患者。ILD是AAV的常见并发症，尤其是MPO-ANCA+AAV，通常先于AAV被发现。据报道，抗MPO抗体是与ILD相关的主要ANCA亚型，约占46%～71%，而抗PR3抗体见于0～29%的患者。

胸部HRCT经常检测到AAV患者存在肺间质异常[32, 33]，其中高达66%的MPA患者和23%的GPA患者存在ILD，虽然其中一些患者并无症状，且间质性肺病与AAV之间的临床相关性不明确[31]。几乎半数患者的纤维化先于AAV发生之前几个月到12年不等[34]。在影像学上，50%～71%的病例是寻常型间质性肺炎，7%～31%是非特异性间质性肺炎，脱屑性间质性肺炎高达14%。MPA患者最常见磨玻璃影，主要与弥漫性肺泡出血（DAH）相关，但也有网状、小叶间隔增厚和蜂窝状的报道[31]。

ANCA阳性AAV伴肺纤维化患者的主要症状是进行性呼吸困难（50%～73%）和干咳（21%～60%）[35]。其他表现，如肺出血[36]和咯血（5%），全身症状如发热（31%）和体重减轻（5%）的发生频率较低[37]。在之前的研究中，ANCA滴度与肺纤维化的严重程度无关。在一个小案例系列中，ANCA阳性患者的临床表现和肺纤维化与自身抗体阴性的患者没有差异[35]。

相反，符合 MPA 诊断标准的 ILD 患者大多数表现出全身症状和肺外疾病[38]。在这些病例中，在诊断时经常自觉不适、发热和体重减轻。此外，血管炎受累常见于皮肤、周围神经系统、关节和肌肉或肾脏。肺部表现包括进行性呼吸困难、肺泡出血和慢性咳嗽。值得注意的是，在对比有无肺纤维化的 MPA 患者时发现，一些作者报道有肺纤维化的 MPA 患者通常表现出较轻的全身炎症反应，表现为较低的 ESR、较高的血红蛋白，以及弥漫性肺泡出血、周围神经和肾脏受累较少。

ILD 显著影响患者的生活质量和生存期，AAV 合并 ILD 意味着预后不良，死亡率增加 2～4 倍，尤其是在 MPA 合并肺纤维化的患者中死亡率更高。与没有 ILD 的 AAV 患者相比，肺纤维化 AAV-ILD 患者的死亡风险更高[32, 39]，中位生存期为 5 年。但需要更多的研究来证实这一点并确定这些患者的最佳治疗方法[39]。

除了 AAV 的这些经典和众所周知的表现外，肺部结节、胸膜增厚、胸腔积液、气道狭窄、支气管扩张等表现也时有报道（见图 6-2-7）。

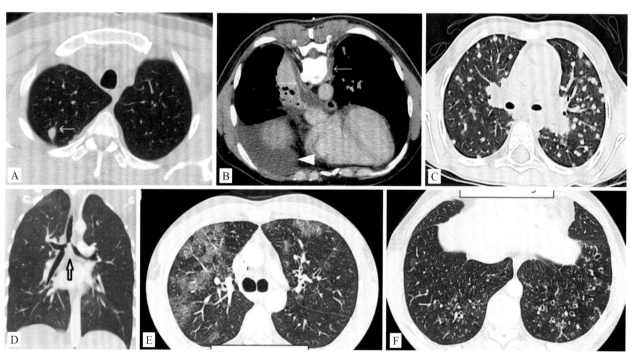

A：PR3-GPA 患者胸部 CT 扫描显示，右上叶有非特异性结节。B：俯卧位的造影剂增强 CT 位置显示，第 9 椎骨区域的左侧胸腔积液和双侧胸膜下增厚。C：一名 10 岁 pANCA-GPA 患者，胸部 CT 表现为双侧多发结节。D：一名 27 岁女性因重度呼吸困难就诊，PR3-ANCA 阳性，被诊断为 GPA。CT 显示气管支气管狭窄。E、F：一名 MPO-MPA 患者表现为反复咯血、支气管扩张。

图 6-2-7　AAV 肺损害的其他表现

（资料来源：A、B 图开放获取摘自参考文献[12]。C 图受允摘自参考文献[26]，D 图开放获取摘自参考文献[30]，http://creativecommons.org/licenses/by/4.0/，稍做改编。E、F 图获 ERS 授权摘自参考文献[40] 并稍做编辑，Reproduced with permission of the © ERS 2024：European Respiratory Journal 46（2）554-557；DOI：10.1183/09031936.00031115 Published 31 July 2015）

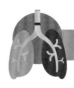
五、治　疗

目前对中重度 AAV 的治疗包括两个阶段：基于糖皮质激素联合另一种免疫抑制剂组合的缓解诱导治疗，一旦达到缓解，然后维持治疗（维持缓解）。2021 年，美国风湿病学会与血管炎基金会联合发布了 AAV 的治疗指南，提出了多条推荐意见[41]。

通常通过大剂量糖皮质激素联合环磷酰胺或利妥昔单抗[42]联合使用 3～6 个月来实现 GPA/MPA 缓解诱导。对于活动性、重症 GPA/MPA 患者，有条件进行诱导缓解的，减量 GC 方案要优于标准剂量 GC 方案来[43]。至少对某些选定的患者而言，使用补体 C5a 受体阻断剂 avacopan 甚至可能导致新的无类固醇治疗方法[44, 45]。霉酚酸酯（MMF）或甲氨蝶呤联合糖皮质激素可考虑用于非重症 GPA 或肾性但非严重 MPA 患者的缓解诱导。糖皮质激素也可单独使用，作为一线治疗，以诱导罕见的非严重、非肾性 MPA 患者的缓解。

在使用糖皮质激素联合环磷酰胺或利妥昔单抗进行诱导治疗后，70%～90% 的患者将获得缓解。然而，需要继续使用免疫抑制剂治疗以防止疾病复发。环磷酰胺具有显著的毒性，因此在缓解后不能继续作为维持治疗药物。在预防复发方面，改用硫唑嘌呤同样有效，在缓解后 1 年内复发率约为 14%。几项试验和研究现已表明，作为维持治疗药物，利妥昔单抗优于硫唑嘌呤或甲氨蝶呤。然而，在个体患者水平上，维持治疗的最佳给药方案和持续时间仍有待更好地确定。

维持治疗的最佳持续时间至少为 24 个月。在 24 个月之后，维持治疗的继续与否通常根据患者的几个特征而个体化制定，包括 ANCA 血清型（PR3-ANCA 阳性患者复发更多）、诱导治疗后 ANCA 的持续存在（相关复发风险也更高）、既往复发史（与更高的复发风险相关）、器官受累和（或）患者或医生的偏好。有条件的建议 SMZco 以预防肺孢子菌肺炎。

EGPA 的治疗也包括缓解诱导治疗和维持阶段，但与 GPA 和 MPA 相比，存在一些细微差别和差异。2021 年，美国风湿病学会与血管炎基金会联合发布的 EGPA 治疗指南及 EGPA 的内部共识工作组建议，①对于大多数有非严重疾病形式的患者，最初可以单独使用糖皮质激素治疗或联合使用美泊利单抗、甲氨蝶呤、硫唑嘌呤、霉酚酸酯或环磷酰胺；②对于危及生命和（或）器官的 EGPA 患者，应明确接受糖皮质激素联合免疫抑制剂（环磷酰胺或利妥昔单抗）治疗 3～6 个月；③对于有条件地，建议使用甲氨蝶呤、硫唑嘌呤或霉酚酸酯维持缓解；④根据患者的临床状况和偏好决定糖皮质激素治疗的疗程。

美国风湿病学会与血管炎基金会联合发布的 AAV 治疗指南建议：①对于鼻窦受累的 GPA 患者，鼻腔冲洗和局部鼻腔治疗（抗生素、润滑剂和 GCs）可能是有益的；②对于有鼻中隔缺损和（或）鼻梁塌陷的 GPA 缓解期患者，如果患者需要，有条件的则建议进行重建手术；③对于活动性声门下炎症和（或）支气管内组织狭窄的 GPA 患者，有条件的建议采用免疫抑制治疗要优于单纯手术扩张和病灶内 GC 注射；④对于肿块性病变（如眼眶假瘤或腮腺、颅内或肺肿块）的 GPA 患者，有条件的建议采用免疫抑制治疗要优于手术切除肿块性病变和免疫抑制剂治疗。

在过去的几十年中，AAV 的诊疗标准发生了许多变化，预计很快就会发生更多变化，包括使用 avacopan，而且可能还有一些其他正在研究或开发的药物（见表 6-2-6）[5]。

表6-2-6 AAV治疗的新靶点

靶点	机制	生物制剂
B淋巴细胞或浆细胞	BAFF拮抗剂	blisibimod
蛋白酶	蛋白酶体抑制剂	bortezomib
T淋巴细胞	CD80或CD86拮抗剂	abatacept
细胞因子受体	抗IL-6受体抗体	tocilizumab
细胞因子	抗IL-5抗体	mepolizumab
补体系统	C5a受体阻断剂	avacopan
体液因子	胞浆交换	—

1996年，首次提出5因素评分（five-factor score，FFS）作为一种预后工具[46]，较高的分数与较差的结果相关。这5个因素分别为蛋白尿>1g/d、肾功能不全伴血清肌酐>1.58mg/dL、胃肠道受累、心肌病和中枢神经系统受累。

FFS也已被用于指导治疗，但其对新疗法的适用性尚不清楚。2011年，在1108名GPA、MPA、EGPA患者中重新审查了FFS[47]。2011版AAV的FFS包括耳、鼻、喉损害和年龄>65岁。FFS的组成部分可以作为严重程度的标志，需要更积极地治疗。

● 参考文献 ●

[1] ALMAANI S, FUSSNER L A, BRODSKY S, et al. ANCA-associated vasculitis:An update [J]. Journal of clinical medicine, 2021, 10(7):1446.

[2] ROSS C, MAKHZOUM J P, PAGNOUX C. Updates in ANCA-associated vasculitis [J]. Diagnostic and interventional radiology (Ankara, Turkey), 2022, 9(3):153-166.

[3] LAMPRECHT P. [Revised Chapel Hill nomenclature of vasculitides] [J]. Z rheumatol, 2012, 71(9):743-744.

[4] ROSS C, MAKHZOUM J P, PAGNOUX C. Updates in ANCA-associated vasculitis [J]. European Journal of Rheumatology, 2022, 9(3):153-166.

[5] NAKAZAWA D, MASUDA S, TOMARU U, et al. Pathogenesis and therapeutic interventions for ANCA-associated vasculitis [J]. Nat rev rheumatol, 2019, 15(2):91-101.

[6] BOSCH X, GUILABERT A, FONT J. Antineutrophil cytoplasmic antibodies [J]. Lancet, 2006, 368(9533):404-418.

[7] RADICE A, SINICO R A. Antineutrophil cytoplasmic antibodies (ANCA) [J]. Autoimmunity, 2005, 38(1):93-103.

[8] ALTINEL ACOGLU E, YAZILITAS F, GURKAN A, et al. Eosinophilic granulomatosis with polyangiitis in a 4-year-old child:Is montelukast and/or clarithromycin a trigger? [J]. Archives of Iranian Medicine, 2019, 22(3):161-163.

[9] ZHOU W, YE W, SHI J, et al. Vasculitis secondary to pulmonary bacterial infection:A case report [J]. Diagnostics (Basel, Switzerland), 2022, 12(4):772.

[10] RAJA A, AFRIDI S M, NOE M M, et al. Cytoplasmic antineutrophil cytoplasmic antibodies (C-ANCA) vasculitis:An uncommon complication after stem cell transplantation [J]. Cureus, 2022, 14(5):e25445.

[11] FUSSNER L A, HUMMEL A M, SCHROEDER D R, et al. Factors determining the clinical utility of serial measurements of antineutrophil cytoplasmic antibodies targeting proteinase 3 [J]. Arthritis rheumatol, 2016, 68(7):1700-1710.

[12] TOFFART A C, ARBIB F, LANTUEJOUL S, et al. Wegener granulomatosis revealed by pleural effusion [J]. Case Reports in Medicine, 2009, 2009:164395.

[13] LEAVITT R Y, FAUCI A S, BLOCH D A, et al. The American College of Rheumatology 1990 criteria for the classification of Wegener's granulomatosis [J]. Arthritis and rheumatism, 1990, 33(8):1101-1107.

[14] MASI A T, HUNDER G G, LIE J T, et al. The American College of Rheumatology 1990 criteria for the classification of Churg-Strauss syndrome (allergic granulomatosis and angiitis) [J]. Arthritis and rheumatism, 1990, 33(8):1094-1100.

[15] DOMÍNGUEZ-QUINTANA M, ALBA M A, HINOJOSA-AZAOLA A. Classification of ANCA-associated vasculitis:Differences based on ANCA specificity and clinicopathologic phenotype [J]. Rheumatol int, 2021, 41(10):1717-1728.

[16] ROBSON J C, GRAYSON P C, PONTE C, et al. OP0021 Draft classification criteria for the anca associated vasculitides [J]. Annals of the Rheumatic Diseases, 2018, 77(Suppl 2):60-61.

[17] ROBSON J C, GRAYSON P C, PONTE C, et al. 2022 American College of Rheumatology/European Alliance of Associations for Rheumatology

classification criteria for granulomatosis with polyangiitis［J］. Ann rheum dis, 2022, 81(3):315-320.

［18］GRAYSON P C, PONTE C, SUPPIAH R, et al. 2022 American College of Rheumatology/European Alliance of Associations for Rheumatology Classification Criteria for Eosinophilic Granulomatosis with Polyangiitis［J］. Ann rheum dis, 2022, 81(3):309-314.

［19］SUPPIAH R, ROBSON J C, GRAYSON P C, et al. 2022 American College of Rheumatology/European Alliance of Associations for Rheumatology classification criteria for microscopic polyangiitis［J］. Ann rheum dis, 2022, 81(3):321-326.

［20］KRONBICHLER A, BAJEMA I M, BRUCHFELD A, et al. Diagnosis and management of ANCA-associated vasculitis［J］. Lancet, 2024, 403(10427): 683-698.

［21］ANDRADE G C, MAIA F C P, MOURãO G F, et al. Antineutrophil cytoplasmic antibodies in patients treated with methimazole:A prospective Brazilian study［J］. Brazilian Journal of Otorhinolaryngology, 2019, 85(5):636-641.

［22］KIM S M, CHOI S Y, KIM S Y, et al. Clinical characteristics of patients with vasculitis positive for anti-neutrophil cytoplasmic antibody targeting both proteinase 3 and myeloperoxidase:a retrospective study［J］. Rheumatol Int, 2019, 39(11):1919-1926.

［23］WALLACE Z S, STONE J H. Personalized medicine in ANCA-associated vasculitis ANCA specificity as the guide?［J］. Front Immunol, 2019, 10:2855.

［24］RAO D A, WEI K, MEROLA J F, et al. Myeloperoxidase-antineutrophil cytoplasmic antibodies (MPO-ANCA) and proteinase 3-ANCA without immunofluorescent ANCA found by routine clinical testing［J］. J rheumatol, 2015, 42(5):847-852.

［25］RUSSELL K A, SPECKS U. Are antineutrophil cytoplasmic antibodies pathogenic? Experimental approaches to understand the antineutrophil cytoplasmic antibody phenomenon［J］. Rheumatic disease clinics of north america, 2001, 27(4):815-832.

［26］AMINI S, JARI M. Granulomatosis with polyangiitis misdiagnosed as IgA vasculitis in a child［J］. Case Reports in Pediatrics, 2023, 2023:9950855.

［27］YASEEN K, MANDELL B F. ANCA associated vasculitis (AAV):a review for internists［J］. Postgraduate medicine, 2022, 135(sup1):3-13.

［28］MOHAMMAD A J, MORTENSEN K H, BABAR J, et al. Pulmonary involvement in antineutrophil cytoplasmic antibodies (ANCA)-associated vasculitis: The influence of ANCA subtype［J］. J rheumatol, 2017, 44(10):1458-1467.

［29］TALARICO R, BARSOTTI S, ELEFANTE E, et al. Systemic vasculitis and the lung［J］. Current opinion in rheumatology, 2017, 29(1):45-50.

［30］ZHOU P, LI Z, GAO L, et al. Pulmonary involvement of ANCA-associated vasculitis in adult Chinese patients［J］. BMC Pulm Med, 2022, 22(1):35.

［31］ALBA M A, FLORES-SUáREZ L F, HENDERSON A G, et al. Interstital lung disease in ANCA vasculitis［J］. Autoimmun rev, 2017, 16(7):722-729.

［32］DOLINER B, RODRIGUEZ K, MONTESI S B, et al. Interstitial lung disease in ANCA-associated vasculitis:Associated factors, radiographic features, and mortality［J］. Rheumatology, 2022, 62(2):716-725.

［33］SEBASTIANI M, MANFREDI A, VACCHI C, et al. Epidemiology and management of interstitial lung disease in ANCA-associated vasculitis［J］. Clin exp rheumatol, 2020, 38 Suppl 124(2):221-231.

［34］KISHORE N, GUPTA N, DHAR A, et al. Interstitial lung disease with usual interstitial pneumonia pattern preceding the presentation of ANCA-associated vasculitis by 4 years:Coincidence or correlation?［J］. Breathe, 2018, 14(3):e105-e110.

［35］NOZU T, KONDO M, SUZUKI K, et al. A comparison of the clinical features of ANCA-positive and ANCA-negative idiopathic pulmonary fibrosis patients［J］. Respiration, 2009, 77(4):407-415.

［36］TRAILA D, MARC M S, PESCARU C, et al. ANCA-associated vasculitis in idiopathic pulmonary fibrosis:A case report and brief review of the literature［J］. Medicine, 2022, 101(9):e29008.

［37］YU A P, CHANG J X, LIU Y J, et al. Computed tomography image analysis before and after treatment of anti-neutrophil cytoplasmic antibody-associated pulmonary interstitial fibrosis in 8 patients［J］. Clinical therapeutics, 2014, 36(12):2064-2071.

［38］HERVIER B, PAGNOUX C, AGARD C, et al. Pulmonary fibrosis associated with ANCA-positive vasculitides. Retrospective study of 12 cases and review of the literature［J］. Ann rheum dis, 2009, 68(3):404-407.

［39］ZHOU P, MA J, WANG G. Impact of interstitial lung disease on mortality in ANCA-associated vasculitis:A systematic literature review and meta-analysis［J］. Chronic Respiratory Disease, 2021, 18:1479973121994562.

［40］LHOTE R, THEODORE C, ISSOUFALY T, et al. Successful treatment of antineutrophil cytoplasmic antibody-associated bronchiectasis with immunosuppressive therapy［J］. European Respiratory Journal, 2015, 46(2):554-557.

［41］CHUNG S A, LANGFORD C A, MAZ M, et al. 2021 American College of Rheumatology/Vasculitis Foundation Guideline for the Management of Antineutrophil Cytoplasmic Antibody-Associated Vasculitis［J］. Arthritis rheumatol, 2021, 73(8):1366-1383.

［42］STONE J H, MERKEL P A, SPIERA R, et al. Rituximab versus cyclophosphamide for ANCA-associated vasculitis［J］. New engl j med, 2010, 363(3): 221-232.

［43］WALSH M, MERKEL P A, PEH C A, et al. Plasma Exchange and glucocorticoids in severe ANCA-associated vasculitis［J］. New engl j med, 2020, 382(7):622-31.

［44］JAYNE D R W, MERKEL P A, SCHALL T J, et al. Avacopan for the treatment of ANCA-associated vasculitis［J］. New engl j med, 2021, 384(7):599-609.

［45］KHAN M M, MOLONY D A. In ANCA-associated vasculitis, avacopan was superior to prednisone taper for sustained remission［J］. Ann intern med, 2021, 174(7):JC79. DOI:10.7326/ACPJ202107200-079.

［46］GUILLEVIN L, LHOTE F, GAYRAUD M, et al. Prognostic factors in polyarteritis nodosa and Churg-Strauss syndrome. A prospective study in 342 patients［J］. Medicine, 1996, 75(1):17-28.

［47］GUILLEVIN L, PAGNOUX C, SEROR R, et al. The five-factor score revisited:assessment of prognoses of systemic necrotizing vasculitides based on the French Vasculitis Study Group (FVSG) cohort［J］. Medicine, 2011, 90(1):19-27.

第三节 药物诱导的ANCA相关性血管炎

药物相关性血管炎是一种相对罕见的疾病。据报道，10%~24%的皮肤血管炎有药物诱因。很大一部分药物诱导的血管炎患者的特征是ANCA阳性[1]。因此，在某些情况下，药物诱导的血管炎主要是指药物诱导的AAV（drug-induced ANCA-associated vasculitis，DIAAV）。

一、病因与病理生理机制

诱发DIAAV的常见药物有抗生素、抗甲状腺药物、抗TNF-α类、精神类药物及其他药[2]。表6-3-1列举了可致DIAAV的常见药物。

表6-3-1　可致DIAAV的常见药物

药物类别	代表性药物
抗甲状腺药物	苄基硫氧嘧啶、卡比马唑、甲巯咪唑[3]、丙基硫氧嘧啶
生物制剂	利妥昔单抗、阿达木单抗、英夫利昔单抗、阿达木单抗、依那西普、戈利木单抗
抗生素	头孢噻肟、呋喃妥因、复方新诺明、万古霉素、米诺环素
抗结核药	异烟肼、利福平
抗风湿药	D-青霉胺、柳氮磺胺吡啶
精神类药物	氯氮平、硫利达嗪、苯巴比妥
其他类别	别嘌呤醇、阿伐他汀、左旋咪唑-可卡因、地诺单抗、肼苯哒嗪、异维甲酸、苯妥英钠、孟鲁司特[4]、二甲双胍、格列美脲、加巴喷丁[5]

药物诱发AAV的机制不明。可能与这些药物抑制DNA乙基转移酶导致自身抗原表达增加、中性粒细胞耐受性破坏有关。致AAV的药物多数是小分子药物，MPO与药物组成靶抗原。致病药物及其代谢产物可能结合MPO改变其免疫原性及其构型。此外，还可能与中性粒细胞凋亡障碍有关。药物可诱导ANCA的产生，但仅有其中的一小部分患者发病为AAV。

编码MPO和PR3表达的DNA甲基化是AAV的重要机制。在活动性AAV患者中观察到MPO和PRTN3的低甲基化，并且DNA甲基化通常在缓解期增加。一些药物，如肼，可抑制DNA甲基化并诱导T淋巴细胞的自我反应[6]。活化的T淋巴细胞进一步诱导B淋巴细胞和浆细胞产生自身抗体。

丙基硫氧嘧啶诱导DNase I难以消化的异常中性粒细胞胞外杀菌陷阱（neutrophil extracellular traps，NETs）[7]。据推测，丙基硫氧嘧啶的代谢物可能掩盖DNase I识别位点。可卡因和左旋咪唑均可诱导NETs形成并增加B淋巴细胞活化因子的释放[8]。此外，肼苯哒嗪还可以显著诱导NETs的形成[6]。如上所述，这些药物诱导的NETs会导致ANCA的形成。

研究表明，抗甲状腺药物相关ANCA的产生与使用的药物持续时间有关。服用丙基硫氧嘧啶（propylthio uracil，PTU）超过18个月更要注意血清ANCA，不建议服用PTU超过3年。然而，当PTU诱导AAV发生时，转换为甲巯基咪唑可能会导致DIAAV复发。

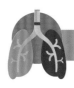

二、临床表现

不同药物引起的AAV的临床表现和严重程度可能差异很大，很难一概而论。药物性血管炎的临床表现在服药后2天~10年后出现，平均出现时间为3周。临床表现通常取决于受累血管的位置、大小和缺血程度。它们从单纯皮肤症状到伴有或不伴有全身症状（发热、不适、关节痛、肌痛、体重减轻）的少见的多脏器受累。在药物性血管炎中，皮肤是最主要的受累器官，部分患者可累及内脏。

其中，最常涉及的药物是PTU[3,9]、米诺环素[10]、别嘌醇、柳氮磺胺吡啶和其他使用较少的药物，如D-青霉胺或肼苯哒嗪[11]等。其中，PTU，通常具有高滴度的MPO-ANCA。使用左旋咪唑-可卡因引发血管炎常伴高滴度ANCA［PR3和（或）MPO-ANCA］。血管病变与GPA非常相似，肾脏和肺部几乎均受累，关节炎多见，但皮肤受累较少见。

常见的4种药物所致DIAAV的临床特点见表6-3-2。

表6-3-2　4种常见药物所致DIAAV的临床特点

类别	肼苯哒嗪	米诺环素	丙基硫氧嘧啶	左旋咪唑/可卡因
性别	无差异	无差异	女多	无差异
年龄	中老年	青少年,青年	中青年	中年
发病时药物疗程	不定	不定	不定	不定
临床表现	关节痛、皮疹、呼吸困难	结节性多动脉炎,以皮肤、肾脏受累多见[12,13]	发热、关节痛、皮疹、粒细胞缺乏	发热、关节痛、肌痛、痛性紫癜样皮疹
受累器官、系统	皮肤、肺、肾	皮肤、动脉	皮肤、关节、肺、肾、血液系统	皮肤、关节、上呼吸道、肺、血液系统、肾脏
ANCA的类型	MPO-ANCA	MPO-ANCA	MPO-ANCA	MPO-ANCA/PR3-ANCA
MPO-ANCA/PR3-ANCA双阳	少见	少见	少见	非常常见
抗核抗体	+	+	+	+
抗双链DNA抗体	+	-	-	-
抗组胺抗体	+	-	+/-	+
抗磷脂抗体	+/-	-		+

在已发表的工作中，药物诱导的AAV的临床特征更可能属于MPA和孤立性肾小球肾炎的类别。肾脏是最常见的受累器官，不同患者的临床特征差异很大，包括血尿、蛋白尿和血清肌酐升高。肺泡内出血是最常见的肺部表现，常伴有咳嗽、呼吸困难和咯血。有些患者可能只有肺部受累，如急性呼吸窘迫综合征和间质性肺炎，而没有肾损伤。

在病例报告中还描述了罕见的临床表现，如感音神经性听力损失、心包炎、坏疽性脓皮病、表现为认知症状的中枢神经系统血管炎和脑炎、硬脑膜炎。

三、诊　断

药物性AAV的早期诊断和立即停药对于药物性AAV的预后至关重要。目前，药物性AAV的诊断标准尚无明确定义，仍为排他性诊断。

ANCA的检测可能作为诊断DIAAV可能性的重要信号。因此，建议对所有疑似患者使用联合间接免疫荧光法和抗原特异性酶联免疫吸附试验（ELISA）进行ANCA检测，而不是单独依赖任何某一种检测方法[14]。80%~90%的DIAAV患者血清P-ANCA呈阳性，几乎所有DIAAV患者都有MPO抗体而不是PR3抗体。已经表明，针对多种ANCA抗原的自身抗体可能是药物诱导的ANCA的特征。在极少数情况下，存在仅针对其他特定靶抗原的ANCA，如乳铁蛋白和HLE等（MPO和PR3除外）。

虽然ANCA是某些小血管炎的重要血清学生物标志物，但它可能不适合监测药物诱导的AAV的疾病活动。在停用致病药物后，即使应用免疫抑制治疗后，大多数丙基硫氧嘧啶诱导的AAV患者的血清ANCA在缓解期仍可能保持阳性长达5年，并且在没有明显的临床复发表现的情况下，ANCA滴度也可能增加。抗MPO抗体的亲和力可能是监测疾病活动的更敏感的血清学生物标志物[15]。

在满足以下条件时，应考虑诊断为药物性AAV[14, 16]：①患者首先满足2012年CHCC对AAV的定义；②临床症状与使用某种药物有关，停药后症状缓解；③血清ANCA阳性，尤其是多抗原阳性者；④排除有相似特征的疾病，特别是感染、恶性肿瘤和其他类型的血管炎。

如果诊断仍然困难，则可进行组织活检，有助于明确诊断。通常，组织活检对于明确诊断血管炎和排除其他疾病是必要的。组织标本可能来自皮肤、肾和肺活检。皮肤损伤的特征是白细胞碎裂性血管炎伴纤维素样坏死。建议对肾血管炎患者进行肾活检，以揭示疾病严重程度并可指导治疗。在丙基硫氧嘧啶诱导的AAV患者中，可以识别出典型的寡免疫复合物性坏死性新月体肾小球肾炎。支气管镜检查和支气管肺泡灌洗可用于肺部受累的患者。BALF通常显示中性粒细胞性肺泡炎，并且在BALF中可能发现富含铁血黄素的巨噬细胞，甚至还可能检测到ANCA。

此外，DIAAV的临床表现与原发性AAV相似。根据临床表现很难区分DIAAV和原发性AAV。此外，尚无独特的临床病理学或实验室标志物可以区分DIAAV和原发性AAV[17]。

抗甲状腺药物诱导的AAV是最常见的DIAAV。因此，总结抗甲状腺药物诱导的AAV和原发性AAV的区别（见表6-3-3），这可能为我们识别药物诱导的AAV和原发性AAV提供有用的信息。

表6-3-3 抗甲状腺药物相关AAV与原发性AAV的临床异同点

临床特征	抗甲状腺药诱发的AAV	原发性AAV
年龄与性别	主要是青年女性	老年人
皮肤损害	较多见	相对少见
发热(>38.5℃)且体重下降(1个月内下降超过2kg)	相对少见	较多见
肾、肺、肠道、神经受累、胸痛	相对少见	较多见
肌酐、尿蛋白、CRP	较低	较高
血ANA阳性	较频繁	相对少见
抗组蛋白和β₂糖蛋白1抗体	可以检测到	相对罕见
MPO-ANCA的抗原决定簇	少	相对多
ANCA的靶抗原	多个靶抗原，包括MPO、PR3、组织蛋白酶G、乳铁蛋白、弹性蛋白酶、天青杀素、β-葡萄糖醛酸酶等	通常是单个靶抗原MPO或PR3
严重程度	通常较轻	相对严重
预后	通常较好	相对较差

四、治 疗

治疗原发性 AAV 的基石，包括皮质类固醇和环磷酰胺联合的诱导治疗和维持治疗，但由于原发性和药物性 AAV 的发病机制不同，所以该治疗方法不适合 DIAAV 患者。DIAAV 患者的总体预后要好于原发性 AAV 患者。

迄今为止，DIAAV 尚无标准治疗策略。治疗应基于对 DIAAV 患者的个体化评估。DIAAV 的治疗策略因患者而异，具体取决于疾病的严重程度[17]。

凡是诊断疑似 DIAAV 的患者，首先应停用可疑药物，避免复用。对于仅限于一般全身症状的患者，停药并采用对症治疗即可。

器官受累患者的治疗取决于临床症状的严重程度和组织病理学损害程度。对于有严重和活动性器官受累的患者，强化免疫抑制治疗［如皮质类固醇和（或）免疫抑制剂］可以改善器官功能并防止进展为严重的不可逆病变。泼尼松在前 4～8 周内应以每天 1mg/kg 的剂量给药，然后在 6～12 个月内逐渐减量。环磷酰胺针（每月 0.6～1.0g，静滴；或每天 1～2mg/kg，口服）或霉酚酸酯（1.5～2.0g/d）持续使用 6～12 个月。此外，对于重度坏死性新月体肾小球肾炎和弥漫性肺泡出血的患者，则应考虑甲基强的松龙（每天 7～15mg/kg）冲击治疗 3 天；对于危及生命的大量肺出血患者，则可能需要血浆置换。

对于 DIAAV 患者，免疫抑制治疗的持续时间仍无定论。通常，DIAAV 患者的免疫抑制治疗的疗程较原发性 AAV 短，一般不需要长期维持，可监测血清 ANCA 滴度和亲和力，以及时发现潜在血管炎症状。除严重的器官受累外，大多数症状通常在 1～4 周内消失。尽管血管炎已完全消退，但有些患者在整个较长时间里确实存在持续的实验室异常（血清肌酐升高、蛋白尿）。

参考文献

［1］ KASEMCHAIYANUN A, BOONSARNGSUK V, LIAMSOMBUT S, et al. Myeloperoxidase-antineutrophil cytoplasmic antibody-associated diffuse alveolar hemorrhage caused by denosumab［J］. Respir Med Case Rep, 2022, 38:101690.

［2］ DESHAYES S, DOLLADILLE C, DUMONT A, et al. A World wide pharmacoepidemiologic update on drug-induced antineutrophil cytoplasmic antibody-associated vasculitis in the era of targeted therapies［J］. Arthritis rheumatol, 2022, 74(1):134-139.

［3］ ANDRADE G C, MAIA F C P, MOURãO G F, et al. Antineutrophil cytoplasmic antibodies in patients treated with methimazole: A prospective Brazilian study［J］. Brazilian Journal of Otorhinolaryngology, 2019, 85(5):636-641.

［4］ ALTINEL ACOGLU E, YAZILITAS F, GURKAN A, et al. Eosinophilic granulomatosis with polyangiitis in a 4-year-old child: Is montelukast and/or clarithromycin a trigger?［J］. Archives of Iranian Medicine, 2019, 22(3):161-163.

［5］ FATHALLAH N, OUNI B, MOKNI S, et al. Drug-induced vasculitis［J］. Therapie, 2019, 74(3):347-354.

［6］ IRIZARRY-CARO J A, CARMONA-RIVERA C, SCHWARTZ D M, et al. Brief report: Drugs implicated in systemic autoimmunity modulate neutrophil extracellular trap formation［J］. Arthritis rheumatol, 2018, 70(3):468-474.

［7］ NAKAZAWA D, MASUDA S, TOMARU U, et al. Pathogenesis and therapeutic interventions for ANCA-associated vasculitis［J］. Nat rev rheumatol, 2019, 15(2):91-101.

［8］ LOOD C, HUGHES G C. Neutrophil extracellular traps as a potential source of autoantigen in cocaine-associated autoimmunity［J］. Rheumatology, 2017, 56(4):638-643.

［9］ WONG A H, WONG W K, LOOI L M, et al. Propylthiouracil-induced antineutrophil cytoplasmic antibodies-associated vasculitis with renal and lung involvement［J］. Case reports in nephrology and dialysis, 2022, 12(2):105-111.

［10］ YOKOTA K, KURIHARA I, NAKAMURA T, et al. Remission of angiographically confirmed minocycline-induced renal polyarteritis nodosa: A case report and literature review［J］. Internal medicine, 2022, 61(1):103-110.

［11］ ALAWNEH D, EDREES A. Hydralazine-induced antineutrophil cytoplasmic antibody (ANCA)-associated vasculitis: A case report and literature review［J］. Cureus, 2022, 14(4):e24132.

［12］ PELLETIER F, PUZENAT E, BLANC D, et al. Minocycline-induced cutaneous polyarteritis nodosa with antineutrophil cytoplasmic antibodies［J］. European journal of dermatology, 2003, 13(4):396-398.

［13］ KERMANI T A, HAM E K, CAMILLERI M J, et al. Polyarteritis nodosa-like vasculitis in association with minocycline use: A single-center case series［J］. Semin arthritis rheu, 2012, 42(2):213-221.

[14] GAO Y, ZHAO M H. Review article:Drug-induced anti-neutrophil cytoplasmic antibody-associated vasculitis [J]. Nephrology, 2009, 14(1):33-41.

[15] GAO Y, CHEN M, YE H, et al. Follow-up of avidity and titre of anti-myeloperoxidase antibodies in sera from patients with propylthiouracil-induced vasculitis [J]. Clinical endocrinology, 2007, 66(4):543-547.

[16] MERKEL P A. Drug-induced vasculitis [J]. Rheumatic disease clinics of north america, 2001, 27(4):849-862.

[17] YANG J, YAO L P, DONG M J, et al. Clinical characteristics and outcomes of propylthiouracil-induced antineutrophil cytoplasmic antibody-associated vasculitis in patients with Graves' disease:A median 38-month retrospective cohort study from a single institution in China [J]. Thyroid, 2017, 27(12): 1469-1474.

第四节 白塞综合征

白塞综合征（Behçet's syndrome，BS）又称白塞病（Behçet's disease，BD）或 Adamantiades-Behçet病，是一种以血管炎为基础病理改变的慢性、复发性自身免疫性疾病[1]。主要表现为反复发作的口腔溃疡、生殖器溃疡、葡萄膜炎和皮肤损害，亦可累及周围血管、心脏、神经系统、胃肠道、关节、肺、肾等器官。同时，由于血小板和内皮细胞的活化而易于形成血栓。因为肺是BS的靶器官之一[2]，所以呼吸科医师也可能接诊BS患者，掌握BS呼吸系统损害的临床表现有助于更好地诊治此类病患。

1930年，该病最早由希腊眼科医师 Benediktos Adamantiades 在雅典医学会年会上做了病例报道。1937年，土耳其皮肤科医生 Hulusi Behçet 提出了该病的"三联征"，故也将本病命名为"Adamantiades-Behçet病"[3]。在2012年修订的CHCC血管炎命名中，将该病归于可变性血管炎。该病累及多系统，临床表现复杂，近年来更多学者倾向将其称为BS。

BS在世界范围内有较大的地域差异，中东、远东、地中海地区发病率较高，在土耳其患病率最高，故被称为"丝绸之路病"。全球综合患病率为10.3/10万。我国患病率为14/10万，北方可高达110/10万。发病年龄多为15～50岁，中位发病年龄34岁，男女发病率相似，但男性早期发病者更易出现重要脏器受累，预后较差。

一、病因与病理生理机制

尽管BS的病因和发病机制尚不清楚，但许多因素被认为是促成因素，包括遗传、环境、感染和免疫状态。

1. 遗传因素

遗传学研究将HLA-B51确定为与该疾病最密切相关的遗传风险因素[4]。此外，HLA-A26被确定为BS相关眼部病变的危险因素。小RNA，如miR-155、miR-21和miR-23b等microRNA是BS的潜在诊断生物标志物；同时，发现miR-146a与口腔溃疡以及眼部和神经系统表现有关。MiR-326表达可能预测BS患者的葡萄膜炎和严重的眼部受累。

2. 环境因素与免疫状态

BS受性别、吸烟史以及饮食、感染和压力等外源性因素的影响。肠道菌群失调可能通过多种机制促成BS的发病机制。T淋巴细胞（尤其是Th1、Th2和Th17辅助T淋巴细胞）和自然杀伤细胞数量和炎症因子的不平衡有助于BS的发病。

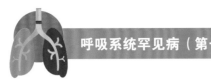

二、临床表现

BS是一种具有广泛临床特征的系统性血管炎，每个组织、器官均可受累。较常累及皮肤、黏膜、眼部、血管、神经、关节和胃肠道，可产生相应的临床表现。在一些BS患者中报告了附睾炎、输卵管炎、精索静脉曲张、心脏受累、肾损害和造血异常等表现，也可出现发热、疲劳、不适和其他全身症状。

1. 眼部受累

25%～75%的患者出现眼部无菌性炎症，包括视力模糊、视力丧失、眼充血、疼痛、畏光、流泪、异物感和头痛。前或后葡萄膜炎、视网膜血管炎、血管闭塞和视神经炎可能导致不可逆的视力损伤，甚至失明。巩膜炎、角膜炎和结膜炎也是其常见的临床表现。

2. 生殖器溃疡

生殖器溃疡是BS的一种特殊症状，通常以丘疹或脓疱形式开始，随后发展为被纤维蛋白覆盖的疼痛性溃疡。通常发生在阴囊、阴茎、外阴、阴唇和阴道黏膜，发生于子宫颈罕见。生殖器溃疡很深，患者非常痛苦，愈合缓慢，并且容易形成瘢痕。75%及以上的BS患者发生生殖器溃疡，复发率通常低于口腔溃疡。

3. 口腔溃疡

复发性口腔溃疡是BS的临床标志。每年发生至少3次。溃疡单个或多个、疼痛、圆形或椭圆形、边界清晰，呈黄白色坏死基底，周围有红斑。通常位于嘴唇、颊黏膜、软腭和舌头上。恢复后不留瘢痕。

4. 皮肤病变

皮肤病变类型多样。在75%以上的患者中观察到痤疮样病变、丘疹和脓疱、血栓性静脉炎、坏疽性脓皮病型病变、多形性红斑病变、紫癜样皮疹和结节性红斑。部分患者可能有异常的外周毛细血管（主要是毛细血管扩张）和指端缺血。

5. 神经系统受累

神经白塞综合征（NBS）是BS的一种罕见症状，与显著的死亡率和发病率有关。头痛、构音障碍、共济失调和偏瘫是NBS的主要临床特征，也可发生嗅觉功能障碍、复发性颈部疼痛、步态不稳。不足10%的患者可能存在脑实质炎症性损害或继发性脑血管疾病。

6. 血管炎

BS的大多数表现可归因于血管炎。各种大小（大、中、小）血管都可能受累[5]。血管受累仍然是BS患者的主要死因。5%～10%的BS患者出现动脉炎表现，表现为血管闭塞、血栓形成或动脉瘤。动脉瘤可能是多发的，最常见的部位是肺动脉、主动脉和下肢动脉[6, 7]。有静脉血栓形成的BS患者更年轻，主要是男性，眼部和关节症状的发生频率较低，并且存在易栓状态。

7. 关节炎

关节痛和关节炎在BS患者中很常见，急性、复发性外周单发性或少发性关节炎是BS患者典型的关节表现，最常受累的是膝关节和踝关节，以及肘关节、手腕关节，较少见的是手脚的小关节。BS患者的关节炎是自限性的，症状通常在2～3周内消退。

8. 胃肠道炎症

BS可累及从口腔到肛门的任何消化器官，常累及回盲部、升结肠、横结肠和食管。临床表现从轻微的腹部不适到严重的腹痛、便血或黑便、瘘管和穿孔。可能会出现单个或多个溃疡以及继发性肠道出血或穿孔，回盲部的火山形溃疡是典型的发现。

9. 其他表现

患者可发生心包炎、心内膜炎、冠状动脉改变（如动脉瘤和狭窄）以及心肌炎等心脏受累表现。此外，患者还可能出现膀胱阴道瘘、睾丸炎和附睾炎、鼻窦炎和复发性中耳炎等其他表现。

10. 合并症

BS可能与其他疾病共存，包括干燥综合征、Budd-Chiari综合征、IgG4相关疾病和Castleman病。有几项研究报告称，BS患者发生癌症的风险比普通人群大约高出3倍。

11. 呼吸系统受累

尽管肺部受累是BS患者死亡的一个重要原因，但很少见，发生率约为5%[8, 9]，多见于青壮年男性。主要是血管炎相关的病变，可累及肺动脉和静脉，导致肺动脉瘤、肺动脉血栓形成以及与血管炎相关的其他肺部表现[2, 10]。

肺动脉炎症破坏了血管壁弹性组织致瘤样扩张[11-13]，扩张的瘤壁上易发生附壁血栓（见图6-4-1），近端动脉瘤破裂可形成肺血管支气管瘘，导致大咯血，远端小动脉炎或小动脉瘤破裂也可致咯血或肺泡出血，表现为云雾状磨玻璃影。此外，上腔静脉血栓形成导致大气道静脉压力增高、静脉破裂也可能是咯血的原因。咯血，特别是重度咯血，是BS患者预后不良的征象之一[12, 14]。

肺血管炎、肺动脉慢性血栓栓塞可致肺动脉高压[15]。肺栓塞少见，血栓可能继发于肺动脉壁炎症而不是体循环静脉血栓脱落栓塞所致。少数可发生肺梗死。有肺栓塞者多预后不良。有些病例可见支气管动脉瘤，患者通常表现为咳嗽、呼吸急促、发热、胸痛和咯血。

BS还具有非特异性的肺部表现，包括胸腔积液[16, 17]、肺结节、胸膜下薄壁空洞和结节样病变[18, 19]。4%~5%的患者可以出现肺间质病变[19, 20]，但通常较轻。在这些患者中，只有合并口腔溃疡和生殖器溃疡的患者才考虑BS。BS患者的胸腔积液可能是胸膜血管炎或上腔静脉血栓形成引起的，而上腔静脉栓塞可导致乳糜痰。

极少数BS患者肺实质受累可能表现为机化性肺炎、嗜酸性粒细胞性肺炎、弥漫性肺泡损伤、弥漫性肺泡出血和阻塞性肺疾病[21-26]。纵隔淋巴结肿大和纵隔炎也可能发生。

某些患者的肺部病变可反复发作，除肺部表现外，尚有全身其他系统的症状，以及全身不适、发热、体重明显减轻等非特异性表现。

肺的组织病理学主要表现为血管周围的淋巴、浆细胞浸润[27]，也可见浆细胞、巨噬细胞、嗜酸性粒细胞及中性粒细胞浸润。血管基底膜上有补体沉积。

胸部CT上可见双侧或单侧肺游走性浸润阴影、胸腔积液或肺间质纤维化[19]。肺通气灌注扫描可表现为双侧或弥漫性灌注缺损。肺CTPA可显示肺动脉阻塞、动脉瘤或肺动脉增宽等[19, 20]。心脏超声提示肺动脉高压。

此外，75%的BD患者可能发生肺外静脉血栓和血栓性静脉炎。肺动脉瘤伴周围血栓性静脉炎应考虑Hughes-Stovin综合征（HSS）的诊断[28]，有时被称为"不完全BS"。这类患者可能不伴有口腔或生殖器溃疡。

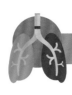
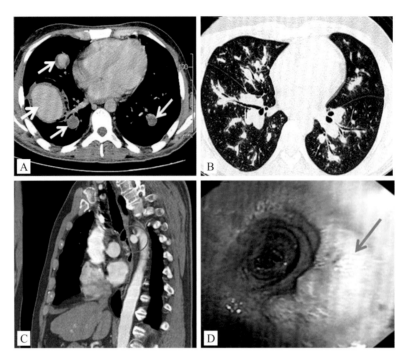

A：左侧真性中央肺动脉瘤和原位血栓（白色箭头）；B：双侧稳定型肺动脉瘤周围肺实质改变；C：稳定型支气管动脉瘤（蓝色圆圈）；D：同一患者的支气管镜检查显示右主支气管有搏动性突出（蓝色箭头）

图6-4-1　双侧肺叶变异和节段性真稳定肺动脉瘤和真性支气管动脉瘤的不同病例

（资料来源：本图开放获取改编自参考文献[28] http：//creativecommons.org/licenses/by/4.0/）

HSS是一种全身性血管炎，其特征是广泛的外周静脉内血栓形成和肺动脉或支气管动脉瘤形成[29]。该病以两位英国医生John Patterson Hughes和Peter George Ingle Stovin的名字命名，因为他们于1959年首次描述了两名有该综合征的男性患者。

CTPA可见动脉瘤壁强化[30]，根据影像特点可将动脉瘤可分为真性稳定型、真性不稳定的渗漏型（急性期）、肺动脉假性动脉瘤（慢性期）、不稳定的PAP、有或没有心内血栓形成的右心室劳损5种类型[28]。

潜在的动脉壁血管炎和凝血级联反应激活，使HSS相关肺血管炎患者的动脉瘤内血栓可以原位发展，如果不及时治疗，可能会导致腔内血栓穿过发炎的动脉瘤壁并将炎症过程蔓延到相邻的支气管，从而可能导致肺动脉假性动脉瘤致命的咯血[31]。瘤周炎症也可以侵入心包腔，导致心包压塞。

在肺循环血流量减少的情况下，支气管循环和其他侧支血管可以扩张，以维持缺血性肺区域的血流并通过体-肺动脉吻合进行气体交换。增加的支气管动脉压力可促进支气管动脉瘤的形成，随后可导致支气管壁受压、变形甚至破坏。在气管镜下可见搏动性隆起。

三、诊断（分类标准）

1.BS的分类标准

BS是一种病因不明的慢性复发性多系统炎症性疾病。无特异性生物标志物或病理组织学特征。诊断主要依赖临床表现。2014年，由来自27个国家的学者组成的白塞病国际研究小组对1990年制定的分类标准进行修订并提出了新标准[32]。新标准的敏感度为94.8%，特异性为90.5%，目前已广泛用于临床（见表6-4-1）。2021年，中华医学会风湿病学分会在借鉴国内外诊治经验和指南的基础上制定《白塞综合征诊疗规范》[33]，并对不同脏器损害的治疗给予建议，旨在减少BS的误诊和漏诊，提高中国医师的诊疗水平。

表6-4-1 2014年BS的国际分类标准

临床表现	分值
眼部炎性损害	2
生殖器阿弗他溃疡	2
口腔阿弗他溃疡	2
皮肤病变	1
神经病变	1
血管病变	1
针刺试验	1

注：针刺试验是附加项目。如呈阳性，则加1分。总分≥4提示BS。

2.BS累及肺的诊断

凡是确诊为完全型BD患者出现呼吸系统症状，特别是合并咯血时，即应考虑BD肺累及的可能。若合并血栓性静脉炎、上腔静脉血栓形成及肺游走性浸润影，则基本可诊断。确诊有赖于组织的病理学检查。

四、治疗方案及原则

BS通常有一个复发和缓解的过程，目前尚无公认的有效根治药物。主要治疗目标是消除触发和（或）加重因素，防止复发、及时抑制炎症，缓解和控制临床症状、预防和治疗重要器官的损害、减缓疾病进展，提高患者的生活质量。

多学科联合诊疗、个体化治疗、早期治疗有助于控制病情，改善预后。BS的眼病、血管、神经和胃肠道受累与预后不良相关，应根据患者的年龄、性别、器官受累的类型及严重程度进行个体化治疗[33]。

1.口腔和生殖器溃疡的治疗

对于孤立的口腔和生殖器溃疡，可使用局部糖皮质激素、钙调神经磷酸酶抑制剂、IFN-α凝胶和利多卡因凝胶进行初始治疗。当溃疡严重或涉及其他器官时，可口服低剂量糖皮质激素、硫唑嘌呤、沙利度胺、IFN-α和TNF-α抑制剂。秋水仙碱是预防生殖器溃疡的首选药物。近年来，乌司奴单抗（ustekinumab，IL-12/IL-23抑制剂）已被证明对秋水仙碱治疗耐药的BS相关口腔溃疡有效，而苏金单抗（secukinumab，IL-17抑制剂）和阿普斯特（apremilast，磷酸二酯酶4抑制剂）也证明了对溃疡的临床益处。

2.皮肤病变的治疗

脓疱或痤疮样病变的局部和全身治疗与寻常痤疮相同。秋水仙碱是结节性红斑的首选治疗方法；如不能有效控制，可考虑全身性糖皮质激素和免疫抑制剂。

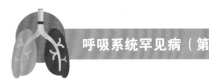

3. 深静脉血栓栓塞的治疗

深静脉血栓形成（deep venous thrombosis，DVT）是由内皮炎症引起的。急性DVT采用糖皮质激素联合免疫抑制剂如硫唑嘌呤、环磷酰胺或环孢素A治疗。可以通过控制全身炎症而不是抗凝剂来预防BS患者DVT。TNF-α抑制剂可用于治疗难治性DVT。在合并肺动脉瘤情况下，应谨慎抗凝。在降低出血和肺动脉瘤的风险后，可以在治疗方案中添加抗凝剂。高剂量（冲击疗法后逐渐减少）的糖皮质激素可用于治疗急性脑静脉窦血栓形成，可短时间使用抗凝药物，并定期监测颅外血管。

4. 肺动脉瘤的治疗

肺动脉瘤的预后很严重（死亡率估计高达26%），但已通过早期诊断和免疫抑制剂的引入得到改善[8]。无症状稳定的肺动脉瘤患者可能受益于糖皮质激素联合免疫抑制剂或生物制剂，以诱导和维持疾病缓解[34]。对于这一亚组患者，考虑到病变对免疫抑制治疗的反应性，所以不宜行栓塞或切除手术。推荐大剂量糖皮质激素联合环磷酰胺治疗肺动脉瘤。对于存在难治性静脉血栓和肺动脉瘤的BS患者，可使用生物制剂，如单抗类、TNF-α抑制剂。对于肺动脉瘤大出血风险高的患者，栓塞治疗优于外科手术。

BS引起的肺动脉损害的主要治疗方法是糖皮质激素联合环磷酰胺，而手术的作用是有争议的，因为大多数手术干预的结果并不乐观。特别是肺叶切除术的结果很差，许多患者在术后不久死亡。

但是在某些情况下，外科干预作为药物治疗的辅助手段是必不可少的[27]。通过肺动脉弹簧圈栓塞，或某些高危病变的开胸手术的适应证包括巨大的（直径>30mm的外周肺动脉瘤）、快速增大的或渗漏不稳定的肺动脉瘤。肺动脉高压的存在也是动脉瘤破裂/夹层的重要危险因素，应被视为稳定病变的介入栓塞或外科手术的相对指征。动脉瘤手术前后均应使用糖皮质激素联合环磷酰胺或生物制剂，以减少术后并发症。

5. 神经系统病变的治疗

对于实质神经白塞综合征，推荐的治疗方法是大剂量糖皮质激素（冲击疗法后逐渐减少，总疗程>6个月）联合免疫抑制剂（首选硫唑嘌呤；其他选择性药物包括吗替麦考酚酯、甲胺蝶呤和环磷酰胺，而应避免环孢素A，因为它会增加中枢神经系统受累的风险）。推荐使用TNF-α抑制剂作为严重或难治性脑实质损害患者的一线治疗。此外，CD20抑制剂（利妥昔单抗）和IL-6抑制剂（托珠单抗）也是治疗神经白塞综合征安全有效的选择。

6. 妊 娠

BS不是妊娠禁忌证，尽管流产、宫内生长受限和剖宫产等事件在BS患者中的发生率似乎更高[35]。在大多数情况下，妊娠可以改善疾病进程。然而，鉴于潜在的不良事件，有必要对妊娠患者进行严密的随访，以尽量降低母亲和胎儿的任何风险，尤其是血栓形成风险。

• 参考文献 •

［1］CHEN J, YAO X. A contemporary review of behcet's syndrome［J］. Clinicalreviews in allergy & immunology, 2021, 61(3):363-376.

［2］ADAMS T N, ZHANG D, BATRA K, et al. Pulmonary manifestations of large, medium, and variable vessel vasculitis［J］. Resp med, 2018, 145: 182-191.

［3］BERGAMO S. The diagnosis of Adamantiades-Behçet disease:Clinical features and diagnostic/classification criteria［J］. Front Med, 2022, 9:1098351. DOI:10.3389/fmed.2022.1098351.

［4］PAMUKCU M, DURAN T I, DEMIRAG M D. HLA-B51 impact on clinical symptoms in Behcet's disease［J］. JCPSP-Journal of the College of Physicians and Surgeons Pakistan, 2022, 32(7):904-908.

［5］MERIC M, OZTAS D M, UGURLUCAN M, et al. Giant left anterior descending coronary artery aneurysm in a patient with Behçet's disease［J］.

Brazilian Journal of Cardiovascular Surgery, 2022, 37(4):605-608.

［6］CHATTOPADHYAY A, JAIN S, NAIDU G, et al. Clinical presentation and treatment outcomes of arterial involvement in Behçet's disease:A single-centre experience ［J］. Rheumatol int, 2022, 42(1):115-120.

［7］WANG M, BARTOLOZZI L M, RIAMBAU V. Total endovascular treatment for thoraco-abdominal aortic aneurysm in a patient with Behçet's disease: Case report and literature review ［J］. Vascular, 2021, 29(5):661-666.

［8］GHEMBAZA A, BOUSSOUAR S, SAADOUN D. Thoracic manifestations of Behçet's disease ［J］. Rev mal respir, 2022, 39(6):523-533.

［9］FERAGALLI B, MANTINI C, SPERANDEO M, et al. The lung in systemic vasculitis:Radiological patterns and differential diagnosis ［J］. British journal of radiology, 2016, 89(1061):20150992.

［10］BEN-DAVID Y, GUR M, ILIVITZKI A, et al. Atypical cardiopulmonary manifestations in pediatric Behçet's disease ［J］. Pediatric pulmonology, 2020: 1-7.

［11］ALAKKAS Z, KAZI W, MATTAR M, et al. Pulmonary artery thrombosis as the first presentation ofBehçet's syndrome:A case report and review of the literature ［J］. J Med Case Rep, 2021, 15(1):322.

［12］LAW N, QUENCER K, KAUFMAN C, et al. Embolization of pulmonary artery aneurysms in a patient with Behçet's disease complicated by coil erosion into the airway ［J］. Journal of vascular surgery cases and innovative techniques, 2022, 8(2):193-195.

［13］BHATTACHARYA D, SASIKUMAR D, ANOOP A, et al. Pulmonary artery aneurysm:Harbinger of an ominous disease ［J］. Annals of Pediatric Cardiology, 2022, 15(1):77-79.

［14］EROGLU D S, TORGUTALP M, BAYSAL S, et al. Clinical characteristics of pulmonary artery involvement in patients with Behçet's syndrome:Single-centre experience of 61 patients ［J］. Clinical rheumatology, 2021, 40(10):4127-4134.

［15］LEON SUáREZ P D C, RúA FIGUEROA FERNáNDEZ DE LARRINOA I, URSO S, et al. Reversible pulmonary hypertension with operation of large intramediastinal pseudoaneurysm and anti-inflammatory treatment in patients with Behcet disease ［J］. BMJ Case Rep, 2021, 14(9):e245332.

［16］ALKHURASSI H F, OCHELTREE M R, ALSOMALI A, et al. Pleural effusion presenting in a young man with Behçet's disease ［J］. Cureus, 2020, 12 (9):e10273.

［17］BAL S K, GUPTA R, IRODI A, et al. To immunosuppress or not:Behcet's syndrome presenting as an eosinophilic pleural effusion ［J］. Lung india, 2017, 34(5):457-460.

［18］DAVATCHI F, CHAMS-DAVATCHI C, SHAMS H, et al. Adult Behcet's disease in Iran:Analysis of 6075 patients ［J］. International Journal of Rheumatic Diseases, 2016, 19(1):95-103.

［19］EMAD Y, ABDEL-RAZEK N, GHEITA T, et al. Multislice CT pulmonary findings in Behçet's disease (report of 16 cases) ［J］. Clinical rheumatology, 2007, 26(6):879-884.

［20］THARWAT S, ELADLE S S, MOSHRIF A H, et al. Computed tomography pulmonary angiography (CTPA) in Behçet's disease patients:A remarkable gender gap and time to refine the treatment strategy ［J］. Clinical rheumatology, 2022, 41(1):195-201.

［21］NANKE Y, KOBASHIGAWA T, YAMADA T, et al. Cryptogenic organizing pneumonia in two patients with Behçet's disease ［J］. Clin exp rheumatol, 2007, 25(4 Suppl 45):S103-106.

［22］NING-SHENG L, CHUN-LIANG L, RAY-SHENG L. Bronchiolitis obliterans organizing pneumonia in a patient with Behçet's disease ［J］. Scandinavian journal of rheumatology, 2004, 33(6):437-440.

［23］SHIJUBO N, FUJISHIMA T, MORITA S, et al. Idiopathic chronic eosinophilic pneumonia associated with noncaseating epithelioid granulomas ［J］. Eur respir j, 1995, 8(2):327-330.

［24］VYDYULA R, ALLRED C, HUARTADO M, et al. Surgical lung biopsy to diagnose Behcet's vasculitis with adult respiratory distress syndrome ［J］. Lung india, 2014, 31(4):387-389.

［25］KIM H K, YONG H S, OH Y W, et al. Behçet disease complicated by diffuse alveolar damage ［J］. Journal of thoracic imaging, 2005, 20(1):55-57.

［26］BILGIN G, SUNGUR G, KUCUKTERZI V. Systemic and pulmonary screening of patients with Behçet's disease during periodic follow-up ［J］. Resp med, 2013, 107(3):466-471.

［27］TUZUN H, SEYAHI E, GUZELANT G, et al. Surgical treatment of pulmonary complications in Behçet's syndrome ［J］. Seminars in Thoracic and Cardiovascular Surgery, 2018, 30(3):369-378.

［28］EMAD Y, RAGAB Y, ROBINSON C, et al. Pulmonary vasculitis in Hughes-Stovin syndrome (HSS):A reference atlas and computed tomography pulmonary angiography guide-a report by the HSS International Study Group ［J］. Clinical rheumatology, 2021, 40(12):4993-5008.

［29］SRAVANI N, NAGARAJAN K, NEGI V S. Multiple pulmonary artery aneurysms in Hughes-Stovin syndrome ［J］. Arthritis rheumatol, 2021, 73(9):1737.

［30］BAWASKAR P, CHAURASIA A, NAWALE J, et al. Multimodality imaging of Hughes-Stovin syndrome ［J］. Eur heart j, 2019, 40(43):3570.

［31］BENNJI S M, DU PREEZ L, GRIFFITH-RICHARDS S, et al. Recurrent pulmonary aneurysms:Hughes-Stovin syndrome on the spectrum of Behçet disease ［J］. Chest, 2017, 152(5):e99-e103.

［32］The International Criteria for Behçet's Disease (ICBD):A collaborative study of 27 countries on the sensitivity and specificity of the new criteria ［J］. J Eur Acad Dermatol Venereol, 2014, 28(3):338-347.

［33］郑文洁, 张娜, 朱小春, 等. 白塞综合征诊疗规范 ［J］. 中华内科杂志, 2021, 60(10):860-867.

［34］ALIBAZ-ONER F, DIRESKENELI H. Advances in the treatment of Behcet's disease ［J］. Current Rheumatology Reports, 2021, 23(6):47.

［35］MERLINO L, DEL PRETE F, LOBOZZO B, et al. Behcet's disease and pregnancy:A systematic review ［J］. Minerva ginecologica, 2020, 72(5):332-338.

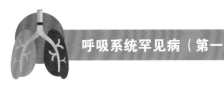

第五节　巨细胞动脉炎

巨细胞动脉炎（giant cell arteritis，GCA）是一种免疫介导的原发性系统性血管炎，主要影响年龄>50岁的人群[1]。据统计，该病的发生率约为18/10万。GCA会引起大中型血管的肉芽肿性炎症，并偏向于颈动脉的颅外分支，也可累及胸部，甚至产生呼吸系统表现。

一、病因与病理生理机制

GCA的病理生理学是复杂和多因素的，涉及易感遗传背景、免疫老化的作用和未知触发因素对血管树突状细胞的激活[2]。拥有HLA-DRB1*01和HLA-DRB1*04基因型的人发生GCA的风险增加。据推测，遗传易感者的启动触发可能是病毒或非典型感染。目前对GCA发病机制的理解涉及多种细胞因子，特别是IL-6、IL-12、IL-23、IL-1β，以及Janus激酶（JAK）和信号转导与转录激活因子（STAT）的作用。GCA的组织学表现为单核细胞浸润或肉芽肿性炎症。

二、临床表现

当患者表现出全身不适、严重头痛或患侧下颌骨活动受限、无法解释的视力丧失或大血管疾病（如手臂运动不对称或主动脉瘤）时，应考虑到GCA的可能。

GCA的典型表现包括头痛、颞动脉压痛、颞部疼痛和患侧颞下颌关节运动受限。40%～60%的GCA患者同时或先后发生风湿性多肌痛[3]。视力丧失是GCA的严重并发症[4, 5]，可见于20%的GCA患者，而更罕见的缺血性并发症包括中风、脑神经麻痹和头皮坏死。大血管受累见于25%的患者，表现为患侧手臂运动受限、主动脉瘤形成和主动脉夹层。最初以大血管GCA为主的患者通常没有头痛和下颌疼痛，并且颞动脉活检呈阴性。95%的GCA患者红细胞沉降率和（或）C反应蛋白升高。

少数患者可能出现上呼吸道和下呼吸道受累，出现非特异性的表现。10%的患者发生上呼吸道受累，表现为咽喉痛或持续咳嗽。极少数患者出现下呼吸道和肺部受累，且大多数肺部表现是非特异性的，包括间质浸润、肺结节、淋巴细胞性肺泡炎、亚临床性肺泡出血和胸腔积液（见图6-5-1）[6]。肺结节和浸润改变被认为与肉芽肿性炎症有关。与GCA相关的胸腔积液通常是单侧的[7]，胸腔积液是无菌性渗出液，细胞分类以淋巴细胞为主。

妙佑诊所的一项回顾性临床研究[8]，纳入了23名GCA合并ILD患者，分析了临床、实验室和放射学数据发现，间质性肺疾病最常见的类型是可能的寻常型间质性肺炎（7.30%）、不确定的寻常型间质性肺炎（5.22%），以及合并肺纤维化和肺气肿（3.13%）。气道异常包括支气管壁增厚或支气管扩张。间质性肺病和气道异常可能与GCA有关。免疫抑制治疗后，咳嗽可能会有所改善，但一些GCA患者的ILD仍会进展。

个别病例报告GCA患者表现为肺结节性病变、干咳、鼻炎、结膜炎和耳炎伴听力损失[9]。这提示GCA和GPA的重叠特征。

少数坏死性GCA患者合并发生真性肺动脉瘤[10]。在极少数情况下可能会发生原位肺动脉血栓形成和肺梗死[11-13]。此外，GCA患者发生血栓栓塞的风险增加。

特发性孤立性肺GCA是一种罕见的亚型[14]，患者动脉壁被淋巴细胞、单核细胞和一些多核巨细胞浸润。肺动脉及其大分支增粗，血栓形成阻塞血管。患者表现为呼吸困难和周围性肺梗死，但由于该型没有肺外表现，所以诊断困难。

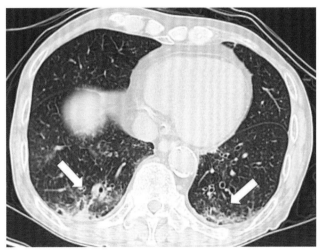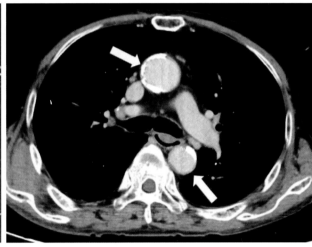

一名87岁GCA男性，主诉为全身肌肉疼痛和咳嗽。胸部CT显示双侧支气管炎、支气管扩张伴下叶胸膜下间质改变，主动脉壁增厚并强化。泼尼松龙和托珠单抗治疗有效。

图6-5-1 GCA肺损害

（资料来源：本图开放获取摘自参考文献[15]）

三、诊　断

GCA的诊断通常是基于症状、影像学和颞动脉活检的综合诊断。1990年，美国风湿病学会指南推荐，如果存在以下5个标准中的3个，则应考虑GCA：①发病年龄≥50岁；②新发局部头痛；③颞动脉压痛或颞动脉搏动减弱；④血沉≥50mm/h；⑤病理显示坏死性动脉炎，其特征是单核细胞为主的炎症细胞浸润或肉芽肿形成过程，伴有多核巨细胞。

该标准的敏感性为93.5%，特异性为91.2%。

当根据临床标准怀疑该病时，可进行颞动脉活检或血管成像以确认诊断。如果临床表现高度符合GCA，且MRA或PET-CT检查显示血管炎症，则可以确立诊断而无需进行动脉活检，尽管活检仍是诊断的金标准。对于临床表现不典型的患者，则应进行颞动脉活检进一步诊断。一旦确诊，就无需进行其他的特殊肺评估。

2021年，美国风湿病学会/血管炎基金会巨细胞动脉炎和TA大动脉炎管理指南[16]推荐单侧颞动脉活检、标本长度>1cm；对于疑似GCA的患者，有条件地建议进行颞动脉活检而不是颅动脉磁共振成像，以确定GCA的诊断。

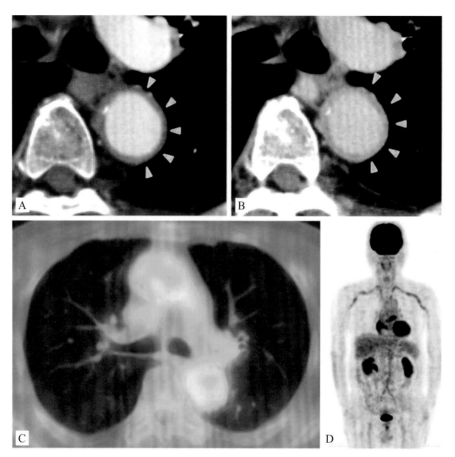

一名87岁男性患者，表现为慢性咳嗽、潮热、盗汗。胸部CT增强扫描，在动脉期（A）显示动脉壁增厚（箭头），在延迟期（B）显示增厚的动脉壁强化。PET-CT（C）显示在降主动脉区域明显摄取，壁增厚。在主动脉的广泛区域观察到摄取，从胸主动脉延伸到髂总动脉，并且在双侧锁骨下动脉中更为明显（D）。

图6-5-2　GCA胸主动脉受累影像学表现

（资料来源：本图获*BMJ*许可摘自参考文献[17]）

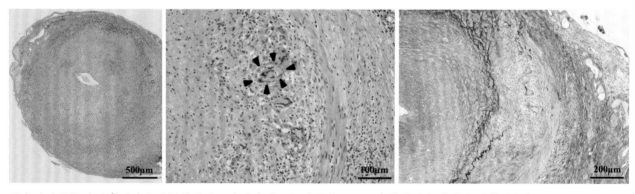

颞浅动脉活检病理表现为内膜增厚严重，中膜有淋巴细胞浸润。还可有异物巨细胞反应（箭头）（EVG：Verhoeff-Van Gieson染色）。弹性层破裂。

图6-5-3　组织病理学表现

（资料来源：本图获*BMJ*许可摘自参考文献[17]）

四、治 疗

GCA的肺部病变不需要特殊治疗，针对全身性炎症进行治疗即可。

为了防止并发症，特别是视力丧失，糖皮质激素通常是必需的并且非常有效。

2021年，美国风湿病学会/血管炎基金会巨细胞动脉炎和TA大动脉炎管理指南[16]推荐：①对于新诊断的GCA患者，有条件的建议开始大剂量口服糖皮质激素治疗，而不是中等剂量口服糖皮质激素；②对于无颅脑缺血表现的新诊断的GCA患者，有条件地推荐开始大剂量口服糖皮质激素治疗，而不是静脉注射脉冲糖皮质激素；③对于有先兆视力丧失的新诊断GCA患者，有条件地推荐开始静脉注射糖皮质激素治疗，而不是大剂量口服糖皮质激素；④对于活动性颅外大血管受累的GCA患者，有条件地推荐口服糖皮质激素联合非糖皮质激素免疫抑制剂治疗，而不是单独口服糖皮质激素；⑤对于新诊断的GCA患者，有条件地推荐使用口服糖皮质激素联合托珠单抗，而不是单独使用口服糖皮质激素；⑥对于椎动脉或颈动脉受累严重或血流受限的GCA患者，有条件的推荐加用阿司匹林；⑦糖皮质激素治疗GCA的最佳持续时间尚未确定，应以患者的病情和意愿为指导；⑧对于接受糖皮质激素治疗后出现疾病复发并伴有颅内症状的GCA患者，有条件的推荐加用托珠单抗并增加糖皮质激素的剂量，而不是加用甲氨蝶呤和增加糖皮质激素的剂量；⑨对于正在接受免疫抑制治疗的重度GCA和肢体/器官缺血迹象恶化的患者，有条件地推荐免疫抑制治疗升级而不是手术干预；⑩对于拟接受血管外科介入治疗的GCA患者，如果患者有活动性病变，有条件的推荐围手术期使用大剂量糖皮质激素。

最近的系统评价提出了以下治疗方法。泼尼松的起始剂量为40～60mg，但对于有复杂严重GCA的患者，建议使用冲击剂量的类固醇。对于糖皮质激素并发症高危或复发风险高的患者，在诱导期可添加甲氨蝶呤。预计在2～4周内临床改善，糖皮质激素剂量可每两周减少10～20mg。治疗1～3年后可达到缓解。如果每天服用20mg泼尼松，病情不稳定的患者，需要增加糖皮质激素的剂量并考虑联合使用甲氨蝶呤。

由于糖皮质激素的作用，GCA患者的总体死亡率与普通人群相似，并且肺受累的预后较好。

托珠单抗是第一个对GCA治疗产生重大影响的生物制剂。一项Meta分析表明，托珠单抗治疗在持续缓解、无复发生存和激素替代方面可能是有益的[18]。2017年发表的一项试验表明，托珠单抗联合糖皮质激素在GCA中可以降低糖皮质激素剂量，因此应考虑将托珠单抗用于初始治疗[19]。然而，甲氨蝶呤联合糖皮质激素，以及单独使用糖皮质激素，也可以考虑作为新诊断GCA的初始治疗。治疗方案的决定应根据医生的经验、患者的临床状况和经济条件作出。

研究也显示优特克单抗、阿巴西普、JAK抑制剂和其他有前途的生物制剂在GCA中的潜在作用[20]。

━━━━● 参 考 文 献 ●━━━━

[1] LACY A, NELSON R, KOYFMAN A, et al. High risk and low prevalence diseases:Giant cell arteritis [J]. American journal of emergency medicine, 2022, 58(null):135-140.

[2] GREIGERT H, GENET C, RAMON A, et al. New insights into the pathogenesis of Giant Cell Arteritis:Mechanisms involved in maintaining vascular inflammation [J]. Journal of clinical medicine, 2022, 11(10):2905.

[3] NIELSEN A W, FRøLUND L L, VåBEN C, et al. Concurrent baseline diagnosis of giant cell arteritis and polymyalgia rheumatica-A systematic review and meta-analysis [J]. Semin arthritis rheu, 2022, 56:152069.

[4] MOLLAN S P, GRECH O, O'SULLIVAN E, et al. Practice points for ophthalmologists from the 2020 British Society for Rheumatology Giant Cell Arteritis guidelines [J]. Eye, 2021, 35(3):699-701.

[5] HAYREH S S. Giant cell arteritis:Its ophthalmic manifestations [J]. Indian journal of ophthalmology, 2021, 69(2):227-235.

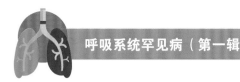
［6］ PINHO DOS SANTOS D, FONSECA J P, ROMãO V, et al. Pulmonary nodules in a patient with Giant Cell Arteritis［J］. Pulmonology, 2019, 25(2): 109-113.

［7］ MARIE I, HELIOT P, MUIR J F, et al. Pleural effusion revealing giant cell arteritis［J］. Eur j intern med, 2004, 15(2):125-127.

［8］ KIMBROUGH B A, BAQIR M, JOHNSON T F, et al. Interstitial lung disease in Giant Cell Arteritis:Review of 23 patients［J］. Journal of clinical rheumatology, 2022, 28(1):e3-e8.

［9］ ZENONE T, SOUQUET P J, BOHAS C, et al. Unusual manifestations of giant cell arteritis:Pulmonary nodules, cough, conjunctivitis and otitis with deafness［J］. Eur respir j, 1994, 7(12):2252-2254.

［10］ STEIREIF S C, KOCHER G J, GEBHART F T, et al. True aneurysm of the peripheral pulmonary artery due to necrotizing giant cell arteritis［J］. European journal of cardio-thoracic surgery, 2014, 45(4):755-756.

［11］ GONçALVES C M, NEVES TAVARES P, SARAIVA F, et al. Do we have a Culprit? An association of Giant Cell Arteritis with pulmonary embolism［J］. Eur J Case Rep Intern Med, 2022, 9(1):003028.

［12］ ANDRèS E, KALTENBACH G, MARCELLIN L, et al. Acute pulmonary embolism related to pulmonary giant cell arteritis［J］. Presse medicale, 2004, 33(19 Pt 1):1328-1329.

［13］ DE HEIDE L J, PIETERMAN H, HENNEMANN G. Pulmonary infarction caused by giant-cell arteritis of the pulmonary artery［J］. Neth j med, 1995, 46(1):36-40.

［14］ FENG R E, LIU H R, ZHAO D C, et al. Isolated pulmonary giant cell arteritis:A case report and literature review［J］. ZhonghuaJie He He Hu Xi Za Zhi, 2004, 27(2):105-107.

［15］ OHTA R, NISHIKURA N, IKEDA H, et al. Giant Cell Arteritis with chronic bronchitis successfully treated with tocilizumab［J］. Cureus, 2023, 15(6): e40146.

［16］ MAZ M, CHUNG S A, ABRIL A, et al. 2021 American College of Rheumatology/Vasculitis Foundation Guideline for the Management of Giant Cell Arteritis and Takayasu Arteritis［J］. Arthritis care & research, 2021, 73(8):1071-1087.

［17］ HORI H, KOBASHIGAWA T, FUKUCHI T, et al. Giant cell arteritis manifested by chronic dry cough［J］. BMJ Case Rep, 2020, 13(6):e234734.

［18］ ANTONIO A A, SANTOS R N, ABARIGA S A. Tocilizumab for giant cell arteritis［J］. The Cochrane database of systematic reviews, 2021, 8:Cd013484.

［19］ STONE J H, TUCKWELL K, DIMONACO S, et al. Trial of tocilizumab in Giant-Cell Arteritis［J］. New engl j med, 2017, 377(4):317-328.

［20］ HARRINGTON R, AL NOKHATHA S A, CONWAY R. Biologic therapies for Giant Cell Arteritis［J］. Biologics-Targets & Therapy, 2021, 15:17-29.

第六节　高安肺动脉炎

高安动脉炎（Takayasu arteritis，TA），也被称为"无脉症"，是一种累及大、中血管的自身免疫性肉芽肿性炎，通常累及主动脉及其主要分支[1]，导致动脉壁狭窄、闭塞、扩张或动脉瘤形成。该病由日本医生高安右人（Mikito Takayasu）于1908年首次报告。为纪念他的贡献，以他的名字命名该病。TA的年发生率为1.11/100万（95% CI 0.70～1.76）[2]。TA在亚洲最普遍，女性居多，因为也被称为"东方美女病"[3]。多发于50岁以下的人群，症状通常会在20～30岁出现[2, 4]。临床表现包括全身症状、炎症标志物水平升高以及导致肢体跛行和脉搏消失的动脉狭窄和（或）动脉瘤。TA也可累及肺血管[5]。

本节主要阐述TA累及肺动脉的诊治。

一、病因与病理生理机制

TA的病因尚不清楚，先前的一些研究提出了TA可能与结核分枝杆菌之间相关，但尚未确定因果关系[6, 7]。最近研究表明，TA与环境因素、风湿免疫机制[8]及遗传易感性有关[9-11]。日本的进一步研究表明，TA与多种HLA等位基因有关，包括HLA A9、HLA B67和HLA B52。尤其是HLA B52见于欧亚多个种族。研究发现，HLA B52检测呈阳性的患者主动脉瓣反流、类固醇抵抗及复发率较高。除了HLA B52之外，非HLA位点也被报道为易感位点，其中最常见的是IL-12B位点，它编码IL-12。最近的一项全基因组关联研究确定了60多个与大动脉炎相关的位点。值得注意的是，这项研究发现大动脉炎与炎症性肠病有密切的遗传相关性。肠道微生物群改变是导致大动脉炎的另一个环境诱因。

TA是一种局灶性动脉管壁全层肉芽肿性炎，具有淋巴细胞、自然杀伤细胞、组织细胞和巨细胞浸润[12]。在TA病例尸检中，动脉组织病理学观察到以下活动性病变：急性渗出性炎症、慢性非特异性渗出性炎症和各种类型的肉芽肿性炎症。在炎症的不同阶段，大动脉炎的病理生理机制各不相同。在早期急性期，主动脉环和主动脉的主要分支受到影响。活化的T淋巴细胞、浆细胞和巨噬细胞渗入血管滋养管和血管外膜中层交界处。这很快演变成全动脉炎。在后期，快速严重的炎症导致中层平滑肌细胞丢失，从而导致狭窄和动脉瘤形成。在慢性期，斑块状、全壁纤维增厚导致多处血管阻塞，并伴有大量胶原沉积。分泌穿孔素的CD8⁺T淋巴细胞和自然杀伤细胞的存在是TA特有的，这些细胞通过直接在血管壁内进行细胞介导的杀伤在该病的发病机制中发挥重要作用。CD4和CD8⁺T淋巴细胞均通过释放干扰素γ促进肉芽肿的形成，而干扰素γ则参与巨细胞形成和巨噬细胞活化，释放血管内皮生长因子（VEGF）和血小板衍生的生长因子（PDGF）。肺动脉的病理组织学特征与体循环动脉非常相似，在部分病例发现肺弹性动脉特有的狭窄再通病变，即所谓血管中血管[13]。

二、临床表现

在TA的初始炎症阶段，以全身非特异症状，如疲劳、厌食和肌肉骨骼损害为主。最终，血管炎症消退，但血管壁重塑会导致双侧血管狭窄或动脉瘤扩张。TA的晚期闭塞期主要表现为缺血性症状[14]。TA的症状取决于所涉及的动脉和终末器官损害的程度。跛行是常见的特征。有11.7%的TA患者发生脑缺血的症状，可能表现为视力丧失、姿势性低血压或晕厥、头痛、眩晕和记忆力丧失。4.7%的TA患者的动脉炎可能涉及冠状动脉，可导致心肌缺血。若TA累及升主动脉，则可致动脉瘤。在某些情况下，TA可导致主动脉瓣关闭不全，继而导致充血性心力衰竭[15]。在33%～50%的TA患者中，肾动脉狭窄可导致高血压。腹主动脉受累可能导致肠系膜缺血。部分TA患者还发生心肌受累[16, 17]。TA最常见的眼部表现包括高血压性视网膜病变和TA视网膜病变（因低灌注引起）。TA视网膜病变早期表现为血管扩张和微动脉瘤形成，后期表现为动静脉吻合形成，最终发展为白内障、增生性视网膜病变和玻璃体出血。此外，TA患者易伴发炎症性肠病、脊柱关节炎及反复口腔溃疡，可能存在内在联系。

在Ishikawa的96名TA患者队列中，最常见的3种表现分别是肢体受累（占85%）、高血压和主动脉瓣反流（占54%）。临床体检发现包括无脉搏、血管杂音和左右臂血压差异。值得注意的是，女性患者的膈上血管受累比男性患者的腹部血管受累更多见。尤其是锁骨下动脉受累最多，其次是颈总动脉，但也有报道称肺动脉、肾动脉、眼动脉和肠系膜动脉受累。因此，对于没有血管疾病危险因素出现全身症状或局部缺血性损伤的患者，应考虑诊断为TA，尤其是年轻的亚洲女性患者。

TA患者的肺部受累较少，但并不罕见。在某纳入243例TA患者的前瞻性队列研究中[18]，136例（56.0%）患者的肺HRCT显示了不明原因的异常表现，包括条索状影（60.3%）、结节（44.9%）、斑片影（25.0%）、胸膜增厚（15.4%）、胸腔积液（10.3%）、磨玻璃影（8.1%）、肺梗死（6.6%）、马赛克征（4.4%）、支气管扩张（3.7%）和肺水肿（2.2%）。与HRCT正常的TA患者相比，HRCT异常的TA患者更容易出现Ⅱ型动脉受累、肺动脉受累、肺动脉高压和心功能异常。年龄、肺动脉受累和心脏功能恶化是TA患者出现肺部病变的潜在危险因素。

TA累及肺动脉的发生率从14%～86%不等。TA累及肺动脉可导致肺动脉高压，肺动脉压进行性升

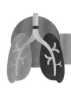
高[19]，终致右心衰竭[20]。肺动脉炎的表现是非特异性的，据报道误诊率高达60%，诊断时间从1个月～10年不等。中国的数据显示，病程超过5年的TA患者肺动脉受累增多[21]，TA相关的肺动脉病变更常表现为狭窄和闭塞（见图6-6-1～图6-6-4）。咯血是TA累及肺动脉的特征性临床症状。肺动脉狭窄已被认为是TA累及肺动脉的结果，TA合并肺动脉高压的患者通常预后不良[22]。

血管狭窄引起的肺缺血可能导致呼吸困难，在CT或通气灌注扫描显象中可发现缺血征象[23]。肺梗死最常见的原因肺动脉血栓栓塞（见图6-6-2），但对于多发性梗死且无血栓栓塞性疾病危险因素的患者，则应考虑血管炎[24]。肺动脉瘤很少见，但破裂可能会危及生命，因此，对于在影像学上发现肺动脉瘤的患者，应该评估血管炎的其他特征。

日本京都大学发表的回顾性临床研究发现，在166例TA患者中，14.6%的TA患者肺动脉受累[5]。与肺动脉未受累的患者相比，肺动脉受累的TA患者呼吸困难、肺动脉高压、缺血性心脏病、呼吸道感染和非结核分枝杆菌感染的发生率明显更高，肾动脉狭窄（0 vs. 17%）的发生率明显更低。肺动脉受累是TA预后不良的因素之一。

TA的肺部症状是非特异性的[5]。这些症状包括肺动脉高压的症状、呼吸困难（14.7%）、咳嗽（7.6%）或胸痛等症状。在日本的一项研究中[25]，纳入了1372名新诊断为TA的患者，呼吸困难的患者占所有有症状的患者不足5%，但是随着病程的延长，越来越多的患者出现呼吸道症状。在仅存在非特异性呼吸系统表现的情况下，对于年轻的亚洲女性、既往有缺血性终末器官损害病史没有血管危险因素或明显的全身症状，应该考虑到TA的可能。

中国北京协和医院开展的一项临床研究纳入了51例TA合并肺动脉炎的患者，发现最常见的症状是呼吸困难（70.6%）、咳嗽（66.7%）、咯血（47.1%）和胸痛（45.1%）；肺血管CT、肺动脉造影和肺灌注成像显示，44名患者存在肺动脉狭窄或闭塞；CT扫描显示，有82.4%的患者出现肺实质病变，间接提示肺

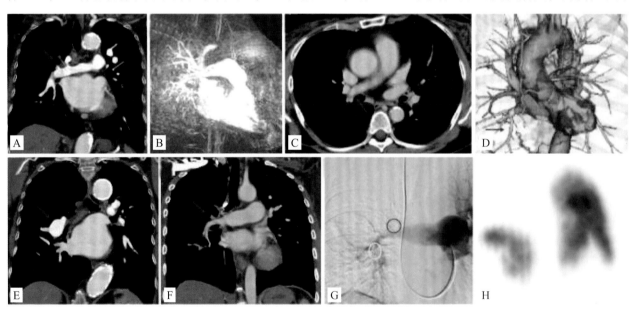

CTPA显示右上肺动脉分支闭塞（A）。磁共振血管造影显示左主肺动脉闭塞（B）。增强CT上的右主肺动脉血管壁增厚（C）和下肺动脉分支狭窄（D）。右主肺动脉扩张（E）。增强CT（F）和血管造影（G）显示右肺动脉分支闭塞、右肺灌注缺损（H）。

图6-6-1　代表性肺动脉受累图像

动脉受累；此外，超声心动图显示，58.8%的患者患有肺动脉高压，提示TA合并肺动脉炎的临床表现是非特异性的。肺动脉高压常常使肺动脉炎表现复杂化，并与不良预后相关。TA患者的早期临床表现如反复发热、胸痛、咯血以及胸部CT胸膜下楔形阴影反复发生等，应引起对肺动脉受累及的怀疑，并应进一步检查，以在发生肺动脉高压之前诊断肺动脉炎[27]。

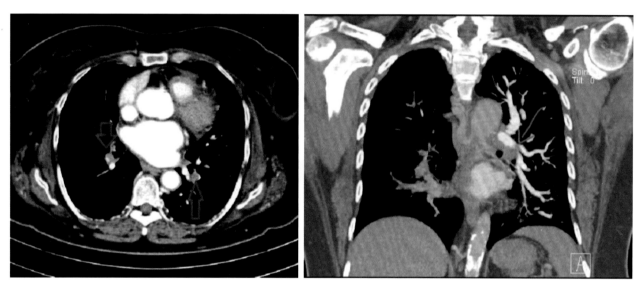

一名45岁女患者表现为呼吸困难、发热、咳嗽。胸部增强CT显示双侧肺动脉血栓形成。

图6-6-2　肺动脉原位血栓形成。

（资料来源：本图开放获取（http：//creativecommons.org/licenses/by/4.0/）摘自参考文献[26]，未改编）

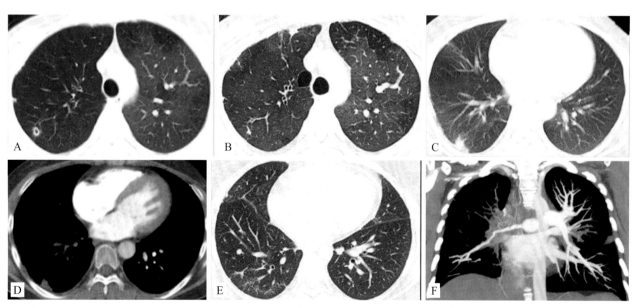

A：胸部CT平扫图像显示右肺上叶马赛克征，提示血流灌注减少，可能存在闭塞性血管疾病；右上肺存在薄壁空腔，提示可能肺梗死。B：2年后的CT图像显示右上叶原空腔处残留愈合病灶；还存在胸膜下增殖灶。C：CT图像显示胸膜下楔形阴影，提示肺梗死。D：增强CT图像显示右下叶相应的肺动脉闭塞。E：CT图像显示右下肺先前梗死造成的周边条索增殖。F：与（图E）中同一患者的CT肺血管造影的冠状位图像显示右上叶动脉闭塞以及右叶间动脉和下叶动脉狭窄。

图6-6-3　合并肺动脉炎的TA患者胸部CT表现

（资料来源：本图开放获取摘自参考文献[27]，未改编http：//creativecommons.org/licenses/by/4.0/）

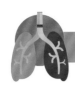

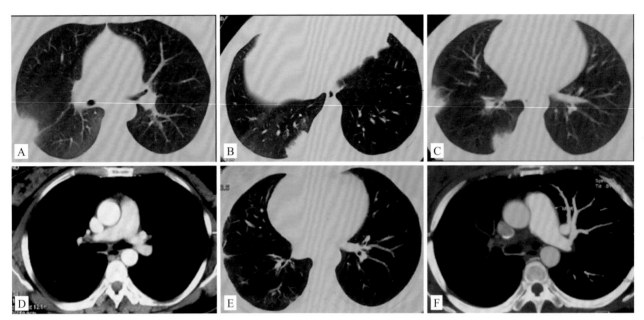

一名患有TA的40岁女性的连续胸部CT图像。患者因呼吸困难入院。4年前，她出现反复胸背痛和咯血。A～C：CT图像显示发病后最初6个月内反复发生胸膜下楔形影；D：与C同时获得的CT肺血管造影图像显示右肺动脉狭窄；E：4年后，CT图像显示先前梗死造成的周围瘢痕；F：同时获得的CTPA图像显示右肺动脉闭塞。

图6-6-4　TA肺动脉受累的连续变化。

三、诊　断

1988年，Ishikawa医生首次提出了基于起病年龄、临床表现、实验室检测和血管造影的大动脉炎诊断标准。

1990年，美国风湿病学会提出新的诊断标准[28]，必须存在以下6条标准中的3条才能诊断TA：①发病年龄≤40岁；②四肢跛行；③肱动脉脉搏减弱；④收缩压臂间差异>10mmHg；⑤腹部主动脉或一个或两个锁骨下动脉的杂音；⑥动脉造影显示整个主动脉或其某分支不明原因的变窄。其敏感性为90.5%，特异性为97.8%。

1996年，日本医生提出改良的Ishikawa标准：存在以下两项主要标准，或一项主要标准和两项次要标准，或4项次要标准，表明发生TA的可能性很高[29]。

主要标准：①左锁骨下动脉中段病变：血管造影显示左锁骨下动脉最严重狭窄或闭塞是从近端1cm到椎动脉开口长达3cm的动脉段。②右锁骨下动脉中段病变：血管造影显示右锁骨下动脉严重狭窄或闭塞是从椎动脉开口至近端3cm长的动脉段。③持续至少一个月的特征性体征和症状：肢体跛行、四肢无脉或臂间脉搏差异、臂间收缩血压差>10mmHg、发热、颈部疼痛、短暂性黑矇、视力模糊、晕厥、呼吸困难或心悸。

次要标准：①ESR>20mm/h；②颈动脉压痛（单侧或双侧）；③高血压（上肢>140/90mmHg或下肢>160/90mmHg）；④主动脉瓣关闭不全或升主动脉扩张；⑤肺动脉病变：叶或段肺动脉闭塞，或肺动脉及其主要分支管腔不规则；⑥左颈总动脉中段狭窄或闭塞；⑦头臂干远端狭窄或闭塞；⑧胸主动脉狭窄、扩张或动脉瘤、腔内不规则；⑨腹主动脉狭窄、扩张或动脉瘤、腔内不规则；⑩无高脂血症、糖尿病等危险因素，年龄<30岁、冠状动脉狭窄、扩张或动脉瘤、管腔不规则。

2015年，中国医师提出了更新的标准[30]。总分26分的新的TA诊断标准包括年龄（<40岁）（4分）、女性（3分）、胸痛/胸闷（2分）、黑矇（3分）、血管杂音（2分）、脉搏减少/消失（5分）、主动脉弓或其主要分支受累（4分），以及腹主动脉或其分支受累（3分）。评分≥8的患者可诊断为TA。该新标准的敏感性为91.92%，特异性为93.94%。

促使呼吸科医生考虑TA的肺部特征包括肺动脉瘤（罕见）、多发性原因不明的肺梗死、肺动脉高压[19]伴局灶性血供减少、肺动脉壁增厚、CTPA显示肺动脉显著强化[31]，少数可伴有胸腔积液[32]。目前，学术界已经越来越认同孤立性TA肺动脉受累，但其不符合目前通行的TA诊断标准，而病理诊断通常不可行，这对诊断造成很大困难。

当怀疑TA诊断时，应进行主动脉及其分支以及肺血管成像[33]。CTA、MRA、彩色多普勒超声和PET-CT检查[34]均可显示血管异常（见图6-6-5）[35, 36]。在某些情况下，可能需要进行基于导管的血管造影。在TA患者中，这些影像检查可发现受累的血管壁增厚或强化明显[37]，炎性阶段的血管壁和在主动脉初级分支起点附近的对称的、平滑的、逐渐变窄的锥形区域，在闭塞阶段通常伴有大量的侧支血管。

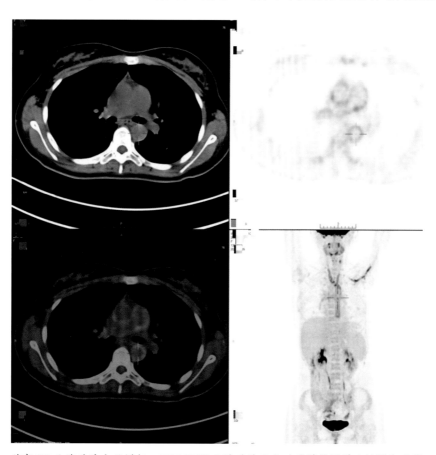

胸部CT示肺动脉主干增粗。PET-CT显示肺动脉及主动脉壁均增厚且糖摄取显著增多。

图6-6-5 受累及的肺动脉高摄取

（资料来源：本图受赠于杨明烽医师）

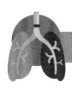
ESR 是目前唯一被纳入大动脉炎诊断标准的生物标志物。其他指标，如 IL-6、IL-8、VEGF、抗铁蛋白自身抗体、抗内皮细胞抗体、MMP、PTX3 和脂肪因子，也有可能成为大动脉炎的生物标志物。在许多大动脉炎患者体内都发现了抗内皮细胞抗体，并且发现其与疾病活动性相关。VEGF 由巨噬细胞产生，负责新血管形成，从而导致内膜增生和血管闭塞。研究显示，VEGF 是大动脉炎的潜在生物标志物。在大动脉炎活动期 IL-6、IL-18 和 IL-8 水平显著升高，有望反映该病的活动性。荟萃分析发现，PTX3（一种与 CRP 同属一个家族的保守蛋白）存在于血管滋养血管内皮细胞中，其血浆水平在活动期显著升高。然而，这些生物标志物在 TA 诊断与评估中的作用仍需要更大规模的研究。

对相关血管进行活检是有风险的，通常是不必要的。一旦怀疑有 TA，应进行经胸超声心动图评估肺动脉高压，有 12% 的 TA 患者存在肺动脉高压。心脏超声也可能偶然发现肺动脉内的特殊异常，如管腔狭窄或闭塞。

TA 的主要并发症包括视网膜病变、严重的高血压、主动脉瓣反流和动脉瘤形成。一项针对 318 名法国 TA 患者的大型回顾性多中心研究表明，在 45% 的患者中观察到进行性加重的疾病病程，并且有 50% 的患者会在诊断后 10 年内复发并经历血管并发症。

TA 患者的生存期取决于主要并发症的存在与否以及疾病进展的方式。伴有肺动脉高压的 TA 患者预后比没有肺动脉高压的差，6 分钟步行试验和肺动脉高压靶向治疗是心源性死亡或反复住院的独立预后预测因子[38]。

四、鉴别诊断

TA 导致的肺动脉狭窄，应与肺动脉狭窄的其他病因相鉴别。肺动脉狭窄可分为腔内堵塞（包括肺栓塞、慢性血栓栓塞性肺病、肺动脉肉瘤）、管壁增厚或缩窄（血管炎）、腔外压迫（FM、肿瘤）、先天性发育异常及其手术改变（肺动脉近段中断、威廉姆斯综合征、法洛氏四联症等病因）。其中，最常见的疾病是慢性血栓栓塞性肺动脉高压（chronic thromboembolic pulmonary hypertension，CTEPH）。

CTEPH 通常有累及各个段动脉的 5 种病变，故对于仅累及单点或少数几个段血管的狭窄性病变，诊断 CTEPH 要谨慎。

肺动脉血栓可分为栓塞和原位血栓形成。血栓原位形成通常继发于阻塞性病变，扩张性病变也可发生，如艾森曼格综合征因肺动脉高压、肺动脉扩张、内膜损伤、血流缓慢也可发生血栓，但一般不会造成管腔完全堵塞致使血流显著受阻。

血管炎通常为排除性诊断，但部分病例可具有特征性表现，比如肺动脉 MRI、PET-CT 有助于鉴别 TA 肺动脉损害。其他种类的血管炎，要综合分析其全身表现。

腔外压迫病变，通常 CT 上可见外压组织，造影可见内膜光滑，通常容易鉴别。

当 TA 罕见继发肺动脉瘤，应与其他原发病因相鉴别，如感染性心内膜炎、遗传性、结缔组织病、右房黏液瘤等。

五、治 疗

有 20% 的 TA 是自限性的，但大多数情况下需要全身免疫抑制治疗[39]。这种治疗针对 TA 的全身性表现。

糖皮质激素（GC）是 TA 的主要治疗方法，高剂量的 GC 治疗可有效诱导缓解[40]。然而，复发率很高[41]，并导致重复和长期的 GC 治疗。对于 TA 的全身性表现，一线治疗以皮质类固醇激素 1mg/kg 的剂量起始，几周至几个月的时间内逐渐减量，可在约一半的患者中实现持续缓解。

常规免疫抑制药物用于临床表现严重的患者。对于有难治性疾病或常规治疗禁忌证的患者，可采用靶向生物疗法[42]。特别是，IL-6 和 TNF-α 通路似乎是最有希望的治疗靶点。托珠单抗可能对 TA 的肺动脉病变更有效[21]。

对于单独使用糖皮质激素无法维持缓解的患者，可采用甲氨蝶呤、硫唑嘌呤、来氟米特、霉酚酸酯、环磷酰胺和抗肿瘤坏死因子。辅助治疗包括血压控制和抗血小板治疗（以降低发生缺血性事件的风险）。

2021 年，美国风湿病学会/血管炎基金会发布了 TA 管理指南[44]：①对于未接受免疫抑制治疗的活动性、重度 TA 患者，有条件地推荐开始大剂量口服糖皮质激素治疗，而不是静脉注射糖皮质激素，然后大剂量口服糖皮质激素。②对于新出现的活动性、重度 TA 患者，有条件地推荐开始使用高剂量糖皮质激素而不是低剂量糖皮质激素。③对于接受糖皮质激素治疗时间≥6 个月达到缓解的 TA 患者，有条件地建议在长期使用低剂量糖皮质激素治疗期间逐渐减量糖皮质激素以维持缓解。④对于活动性 TA 患者，有条件地推荐使用免疫抑制剂联合糖皮质激素，而不是单独使用糖皮质激素。甲氨蝶呤通常用作初始的非糖皮质激素免疫抑制剂，但也可以考虑其他疗法，如肿瘤坏死因子抑制剂和硫唑嘌呤。甲氨蝶呤通常首选用于儿童，因为它通常耐受性良好。糖皮质激素单药治疗可考虑用于轻症或诊断不确定的患者。⑤对于活动性 TA 患者，有条件地推荐使用其他非糖皮质激素免疫抑制治疗而不是托珠单抗作为初始治疗。非糖皮质激素免疫抑制剂如甲氨蝶呤、肿瘤坏死因子抑制剂和硫唑嘌呤可用作 TA 的初始治疗。托珠单抗对 TA 的疗效尚未确定。对其他免疫抑制疗法反应不足的患者，可考虑使用托珠单抗。不推荐使用阿巴西普，因为一项小型随机对照试验表明，阿巴西普对 TA 无效。⑥对于单用糖皮质激素治疗无效的 TA 患者，有条件地推荐加用肿瘤坏死因子抑制剂，而不是加用托珠单抗。⑦对于临床明显缓解，但炎症标志物水平升高的 TA 患者，有条件地建议临床观察，不升级免疫抑制治疗。当疾病发展为晚期纤维化病变时，不太可能对抗感染治疗产生反应，治疗方法将转向直接处理狭窄病变和动脉瘤，可采用血管内介入治疗[43]或者在血管炎症稳定控制后进行手术。当 TA 导致肺动脉原位血栓形成、肺动脉狭窄或闭塞，甚至肺动脉高压时，应在积极抗炎基础上给予抗凝、强心、利尿等基础治疗，并在动脉炎症缓解期行经皮腔内肺血管成形术。

● 参考文献 ●

---

［1］ESATOGLU S N, HATEMI G. Takayasu arteritis［J］. Current opinion in rheumatology, 2022, 34(1):18-24.

［2］RUTTER M, BOWLEY J, LANYON P C, et al. A systematic review and meta-analysis of the incidence rate of Takayasu arteritis［J］. Rheumatology, 2021, 60(11):4982-4990.

［3］WATTS R A, HATEMI G, BURNS J C, et al. Global epidemiology of vasculitis［J］. Nat rev rheumatol, 2022, 18(1):22-34.

［4］MAKHZOUM J P, GRAYSON P C, PONTE C, et al. Pulmonary involvement in primary systemic vasculitides［J］. Rheumatology, 2021, 61(1): 319-330.

［5］MUKOYAMA H, SHIRAKASHI M, TANAKA N, et al. The clinical features of pulmonary artery involvement in Takayasu arteritis and its relationship with ischemic heart diseases and infection［J］. Arthritis research & therapy, 2021, 23(1):293.

［6］ZHOU J, JI R, ZHU R, et al. Clinical features and risk factors for active tuberculosis in takayasu arteritis:A single-center case-control study［J］. Front Immunol, 2021, 12:749317.

［7］ZHANG Y, FAN P, LUO F, et al. Tuberculosis in Takayasu arteritis: A retrospective study in 1105 Chinese patients［J］. Journal of Geriatric Cardiology, 2019, 16(8):648-655.

［8］KABEERDOSS J, DANDA D, GOEL R, et al. Genome-wide DNA methylation profiling in CD8 T-cells and gamma delta T-cells of Asian Indian

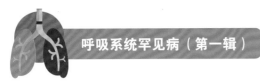
patients with Takayasu arteritis [J]. Frontiers in cell and developmental biology, 2022, 10:843413.

［9］ KADOBA K, WATANABE R, IWASAKI T, et al. A susceptibility locus in the IL12B butnot LILRA3 region is associated with vascular damage in Takayasu arteritis [J]. Sci Rep, 2021, 11(1):13667.

［10］ MONTúFAR-ROBLES I, SOTO M E, JIMéNEZ-MORALES S, et al. Polymorphisms in TNFAIP3, but not in STAT4, BANK1, BLK, and TNFSF4, are associated with susceptibility to Takayasu arteritis [J]. Cellular immunology, 2021, 365:104375.

［11］ MILLAN P, GAVCOVICH T B, ABITBOL C. Childhood-onset Takayasu arteritis [J]. Current opinion in pediatrics, 2022, 34(2):223-228.

［12］ HOTCHI M. Pathological studies on Takayasu arteritis [J]. Heart and vessels Supplement, 1992, 7:11-17.

［13］ MATSUBARA O, YOSHIMURA N, TAMURA A, et al. Pathological features of the pulmonary artery in Takayasu arteritis [J]. Heart and vessels Supplement, 1992, 7:18-25.

［14］ VAIDEESWAR P, DESHPANDE J R. Pathology of Takayasu arteritis:A brief review [J]. Annals of Pediatric Cardiology, 2013, 6(1):52-58.

［15］ SURYONO S, WULANDARI P, ARIYANTI D, et al. Takayasu arteritis with congestive heart failure in 26-year-old male:A case report [J]. Egyptian Heart Journal, 2022, 74(1):41.

［16］ KAWANO H, ABE K, IZUMIDA S, et al. Pathological features of acute myocarditis associated with Takayasu arteritis [J]. Circulation journal, 2021, 85(6):953.

［17］ ZHANG Y, FAN P, ZHANG H, et al. Clinical characteristics and outcomes of chronic heart failure in adult Takayasu arteritis:A cohort study of 163 patients [J]. International journal of cardiology, 2021, 325:103-108.

［18］ KONG X, ZHANG J, LIN J, et al. Pulmonary findings on high-resolution computed tomography in Takayasu arteritis [J]. Rheumatology, 2021, 60(12):5659-5667.

［19］ JIANG X, ZHU Y J, ZHOU Y P, et al. Clinical features and survival in Takayasu's arteritis-associated pulmonary hypertension:A nationwide study [J]. Eur heart j, 2021, 42(42):4298-4305.

［20］ TORRES-ROJAS M B, PORRES-AGUILAR M, MUKHERJEE D, et al. Takayasu's arteritis as a rare cause of group 4 pulmonary hypertension [J]. Current problems in cardiology, 2022, 47(4):101008.

［21］ XI X, DU J, LIU J, et al. Pulmonary artery involvement in Takayasu arteritis:A retrospective study in Chinese population [J]. Clinical rheumatology, 2021, 40(2):635-644.

［22］ HE Y, LV N, DANG A, et al. Pulmonary Artery Involvement in Patients with Takayasu Arteritis [J]. J rheumatol, 2020, 47(2):264-272.

［23］ KARIYASU T, YAMAGUCHI H, NISHIKAWA M, et al. Pulmonary infarction associated with Takayasu arteritis that initially manifested as refractory pneumonia [J]. European Heart Journal-Cardiovascular Imaging, 2022, 23(9):e323.

［24］ KARIYASU T, YAMAGUCHI H, NISHIKAWA M, et al. Pulmonary infarction associated with Takayasu arteritis that initially manifested as refractory pneumonia [J]. European Heart Journal-Cardiovascular Imaging, 2022, 23(9):e323.

［25］ WATANABE Y, MIYATA T, TANEMOTO K. Current clinical features of new patients with Takayasu arteritis observed from cross-country research in Japan:Age and Sex Specificity [J]. Circulation, 2015, 132(18):1701-1709.

［26］ AUGUSTINE J, HARRISS M, SATYANARAYANAN Y. An interesting case of Takayasu arteritis with acute bilateral pulmonary thromboembolism [J]. Cureus, 2023, 15(10):e47944.

［27］ YANG J, PENG M, SHI J, et al. Pulmonary artery involvement in Takayasu's arteritis:Diagnosis before pulmonary hypertension [J]. BMC Pulm Med, 2019, 19(1):225.

［28］ AREND W P, MICHEL B A, BLOCH D A, et al. The American College of Rheumatology 1990 criteria for the classification of Takayasu arteritis [J]. Arthritis and rheumatism, 1990, 33(8):1129-1134.

［29］ SHARMA B K, JAIN S, SURI S, et al. Diagnostic criteria for Takayasu arteritis [J]. International journal of cardiology, 1996, 54 Suppl:S141-147.

［30］ KONG X, MA L, WU L, et al. Evaluation of clinical measurements and development of new diagnostic criteria for Takayasu arteritis in a Chinese population [J]. Clin exp rheumatol, 2015, 33(2 Suppl 89):S-48-55.

［31］ MARTYNUK T V, ALEEVSKAYA A M, GRAMOVICH V V, et al. Possibility of complex medicamental and endovascular treatment of pulmonary hypertension in Takayasu arteritis with predominant pulmonary arteries' lesion [J]. Terapevticheskiiarkhiv, 2020, 92(5):85-91.

［32］ CHEN L, MA T, WANG L, et al. Unilateral pleural effusion secondary to Takayasu arteritis:A case report and literature review [J]. Journal of biomedical research, 2022, 36(2):141-144.

［33］ NAGAHATA K, MURANAKA A, SUGAWARA M, et al. Insidious pulmonary artery stenosis in Takayasu arteritis [J]. Qjm-an international journal of medicine, 2022, 115(6):399.

［34］ LIU Y, TONG G, WEN Z. FDG PET/CT suggesting pulmonary artery involvement of Takayasu arteritis [J]. Clin nucl med, 2020, 45(9):732-734.

［35］ AESCHLIMANN F A, RAIMONDI F, LEINER T, et al. Overview of imaging in adult- and childhood-onset Takayasu arteritis [J]. J rheumatol, 2022, 49(4):346-357.

［36］ SARMA K, HANDIQUE A, PHUKAN P, et al. Magnetic resonance angiography and multidetector CT angiography in the diagnosis of Takayasu's arteritis: Assessment of disease extent and correlation with disease activity [J]. Current medical imaging, 2022, 18(1):51-60.

［37］ QUESADA-MASACHS E, LOPEZ-CORBETO M, MORENO-RUZAFA E.. Takayasu arteritis early diagnosis by noninvasive imaging [J]. European Journal of Rheumatology, 2022, 9(4):225-226.

［38］ HUANG Z, GAO D, LIU Z, et al. Long-term outcomes and prognostic predictors of patients with Takayasu's arteritis along with pulmonary artery involvement [J]. Clin exp rheumatol, 2022, 40(4):765-771.

［39］ SUDA T, ZOSHIMA T, ITO K, et al. Successful early immunosuppressive therapy for pulmonary arterial hypertension due to Takayasu arteritis:Two case reports and a review of similar case reports in the English Literature [J]. Internal medicine, 2022, 61(11):1767-1774.

[40] MAZ M, CHUNG S A, ABRIL A, et al. 2021 American College of Rheumatology/Vasculitis Foundation Guideline for the Management of Giant Cell Arteritis and Takayasu Arteritis [J]. Arthritis rheumatol, 2021, 73(8):1349-1365.

[41] SAADOUN D, BURA-RIVIERE A, COMARMOND C, et al. French recommendations for the management of Takayasu's arteritis [J]. Orphanet J Rare Dis, 2021, 16(Suppl 3):311.

[42] REGOLA F, UZZO M, TONIATI P, et al. Novel therapies in Takayasu Arteritis [J]. Frontiers in medicine, 2021, 8:814075.

[43] LI X, LIU J, LI Q, et al. Interventional therapy for Takayasu arteritis with pulmonary artery and pulmonary vein stenosis [J]. Eur heart j, 2020, 41(48): 4603.

[44] MAZ M, CHUNG S A, ABRIL A, et al. 2021 American College of Rheumatology/Vasculitis Foundation Guideline for the Management of Giant Cell Arteritis and Takayasu Arteritis [J]. Arthritis care & research, 2021, 73(8):1071-1087.

第七节 结节性多动脉炎

结节性多动脉炎（polyarteritis nodosa，PAN）是一种全身性坏死性血管炎[1]，通常影响中等大小血管，偶有小血管受累[2]。其主要特征是坏死性血管炎，即血管壁的炎症性病变，导致血管壁坏死[3]。偶可累及肺部。

发病率随着年龄的增长而升高，并在60多岁达到高峰，男性比女性受到的影响更大。据报道，该病发生率为4.6~77人/100万，这可能是种族之间HBV和HCV发生率的差异所致。

一、病因与病理生理机制

PAN可以是特发性的，也可能是继发性的[4]，继发性的原因常见的有HBV感染、HCV感染、毛细胞白血病和骨髓增生异常综合征等。其他病毒感染也可能是PAN的原因，如HIV、细小病毒B19、带状疱疹病毒或EB病毒。

最近，已鉴定出与腺苷脱氨酶-2（adenosine deaminase 2，ADA2）突变相关的单基因 CECR1 变异也可导致PAN[5, 6]。ADA2是一种白细胞生长因子，对内皮稳定性至关重要。ADA2功能缺陷（deficiency of adenosine deaminase 2，DADA2）是 CERC1 基因突变引起的全身性自身炎症性疾病，其中二聚化结构域突变导致PAN[7]。

HBV相关PAN的内皮血管炎性病变是免疫复合物沉积引起的。PAN可能是这些免疫复合物的网状内皮清除率降低，触发补体激活，导致中性粒细胞迁移和激活。正在考虑的其他机制包括病毒可能直接感染内皮细胞，然后原位复制。未发现ANCA参与PAN发病的证据。细胞因子也可能起作用，如IFN-α、IL-2、TNF-α和IL-1β。

有病例报告，接种mRNA-1273 COVID-19疫苗后发生PAN，推测可能与分子模拟和自身抗体产生有关。

除此之外，ADA2功能丧失导致腺苷积累，促使中性粒细胞胞外陷阱形成[8]，增强驱动M1巨噬细胞产生肿瘤坏死因子。一些研究提示，血管内皮和巨噬细胞的完整性丧失以及单核细胞向促炎表型的极化，可能与DADA2相关PAN发病有关。

PAN的主要组织学病变为节段性坏死性血管炎，主要累及中型血管，分布广泛。除主动脉和肺动脉几乎不累及外，身体的其他动脉都可能受累，但微动脉、小静脉或毛细血管等微小血管不受累。中型或小型动脉中血管炎症的组织病理学表现对于维持诊断血管炎和排除其他疾病至关重要。

在急性期，动脉壁炎症的特征是纤维蛋白样坏死，淋巴细胞、巨噬细胞以及数量不等的嗜中性粒细胞和嗜酸性粒细胞浸润，通常不存在肉芽肿和巨细胞。内皮受累可导致血栓形成、微动脉瘤形成。

在后期，PAN进展为纤维性动脉内膜炎，血管重塑导致内膜增生和血管壁内弥漫性纤维化改变。PAN的另一个组织学特征是不同阶段的血管炎病变共存，在同一组织中发现新鲜病变和瘢痕共存。

二、临床表现

超过2/3的患者总体健康状况恶化。体重减轻和发热可能是最初的表现。PAN的临床表现是多系统累及的（表6-7-1）[9]。周围神经和皮肤受影响概率最高。胃肠道、肾脏、心脏和中枢神经系统受累会导致更高的死亡率[1]。非感染性睾丸炎是男性PAN的特征性表现之一，以至于它被纳入ACR的分类标准，在HBV相关PAN患者中更为常见。HBV相关PAN的表现与非HBV相关PAN相似。

表6-7-1　PAN的临床表现

临床表现	患病率(%)
全身症状	71~93
关节痛和肌痛	30~50
周围神经病(局灶性神经病、多发性神经病)	27~74
中枢神经系统症状	5~33(儿童患者中枢受累较多)
皮肤(结节、紫癜、网状青斑)	50~56
肾脏(高血压、肾衰竭)	50
胃肠道(出血、穿孔、阑尾炎、胰腺炎)	14~65
睾丸(睾丸炎)	17
眼科(视网膜血管炎、葡萄膜炎、角膜炎、角膜炎)	9

DADA2相关PAN的特点是发病年龄、严重程度和器官受累程度差异很大，即使在家庭内部和具有相同突变的患者中也是如此。表现范围从儿童的严重或致命的全身性血管炎或多发性中风到中年人的局限的皮肤表现[6]。因此，病情可能会受到特定突变和表观遗传因素（环境、遗传或两者）的影响。DADA2相关PAN的神经、胃肠道和心脏受累较为常见，而全身症状和睾丸受累在其他原因所致的PAN中更常见。

1. 肌肉表现

肌肉疼痛可以是强烈的、弥漫的、自发的或由压力触发的，发生于一半的病例中。但肌酶通常是正常的。肌肉萎缩很常见。

2. 关节表现

约一半的患者有关节疼痛，疼痛在夜间加重，主要影响大关节。关节疼痛可能是首发表现。

3. 神经系统表现

有3/4的患者存在周围神经系统受累，并且是20%~30%病例的首发症状。起病突然，常伴有局部水肿。麻痹发作之前可能会出现感觉异常和疼痛。最常见的临床表现是胫神经、腓神经、尺神经、桡神经感觉运动多发性单神经病。远端、对称、感觉或感觉运动性多发性神经病较为罕见，见于20%影响周围神经系统的病例。脑神经受累少见，主要影响第Ⅲ、Ⅵ、Ⅶ、Ⅷ对脑神经。中枢神经系统受累较为罕见，一旦受累则会危及生命。有个案报告，PAN可导致肥厚性硬脑膜炎[10]，这是一种罕见的神经系统疾病，伴有硬脑膜局灶性或弥漫性增厚，通常会导致头痛、脑神经病变、癫痫发作以及运动或感觉障碍。脑血管也可受累，血栓形成（见图6-7-1）。

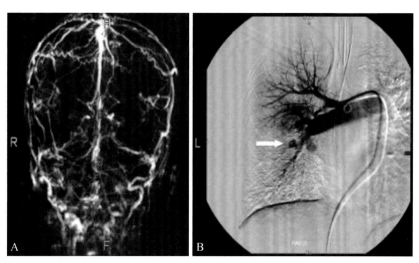

A：颅MRI影像显示硬脑膜静脉窦血栓和静脉侧支的广泛形成；B：肺动脉造影
显示多发性肺动脉瘤（箭头）、中央肺动脉增大和周围肺血管口径突然减小。

图6-7-1　颅MRI影像

（资料来源：本图开放获取摘自参考文献[11]，http：//creativecommons.org/licenses/by/2.0/）

4. 皮肤病变

半数患者报告有皮肤表现。血管性紫癜和浸润性紫癜都可能出现（见图6-7-2、图6-7-3）。皮下结节是中型血管受累的标志。皮下结节位于血管中，尤其是下肢血管。网状青斑、血管溃疡或远端坏疽较少见。四肢远端动脉闭塞可导致脚趾或手指坏疽。血管造影显示存在狭窄或微动脉瘤。雷诺病可单独发生或并发坏死。

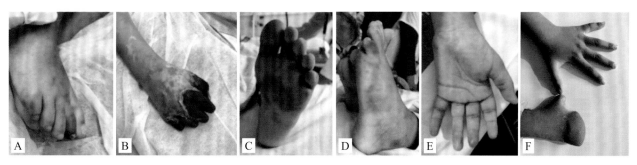

A、B：手术前右手远端指骨和右第二脚趾皮肤坏死；C～E：足部和左手的血管炎性病变；F：右手，治疗1年余。

图6-7-2　四肢血管病变

（资料来源：本图开放获取摘自参考文献[12]，http：//creativecommons.org/licenses/by/4.0/，未更改）

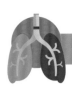
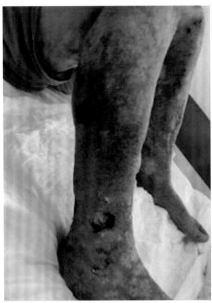 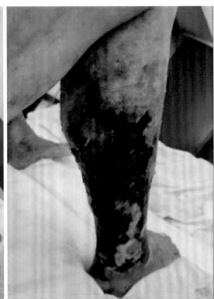 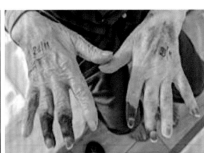 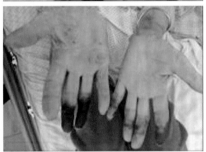

一名78岁女性PAN患者四肢广泛坏死，伴有腿部皮肤坏死、溃疡以及手指坏疽。

图6-7-3　肢端坏疽

（资料来源：本图开放获取摘自参考文献[13]，未改编）

5. 肾脏病变

一半的PAN患者发生血管性肾病，可能会发展为肾功能衰竭。

6. 胃肠道病变

胃肠道问题是PAN患者最严重的表现之一，也是PAN患者1年内死亡的主要原因。胃肠道受累的临床症状包括孤立的腹痛、肠系膜缺血、胃肠道出血和肠穿孔，胆囊受累（胆囊炎）或阑尾炎可能是第一个临床表现。在2%～3%的患者中发现胰腺急性坏死或胰腺囊肿或假性囊肿，与缺血有关。

7. 心脏病变

心脏受累影响1/5的PAN患者。PAN主要通过冠状动脉或其分支的血管炎或通过不受控制的动脉高血压损害心肌。心包受累很少见。可能会发生心力衰竭。

8. 肺部病变

PAN很少累及肺。在累及肺的病例中，以支气管动脉炎最多见[14]。在PAN的背景下发生心脏病或肾脏疾病时，会出现肺浸润改变或胸腔积液。在对10例PAN病例的尸检研究中发现，其中5例因呼吸衰竭死亡，5例患有急性或机化性弥漫性肺泡损伤，2例存在间质纤维化伴蜂窝状改变[14]。弥漫性肺泡损伤和间质纤维化很可能是PAN的并发症。PAN的经典病例报道了闭塞性细支气管炎和机化性肺炎、肺间质改变[15]、肺动脉炎[16]、弥漫性肺泡出血[17, 18]和胸腔积液（见图6-7-4、图6-7-5）。有个案报告，PAN可能与肺多发结节伴空洞有关[19]。部分PAN患者可继发肺动脉高压[13]。

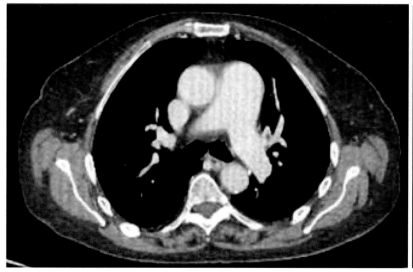
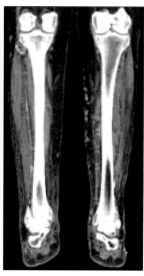

增强CT扫描显示肺动脉主干增粗，提示肺动脉高压，右胫前动脉狭窄，呈串珠状。

图 6-7-4　肺动脉及体循环动脉损害

（资料来源：本图开放获取摘自参考文献 [13]，未改编）

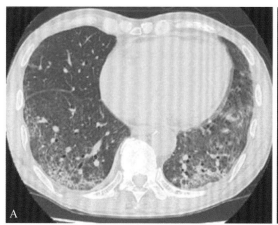
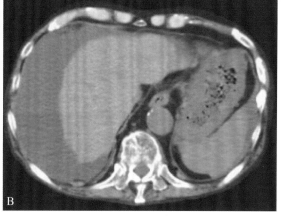

A：入院时胸部 HRCT 扫描显示磨玻璃影和网状衰减在下肺野。没有观察到明显的蜂窝状发现；

B：腹部CT发现了大量类似于肝硬化的腹水。

图 6-7-5　肺间质炎症及腹水

（资料来源：本图获 Internal Medicine 许可摘自参考文献 [15]）

三、诊　断

PAN的诊断需要综合临床表现、实验室检测、神经电生理、影像学及病理检查。1990年，ACR提出了该病的分类标准 [20]，当存在以下10条标准中的3条及以上，则可诊断PAN：①体重减轻≥4kg；②网状青斑；③睾丸疼痛或压痛；④肌痛；⑤单神经病或多发性神经病；⑥新发的舒张压>90mmHg；⑦血尿素氮或血清肌酐水平升高；⑧血清中乙型肝炎表面抗原或抗体阳性；⑨动脉造影异常（不是由于非炎症性疾病导致的）；⑩病理见动脉壁中存在粒细胞或混合其他白细胞浸润（见图6-7-6）。敏感性为82.2%，特异性为86.6%。

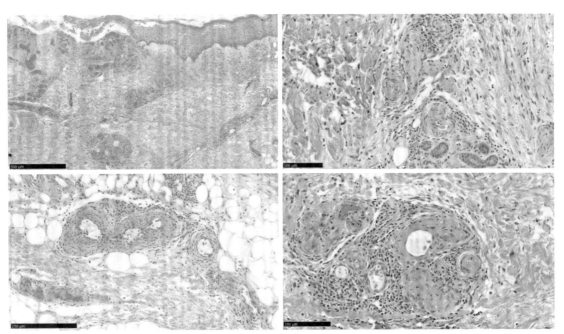

用苏木精、伊红染色的显微皮肤活检样本。不同放大倍率下的数字显示了PAN的典型组织病理学皮肤特征：坏死性溃疡、真皮水肿和小血管壁肿胀，伴有相当明显的纤维蛋白样坏死、中性粒细胞轻度血管周围浸润和内皮损伤体征。

图6-7-6　皮肤组织病理改变

（资料来源：本图开放获取摘自参考文献[13]，未改编）

实验室检查显示出明显的非特异性急性期反应[21]。PAN患者嗜酸性粒细胞显著增多可能意味着严重的器官受累，包括胃肠道坏死和静脉血栓形成[22]。少数患者伴有ANCA阳性[23]。

疑似诊断时，可对有症状的器官进行活检。优选皮肤、肌肉和神经，因为这些部位活检标本的诊断率和安全性更高。如果活检阴性或无法获取标本，则内脏血管造影显示多个微动脉瘤和中等大小的动脉不规则狭窄也高度提示PAN。这些血管异常是局灶性的、节段性的，并且随着时间的推移而变化。在确诊为PAN后，还应进行胸部CTA或MRA检查，以排查支气管动脉瘤。PET-CT显示中等大小血管高摄取也支持PAN诊断。

诊断PAN后，还应评估严重程度和预后。根据2009年血管炎五因素评分进行评估，其中高龄、胃肠道表现、肾功能不全和心力衰竭各因素得分1分。但耳鼻喉科受累仅适用于ANCA相关血管炎。

四、鉴别诊断

确诊PAN之前，应与其他原因的坏死性血管炎相鉴别，如AAV、川崎病等。

川崎病（Kawasaki disease）是儿童获得性心脏病的最重要原因。川崎病也可发生中小型血管的血管炎，这些受累血管通常直接起源于主动脉。该病多见于5岁以下儿童，成人发生原发性川崎病极为罕见。川崎病临床病程通常分为三个阶段：

第一个阶段是急性炎症阶段，会出现持续发热，抗生素无效，通常还会出现腹部不适和眼睛灼烧感。几天之内，会出现进行性加重的躯干皮疹、舌头烧灼感和唇炎，手指弥漫性肿胀和淋巴结肿胀。

第二阶段是亚急性阶段，手和脚皮肤脱皮、鳞屑，部分未接受合适治疗的患者仍有发热。此阶段持续2~4周。

第三阶段是恢复阶段，可持续数月。大多数儿童在此阶段没有任何症状，但偶尔仍然会感到疲劳和不适。

由于冠状动脉受累，患者可能会出现动脉瘤和血栓，并伴有心脏病发作和破裂相关的出血。川崎病血管炎具有自限性，几乎所有受影响的儿童都能完全康复。川崎病可能导致成年后残留冠状动脉瘤或心肌纤维化。

五、治 疗

PAN的治疗方法取决于疾病的严重程度以及潜在的病毒性肝炎的存在。一线治疗通常应用糖皮质激素和免疫抑制剂或生物靶向治疗[24]。

2021年，美国风湿病学会/血管炎基金会发布了结节性多动脉炎管理指南[25]。

特发性PAN轻型采用皮质类固醇治疗，严重者联合环磷酰胺输注治疗[4]。

继发性PAN主要与HBV感染有关。轻度PAN和病毒性肝炎患者最初可以使用无免疫抑制剂的抗病毒药物治疗。重者可予以血浆置换、抗病毒药物以及短期皮质类固醇治疗。与DADA2相关的PAN需要用TNF-α抑制剂。

未经治疗的PAN患者的5年生存率为13%，而经过治疗的PAN患者的5年生存率约为80%。大多数支气管动脉瘤患者预后良好，患者很少进展为破裂和咯血。HBV相关PAN患者的死亡率高于非HBV相关PAN患者。其他不良预后因素包括年龄>65岁、心脏或胃肠道受累以及肾功能不全。

● 参考文献 ●

［1］ SPRINGER J M, BYRAM K. Polyarteritis nodosa:An evolving primary systemic vasculitis［J］. Postgraduate medicine, 2022, 135(sup1):61-68.

［2］ KAWAZOE M, NANKI T, HAGINO N, et al. Clinical characteristics of patients with polyarteritis nodosa based on a nationwide database in Japan［J］. Mod rheumatol, 2022, 32(3):598-605.

［3］ OZEN S. The changing face of polyarteritis nodosa and necrotizing vasculitis［J］. Nat rev rheumatol, 2017, 13(6):381-386.

［4］ PUéCHAL X. Polyarteritis nodosa:State of the art［J］. Joint bone spine, 2022, 89(4):105320.

［5］ BILGINER Y, OZEN S. Polyarteritis nodosa［J］. Current opinion in pediatrics, 2022, 34(2):229-233.

［6］ NAVON ELKAN P, PIERCE S B, SEGEL R, et al. Mutant adenosine deaminase 2 in a polyarteritis nodosa vasculopathy［J］. New engl j med, 2014, 370(10):921-931.

［7］ ÖZEN S, BATU E D, TAŞKıRAN E Z, et al. A monogenic disease with a variety of phenotypes:Deficiency of adenosine deaminase 2［J］. J rheumatol, 2020, 47(1):117-125.

［8］ CARMONA-RIVERA C, KHAZNADAR S S, SHWIN K W, et al. Deficiency of adenosine deaminase 2 triggers adenosine-mediated NETosis and TNF production in patients with DADA2［J］. Blood, 2019, 134(4):395-406.

［9］ HERNáNDEZ-RODRíGUEZ J, ALBA M A, PRIETO-GONZáLEZ S, et al. Diagnosis and classification of polyarteritis nodosa［J］. J autoimmun, 2014, 48-49:84-89.

［10］ NOMURA S, SHIMOJIMA Y, KONDO Y, et al. Hypertrophic pachymeningitis in polyarteritis nodosa:A case-based review［J］. Clinical rheumatology, 2022, 41(2):567-572.

［11］ DE VRIES W, KOPPELMAN G H, ROOFTHOOFT M T, et al. Pulmonary medium vessel vasculitis in an 11 year old boy:Hughes Stovin syndrome as a variant of polyarteritis nodosa?［J］. Pediatric rheumatology online journal, 2011, 9:19.

［12］ BOISTAULT M, LOPEZ CORBETO M, QUARTIER P, et al. A young girl with severe polyarteritisnodosa successfully treated with tocilizumab:A case report［J］. Pediatric rheumatology online journal, 2021, 19(1):168.

［13］ BERARDI E, ANTONICA G, PROCACCIO A, et al. Cutaneous polyarteritis nodosa and pulmonary arterial hypertension:An unexpected liaison. A case report［J］. Medicine, 2023, 102(50) :e36563.

［14］ MATSUMOTO T, HOMMA S, OKADA M, et al. The lung in polyarteritis nodosa:A pathologic study of 10 cases［J］. Hum pathol, 1993, 24(7):717-724.

［15］ TANAKA I, IMAIZUMI K, HASHIMOTO I, et al. Interstitial pneumonia and nodular regenerative hyperplasia of the liver as initial manifestations of

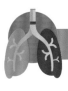
polyarteritis nodosa [J]. Internal medicine, 2012, 51(6):635-638.

[16] NICK J, TUDER R, MAY R, et al. Polyarteritis nodosa with pulmonary vasculitis [J]. Am j resp crit care, 1996, 153(1):450-453.

[17] GUO X, GOPALAN R, UGBARUGBA S, et al. Hepatitis B-related polyarteritis nodosa complicated by pulmonary hemorrhage [J]. Chest, 2001, 119(5):1608-1610.

[18] MENON Y, SINGH R, CUCHACOVICH R, et al. Pulmonary involvement in hepatitis B-related polyarteritis nodosa [J]. Chest, 2002, 122(4):1497-1498.

[19] NANIWA T, MAEDA T, SHIMIZU S, et al. Hepatitis B virus-related polyarteritis nodosa presenting with multiple lung nodules and cavitary lesions [J]. Chest, 2010, 138(1):195-197.

[20] LIGHTFOOT R W, MICHEL B A, BLOCH D A, et al. The American College of Rheumatology 1990 criteria for the classification of polyarteritis nodosa [J]. Arthritis and rheumatism, 1990, 33(8):1088-1093.

[21] WATTS R, LANE S, HANSLIK T, et al. Development and validation of a consensus methodology for the classification of the ANCA-associated vasculitides and polyarteritis nodosa for epidemiological studies [J]. Ann rheum dis, 2007, 66(2):222-227.

[22] OIWA H, TANIGUCHI K, MIYOSHI N, et al. Polyarteritis nodosa with marked eosinophilia, associated with severe gastrointestinal tract involvement and recurrent venous thrombosis [J]. Internal medicine, 2019, 58(20):3051-3055.

[23] PEREIRA B A, SILVA N A, XIMENES A C, et al. Cutaneous polyarteritis nodosa in a child with positive antiphospholipid and P-ANCA [J]. Scandinavian journal of rheumatology, 1995, 24(6):386-388.

[24] CONTICINI E, SOTA J, FALSETTI P, et al. Biologic drugs in the treatment of polyarteritis nodosa and deficit of adenosine deaminase 2:A narrative review [J]. Autoimmun rev, 2021, 20(4):102784.

[25] CHUNG S A, GORELIK M, LANGFORD C A, et al. 2021 American College of Rheumatology/Vasculitis Foundation Guideline for the Management of Polyarteritis Nodosa [J]. Arthritis rheumatol, 2021, 73(8):1384-1393.

第八节　抗肾小球基底膜病

抗肾小球基底膜（anti-glomerular basement membrane，anti-GBM）病是一种罕见的危及生命的小血管炎，通常会影响肾脏和肺部的毛细血管，大多数患者发展为快速进展的新月体性肾小球肾炎，有40%～60%的患者伴发肺泡出血；极少数患者仅出现肺出血或病程较为惰性[1]。抗肾小球基底膜病是由针对基底膜固有抗原的循环自身抗体在肺泡和肾小球基底膜中的沉积引起的。在CHCC上，将本病归类为具有免疫复合物的小血管炎。

本病首次描述可以追溯到1919年，美国医生和病理学家Ernest Goodpasture报告了一名18岁的肺肾综合征患者。1958年，Stanton等人首次以Goodpasture博士的姓氏命名该病。后来，发现许多抗GBM患者没有肺出血，并且大多数肺出血和肾小球肾炎患者没有抗GBM抗体，倾向于将肺出血、肾衰竭和抗GBM抗体三联征称为"Goodpasture's综合征"或"Goodpasture's病"。

本病主要见于成年人，在儿童中很罕见[2]。该疾病的发病率遵循双峰年龄分布。发病率的第一个高峰是在30岁左右，其特征是男性多发，肺和肾严重损害。第二个高峰是在70岁左右，女性多发。已发表的患者系列来自新西兰、澳大利亚、英国、美国、中国等，估计发病率为每年0.5～1/100万不等，无显著的东西方差异，总体上也无显著的性别差异。

一、病因与病理生理机制

肾小球和肺泡基底膜与所有基底膜一样，是由4种主要大分子组成的层状细胞外基质：层粘连蛋白、巢蛋白、硫酸肝素蛋白多糖和Ⅳ型胶原。Ⅳ型胶原蛋白家族由6条遗传上不同的α链（α1～6）组成，它们相互三聚化，形成特定的三螺旋原聚体：α1α1α2、α3α4α5和α5α5α6。α3α4α5原聚体的表达几乎完全局限于肾小球和肺泡基底膜。在GBM中，这些α3α4α5原聚体通过其C端NC1结构域端到端聚合，形成六聚体 NC1 结构。该六聚体的四级结构通过相对三聚体平面上的疏水和亲水相互作用来稳定，并通过交联相对结构域的硫亚胺键得到增强。α3α4α5 原聚体同样通过其 N 端 7S 结构域关联，以完成对肾小球结构和功能至关重要的格子状网络。

抗 GBM 病是自身免疫性疾病的原型，其中 B 淋巴细胞和 T 淋巴细胞介导的反应构成了致病过程的基础。抗 GBM 抗体的主要抗原靶标是 Ⅳ 型胶原蛋白 α3 链的非胶原（NC1）结构域内的 E_A 或 E_B 表位。Ⅳ 胶原蛋白主要分布于肾小球和肺泡毛细血管的基底膜，视网膜、脉络丛和耳蜗也有少量分布[3, 4]。

最近已在抗 GBM 病患者中鉴定出其他自身抗体，如抗层粘连蛋白 521（LM521）抗体，这表明可能存在更严重的疾病表型和预后不良的亚群[5]。LM521 抗体的存在与年龄较小、吸烟史、咯血/肺出血和肉眼血尿的患病率较高有关，而具有 LM521 抗体的受试者很少同时出现 ANCA 阳性。携带 LM521 抗体的患者预后较差，并且更容易发生终末期肾病或死亡。

这些抗体 ·旦在肾脏中结合，可以通过补体依赖性和 Fc 受体依赖性机制启动局部炎症反应，从而引发中性粒细胞依赖性炎症。诱导自身抗体形成的确切机制尚不清楚，但环境因素、感染，以及对肾脏和肺部的直接损伤可能会引发遗传易感个体的自身免疫反应[1, 6]。病例报告提示，COVID-19 可能是引发抗 GBM 病的诱因之一[7, 8]。

有人提出，本病的免疫发病机制与 $CD4^+$ 和 $CD8^+$ T 淋巴细胞的激活有关[9]。T 淋巴细胞介导的肾小球损伤可能是抗 GBM 病的诱发事件，然后触发对受损 GBM 释放的 B 淋巴细胞表位的从头内部免疫，以及随后疾病完全表达所需的自身抗体的产生[10]。

抗 GBM 病复发的情况很少见，这表明随着疾病的缓解，免疫耐受可以恢复。急性发病后患者体内 CD251 抗原特异性 T 淋巴细胞数量不断增加，可能会抑制对 α3（Ⅳ）NC1 的反应[10]。

二、临床表现

有 60%～80% 的抗 GBM 病患者表现为典型的肺肾综合征，而 20%～40% 的患者表现为孤立的快速进行性肾小球肾炎，不到 10% 的患者表现为孤立的肺部受累。

大多数患者在诊断后表现出严重程度不同的全身症状改变，其中 70% 的患者伴有乏力、厌食和体重减轻。始终存在发热、肌痛、关节痛和异常关节炎。炎症标志物升高很常见，如 C 反应蛋白、红细胞沉降速率或纤维蛋白原。由于存在肺泡出血并在其过程中巨噬细胞铁摄取增加，常发现正常或小细胞性贫血。

1. 肾脏受累

90% 的患者有快速进展（几天至几周内）的肾小球肾炎、肾功能不全。在早期阶段，症状可能是非特异性的，但随着疾病的进展，可能会出现明显的肾功能衰竭、少尿和液体超负荷的特征。快速进展的肾小球肾炎的识别很容易，主要基于血清肌酐的快速升高。尿检可见血尿、蛋白尿和白细胞尿。

2. 肺部受累

肺部受累的特征是肺泡毛细血管来源的肺泡出血。弥漫性肺泡出血表现为呼吸困难、咳嗽、少量咯血。肺泡灌洗液呈粉红色或血性，显微镜检查可发现巨噬细胞载有含铁血黄素。如果肺泡出血发生时间<48 小时，则可能没有含铁血黄素的巨噬细胞。40%～60% 的患者就诊时出现呼吸衰竭。

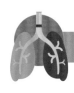

第六章 血管炎

3. 五官受累

眼部受累可表现为大疱性中心性浆液性脉络膜视网膜病变[4]。未见耳蜗受累的报告。

三、实验室检测

1. 血清学检测

约95%未经治疗的Goodpasture's综合征患者的循环抗GBM抗体呈阳性。抗GBM抗体的滴度可能与肾脏疾病的严重程度相关。可采用放射免疫测定法或酶联免疫吸附测定法测定循环抗GBM抗体。通常认为这些检测的敏感性和特异性高。

在20%～60%的患者中发现存在抗GBM抗体和ANCA，即"双重阳性"[11]。其中，MPO特异性的ANCA居多，占双阳性患者的66%～81%。三重阳性病例罕见，即抗GBM、抗MPO和抗PR3。这种关联的机制尚不清楚。

但是，有5%～10%在肾活检中具有明显抗GBM抗体的患者传统血清检测呈阴性。循环抗体的半衰期（21天）比组织结合抗体的半衰期（几个月）短得多。如果在自身抗体产生停止后采集用于诊断的样本，则循环抗体的测定可能为真阴性。也有假阴性检测的报告，其原因可能是自身抗体与其他抗原或其他表位发生反应，而不是通常的抗α3（Ⅳ）NC1。这些病例表明，血清学检测虽然有助于快速诊断，但不应成为排除抗GBM病诊断的唯一手段，并强调尽可能进行肾活检的重要性。

2. 肾活检结果

光镜下可见严重的肾小球损伤，纤维蛋白样坏死和随后的新月体形成导致GBM破坏。诊断性病变可在免疫荧光显微镜下观察到多克隆IgG呈线性沉积于GBM。极个别患者呈IgA或IgM线性沉积。GBM中也可能出现补体成分，表明沉积的抗体激活了经典途径。免疫染色可能会产生假阳性结果。如糖尿病患者IgG可能会沿着GBM发生非特异性结合，这可能会被误认为抗GBM病。有时会出现循环抗体检测阳性而免疫染色阴性或不确定的情况。在肾小球严重破坏的情况下，典型的线性荧光可能难以识别，并且在其他自身免疫过程共存的情况下，免疫球蛋白和（或）补体成分的其他沉积可能会使图像变得模糊。

四、诊断

早期诊断对于防止不良结果至关重要。根据典型的临床病史、血清抗GBM抗体阳性和（或）肾活检中GBM上IgG线性沉积的表现来进行诊断。

在大多数情况下，可以通过血清学方法（即ELISA）在循环血中检测到抗GBM抗体，也可以通过肾活检的免疫染色在肾脏中检测到抗GBM抗体。

非典型抗肾小球基底膜疾病的特征是沿GBM线性免疫球蛋白G（IgG）沉积，而没有循环抗GBM的IgG抗体。与经典抗GBM疾病相比，非典型抗GBM疾病在某些情况下往往更温和，病程更缓慢。一些非典型抗GBM疾病病例具有不同亚类的自身抗体，如IgG4或单克隆性质。有IgA和IgM介导的抗GBM疾病的患者循环抗体检测呈阴性，因为常规检测无法检测到这些类别的抗体。很大一部分患有非典型抗GBM病的病例没有任何可识别的抗体。然而，如果可行，应尝试使用改进的检测方法和敏感技术对非典型自身抗体进行搜索[12]。

抗GBM抗体与ANCA抗体双阳性病例表现出两种疾病的特征，并且与ANCA相关性血管炎患者具有相似的症状持续时间、年龄分布和复发频率，同时在肺出血、肾脏替代治疗需求、肾组织中存在新月体和线性IgG沉积等方面与抗GBM病相似。双抗体阳性、抗GBM病和ANCA相关血管炎亚组的一年肾脏存活率分别为53%、44%和88%，而总存活率相似（83%、87%和90%）[11]。

抗GBM病应与多种疾病相鉴别（见表6-8-1）。

表6-8-1　抗GBM病的鉴别诊断

类别	疾病
ANCA相关性血管炎	肉芽肿性多血管炎、显微镜下多血管炎、嗜酸性肉芽肿性多血管炎
免疫复合物小血管炎	系统性红斑狼疮冷球蛋白血症性血管炎IgA血管炎(过敏性紫癜)
结缔组织病	系统性硬化征皮肌炎、多发性肌炎
抗磷脂综合征	伴有血管炎或肺栓塞
感染性疾病	肾脏和肺部受累的特异性感染。如军团菌、支原体、钩端螺旋体病、汉坦病毒、巨细胞病毒、结核病、呼吸道感染伴急性肾损伤
原发性肾脏疾病导致类似综合征的肾肾肺部损害	急性肾损伤合并肺水肿尿毒症咯血、肾病综合征伴肺静脉血栓栓塞、接受免疫抑制治疗肾病患者的机会性肺
遗传性疾病	阿尔波特综合征

1. ANCA相关性血管炎

在显微镜下多血管炎（MPA）中，新月体肾小球肾炎可能见于65%的患者。然而，与抗GBM病不同的是，MPA肾小球肾炎可与皮肤溃疡和关节痛同时存在。70%的肉芽肿性多血管炎（GPA）病例可能出现新月体肾小球肾炎，肺空洞和结节也常见。单神经炎、鼻窦炎、中耳炎和（或）巩膜外层炎的存在可能有助于诊断GPA。嗜酸性肉芽肿性多血管炎（EGPA）也具有复杂的表现，包括哮喘、鼻窦炎、周围神经病变、心脏受累、皮肤和肺部受累，但新月体肾小球肾炎罕见。有5%～10%的p-ANCA血管炎患者稍后会出现抗GBM抗体。猜测抗MPO抗体对毛细血管内皮的攻击可能会导致GBM损伤，并增加GBM表位的表达，从而触发抗GBM抗体的产生。

2. 阿尔波特综合征

阿尔波特综合征（Alport syndrome，AS）是一种编码Ⅳ型胶原蛋白的基因突变导致胶原蛋白成分异常的遗传性疾病，其特征是感音神经性听力损失、眼部异常和进行性肾功能衰竭。Ⅳ型胶原蛋白的合成由位于2号染色体上的基因COL4A3、COL4A4和位于X染色体上的基因COL4A5调节。AS有3种类型：X连锁显性、常染色体显性或隐性、双基因型。患有X连锁显性AS的男性将出现AS并最终出现终末期肾病，而具有两条X染色体的女性将出现无症状血尿，罕见严重肾脏疾病。

3. 膜性肾病

膜性肾病（membranous nephropathy，MN）是一种肾小球疾病，由免疫复合物上皮下沉积物引起GBM增厚，其临床特征为蛋白尿。特发性MN是一种自身免疫性疾病，其中自身抗体针对足细胞抗原的表位。在60%～70%的MN病例中，抗原被鉴定为M型磷脂酶A2受体（PLA2r），但也发现了几种新抗原。在20%～30%的MN病例中，膜性肾病是继发性的，与慢性感染、全身性疾病、癌症、接触药物或有毒物质有关。抗GBM疾病患者可能会出现MN。

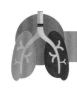
4. IgA 肾病

免疫球蛋白 A 肾病（IgA N）是一种原发性肾小球疾病，其特征是 IgA，通常是 IgA1 弥漫性、广泛地沉积于肾小球系膜。该疾病的主要特征是肾小球血尿发作，通常伴有不同程度的持续性蛋白尿。IgA 的自然过程可能是惰性的或缓慢进展，约 30% 患者进展为终末期肾病。在极少数情况下，该疾病可能会快速进展。

5. 血栓性血小板减少性紫癜

血栓性血小板减少性紫癜（thrombotic thrombocytopenic purpura，TTP）是一种罕见且危及生命的血栓性微血管病，其特征为微血管病性溶血性贫血、血小板减少和器官缺血。在大多数情况下，TTP 是由于缺乏血管性血友病因子（von Willebrand factor，VWF）裂解酶 ADAMTS13 导致超大 VWF 多聚体增加（通常由血管内皮细胞和巨核细胞分泌）所致的微血管病。TTP 的标准治疗包括血浆置换、蛋白 A 免疫吸收、免疫抑制药物、利妥昔单抗和脾切除术。罕见与 TTP 相关的抗 GBM 病的散发病例，这类患者可出现少尿性急性肾衰竭、肺出血和抗 GBM 抗体，并伴有 TTP 的体征和症状。

6. 系统性红斑狼疮

一些报告和一项回顾性队列研究描述了 SLE 患者中存在抗 GBM 抗体，特别是增殖性狼疮肾炎的患者。大多数患者都是年轻的亚洲人，肾衰竭进展迅速。这类患者肾活检病理可表现为典型的抗 GBM 组织学病变或 IV 级狼疮性肾炎与抗 GBM 特征相关的混合损伤。有抗 GBM 抗体的狼疮患者肺泡出血的发生率明显高于没有抗 GBM 抗体的狼疮患者。

五、治 疗

初始治疗包括皮质类固醇和环磷酰胺以防止自身抗体的产生，以及血浆置换以去除循环的自身抗体。及时开始治疗可获得良好的肾脏结局[1]。

治疗通常以静脉注射甲泼尼龙（每次 0.5~1g）开始，每天重复一次，持续 3 天，然后口服泼尼松 1mg/(kg·d)，逐渐减量。联合环磷酰胺，静脉注射剂量为 0.5~1g/m² 或口服剂量 2~3mg/(kg·d)。年老或体弱患者应相应减少剂量。如果尽早开始治疗，抗 GBM 疾病患者对皮质类固醇和环磷酰胺反应良好。

血浆置换应该尽早开始，并且应该持续进行，直到血循环中的抗 GBM 抗体被清除为止。与仅使用免疫抑制治疗的历史队列相比，血浆置换导致了肾脏和总体生存的显著改善。血浆置换或免疫吸附的使用特别适用于肺泡大量出血的患者。由于存在反弹危险，所以建议在停止血浆置换后精确监测循环中的抗 GBM 抗体的水平。

利妥昔单抗主要作为环磷酰胺的替代品，通常与类固醇和血浆置换联合使用，对难治性或耐受性差的患者可能有效[13]。能够在数小时内裂解 IgG 的 Imlifidase（IdeS，一种化脓性链球菌的 IgG 降解酶）已在 II 期临床试验中显现良效[5]。

通常，Goodpasture's 综合征的治疗持续 3 个月，此时循环抗体无法检测到。复发很少见，当出现肾脏受累时，应怀疑合并有 ANCA 相关血管炎和膜性肾病等疾病。然而，当患者出现需要透析的严重肾功能衰竭或活检时肾小球新月体比例高时，肾脏预后很差。终末期肾病患者可以接受透析和移植治疗。值得注意的是，少数定期透析的患者可能会意外地出现肾功能恢复。Goodpasture's 综合征肾移植的结果与其他原因导致的终末期肾病相似。在同种异体移植物中，可能会看到 IgG 的线性沉积，特别是如果移植时存在循环抗GBM抗体。然而，由抗GBM抗体肾小球沉积引起的临床疾病发生率不到10%，并且很少导致移植失败。稳妥起见，在移植前等待6～12个月，定期检查循环抗GBM抗体的滴度，直到抗GBM抗体消失[14]。

参考文献

[1] REGGIANI F, L'IMPERIO V, CALATRONI M, et al. Goodpasture syndrome and anti-glomerular basement membrane disease [J]. Clin exp rheumatol, 2023, 41(4):964-974.

[2] DOWSETT T, ONI L. Anti-glomerular basement membrane disease in children:A brief overview [J]. Pediatric nephrology, 2022, 37(8):1713-1719.

[3] MARQUES C, PLAISIER E, CACOUB P, et al. Review on anti-glomerular basement membrane disease or Goodpasture's syndrome [J]. Revue de medecine interne, 2020, 41(1):14-20.

[4] TSUI J C, CARROLL R M, BRUCKER A J, et al. Bullous variant of central serous chorioretinopathy in Goodpasture's disease-A case report and review of literature [J]. Retin Cases Brief Rep, 2023, DOI:10.1097/ICB.0000000000001522.

[5] SHIN J I, GEETHA D, SZPIRT W M, et al. Anti-glomerular basement membrane disease (Goodpasture disease):From pathogenesis to plasma exchange to IdeS [J]. Therapeutic apheresis and dialysis, 2022, 26(1):24-31.

[6] HUANG S U, KULATUNGE O, O'SULLIVAN K M. Deciphering the Genetic Code of Autoimmune Kidney Diseases [J]. Genes (Basel), 2023, 14(5):1028.

[7] GIRYES S, BRAGAZZI N L, BRIDGEWOOD C, et al. COVID-19 Vasculitis and vasculopathy-Distinct immunopathology emerging from the close juxtaposition of Type Ⅱ Pneumocytes and Pulmonary Endothelial Cells [J]. Semin immunopathol, 2022, 44(3):375-390.

[8] NAHHAL S, HALAWI A, BASMA H, et al. Anti-Glomerular Basement Membrane Disease as a Potential Complication of COVID-19:A Case Report and Review of Literature [J]. Cureus, 2020, 12(12):e12089.

[9] LINKE A, TIEGS G, NEUMANN K. Pathogenic T-cell responses in immune-mediated glomerulonephritis [J]. Cells, 2022, 11(10):1625.

[10] GULATI K, MCADOO S P. Anti-glomerular basement membrane disease [J]. Rheumatic disease clinics of north america, 2018, 44(4):651-673.

[11] PHILIP R, DUMONT A, LE MAUFF B, et al. ANCA and anti-MBG double-positive vasculitis:An update on the clinical and therapeutic specificities and comparison with the two eponymous vasculitis [J]. Revue de medecine interne, 2020, 41(1):21-26.

[12] BHARATI J, YANG Y, SHARMA P, et al. Atypical Anti-glomerular basement membrane disease [J]. Kidney international reports, 2023, 8(6):1151-1161.

[13] YAMASHITA M, TAKAYASU M, MARUYAMA H, et al. The immunobiological agents for treatment of antiglomerular basement membrane disease [J]. Medicina-Lithuania, 2023, 59(11):2014.

[14] PONTICELLI C, CALATRONI M, MORONI G. Anti-glomerular basement membrane vasculitis [J]. Autoimmun rev, 2023, 22(1):103212.

第九节 冷球蛋白血症

冷球蛋白血症（cryoglobulinemia），也称为"冷球蛋白血管炎、冷球蛋白血综合征"，是多种病因导致血清中持续存在冷球蛋白引发的一大类独特的多系统受累的临床综合征[1]。冷球蛋白（cryoglobulins）是一种遇冷可逆性沉淀的人血免疫球蛋白，当温度<37℃时发生沉淀，并在复温后重新溶解。冷球蛋白相关疾病具有异质性[2]，存在不同的病因、不同的致病机制及广泛的表型。冷球蛋白血症可累及呼吸系统，因此患者可能就诊于呼吸科。

1966年，Meltzer和Franklin首先描述了冷球蛋白血症。由于其临床表现多样，诊断困难，目前并无明确的发病率、患病率数据。该病平均患病年龄通常在45～65岁，血液系统恶性肿瘤或原发性混合性冷球蛋白血症患者年龄通常超过60岁。女性患病率较男性高，比例约为2:1。虽然该病与寒冷环境相关，但尚无证据显示，寒冷季节时冷球蛋白血症的发病率更高。

一、病因与病理生理机制

目前认为，冷球蛋白血症主要与感染、全身性自身免疫性疾病、恶性肿瘤有关（见表6-9-1）。约10%

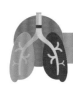

的患者病因不明，称为特发性或原发性冷球蛋白血症。

国外数据报道，70%～90%的Ⅱ型患者与HCV感染有关。在我国除HCV感染外，相当一部分患者与HBV感染有关[3]。

表6-9-1　冷球蛋白血症相关疾病[1, 2]

类别		冷球蛋白血症相关疾病
恶性肿瘤	恶性B淋巴细胞肿瘤	Waldenstrom巨球蛋白血症、多发性骨髓瘤、意义不明的单克隆丙种球蛋白病、B淋巴细胞淋巴瘤、慢性淋巴细胞白血病、毛细胞白血病
	其他肿瘤	霍奇金淋巴瘤、慢性髓样白血病、脊髓发育不良、Castleman病、乳腺癌、鼻咽癌、食管癌
系统性疾病	系统性自身免疫性疾病	干燥综合征、系统性红斑狼疮、炎性肌病、系统性硬化病、结节病
	关节炎	类风湿性关节炎银屑病关节炎
	系统性血管炎	Schönlein-Henoch紫癜、抗中性粒细胞胞浆抗体相关血管炎、结节性多动脉炎、巨细胞动脉炎、Behcet's病
	器官特异性自身免疫性疾病	自身免疫性甲状腺炎、原发性胆汁胆管炎、乳糜泻、寻常天疱疮、心内膜心肌纤维化、原发性肾小球肾炎
传染病	慢性病毒感染	丙型肝炎、乙型肝炎、戊型肝炎、人类免疫缺陷病毒
	急性病毒感染	EB病毒感染、巨细胞病毒感染、甲型肝炎、腺病毒感染、细小病毒B19感染
	细菌感染	亚急性心内膜炎、梅毒、急性链球菌感染后肾小球肾炎、莱姆病、布鲁氏菌病、柯氏杆菌感染、地中海斑疹热、房室分流感染、瘤型麻风
	寄生虫和真菌感染	疟疾、内脏利什曼病、弓形体病、血吸虫病、包虫病、热带脾肿大综合征、球孢子菌病等真菌感染

本病发病机制不明。推测冷球蛋白的出现是由渐进的克隆选择过程引发的，其中B淋巴细胞受到感染、肿瘤或自身免疫性疾病的刺激，在个体遗传易感性的情况下产生免疫球蛋白（最初是寡克隆）。对冷球蛋白血症患者的基因研究很少，主要集中在分析与HLA等位基因[4]与非HLA等位基因[5]。与冷球蛋白相关的组织损伤的两个主要机制是冷球蛋白聚集和血管炎[2]。很多症状的病理基础是冷球蛋白沉积在中、小血管壁。当累及相关脏器血管时，则带来相关脏器的损伤和症状。

根据冷球蛋白的组成，目前可分为3种类型（见表6-9-2）。

Ⅰ型冷球蛋白是没有类风湿因子（rheumatoid factor，RF）活性的单克隆IgG或IgM，主要起病于血液系统恶性肿瘤（骨髓瘤和B淋巴细胞淋巴瘤）。Ⅰ型冷球蛋白的聚集是由于低温下溶解度的降低而不是免疫复合物的形成。其表现通常与中小血管内阻塞导致组织坏死有关。

Ⅱ型冷球蛋白是多克隆IgG和具有RF活性的单克隆IgM，常伴补体C4的降低。单克隆IgM具有类风湿因子活性，并与IgG的Fc结合，后者又与抗原，如HCV基因组结合。这些众多的化学相互作用导致IgG-IgM复合物的强大稳定性[1]。最常见原因是HCV病毒感染。其他病因，如乙型肝炎、HIV、系统性红斑狼疮、干燥综合征、淋巴增生类疾病。另有部分原因不明的原发性冷球蛋白血症。

Ⅲ型冷球蛋白是多克隆IgG和具有RF活性的多克隆IgM。多克隆IgM和IgG可能形成免疫复合物（混合的多克隆冷球蛋白血症）。Ⅲ型冷球蛋白很常见，在健康个体中经常以低水平检出。在没有其他异常的情况下，其临床意义尚不清楚。最常见继发于自身免疫性疾病（尤其是系统性红斑狼疮、干燥综合征）；但也有相当部分是感染所致，其中主要是丙型肝炎。

Ⅱ和Ⅲ型冷球蛋白血症均由两类不同的免疫球蛋白组成，总称为混合型冷球蛋白血症（mixed

cryoglobulinemia，MC）。MC引起器官受累的主要组织病理学基础是原位形成的免疫复合物沉积在中小型血管壁上，引起炎症反应，导致全身性血管炎[6]。RF活性是IgM识别并结合自体IgG的Fc段的特征，它可能有助于免疫复合物的形成。由IgM、IgG和补体构成的免疫复合物介导的血管炎是MC损伤的关键致病途径。补体部分，如C1q，与内皮细胞受体结合，促进免疫复合物沉积和随后的血管炎症。

MC患者可无症状或表现为冷球蛋白血症性血管炎（CryoVas，CV）。在组织学上表现为白细胞破碎性血管炎[6]，是MC的组织学标志。CryoVas是一种中小血管炎，主要累及皮肤、关节、神经系统（主要是周围神经）、肾脏、胃肠道[7]，是多脏器受累的重要病理基础。多见于HCV感染和全身性疾病，如B淋巴细胞增殖性疾病和结缔组织疾病（主要是系统性红斑狼疮及干燥综合征）。MC患者发生淋巴瘤的风险较高[8]。

表6-9-2　根据冷球蛋白类型的不同分类

类别	Ⅰ型	混合型（Ⅱ/Ⅲ型）
机制	毛细血管腔闭塞、血管炎少见	机制小血管炎++、毛细血管闭塞少见
临床表现	寒冷诱发皮肤坏死、远端缺血+++	紫癜、关节痛、肾小球肾炎
RF活性	RF活性低	RF活性高
补体	补体可正常	补体C4低
单克隆抗体的类型	IgM>IgG>IgA	IgM+++（Kappa>Lambda）

在免疫介导的血管损伤情况下，皮肤血管炎是一种免疫复合物介导的过敏性血管炎。在肾脏受累的情况下，膜性增殖性肾小球肾炎是主要的病理情况，而周围神经病变是神经血管炎导致的轴索变性。其他临床表现主要是胃肠道、肺部和中枢神经系统，通常与中小血管炎有关。在高黏滞综合征的情况下，最常见的组织学表现包括在真皮、肺和脑血管系统以及肾小球内检测到冷球蛋白沉淀。

二、临床表现

冷球蛋白血症的临床表现多种多样，从疲劳、紫癜、关节痛等轻微的症状到肾小球肾炎、广泛性血管炎等危及生命的暴发性并发症均可出现[7]。临床表现包括全身症状、皮肤改变、视觉受损、骨关节痛，及呼吸系统、胃肠道、肾脏、神经系统、心脏、肝脏受累表现和高黏滞综合征。约80%的冷球蛋白血症患者呈现Meltzer三联征（Meltzer's triad），即皮肤紫癜、关节痛、虚弱。

1.全身症状

本病可引起低热、疲倦感、口干、眼干等。疲劳是主要症状，在80%～90%的患者中有出现。肌痛、乏力，常跟关节痛一起出现。据报道，20%～40%的患者出现干燥综合征的表现。然而，完全符合干燥综合征的患者却很少。

2.皮肤改变

皮肤是本病最常见受累器官，据报道，可见于70%～90%的患者。最常见的表现是多处小点状、隆起的对称性紫癜样改变，可有色素沉积（见图6-9-1）。部分患者会出现皮肤坏死性溃疡。皮肤损害多从下肢开始，并可能延伸到腹部，很少出现于躯干和上肢。皮损会持续3～10天，留下由含铁血黄素沉积物形成的褐色色素沉着。可能会发生其他常见特征是网状青斑、雷诺现象（见于20%～30%患者）和肢端遇冷发绀，也可能会演变为手指溃疡（5%～15%）[6]。

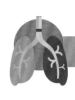

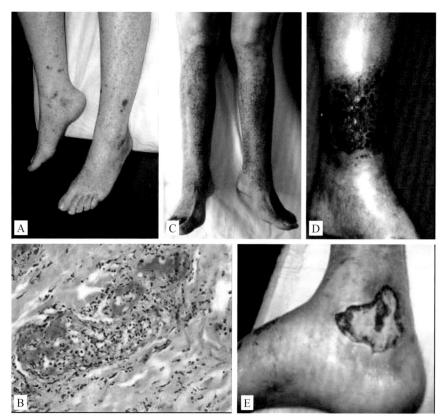

A：近期发作的直立性紫癜。在此阶段，组织病理学评估显示在典型的坏死性白细胞破碎性血管炎，其特征是弥漫性纤维蛋白样坏死和血管壁中性粒细胞崩解渗透（B）；C：反复发作紫癜后腿部皮肤的对称性色素沉着过度、直立性紫癜和这些永久性赭色病变均代表MC的典型皮肤表现；D：严重的血管炎表现；E：大片的皮肤溃疡，通常对治疗反应差。

图6-9-1　混合型冷球蛋白血症的皮肤表现

（资料来源：本图从BMC开放获取自参考文献[9]，未改编，http：//creat ivecommons. org/licenses/by/4.0/）

3. 视觉受损

眼部血管炎性损害可表现为视觉受损。急性视网膜中央动脉炎症可继发血管腔闭塞，可致视网膜缺血（图6-9-2）。

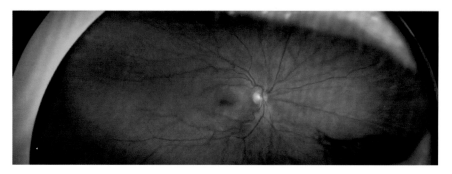

右眼的彩色眼底照片显示后极视网膜变白，樱桃红色斑点提示急性视网膜中央动脉闭塞。

图6-9-2　眼底表现

（资料来源：本图从BMC开放获取自参考文献[10]）

4.骨、关节痛

据报道，40%~60%的患者出现关节痛。手、膝关节受累较多，尤其是远端小关节受累多见。疼痛可因遇冷而加重。关节痛是双侧对称的，不变形，主要累及膝盖和手，很少涉及肘部和足踝。据报道，不到10%的患者患有Frank关节炎。

此外，还可能发生一种罕见的、单一的疼痛性骨硬化症，其特点是高度增加的骨量，通过拉伸丰富的神经支配的骨膜，导致骨痛。这些患者通常抱怨疼痛影响到几个骨骼区域，而关节没有受到影响，运动也没有受到影响。在X线平片上可以检测到骨干皮质骨的增厚和硬化，并且血清骨碱性磷酸酶活性水平显著增加[11]。

5.呼吸系统受累

少于5%的患者累及呼吸系统[3]，大多数肺受累者无症状或轻微活动后气促，主要表现为干咳和活动后呼吸困难，肺部影像学较少出现明显的肺间质病变（见图6-9-3）。文献报告的肺部病变包括孤立的机化性肺炎[12]、肺血管炎和胸腔积液、肺动脉高压、肺血栓形成[13]、间质性肺病[14]和纤维化肺泡炎[15]。极少数患者可出现急性肺泡出血[16,17]，表现为咯血、呼吸衰竭和弥漫性肺浸润[2]，重者可发生急性呼吸窘迫和肺纤维化[18-20]，死亡率高。这些呼吸道症状可能与涉及小动脉、毛细血管和小静脉的血管炎或淋巴细胞性肺泡炎的发生有关。诊断肺受累需进行活检，如病理可见冷球蛋白沉积于肺组织，则可确诊。但目前在临床中很少实践，多根据典型临床表现和实验室检查发现血清中的冷球蛋白进行诊断。

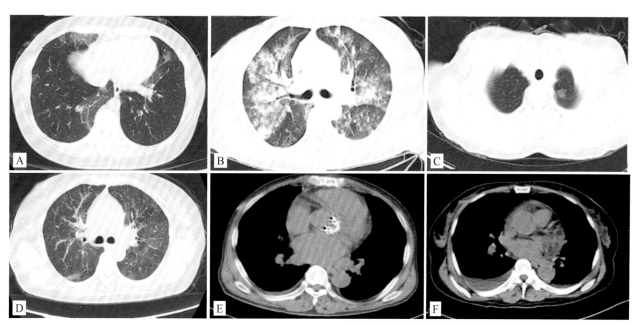

A：弥漫性、双侧、斑片状GGO；B：弥漫性肺泡出血；C：右上叶孤立性大结节；D：弥漫性、双侧、多发性小结节；E：双侧胸膜增厚；F：双侧胸腔积液。

图6-9-3　与冷球蛋白血症肺部受累相关的CT影像
（资料来源：本图从BMC开放获取自参考文献[19]）

6.胃肠道受累

肠系膜和胃肠道小血管炎可以引发剧烈腹痛、肠梗阻和胃肠道出血，甚至死亡。

7. 肾脏受累

据报道，20%～35%的患者有肾脏表现。最常见的临床和病理表现是急性或慢性 I 型膜增生性肾小球肾炎伴内皮下沉积（见图6-9-4）。该类病理改变发生于80%以上的冷球蛋白血症肾病患者，多见于 IgMκ 类风湿因子阳性的 II 型冷球蛋白血症。严重者可导致肾病综合征、急性肾衰。大部分患者伴有高血压。最常见的表现（55%）是蛋白尿伴镜下血尿和不同程度的肾功能不全。

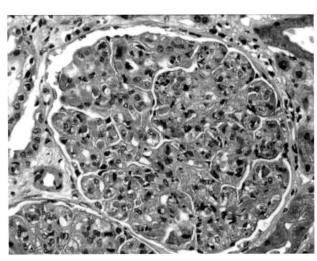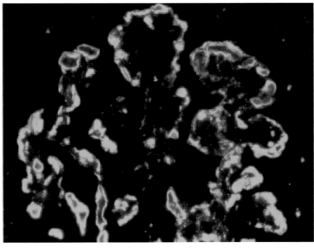

肾活检标本组织学见弥漫性毛细血管内增殖性和渗出性肾小球肾炎，伴膜增生特征和大量毛细血管内蛋白血栓。IgM、C3和C1q蛋白血栓分布中强烈的肾小球毛细血管壁和腔内染色的免疫荧光结果。

图6-9-4　肾组织病理学表现

（资料来源：本图从BMC开放获取自参考文献[21]）

8. 神经系统受累

神经系统表现范围从单纯的感觉轴索病到多发性单神经炎（60%～70%）。最常描述的类型是远端感觉或感觉运动多发性神经病。周围神经受累出现不对称或对称的感觉异常，如皮肤烧灼痛、针刺痛、虫咬感、麻木感；运动神经受累出现无力、腱反射减退甚至消失。运动障碍无规律，主要影响下肢，在感觉症状后数月至数年出现。通常感觉异常更多、更重，而运动神经受累相对少、也没那么重。中枢神经系统受累（<10%）可能表现为中风、癫痫或认知障碍。

9. 心脏受累

包括二尖瓣损伤、冠状动脉炎并发心肌梗死、心包炎或充血性心力衰竭。

10. 肝脏病变

主要是原发病累及肝脏所致。严重者可出现肝硬化。

11. 高黏滞综合征

高黏滞综合征最常见的三联征是黏膜出血、中枢神经系统受累和视觉障碍。中枢神经受累表现为头晕、头痛、脑卒中、意识模糊。常见于 I 型冷球蛋白血症。

由于触发冷球蛋白形成的潜在疾病不同，冷球蛋白的组成及临床表现也存在差异（见表6-9-3）[22]。

表6-9-3　不同类型冷球蛋白血症的不同表现

冷球蛋白类型	Ⅰ型(发生率)	Ⅱ、Ⅲ混合型(发生率)
紫癜	80%	75%～90%
雷诺现象	25%～40%	20%～30%
肢体远端溃疡或坏死	30%～35%	5%～15%
冷诱发的症状/冷荨麻疹	90%～100%	0%～10%
网状青斑	10%～15%	5%～10%
关节痛	25%～30%	50%～80%
周围神经病变	30%～50%	50%～75%
中枢神经系统	极少	5%～10%
肾	15%～30%	30%～40%
胃肠道	极少	少见
心脏受累	极少	少见
肺受累	极少	少见

三、实验室检查

诊断需要检测血清中的冷球蛋白。为此，必须将血液收集在预热的注射器和试管中，必须在37～40℃下运输和离心。获得的血清在4℃下储存7天，通常在48～72小时内冷冻球蛋白会在管底形成白色沉淀，但有时会在一周后首次出现（见图6-9-5）。需要注意的是，其间务必不能加抗凝剂，否则会带来假阴性结

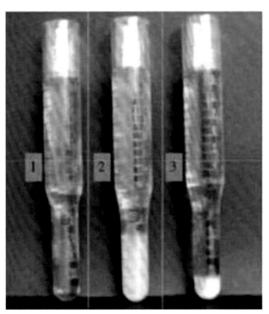

4℃　　0天　　　静置7天　　　离心后

血清从全血样本分离后不久（至少20mL全血）。在4℃下静置7天后的血清，底部白色沉淀物。在4℃下离心后血清底部的白色沉淀物占血清总量的比值，即冷冻比容。

图6-9-5　混合型冷球蛋白血症患者血清的冷冻比容测定

（资料来源：本图从BMC开放获取自参考文献[9]，未改编。）

果。冷引起的血清沉淀物的量因患者而异，并被量化为整个血清的百分比，称为冷冻比容，其量化通常与临床严重程度相关，可用于评估对治疗的反应[6]。冷沉淀通过冷离心分离，纯化以去除其他血清蛋白，并溶解用于其分类和定量。不同冷球蛋白浓度可提示不同类型的冷球蛋白血症，通常Ⅰ型冷球蛋白浓度>5mg/mL，Ⅱ型冷球蛋白浓度>1mg/mL，而通常Ⅲ型冷球蛋白浓度<1mg/mL。

血清蛋白电泳显示M蛋白。此外，应进行免疫固定电泳以评估冷球蛋白同种型（IgG、IgA或IgM、κ或λ）及其单克隆性。但是需要注意的是，血清中检测到冷球蛋白不一定与疾病的发作有关，因为它们可以在急性感染期间或在健康个体中暂时检测到。在它们没有引发疾病时，不能叫冷球蛋白血症；只有引发疾病状态时，才能叫冷球蛋白血症。在12%～50%的慢性丙型肝炎患者血液里测出冷球蛋白，但有冷球蛋白血症患者不到5%。

建议对所有Ⅰ型IgM冷球蛋白患者和同时含有IgM单克隆成分的Ⅱ型冷球蛋白患者进行血清黏度测量，尤其是当临床表现提示高黏血症时[6]。生化检测还可见低水平的低补体血症，尤其是补体C4显著下降、升高的RF和血清电泳见单克隆蛋白条带。

四、组织病理学

紫癜皮肤活检在普通光镜下主要表现为白细胞破碎性血管炎（见图6-9-1），偶尔在皮肤血管腔内见到冷球蛋白。但IgM免疫荧光显像则可以看到血管壁有免疫球蛋白和补体的沉积。

肾脏组织学检查显示超过80%的患者有膜增生性肾小球肾炎、肾小球基底膜增厚和细胞增殖。部分光镜活检可见球蛋白沉积征象。IgM免疫荧光显象也较为特异。如果用电子显微镜观察，则肾小球基底膜的内皮下有颗粒状物质存在于浸润的巨噬细胞内。

五、诊　断

冷球蛋白血症没有公认的诊断标准。

当有相关临床症状、轻度贫血、血沉加快、补体C4明显下降时，则应考虑冷球蛋白血症可能。Ⅱ型或Ⅲ型患者可有类风湿因子增高。满足表6-9-2 3项中至少2项（血清冷球蛋白在至少12周的间隔内至少检测两次），即符合初筛分类标准。

表6-9-2　冷球蛋白血症性血管炎的初步分类标准[23]

类别	分类标准
第1项　既往病史	至少存在下列2条： 1. 皮肤上，尤其是下肢出现过一次或多次小红斑； 2. 下肢曾有过红色斑点，消失后留下棕色斑疹； 3. 有病毒性肝炎
第2项　症状与体征	至少存在以下3种表现： 1. 全身症状（疲劳、发热、纤维肌痛）； 2. 关节受累（关节痛、关节炎）； 3. 血管受累（紫癜、皮肤溃疡、坏死性血管炎、高黏滞综合征、雷诺现象）； 4. 神经系统受累（周围神经病变、脑神经受累、中枢神经系统受累）

类别	分类标准
第3项　实验室异常	在诊断时存在以下至少2种特征： 1. 血清C4水平低； 2. 血清类风湿因子阳性； 3. 存在血清M蛋白

虽然实际临床工作时，对有典型症状者的冷球蛋白测定并非必须，但该测定阳性有助于确诊冷球蛋白血症。组织病理学有助于诊断受累器官。

在临床诊断冷球蛋白血症后，应该寻找可能的病因，如测丙型肝炎、乙型肝炎，以及行血液病相关检查等，这与选择治疗方案有关。

六、治　疗

鉴于冷球蛋白血症的异质性和严重程度不同，不同患者的治疗也不相同[1,6]。

治疗包括病因治疗和免疫抑制治疗。

1. 病因治疗

首先应消除诱发冷球蛋白血症的病因。如 I 型冷球蛋白血症患者必须治疗潜在的血液系统恶性肿瘤。HCV 相关冷球蛋白血症性血管炎患者需要根除 HCV，抗病毒药物治疗与良好预后相关，而使用免疫抑制剂（包括皮质类固醇）与不良预后相关[7]。对于轻度至中度 HCV 相关冷球蛋白血症患者，应给予最佳抗病毒治疗。对于有严重血管炎（即肾功能恶化、多发性单神经炎、广泛性皮肤病、肠缺血的 HCV 相关冷球蛋白血症患者，需要在开始抗病毒治疗之前用利妥昔单抗控制疾病。

2. 免疫抑制治疗

对于有无法治愈的原发疾病或没有确定病因原发型患者，治疗方法主要是使用常规免疫抑制，目的是抑制克隆 B 淋巴细胞的扩增和冷球蛋白的产生。一线药物包括利妥昔单抗、皮质类固醇和环磷酰胺。硼替佐米是复发和难治性患者的另一种替代疗法[14]。无论潜在病因如何，免疫抑制治疗也用于严重或难治性的病例。糖皮质激素和免疫抑制剂应在积极抗感染的基础上使用，但长期疗效欠佳。低剂量皮质类固醇可能有助于控制轻微的间歇性炎症症状，如关节痛。利妥昔单抗是治疗该病最广泛使用的生物制剂。除了具有免疫调节作用外，利妥昔单抗还在抑制 CD19 阳性 B 淋巴细胞（已知为 HCV 宿主）中发挥重要作用。对于急进性患者（主要包括急性肺泡出血、急进性肾小球肾炎等），可进行血浆置换[24]。尤其是双滤血浆置换法，可以去除高黏度综合征的 HCV 患者中的冷沉淀蛋白和病毒颗粒[6]。最近的研究表明，联合/序贯疗法优于单一疗法，目的是阻断不同的致病途径。这种疾病的许多方面仍有待探索，如与原发性冷球蛋白血症有关的病因或难治性/重度疾病或具有不同伴随病因的患者的治疗策略。

另外，寒冷环境可以诱发鼻、手、耳廓等暴露部位的皮肤症状加重，似乎也可让关节疼痛加重，建议患者保暖防寒。

七、预　后

HCV 阳性混合型冷球蛋白血症、HCV 阴性混合型冷球蛋白血症和 I 型冷球蛋白血症患者的 10 年生存率分别为63%、65%和87%[7]。

在HCV阳性患者中，与不良预后相关的基线因素包括存在严重的肝纤维化、中枢神经系统、肾脏和心脏受累[25]。一种基于5个临床项目（蛋白尿>1g/d、血清肌酐>140μmol/L、心肌病、严重胃肠道受累和中枢神经系统受累）的血管炎五因素评分（five-factors score，FFS）系统，其评分与预后显著相关。在多变量分析中，严重纤维化（HR 10.8）和FFS（HR 2.49）与预后不良显著相关。

肺和胃肠道受累、肾小球滤过率<60mL/min和年龄>65岁与HCV阴性冷球蛋白血症患者的死亡独立相关[7, 26]。Terrier等人提出了预测5年生存率的预后评分，即冷球蛋白血症评分（CVS）：呼吸系统受累3分、胃肠道受累2分、肾小球滤过率<60mL/min和年龄>65岁各1分。CVS为0、1、2和≥3的5年死亡率分别为2.6%、13.1%、29.6%和38.5%。

对209例冷球蛋白血症患者的临床研究显示，重症发生率约为14%（29例）的[27]。其中，约2/3的危重症发生于起病初。发热、冷沉淀比容高和C3水平低与此有关。其中，2/3的患者死亡，肺出血和肠缺血的死亡率达到100%。

在另一项纳入279例重要脏器受累的HCV相关的冷球蛋白血症患者的临床分析显示，约2/3的患者以肾、心、肺、中枢神经、消化道等重要器官受累为首发表现，可能导致进行性（肾脏受累）或急性（肺出血、胃肠道缺血、中枢神经受累）的危及生命的器官损害[25]。出现这些表现的重症患者死亡率为20%~80%。

● 参考文献 ●

［1］ DESBOIS A C, CACOUB P, SAADOUN D. Cryoglobulinemia:An update in 2019［J］. Joint bone spine, 2019, 86(6):707-713.

［2］ RETAMOZO S, QUARTUCCIO L, RAMOS-CASALS M. Cryoglobulinemia［J］. Medicinaclinica, 2022, 158(10):478-487.

［3］ BAI W, ZHANG L, ZHAO J, et al. Renal involvement and HBV infection are common in Chinese patients with cryoglobulinemia［J］. Front Immunol, 2021, 12:580271.

［4］ ZIGNEGO A L, WOJCIK G L, CACOUB P, et al. Genome-wide association study of hepatitis C virus-and cryoglobulin-related vasculitis［J］. Genes and immunity, 2014, 15(7):500-505.

［5］ CHANG M L, CHANG S W, CHEN S C, et al. Genetic association of hepatitis C-related mixed cryoglobulinemia:A 10-year prospective study of asians treated with antivirals［J］. Viruses, 2021, 13(3):464.DOI：10.3390/v13030464

［6］ DAMMACCO F, LAULETTA G, RUSSI S, et al. Clinical practice:Hepatitis C virus infection, cryoglobulinemia and cryoglobulinemic vasculitis［J］. Clinical and experimental medicine, 2019, 19(1):1-21.

［7］ CACOUB P, COMARMOND C, DOMONT F, et al. Cryoglobulinemia vasculitis［J］. Am j med, 2015, 128(9):950-955.

［8］ EDMONDS N, MANNSCHRECK D, FLOWERS R H. A rare case of type Ⅱ cryoglobulinemic vasculitis with renal and pulmonary involvement in a patient with underlying lymphoplasmacytic lymphoma［J］. Int j dermatol, 2023, 62(5):e302-e303.

［9］ FERRI C. Mixed cryoglobulinemia［J］. Orphanet Journal of Rare Diseases, 2008, 3(1):25.

［10］ PATRICK WANG P K, YAO WANG, ET AL. Sequential central retinal artery occlusions associated with cryoglobulinemia［J］. International Journal of Retina and Vitreous, 2023, 9(1):16.DOI

［11］ SEBASTIANI M, GIUGGIOLI D, COLACI M, et al. HCV-related rheumatic manifestations and therapeutic strategies［J］. Current drug targets, 2017, 18(7):803-810.

［12］ ZACKRISON L H, KATZ P. Bronchiolitis obliterans organizing pneumonia associated with essential mixed cryoglobulinemia［J］. Arthritis and rheumatism, 1993, 36(11):1627-1630.

［13］ ANTONACCI F, MASIGLAT L J T, BORRELLI E, et al. Acute massive pulmonary embolism during patient repositioning following excision of a thymic carcinoma in a patient affected by cryoglobulinemia［J］. Journal of cardiac surgery, 2020, 35(8):2050-2052.

［14］ HAN H X, QIU Y, TIAN X L, et al. A 47-year-old woman with progressive exertional dyspnea and fatigue［J］. Chest, 2022, 161(2):e81-e84.

［15］ WITTE L, RUPP J, HEYER P, et al. Fibrosing alveolitis with hepatitis C-related cryoglobulinemia［J］. Deutsche medizinischewochenschrift, 2008, 133(14):709-712.

［16］ KIRKPATRICK G, WINSTONE T, WILCOX P, et al. Pulmonary hemorrhage in cryoglobulinemia［J］. Canadian Respiratory Journal, 2015, 22(1):13-15.

［17］ RODRíGUEZ-VIDIGAL F F, ROIG FIGUEROA V, PéREZ-LUCENA E, et al. Alveolar hemorrhage in mixed cryoglobulinemia associated with hepatitis C virus infection［J］. Anales de medicina interna (Madrid, Spain:1984), 1998, 15(12):661-663.

［18］ SUZUKI R, MORITA H, KOMUKAI D, et al. Mixed cryoglobulinemia due to chronic hepatitis C with severe pulmonary involvement［J］. Internal medicine,

2003, 42(12):1210-1214.

［19］ HAN H.X S W, TIAN XL, ET AL. Clinical characteristics, radiological features and outcomes in pulmonary involvement of cryoglobulinemia ［J］. Orphanet Journal of Rare Diseases, 2024, 19(1):185.DOI

［20］ ALFRAJI N. U V D, BEKAMPIS C., et al. Mixed Cryoglobulinemia Syndrome.pdf ［J］. BMC rheumatology, 2022, 4(1):58.DOI

［21］ GEARA A. E-I B, BAZ W., ET AL. Pseudoleukocytosis secondary to hepatitis C-associated cryoglobulinemia:A case report ［J］. Journal of Medical Case Reports, 2009, 3:91.DOI

［22］ MUCHTAR E, MAGEN H, GERTZ M A. How I treat cryoglobulinemia ［J］. Blood, 2017, 129(3):289-298.

［23］ QUARTUCCIO L, ISOLA M, CORAZZA L, et al. Validation of the classification criteria for cryoglobulinaemic vasculitis ［J］. Rheumatology, 2014, 53(12):2209-2213.

［24］ NACIRI BENNANI H, BANZA A T, TERREC F, et al. Cryoglobulinemia and double-filtration plasmapheresis:Personal experience and literature review ［J］. Therapeutic apheresis and dialysis, 2023, 27(1):159-169.

［25］ RETAMOZO S, DíAZ-LAGARES C, BOSCH X, et al. Life-threatening cryoglobulinemic patients with hepatitis C:Clinical description and outcome of 279 patients ［J］. Medicine, 2013, 92(5):273-284.

［26］ TERRIER B, CARRAT F, KRASTINOVA E, et al. Prognostic factors of survival in patients with non-infectious mixed cryoglobulinaemia vasculitis:Data from 242 cases included in the CryoVas survey ［J］. Ann rheum dis, 2013, 72(3):374-380.

［27］ RAMOS-CASALS M, ROBLES A, BRITO-ZERóN P, et al. Life-threatening cryoglobulinemia:Clinical and immunological characterization of 29 cases ［J］. Semin arthritis rheu, 2006, 36(3):189-196.